神経病理形態学

ミクロの世界へのガイドブック

Regional Neuropathology

東京都立神経病院部長
水谷 俊雄 著

株式会社 新興医学出版社

序

　現代のテクノロジーは本物の脳と錯覚するほど見事なCTやMRI画像を描き出し，疾病のメカニズムや原因を遺伝子や分子の言葉で語り始めたが，その一方で，研究手法としての神経病理学が医師に留まらず医学，生物学研究に携わるあらゆる領域の研究者に浸透しつつあるように思う．とくに免疫細胞化学的手法の普及は研究に新たな局面を切り開いただけでなく，職人的な目でしか識別できないような微妙な形態の違いを手軽に視覚化することによって，それまで躊躇していた人達をも招き入れるようなったのかもしれない．ところが，その一方で，顕微鏡組織標本の読解力が低下しつつあると危惧されるようになって久しいこともまた事実であろう．しかも皮肉なことに，免疫染色はそれによって陽性に染め出された細胞の背景にあるものを読み取る力を一層弱くさせてしまったようにみえる．学際的な研究が活発に展開されている神経科学の世界において，人体神経病理学は臨床神経学と基礎科学の双方に橋渡しする重要な領域であるが，それ故にこそ，脳組織標本を正確に読むことのできる人材を常に養成し確保しておくことが必要ではないだろうか．

　さて，出版して10年になる拙書「神経病理診断アトラス」もそうであるが，従来の神経病理学書は疾患別に記述され，とくに最近では時代を反映して分子生物学に関する膨大な知見がみごとに整理されているものが多い．しかし，肝心の病理所見についてはほとんど術語の羅列のようになっている場合も少なくなく，初心者にとってミクロの世界への案内役には必ずしもなっていない．しかも，鑑別診断に対して，疾患相互に共通した病理像という視点は非常に乏しい．そのことについて，私はかねてより脳病変は組織の基本的な反応，病変部位の解剖学的特性，各疾患に特徴的な変化からなり，とくに組織の特性は疾病のメカニズムの解明や臨床症状との関係を解析する上で重要であろうと考えている．しかし，他の臓器に比べて脳の多くの場所がニューロン，グリア，血管という単純な構成になっているために，各部位の解剖学的特徴と病変の関係を把握することは必ずしも容易なことではない．

　そこで，本書を前書の改訂版とはせずに，大脳皮質，視床，小脳というような部位別の章立てをとり，その部位の組織学的特徴を踏まえつつそこで生起するさまざまな疾患に共通した形態学を記述しようと試みた．従って，臨床や病因論，疾病分類などに関する事項は他の優れた神経病理学書に譲り，初心者を念頭に置いてもっぱら顕微鏡観察の仕方，所見の形態学的解釈に徹することにした．とくに，各部位に起こる血管・循環障害性病変は変性疾患の解析にとって最も基本的なものであるだけに意を尽くしたつもりである．また，脳では原発巣が二次病巣をひき起こすだけでなく，変性疾患の病巣は機能的，解剖学的に関連のあるいくつかの部位にまたがることが多いので，神経病理学ではあまり取り上げられる機会がない解剖学的な線維連絡を重視した．

　さらに本書では「老化の形態学」という章を独立させて，東京都老人総合研究所において自ら経

験した60歳から106歳までの1,800例近い剖検脳の所見をまとめた。従来の神経病理学書では老化に関する形態学は痴呆疾患やAlzheimer病の前座として挿入されているに過ぎない。かく言う私もそれまでは老化をその程度にしか理解していなかったが，神経系以外の疾患で亡くなったごく普通の老人脳はそのような既成概念を打破するほどのまさしくカルチャーショックとも言うべきものであった。本書ではその経験をもとに他の神経病理学書とはまったく異なる独自の考えを展開し，老化に対する新たな視点を提示した。

しかし，肝心の内容についてはとても力及ばず，はなはだ貧弱なものになってしまった。また，本書では文献を引用せず私自身が経験した症例のみ使用したため疾患に偏りがあり，誤りも多いことと思う。しかし，従来の教科書とは一線を画して新しい試みをしたことが少しでも評価されれば，著者として望外の喜びである。

神経病理学を学ぶ者にとって健常脳の形態は不可欠であるが，幸いにして，恩師東大脳研病理元教授白木博次先生，東京都老人医療センター名誉院長故豊倉康夫先生，東京都老人総合研究所名誉所長積田　亨先生，東京都立神経病院前院長平井俊策先生を初めとして多くの諸先輩，同僚，後輩の先生方のご高配により恵まれた環境に身を置くことができた。改めて深甚なる謝意を表したい。なお，同僚の望月葉子先生からは厳しくも有益な助言を頂いた上に，原稿のチェックをお願いしたことを記す。

最後に，1年の予定が脱稿までに3年以上かかってしまい，新興医学出版の服部治夫氏には多大の迷惑をかけてしまった。ここにお詫びするとともに改めて深謝の意を表したい。

2003年初夏

水谷俊雄

目　次

第1部　細胞・組織病理

第1章　病巣形成のパターン …………3

Ⅰ．萎縮 ……………………………………3

Ⅱ．血管・循環障害 ………………………4
　1．出血性病変 …………………………4
　　1）硬膜下出血（血腫） ………………4
　　2）クモ膜下出血 ……………………4
　　3）脳内出血 …………………………6
　　4）動静脈奇形 ………………………6
　　5）白質出血 …………………………7
　2．虚血性病変 …………………………8
　　1）梗塞 ………………………………8
　　2）ラクネ ……………………………10
　　3）灰白質の虚血性病変 ……………11
　　　a）皮質 ……………………………11
　　　b）皮質下灰白質 …………………15
　　　c）脳幹 ……………………………16
　　4）脳静脈血栓症 ……………………17
　3．血管の変化 …………………………17
　　1）動脈硬化 …………………………17
　　2）アミロイド・アンギオパチー …19
　　3）血管炎 ……………………………20

Ⅲ．炎症 ……………………………………21
　1．組織学 ………………………………21
　　1）循環障害 …………………………21
　　2）滲出 ………………………………21
　　3）増殖 ………………………………22
　　4）血管周囲腔 ………………………23
　2．感染症 ………………………………24
　　1）細菌感染症 ………………………24
　　　a）化膿性髄膜炎 …………………24
　　　b）脳膿瘍 …………………………25
　　　c）結核性髄膜炎 …………………25
　　　d）サルコイドーシス ……………26
　　　e）梅毒 ……………………………26
　　2）真菌感染症 ………………………26
　　3）ウイルス感染症 …………………27

Ⅳ．脱髄 ……………………………………28
　1．脱髄の組織像 ………………………28
　　1）分類 ………………………………29
　　2）多発性硬化症 ……………………29
　　3）二次性脱髄 ………………………32
　2．髄鞘形成異常 ………………………33

Ⅴ．変性 ……………………………………34
　1．神経細胞 ……………………………37
　　1）神経細胞の脱落とアストログリア …37
　　　a）アストログリアの反応 ………37
　　　b）線維性グリオーシス …………39
　　　c）アストログリアの機能不全 …39
　　2）神経細胞体の変化 ………………41
　　　a）単純萎縮 ………………………41
　　　b）リポフスチン沈着 ……………42
　　　c）断血性変化 ……………………42
　　　d）空胞変性 ………………………42
　　　e）中心染色質溶解と膨化 ………42
　　　f）経シナプス（ニューロン）変性 …45
　　　g）封入体 …………………………47
　　　　ⅰ）Lewy 小体 ……………………47
　　　　ⅱ）Pick（嗜銀）球 ………………48
　　　　ⅲ）Alzheimer 神経原線維変化 …49
　　　　ⅳ）顆粒空胞変性 …………………50
　　　　ⅴ）Lafora 小体 …………………51
　　　　ⅵ）Bunina 小体 …………………52
　　　　ⅶ）その他の細胞質内封入体 ……52
　　　　ⅷ）ウイルス封入体 ………………52

3）軸索・樹状突起の変化 …………………53
　　a）Waller 変性 …………………………53
　　b）逆行性変性 …………………………54
　　c）軸索腫大 ……………………………54
　　d）老人斑 ………………………………57
2．グリア …………………………………………58
1）オリゴデンドログリア ……………………58
2）アストログリア ……………………………59
　　a）アミロイド小体 ……………………59
　　b）Rosenthal 線維 ……………………60
　　c）グリアのGallyas 染色陽性構造 ……61

第2章　老化の形態学 …………………62

I．加齢に伴う脳の変化 …………………………63
1．100 歳脳 ………………………………………63
1）その意義 ……………………………………63
2）100 歳脳と老化の究極像 …………………63
3）バランスとアンバランス …………………64
2．生理的萎縮と病的萎縮 ………………………65
3．マクロ的変化 …………………………………68
1）脳重量と容積 ………………………………68
2）灰白質と白質 ………………………………69
3）大脳皮質の萎縮 ……………………………70
4）脳葉の萎縮 …………………………………70
4．ミクロ的変化 …………………………………71
1）神経細胞数の変化 …………………………71
2）老年性変化 …………………………………74
　　a）数量的特性 …………………………75
　　b）年齢と分布 …………………………76
　　　ⅰ）老人斑 …………………………76
　　　ⅱ）Alzheimer 神経原線維変化 ……77
　　　ⅲ）Lewy 小体 ……………………79
3）アストログリア ……………………………80

II．老化と疾病 ……………………………………82
1．疾病構造 ………………………………………82
1）全体像 ………………………………………82
2）病変別にみた老年期の脳 …………………82
　　a）出血性疾患 …………………………82
　　b）虚血性疾患 …………………………83
　　c）変性疾患 ……………………………85
　　d）その他の病変 ………………………85
2．Alzheimer 型痴呆 ……………………………86
1）名称について ………………………………86
2）病理学的変化 ………………………………87
　　a）マクロ所見 …………………………87
　　　ⅰ）Alzheimer 型老年痴呆 ………87
　　　ⅱ）Alzheimer 病 …………………88
　　b）ミクロ所見 …………………………88
　　　ⅰ）老人斑とAlzheimer 神経原線維
　　　　　変化 ………………………………88
　　　ⅱ）層状変性 ………………………92
　　　ⅲ）海馬体 …………………………93
　　　ⅳ）乳頭体 …………………………95
　　　ⅴ）扁桃体 …………………………96
　　　ⅵ）その他の部位 …………………96
　　c）合併症 ………………………………97
　　d）アポリポ蛋白Eと病理所見 ………97
3）Alzheimer 型痴呆の病理診断基準 ………98
　　a）従来の基準 …………………………98
　　b）新しい基準 …………………………99
4）Alzheimer 型痴呆の病理学的分類
　　　　　……………………………………100
　　a）中核群 ……………………………100
　　b）非定型的Alzheimer 型痴呆 ……101
　　c）老化と密接に関連した状態 ……102
　　　ⅰ）老人斑優位型痴呆 …………102
　　　ⅱ）原発性海馬変性（NFT 優位型）
　　　　　……………………………………104

第2部　ブレインカッティング

第1章　マクロ観察とカッティング
　　　　　…………………………………107

I．マクロ観察の手順 …………………………107
1．解剖室 ………………………………………107
2．ブレインカッティング ……………………108

1）ブレインカッティングの前に ………108
2）ブレインカッティング ……………110
3）割面の観察 …………………………114
　a）観察上の基本的な視点 …………114
　b）観察上のポイント ………………115

II．所見の記載 …………………………118

III．所見のまとめ ………………………119

第2章　染色用標本の切り出し ……121

I．組織の切出し方 ……………………121

II．染色の選択 …………………………122

第3部　部位別神経病理

第1章　大脳 ……………………127

I．大脳皮質 ……………………………127
1．解剖学 ………………………………127
1）皮質構築 ……………………………127
2）皮質構築の分類 ……………………128
2．病理学 ………………………………128
1）分子層 ………………………………129
2）層状病変 ……………………………130
　a）顆粒上層 …………………………130
　b）顆粒下層 …………………………137
3）非層状病変 …………………………142
　a）皮質内梗塞 ………………………142
　b）脳挫傷 ……………………………143
　c）その他 ……………………………143
4）皮質形成異常 ………………………144
　a）無脳回と厚脳回 …………………144
　b）多小脳回 …………………………145
　c）ヘテロトピア ……………………145
　d）巣状皮質形成不全 ………………145

II．大脳辺縁系 …………………………148
1．海馬体 ………………………………148
1）歯状回 ………………………………149
2）アンモン角 …………………………150
　a）解剖学 ……………………………150
　b）病理学 ……………………………153
2．海馬傍回 ……………………………155
1）解剖学 ………………………………155
2）病理学 ………………………………156
　a）層状病変 …………………………156
　b）層構造に一致しない病変 ………157
3）海馬支脚 ……………………………159
3．Papezの回路とその病変 …………160
1）海馬支脚 ……………………………161
2）乳頭体 ………………………………161
3）視床前核 ……………………………163
4）帯状回 ………………………………164
4．扁桃体 ………………………………166
1）解剖学 ………………………………166
2）病理学 ………………………………168
5．前脳基底部とMeynert基底核 ……170
6．視床下部 ……………………………172

III．皮質下核 …………………………174
1．レンズ核 ……………………………174
1）線条体 ………………………………175
　a）解剖学 ……………………………175
　b）病理学 ……………………………177
　　i）血管・循環障害 ………………177
　　ii）変性 ……………………………178
2）淡蒼球 ………………………………181
　a）血管・循環障害 …………………184
　b）変性 ………………………………185
　　i）代謝性疾患 ……………………185
　　ii）原因不明の変性症 ……………185
2．視床下核 ……………………………186

3．視床 …………………………………190
1）解剖学 …………………………190
2）病理学 …………………………194
- a）血管・循環障害 …………………194
- b）変性 ………………………………196
- c）老年性変化 ………………………198
- d）その他 ……………………………198

IV．白質 …………………………………200
1．解剖学 ……………………………200
1）交連線維 …………………………200
2）連合線維 …………………………201
3）内包 ………………………………202
2．病理学 ……………………………202
1）びまん性病変 ……………………202
- a）血管・循環障害 …………………202
- b）白質ジストロフィー ……………203
  - i）基本病変 ………………………204
  - ii）細胞反応 ………………………204
  - iii）海綿状病変 ……………………205
  - iv）その他 …………………………206
- c）感染症 ……………………………206
- d）物理的損傷 ………………………208
- e）その他 ……………………………208
2）限局性病変 ………………………209
- a）血管・循環障害 …………………209
  - i）虚血性病変 ……………………209
  - ii）出血性病変 ……………………211
- b）脱髄 ………………………………212
- c）壊死傾向の強い病変 ……………216
- d）皮質下白質の海綿状病巣 ………216
- e）腫瘍 ………………………………219

第2章　小脳 ………………………………220

I．皮質 …………………………………220
1．解剖学 ……………………………220
2．老年性変化 ………………………221
3．病理学 ……………………………222
1）ヘルニア …………………………222
2）びまん性病変 ……………………223
- a）分子層 ……………………………223
- b）Purkinje細胞層 …………………224
  - i）神経細胞の脱落 ………………225

- ①かご細胞の変化 ……………225
- ②虚血性病変 …………………226
- ③変性 …………………………226
  - ii）軸索・樹状突起の変化 ………230
- c）顆粒細胞層 ………………………230
3）限局性病変 ………………………233
4）奇形・発達障害 …………………235

II．白質 …………………………………235
1．変性 ………………………………235
2．ミエリンを侵す疾患 ……………236
3．腫瘍 ………………………………237

III．小脳核 ………………………………238
1．歯状核 ……………………………238
1）血管・循環障害 …………………240
2）変性 ………………………………240
- a）神経細胞の膨化 …………………240
- b）グルモース変性 …………………241
- c）神経細胞の脱落 …………………241
3）その他 ……………………………244
2．その他の小脳核 …………………244

第3章　脳幹 ………………………………246

I．中脳 …………………………………246
1．中脳水道と中心灰白質 …………246
2．眼球運動核 ………………………248
3．上丘と下丘 ………………………251
4．赤核 ………………………………251
5．黒質 ………………………………252
1）血管・循環障害 …………………254
2）変性 ………………………………254
- a）主に緻密帯が侵される疾患 ……255
- b）緻密帯と網様帯が侵される疾患 …259
- c）主に網様帯に病変がみられる疾患 …260
6．大脳脚 ……………………………262

II．橋 ……………………………………262
1．吻側被蓋 …………………………263
1）網様体 ……………………………263
- a）解剖学 ……………………………263
- b）病理学 ……………………………265

　　　　　ⅰ）萎縮 …………………265
　　　　　ⅱ）神経細胞の変化 ………267
　　2）青斑核 ……………………267
　　3）上小脳脚 …………………268
　　4）中心被蓋路 ………………269
　2．尾側被蓋 ……………………269
　　1）三叉・顔面神経核 …………269
　　2）外転神経核 ………………271
　　3）前庭神経核群 ……………271
　　4）聴覚系 ……………………271
　3．底部 …………………………272
　　1）血管・循環障害 …………273
　　2）炎症 ………………………273
　　3）脱髄 ………………………274
　　4）変性 ………………………276

Ⅲ．延髄 …………………………277
　1．吻側被蓋 ……………………278
　　1）舌下神経周囲核 …………278
　　2）舌下神経核 ………………279
　　3）迷走神経背側核・孤束・疑核 …280
　　4）下オリーブ核 ……………281
　2．尾側被蓋 ……………………286
　　1）副楔状束核 ………………286
　　2）後索核 ……………………286
　3．錐体 …………………………288

第4章　脊髄 …………………291

Ⅰ．外観 …………………………291
Ⅱ．灰白質 ………………………292
　1．前角 …………………………292
　　1）血管・循環障害 …………295
　　2）炎症 ………………………295
　　3）変性 ………………………295
　　4）外傷 ………………………297
　2．後角 …………………………297
　3．側角 …………………………298
　4．Clarke柱 ……………………302
　5．その他 ………………………303

Ⅲ．白質 …………………………303
　1．血管・循環障害 ……………306
　2．変性 …………………………306
　　1）索変性 ……………………306
　　　a）二次変性 ………………306
　　　b）一次性索変性 …………308
　　2）多発性海綿状病変 ………311
　3．脱髄 …………………………312
　4．炎症 …………………………313
　5．その他 ………………………313

Ⅳ．後根神経節 …………………314

和文索引 …………………………317
欧文索引 …………………………343

第 1 部

細胞・組織病理

第1章 病巣形成のパターン

　脳組織の病変を読むことは一般臓器のそれに比べてむずかしいと思われている。それは名称がそれぞれ異なる解剖学的部位もつまるところ神経細胞，グリア，血管からなっており，各部位の組織学的特徴が乏しいからであろう。どの部位にも，神経細胞の脱落とアストログリアの増殖という所見があたかも呪文のごとく記載される。しかし，同じ灰白質であっても，大脳皮質と視床では神経細胞の数，大きさ，形，配列などは明らかに異なり，組織のなかを走る有髄線維も違う。つまり，一見単調にみえる脳組織も神経細胞の配列のパターン（細胞構築，cyto-architecture）や有髄線維の走り方（髄鞘構築，myeloarchitecture）からみると，それぞれの部位に固有のパターンがある。

　一方，ある部位に生じるさまざまな疾患を並列してみると，病巣はどの組織にも共通する基本的な細胞・組織反応，病変部位の解剖学的特性，各疾患に特異的あるいは特徴的な変化，という少なくとも三つの要素から成り立っていることが分かる。とくに前二者が病巣形成に果たす役割は大きいと思われるが，一般的には各疾患に特徴的な病理像に目が向けられてきた。それは原因の究明にとっては不可欠なことではあるが，臨床症状のメカニズムを考える上ではどのような病巣分布を示すかということが肝心であり，その意味でもこのような視点から観察することも必要であろう。

　最後に，基本的な反応様式は奇形・発達障害，血管・循環障害，炎症，脱髄，腫瘍，変性に分けられる。これは病理学総論における分類とほぼ同じであるが，脱髄は一般臓器にはない脳固有のものである。また，変性は生理的な代謝過程が障害されて，細胞や組織に生理的または異常な物質が沈着することと病理学総論では定義され，脂肪変性，アミロイド変性などのように沈着する物質名が付けられる。それに対して，神経病理学における変性はニューロンの病的状態を指し，そのなかにはリポフスチン沈着やリピドーシスのように病理学総論における変性と同じ意味あいで使われることもある。しかし，多くの場合はParkinson病や筋萎縮性側索硬化症のように原因不明のニューロンの疾病や病態に使われ，しかも，ニューロンの病変をすべて変性という言葉で表現されていることも少なからずあり，使用にあたっては注意が必要である。

I．萎　　縮

　萎縮（atrophy）は物質代謝の障害によって機能が低下している状態に現れる形態学的変化であるが，発達障害や形成不全と区別して，一度完成した臓器・組織の容積の減少と定義されている。もちろん，脳でもこの定義を当てはめることはできるが，不思議なことに脳の病理学では萎縮に関する記述がある書物はほとんどないように思う。その背景にはいろいろな理由があるものと思われるが，そのひとつとして考えられるものに，脳組織には他の臓器にみられるような意味での再生，修復機転がないことが挙げられよう。すなわち，脳の病変は不可逆的であり，常に萎縮に終わるからである。また，病理学総論では，萎縮を生理的萎縮，無為萎縮，飢餓萎縮，圧迫萎縮，神経性萎縮，放射線や化学物質などによるものに分類されるが，このなかには必ずしも脳には当てはまらないものがあり，一般臓器と脳の間には萎縮の捉え方や考え方に違いがあるようにも思われる。しかし，後述する病巣形成のパターンのなかで，萎縮を来たさないものはない。その意味で，神経病理学は萎縮の病理学と言えるかもしれない。

　萎縮はその組織の機能を担っている細胞，すなわち，脳では神経細胞の数の減少による数的萎縮と個々の神経細胞の容積が減少する単純性萎縮に分けられる。現実には両者を区別するこ

とはほとんど不可能であるが，脳では前述のように神経細胞は減少する方向しか選択枝がないために容積よりも数の減少が注目されてきた。出血にせよ梗塞にせよ，ほとんどの病巣は神経細胞の数の減少が最も大きい。

しかし，ここにきて，もう一度萎縮について考え直さねばならない時期にきているように思われる。それは老人脳の萎縮について，老化に伴う萎縮と病変による萎縮の違いが問いただされているからである。現象面からみる限り，変性と老化に伴う萎縮は高齢ほど接近してくるが，変性疾患の多くが年齢依存性とされるひとつの根拠がここにあると思われる。

この点については，第1部第2章　老化の形態学で論じられているが，結論を述べれば，まず第一に，脳に生じる萎縮は解剖学的，組織学的にみて正常な構造が維持されている萎縮と失われている萎縮に分けることができる。前者は神経細胞の数の減少もあるが，むしろ個々の細胞容積の減少が重要である。それに対して，正常構造が失われる萎縮では数の減少が中心である。また，前者では萎縮に対する細胞・組織反応はみられないが，後者はそれを伴うという違いもある。著者は前者を生理的萎縮，後者を病的萎縮と呼んでいるが，老化に伴う萎縮は生理的萎縮の代表と考えられる。いずれにせよ，脳においては，一生の間に受けたあらゆる損傷の跡が蓄積されることになり，その複雑に絡み合った形態学的変化を読み解くことが臨床神経病理学における役割のひとつである。

II. 血管・循環障害

神経病理学では脱髄や変性などが関心の対象になりやすいが，肉眼的に明らかな変化もさることながら，顕微鏡下で初めて分かるようなミクロ的な変化まで含めると，脳の病的所見のなかで出血や梗塞が占める割合は驚くほど大きい。それだけに，たとえ中心的な病変が変性であっても，血管・循環障害性の変化が加味されたり，あるいは修飾されていることも少なくない。とくに，血行力学的原因による軽い虚血性変化と変性は区別しにくいことは常に念頭に置くべきであろう（図1-1-17）。その意味でも，血管・循環障害は脳の病理学の基本である。

1．出血性病変

血液の全成分が血管外にでることを出血というが，形態学的には赤血球が血管外にある所見をもって出血という。組織内に流出した血液は血腫を作るために，空間占拠性病巣として作用する。さらに出血巣周囲には浮腫が出現するために一層脳腫大が強まり（図3-1-88），脳ヘルニアの原因を作る（図2-1-2）。また，腫大に伴って広範な梗塞や皮質を中心とした点状出血などが二次的に起こる。

1）硬膜下出血（血腫）

硬膜下出血（subdural haemorrhage, haematoma）は外傷の一部としてみられることが多いが，老人では明らかな転倒の既往がない場合も少なくない。また，出血傾向に関連して生じることもある。新鮮かつ大量の出血では硬膜とクモ膜の間に貯留した血液（血腫）が空間占拠性病巣として脳実質を圧迫し，脳浮腫と大脳皮質を中心にした梗塞や点状出血がみられる。そのような大脳では血腫の下にある大脳半球に圧迫痕が生じたり，鉤ヘルニアを起こしたりする。血液は時間とともに吸収されるが，同時に硬膜から血腫を覆うように偽膜が形成される（図1-1-1）。陳旧化した硬膜下出血では硬膜と黄褐色を呈した偽膜だけになり，真の硬膜から偽膜を剥離することができる。厚さも着色も薄い偽膜はそれと気付かないことがあるので注意が必要である。

2）クモ膜下出血

クモ膜下出血（subarachnoid haemorrhage, 図2-1-1 A）は脳底部のWillis輪に生じた動脈瘤の破裂によるものが多い。動脈瘤はその形状から囊状動脈瘤と紡錘状動脈瘤に分けられる（図1-1-2）。囊状動脈瘤（saccular aneurysm）の破裂はクモ膜下出血の最大の原因で，Willis

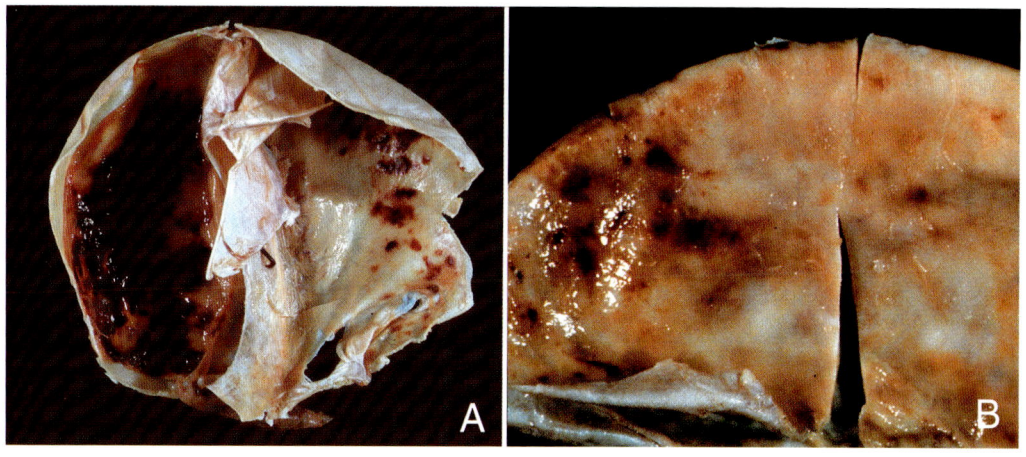

図 1-1-1　硬膜下血腫
A：新しい硬膜下血腫，B：厚い偽膜に覆われた陳旧性血腫，左下では偽膜が一部はがれている．

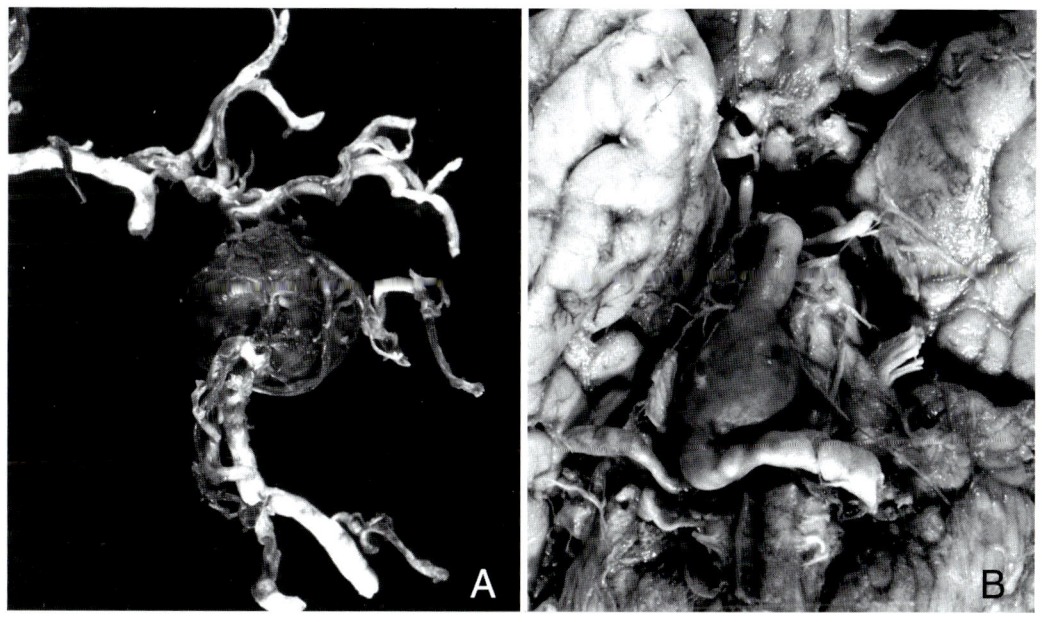

図 1-1-2　動脈瘤
A：後大脳動脈の分岐部にできた囊状動脈瘤，B：脳底動脈にできた紡錘状動脈瘤，脳幹を圧迫している．

輪の主な動脈が分岐する場所に好発する．動脈瘤の壁は中膜筋層と内弾力板を欠き結合織で置換され，しばしばアテローム性硬化性変化を呈する．紡錘状動脈瘤（fusiform aneurysm）は動脈が長軸方向に延長するとともに内腔が拡張しているもので，内頸動脈の斜台上部や脳底動脈が好発部位である．ときに巨大な紡錘状動脈瘤がS字状にうねり，脳幹を圧迫していること

がある．その他，感染性動脈瘤や頭部外傷後動脈瘤がある．
　致死的なクモ膜下出血では血液が脳底部を中心にして脳全体に広がり，脳浮腫のために硬く，大脳の脳回が扁平化し頭蓋骨をかたどるような形をしている．また，破裂部に接する大脳には動脈瘤から噴き出した血液流によると思われる組織の破壊，二次的な出血，梗塞などが脳実質

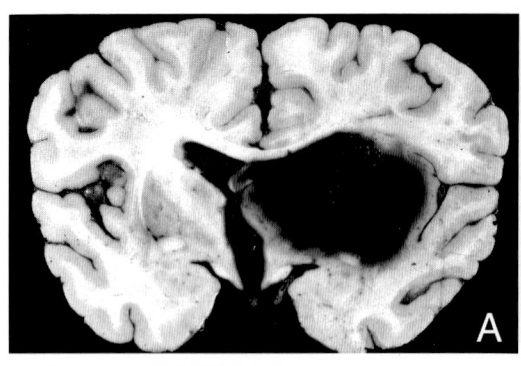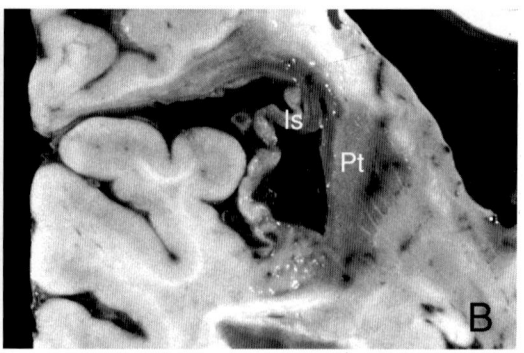

図 1-1-3　外側型脳出血
A：被殻外側部に出血し，側脳室に穿破している．B：血液が吸収され空洞化した出血巣．出血は下前頭回に及んでいる．Is：島回，Pt：被膜

内に認められる．なお，動脈瘤はしばしば血塊のなかに埋もれているので，組織学的検索をするためにはホルマリン固定前に冷水で脳を洗い血液を除去しておくとよい．

3）脳内出血

脳内出血（intracerebral haemorrhage）は脳実質内に起こる出血で，被殻外側部や外包に生じる外側型出血，視床やその近傍の内包などに起こる内側型出血，動静脈奇形に伴う出血，白質にみられる葉性出血，比較的小さな出血が白質に多発する脳紫斑病，小脳出血，脳幹出血などがある．

実質内の出血では，血塊による周囲組織の破壊よりも空間占拠性病巣として周囲を圧迫する要素が大きい．それは，神経線維の走行に沿ってそれを押し広げるように進展することが多いためと考えられ，病巣の境界が比較的平滑であり，梗塞に比べて周囲組織の損傷が軽く，出血による神経線維の二次変性も限られていることが多い．

外側型出血（lateral type of intracerebral haemorrhage）では境界鮮明な病巣が内外方向よりも背腹方向に延び，高度な場合には背側では下前頭回や中心前回，腹側では上側頭回の皮質下白質に拡大する（図 1-1-3）．血液は次第に吸収され空洞化するが，完全に崩壊産物が除去されていない段階では，空洞の壁やその周囲にヘモジデリン顆粒や脂肪を貪食したマクロファージと肥大したアストログリアが多数みら

れる．清掃・器質化が終了した病巣は薄い線維性グリオーシスで縁取りされ，空洞の内部にはほとんど血管など組織がみられない．なお，ヘモジデリンをもったマクロファージは年数を経ても完全に消失することはない．**外傷性脳出血**（traumatic cerebral haemorrhage）も大脳深部に生じることがあるが，いわゆる外側型出血より吻側に発生する傾向があるという（図 3-1-98）．

それに対して，**内側型出血**（medial type of intracerebral haemorrhage）は境界が不整で空洞化することが少なく，出血性梗塞の組織像を示すことが多い（図 1-1-4）．これは発生部位の視床が灰白質であると同時に有髄線維が非常に豊富な白質でもあるからである．すなわち隣接する内包とともに神経線維の方向が錯綜しているために神経線維を長軸方向に割いて血腫を作るようなプロセスをとらず，周囲の組織を破壊しながら進展し，それがひいては二次的な梗塞をひき起しやすくしているためと考えられる．また，しばしば中脳レベルまで出血が下降したり，側脳室へ穿破することがある．

出血源の同定は出血による破壊のために難しく，病巣周囲の血管の小動脈瘤（図 1-1-23 A）や動脈のフィブリノイド変性など傍証に頼らざるをえないことが多い．

4）動静脈奇形

動静脈奇形（arteriovenous malformations）は毛細血管網を欠き，蛇行した動脈と

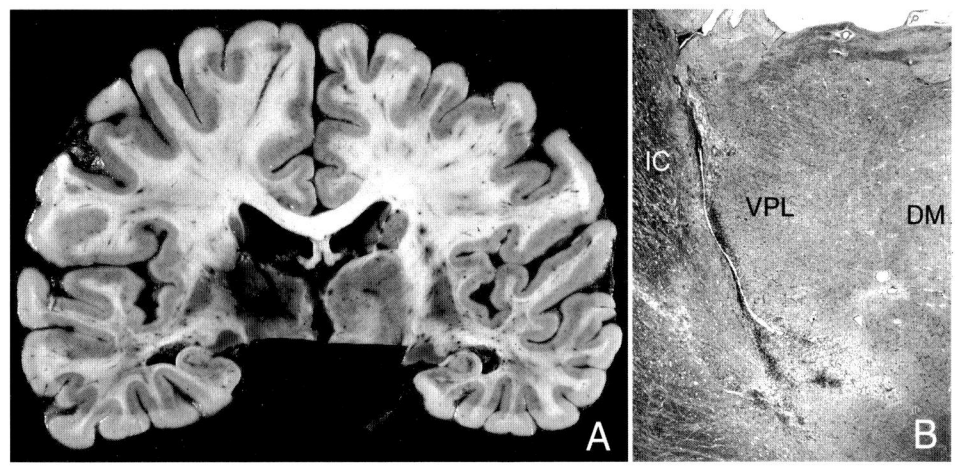

図1-1-4　内側型脳出血
A：視床後部（視床枕）に出血，B：内包（IC）と視床後外側腹側核（VPL）の間を走る動脈にそって微細な出血と梗塞が散在．DM：視床内側核（KB染色）．

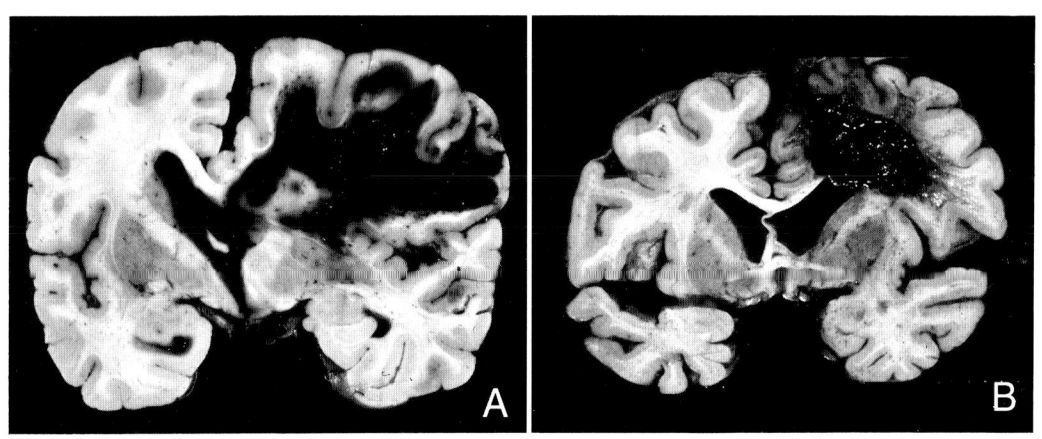

図1-1-5　白質出血
A：高血圧性出血，B：アミロイド・アンギオパチー性出血．

静脈が複雑に絡み合った血管の塊で，大きさはさまざまである．大脳半球表面，基底核や視床などの深部灰白質が好発部位で，大脳鎌がある正中線に近い場所が多い．大きな動静脈奇形がある部位は新旧の出血巣と同時に二次変性による萎縮が同側の半球に及んでいる．組織学的には内弾性板と中膜筋層をもった動脈と拡張した静脈がみえるが，壁がほとんど結合織で置換されているもの，器質化した血栓によって内腔が閉塞しているもの，コレステリン結晶がみえるもの，あるいは動静脈の区別が難しい血管など多彩である．周囲の脳実質は過去の繰り返された出血による変化があり，ヘモジデリンを貪食したマクロファージ，反応性のアストログリアの増殖や線維性グリオーシスなどに加えて，血管外膜に由来する結合組織も増加している．

5）白質出血

ひとつの脳葉全体に広がる大きな出血を葉性出血（lobar haemorrhage）ということがある（図1-1-5）．主に皮質下白質から深部白質にかけて起こり，皮質は辛うじて残っているが，ときに一部の皮質が破壊されてクモ膜下腔に血液が流出していることがある．割面では一つの大きな出血巣としてみえるが，比較的小さな出血巣が多発し，それが融合していることも多い．

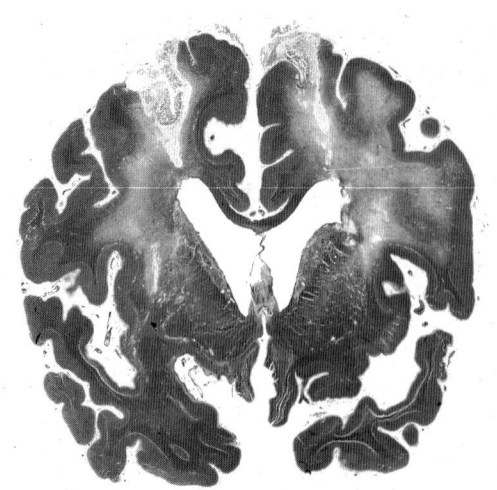

図1-1-6 境界領域の梗塞（HE染色）．

アミロイド・アンギオパチー（AA）を背景にした出血が有名で（図1-1-5 B & 24），再発例では出血巣に新旧の違いを見いだせることがある．一般に出血例にみるAAの変化は高度であるが，動脈硬化性変化が共存している場合も多く，動脈硬化や高血圧などが複雑に絡んでいると思われる．実際，剖検脳のマクロ観察ではAAによる出血と**高血圧性白質出血**を区別できないことがまれではない（図1-1-5 A）．

白質に比較的小さな出血巣が多発している肉眼的な状態を脳紫斑病（brain purpura）と呼ぶことがある．漏出性出血が主体で，白血病などの血液疾患，急性出血性白質脳炎のような脱髄性疾患，脂肪塞栓症，種々の感染症，砒素中毒や抗凝固薬などの副作用，頭部外傷，熱射病などでみられる．

2．虚血性病変

虚血（ischaemia）とは臓器・組織の機能が一時的あるいは恒久的に失われる程度まで血流が低下する状態で，その原因は血行力学的原因（一時的な心肺機能の停止，不整脈，急激な血圧の低下など）と血管内腔の狭窄や閉塞という器質的原因（梗塞）に大別できる．どちらの原因による変化も重篤な場合には神経組織全体が壊死に陥るが，血行力学的原因では軽度な障害ほど神経細胞だけが選択的に侵されやすく，梗塞に比べて組織の解剖学的構造が失われることは少ない．しかし，血管の閉塞や狭窄を形態学的に証明できないことや血管閉塞による梗塞と血行力学的変化による病巣を区別しがたいこともある．

虚血性病変は血管の灌流域に生じる．このことは病変による機能障害の種類や程度を知る上で重要なことであるが，それとともに変性による病変の鑑別にも役立つので，幹動脈の支配領域に精通しておく必要がある．一般に太い動脈の閉塞ほど梗塞の範囲は広いが，同時に既存の側副循環あるいは清掃・器質化の過程で発達する側副循環の有無や程度が病巣分布を変化させることがある．そのため，脳底部にあるWillis輪における分岐のバリエーションは必ず肉眼観察の段階で確認すべきである．

梗塞はその動脈の灌流域に含まれているのが原則ではあるが，ときに各動脈の境界領域に梗塞が生じることがある（図1-1-6）．しばしば経験する境界領域梗塞（borderzone infarct）は上前頭溝や頭頂後頭溝を中心にした領域である．前者は前大脳動脈と中大脳動脈の境界域であり，後者は前・中・後大脳動脈が会合する領域である．小脳では水平裂付近（図3-2-3）によくみられる．このタイプの梗塞は全身血圧の急激な低下のような血行力学的変化，脂肪塞栓や播種性血管内凝固症候群に伴う血栓のシャワー塞栓など非常に小さな異物がばらまかれるような状況，内頸動脈の閉塞，などで観察される．

1）梗塞

梗塞（infarct）は動脈管外からの圧迫や内腔の閉塞などによって（図1-1-7），その血管に養われている領域が壊死に陥ることである（図1-1-8）．梗塞による組織損傷の程度は血管の太さ，血流停止が完成するまでの時間などに側副循環の形成などが複雑に絡み合うので，時間経過と病理像の変化を正確に対応させることはできないが，ほぼ次のように変化する．

最初期では，その部分がやや腫脹し，肉眼的に皮質と白質のコントラストが低下している（図1-1-8 A）．組織学的にはアストログリアの

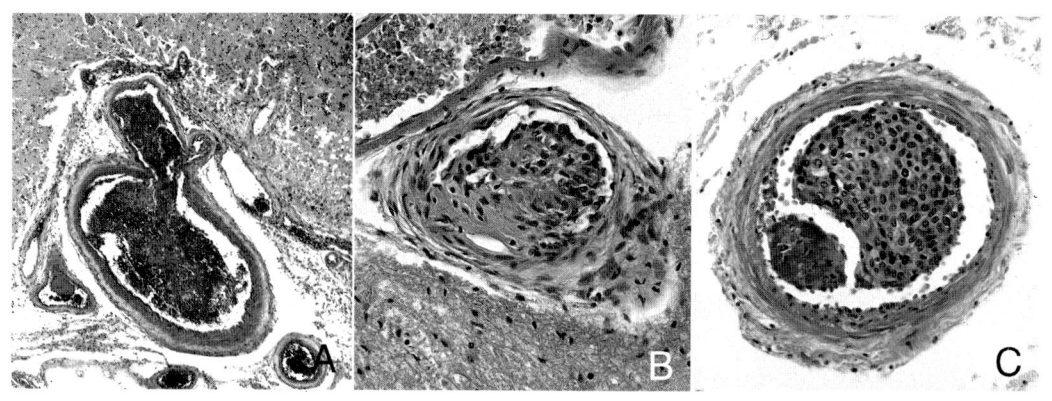

図1-1-7　塞栓
A：新しい血栓（HE染色），B：器質化した血栓（HE染色），C：腫瘍塞栓（HE染色）．

核は大きく，核質が明るい（図1-1-9 B）。神経細胞やグリアの周囲が開く。HE染色標本のヘマトキシリンで青紫に染まる細胞核以外の，エオシンで赤く染色される均質で無構造な領域がニューロピル（neuropil）である。ニューロピルは正常にみえることもあるが，粗い目のガーゼのような海綿状態を呈し，HE染色ではエオシンの染色性が低下している。神経細胞は断血性変化を呈しHE染色では細胞質が橙色にみえる（図1-1-9, 10 & 46 C）。ほとんどの血管は赤血球で充満し，多核白血球の浸潤を伴う時期がある。高度の場合には，血管周囲に血液の液体成分が漏出していることがある。少し日数が経つと，病巣中心部はほとんど細胞核が消失し，凝固壊死が進んでニューロピルは好酸性の均質または顆粒状になる。この頃の病巣部分は肉眼的にも軟らかい（図1-1-8 B）。病巣辺縁部は海綿状変化によって健常部と境され（図1-1-9 A），肥大したアストログリアが認められるようになる（図1-1-43 C）。また，病巣周辺では毛細血管の内皮細胞が腫大し，マクロファージが出現する（図1-1-25 E）。白質の梗塞巣では切断された軸索の断端が砂を播いたように散在している。さらに経過すると活発になった清掃と器質化が病巣辺縁部から中心に向かって進み，壊死巣は組織の崩壊産物を貪食したマクロファージで満たされ，新生毛細血管が病巣中心に向かって増加する（neovascularization）（図1-1-11）。肥大した反応性のアストログリアはさらに数を増して病巣を取り囲むようになる（図1-1-12 A）。なお，線条体のような皮質下核まで巻き込む中大脳動脈やその太い分枝の梗塞では，白質の清掃・器質化機転が皮質に比べてしばしば速く活発である。

発症1ヶ月位には病巣の中心部はマクロファージで満たされた空洞となり，病巣の周辺ではアストログリアの肥大化に代わって長い突起を四方に伸ばした線維性グリオーシスが始まっている（fibrillary gliosis）（図1-1-12）。ただし，病巣内部では，後述の二次変性とは違って，既存の構造とは無関係に伸びるタイプ（anisomorphic gliosis）がみられる。さらに時が経った梗塞巣では，空洞が周囲組織から明瞭に区分され，その中に透明な液体が貯留している。空洞はアストログリアが作ったグリア線維で縁取られ，しばしば血管を伴ったグリア線維束が空洞壁から内部に突出している（図1-1-12 C）。これは肉眼的には白い糸状にみえるため，空洞の壁は平滑ではない。空洞周囲の線維性グリオーシスは空洞の大きさに比べて薄い。また，病巣内あるいは周辺にある血管の外膜は肥厚していることが多い。一方，梗塞による神経線維の二次変性が病巣から周辺に向かって観察される（図1-1-59）。この変化に対する線維性グリオーシスは明瞭かつ強く，神経線維の走行に沿って増殖している（isomorphic gliosis）。なお，皮質に限局した梗塞が空洞として長く残ることはまれである。

梗塞の修復において，血管外膜に由来する結合織細胞が第一線に立つことは極めてまれであ

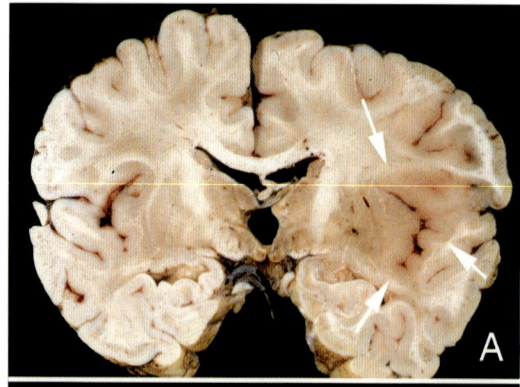
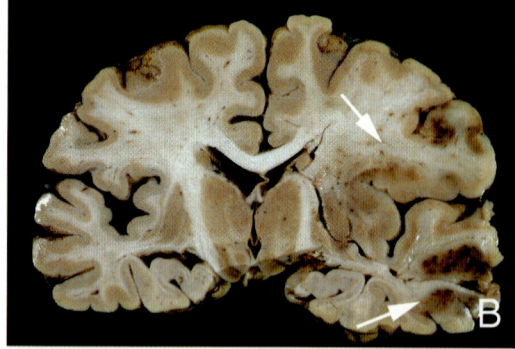
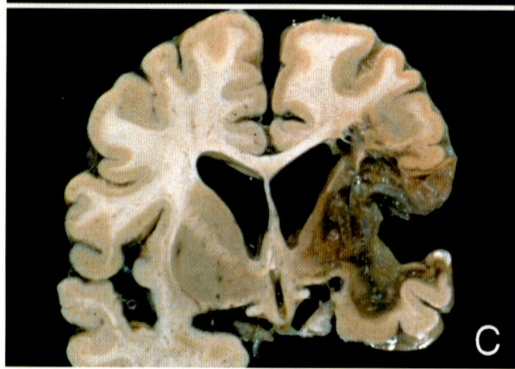

図 1-1-8　梗塞のマクロ所見
A：新しい梗塞，シルビウス溝周囲の皮質，白質がやや変色している（矢印），B：多少時間の経った梗塞，シルビウス溝周囲の組織に出血，うっ血がみられる（矢印），C：崩壊した組織の清掃が終了し，空洞化した陳旧性病巣．

るが，線維芽細胞が壊死巣を丸く取り囲み，あたかも膿瘍のカプセルのような形態を作ることがある（図 1-1-13）．この被包は比較的厚く，その断面はほぼ正円で直径 1 cm にも達する．しかし，球状ではなくて前後方向に数センチもあるために，太い静脈のように見える．内部とカプセル外の部分では清掃・器質化の進み具合が極端に異なり，外部では空洞化が始まってい

ても内部ではまだ凝固壊死の段階にある．側脳室壁に達するような広大な梗塞で観察され，結合織のカプセルは深部白質に埋没するように位置することが多い．

2）ラクネ

Pierre Marie によれば，レンズ核などを灌流する穿通動脈の閉塞や破裂によって生じた梗塞が空洞化したものをラクネ（état lacunaire）というが（図 1-1-14），ラクネは臨床病理学的な意味合いが強く，非常に限局した巣状の神経症状に対する責任病巣と考える傾向がある．Fisher の研究によると，直径 0.5〜15 mm の梗塞は直径 100〜200 μm の穿通動脈の閉塞によるという．最近では CT や MRI によって描出される空洞を臨床的には lacunar infarct と呼ばれることがある．

しかし，被殻などでみられる拡大した血管周囲腔は梗塞や出血による空洞との区別が難しい．また，état lacunaire に対して état criblé という言葉があり，その区別も混乱している．例えば Zulch によれば前者は梗塞が空洞化したもので，後者はそれ以外のものを指すという．それに対して，Blackwood は空洞の性状ではなくて部位によって分け，灰白質に多発している状態を état lacunaire，深部白質に多発している場合を état criblé としている．いずれにしても満足のいく分類は今のところないが，問題の本質は血管周囲腔とは何かということであろう（図 1-1-26）．

しかし，少なくとも病理学では「ラクネ」という言葉を使わず，空洞の状態を正確に記載すべきである．空洞には輪郭が平滑なものと不整なものがある（図 1-1-15）．平滑な壁は出血の空洞でみられ，ヘモジデリンによる褐色の着色が壁やその周囲に認められる．それに対して，梗塞による空洞は輪郭が不整で壁が平滑でないものが多く，空洞周囲の組織は神経細胞の脱落を伴うアストログリアの増殖あるいは線維性グリオーシスがみられ，多少とも組織が収縮している．とくに大きな梗塞があると被殻の輪郭が変形・萎縮している．ところが，10 mm を超える空洞があってもそれによる被殻の変形がない

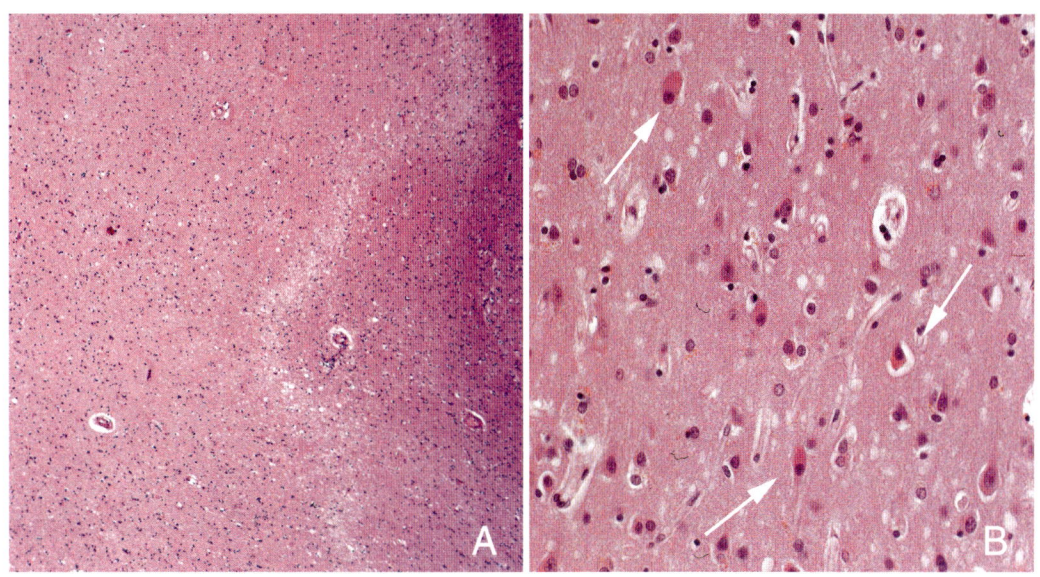

図1-1-9 梗塞の初期変化（1）
A：梗塞に陥った白質の染色性の低下，オリゴデンドログリアの減少があり，健常部との境界は海綿状を呈している（HE染色），B：梗塞に陥った大脳皮質，基質の海綿状態，アストログリア核の腫大，神経細胞の断血性変化（矢印）がみられる（HE染色）．

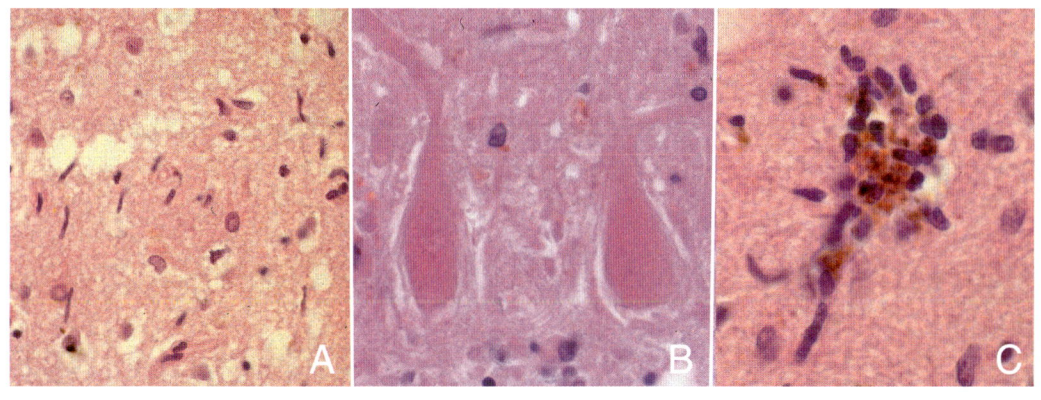

図1-1-10 梗塞の初期変化（2）
A：ミクログリアの活性化（HE染色），B：Purkinje細胞の断血性変化（HE染色），C：断血性変化に陥った黒質神経細胞に対する神経食現象（HE染色）．

場合がある．従って，空洞壁が滑らかで，その壁や周囲に細胞反応が認められず，空洞が多発していても被殼全体の変形や萎縮がない場合には，誤解を招きやすいラクネという言葉を使わない方がよいと思われる．

3）灰白質の虚血性病変

a）皮質

一過性心停止などによる脳の全般的な虚血（**無酸素脳症**，anoxic encephalopathy）では，特定の部位が障害され易い（選択的易襲性，selective vulnerability）．大脳皮質，アンモン角，小脳皮質はその代表的な場所で，層状構造を示すこれらの部位では障害される層に選択性

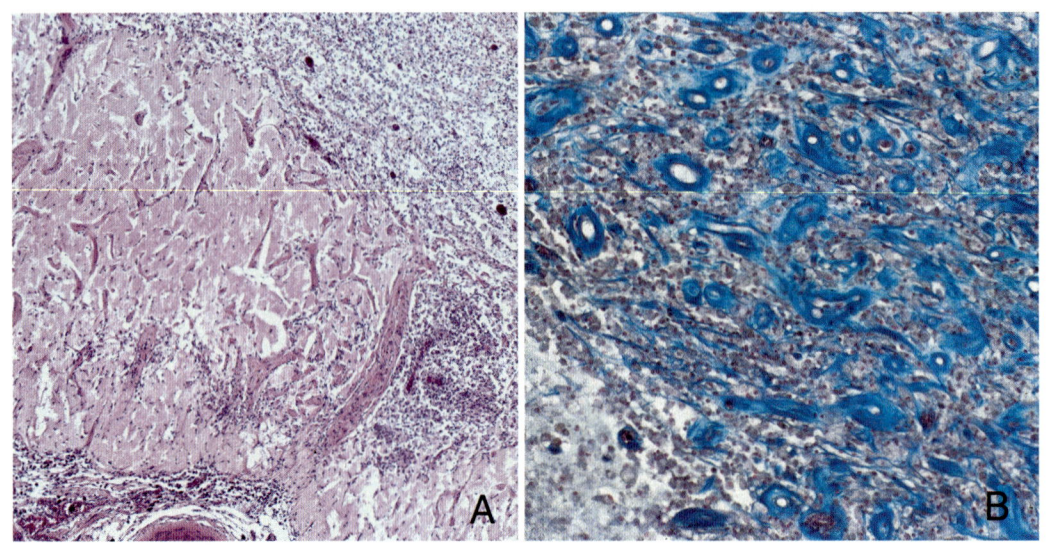

図 1-1-11　梗塞巣への血管新生
A：壊死組織に向かって増殖する毛細血管と細胞浸潤（HE 染色），B：梗塞巣内にみられる無数の血管（AZAN 染色）．

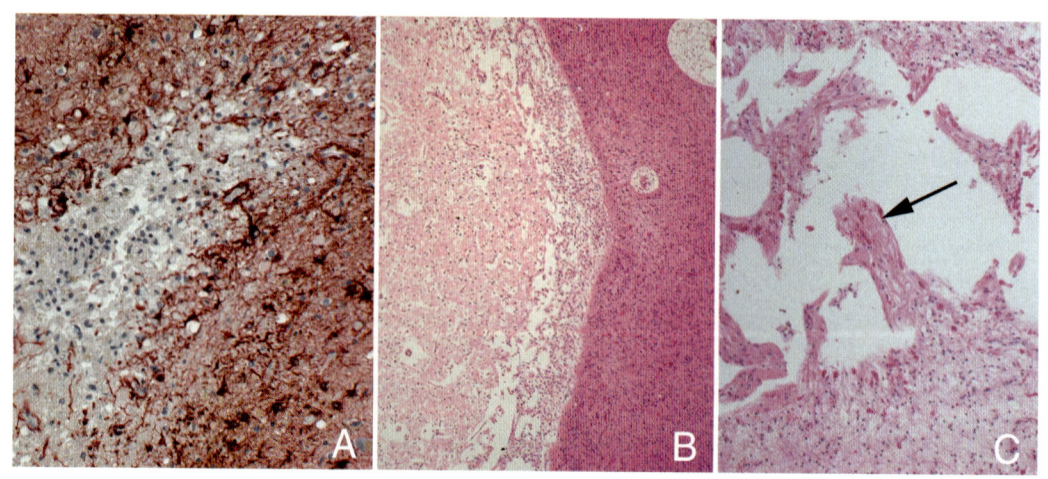

図 1-1-12　梗塞巣の器質化
A：病巣辺縁部の反応性アストログリア（抗 GFAP 抗体染色），B：空洞化しつつある病巣（HE 染色），C：空洞になった病巣，矢印はグリア肉柱，好酸性の強い顆粒状物質は Rosenthal 線維（HE 染色）．

がある。

　大脳皮質ではとくに第 2～3 層と第 5～6 層が帯状に壊死に陥り（層状壊死，laminar necrosis），第 4 層の顆粒細胞層は比較的逃れる（図 1-1-16＆17）。この変化はマクロ的には皮質表面に平行な線状ないし帯状の壊死巣としてみえ，脳回頂部より脳溝谷部や壁部に強調される傾向がある（図 1-1-16）。高度な障害ほど脳回，脳溝の区別なく病変が広がる。しかし，その範囲は個々の症例でかなり異なり，連続的に広がる場合や小さな病巣が多発している場合などがある。とくに小さな孤立性の病巣は見逃されやすく，**けいれん発作**などでは注意が必要である。

　高度な場合では分子層を残してその他の層がすべて空洞状になったり粗大な海綿状態を呈することがある（図 1-1-17 B）。反対に非常に軽い障害の場合では，皮質第 2～3 層や皮質深層

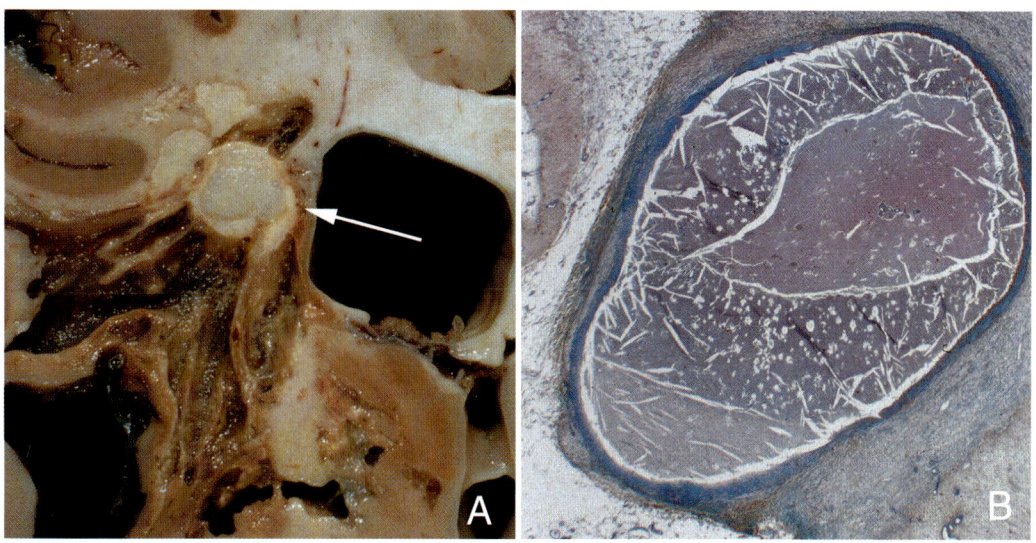

図1-1-13 壊死巣の被包化
A：側脳室外側角の白質にみられる白い円柱状の病巣（矢印），その周囲は清掃が進んでいる，B：結合組織のカプセルに囲まれた凝固壊死巣，コレステリン結晶が散在している（AZAN染色）．

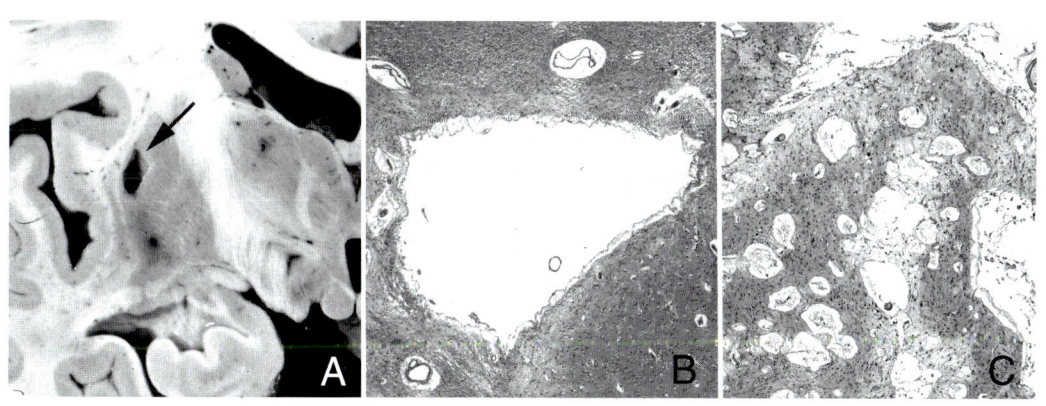

図1-1-14 ラクネ
A：被殻外側部にできたラクネ，その壁は平滑，被殻の変形がないことに注意，B：内部に細い血管があり，空洞周囲に組織反応はみられない，C：小さなラクネの集簇（HE染色）．

から白質の境界部付近に軽度の神経細胞脱落や神経細胞の配列の乱れ，ニューロピルの微細な海綿状変化，アストログリア核の増加などがみられる（図1-1-17 A & C）。また，非常にまれであるが，皮質深層だけ層状に壊死に陥ることがある（図1-1-17 D）。軟膜から脳実質に入る動脈には皮質表層，皮質中層，皮質深層から皮髄境界，そして白質に向かう4種類があり，部位の違いは皮質を潤す動脈の分布と関係があると考えられる。なお，広範な無酸素脳症ではしばしば局所的な梗塞病変が二次的に加わることがあり，そのような場所では他の場所に比べて皮質下白質の二次変性が強い。

アンモン角は虚血性変化の代表的な場所とされている。CA1が最も変化を受けやすく，CA2は病変から逃れるとされているが，CA2にまで病変が及んでいることも少なくない。また，吻側から尾側まで一貫して障害されているとは限らないので，1枚の標本だけで判断すべきではない。さらに，CA2がより強く障害さ

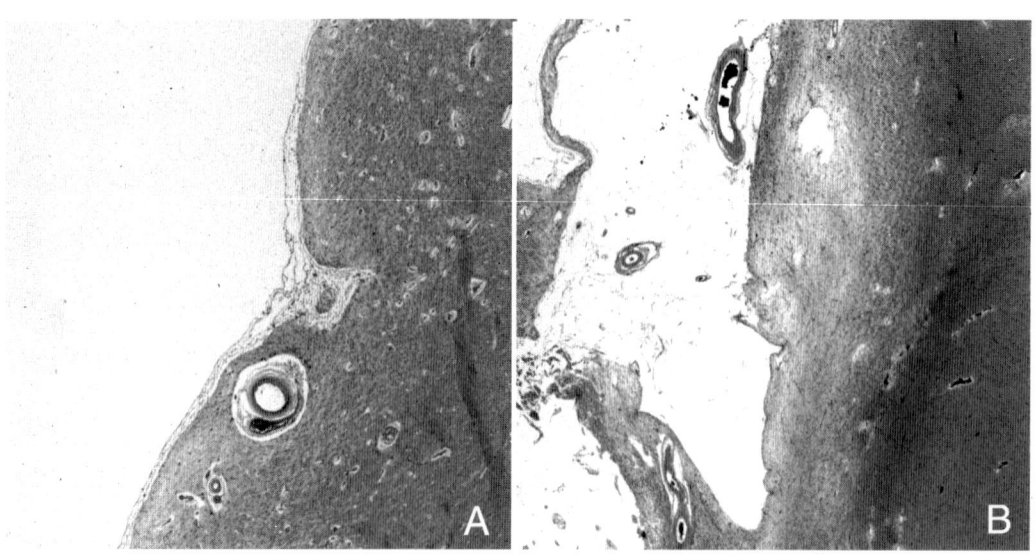

図1-1-15　ラクネと梗塞
A：ラクネ．壁が平滑で，周囲組織にアストログリアの増殖がない．B：梗塞．周囲組織が淡明化しアストログリアによる器質化がみられる．

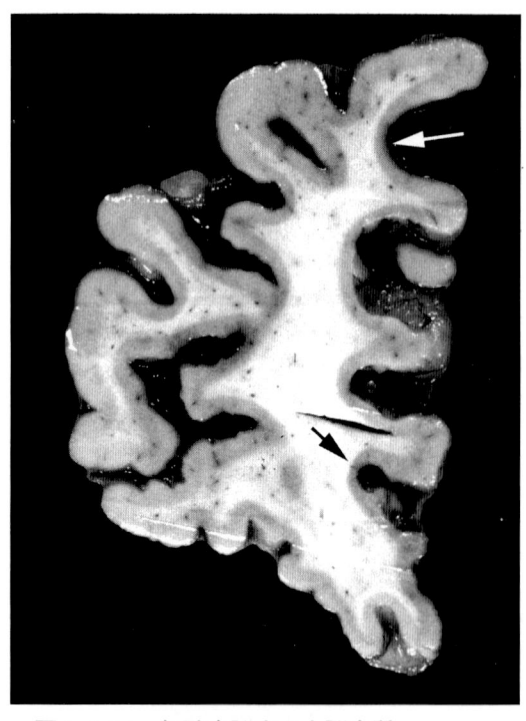

図1-1-16　無酸素脳症の大脳皮質
脳溝部（矢印）ではとくに皮質の幅が薄い．

流の変化も大いに関係していると考えられ，無酸素脳症の診断にあたっては，脳全体を観察すべきである．

　小脳が全体的に，あるいは広範に虚血にさらされた場合では，Purkinje細胞が最も障害されやく，大脳皮質の神経細胞と同様に初期には断血性変化を示す．Purkinje細胞が脱落するとアストログリア（この場所ではBergmann gliaと呼ばれる）が増殖する（図1-1-18 B）．なお，変化が非常に軽い場合には皮質小脳萎縮症と区別しがたいことがある（図3-2-10 B）．顆粒細胞層の神経細胞も脱落するが，Purkinje細胞ほどではない（図1-1-18 B）．分子層は薄くなり，グリア核が増加し表面に向かうグリア線維が無数にみられる．高度な場合では大脳皮質と同様に海綿状になることがある．病変はしばしば虫部とそれに接する傍虫部半球に強く，小脳上面は下面よりも高度である．また，小脳回頂部よりも谷や壁部に強い点は大脳皮質と同じである（図1-1-18 C）．

　Purkinje細胞が高度に脱落すると，その二次変性が歯状核に及ぶため，髄鞘染色標本では歯状核に接する外側の白質が淡明化し，ときにマクロファージの集簇をみることがある．

　しかし，Purkinje細胞層は死戦期の軽い浮

れた場合や大脳皮質に層状変化があってもアンモン角はよく保たれていることがあり，全般的な虚血だけではなくてアンモン角の局所的な血

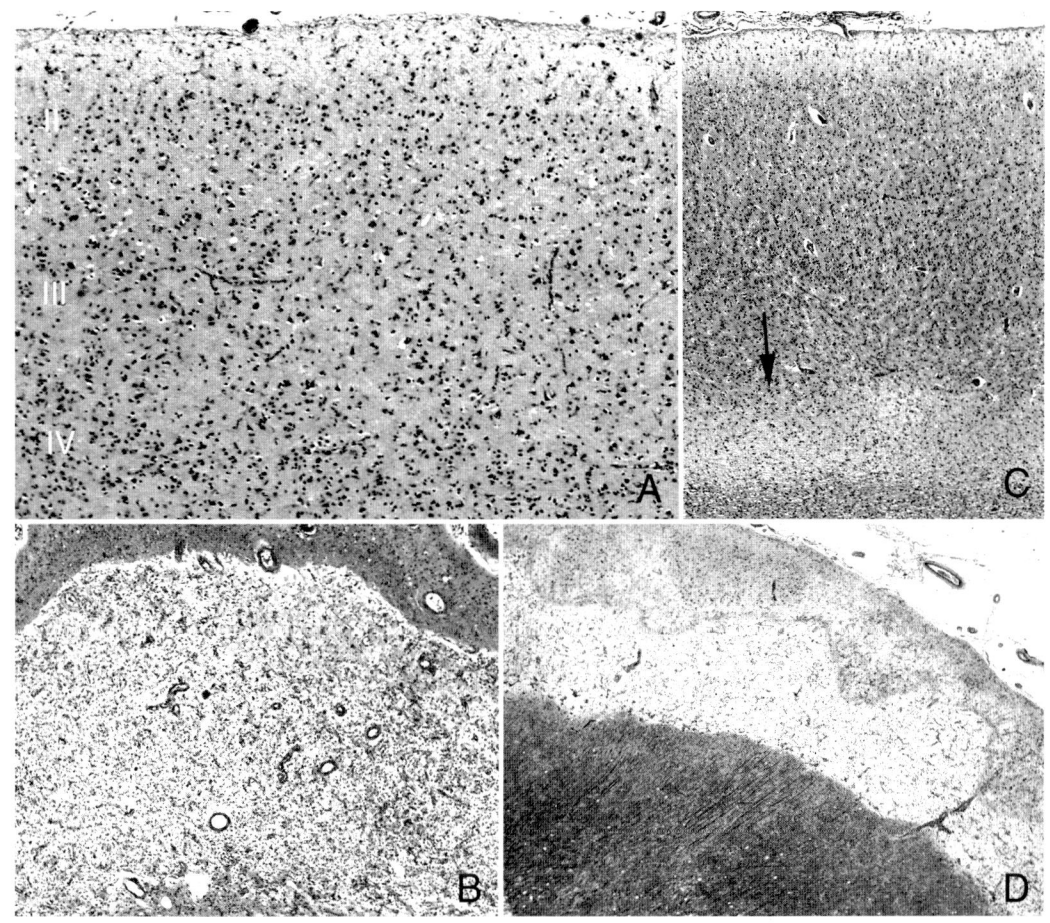

図 1-1-17　大脳皮質の層状壊死
A：変性との区別がむずかしい非常に軽い虚血性変化，第2～3層を中心に神経細胞の軽度脱落，ニューロピルの海綿状態，グリア核の軽度増加（HE染色），B：分子層を除く皮質全層の壊死，軟化（HE染色），C：深層の軽い虚血性変化（矢印）（HE染色），D：皮質深層に強調された層状軟化（KB染色）．

腫や死後変化などを受けやすい場所でもある。とくに分子層と顆粒層がPurkinje細胞層を挟んで離開し，Purkinje細胞層が間隙としてみえたり海綿状になる（図1-1-18D）。Purkinje細胞は消失しているがアストログリアの増殖は認められない。また，顆粒細胞層も広範に神経細胞が減少して，肉眼的には青灰色を呈していることがある（図1-1-18E）。これも死後変化で（status bullosusということがある），アストログリアの増殖はみられない。

b）皮質下灰白質
皮質下灰白質は大脳皮質に次いで侵されやすい。被殻はとくに障害されやすいく，軽度な障害ではその外側部の有髄線維束の淡明化や基質の粗鬆化または微細海綿状態とアストログリアの増殖がみられる程度であるため（図1-1-19A），一見**線条体黒質変性症**の被殻病変に似ることがある（図3-1-63）。しかし，高度になると被殻全体に広がり組織全体が壊死に陥る（図1-1-19B）。淡蒼球は被殻病変の二次的変化を受けて髄鞘の淡明化やアストログリアの増殖をみるが，一次性変化は重篤な無酸素脳症，一酸化炭素中毒，消化管からの大量出血など以外ではまれである（図3-1-68A）。視床では内側核を中心にした視床内側部が，扁桃体では基底核

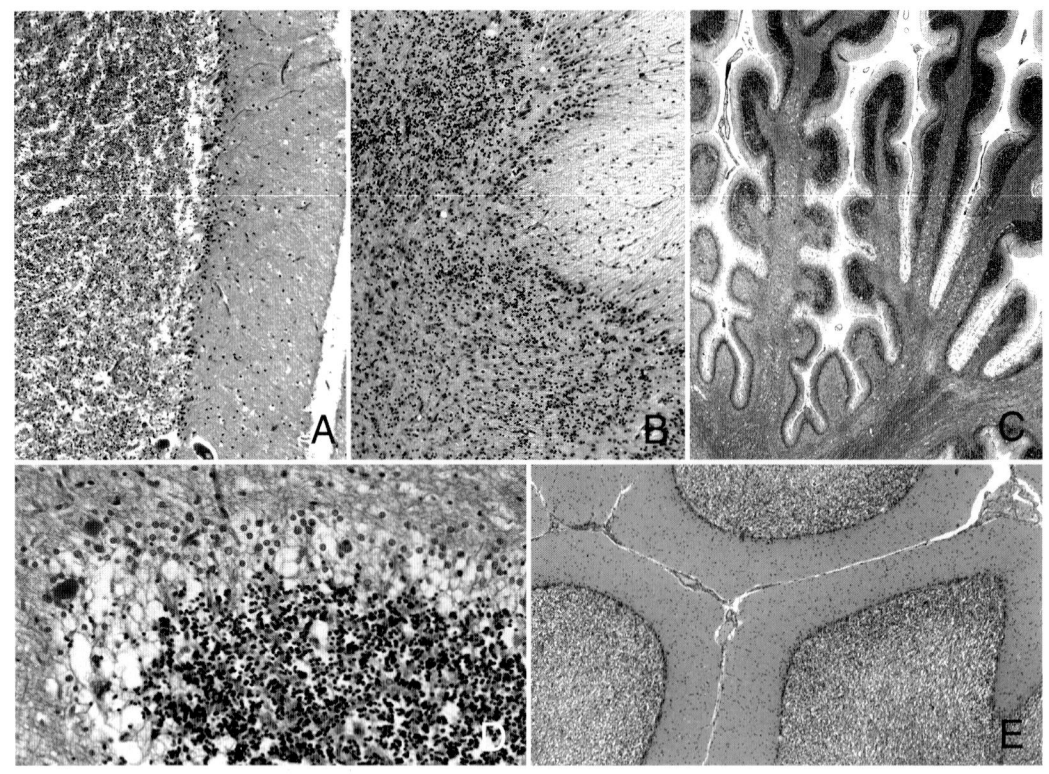

図 1-1-18　無酸素脳症の小脳皮質
A：比較的新しい虚血性変化，アストログリアの反応はまだみられない（HE 染色），B：陳旧性の虚血性病巣，Purkinje 細胞は完全に脱落し，Bergmann グリアの増殖が著しい，顆粒細胞も減少（HE 染色），C：病変は小脳溝深部に強い（HE 染色），D：浮腫のために Purkinje 細胞層が離開している（HE 染色），E：死後変化，顆粒細胞がびまん性に消失している，グリアの反応はない（HE 染色）．

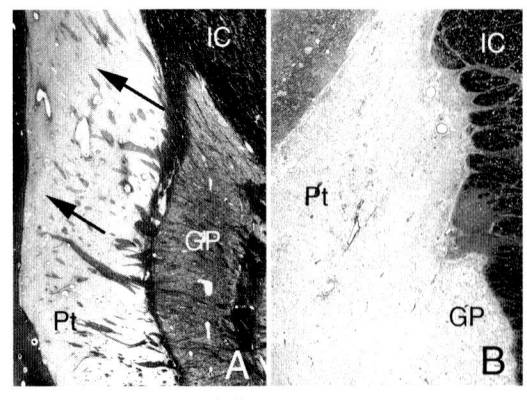

図 1-1-19　無酸素脳症の被殻
A：非常に軽い虚血性変化が被殻（Pt）外側部（矢印）にみられる（KB 染色），B：高度の虚血性変化，被殻のみならず淡蒼球（GP）も壊死に陥っている（KB 染色）．IC：内包．

外側核群が虚血性変化を受けやすい．小脳核では，二つの小脳動脈の境界域にある歯状核が選択的に障害されることがある．

c）脳幹

成人では，脳幹部だけが虚血性壊死を呈することは非常にまれで，普通，大脳皮質の高度の変化を伴う．脳幹部では左右対称にある神経核が選択的に障害され，壊死巣が上下方向に円柱状に分布する（columnar necrosis）．吻側にある神経核ほど障害されやすい．上・下丘，動眼神経核，青斑核などは好発部位である（図 1-1-20 B）．延髄舌下神経核まで及ぶような高度の虚血性病変では左右の黒質も壊死に陥ることがあり（図 1-1-20 A，3-3-7），最高度の症例では脊髄前角まで壊死がみられる（図

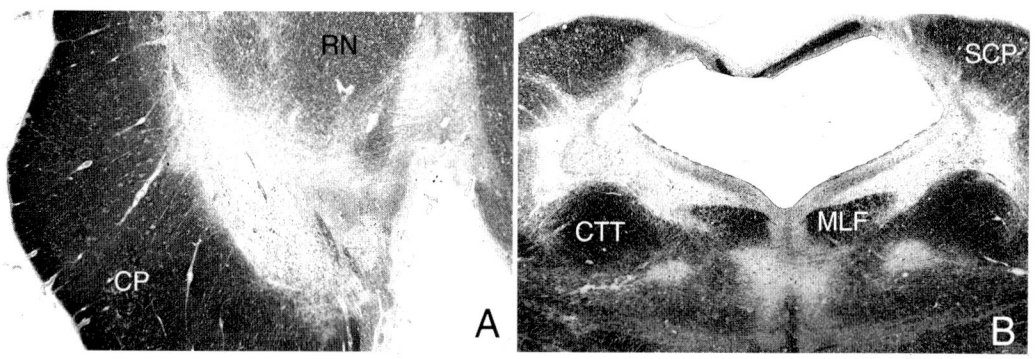

図 1-1-20 無酸素脳症の脳幹部
A：黒質が選択的に壊死に陥っている（KB染色），B：青斑核を含む被蓋が左右対称性に壊死に陥っている（KB染色）．略号　CP：大脳脚，CTT：中心被蓋路，MLF：内側縦束，RN：赤核，SCP：上小脳脚

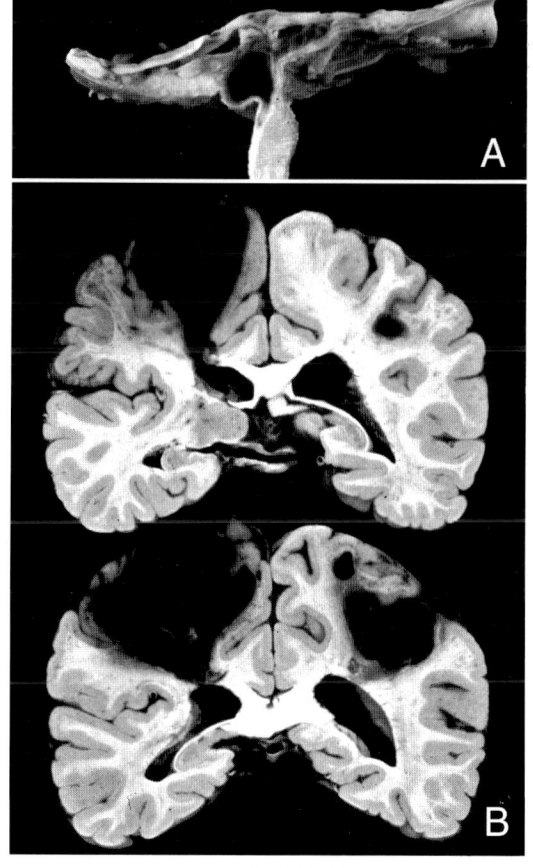

図 1-1-21 上矢状静脈洞血栓症
A：上矢状静脈洞内の血栓，B：側脳室外側角に収斂した脳内出血．

3-4-11）．一方，橋核の壊死はまれであるが，断血性変化やアストログリアの増殖はまれならず遭遇する．なお，原疾患とは関係なく黒質，視床下核，橋核，小脳歯状核などは軽い虚血性変化を示唆する神経細胞周囲の拡大や神経細胞の萎縮を伴うアストログリアの増加が比較的よくみられる．

4）脳静脈血栓症

脳静脈や静脈洞が血栓によって閉塞し，その静脈灌流域の皮質および白質に広範な出血性梗塞をひき起す．**上矢状静脈洞血栓症**（superior sagittal sinus thrombosis）では，底辺を大脳表面とし側脳室外側角（Wetterwinkel）を頂点とする楔形の病巣が左右ほぼ対称性に分布する（図1-1-21）．しかし，動脈性の梗塞に比べて脳実質の破壊が軽く，動脈が開存しているために多核白血球の浸潤が強い．好発部位は上矢状静脈洞，横静脈洞，直静脈洞などである．原因は多岐にわたるが，鼻や眼窩の炎症が波及する**海綿静脈洞血栓症**（cavernous sinus thrombosis）が代表的なものである．非炎症性の原因としては，栄養障害や脱水，うっ血性心不全，肺動脈の血栓性塞栓症，血液凝固異常，血液粘性の亢進，外傷などがある．

3．血管の変化

1）動脈硬化

Willis輪を形成する動脈は解剖学的には筋型動脈に分類されるが，他の臓器の動脈に比べて平滑筋からなる中膜が薄い．動脈硬化症はア

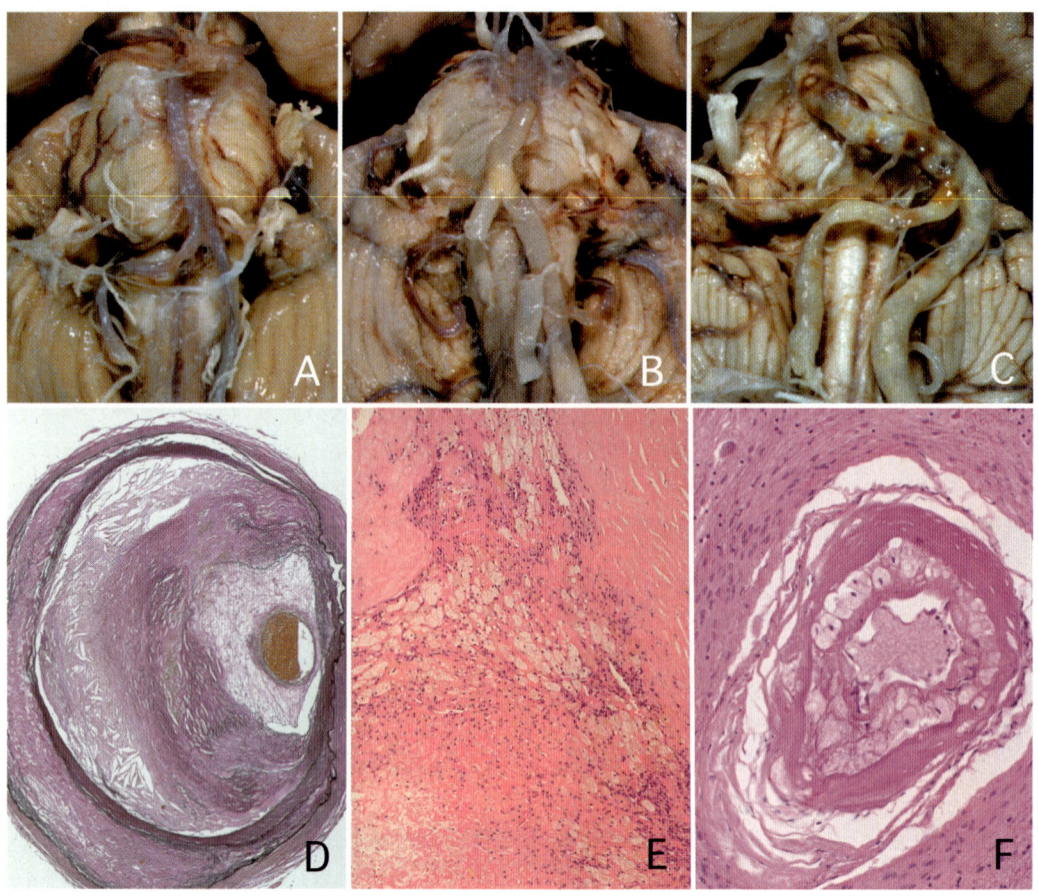

図 1-1-22　アテローム性動脈硬化
A：動脈硬化のない脳底動脈，B：椎骨動脈の合流部にアテローム斑がみえる，C：脳底動脈全体が拡張しアテローム性変化が高度，D：血液が流れる内腔が極端に小さい．内膜が著しく肥厚しコレステリン結晶が散在，弾性板が分離して二重になっている．後大脳動脈（Elastica van Gieson 染色）E：脂肪変性に陥っているアテローム斑（HE 染色），F：脂肪硝子変性．内膜が脂肪化し，中膜は硝子化している．被殻（HE 染色）．

テローム性硬化症，中膜石灰化性硬化症（Moenckeberg's medial calcific sclerosis），細動脈硬化症からなるが，そのうち，中膜石灰化性硬化症は脳の動脈では観察されない．

アテローム性動脈硬化症（atherosclerosis）は，肉眼的には黄色の斑状病巣で，血管の内腔に向かって隆起している．脳底部の太い動脈では血管を輪切りにしなくても，外側から透けてみえる（図 1-1-22 B）．このアテローム（atheroma）がある部分では内腔が狭まるが，逆にアテローム斑が存在しても血管が拡張してほとんど内腔の狭窄が認められない場合もある（図 1-1-22 C）．

アテローム斑はコレステロールやコレステロールエステルなどが含まれ，しばしば HE 標本で針状ないし棒状の無染色構造としてみえることがある．これは標本作成過程で使われる有機溶媒にこれらの物質が溶解してしまったためである（図 1-1-22 D & E）．その周囲には異物型巨細胞やリンパ球の浸潤と線維芽細胞の増殖がみられる．大動脈や総頸動脈などと異なり，潰瘍形成はまれである．アテローム斑に接した部分では内弾性板の断裂や消失，中膜筋層の萎縮などが観察され，このような動脈壁の脆弱性が動脈硬化性動脈瘤の原因になることがある．総頸動脈や内外頸動脈の分岐部では，アテロー

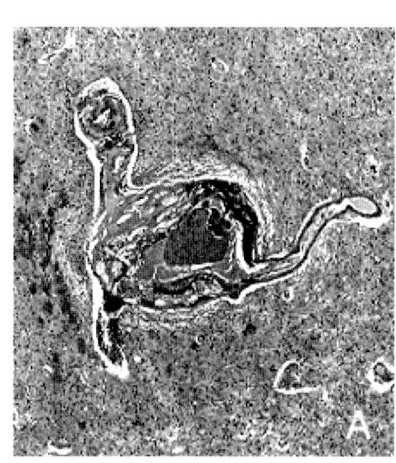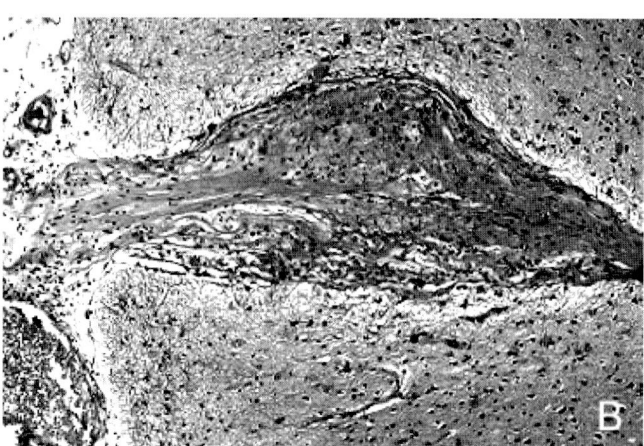

図1-1-23　小動脈瘤
A：被殻（HE染色），B：大脳皮質（HE染色）．

ム斑の表面に血栓が付着することがあるが，Willis輪ではまれである。ただし，脳底動脈の高度に狭窄した部位の心臓側に血栓が形成されることがある。

　Willis輪に生じるアテローム性硬化症は高齢者ほど観察される頻度は高くなるが，個々の症例では非常に個人差が大きい。また，Willis輪のアテローム性硬化症の程度と他の臓器のそれは必ずしも平行せず，さらに，脳実質内にみられる細動脈硬化とも比例しない。

　細動脈硬化（arteriolosclerosis）は小動脈や細動脈の内膜がHE染色ではエオシンに均質に染まり（硝子化，hyalinization），PAS反応も陽性を示す形態学的変化である。内腔もそれに伴って狭窄ないし閉塞し，中膜の平滑筋細胞は変性・消失している。なお，脂肪硝子変性（lipohyalinosis）という術語は太い動脈内膜で観察される脂質の沈着と細動脈にみられる硝子化が細い動脈壁に共存している状態である（図1-1-22F）。さらに高度な場合では，血管透過性の亢進によると考えられる線維素様変性（fibrinoid degeneration）や動脈壊死（angionecrosis），小動脈瘤などが観察される（図1-1-23）。

　小動脈瘤（microaneurysm）は細い動脈が嚢胞状または紡錘状に動脈が膨らんだもので，その壁には内弾性板と中膜の平滑筋層が欠損し，内膜は脂肪化と硝子化を示し，壁全体がほとんど結合組織で置換されている場合も多い（図1-1-23）。内腔には新旧の血栓が付着していることがある。動脈瘤のまわりにはヘモジデリン顆粒が散在していることが多く（図3-3-32），そのためにホルマリン固定脳の割面では褐色の点としてみえる（ball haemorrhageということがある）。その血管周囲を太い突起をのばした反応性アストログリアや顆粒状あるいは泡沫状の類球体が取り囲んでいることもある（図1-1-62）。小動脈瘤の最も頻度の高い部位は被殻の吻側腹側部（中大脳動脈から分岐する外側中心枝）であるが，視床腹側部から内髄板（後大脳動脈から分岐する後内側中心枝など，図3-1-78），橋底部（脳底動脈から分岐する正中橋枝，図3-3-32），小脳歯状核（上小脳動脈から分岐する小脳核枝，図3-2-28）などにも多い。大脳皮質はこれらに比べて頻度は低いが，皮髄境界部や皮質分子層，さらに海馬支脚やアンモン角などでみられる。**高血圧**が認められる例ではこのような小動脈瘤を発見することが多いが，小動脈瘤がある症例すべてに高血圧が認められるわけではない。

2）アミロイド・アンギオパチー

　アミロイド・アンギオパチー（amyloid angiopathy, AA）という名称はアミロイドが動脈壁に沈着した状態を指しているが（図1-1-24A），この血管変化を基盤にして生じる臨床症候をも含めて臨床的な用語として使われる場合がある。アミロイドは老人斑の芯を構成

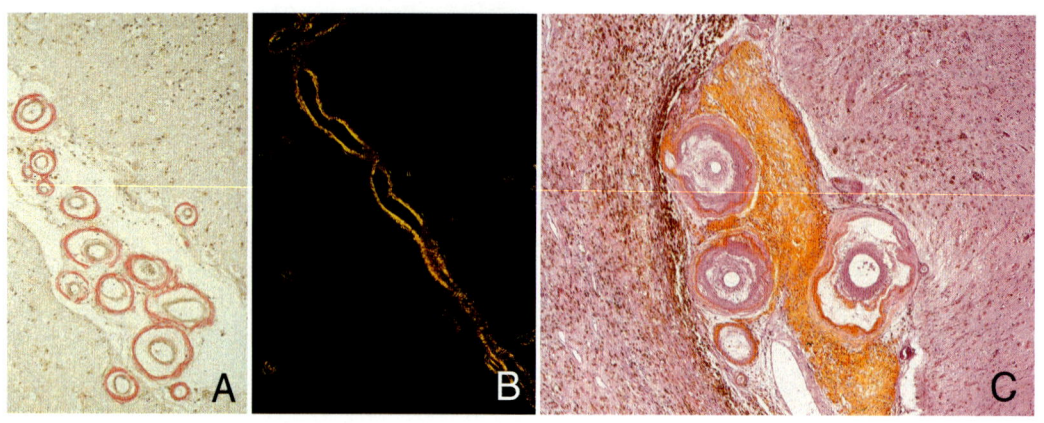

図1-1-24 アミロイド・アンギオパチー
A：アミロイド物質が沈着した中膜が変性して血管壁が二重にみえる（Congo red 染色），B：アミロイド物質の沈着は軟膜から皮質内の動脈壁に現局する（Congo red 染色，偏光顕微鏡下の重屈折性），C：葉性出血例にみられた高度のアミロイド・アンギオパチー，黄色の部分は，赤血球の崩壊産物など（HE 染色）．

するアミロイドと同一である．それに対して，全身性アミロイドーシスは脈絡叢を除き，脳内血管には沈着しない．

脳にみられるアミロイドはHE染色ではエオシンに濃染する均質な物質で，Congo red 染色で陽性に染まる（図1-1-24）．これを偏光顕微鏡で観察すると重屈折性を示し，青りんご色に光る（図1-1-24 B）．アミロイドは軟膜から皮質内の動脈に観察され，皮質を通り抜けると消失する．沈着部位は中膜から外膜にみられる．アミロイド沈着を来たした血管は多少とも正円形を示すため，HE染色標本でも疑いを持つことができる．さらに高度になると中膜が変性して，あたかも血管が二重壁で構成されているようにみえる（図1-1-24 A&C）．

AAは後頭葉や小脳に多いともいわれるが，どの部位でもほぼ同じ程度に出現している．年齢と相関し，60歳〜106歳の連続剖検例568例をCongo red 染色で調べた結果によると，60歳代では24％，70歳代は31％，80歳代では45％，90歳代になると52％に達するが，100歳代では40％とやや低下している．また，老人斑と関連しており，老人斑のある脳はほぼ例外なくAAが認められ，Alzheimer型痴呆ではその程度が高度になる傾向がある．

AAはいわゆる葉性出血の原因として有名であるが（図1-1-5 B & 24 C），脳出血のわずか7％を占めるだけで，AAの出現頻度に比べてその頻度は非常に低い．このことは必ずしもアミロイド沈着だけが原因とは考えにくいことを示唆しており，実際，AAを伴う葉性出血例では，硝子様変性や小動脈瘤など，高度な細動脈硬化症が共存していることがむしろ多い．しかし，高血圧性出血とやや形態が異なり，ひとつの大きな出血巣が存在するのではなくて，ぶどうの房のように，小さな丸い出血巣が多発しているようにみえる．また，AAを伴う葉性出血例はしばしば再発性で，形態学的にも新旧の差が見い出されることがある．なお，不思議なことにアミロイドの沈着は皮質内であるが，出血は皮質下から始まっていることが多い．

3）血管炎

血管炎（angitis）は血管壁への血液成分の浸出，リンパ球，好中球などの炎症細胞浸潤などからなる．原因は多岐にわたるが，脳実質の血管を侵す疾患はまれで，ほとんどはクモ膜血管，末梢神経系，頭蓋外の血管に広がる．

高安病（Takayasu's arteritis）は主要な動脈が分岐する大動脈弓から下行大動脈にみられ，そのために頸動脈は好発部位である．リンパ球，形質細胞を主体とする肉芽腫性炎症が内膜を侵

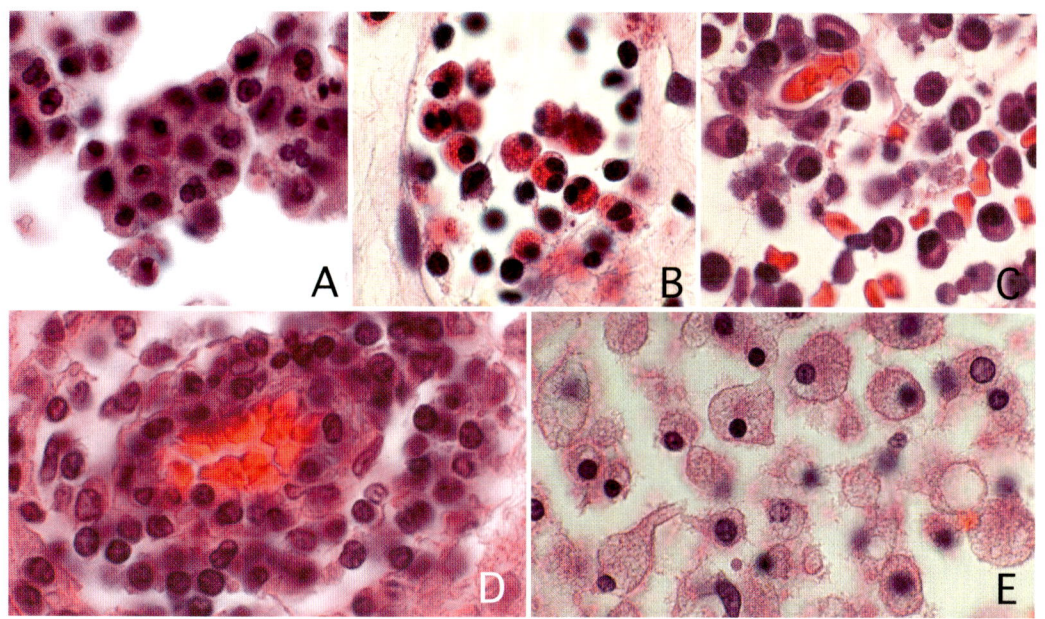

図 1-1-25 浸潤細胞
A：好中球，B：好酸球，C：形質細胞，D：リンパ球，E：マクロファージ．すべて HE 染色．

し，弾性板を破壊する．異物型巨細胞，ときに Langhans 型巨細胞の出現をみる．二次的に線維化が生じ，内腔が狭窄する．**巨細胞性動脈炎**（giant cell arteritis）も肉芽腫性炎症で，とくに浅側頭動脈が好発部位で，臨床的には**側頭動脈炎**（temporal arteritis）と呼ばれる．その他，クモ膜血管や皮質などの細い動脈を侵す肉芽腫性炎症として中枢神経系の一次性血管炎（primary angitis of central nervous system）がある．

III．炎症

炎症（inflammation）は局所的な障害に対する組織の反応で，循環障害，細胞や液体成分の滲出，細胞の修復である増殖性変化などからなる複雑な病変である．ほとんどの炎症はこれら三つの変化を伴うが，急性炎症，慢性炎症，あるいは観察する時期，さらに炎症の原因となる病原体や物質の種類などによって，滲出性変化の強い炎症や増殖性変化が目立つ炎症などがあり，滲出性炎，変質性炎，増殖性炎などに分類される．

1．組織学

1）循環障害
炎症に伴う循環障害は非炎症性の循環障害に炎症所見が加わったもので，出血，梗塞，断血性変化などが観察される．また，炎症に伴う周辺の浮腫や病巣内の血管に生じる血栓などによって二次的な循環障害も加わる．

2）滲出
血液の液体成分や細胞が血管外に出る現象である（exudation）．小静脈周囲が最も多い．液体成分の滲出は HE 染色では血管周囲にエオシンに淡く染まる無構造の領域としてみられ，そのなかにバラバラになった血管外膜の細胞などがあたかも浮遊しているように散在している．さらに，線維素が析出することもある．このような，液体成分の滲出は脳梗塞のような強い組織破壊でも比較的まれであり，これが観察される場合には，原因は何であれ，血管の損傷が非常に激しいことを示唆している．

細胞成分が血管外に出ることも滲出であるが，

脳では浸潤（infiltration）という言葉がよく使われる。脳で観察される浸潤細胞のうち，最も遭遇するチャンスの多い細胞はリンパ球（lymphocytes）である（図1-1-25 D）。HE染色ではヘマトキシリンに濃染する小型円形の核としてみえ，細胞質はわずかである。オリゴデンドログリアとほぼ同じ大きさである。核質は均質であるが，芽細胞化すると大型化し核質が胞状となり，核小体が明瞭になる。典型的な疾患は**単純ヘルペス脳炎**（図3-1-39），**急性脊髄前角炎**（図3-4-12）などのウイルス感染症，静脈周囲性脱髄炎の形態をとる**感染後またはワクチン接種後脳炎**などであるが，その他にも**多発性硬化症，副腎白質ジストロフィー**などのミエリンを侵す疾患でもみられる（図1-1-34 & 40）。さらに，腫瘍，梗塞巣，変性疾患のような組織の破壊や萎縮が非常に強いところでも軽い浸潤をみることがある。

単球（monocytes）あるいは組織球（histiocytes）は好中球よりやや大きくて，中性に染まる細胞質に腎臓形の核がみえる。組織内に浸潤した単球は一般に大型化し，マクロファージ（macrophages）と総称する（図1-1-25 E）。マクロファージはリンパ球とともに脳ではよくみられる細胞で，貪食能をもち，清掃を担当する。凍結切片でOil red OやSudan III染色を施すと，中性脂肪顆粒がみられる。しかし，パラフィン包埋切片による染色では脂肪顆粒が染色過程で使う有機溶媒に溶けてしまうため，HE染色標本では胞体が泡沫状にみえる。そのため泡沫細胞（foamy cells）とも言われる。核は小型でヘマトキシリンに濃染する。ときに多核のことがある。マクロファージは炎症のみならず，梗塞巣や出血巣，あるいはその二次変性（Waller変性）の部位にはほとんど常に観察される。変性疾患では多系統萎縮症や筋萎縮性側索硬化症などはマクロファージをみる機会が多い。マクロファージの動員を伴うような組織変化は変性疾患としては進行が速いと考えられる。

形質細胞（plasma cells）はリンパ球に比べて遭遇するチャンスは圧倒的に低い（図1-1-25 C）。核は大きな顆粒が核膜の内側に並ぶいわゆる車軸状と呼ばれる特徴的な形態を示す。細胞質はだ円形で，好塩基性が強いためHE染色では赤紫に染まる。また，核周囲は染色性が低く明るくみえる。**結核，梅毒，サルコイドーシス**など慢性肉芽腫性炎症で出現するが，多発性硬化症の静脈周囲にも観察される。

多核白血球（polymorphonuclear leucocytes）が組織に滲出する場合は非常に限られており，これらの細胞が観察される場合には何らかの細菌感染が疑われる（図1-1-27）。多核白血球のなかでも遭遇するチャンスの高い細胞は好中球（neutrophilic leucocytes）である（図1-1-25 A）。直径10～15 μmの円形細胞で，細胞質には好中性の顆粒が含まれているが，HE染色ではエオシンに淡くほぼ均質に染まる。核は分葉している。梗塞の最初期にも観察されるが，剖検例でみることはむしろ少なく，ほとんどの場合，**化膿性髄膜炎や脳膿瘍**である。まれな疾患としては**出血性白質脳炎**（haemorrhagic leukoencephalitis）がある。好中球に対して，好酸球，好塩基球をみることは非常に少ない（図1-1-25 B）。

3）増殖

滲出性変化に引き続いて起こる病巣の修復が増殖（proliferation）である。毛細血管の内皮細胞の核は明るく腫大し，病巣辺縁から中心部に向かって血管が伸びていく（血管新生，neovascularization）。それに伴って，血管外膜に由来する線維芽細胞が増殖する。病理学総論では，このような組織を肉芽組織（granulation tissue）と呼び，最終的には線維化（fibrosis）される。この一連のプロセスを器質化（organization）という。しかし，神経系では線維芽細胞よりも病巣周辺のアストログリアが肥大・増殖し，線維性グリオーシス（fibrillary gliosis）を形成する。

肉芽腫（granuloma）は結核，梅毒などの感染症や異物に対する結節状のマクロファージの集簇巣で，肉芽腫形成を伴う炎症を肉芽腫性炎（granulomatous inflammation）という。肉芽腫は炎症における増殖プロセスであるが，増殖性炎の特殊型とされることも多い。**結核**や

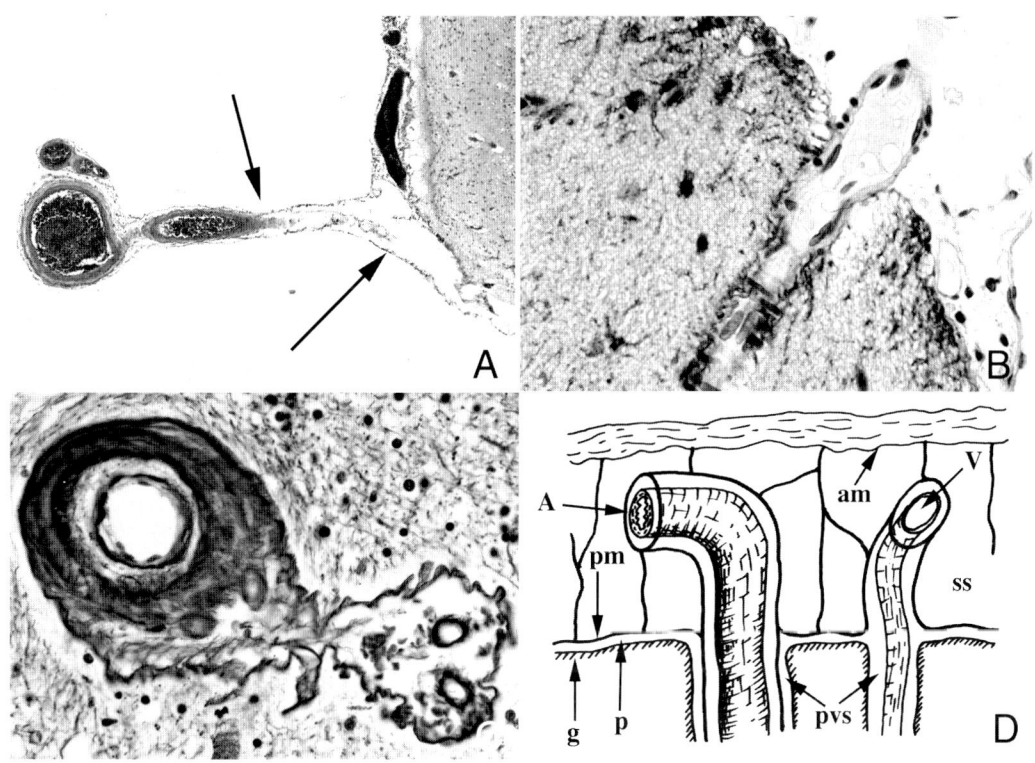

図 1-1-26　血管周囲腔
A：クモ膜下腔にある動脈を軟膜（矢印）が取り囲んでいる（HE 染色），B：グリアの膜が脳表面から血管に沿って内部に入り，血管の回りを取り囲んでいる（GFAP 染色），C：被殻の血管周囲腔（Bodian 染色），D：血管周囲腔の模式図（Greenfield's Neuropathology, 5 th ed, Adams JH & LW Duchen eds, Arnold, London, 1992 より改変），A：動脈，V：静脈，am：クモ膜，pm：軟膜，g：グリア限界膜，p：軟膜下腔，pvs：血管周囲腔，ss：クモ膜下腔．

梅毒ではマクロファージが類上皮細胞（epithelioid cells）化しているために，類上皮細胞結節とも呼ばれる（図 1-1-29）。結核結節は中心部の肉眼的にチーズ状の乾酪壊死巣とそれを取り囲む類上皮細胞，Langhans 型巨細胞，リンパ球，形質細胞，線維芽細胞などからなる肉芽腫である。Langhans 型巨細胞（Langhans' giant cells）は類上皮細胞が融合したもので，不整型の非常に大きな胞体と複数の核からなり，とくに核の配列が特徴的で，互いに接するように細胞質の辺縁に並んでいる（図 1-1-29 B）。それに対して，手術の縫合糸や誤嚥した食物に対する異物反応として出現する異物型巨細胞（foreign body giant cells）は核が細胞質の中心に集まったり，点在したりする。

4）血管周囲腔

　脳には一般臓器における炎症の場である間質がない。脳ではそれに相当する場所が血管周囲腔（perivascular space）で，そこに炎症細胞浸潤がみられることが炎症の重要な形態学的証拠となっている。炎症細胞はかなりの程度まで血管周囲腔に留まっており，Bodian 染色など鍍銀染色標本をみると，1 枚の嗜銀性の膜によって実質と隔てられていることが分かる。しかし，血管周囲腔は病的な状態で初めてそれと分かるような構造でもあり，解剖学的実態として知見もはなはだ乏しい。脳にはリンパ管システムがないため，かつてはそれを介してクモ膜下腔と神経細胞周囲腔は連続していると考えられていた。しかし，神経細胞の周囲にできる空隙は標本作成過程で生じる収縮によるもので，

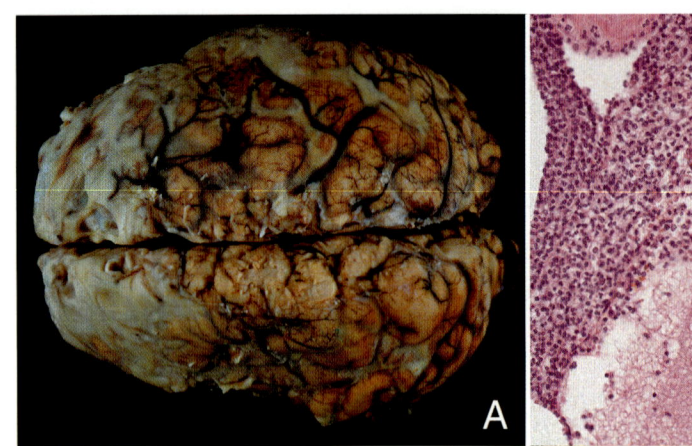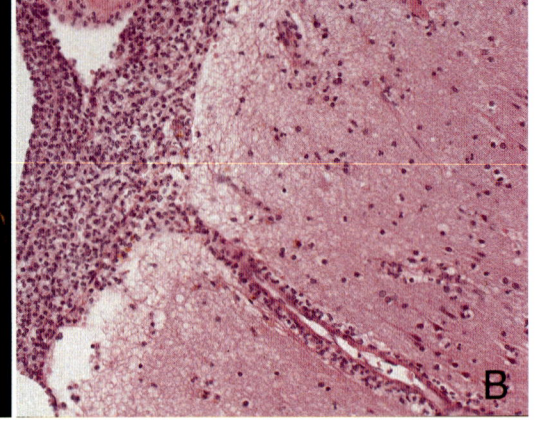

図 1-1-27 化膿性髄膜炎
A：白い膿が脳表面を厚く覆っている，B：軟膜に著しい好中球が浸潤している（HE 染色）．

今日では血管周囲腔―神経細胞周囲腔という連絡は否定されている．それに対して，クモ膜下腔と血管周囲腔は連続しているとされているが，最近ではこの交通も否定的である．

　Weller らの研究によると，脳表面をじかに覆う軟膜は頭蓋骨側に反転してクモ膜下腔を走る血管を包み込んでいるという（図 1-1-26 D）．そして，動脈ではそれを覆う軟膜が血管に伴走して脳実質に深く入るが，静脈には伴走しないという．一方，脳実質の血管に接する面は脳表面と連続しており，そこはグリア限界膜によって隔てられている．さらに，この膜と軟膜の間には軟膜下腔があるが，正常ではみえない．しかし，実質内に転移した腫瘍細胞が血管周囲腔を通って軟膜下腔に広がっている像をみることがある．従って，動脈では伴走してきた軟膜とグリア膜の間，静脈では血管とグリア膜の間が血管周囲腔ということになり，それは軟膜下腔と連続する．この説に立てば，膜に破綻がない限りクモ膜下腔に出血した赤血球は実質の血管周囲腔には入らないことになり，実質の血管周囲腔に浸潤した髄膜炎の炎症細胞はクモ膜下腔を走る血管の周囲腔に出た細胞に由来することになる．

2．感染症

1）細菌感染症

　脳の細菌感染（bacterial infections）は**頭部**外傷によって直接的に脳内に波及する場合，**耳炎，乳様突起炎，副鼻腔炎**などから直接的あるいは**血栓性静脈炎**を介して波及するルート，そして脳以外の臓器の炎症が血液を介して生じるルートがある．どの年齢でも起こしうるが，小児，老人に多い．とくに老人では呼吸器や泌尿器の重篤な感染症に起因する**敗血症**（sepsis）がある場合，脳梗塞の病巣から髄膜炎が生じることがあるので注意が必要である．

a）化膿性髄膜炎

　急性期の化膿性髄膜炎（purulent meningitis）の脳は腫大し静脈は著しく怒張している．ときにはヘルニアが死因になることがある．多少時間がたった例では軟膜が肥厚し，脳溝に一致する部分とくにシルビウス溝のような深い脳溝には膿が貯留している．健常脳では軟膜は比較的容易に脳実質から剥離できるが，髄膜炎があると癒着して剥がしにくい．大脳割面では大小さまざまな新しい梗塞や出血が生じているために，色調や硬度にムラがある．炎症が脳室に波及していると，上衣が混濁して汚らしく（脳室炎，ventriculitis），重症例では膿が溜っていることがある．

　組織学的には，軟膜（剖検例ではクモ膜と狭義の軟膜がいっしょになっていることが多い）に大量の多核白血球にマクロファージやリンパ球などを混じた炎症細胞が浸潤している（図 1-1-27）．血管周囲には血漿の漏出やフィブリ

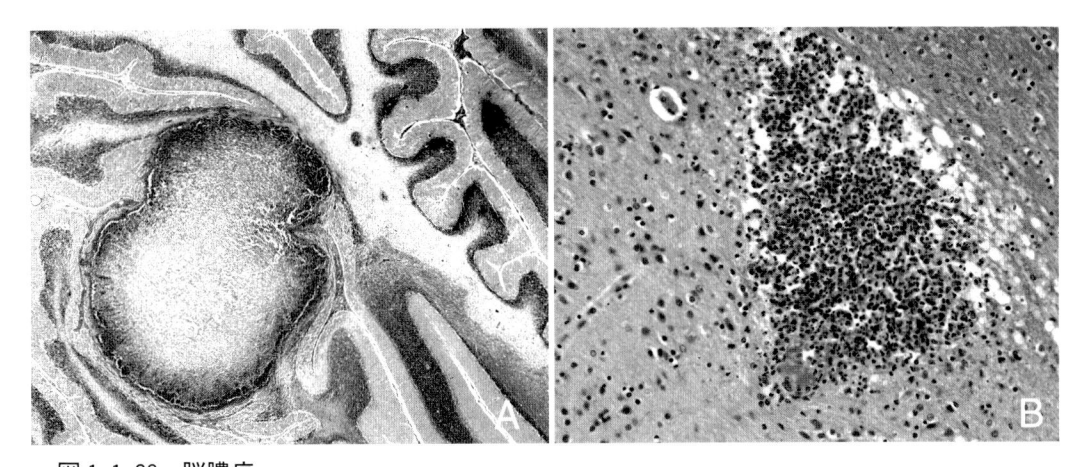

図1-1-28　脳膿瘍
A：小脳皮質の比較的大きな膿瘍，また被包化されていない（HE染色），B：皮質下白質にみられた微小膿瘍（KB染色）．

ンの滲出がみられることもある。炎症細胞は皮質から皮質下白質の血管周囲腔に入り込み，ところによっては組織内に広がっている。このような病巣のなかにある血管の壁はフィブリノイド変性を呈したり，内腔には血栓が形成されていることがある。しかし，実質内の炎症はクモ膜下腔のそれに比べて軽いことが多く，実質の病変は炎症に伴う浮腫に起因する循環障害が主である。起因菌として肺炎球菌，髄膜炎菌，インフルエンザ桿菌が最も多い。

b) 脳膿瘍

脳膿瘍（brain abscess）は顕微鏡下で初めて発見されるような小さな微小膿瘍（microabscess）から空間占拠性病巣として作用するほどの数cmのものまでさまざまである。肉眼的な脳膿瘍は大まかに三つの層からなる。中心部に壊死巣があり，その周囲を肉芽腫や線維化が取り囲み（被膜），さらにその外側は浮腫やアストログリアの増殖などがみられる脳実質である。中心部は浸潤した多核白血球やその崩壊産物，マクロファージなどからなる。壊死巣を取り囲む領域では毛細血管が壊死中心に向かって新生するとともに，線維芽細胞が増殖し，被包する（encapsulation）。このような被包は感染後7〜10日には確認できるという。また，感染巣がうまく被包されると2週間程度で膿瘍は縮小する。膿瘍内に出血することは非常にまれである。微小膿瘍は注意深く検鏡しないと見落とすことがある（図1-1-28 B）。弱拡大では細胞が密集した領域として観察される。強拡大にすると，マクロファージを混じた多核白血球が多数みられ，その周囲を反応性のアストログリアが取り囲んでいる。病巣には血管がみえることが多い。微小膿瘍は老人脳では比較的発見する機会が多い。

血液を介して生じる塞栓性膿瘍は前・中大脳動脈領域の前頭葉に観察されることが多い。また，小さな膿瘍は多発性で，転移性腫瘍と同じように皮質と白質の境界部に好発する。側頭葉の膿瘍は骨，骨洞，軟部組織などの感染が直接的に波及した場合に多い。先天性心疾患や肺感染症はしばしば感染性塞栓症の原因になる。起炎菌は嫌気性細菌で，黄色ブドウ球菌，連鎖球菌とくに溶血性連鎖球菌，大腸菌などである。また，慢性疾患や免疫抑制剤の投与中では真菌をみることもある。髄鞘を染めるKB染色は真菌を染め出すので，比較的発見しやすい。

c) 結核性髄膜炎

結核菌の感染は肺，泌尿生殖器，大腸などの原発巣から血行性に波及する。結核性髄膜炎（tuberculous meningitis）はサルコイドーシスなどとともに肉芽腫性炎症に分類されるが，

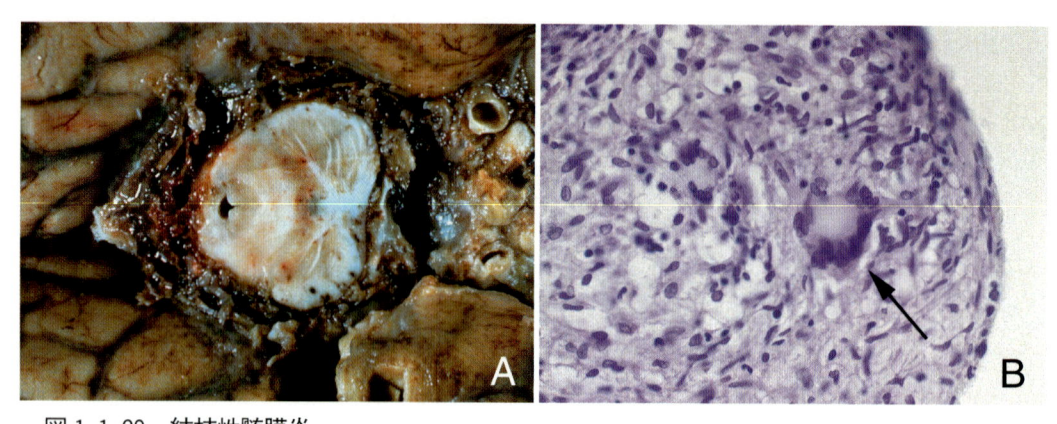

図 1-1-29　結核性髄膜炎
A：中脳周囲の滲出性炎症，軟膜の肥厚を伴っている．B：Langhans 型巨細胞を伴う結核結節（KB 染色）．

脳底面がとくに強く侵す点も共通している（**脳底部髄膜炎**，basilar meningitis）．肉眼的には脳幹，とくに中脳周囲から視神経交叉などがある大脳底面の軟膜が著しく肥厚・混濁し，うっ血，充血，出血などを伴っている（図 1-1-29 A）．脳実質の変化は脳表面の血管病変による虚血性障害が主体で，大脳割面にはさまざまな梗塞が認められる．滲出の盛んな時期の結核結節（図 1-1-29 B）はまれで，クモ膜下腔にリンパ球，形質細胞の浸潤，蛋白性の滲出液の貯留，線維芽細胞の増殖が顕著である．なお，このような病巣を Ziehl-Neelsen 染色すると赤く染まるグラム陽性桿菌を発見することがある．軟膜の血管も著しく変化し，血管壁への炎症細胞浸潤やそれに伴う内膜の肥厚を来たす閉塞性動脈炎を呈する．実質の梗塞はこのような血管病変に由来する場合が多い．

d）サルコイドーシス

サルコイドーシス（sarcoidosis）は多臓器を侵す原因不明の肉芽腫性炎症である．脳では，脳幹，大脳底面の構造を侵す脳底部髄膜炎の形態をとることが多い．サルコイド肉芽腫は類上皮細胞と多核巨細胞からなる中心部とそれを取り囲むリンパ球，単球，線維芽細胞からできている．中心部分が壊死に陥ることはまれである．酸性粘液多糖体にカルシウムと鉄が沈着したシャウマン体（Schaumann body）がみられる．

e）梅毒

梅毒（syphilis）は髄膜血管梅毒と実質性神経梅毒などに分ける．髄膜血管梅毒（meningovascular syphilis）では肥厚した軟膜にリンパ球と少量の形質細胞の浸潤と結合組織細胞の増殖が認められる．髄膜血管梅毒ではまれなゴム腫（gumma）は壊死を来たした中心部とそれを取り巻く類上皮細胞，多核の異物型巨細胞，線維芽細胞などからなる肉芽腫である．血管はしばしば閉塞性動脈炎を呈する．

実質性神経梅毒（parenchymatous neurosyphilis）はさらに脊髄癆と進行麻痺に分類される．脊髄癆（tabes dorsalis）は後根神経節，後根，脊髄後索が左右対称性に変性するもので，腰仙部が好発部位である．後索の変化は Waller 変性で，遠位部ほど変性が軽くなる．軟膜の肥厚や炎症細胞浸潤をみるが，病原体は証明できない．進行麻痺（general paralysis）は髄膜血管梅毒と脳炎型の合併である．しかし，脊髄癆とともに剖検で遭遇することはほとんどない．

2）真菌感染症

真菌感染（fungal infection）は骨折を伴う頭部外傷などを除いて，呼吸器や消化管などの感染に由来する．また，抗生物質やステロイドの長期投与，白血病や悪性腫瘍に対する抗腫瘍剤投与，臓器移植に伴う免疫抑制剤，AIDS や結核のような慢性消耗性疾患などが背景にある．

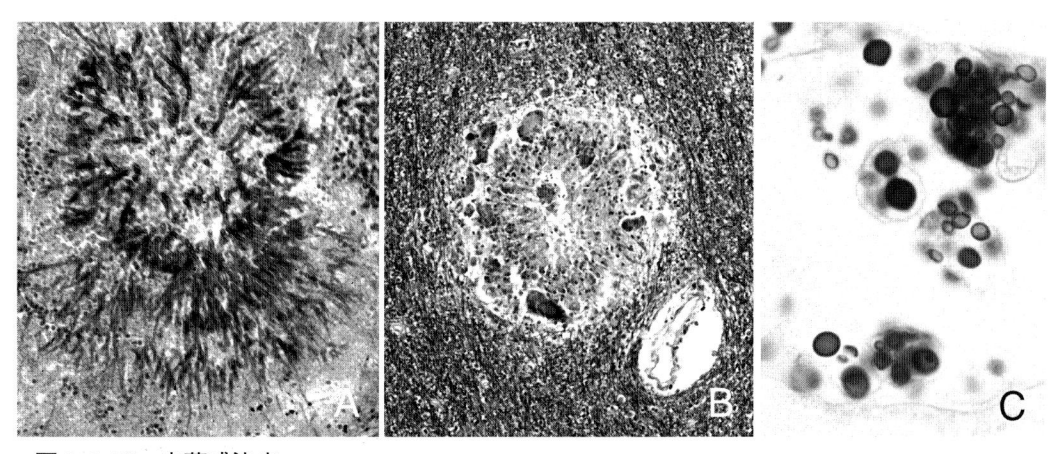

図 1-1-30　真菌感染症
A：アスペルギルス（HE染色），B：カンジダ（KB染色），C：クリプトコッカス（Grocott染色）．

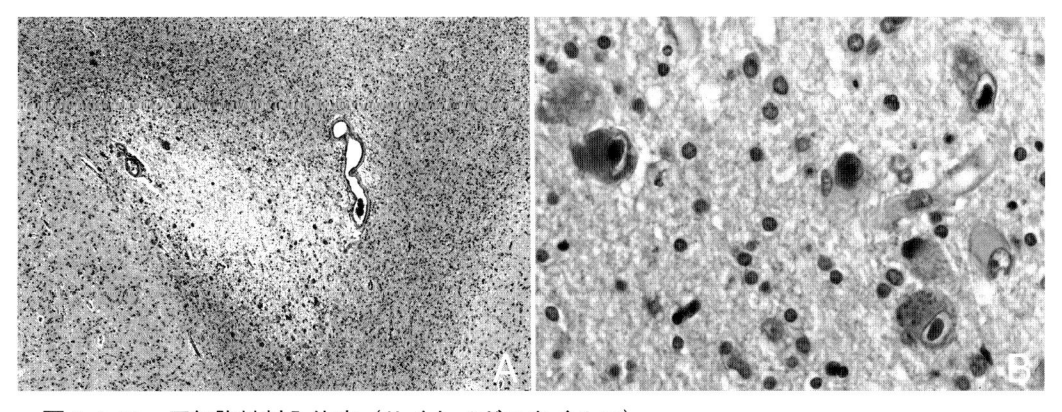

図 1-1-31　巨細胞性封入体病（サイトメガロウイルス）
A：神経細胞核内の封入体（HE染色），B：白質内に点在する神経細胞核内の封入体（Cowdry A型封入体）（HE染色）．

真菌を組織内に発見することが重要であるが，幸いにしてKB染色やBodian染色は真菌をよく染め出す．組織学的には**アスペルギルス症**（aspergillosis）や**カンジダ症**（candidiasis）のように実質内に膿瘍や肉芽腫性炎症の形をとるが（図 1-1-30 A＆B），**クリプトコッカス症**（cryptococcosis）のように髄膜炎をひき起すもののある（図 1-1-30 C）．なお，アスペルギルスは太い脳動脈の内弾性板を選択的に侵して動脈瘤を作ることがある．

3）ウイルス感染症

ウイルス感染症（viral infections）では，急性期の脳は腫大しているだけで，最終的な診断は免疫細胞化学的方法でウイルスを検出しなければならないことが多い．そのため，臨床的にウイルス感染が疑われているときには，未固定組織を採取しておくとよい．それに関連して，封入体の存在はウイルス感染の組織診断にとって極めて重要である．神経細胞，アストログリア，オリゴデンドログリアにみられる（図 1-1-31，36 C＆37 C）．**狂犬病**（rabies）の封入体は細胞質にあるが，その他は核内にある．

組織学的には，髄膜や脳実質の炎症細胞浸潤がみられ，とくに実質の血管周囲腔への浸潤は重要である．細胞はリンパ球，形質細胞，大型単核細胞で，多核白血球は極めてまれである．細胞浸潤は血管周囲腔に限定されるが，組織に

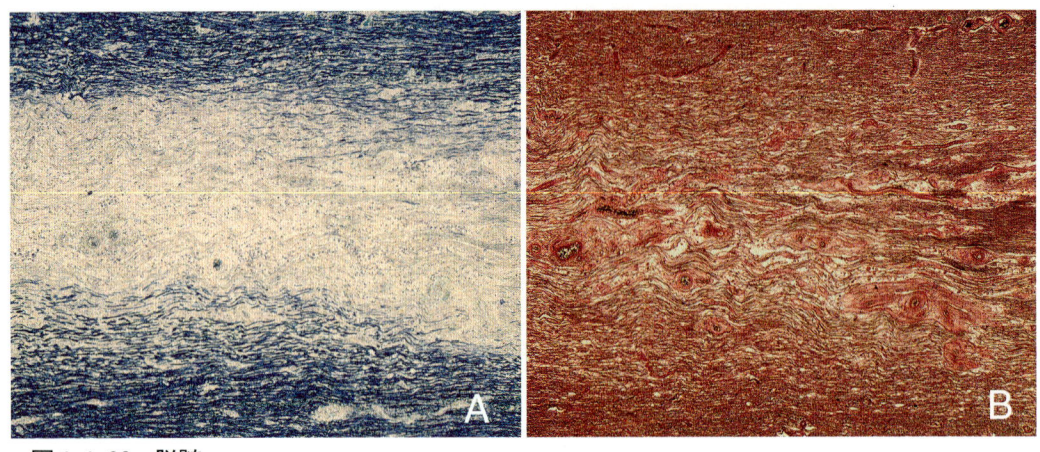

図 1-1-32 脱髄
A：KB 染色標本でミエリンが脱落している，B：同一部位の連続標本を Bodian 染色で染めると，ミエリンの脱落の程度に比べて軸索の減少は軽度である．Devic 病の脊髄の縦断標本．

壊死が生じると実質内に広がる．血管内皮細胞の核は明るく大きい．発症後数日を経た例ではミクログリアの肥大と増殖がみられるようになる．また，死滅した神経細胞の周囲にミクログリアが集簇した神経食現象（neuronophagia）が観察される．ミクログリアの集簇は白質にも観察されることがある．一般的には病変部位に神経食現象が出現している場合にはウイルス感染が疑われるが，急性の虚血性障害（図1-1-10 C），頭部外傷であるびまん性軸索損傷，筋萎縮性側索硬化症（図 1-1-47 C），また老人脳では偶発的に青斑核などで認められることがあるので注意が必要である（図 1-2-13 A）．アストログリアの反応性肥大と増殖は循環障害などでみられるものと同じであるが，**進行性多巣性白質脳症**では異型性の強いアストログリアが出現したり（図 1-1-36 B），**亜急性硬化性全脳炎**のようにびまん性に線維性グリオーシスが生じるものがある（図 1-1-37 A）．

ウイルス感染症では，種類によってある程度の好発部位がある．急性脊髄前角炎（ポリオ）では脊髄と延髄が最も障害されやすく，日本脳炎（Japanese encephalitis）は黒質と視床を最も強く侵す．単純ヘルペス脳炎は側頭葉内側部，帯状回など大脳辺縁系に壊死傾向の強い病変を作る（図 3-1-39）．また巨細胞性封入体病（cytomegalic inclusion disease）はグリア，上衣細胞，脈絡膜上皮細胞，血管内皮細胞，髄膜細胞，神経細胞などに封入体がみられる（図 1-1-31）．一方，感染後脳炎では白質の小静脈周囲に静脈周囲性脱髄を来たす．また，進行性多巣性白質脳症や亜急性硬化性全脳炎も白質に病巣を作るが，オリゴデンドログリアを侵す疾患では静脈周囲性脱髄のパターンを示さない．

IV．脱髄

1．脱髄の組織像

脱髄（demyelination）とは有髄神経線維のミエリンが選択的に脱落している状態である．しかし実際には，脱髄巣内の軸索がまったく正常ということはありえず，本数が減少したり，残存している軸索が正常より太くなっていることが多い．従って，脱髄とはミエリンの脱落に比べて軸索が"相対的に"よく残っている状態であり，染色標本上では KB 染色などの髄鞘染色におけるミエリンの消失に比べて Bodian 染色などの軸索染色でみえる軸索が相対的に保たれている状態を指している（図 1-1-32）．

一方，髄鞘染色標本でミエリンが正常よりも淡く染まっている状態を髄鞘の淡明化（myelin pallor）と表現することがあり（図1-1-33），ときには脱髄の同義語で使われてい

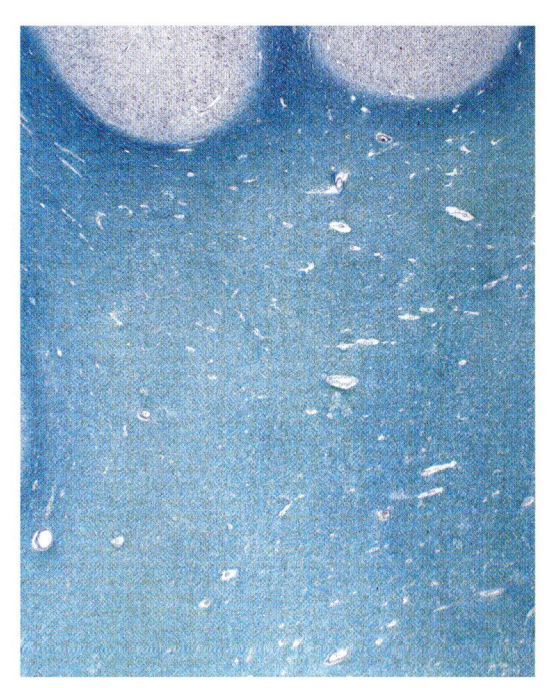

図 1-1-33　髄鞘の淡明化
皮質直下の白質はよく染色されているが，深部白質は染まりが悪い（KB 染色）．

ることさえある．例えば，Waller 変性に陥った白質や神経線維が減少して染まるべきミエリンが少ない場合である．確かに所見としては淡明化であるが，その内容は脱髄ではなくて変性である．その他にも，淡明化を呈する状態にはさまざまな原因があり，脳浮腫で固定液の浸透が悪い場合や脳組織の固定が不十分であったりすると，大脳の半卵円中心などが淡明化していることがある．さらに，髄鞘を染める染色では Klüver-Barrera（KB）染色が最もよく使われるが，これはむしろ不安定な染色で，必ずしも染色結果がそのまま変化を表わしているとは限らない．このように病的状態から人工的なものまで原因は多岐にわたるため，淡明化という言葉だけでは誤解を招きやすく，あくまでも白質の染まり方を表わす言葉として使うべきであろう．そのため，疑わしい場合には HE 染色や Bodian 染色などと比較検討すべきである．また，パラフィン包埋標本では Woercke 染色や Sudan Black B 染色を試みるのもよいし，ホルマリン固定材料から新たに切り出して凍結標本を作り Sudan Ⅲ，Oil red O などの染色を施す方法もある．

1）分類

脱髄は中毒，代謝障害，循環障害，感染，アレルギー性機序など，さまざまな原因によって生じ，一次性脱髄と二次性脱髄に分けられる．一次性脱髄（primary demyelination）はオリゴデンドログリアの異常や障害によってミエリンが破壊される病態で，軸索の変化は相対的に軽い．一次性脱髄を主徴とする疾患を脱髄性疾患（demyelinating diseases）と称している．その代表的な疾患が多発性硬化症と静脈周囲性脳脊髄炎で，小リンパ球，形質細胞，単核細胞などの炎症細胞浸潤を伴い，静脈周囲に脱髄が広がる（静脈周囲性脱髄，perivenous demyelination）（図 3-1-100 C）．しかし，脱髄を前景としていても，その病変がウイルス感染，中毒・代謝性障害，循環障害などに基づいている場合には脱髄疾患から除外され，二次性脱髄に分類される．二次性脱髄（secondary demyelination）は神経細胞あるいは軸索の変性に伴うミエリンの二次的変化を指す．すなわち，本来は神経細胞や軸索の変性であるが，そのプロセスの途中で軸索よりミエリンが高度に損傷されている一時的な状態を指し，その代表的なものが Waller 変性である（図 1-1-59～60）．二次性脱髄には進行性多巣性白質脳症（図 1-1-36），亜急性硬化性全脳炎（図 1-1-37），白質ジストロフィー（図 3-1-90），橋中心髄鞘崩壊症（図 3-3-34）などが含まれ，その病巣は静脈に依存した病巣分布を示さない．ただし，無酸素性白質脳症や悪性リンパ腫などでは血管周囲の不全壊死病巣が脱髄を見誤ることがあるので注意が必要である．なお，わが国では白質ジストロフィーは脱髄性疾患に入れられることが多いが，その基本的なプロセスは髄鞘の形成あるいは維持に異常があり（髄鞘形成異常，dysmyelination），一度完成したミエリンが崩壊する変化（髄鞘崩壊，myelinoclasis）とは区別される．

2）多発性硬化症

多発性硬化症の白質を髄鞘染色標本で観察す

表1-1-1 ミエリンを侵す疾患

I. ウイルス感染症
　1．進行性多巣性白質脳症
　2．亜急性硬化性全脳炎
　3．HIV脳症
　4．HTLV-Ⅰ associated myelopathy（HAM）
Ⅱ．遺伝性疾患
　1．副腎白質ジストロフィー，副腎脊髄ニューロパチー
　2．異染性白質ジストロフィー
　3．グロボイド細胞白質ジストロフィー
　4．Pelizaeus-Merzbacher病
　5．Canavan病（海綿状白質ジストロフィー）
　6．Alexander病（dysmyelinogenetic leukodystrophy）
　7．那須－Hakola病（膜性脂肪ジストロフィー）
Ⅲ．自己免疫性疾患
　1．多発性硬化症※
　2．静脈周囲性脳脊髄炎※
　3．狂犬病予防ワクチン接種後脳脊髄炎
　4．Hurst病（急性出血性白質脳炎）
Ⅳ．中毒・代謝性疾患
　1．Marchiafava-Bignami病
　2．亜急性脊髄連合索変性症（ビタミンB_{12}欠乏）
　3．橋中心髄鞘崩壊症（CPM）
　4．Hexachlorophene中毒
　5．抗癌剤投与後，放射線照射後の白質脳症
Ⅴ．その他
　1．一酸化炭素中毒
　2．遷延性脳浮腫

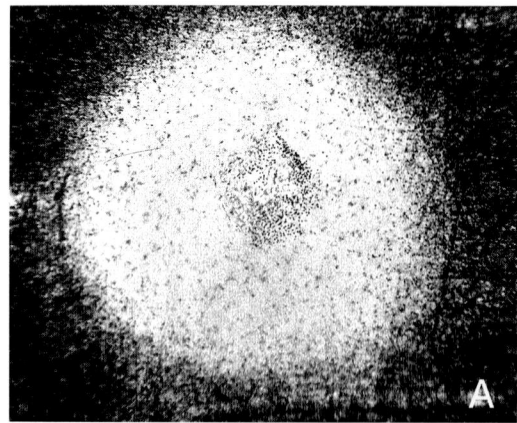

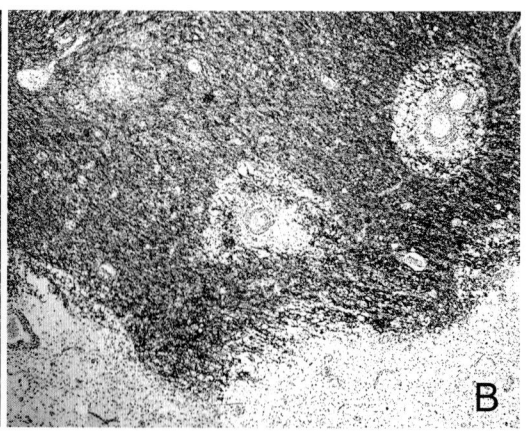

※：一次性脱髄

図1-1-34 脱髄巣
A：多発性硬化症の脱髄斑，中心にある静脈周囲に小円形細胞が浸潤している（Woerke染色），
B：静脈周囲性脱髄炎の脱髄巣，小さな脱髄巣が融合している（KB染色）．

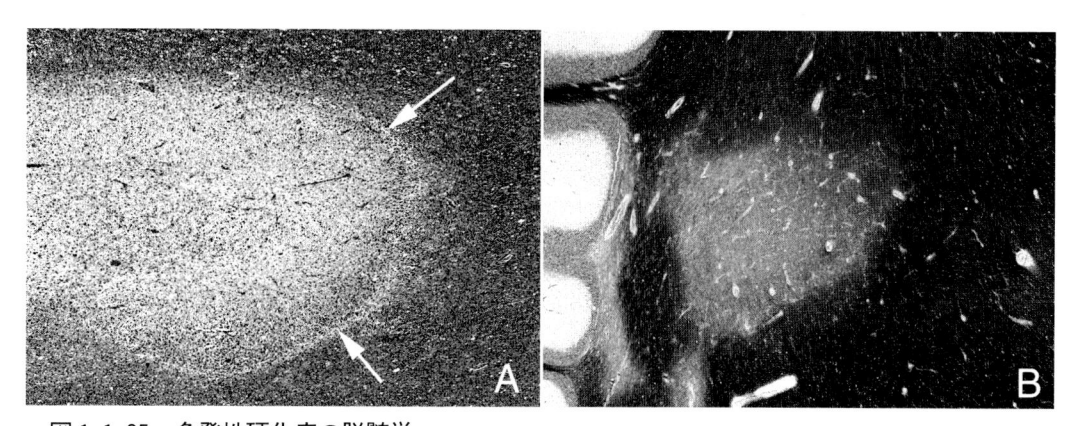

図 1-1-35　多発性硬化症の脱髄巣
A：脱髄巣周囲にみられるグリアの壁（矢印）（KB 染色），B：shadow plaque（Woerke 染色）．

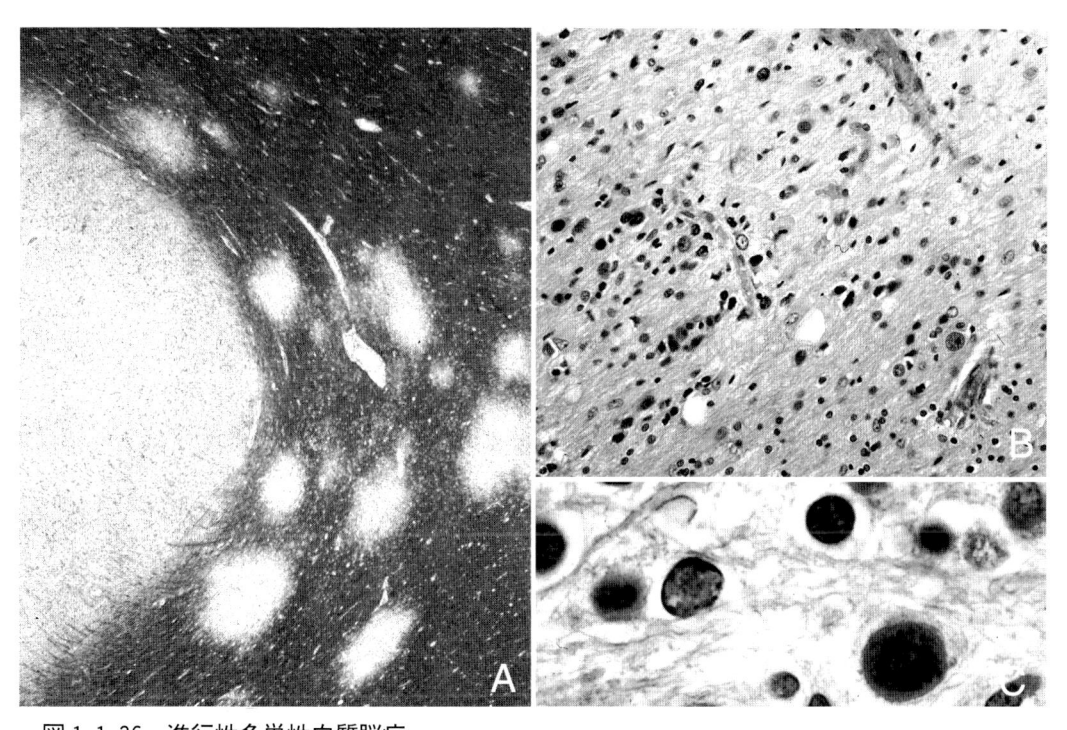

図 1-1-36　進行性多巣性白質脳症
A：皮質下白質に小さな円形の脱髄巣が散在（KB 染色），B：病巣内には大型で異型のアストログリアがみられる（HE 染色），C：オリゴデンドログリアの核内封入体（HE 染色）．

ると，脱髄斑（demyelinating plaques）は境界が明瞭な淡明化巣としてみえる（図 1-1-34）。脱髄斑は炎症細胞浸潤を伴う静脈を中心に，あたかもインクが吸い取り紙にしみわたるように広がり，病巣の辺縁部にはグリア壁で取り囲まれている（図 1-1-35 A）。病巣は互いに融合するため大きさはさまざまであるが，大きな病巣ほど中心静脈との関係は希薄になる。脱髄斑は中枢神経系の灰白質と白質のどこにでもみられるが，脳室上衣下の白質や皮質と白質の境界部は好発部位である（図 3-1-100 A）。なお，Balo 型（concentric sclerosis）は健常な白質と脱髄巣が交互に同心円状に配列する特殊な疾患である（図 3-1-100 B）。脱髄斑は既存の組

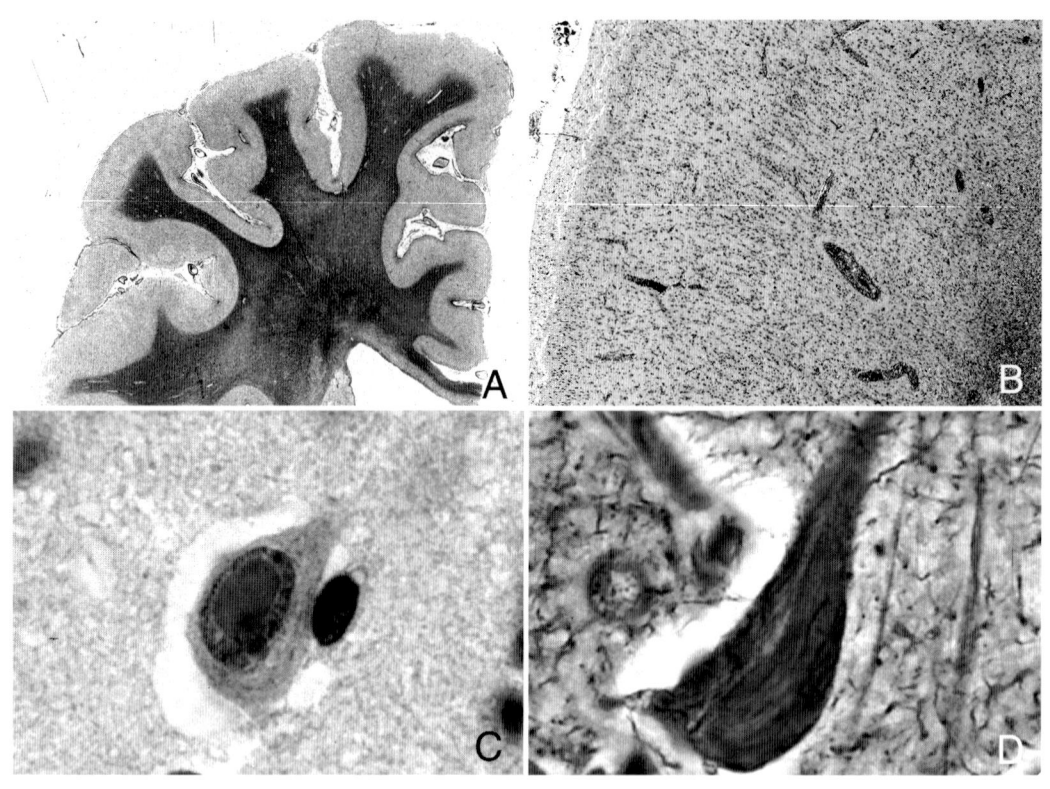

図 1-1-37　亜急性硬化性全脳炎
A：びまん性に線維性グリオーシスが白質に生じている（Holzer 染色），B：大脳皮質の静脈周囲に細胞浸潤が著しい（KB 染色），C：神経細胞内の封入体（HE 染色），D：神経細胞の Alzheimer 神経原線維変化（Bodian 染色）．

織構造とは無関係に生じるため，ひとつの病巣が白質と灰白質にまたがることがあるが，灰白質内では神経細胞は比較的よく保たれている。各病巣はミエリンが活発に崩壊しマクロファージの動員が盛んな新しい病巣と，アストログリアによる線維性グリオーシスが完成した古い病巣におおよそ区別することができる。また，ミエリンの再生が起こっている病巣では線維性グリオーシスに比べて髄鞘脱落が軽い傾向が認められ，これは shadow plaques と呼ばれる（図 1-1-35 B）。なお，多発性硬化症では，多発性白質梗塞のように脳室が変形したり，大脳半球の形が歪むことは少ない。

わが国では欧米の成書に掲載されているような典型的な多発性硬化症はむしろ少ない。Devic 病のような壊死傾向の強いタイプが多く，脱髄斑が空洞化していることもまれではない（図 3-4-30）。そのため，梗塞巣との鑑別が難しいことがある。しかし，特有な病変分布に加えて，軟化のようにみえる病巣でもかなりの数の軸索が一定の方向に走っている像や病巣内に神経細胞が浮かぶように残っている像は梗塞巣では観察されない（図 1-1-32）。炎症細胞浸潤は脱髄性疾患の特徴であるが，病期やステロイド剤投与などによって非常に軽くなる場合がある。

3）二次性脱髄

橋中心髄鞘崩壊症，肝性脳症，亜急性連合索変性症，methotrexate や 5-fluorouracil の抗癌剤投与例のような中毒・代謝障害，遅発性放線障害（図 3-1-101 & 102），一酸化炭素中毒（図 3-1-103），血管・循環障害では，海綿状態という形態で脱髄が観察されることがある。病巣を形成する孔の内側は正常より薄いミエリンで被われ，ミエリンが解離していることを疑わ

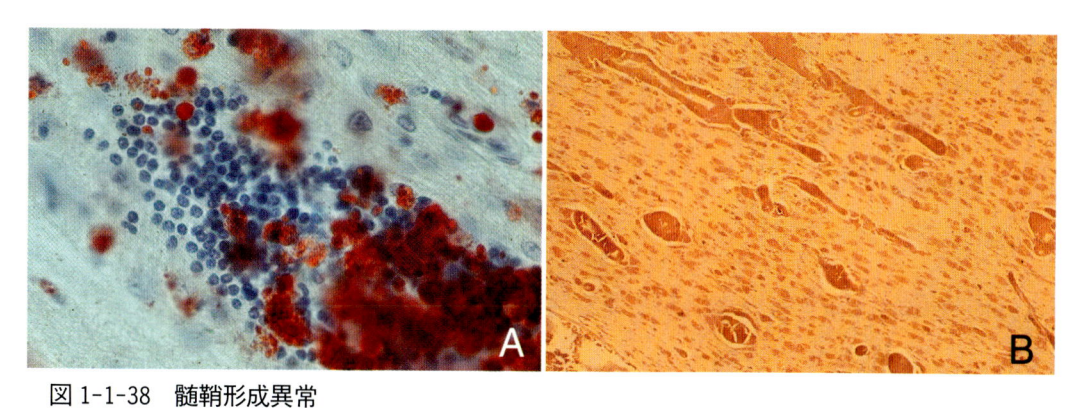

図 1-1-38　髄鞘形成異常
A：ズダン好性白質ジストロフィー（Oil red O 染色），B：異染性白質ジストロフィー（Hirsch-Peiffer 染色）．

せる．個々の孔は中空のこともあるが，正常あるいは腫大した軸索，さらにはマクロファージなどがみえる．アストログリアの反応もみられるが，概して軽い．

肝性脳症の海綿状病巣は被殻の他に大脳の皮質下白質に観察され（図 3-1-10 C），Alzheimer II 型グリアが出現する．**抗癌剤投与例**とくに**髄注例**では側脳室外側角に接する白質が扇状に侵されることが多い（図 3-1-102 A）．脱髄としての形態は病巣辺縁部にみられ，中心部は血液脳関門の破綻を示す血液の漏出や血管壊死などが主体である．このような病変では異型グリアの出現やアストログリアによる器質化が不十分であることが多い．**亜急性脊髄連合変性症**の病巣は脊髄白質に点在してみえるが，脊髄縦断面でみると各病巣上下方向に長いカプセル状である．しかし病巣の多発と融合，さらに一次病巣に対する二次変性などが加味されると，解剖学的な神経路に一致した索変性のようになる（図 3-4-27）．

血管・循環障害では，**梗塞**の周辺部に浮腫によると考えられる海綿状態が観察される．血液粘稠度が高い**多血症**では，組織全体の壊死には至らず，限局性に海綿状態を呈することがある（図 3-4-29）．薄いミエリンで裏打ちされた孔はしばしば腫大した軸索やマクロファージで占拠されている．これに似た病変が**全身性エリテマトーデス**で観察される．これは分布に特徴があり，脊髄から中脳までのレベルで軟膜に接する白質に点在する（図 3-3-48 B，3-4-28）．こ

れら二疾患にみられる病変は動脈の閉塞による梗塞とは違って組織破壊が軽いことから，徐々に血流が低下したか，あるいは静脈の灌流障害が想定されている．これらの病巣より遠位の白質は Waller 変性を示す．

2．髄鞘形成異常

白質ジストロフィー（leukodystrophy）は白質を侵す疾患群の総称で，dysmeylinating disease と呼ばれることがある．歴史的には，器質化した硬化巣（脱髄巣）が多発する多発性硬化症と大脳白質がびまん性に硬化する汎発性硬化症（diffuse sclerosis）に分けられていたが，そのうち後者が白質ジストロフィーと呼ばれる一群の疾患で，髄鞘形成あるいは維持の異常を特徴とする髄鞘形成異常である．しかし，これを特徴づける形態学的所見は必ずしも明確ではなく，びまん性に病変が広がり，炎症性変化を伴わず，ミエリンだけでなく軸索の損傷も高度であることなどを指摘できるが，今日ではむしろ生化学的異常が明らかにされている．そのため，代謝性疾患に分類されるが，わが国では白質ジストロフィーを多発性硬化症と同じカテゴリーで取り扱われていることがある．

白質ジストロフィーではその崩壊産物が染色色素本来の色とは違う色に染まるものがある．このような性質を異染性（metachromasia）といい，これを特徴とする白質ジストロフィーは**異染性白質ジストロフィー**（meta-

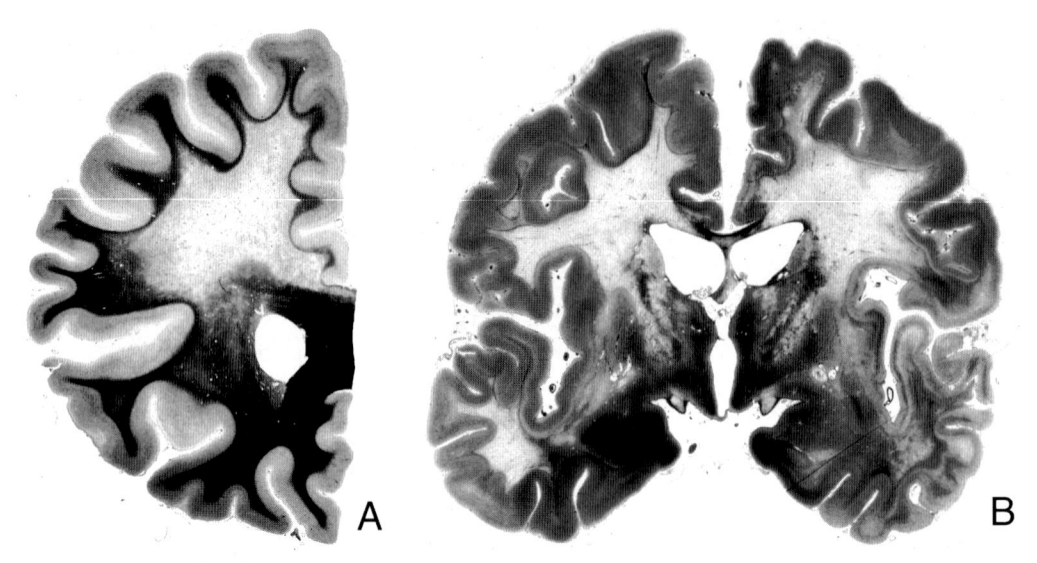

図1-1-39 副腎白質ジストロフィー
A：脳梁膝部を通る前頭葉前額断（KB染色），B：扁桃体を通る前頭葉前額断，軸索が広範に脱落している（Bodian染色）．

chromatic leukodystrophy）と呼ばれる（図1-1-38 B）．それに対して，異染性を示さないほとんどの白質ジストロフィーでは崩壊産物がSudan IIIに赤く染まるためズダン好性（sudanophilic）または正染性（orthochromatic）白質ジストロフィーとして一括されている（図1-1-38 A）．

白質ジストロフィーでは，大脳では後頭葉から前頭葉に向かって白質が淡明化する（図1-1-39）．とくに血管周囲に変化が強調されることはないが，Pelizaeus-Merzbacher病では特徴的に血管周囲の組織の変化が他の部分に比べて軽い（図3-2-24）．一般に白質ジストロフィーのHolzer染色標本では淡明化した領域に線維性グリオーシスが証明されるが（図1-1-40 B），このグリオーシスは髄鞘の淡明化巣より広いことが多い．ミエリンの脱落に対して軸索が比較的残っている部分は病巣の周辺に限られ，そこにはしばしば軸索腫大が散在している（図1-1-40 C）．しかし，その他の大半の白質では軸索の崩壊が高度で，多発性硬化症における脱髄斑とは異なり病巣に明瞭な新旧の差を見い出しがたい．

白質ジストロフィーは炎症細胞浸潤を伴わないが，例外的な疾患として**副腎白質ジストロ**フィー（adrenoleukodystrophy）ではびまん性病変を示しながら著しい炎症細胞の浸潤が静脈周囲性に認められる（図1-1-40 D）．また，本症では病巣内の血管周囲に石灰沈着が目立つ．**グロボイド細胞白質ジストロフィー**（globoid cell leukodystrophy）では特徴的なグロボイド細胞が出現する（図3-1-92）．

白質ジストロフィーは脳神経系以外の臓器に病変を伴うことがある．例えば，剖検でも遭遇する機会の多い副腎白質ジストロフィーにおける副腎皮質に特有な細胞変化，**那須－Hakola病**（polycystic lipomembranous osteodysplasia with sclerosing leukoencephalopathy）の病的骨折や脂肪組織の変化などである（図3-1-91）．

V．変性

冒頭でも指摘したように，神経病理学における「変性（degeneration）」は病理学総論で定義された「変性」とは意味が異なり，神経細胞が死に至る過程を指す（表1-1-2）．原因はいまだ不明のものが多いが，かつて変性に分類さ

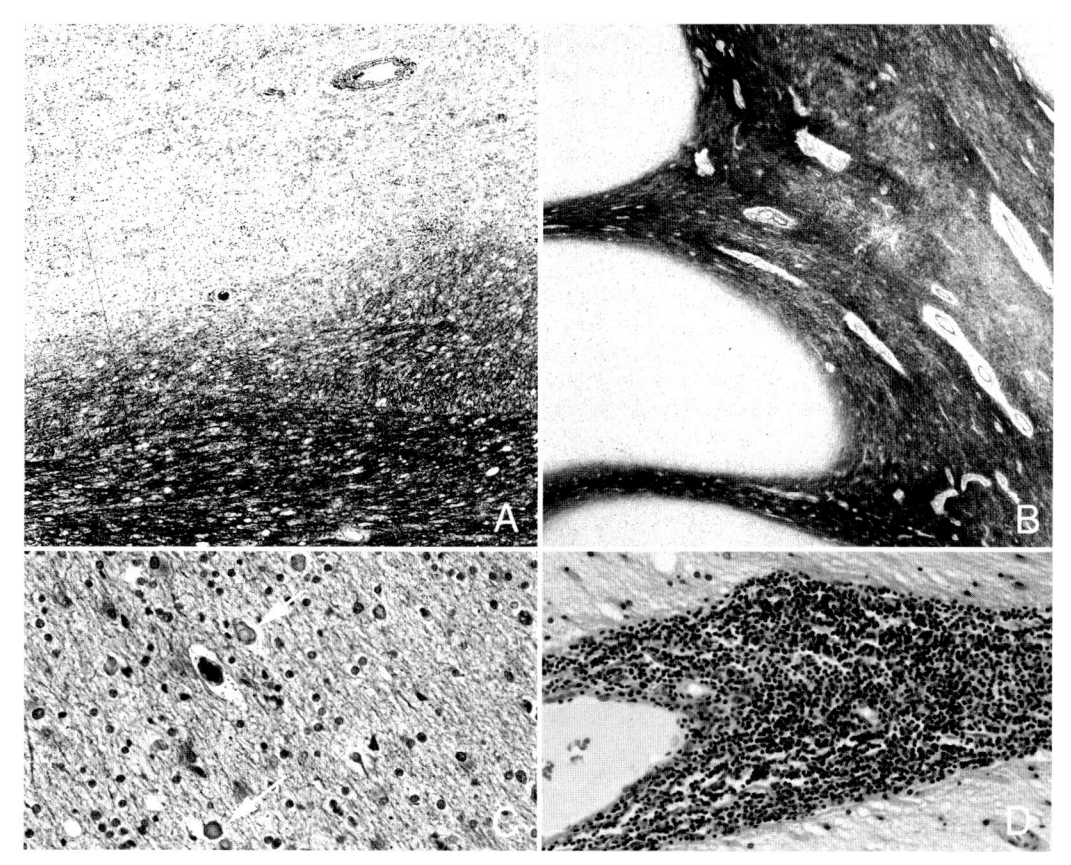

図1-1-40　副腎白質ジストロフィー
A：病巣の境界は多発性硬化症に比べて不鮮明（KB染色），B：線維性グリオーシスは淡明化巣より広く，皮質下白質まで及んでいる（Holzer染色），C：ミエリンが比較的よく残っている病巣辺縁部では軸索腫大が多い（Bodian染色），D：著しい静脈周囲性リンパ球浸潤（HE染色）．

れていた疾患のなかにはそのメカニズムや原因が明らかになり，今日では別のカテゴリーに入れられているものも少なくない．例えば，神経細胞の細胞質に物質が貯留する蓄積症の多くはその物質の化学的同定が進んだ結果，現在では代謝性疾患に組み入れられている通りである．また，Creutzfelft-Jakob病のように変性から感染症に再分類されたものもある．

一方，神経細胞の変性には細胞質に特殊な封入体（inclusions）を形成するものがあり，最近ではそのいくつかの生化学的性状も次第に明らかにされつつある．しかし，封入体がみられる疾患でさえ死滅する神経細胞のほとんどは単純萎縮を示すことも事実である．また，ほとんどの種類の封入体は出現する場所が共通していることからみて，その生成には脳の組織それ自体がもつ特性が関係していることも考えられる．いずれにしても，なぜ封入体ができるのかということと共に，なぜその場所に現れるのかということも重要であろう．

神経細胞の変性を特徴とする疾患では，しばしば侵される部位に機能的，解剖学的な関連がみられる．例えば，筋萎縮性側索硬化症で障害される部位は中心前回皮質，錐体路，脳幹運動神経核，脊髄前角，骨格筋に，多系統萎縮症では病変が橋核，橋横走線維，小脳白質，小脳皮質，下オリーブ核というように，神経線維によって連絡されている場所に分布し，梗塞や出血とはまったく異なる病変の広がりを示す．そのため，解剖学的連絡のある一連の構造に変性

表 1-1-2　神経細胞の変化

Ⅰ．細胞体の変化
　　1．壊死（necrosis）
　　2．単純萎縮（simple atrophy）
　　3．リポフスチン貯留（lipofuscin depositon）（色素性萎縮, pigmentary atrophy）
　　4．虚（断）血性変化（ischemic change）
　　5．中心染色質融解（central chromatolysis）
　　6．膨化（inflation, ballooning）
　　7．空胞（化）変性（vacuolation）
　　8．石灰沈着（calcification）
Ⅱ．軸索の変化
　　1．腫大（axonal swellings）［トルペード（torpedos），類球体（spheroids），泡沫状類球体（foamy spheroids）など］
　　2．軸索ジストロフィー（axonal dystrophy）
　　3．グルモース変性（grumose degeneration）
　　4．Waller 変性（wallerian degeneration）
　　5．軸索内アミロイド小体（intra-axonal corpora amylacea）
　　6．老人斑（senile plaques）
Ⅲ．樹状突起の変化
　　1．カクタス（cactus）
　　2．老人斑（senile plaques）
Ⅳ．細胞質内封入体
　　1．レビー小体（Lewy bodies）
　　2．ピック球（Pick bodies）
　　3．アルツハイマー神経原線維変化（Alzheimer's neurofibrillary changes）
　　4．顆粒空胞変性（granulovacuolar degeneration）
　　5．ラフォラ小体（Lafora bodies）
　　6．ブニナ小体（Bunina bodies）
　　7．ネグリ小体（Negri bodies）
　　8．好酸性（ヒアリン）封入体（eosinophilic, hyaline inclusions）
　　9．平野小体（Hirano bodies）
Ⅴ．核内内封入体
　　1．マリネスコ小体（Marinesco bodies）
　　2．ウイルス封入体（viral inclusions）

をきたす疾患を系統変性症（system degeneration）と呼ぶことがある．しかし，各系統変性症の間には病変部位に重なり合いも認められ，例えば，歯状核赤核淡蒼球ルイ体萎縮症はその名の通り，歯状核—赤核，淡蒼球—ルイ体（視床下核）に変性が生じるが，進行性核上性麻痺でもこれらの系統の変性に加えて黒質が侵される．さらに，進行性核上性麻痺と同じ病変分布が遺伝性運動失調症のひとつにも認められるという具合である．このように，系統変性症を解剖学的にみると，典型例を中心にしてその裾野は別の系統変性症とオーバーラップすることになり，疾患としての独立性が議論を呼ぶこともまれでない．このことは，分子遺伝学の成果によって整理され，疾患が再分類される時がくると思われるが，神経症候の発症メカニズムには病変部位や分布，病変の性格が密接に関連しており，その解析は今後，一層重要になろう．

　変性はその原因やメカニズムが明らかになっていない場合が多く，それだけに染色標本上で，その変化が変性であると見極めるためには，それ以外の可能性，すなわち奇形・発達障害，血

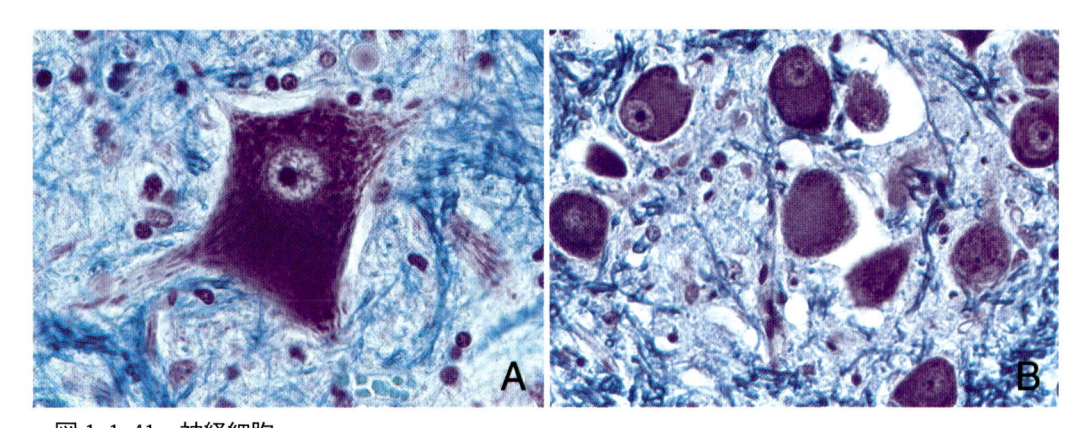

図1-1-41 神経細胞
A：脊髄前角の運動神経細胞（KB染色），B：延髄副楔状束核の感覚神経細胞（KB染色）．

管・循環障害，炎症，脱髄，腫瘍が否定されなければならない。しかし，Pick病やAlzheimer病にみられる軽い皮質病変は皮質第2～3層に帯状に分布するために軽い虚血性病変と非常によく似ているだけでなく，分布も脳溝に強調される点で循環障害と共通している（図1-1-17 A）。また，線条体黒質変性症における被殻内の病変分布は無酸素脳症のそれと区別がつかないことがある（図1-1-19）。このように，ある部分だけを取り上げてみると，循環障害と変性は非常に近い関係にある。そのため，病変の解釈には臨床症状や経過を参照する必要がある。しかし，あまりにそれに頼り過ぎると病変の形態学的な本質を見失うことになりかねない。つまり，この辺に変性の難しさがあるが，それは見方を変えれば，それだけ脳における病巣形成のメカニズムが解明されていないということでもある。

1．神経細胞

神経細胞は中枢神経系のなかで最も大きな細胞である。大きなだ円形の細胞核と核小体が常に明瞭である。細胞質の形は二角形（錐体型），円形，多角形，紡錘型などがある。一般に運動神経細胞は感覚神経細胞よりも大きく，細胞質に散らばるNissl小体が粗大で敷石を敷き詰めたように分布している（図1-1-41 A）。それに対して延髄の後索核，副楔状束核（図3-3-44），胸髄のClarke柱（図3-4-9 F）などの感覚神経細胞のNissl小体は砂のように細かく，しばしば細胞質の辺縁に集まっているため（図1-1-41 B），中心染色質溶解のようにみえる（図1-1-47 A）。また，前庭神経核外側核の神経細胞のように感覚系でありながら，形態は運動神経細胞に似ていることがあるので注意が必要である。

1）神経細胞の脱落とアストログリア
a）アストログリアの反応

病的状態を示唆する脳組織の変化は他の臓器に比べて単調なだけに，ミクロ的な観察では神経細胞の減少を確かめることが重要な作業となる。しかし，1枚の染色標本に現れる神経細胞の数で判断することは非常に難しい。そのため，正常対照例をコントロールにして病的例と比較することは大切ではあるが，正常と思われる脳でもさまざまな要因によるバラツキがみられるために，必ずしも適切な手段とは言い難い。しかも，顕微鏡の視野で観察している神経細胞数は絶対数ではなくて単位面積あたりの数，すなわち密度をみているということを忘れがちである。組織が浮腫性に膨張していれば神経細胞の密度は低下するし，反対に組織が萎縮していれば密度が高くみえることになるからである。さらに，偶発的な合併症や死戦期の影響，さらには標本作成過程など，多くの要因によって左右され易い。

このような影響を排除するには，個々の神経細胞の形態とともに，神経細胞の減少に対する

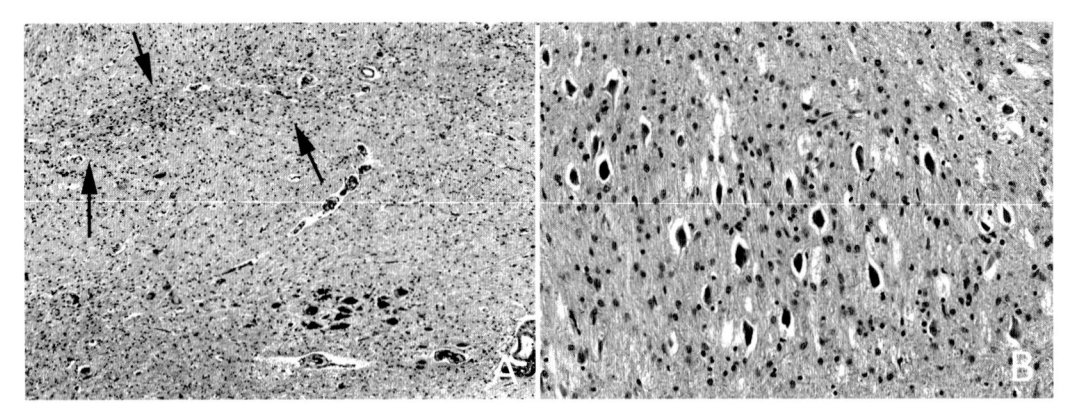

図1-1-42 神経細胞の脱落
A：アストログリアの増殖を伴う神経細胞の脱落（矢印），写真右下には比較的正常と思われる神経細胞の集団がみえる，Parkinson病の黒質（HE染色），B：虚血によるPurkinje細胞脱落に伴う神経細胞脱落のないアストログリアの増殖，歯状核（HE染色）．

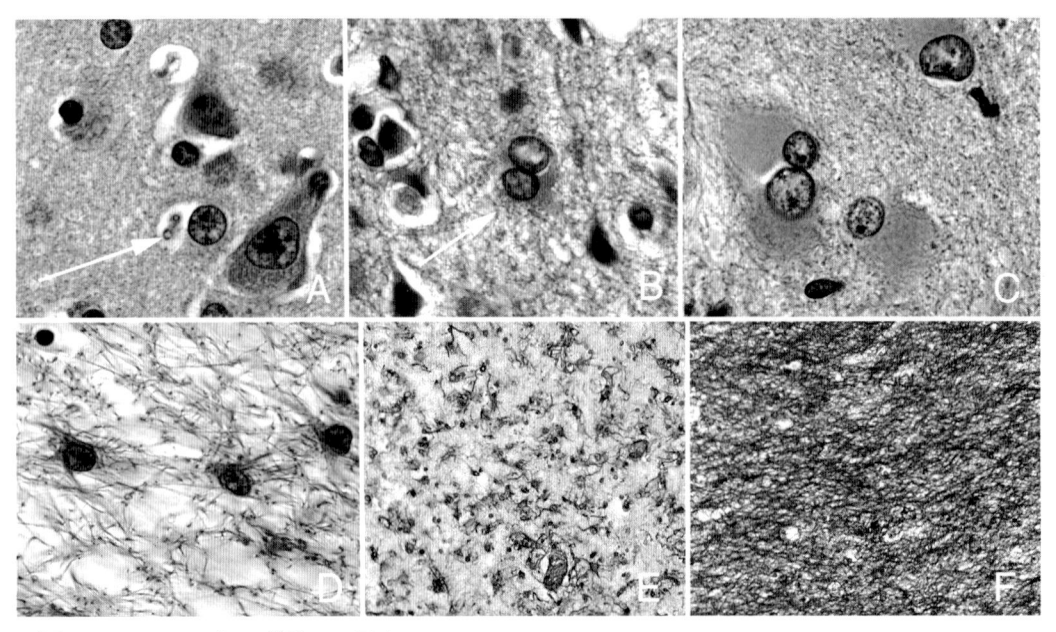

図1-1-43 アストログリアの反応
A：アストログリア核の腫大（HE染色），B：双子のアストログリア核，わずかに胞体がみえる（HE染色），C：肥大型アストログリア（HE染色），D：細長い突起を伸ばした線維形成型アストログリア（HE染色），E：大脳皮質のanisomorphic gliosis（Holzer染色），F：大脳白質のisomorphic gliosis（Holzer染色）．

神経細胞以外の細胞反応をみることがポイントになる．一般的には神経細胞が脱落すると，アストログリアが反応して増殖する（図1-1-42A）．ただし，脱落が急激な場合では，断血性変化や中心染色質溶解のような神経細胞自体の変化やミクログリアによる神経食現象などがみられる．病初期のアストログリアはその核が大きく明るい．しかし，肥大や増殖の段階に至っていないことが多い．また，黒質のように，神経メラニン色素をもった神経細胞の色素顆粒が組織に放出されマクロファージに貪食されるため，神経細胞が脱落していることが分かる場合もある．急性期を経過している場合では，アストログリアの肥大（hypertrophic astrocytes, gemistocytic astrocytes），それに続く線維性グリオーシス（fibrillary gliosis）が観察される（図1-1-43 A〜D）。それに対して，緩慢に進行する変性疾患では肥大を経由せずに，細長い突起をのばした線維形成型のアストログリアが増殖して，グリオーシスを形成する（図1-1-43 D〜E）。なお，加齢に伴う神経細胞の減少も非常にゆっくりと進行するプロセスであるが，アストログリアの増加を伴わない。

一般的には脱落が神経細胞体だけに留まるとは考えにくく，それに伴って樹状突起や軸索も変性・消失するためにニューロピルも減少・萎縮することになり，アストログリアの数は正常よりも多くなる。しかし，この点を念頭に置いてもアストログリアの増殖が神経細胞の脱落を上回っていると考えられる組織像がある。神経細胞の数はさして減少していないにも関わらず，アストログリアが増殖している場合である。その端的な例が小脳 Purkinje 細胞が広範に脱落しているときの歯状核である（図1-1-42 B）。Purkinje 細胞が脱落するとその出力線維も順行性に変性・消失し，それに対してアストログリアが増殖する。しかし，小脳白質では，小脳核に向かう出力線維は皮質への入力線維の40分の1程度しかないため，アストログリアの増殖を1枚の標本上では識別しにくい。ところが，歯状核は Purkinje 細胞の軸索が収束する場所であるので，軸索消失に対するアストログリアの増殖もここでは増幅されてみえる。そのため，萎縮性の神経細胞はその数が保たれていながら，アストログリアの増殖や線維性グリオーシスが観察されるようになる。ただし，歯状核では血行力学的な虚血に対する反応として生じる組織像もこれによく似ている場合があるので注意したい。

上述の変化は原因が明らかな場合であるが，系統変性症では起始細胞のある灰白質には明らかな病変が見い出せないにも関わらず，その灰白質から入力線維を受ける相手方の灰白質ではアストログリアの増殖が観察されることがある。これは前述の順行性変性とともに逆行性変性が疑われる変化であるが，このような所見は変性疾患の病巣形成を考える上で非常に大切である。

b）線維性グリオーシス

アストログリアは増殖の結果，グリア線維を作り線維性グリオーシスに至る。線維性グリオーシスにはグリア線維の方向によって isomorphic gliosis と anisomorphic gliosis という二つのパターンがあり，部位と損傷の程度によって異なる。前者はアストログリアの細長い突起が既存の神経線維などに沿って一定方向に伸びているもので，白質の他に，有髄線維が豊富な視床や脳幹被蓋などの灰白質にみられる（図1-1-43 F）。病巣から離れた部位の Waller 変性や脊髄小脳変性症などの系統変性症が代表的である。それに対して anisomorphic gliosis では，グリア線維の方向がでたらめである（図1-1-43 E）。これは大脳皮質などの有髄線維が少ない部位に起こりやすく，大脳皮質の層状変性は代表的である。しかし，このタイプの最も大きな要因は組織の破壊が高度なことで，梗塞や出血などのように基本的な組織骨格が失われた部位に生じる。従って，梗塞巣やその周囲は anisomorphic gliosis，それによる二次変性の部位は isomorphic gliosis になりやすい。

線維性グリオーシスと髄鞘の淡明化はちょうど写真のネガとポジの関係になり，両者の程度はほぼ比例している（図1-1-44 A & B）。しかし，神経細胞と線維性グリオーシスの関係のように，軽度の淡明化に対して高度のグリオーシスが生じることがある（図1-1-44 C & D）。遺伝性脊髄小脳変性症の小脳白質や白質ジストロフィーの病巣辺縁部などで観察される。

c）アストログリアの機能不全

正常の反応とは異なる形態を示す異型グリアが出現したり，線維性グリオーシスが形成されるに十分な時間を経過しているにも関わらず，グリア線維が認められない場合がある。これはアストログリアがある種の機能不全に陥っていると考えられ，その多くは中毒・代謝性疾患で観察される。

Alzheimer II 型グリア（Alzheimer type II glia）は小型神経細胞の核とほぼ同じ大きさの核と非常に乏しい細胞質からなるアストログリ

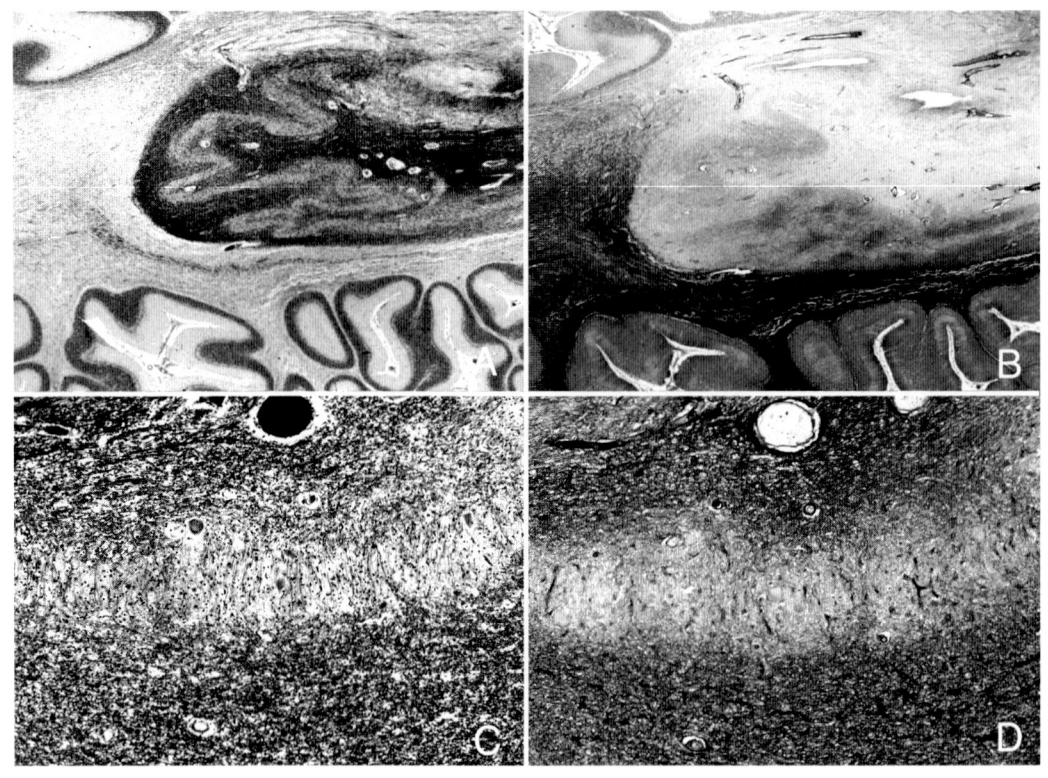

図1-1-44 線維性グリオーシスと髄鞘の淡明化
A&B：神経線維の脱落によって淡明化している歯状核外側の白質（A，KB染色）は線維性グリオーシスに置換されているが（B，Holzer染色），淡明化のない歯状核門にはグリオーシスはない，多系統萎縮症．C&D：歯状核を取り巻く白質には明らかな淡明化はないが（C，KB染色），Holzer染色では線維性グリオーシスが認められる，Machado-Joseph病．

アである（図1-1-45 C&D）。GFAP染色にはほとんど染まらない。クロマチンが核膜周囲に集まっているために核質は非常に明るくHE染色標本では無染色にみえる。また，核質にはしばしばグリコーゲン顆粒の蓄積がみられ，Best's carmine染色で観察することができる（図1-1-45 C）。大脳皮質，線条体，視床などでみられるAlzheimer II型グリアはほぼ正円形であるが，延髄下オリーブ核，小脳歯状核などの皮質下灰白質では大豆型やくびれたもの，ときに分葉しているものがある。Alzheimer II型グリアは**肝性脳症**（hepatic systemic encephalopathy）で最も典型的にみられるが，その他の中毒・代謝性疾患でも出現することがあるので，染色標本でこの細胞を観察したときには肝疾患のみならず薬剤等の中毒を疑う必要がある。

Alzheimer I型グリア（Alzheimer type I glia）はAlzheimer II型グリアよりも大きく，しばしば分葉した核を豊かな細胞質が取り囲んでいる（図1-1-45 A&B）。胞体はやや顆粒状で，GFAP染色に陽性である。**Wilson病**で観察されるが，まれにその他の中毒・代謝性疾患で発見することがある。Opalski細胞は直径35μm程度までの大きな核とやや泡沫状の細胞質からなる（図1-1-45 E）。その起源は不明で，変性した神経細胞，アストログリア，マクロファジーなどが推定されている。この細胞もWilson病に出現する。

異型グリアが出現している状態では線維性グリオーシスの形成が不十分であることが多いが，異型グリアが観察されない場合でも同様の状態がある。その良い例が**浮腫**である。長期間持続した例では，肥大したアストログリアが観察さ

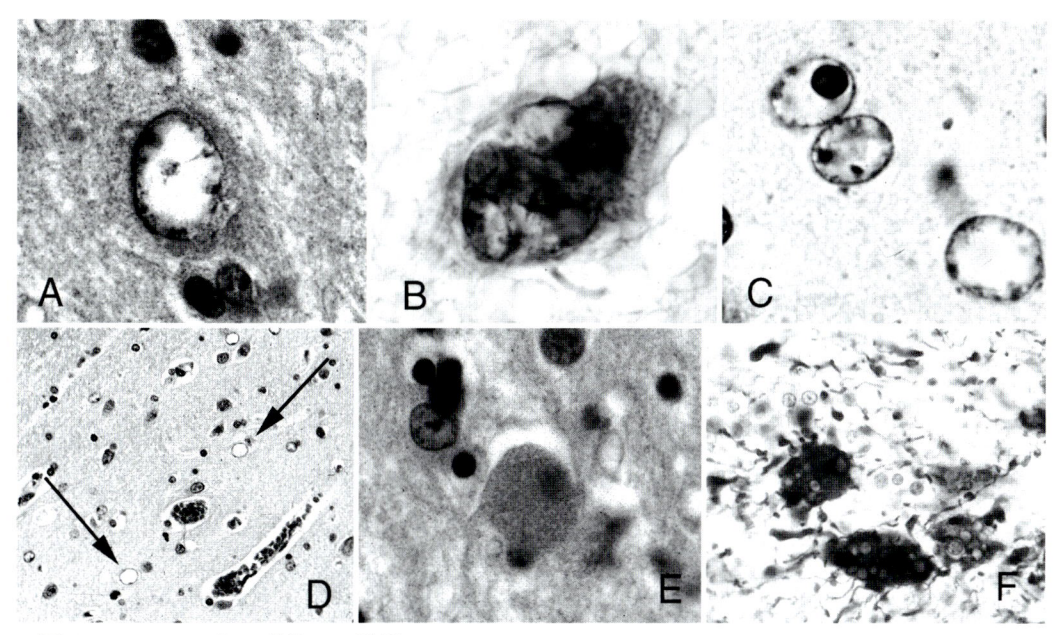

図1-1-45　アストログリアの異常
A：Wilson病のAlzheimer I型グリア（HE染色），B：抗白血病剤投与例でみられたAlzheimer I型グリア（HE染色），C：肝性脳症のAlzheimer II型グリア（Best's carmine染色），D：肝性脳症のAlzheimer II型グリア（HE染色），E：Wilson病のOpalski細胞（HE染色），F：閉鎖性頭部外傷例の白質にみられた空胞化したアストログリア（GFAP染色）．

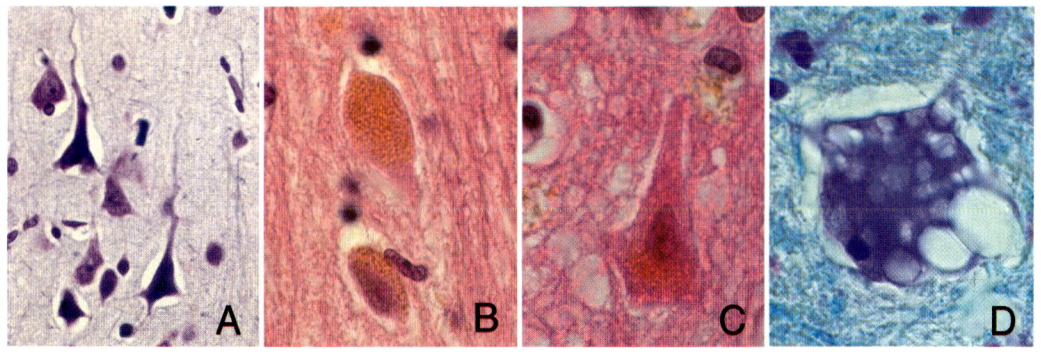

図1-1-46　神経細胞体の変化
A：単純萎縮（KB染色），B：リポフスチン貯溜と色素性萎縮（HE染色），C：断血性変化（HE染色），D：空胞変性（KB染色）．

れるが，その突起が細かく断裂していたり，胞体に空胞がみられる．同様のことは**閉鎖性頭部外傷**（図1-1-45 F），Binswanger病（図3-1-97）などでも認められ，いわゆる浮腫性壊死の所見である．一方，Creutzfeldt-Jakob病は歴史的には一時，アストログリアの疾病とさえ考えられたことがあったが，ほぼ同じ罹病期間の無酸素脳症と比較すると，無酸素脳症では線維性グリオーシスが十分形成されているが，本症では肥人の状態に留まっている（図3-1-16）．

2）神経細胞体の変化
a）単純萎縮
　健常老人脳のみならずほとんどの神経疾患で観察され，封入体が出現する疾患においても多

くの神経細胞は単純萎縮（simple atrophy）を経て消失する。神経細胞死の様式の中で最も重要なものである。神経細胞の胞体はやせ細り，HE染色ではヘマトキシリンに，KB染色ではクレシール紫に濃染し，Nissl小体は顆粒として判別できない（図1-1-46 A）。核も縮小し，核小体や核質の状態がよく分からない。また，そのような錐体型神経細胞から伸びる尖端樹状突起がコルク栓抜きのようにくねくね曲がっていることがある。単純萎縮は経過の長い変性疾患によくみられ，ひとつの顕微鏡視野に比較的健常にみえる神経細胞から高度の単純萎縮を呈する神経細胞までさまざまな段階を観察することができる。

b）リポフスチン沈着

リポフスチン（lipofuscin）は神経細胞の胞体にみられる輝きのある黄色の顆粒である（図1-1-46 B）。紫外線下で自家蛍光を発する。リポフスチンは大型の神経細胞に多く，運動神経細胞に沈着しやすいと言われているが，皮質では中心前回，皮質下核では淡蒼球，マイネルト基底核，視床外側核群，視床下核，小脳歯状核，脳幹運動神経核，脳幹縫線核，脊髄Clarke柱，など非常に広く分布する。反対に，小脳Purkinje細胞のように沈着しない細胞もある。リポフスチンは蛋白質を含む脂質性色素で，膜に取り囲まれた二次性ライソゾームにある。その代謝系は十分明らかにされていないが，細胞質のRNAの減少と密接な関係があるともいわれている。沈着したリポフスチンはアストログリアなどに受け渡されると考えられており，実際，顕微鏡下でも高齢者脳の大脳皮質や被殻などではリポフスチンを持ったアストログリアやリポフスチンを貪食したマクロファージが血管周囲に観察される。その沈着はすでに乳児期の下オリーブ核で観察され，それに次いで脊髄前角などにも出現し，年齢との相関が強い変化である。リポフスチンが細胞質に大量に蓄積して細胞が萎縮する場合を色素性萎縮（pigmentary atrophy）ということがある。

c）断血性変化

急激な虚血にさらされた神経細胞にみられる変化で，最も特徴的な所見は萎縮した細胞質が強い好酸性を示すことである（ischaemic cell changes）。KB染色標本では単純萎縮と区別がつかないこともあるが，HE染色でみる細胞質はエオシンの赤というよりも橙色を呈し核は濃縮して核質がみえない（図1-1-10 B & 46 C）。急性期の梗塞巣周囲にみられるが，低血糖昏睡例でも同様の変化をみることがある。断血性変化に陥った神経細胞は壊死に至るが，ときにグリアやマクロファージに取り囲まれた神経食現象を観察することもある（図1-1-10 C）。

d）空胞変性

神経細胞の胞体に無染色の空胞が生じる変化である（vacuolar degeneration）。中心染色質溶解を呈した神経細胞，下オリーブ核肥大でみられる神経細胞（図1-1-46 D），Pick病やCreutzfeldt-Jakob病などにみられる膨化した神経細胞でしばしば観察され，一度膨化した神経細胞が崩壊へ向かう過程で生じる変化と考えられる（図1-1-47 F）。

e）中心染色質溶解と膨化

中心染色質溶解（central chromatolysis）は実験的に末梢神経を切断した際に生じる神経細胞の膨化で，剖検脳ではそれに類似している場合に使われる。典型的な像は脊髄前根に**悪性腫瘍**が転移した脊髄前角細胞で（図3-4-13 B），細胞体が大きくなるとともにNissl顆粒はほとんど消失し，残ったわずかな顆粒は細胞質の周辺に移動している（図1-1-47 A）。核も細胞質の辺縁に押しつけられて扁平化しているため，細胞がエンゼルフィッシュのようにみえることがある。中心染色質溶解を呈した細胞には空胞が観察されることがある。そのため空胞化を経て神経細胞が消失する場合があると考えられる。また，中心染色質溶解をきたした神経細胞に神経食現象が生じたり（図1-1-47 B & C），**脊髄性進行性筋萎縮症**のように明らかなグリア反応を伴わず神経細胞が消失した痕が空間として残っている場合もある（empty cell bed）（図

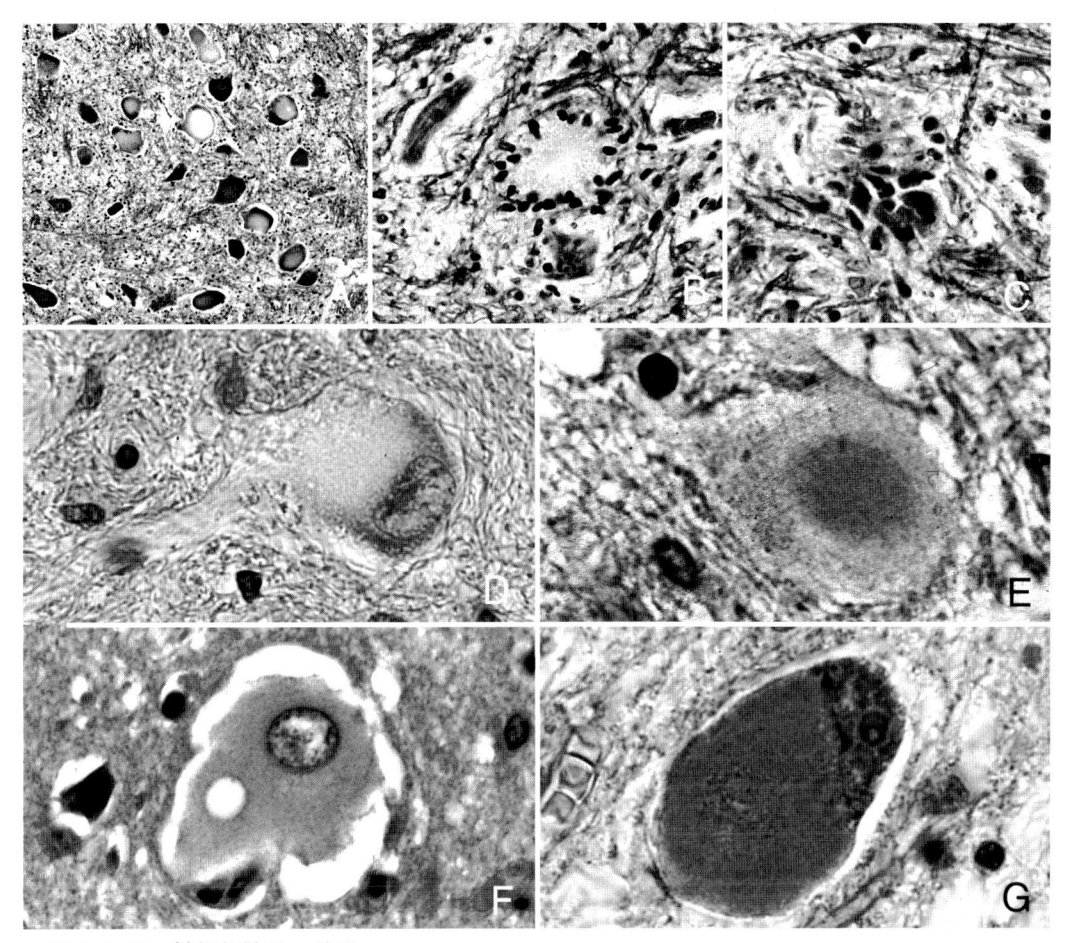

図 1-1-47　神経細胞体の膨化
A：中心染色質融解，肺癌の馬尾転移例の腰髄前角（KB 染色），B：膨化した神経細胞に生じた神経食現象，脊髄性進行性筋萎縮症の頸髄前角（KB 染色），C：神経食現象，肺癌の馬尾転移例の腰髄前角（KB 染色），D：下オリーブ核肥大の神経細胞（HE 染色），E：Creutzfeldt-Jakob 病の島回皮質（HE 染色），F：Pick 細胞（HE 染色），G：神経元セロイドリポフスチン症の前頭葉皮質（HE 染色）．

3-4-18 A）．なお，Nissl 小体が核周辺に集まっている変化を peripheral chromatolysis と呼ぶことがある．中心染色質溶解からの回復期を示しているという．

中心染色質溶解は形態学的には運動神経細胞やそれに類似した神経細胞によくみられ，大脳皮質の中心前回，視床内側核，脳幹運動神経核，橋核，小脳歯状核，脊髄前角などが好発部位である．**ペラグラ脳症**（pellagra encephalopathy）ではこれらの部位に系統的に観察される．

一方，小型，中型の錐体細胞に多くみられる変化として，中心染色質溶解に似て細胞質が膨化し，Nissl 小体は消失またはわずかに細胞質の周辺に位置するが，核や核小体にはほとんど変化は認められず正常に近い形と大きさを保っているタイプがある（neuronal inflation, neuronal ballooning）（図 1-1-47 D～F）．ある程度好発部位があり，帯状回，下前頭回，島回，下側頭回，海馬傍回などが挙げられる．また，皮質層内では第 5～6 層にある小型，中型神経細胞によくみられ，神経細胞の脱落が非常に軽い段階で観察されることが多い．このような細胞はしばしば後述の封入体や物質の蓄積を

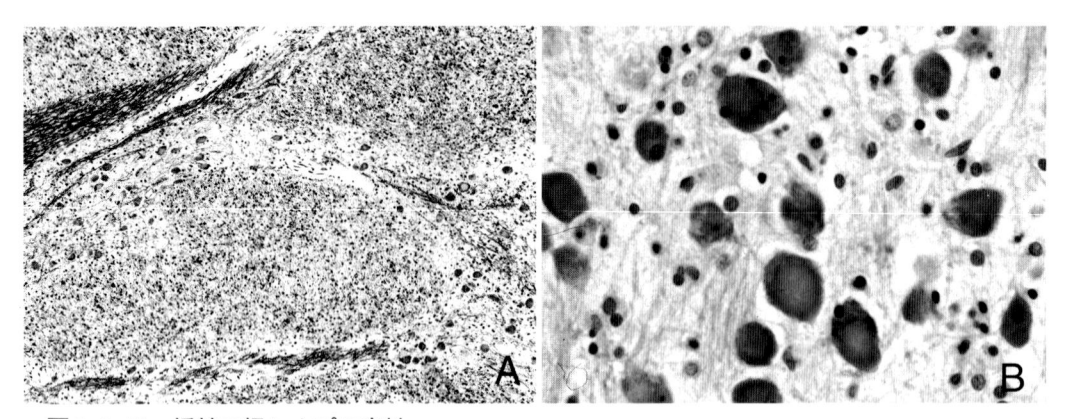

図 1-1-48　橋核の経シナプス変性
A：二次変性をきたした縦束周囲に丸みを帯びた橋核神経細胞が散在している（KB 染色），B：膨化した橋核神経細胞（KB 染色）．

伴うことがあるが，証明できない場合も多い．典型的な像は Creutzfeldt-Jakob 病（図1-1-47 E），Pick 病（図 1-1-47 F），**皮質基底核変性症**（図 3-1-18 A），**Parkinson 病**，Alzheimer 型痴呆など皮質を侵す疾患にみられる．また，Parkinson 病，**線条体黒質変性症**，**進行性核上性麻痺**などの黒質や青斑核にも，封入体をもつ神経細胞とは別に観察される（図3-3-13 & 25 E）．さらに，**健常老人脳**の青斑核では高齢ほど膨化した神経細胞の占める割合が高い（図 1-2-13 A）．

しかし，形態学的には中心染色質溶解と神経細胞の膨化を明確に区別できなこと も少なからずある．例えば，ペラグラ脳症にみられる細胞の変化は膨化というより中心染色質溶解であるが，軸索損傷という証拠はみあたらない．それに対して，Pick 病にみられる Pick 細胞は膨化であるが，中心染色質溶解との類似性から軸索の障害に対する反応と考える説がある．また，細胞質内の封入体形成や物質の蓄積の結果として膨化が生じると考えられる場合もある（図1-1-47 G）．このように，神経細胞の膨化には原因不明から代謝までさまざまな要因が関与していると考えられ，膨化のひとつのタイプとして軸索損傷に対する反応である中心染色質溶解が位置付けられるのかもしれない．さらに，膨化は前述のように分布する部位が疾患の別を問わずほぼ一定しており，疾病側の問題だけでなくて組織側の何らかの要因が関与していること

も推定される．

膨化した神経細胞の胞体にある種の物質が蓄積していることがある（図 1-1-47 G）．この変化は中枢神経系の神経細胞にあまねく観察されるが，最も顕著な場所は大脳皮質や小脳皮質である．膨化した神経細胞体は HE 染色でみると周囲の基質より染色性が低く，泡沫状または微細顆粒状にみえる．胞体がこのようにみえるのはパラフィン包埋切片を作る際に有機溶剤で処理する過程で胞体に蓄積していた物質が流出するためである．従って，脂質代謝異常（**リピドーシス**，lipidosis）が疑われるときにはホルマリン固定材料から凍結切片を作成して PAS染色や Sudan III 染色などを施す必要がある．なお，GM$_2$-ガングリオシドーシスの変異種である **Tay-Sachs 病**ではグリアにも GM$_2$-ganglioside の蓄積がある（図 3-2-16 A）．その他，**神経元セロイドリポフスチン症**（neuronal ceroid lipofuscinosis）のように蓄積物質が自家蛍光を発することがある．一方，**ムコ多糖症**（mocopolysaccahridosis）の蓄積物質は水に溶けやすいので細胞質が十分染色されないことがある．このような異常蓄積は細胞体のみならず，神経細胞の樹状突起にも溜まる．とくに小脳 Purkinje 細胞の樹状突起に蓄積することがあり，分子層に円形あるいはだ円形の泡沫状構造としてみえたり，蓄積がある程度の長さになると鹿の角のような形になることがある（図3-2-15）．

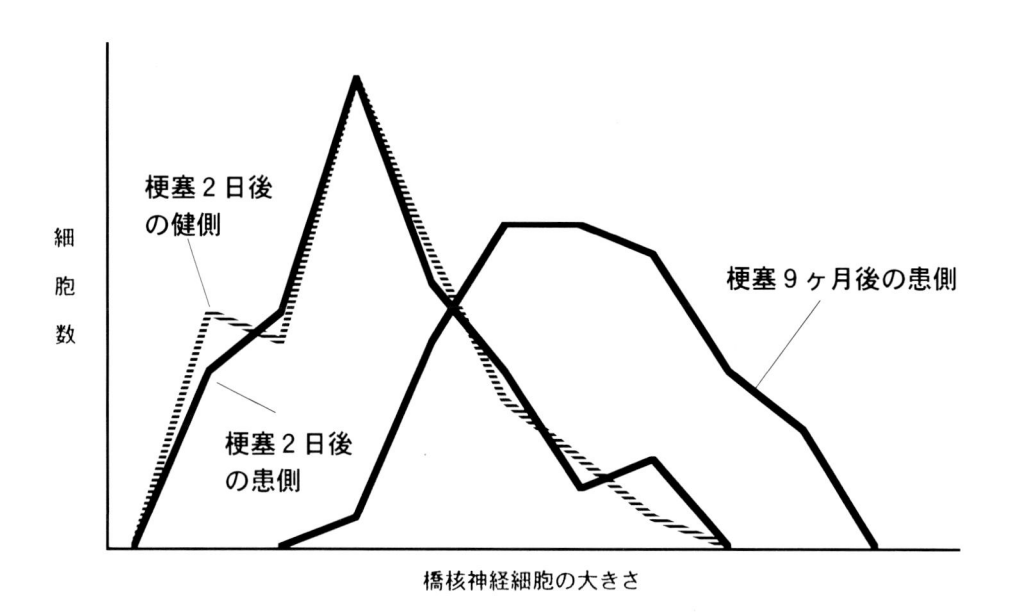

図1-1-49 梗塞による縦束変性例の橋核神経細胞の経時的変化

f) 経シナプス（ニューロン）変性

変性が軸索末端に向って進む順行性変性によってシナプスする相手方の神経細胞に萎縮を生じさせる変化である（transsynaptic degeneration, transneuronal degeneration）。経シナプス変性はある特殊な条件下では実験的に作成することができるが、剖検脳では非常に限られていて、眼球摘出による視束の変性によって外側膝状体の神経細胞が萎縮する変化が確実な例として引用されてきた。

しかし、梗塞によって内包が切断された症例の橋核では膨化して丸みを帯びた神経細胞が出現することはあまり知られていない（図1-1-48, 3-3-37）。橋核の神経細胞核には大きな変化はみられないが、Nissl小体は胞体の辺縁に移動し、中心部の細胞質は均質な好酸性で、対側の健常な神経細胞に比べて細胞質が1.5～2倍程度大きい。このような神経細胞はWaller変性を呈する縦束（皮質橋路および皮質脊髄路）周囲に多くみられ、健常な縦束周辺には観察されない。梗塞発症後9ヶ月頃から現れ、1.5年程度の症例でも観察される。しかし、2年後では膨化から萎縮に変化している（図1-1-49）。経シナプス変性では神経細胞の萎縮が強調されているが、非常に長い期間でみるとこのような膨化する時期があると思われる。

経シナプス変性に関連した神経細胞の膨化は脳幹の中心被蓋路が切断されたときにみられる下オリーブ核の肥大（olivary hypertrophy）で観察される（図1-1-50）。中心被蓋路が梗塞などで切断されると、少なくとも発症後1ヶ月では下オリーブ核の神経細胞が膨化し（図1-1-50 C）、さらに経過した症例では空胞化した神経細胞が散見されるようになる。それとともに、下オリーブ核そのものが肉眼でも肥大してみえ、神経核とその周囲の髄鞘が淡明化しているために髄鞘染色標本では一層よく分かる。組織学的には、神経細胞体の変化に加えて神経突起が鹿の角のような形や糸巻き状に絡まった形になり（図1-1-50 D）、なかには明らかに下オリーブ核神経細胞の樹状突起と思われるものもある。また、アストログリアも増殖し、非常に大きく奇妙な形をしたグリアが多いために一見腫瘍を思わせる（図1-1-50 E）。下オリーブ核肥大は神経核全体に生じることもあればそのごく一部にみられることもあり（図1-1-50 A＆B）、中心被蓋路における障害部位と密接な関係があることを窺わせる。

下オリーブ核肥大は中脳赤核、小脳、下オ

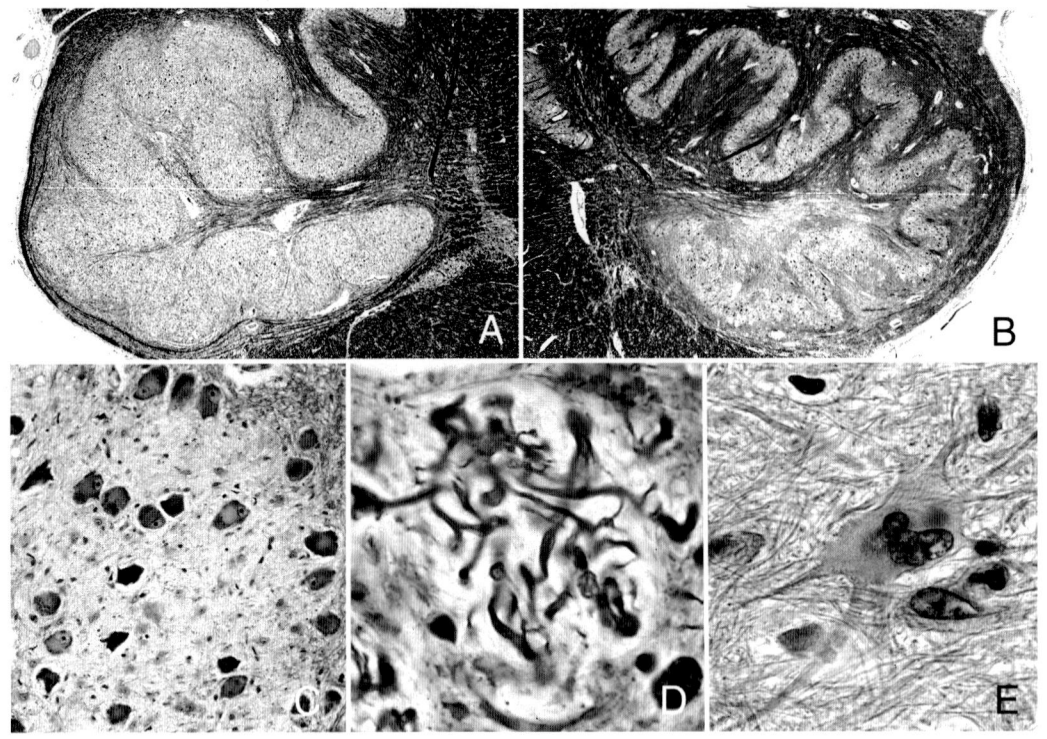

図1-1-50　下オリーブ核肥大
A：下オリーブ核とその周囲の髄鞘が淡明化するとともに，下オリーブ核が太くなっている（KB染色），B：肥大が腹側部にだけみられる（KB染色），C：神経細胞の膨化（KB染色），D：糸巻のようになった神経細胞の樹状突起（Bodian染色），E：異様な形をした肥大型アストログリア（HE染色）．

リーブ核を結ぶGuillain-Molllaretの三角のどこかが切断されると生じるとされている。しかし，赤核と下オリーブ核の間に病巣がある場合に対して，小脳—赤核間に病巣がある場合は二つのシナプスを経て下オリーブ核に変化が生じることになる。反対に，下オリーブ核—小脳間では，シナプスを介さず下オリーブ核線維そのものの逆行性変性（retrograde degeneration）となる。このように，下オリーブ核肥大とGuillain-Molllaretの三角の関係は一様ではない。経シナプス変性を確認するためには，病巣の広がりを検討する必要があろう。例えば，小脳—赤核間に病巣がある場合，梗塞巣が上小脳脚にあると中心被蓋路を含む橋被蓋が損傷を受ける可能性が高い。それに対して，小脳梗塞の場合，下オリーブ核の出力線維が直接損傷を受けていると考えられる。しかしながら，下オリーブ核の反応形態はどちらも損傷部位とはあまり関係がないようにみえることから，軸索損傷に対する下オリーブ核神経細胞の一般的な反応様式という見方も捨て切れない。なお，**スモンのような中毒性疾患やCreutzfeldt-Jakob病，進行性核上性麻痺**など，軸索損傷が明らかではない疾患でも肥大をみることがある。

逆行性経シナプス変性（retrograde trans-synaptic degeneration）の一例として，オリーブ橋小脳萎縮症における下オリーブ核神経細胞の脱落が小脳Purkinje細胞脱落によるとする見方がある。しかし，本症ではPurkinje細胞の脱落に比べて下オリーブ核の脱落はむしろ強いことの方が多い。もちろん，広い表面積をもつ小脳皮質の軽い変化が狭い下オリーブ核に収斂するために病変が強まることは考えられるが，Purkinje細胞に一次性の病変がある皮質性小脳萎縮症のように，Purkinje細胞が高度に脱落していても下オリーブ核の神経細胞脱

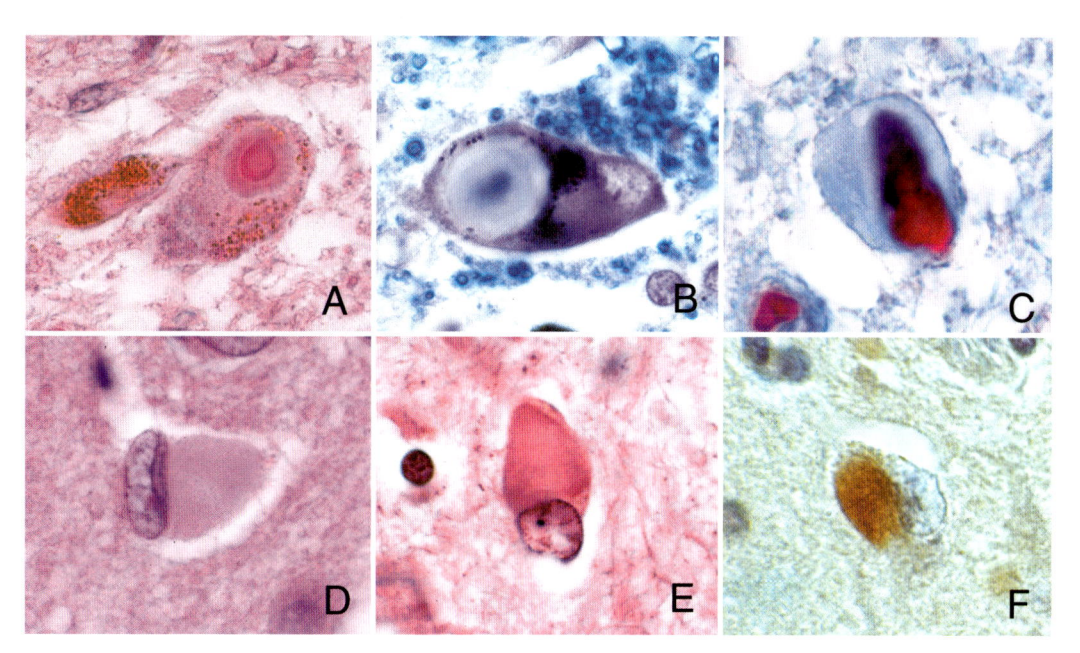

図 1-1-51　Lewy 小体
A：脳幹型 Lewy 小体，黒質（HE 染色），B：脳幹型 Lewy 小体，青斑核（KB 染色），C：神経突起内の脳幹型 Lewy 小体，迷走神経背側運動核（AZAN 染色），D：皮質型 Lewy 小体，海馬傍回（HE 染色），E：皮質型 Lewy 小体，海馬傍回（Bodian 染色），F：皮質型 Lewy 小体，海馬傍回（抗 ubiquitin 抗体染色）．

落は軽度に留まっている場合があり，単純に逆行性経シナプス変性とすることは難しい．

g）封入体

変性疾患などで観察される封入体はほとんど細胞質にみられる構造（cytoplasmic inclusions）で，その発見者の名前が冠せられるものが多い．核内封入体（intranuclear inclusions）はウイルス感染症に多いが，黒質色素神経細胞の核内に出現する Marinesco 小体は加齢現象のひとつである（図 3-3-10）．一般に封入体は境界が比較的鮮明な嗜銀性構造で，HE 染色ではエオシンに濃く染まり，各種の免疫染色で陽性を示す．電子顕微鏡下では平野小体のようにみごとな結晶様構造を示すものもあるが，多くの封入体は細管状やフィラメント状の構造，電子密度の高い顆粒状物質，空胞などから成っている．ほとんどの封入体には疾患特異性がみられず，ある特定の疾患を中心にその類縁疾患に観察され，健常老人脳にもみられるものも多い（第 1 部第 2 章　老化の形態学を参照）．細胞質内封入体は神経細胞の変性過程で生じてくる構造と考えられるが，それぞれの封入体には出現する部位あるいは神経細胞のタイプにある程度の傾向が認められ，その神経細胞の生理的機能や代謝などと関連していることが考えられる．

i）Lewy 小体

神経細胞の胞体や突起にみられる暈（halo）をもった好酸性の円形構造物であるが，大脳皮質にみられる皮質型 Lewy 小体には暈がないため，暈をもつ Lewy 小体を脳幹型あるいは古典型 Lewy 小体として区別することがある（図 1-1-51 A & B）．HE 染色では中心部は硝子様で，エオシンに赤く，KB 染色では青く，Bodian 染色では濃褐色に染まるが，暈は無染色である．大きさは 8〜30 μm とさまざまであるが，核より大きいものが多い．普通，1 個の神経細胞に 1 個であるが，小さなものが複数あることもまれではない．神経細胞の突起にある Lewy 小体は断面によっては棍棒状に

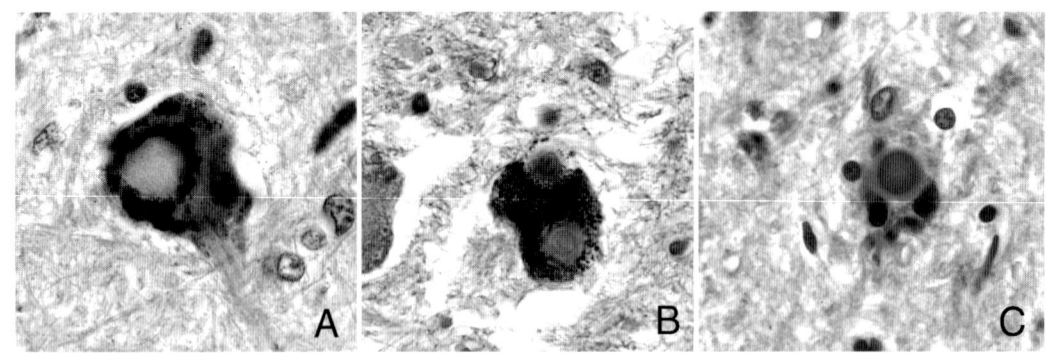

図 1-1-52　脳幹型 Lewy 小体
A：pale body，黒質（HE 染色），B：極端に萎縮した細胞質に Lewy 小体がみえる（HE 染色）
C：Lewy 小体を伴う萎縮した神経細胞にみられた神経食現象（HE 染色）．

みえることがあり，とくに延髄迷走神経背側運動核ではしばしばみられる（図 1-1-51 C，3-3-41 D）。また，交感神経節細胞では細長い Lewy 小体が絡まった紐のようにみえる。免疫細胞化学的研究から脳幹型 Lewy 小体は肝臓の Mallory 小体，Rosenthal 線維，Crooke 小体などとの共通性が指摘されている。

黒質や青斑核では Lewy 小体をもつ神経細胞の他に，Lewy 小体とほぼ同じ位の大きさの丸い好酸性，硝子様の領域が細胞質にみられる。この部分には神経メラニン顆粒はない。これは pale body と呼ばれ（図 1-1-52 A），Lewy 小体の前駆段階と考えられている。Lewy 小体をもった神経細胞は一見正常にみえるものから著しく細胞体が萎縮しているものまでみられるが（図 1-1-52 B），後者の場合でも Lewy 小体は概してその形態を維持しており，どのようにして Lewy 小体が清掃されるのか不明である。しかし，まれならず神経食現象のように Lewy 小体をミクログリアやマクロファージが取り囲むような像を観察することがある（図 1-1-52 C）。

脳幹型 Lewy 小体の好発部位は大脳では Meynert 基底核を含む無名質，扁桃体，視床下部とくに後核，乳頭体外側核，脳幹では中脳の楔状核，Edinger-Westphal 核，黒質（図 3-3-13），橋の青斑核（図 3-3-25），上中心核，延髄の縫線核，迷走神経背側運動核，脊髄では胸髄中間外側核，まれに前角などである（図 3-4-14 C）。

脳幹型 Lewy 小体は多系統萎縮症，進行性核上性麻痺，運動ニューロン疾患を始め 10 種類以上の疾患，そして健常例で観察されており，その存在だけでは Parkinson 病と診断できないが，黒質の色素神経細胞の脱落に伴われていれば診断の意義は大きい。なお，青斑核では脳幹型 Lewy 小体と NFT がひとつの神経細胞内に認められることがある。疾患特異性は認められず，健常老人脳でもまれではない（図 1-1-55 A）。

一方，皮質型 Lewy 小体は暈を持たない好酸性の丸い封入体である（図 1-1-51 D～F）。免疫細胞化学的には脳幹型 Lewy 小体と同じであるが，脳幹型では暈が抗 ubiquitin 抗体に染まるのに対して皮質型では芯そのものが陽性を示す。主に顆粒下層の小型，中型神経細胞にみられ，脳幹型と異なり 1 個の細胞に 1 個である。海馬傍回，内側後頭側頭回，下側頭回などの側頭葉内側部，島回，下前頭回，帯状回，扁桃体（図 3-1-53）などが好発部位である。脳幹型 Lewy をもつ Parkinson 病では痴呆の有無とは無関係に例外なくこの小体が観察される。

ⅱ）Pick（嗜銀）球

主に大脳皮質顆粒下層の錐体細胞の胞体にある直径 10～15 μm の好酸性の丸い封入体である（Pick's argyrophilic body）（図 1-1-53）。HE 染色ではその輪郭がやや不明瞭であるが，neurofilament の蓄積があるために Bodian 染色などの鍍銀染色では境界がはっきりしてみえ

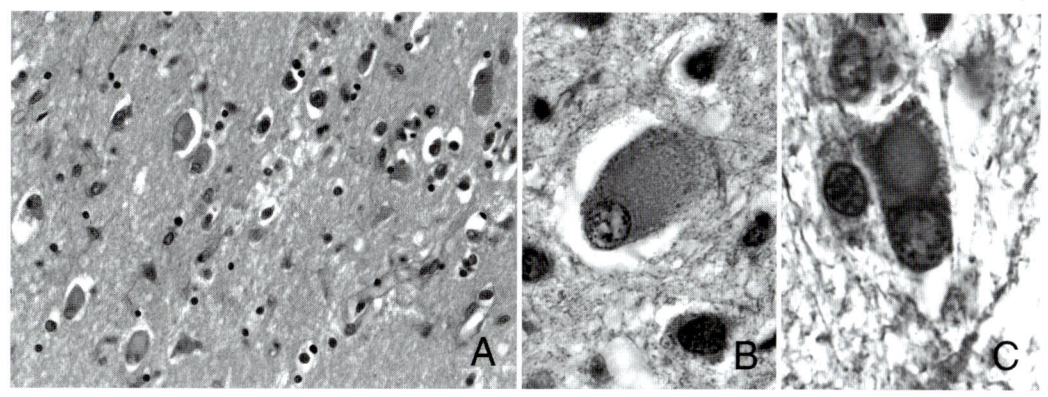

図 1-1-53 Pick球
A：膨化した小型，中型の神経細胞が散在（HE染色），B：好酸性の均質な構造（Pick球）が細胞のなかにみえる（HE染色），C：嗜銀性をもった Pick 球（Bodian染色）．

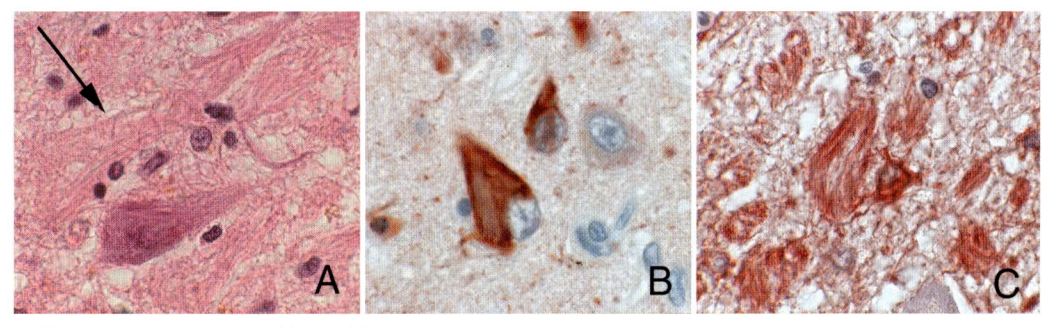

図 1-1-54 Alzheimer神経原線維変化
A：神経細胞体にある NFT は好塩基性を呈して青みがかってみえるが，細胞外にある NFT（矢印）は好酸性で赤くみえる（HE染色），B：抗 tau 抗体による免疫染色，C：細胞外にある NFT ではアストログリアの突起が入り込むため，GFAP染色で陽性に染まる．

る．免疫細胞化学的には抗リン酸化 neurofilament 蛋白抗体，抗 tau 抗体，抗 ubiquitin 抗体，抗 tubulin 抗体などに陽性を示す．この封入体をもつ神経細胞は膨化して Nissl 小体が消失し，ときに細胞質に空胞化を伴うこともある（図 1-1-47 F）．好発部位は側頭葉皮質，海馬体の歯状回顆粒細胞（図 3-1-30 B），アンモン角 CA1，海馬支脚などであるが，Pick 病ではさらに扁桃体や線条体などにも広く分布する．この小体は高度に神経細胞が脱落している場所よりもある程度神経細胞が残存している場所でよく発見される．Pick 球は肉眼的に Pick 病と考えられる症例の 20％程にしかみられないとされており，**皮質基底核変性症，Creutzfeldt-Jakob 病，Alzheimer 型痴呆，進行性核上性麻痺**などでも報告されている．Pick 球はその超微構造や免疫細胞化学的性質から Alzheimer 神経原線維変化と類似性を示し，神経細胞の変性過程を示していると考えられる．

iii）Alzheimer 神経原線維変化

神経細胞の胞体にできる嗜銀性の線維状構造物である（Alzheimer's neurofibrillary changes, NFT）．筆の穂先き，ループ状，渦巻き，などの形をとるが，大脳皮質の錐体細胞では筆の穂先きやループ状（flame）のもの（図 1-1-54），皮質下核にみられるものは渦巻き型（globose）が多い（図 1-1-55 B）．好塩基性を示すため HE 染色では青みがかってみえる（図 1-1-54 A）．電顕的には NFT は 80 nm 程度の間隔でくびれをもつ管状構造（twisted tubules）とくびれのないもの

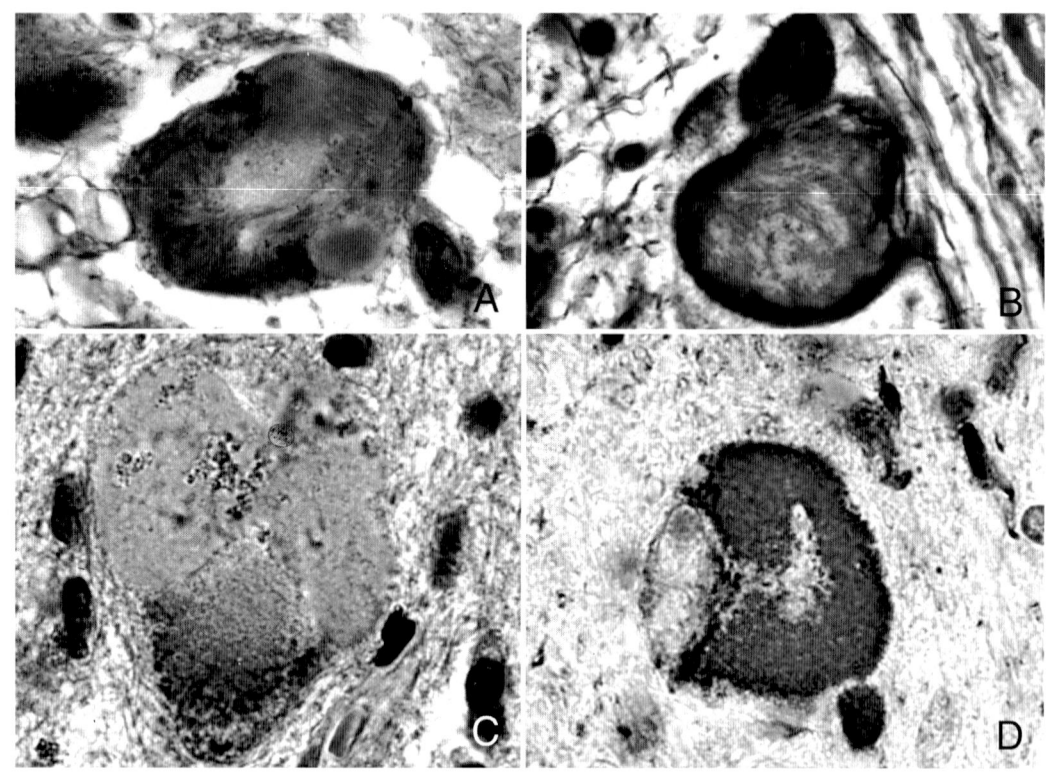

図1-1-55 Alzheimer神経原線維変化
A：青斑核の脳幹型Lewy小体と共存した渦巻き状NFT，健常例（KB染色），B：橋核の渦巻き状NFT，進行性核上性麻痺（Bodian染色），C：無構造様の物質を思わせるNFT，進行性核上性麻痺の黒質（KB染色） D：その抗tau抗体による免疫染色．

（straight tubules）がある。twisted tubulesは健常老人脳やAlzheimer型痴呆に多く，straight tubulesは進行性核上性麻痺に多いとされるが，必ずしもそうとは言い切れない。しばしばNFTの近傍にアミロイドの沈着が認められ，両者の関係が注目されている。さらに，エオシンの色をとって好酸性を呈するNFTがみられることがある。これは神経細胞外にある消失する前のNFTで，eosinophilic tangles, extracellular tanglesあるいはghost tanglesと呼ばれる（図1-1-54 A）。GFAP染色のようなアストログリアの染色でみると，バラバラになったNFTの間にアストログリアの突起が入り込んでいる像をみることができる（図1-1-54 C）。

NFTは老人斑とともに代表的な老年性変化で，**健常老人脳**では海馬傍回やアンモン角のNFTは比較的年齢に比例して増加する傾向がある（図1-2-18）。またAlzheimer型痴呆の重要な病理所見であるが，その他にも**亜急性硬化性全脳炎**（図1-1-37 D），脳炎後パーキンソニズムなどの感染症，Down症候群，進行性核上性麻痺（図1-1-55），Hallervorden-Spatz病，Gerstmann-Sträussler-Scheinker病などの変性疾患，**鉛中毒**，Niemann-Pick病，Kufs病などの中毒・代謝性疾患，**筋強直性ジストロフィー症**（図3-1-34 B），福山型筋ジストロフィー症，Cockayne症候群などの先天性疾患，そして**ボクサー脳**などでも出現する。このように，さまざまな原因による疾患で観察されるため，慢性的な神経細胞障害に対するひとつの反応様式を表わしていると考えられている。

iv）顆粒空胞変性

老年性変化のひとつで，1～2 μmの顆粒を入れた3～5 μmの空胞が神経細胞の胞体

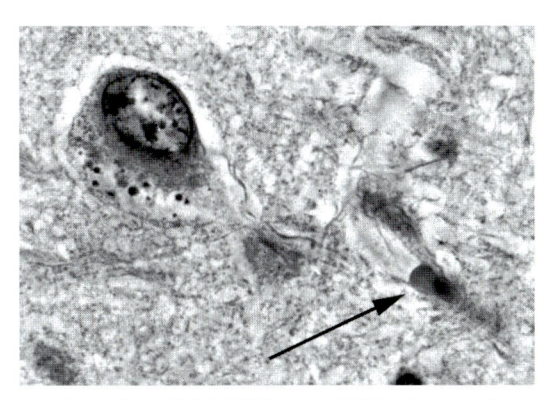

図 1-1-56　顆粒空胞変性と平野小体（矢印）（HE 染色）．

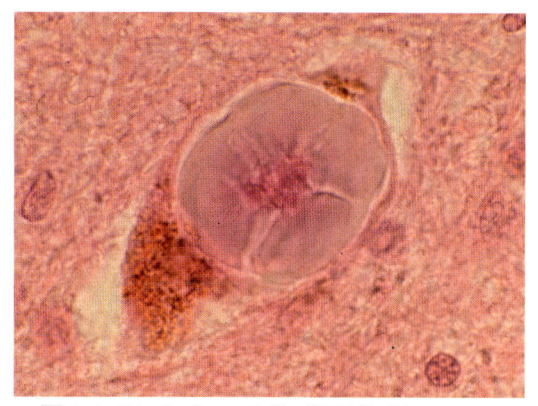

図 1-1-57　Lafora 小体（HE 染色）．

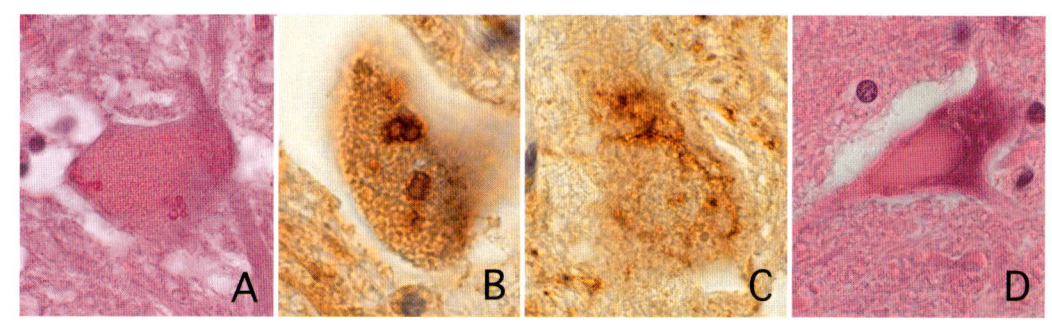

図 1-1-58　その他の細胞質内封入体
A：Bunina 小体，筋萎縮性側索硬化症の頸髄前角（HE 染色），B：Bunina 小体，筋萎縮性側索硬化症の胸髄前角（抗 cystatin 抗体染色），C：skein-like inclusion，筋萎縮性側索硬化症の腰髄前角（抗 ubiquitin 抗体染色），D：ヒアリン小体，健常例の舌下神経核，（HE 染色）．

に生じる変化である（granulovacuolar degeneration）（図 1-1-56）。普通，このような顆粒をもった空胞が数個みられる。HE 染色では顆粒はやや好塩基性で，嗜銀性をもつため鍍銀染色で黒く染まる。しかし，空胞は無染色である。しばしば Alzheimer 神経原線維変化と共存する。免疫染色ではリン酸化 neurofilament, tubulin, tau, ubiquitin などに反応することがあり，壊れた細胞骨格成分がライソゾームに取り込まれている像であろうと考えられている。アンモン角の錐体細胞に最もよくみられるが，Alzheimer 型痴呆ではさらに扁桃体，嗅球などにも分布する。健常老人脳でも高齢ほど出現頻度は高くなるが，注意して観察しないと見過ごしてしまうほど数は少ない。

v）Lafora 小体

含水炭素代謝異常を示す**家族性ミオクローヌスてんかん**（myoclonus epilepsy）にみられる暈（halo）をもつ直径 1〜30 μm の好塩基性の球状構造物である（図 1-1-57）。芯はときに同心円状の層構造を示すことがある。暈の部分には芯から放射状に配列した線維状の突起がみえ，しばしばひび割れのような亀裂がみられる。芯は PAS 反応，Best のカルミン染色に陽性であるが，Congo red 染色には染まらない。生化学的，超微細構造の類似性からアミロイド小体や Bielschowsky 小体などと共に polyglucosan bodies と総称されることがある。Lafora 小体は 1 個の神経細胞に複数存在することがあり，ときに突起や細胞外に孤立性にみられることもある。中枢神経系に広く分布するが，とくに黒質，小脳歯状核，淡蒼球，視床，

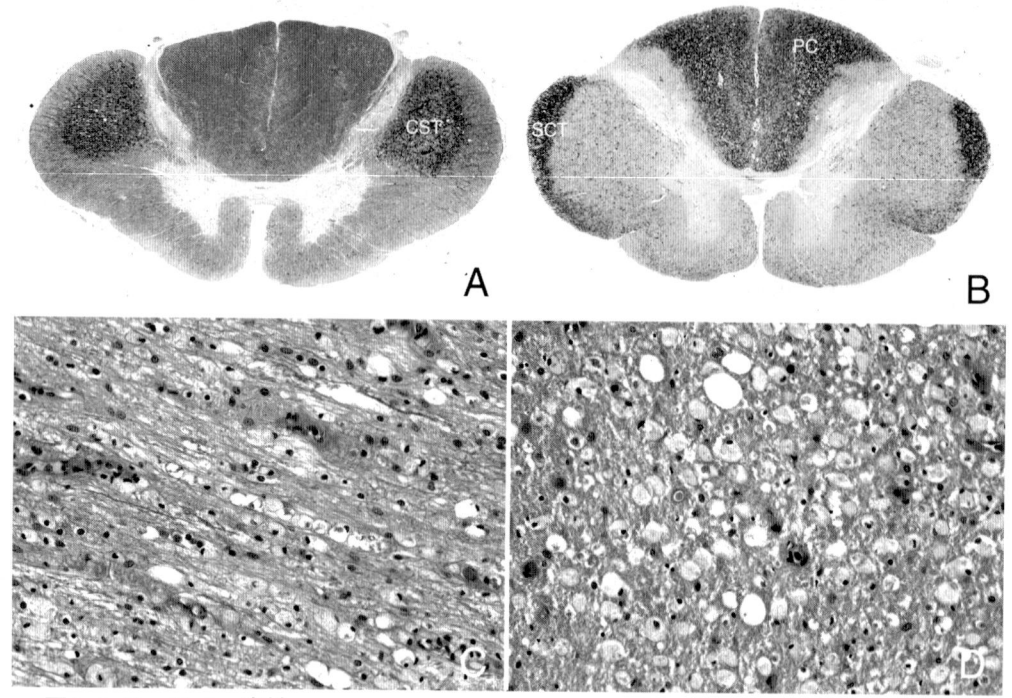

図1-1-59　Waller 変性
A：損傷部位より下方の胸髄に生じた二次変性，B：損傷部位より上方の胸髄でみられた二次変性（Marchi法），SCT：脊髄小脳路，CST：皮質脊髄路，PC：後索．C：二次変性をきたした脊髄白質の縦断標本，D：二次変性をきたした脊髄白質の横断標本（HE染色）．

橋網様体，下オリーブ核，小脳皮質などに多くみられ，大脳では中心前回と前頭葉前部の第3，5層に分布する．さらに，心筋，骨格筋，肝臓，汗腺などにも類似の構造が観察される．

vi）Bunina 小体

筋萎縮性側索硬化症の脊髄前角細胞の胞体にみられる大きさ数ミクロンの好酸性の顆粒状物質である（図1-1-58 A＆B）．リポフスチンが沈着している領域で発見することが多い．個々の小体はリング状あるいは曲玉様で，それらが数珠状につながってみえることもある．免疫細胞化学的には抗 cystatin-C 抗体に反応する．その意義は不明であるが，ライソゾーム由来が想定されいる．前角細胞の他に Clarke 柱，脳幹網様体，視床下核などで記載されている．

vii）その他の細胞質内封入体

筋萎縮性側索硬化症ではその他にヒアリン小体（hyaline inclusions），skein-like inclusions が知られている．ヒアリン小体は神経細胞の胞体に出現する直径 10～15 μm の丸い好酸性構造である（図1-1-58 D）．抗 ubiquitin 抗体で陽性に染まる．本症の舌下神経核や脊髄前角細胞にみられるが，必ずしも本症に特異的ではなくて，健常例でも観察される．skein-like inclusions は脊髄前角細胞の胞体にある糸屑様の封入体で（図1-1-58 C），それらが絡まった構造をとることもある．これも ubiquitin に反応する．平野小体（Hirano body）は神経細胞体や突起にある好酸性で硝子様の棍棒状構造物で（図1-1-56），電子顕微鏡では結晶構造を示す．数珠状に並んだ赤血球と見間違えることがある．アンモン角，扁桃体などで，高齢者脳でよく観察される．

viii）ウイルス封入体

単純ヘルペス脳炎では神経細胞の核内に核小体を圧排するほどの大きな好酸性の封入体（Cowdry A 型）がみられることがある．巨細

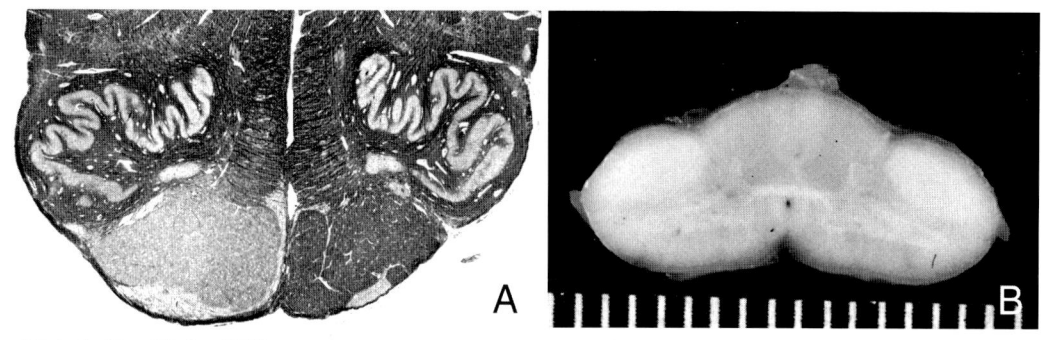

図 1-1-60　Waller 変性
A：Waller 変性の極期にある錐体（左側）は健常な右側より大きい（KB 染色），B：両側の側索が白い．

胞性封入体病（cytomegalic inclusion body disease）の核内封入体も大きな Cowdry A 型であるが（図 1-1-31 B），好塩基性を示す。

3）軸索・樹状突起の変化
a）Waller 変性

軸索が切断されたとき，その部位から遠位部の神経線維に生じる変性プロセス（Wallerian degeneration）で，順行性変性（anterograde degeneration）ともいう（図 1-1-59 A & B）。軸索が出血や梗塞あるいは外傷などによって切断されると，その場所から軸索の末端まで神経線維が壊れていく。組織学的にはミエリン球の出現とマクロファージの動員である（図 1-1-59 C & D）。ミエリン球は軸索を覆っている髄鞘が崩壊して球状になったものである。次いで軸索が壊れ，その崩壊産物がマクロファージに貪食される。また，切断された軸索が膨れて球状になっていることがある。これらの変化は主に軸索末端に向かって進むが，切断部位に近い場所ほど変化が高度で，遠ざかるほど軽くなる。一方，近位部にも進み，母細胞が中心染色質溶解を呈することがある。マクロファージの清掃に引き続いてアストログリアが変性した神経線維に沿って増殖する。

錐体路のような長い大量の神経線維からなる神経路に起こると，Waller 変性は肉眼でも分かる（図 1-1-60）。脳幹や脊髄のように神経線維の走行に対して直角に切断した断面が分かりやすい。例えば，延髄錐体や脊髄側索はホルマリン固定材料では透明感のあるやや淡い黄色味のかかった白色であるが，この変性があると白濁してみえる。とくにマクロファージが活発な時期では正常よりも大きく腫大してみえる（図 1-1-60 A）。このような段階の HE 染色標本では比較的大きさの揃った孔が無数にみられる（図 1-1-59 D）。この孔はマクロファージに取り込まれていた脂肪顆粒が標本作成で使用する有機溶剤に溶出してできたものである。従って，脂肪顆粒を直接証明するためには凍結切片を Sudan III，Oil red O などで染色するとよい。なお，ミエリン球の出現が目立つような初期変化はオスミウム固定するとより明瞭になることがある。マクロファージは組織内に分散しているが，とくに血管周囲に集簇する傾向がある。しかし，梗塞巣のような血管新生は通常みられない。アストログリアは普通，神経線維の走行にそって増殖する（isomorphic gliosis）。

Waller 変性が起こると，変性した神経線維が入力している神経核は萎縮し，細胞密度が高くみえる。これは入力線維の変性・消失とそれに対するアストログリアの増殖によってニューロピルが萎縮し，さらに経シナプス変性による神経細胞の萎縮が生じるために，神経細胞間の距離が縮まるからであろう。このような組織像は海馬支脚の梗塞における同側の乳頭体（図 3-1-43），内包を含む梗塞例における視床や橋底部などで観察される。

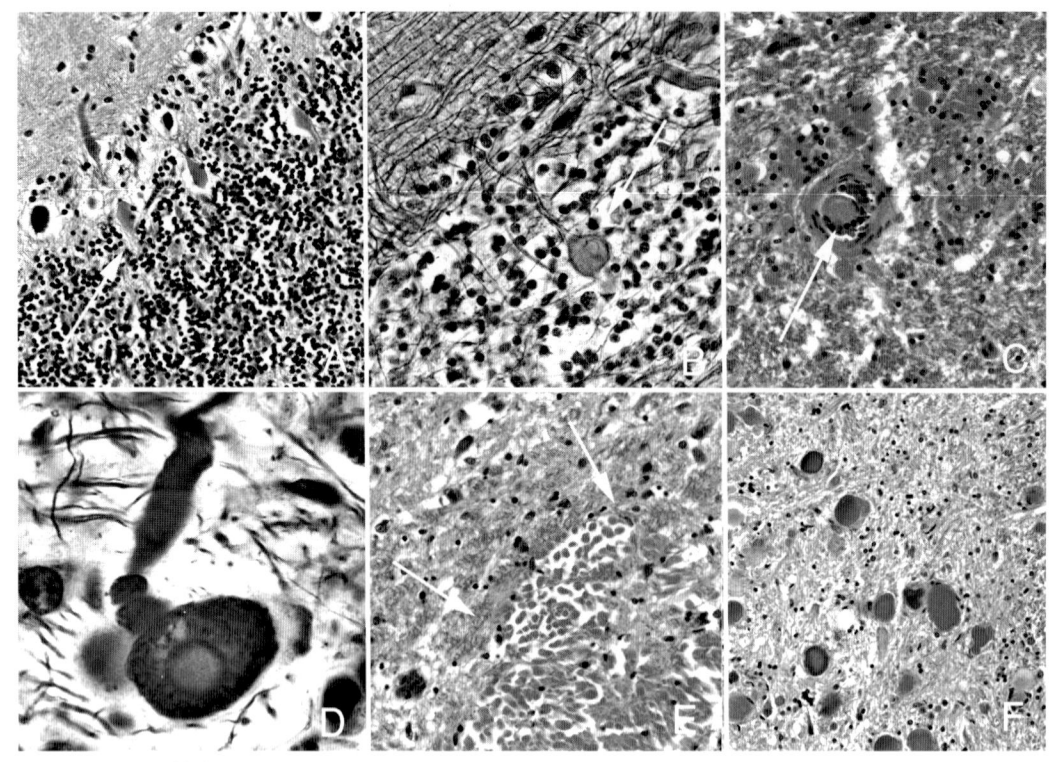

図1-1-61 軸索腫大
A：torpedo（HE染色），B：torpedo（Bodian染色），C：血栓（矢印）で閉塞した血管周囲の軸索腫大の集簇（HE染色），D：Gerstmann-Sträussler-Scheinker病の橋底部（Bodian染色），E：閉鎖性頭部外傷例の上小脳脚にみられた軸索腫大の集簇像（HE染色），F：延髄薄束核（HE染色）．

b）逆行性変性

ある種の中毒・代謝性末梢神経障害では変性が軸索の末端から始まることがある．これを逆行性変性（retrograde degeneration）またはdying-back phenomenonというが，中枢神経系でそれを直接的に証明することはむずかしい．しかし，筋萎縮性側索硬化症の錐体路を中脳から脊髄各レベルまで追跡すると，下方ほどマクロファージの動員を伴う崩壊が強いことがある．また，オリーブ橋小脳萎縮症において，橋核神経細胞がよく保たれているにも関わらず小脳皮質下白質にはすでにアストログリアの増加や線維性グリオーシスが始まっている像が病初期に他の疾患で中断した症例などで観察され（図3-2-11），軸索末端から変性が生じた可能性が考えられる．

c）軸索腫大

軸索に変性が起きるとその過程で限局性に膨化することがある（図1-1-61）．これを軸索腫大（axonal swellings）といい，直径が20μm以上のものを類球体（spheroids）と呼ぶことがある．また，Purkinje細胞層直下の顆粒細胞層にHE染色で好酸性を示す紡錘形の構造をみることがある．これはPurkinje細胞の軸索近位部が腫大したもので，とくにここではトルペード（torpedos，魚雷という意味）という名称が付けられている（図1-1-61 A&B）．疾患特異性はないが，Purkinje細胞の変性を表現している．

軸索腫大はその他に**梗塞巣周囲**（図1-1-61 C），**遅発性放射線障害**（図3-1-101 C），**外傷**などで観察される．**閉鎖性頭部外傷**（closed head injury, non-missle head injury）は脳を

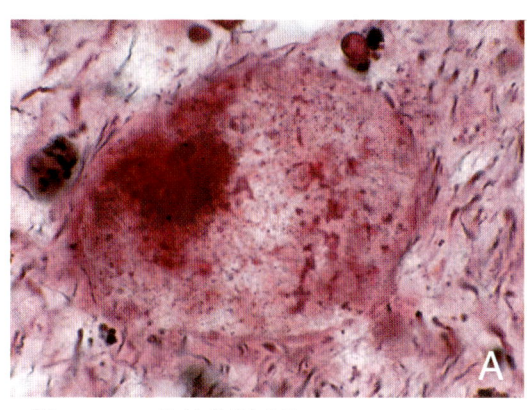

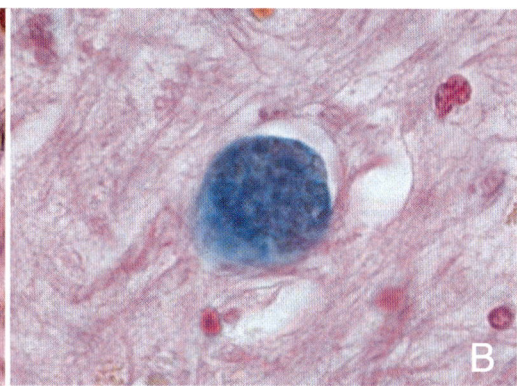

図 1-1-62　泡沫状類球体
A：黒質（Bodian 染色），B：淡蒼球（Berlin blue 染色）．

取り囲む頭蓋骨や髄膜には外傷がないタイプで，**挫傷**（contusion）とびまん性軸索障害がこれに含まれる．**びまん性軸索障害**（diffuse axonal injury）では，軸索腫大が脳梁や側脳室壁周囲，脳幹などに点状出血が生じるとともに，脳梁，大脳白質，内包，脳幹の中心被蓋路，上小脳脚などの脳の中心部にある構造や長い神経路に散在する傾向がある（図 1-1-61 E，3-1-85 & 86 A）．この軸索腫大は衝突によって脳白質に生じる剪力が軸索を引きちぎると考えられている．

その他，原因不明の変性疾患，中毒・代謝性疾患で観察されることがあり，神経細胞の代謝障害によって軸索流が遮断されたときに出現する軸索腫大を dystrophic axons と呼ぶことがある．**乳児神経軸索ジストロフィー**（infantile neuroaxonal dystrophy），**先天性胆道閉塞症**，**囊胞性線維症**（cystic fibrosis），実験的**ビタミン E 欠乏**，などが知られている．Hallervorden-Spatz 病では淡蒼球に多数の軸索腫大が出現する．**筋萎縮性側索硬化症**の脊髄前角に大小さまざまな軸索腫大が散在していることがある（図 3-4-16 D）．これは運動神経細胞の近位軸索が膨化したものとされており，病初期あるいは進行が速い症例などでとくに観察される．Gerstmann-Sträussler-Scheinker 病では橋底部にある横走線維に球状あるいはそれが数珠状につながった軸索腫大をみることがある（図 1-1-61 D）．

一方，**加齢性変化の一つとしての軸索腫大**が延髄薄束核にみられる（図 1-1-61 F，3-3-46）．これも HE 染色で好酸性の丸い構造で，その大きさはさまざまである．大きな軸索ではその内部に空胞が複数みられることがあり，消失前の段階を示していると考えられる．また，この腫大した軸索をグリアと思われる細胞が取り囲みあたかも神経食現象のようにみえることがある．この軸索腫大は後根神経節細胞の中枢側の軸索末端で，成人脳ではほぼ例外なく出現しており，高齢ほど増加する．薄束核と同様な軸索腫大は脊髄とくに腰髄前角，胸髄 Clarke 柱，黒質，淡蒼球などで観察される．しかし，薄束核の外側にある楔状束核には同じ第二次感覚ニューロンでありながら軸索腫大はみられない．

特殊な軸索腫大として泡沫状類球体（foamy spheroids）がある（図 1-1-62）．これは比較的細い数本の軸索をアストログリアの突起が取り囲んでいるもので，HE 染色では泡沫状にみえる．また，Berlin blue のような鉄染色に陽性である．黒質とくに内側部，淡蒼球など生理的に鉄が存在する場所でみられるが（図 3-3-18），出血巣や小動脈瘤の周囲にも出現する．

グルモース変性（grumose degeneration）は小脳歯状核や黒質でみられる変化である．これは好酸性，嗜銀性のもやもやした無構造の物質と顆粒状あるいはリング状の物質が歯状核の神経細胞体や樹状突起の周囲を取り巻くもので，Purkinje 細胞の軸索末端の変化とされている（図 1-1-63，3-2-31 B）．健常老人脳でも観察されるが，**進行性核上性麻痺**や**歯状核赤核淡蒼**

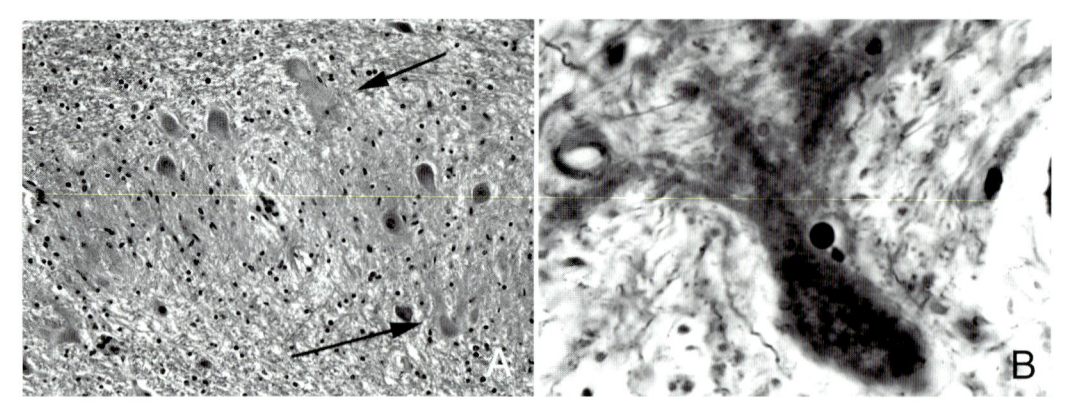

図 1-1-63 グルモース変性
A：小脳歯状核の神経細胞周囲がとくに好酸性を呈している（HE 染色），B：Bodian 染色では無構造の物質，顆粒，リング状構造物などが観察される．

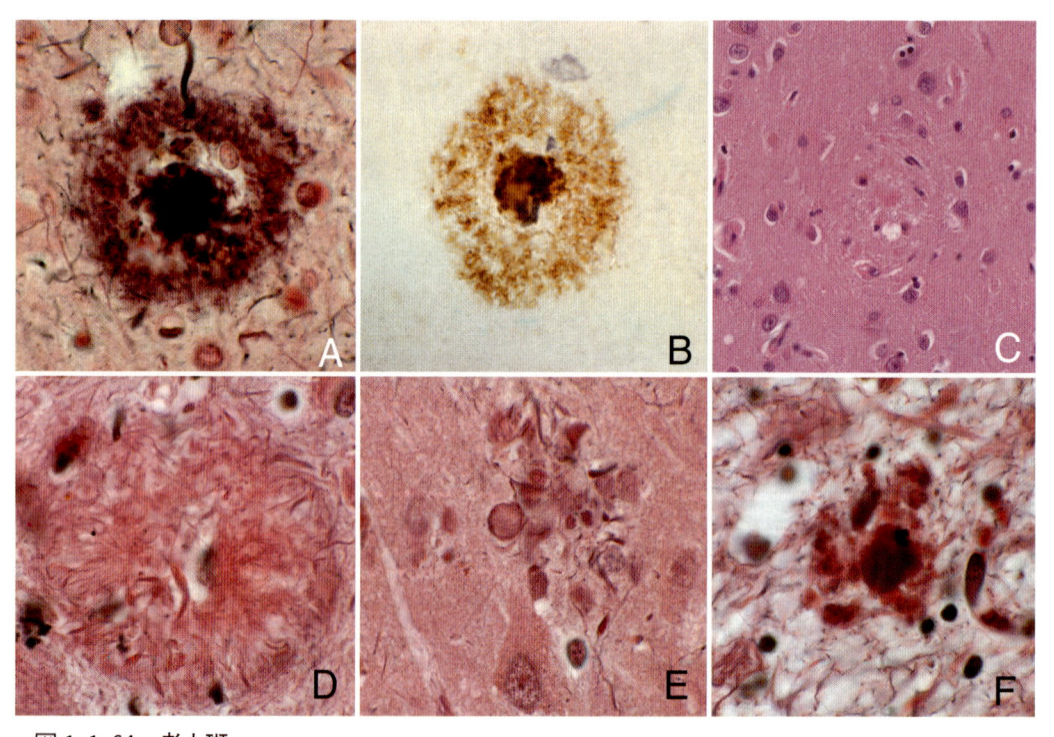

図 1-1-64 老人斑
A：定形斑（Bodian 染色），B：定形斑（抗 β-アミロイド蛋白抗体による免疫染色），C：定形斑（HE 染色），D：内部が柔らかい綿のような形態を示す老人斑（Methenamine-Bodian 染色），E：原始斑（Methenamine-Bodian 染色），F：燃え尽き斑（Methenamine-Bodian 染色）．

球ルイ体萎縮症ではとくに顕著である（図 3-1-69, 70, 3-3-15 A～C & 3-2-29 F）．KB 染色標本ではこれらの構造が染色されないために，歯状核神経細胞の周囲が開いているようにみえる（図 3-2-29 A）．初期の段階では嗜銀性よりも好酸性が強いために，HE 染色標本の方が発見しやすい．また，グルモース変性が始まりつつある歯状核では神経細胞は膨化していることが多く，前述の経シナプス変性を表わしているかもしれない．後期になると顆粒状，リング状

の嗜銀性が強い構造がみえるようになり，神経細胞は萎縮している。

 小脳 Purkinje 細胞の樹状突起が限局性に腫大した構造をカクタス（cactus）と呼ぶことがある。最も典型的な像は Tay-Sachs 病や Sanfilippo 病のような蓄積症で観察されるが（図 3-2-15 & 16），疾患特異性はなくて健常老人脳でもみられる。似たような構造は下オリーブ核肥大における下オリーブ核神経細胞の樹状突起に観察されることがある（図 1-1-50 D）。

d）老人斑

 老人斑（senile plaques）は変性した神経突起，アミロイド線維，ミクログリア，アストログリアなどからなる複合構造物である（図 1-1-64）。主に灰白質のニューロピルにみられ，あたかも周囲を押し分けるように存在する。典型的な老人斑は直径 0.5 mm 位の大きな円形物で，中心にある直径 0.2 mm 位の好酸性のアミロイド塊を腫大した神経突起，嗜銀性の顆粒状あるいはもやもやした無構造の物質が取り囲んでいる。変性した神経突起は主に軸索であるが，樹状突起も含まれていると思われる。アミロイド芯とこの輪状構造物の間にある明るく抜けた部分には活性化したミクログリアが観察される。さらに老人斑に接してアストログリアが位置し，しばしばその突起を内部に伸ばしている。このような形態を示す老人斑を定形斑（typical plaques）ということがある（図 1-1-64 A～C）。定形斑はかなり頑丈な構造で，梗塞巣内ではその形態はほとんど崩れていないが（図 1-1-66 C），Alzheimer 型痴呆の大脳皮質でもニューロピルの変化が高度であるにも関わらず老人斑はその形を保ち，老人斑が周囲のニューロピル

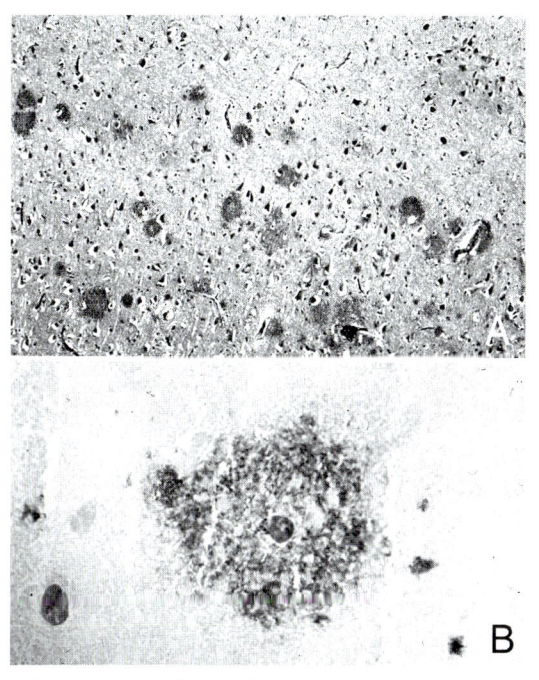

図 1-1-65 びまん性老人斑
A：健常老人の大脳皮質（Methenamine-Bodian 染色），B：抗 β-アミロイド蛋白抗体による免疫染色.

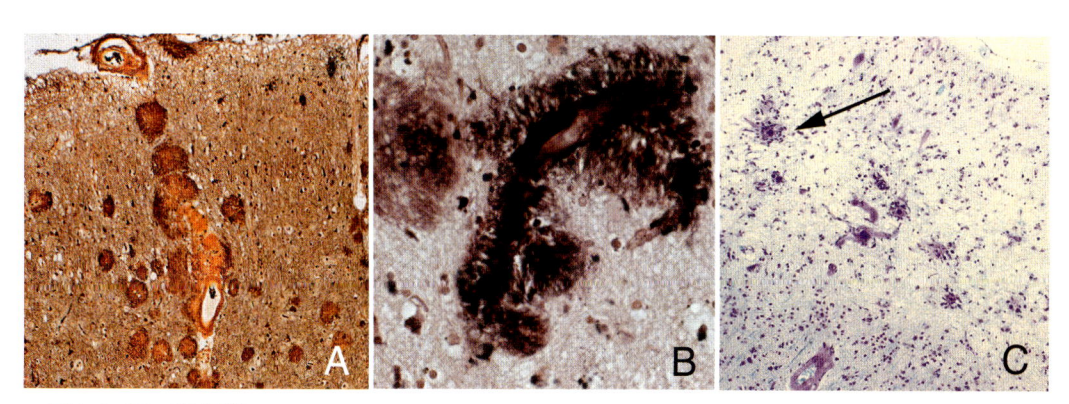

図 1-1-66 老人斑
A：動脈に沿って多発した老人斑，軟膜の血管はアミロイド・アンギオパチーを示している（Bielschowsky 変法），B：血管を取り巻いた老人斑（PAM 染色），C：梗塞巣内の老人斑，芯を細胞が取り囲んでいる（KB 染色）.

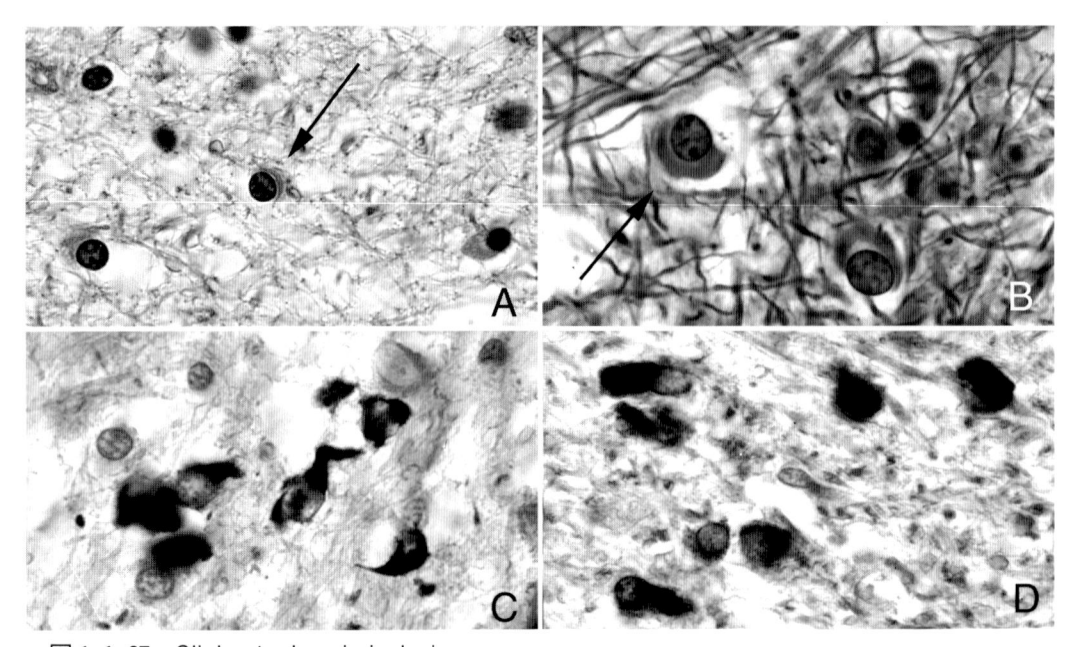

図 1-1-67　Glial cytoplasmic inclusions
A：HE 染色，B：Bodian 染色，C：Gallyas-Braak 法，D：抗 ubiquitin 抗体による免疫染色，いずれも多系統萎縮症の小脳白質．

を破壊・変性させるとは考えにくい（図1-2-3）。その他，原始斑（primitive plaques, 神経突起斑，neuritic plaques）は変性した神経突起からなるものでアミロイド芯はないが（図 1-1-64 E），電顕的にはアミロイド線維が確認できる。燃え尽き斑（burnt-out plaques）または核斑（core plaques）はアミロイド芯の周りにほとんど変性神経突起がみられないものをいう（図 1-1-64 F）。老人斑は通常の HE 染色標本でも識別できるが，Bielschowsky 法や Methenamine-Bodian（または銀）法などによる染色標本で始めてわかる老人斑がある。これはびまん性老人斑（diffuse plaques）と呼ばれるもので，これらの染色ではアミロイドの細かい線維が錯綜した綿状の塊としてみえる（図 1-1-65）。さらに綿状構造物のなかに腫大した神経突起をみることがある。一方，老人斑はしばしば血管を取り巻いて存在することがある（血管周囲性老人斑）（図1-1-66 A & B）。Alzheimer 型痴呆では比較的よく遭遇するが，健常老人脳ではまれである。

老人斑は部位によってある程度，タイプがあり，老人斑の生成機序に組織側の特性が関与しているかもしれない。例えば，アンモン角の錐体細胞層や海馬支脚には変性した神経突起からなる原始斑が多く，アンモン角や歯状回の分子層はびまん性斑がみられる。大脳新皮質では，高齢ほど定形斑の割合が高くなるが，表層ではびまん性斑，深層では定形斑が多い。扁桃体では定形斑が多く，被殻には定形斑もびまん性斑もみられるが，乳頭体内側核ではもっぱら原始斑である。脳幹も原始斑が多い（図 1-2-14～16, 28）。

2．グリア

1）オリゴデンドログリア

正常脳組織のなかで，最も小さい正円の核がオリゴデンドログリアである。核質はクロマチンに富むため，HE 染色ではヘマトキシリンに濃染して黒くみえる。正常では細胞質はほとんどみえないが，急激な浮腫では細胞質が膨化するために好酸性の胞体がみえることがある。ただし，固定が不十分な標本では核の周りにやや透明な暈がみえることがある。新鮮な梗塞巣ではオリゴデンドログリアの核崩壊，染色性の低

下，あるいは数の減少が認められる。灰白質では大型の神経細胞周囲にオリゴデンドログリアが数個集まっているが (satellite oligodendroglia)，灰白質の病的状態ではそれが増えて目立つことがある (satellitosis)。また，**てんかん**の形態学的背景として知られる皮質の微小形成不全 (cortical microdysgenesis) では (図 3-1-25)，血管周囲のオリゴデンドログリアが増加してみえることがある (perivascular oligodendroglial satellitosis)。白質では，有髄線維束の間にあって，その長軸方向に一列に並んでいるが (interfascicular oligodendroglia)，それに関連して，縦束と横走線維の間に灰白質が挿入された構造である橋底部では，有髄線維間にある interfascicular oligodendroglia よりも有髄線維束の縁にある perifascicular oligodendroglia が多いといわれ，しかも後者は前者より浮腫に対して脆弱なために**橋中心髄鞘崩壊症**が生じるという説がある (図 3-3-34)。

進行性多巣性白質脳症の白質には正常より大きく，強い好塩基性を示す異常なオリゴデンドログリアが出現する (図 1-1-36 C)。脱髄斑の辺縁部によく観察される。また，**亜急性硬化性全脳炎**では，オリゴデンドログリアの核内に好酸性の封入体がみれられ，これらの封入体は本症の診断上決め手になる重要な所見である。

多系統萎縮症のオリゴデンドログリアの細胞質に矢じり状，三日月状あるいはだ円形の細胞内封入体が観察される (グリア細胞質内封入体，glial cytoplasmic inclusion, GCI) (図 1-1-67, 3-2-21 D, 3-3-38 B)。HE 染色では正常より大きいオリゴデンドログリア核に接してやや好塩基性に染まる境界不明瞭な構造としてみえる。これは嗜銀性をもつため，Bodian 染色，Gallyas-Braak 染色，Bielschowsky 染色などで明瞭になる。免疫細胞化学的には tau (陰性とする報告もある)，抗 ubiquitin 抗体 (図 1-1-67 D)，抗 tubulin 抗体，抗微細管関連蛋白抗体，抗 αB-crystallin 抗体などで陽性に染まる。小脳白質，中小脳脚，橋底部，内包 (図 3-1-95 B) など，軽度から中等度に変性した白質で最もよく観察されるが，高度に変性，萎縮してしまった部位ではむしろ少ない。しかし，この封入体は髄鞘染色などで一見健常にみえる白質，例えば前頭葉白質などにも広範に分布し，線条体，大脳皮質，脳幹被蓋，脊髄前角などの灰白質にもみられる。glial cytoplasmic inclusion はまれに遺伝性脊髄小脳変性症や皮質基底核変性症などで観察されるが，ほとんど多系統萎縮症に限られる。

進行性核上性麻痺，皮質基底核変性症などの白質に，HE 染色標本では判別がつかないが，Gallyas 染色標本で陽性に染まる糸状の構造物がオリゴデンドログリアと考えられる核に付着して観察される。ときには核を取り巻いてから長い尾を伸ばしたような形もある。抗 tau 抗体で陽性に染まる。白質，灰白質ともに出現する。これは glial coiled body と呼ばれるもので (図 1-1-70 C & D)，アストログリアの細胞質に出現する嗜銀性構造とともにグリア骨格の異常と考えられている。また，Gallyas-Braak 法で細かい糸屑のような構造 (argyrophilic threads) が観察されることがある。これは tau の免疫染色で陽性になるが，Alzheimer 型痴呆などでみられる神経突起に由来するもの (neuropil threads) と電顕的にミエリンとの関係が示唆されるものがある。**皮質基底核変性症** (図 3-1-5 & 19) や**進行性核上性麻痺**で多量に出現する。

2) アストログリア

グリオーシス，異型グリアなどについては神経細胞の項で述べられている。

a) アミロイド小体

アミロイド小体 (corpora amylacea) は直径 5〜20 μm の同心円構造で，HE 染色では好塩基性のために紫色に染まり，中心部はとくに濃く染まる。KB 染色では紫色に染まり，Bodian 染色では嗜銀性のために褐色に染まる。PAS 反応陽性である (図 1-1-68 A & B)。アミロイドという名称がついているが，Congo red 染色には陰性で，老人斑のアミロイドとはまったく違う。GFAP 染色を施すとアミロイド小体の周囲が染まり，アストログリアの胞体に取

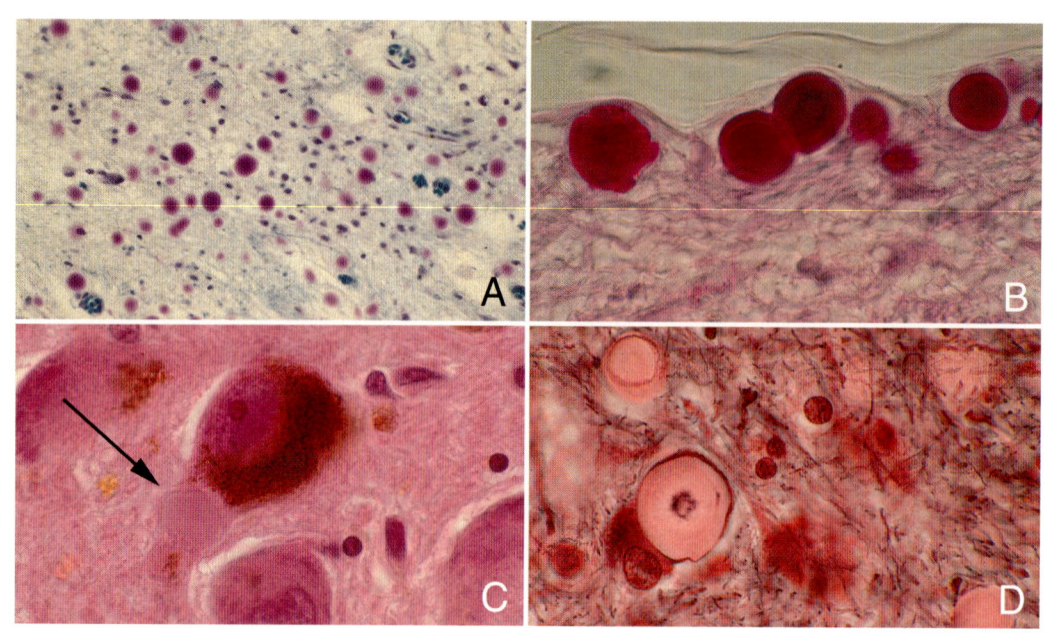

図 1-1-68　アミロイド小体
A：KB 染色，B：PAS 染色，C：黒質メラニン色素細胞の突起内にあるアミロイド小体（HE 染色），D：視床腹側後外側核にみられる軸索内のアミロイド小体（Bodian 染色）．

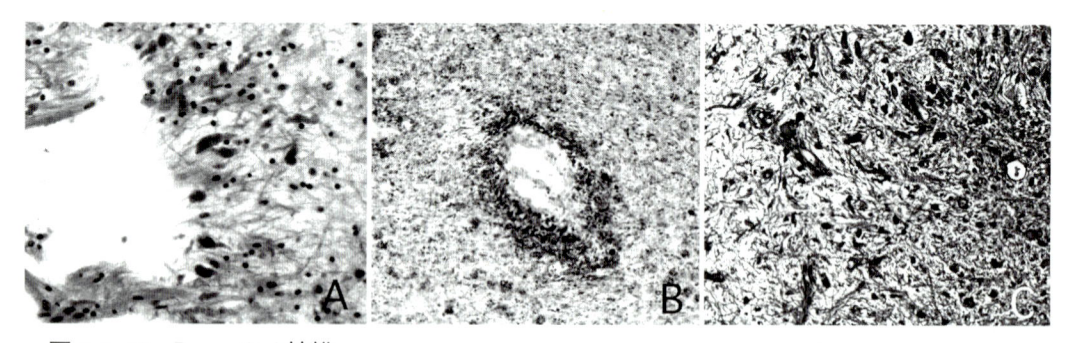

図 1-1-69　Rosenthal 線維
A：古い空洞化した梗塞巣の壁にみられる Rosenthal 線維（HE 染色），B：Alexander 病，小脳白質（LFB-HE 染色），C：pilocytic astrocytoma（AZAN 染色）．

り囲まれていることが分かる．電顕的には細いカーブしたフィラメントが錯綜した構造である．アミロイド小体は軟膜下や上衣下が好発部位である．40歳代から出現し，高齢ほど増加する傾向があり，高齢者脳ではさらに白質の血管周囲にも観察される．病的意義は不明であるが，線維性グリオーシスで既に置換された古い病巣には多数出現していることがある．しかし，これは成人脳に限られ，子供では極めてまれである．また，アストログリアの腫瘍に出現することもまれである．

アミロイド小体は軸索内に認められることがある（intra-axonal corpora amylacea）．視床後外側腹側核（図 1-1-68 D，図 1-2-20），黒質（図 1-1-68 C），橋被蓋，脊髄前角などでよく観察される．

b）Rosenthal 線維
Rosenthal 線維はアストログリア内に生じる梶棒状の構造で，真直ぐなものや蛇行している

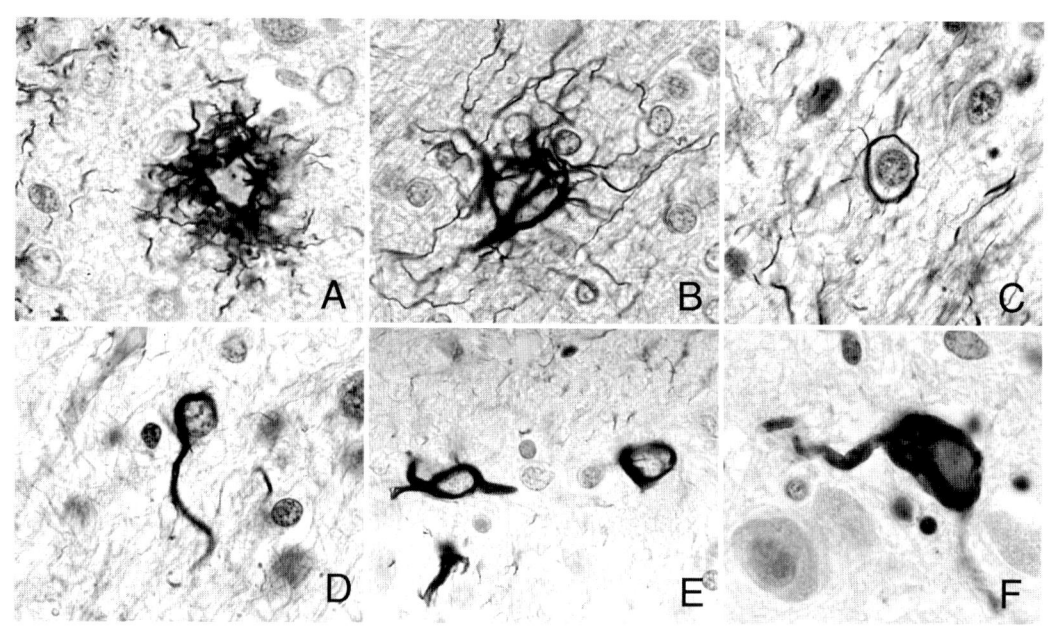

図1-1-70　グリアの骨格異常
A：大脳皮質の tuft-shaped astrocyte，B：大脳白質の tuft-shaped astrocyte，C&D：大脳白質の coiled body，E&F：橋被蓋の thorn-shaped atrocyte，A〜E：Gallyas-Braak 法，F：抗 tau 抗体による免疫染色，進行性核上性麻痺．

ものがある．HE 染色標本では好酸性，硝子様にみえる（図1-1-69 A）。KB 染色標本では鮮やかな青色，AZAN 染色では赤く染まる（図1-1-69 C）。PAS 染色は陰性である。免疫細胞化学的には，GFAP，ubiquitin，α-B crystallin に陽性反応を示す。病的な状態でも観察され，とくにこの構造が有名な疾患として，**Alexander 病**（図1-1-69 B），**毛様細胞性星細胞腫**（pilocytic astrocytoma）（図1-1-69 C）が知られているが，**古い梗塞巣**などの周囲にある線維性グリオーシス内にも出現する（図1-1-12 & 69 A）。アストログリアの骨格の変化と関係があると考えられている。

c）グリアの Gallyas 染色陽性構造

ここに述べる構造は免疫細胞化学的所見や電顕所見からアストログリアに由来するものと考えられている。これらの構造は Bodian 染色などでは染め出されず，Gallyas-Braak 染色によって初めてみられるものである（図1-1-70）。明るい核の周囲からクモの足のような細長い突起が放射状に伸びている構造を tuft-shaped astrocyte と呼んでいる（図1-1-70 A & B）。**進行性核上性麻痺**と**皮質基底核変性症**（図3-1-4）の大脳皮質に多く出現する。また，明るい核と嗜銀性をもつ細胞質からなる細胞は thorn-shaped astrocyte と名付けられており（図1-1-70 E & F），軟膜下や脳室上衣下に多く分布する。疾患特異性には乏しい。

第2章 老化の形態学

　従来，老化の形態学はAlzheimer型痴呆（Alzheimer-type dementia, dementia of Alzheimer-type, ATD）の病理に基づいて老人脳全体を理解しようとする傾向がみられ，そのため老化の形態は「変性」の項で論じられることが多い。それは極端に言えば老化はATDそのものであるかのようなイメージを与えかねなかったが，高齢者の脳がATDの形態に接近するという予測は100歳老人の増加につれて，誤りであったことが明らかになった現在では，老化とは何かという根本的な命題に立ち戻る必要があると考えるのは著者一人ではあるまい。しかも，ATDの原因究明にとって剖検脳に基づく基礎的な研究の重要性がますます高まるなかにあって，その剖検脳を健常と病的に振り分ける役割を担う病理学の責任は計り知れないほど重い。従って，ATDの病理診断に当たっては，当然のことながらその対極にある正常の老化の形態学が確立されていなければならないが，これまでATDと老化をあまりにも関連づけて考えられてきたために，両者を別の事象として検証した研究は皆無であった。本章では両者を異なる状態として捉えることによって，老化の形態学的な側面に迫ってみたい。

　本章で述べる脳の加齢性変化と疾病は，東京都老人医療センター（産科，小児科を除く全科を揃えた老人専門病院）において，1988年から1998年までに脳を含む全身解剖された連続1,753剖検例とそれ以前に解剖された100歳代19例，計1,772を集計したデータに基づいている。例数が最も多い年代は80歳代で，全体の43.2%を占める。次いで70歳代の31.4%，90歳代の14.3%，60歳代の9.7%で，100歳代は1.4%である（1988年以前の100歳例を除く）。全剖検例の男女比は0.95で，やや女性が多い。年代別にみると，男性の割合は60歳代では1.54と多いが，80歳代で0.92に逆転し，100歳代では0.23と圧倒的に女性が占めている。臨床的に痴呆が認められた症例は全体の32.6%で，ほぼ3人に1人の割合である。年代別では，60歳代では20.6%，70歳代が23.5%，80歳代が35%と僅かずつ増加し，90歳代になると54.8%と半数を超えている。100歳代ではやや低下して47.6%である。

　Alzheimer病（AD）に関する名称には，Alzheimer型痴呆（ATD），Alzheimer型老年痴呆（Senile dementia of Alzheimer-type, SDAT）などがある。このなかでSDATという名称は1970年代末にアメリカで開催されたAlzheimer病とその類縁疾患に関する会議で提案されたもので，初老期に発症するAlzheimer病と老年期にみられる原因不明の痴呆には，老人斑やAlzheimer神経原線維変化（NFT）が共通しているという考え方による。その後，次第にADとSDATの区別が曖昧になり，ATDという言葉が使われるようになり，さらにADという名称にとってかわられることになった。しかし，高齢者の臨床，病理学的知見が蓄積され，遺伝子解析によってATDが単一ではないことが明らかになってきた段階では，若年発症から高齢発症までを一つの名称で括ってしまうことは不適当であろう。しかし，AD，ATDという名称は広く一般に通用しているので，本書では本章に限らず他の項目でもATDとは狭義のADと狭義のSDATを合わせた言葉として用い，ADやSDATという名称はそれぞれ狭義の意味として使うことにする。

　なお，本書では加齢と老化を同義語として使用している。また，本章のみならず他の章にも海馬体，海馬，アンモン角などの解剖学名の使い方については第3部第1章の第2節大脳辺縁系で述べられている。

I. 加齢に伴う脳の変化

1. 100歳脳

1) その意義

100歳脳については，これまで思い入れにも似たさまざまな予測がたてられてきたが，それはおおよそ二つに集約される．そのひとつは，100歳という長寿は選ばれた人達という意味合いで非常にまれな状態であり，90歳代以下とは一線を画するという見方である．形態学的に表現するならば，萎縮はほとんどなくて，老年性変化も出現していない脳ということであろう．それに対して，100歳脳を老化の究極として捉える見方がある．1970年代から80年代にかけて，脳の老化に関する優れた形態学的研究が発表されているが，そこで明らかにされたことは老年性変化は年齢に比例するということであった．そして，当時100歳脳の剖検報告が皆無に等しかったこともあって，100歳脳は萎縮や老年性変化が最高度に現われた状態と推論されることになった．因に，1970年代末に提唱されたSDATという疾患概念はこれらの研究を基礎として生まれてきたのである．このようにして，100年間という時間を生存しえた脳に対する知見はATDの解明に欠かせないものであった．しかし残念なことに，世界的にも100歳脳の系統的な形態学的研究がまったくない状態は1992年の時点でもほとんど変わらず，筆者が世界で初めて発表した100歳代27例の神経病理学的研究はまだ特殊なケースという印象が強かった．

2) 100歳脳と老化の究極像

著者の研究によると，これまでの100歳脳に対する推論はどれも一部は正しく，一部は違うと言える．もちろん，集団としてみると脳の老化が年齢に依存していることは論を待たないが，老人斑やNFTに代表される変化は必ずしも最高度にはなっていないのである．アンモン角のNFTに関しては年齢依存性が強いのに対して（図1-2-18），大脳新皮質の老年性変化は非常に個人差がみられる．100歳が老化の終末像とすれば，すべての脳がATDのように老人斑やNFTで皮質が埋め尽くされるはずであるが，大脳皮質に老人斑が1個以上出現している脳が同一年代に占める割合は100歳代で最高になるものの（図1-2-15），単位面積あたりの数（95パーセンタイル値）は80～90歳代よりむしろ低下し（図1-2-16），老年性変化の最高例と最低例の幅は80歳代よりも狭いのである．実際，100歳脳自験例のなかで議論の余地がないATDは2例に過ぎず，40％の症例は老人斑優位型痴呆や原発性海馬変性（NFT優位型）というATDとは異なる形態である（図1-2-41，表1-2-5）．

老年性変化の幅が脳の個人差を表わしているとすれば，100歳代は必ずしも個人差の大きい年代とは言えない．それを60歳代からみると，70歳代まではあまり大きな差はみられないが，80歳代では老年性変化の出現頻度が急に高くなるだけでなくて，単位面積あたりの95パーセンタイル値が最高になる．しかし，80歳代と90歳代ではわずかな差で，100歳代では前述の通り低下しているのである．

従来，老年性変化は年齢に比例して直線的に増加するものとされていた．しかし，実際にはむしろ曲線的な変化であって，重量や容積の減少とは必ずしも平行する現象ではない．その意味では，老化に伴う形態学的変化のなかで最も本質的なものは組織の萎縮にあると思われる．もちろん，その萎縮が神経細胞の数の減少によるものか，あるいは個々の細胞容積の減少にあるのかについては，まだ解明されていない．顕微鏡観察によれば，数の減少よりも容積の減少が主体であるように思えるが，容積の減少については技術的な問題も多く，今後の課題であろう．

しかし，数や容積の減少が脳の中で生じているとしても，なお変化しないものが基本的な解剖学的構造である．100歳脳のなかには，あたかも若い脳の写真を縮小したような非常にバランスのとれた脳が存在するが（図1-2-1 A & 2），

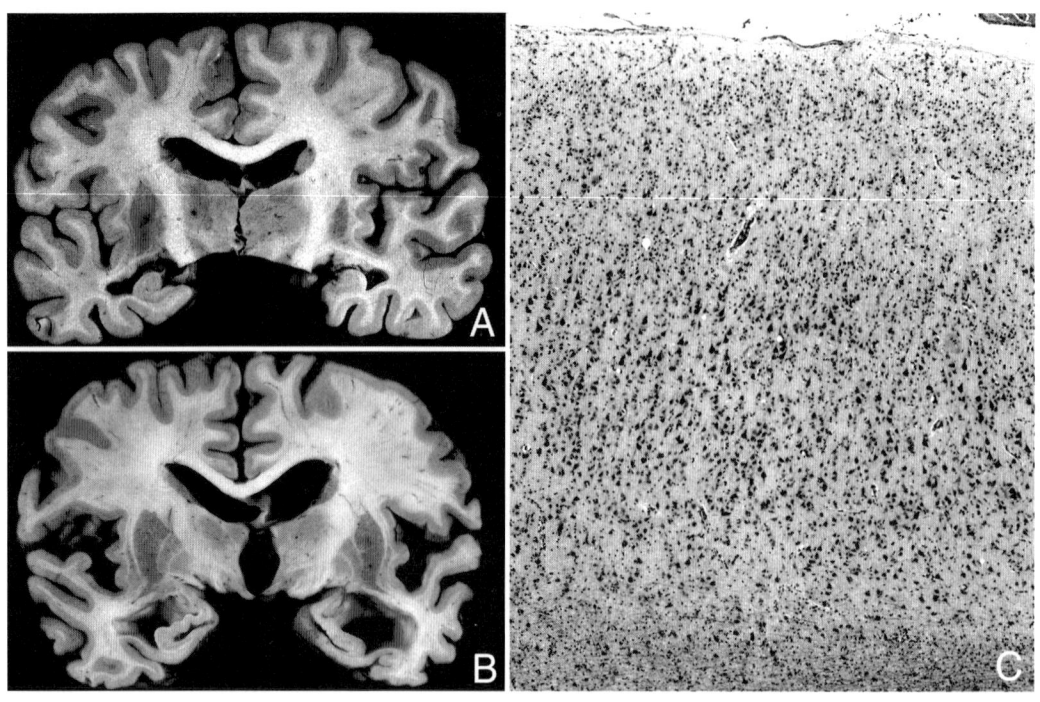

図 1-2-1　100 歳脳
A：106 歳健常男性，脳重 1,140 g，B：101 歳女性，Alzheimer 病，脳重 1,040 g，C：104 歳健常女性の内嗅領皮質（transentorhinal cortex），脳重 1,120 g．

そのような脳では各脳葉の大きさはバランスがとれているだけでなくて，割面においても灰白質，白質，そして側脳室の割合が若い脳とさして変わらない。このことはミクロレベルでも同様に大脳皮質の 6 層構造が整然と保たれ（図 1-2-1 C），異なる細胞種間や相互に神経線維連絡をもつ部位間などに若い脳と同じ比率を確認することができるのである。そして，このようなバランスがあらゆる部位間で維持され，全体としてバランスのとれた脳を形成していると考えられるのであり，これこそが脳の老化に伴う萎縮の本質ではないだろうか。

しかも，老化という現象の一部である老人斑や NFT がほとんど組織の解剖学的骨格には影響を及ぼしていないことも注目されるべきであろう。どんなに老人斑が出現していても，それによって皮質の層構築が崩れることはないのである（図 1-2-3）。それに対して，ATD では後述のように構築が壊れたり乱れている部分がある。この違いは決して老年性変化の多寡の問題ではなくて，両者は本質的に異なる萎縮メカニズムであることを示唆しており，それ故に，ATD を老化の究極的状態とは位置付けられないのである。

3）バランスとアンバランス

このようなバランスが保たれた萎縮は機能的，臨床的にはどのように反映しているのだろうか。筆者の 100 歳脳自験例は 42 例に達しているが，そのなかで高次精神機能が年齢相応あるいは痴呆がなかったと記載されている症例が 22 例ある。その一人である 106 歳例の脳は重量が 1,140 g で，アンモン角に少量の NFT がみられるが，新皮質には老人斑も NFT も認められず，梗塞巣は微細な病巣が視床と橋底部にだけみられる（図 1-2-1 A）。

このような形態学的所見をもつ脳は本例を含めて 3 例あり，著者はこの人たちにスーパーノーマルと名付けたが，本例はとくにマスコミでも取り上げられて有名である。

この 106 歳の老人は菊池寛の高弟のひとりで，彼の父とともにわが国最初の百科事典の編纂に

参加した人である。75歳の時，妻を失ってから無為に過ごしていたが，98歳の時に書いた本がベストセラーになり，その後数冊ものにし，テレビ出演もするようになった。104歳頃から尿失禁がみられるようになってホームヘルパーの訪問を受けていたが，転倒を契機に東京都老人医療センターに入院した。未破裂の腹部大動脈瘤以外には一般理学的所見，神経学的所見に特別な異常は認められなかった。多少，他の能力に比べて記銘力の低下が認められ，話題を急に変えたり，好きな話題をくり返したり，興味のないことはやろうとしない，などやや身勝手なところはあったが，知的レベルは非常に高く，話題は高尚なものから果ては通俗的なものまで自由自在で尽きることがなかった。退院後は特別養護老人ホームに入寮していたが，次第に気力の低下がみられ，傾眠傾向や脱水が認められたため再入院したが，薬石効なく死亡した。以上のように，本例は100歳代としては平均よりはるかに高いレベルにあり，それを100歳代全体に一般化することは無理であるとしても，脳に生じるあらゆる形態学的変化が最小限にある場合にはこれほどの知的レベルを維持しうるということの例証になろう。

しかし，一般臓器には，未破裂の腹部大動脈瘤，高度の大動脈硬化，早期胃癌，全身臓器の萎縮（心臓270g，肝臓550gなど）という具合に，脳の変化とは対照的に多彩な病変があり，どれひとつをとっても死因になりうるものばかりである。このように，老人では脳とその他の臓器には著しい差異があることが多い。

すなわち，病理学的にみると老人は疾病を複数抱えて微妙なバランスをとりながら生活している状態と考えられ，どのような事態が生じても不思議ではない状況に置かれていると言える。従って，脳自体にそれほどの老化現象がみられなくても常に病的状態に陥る危険性を秘めていると考えられる。年齢に比例して増加する大脳皮質や白質の小さな梗塞は脳内の動脈硬化もさることながら，心房細動，悪性腫瘍，老人にとっては重症の感染症などを背景としていることが圧倒的に多い（図1-2-23＆39）。また，頭部外傷も無視できない。とくに剖検で初めて明らかになるような硬膜下血腫はほとんどの場合，薄い偽膜が形成されている程度で（図1-1-1），臨床的にはそのような症例の半数は転倒の既往が不明である。このように，本来バランスのとれた萎縮過程はATDやParkinson病のような脳固有の疾患のみならず脳以外のさまざまな要因によって障害され，少しづつアンバランスな萎縮へと変化していくのであろう。従来，このような一生涯の間に生じた脳内の変化を一律に脳の老化とみなす傾向があったが，脳固有の変化とそれ以外とを区別した上で相互の関係を考える必要があろう。

なお，最近の100歳脳をみると，スーパーノーマルと称されるような脳が存在する一方で，80〜90歳代で観察される多彩な病理所見をもつ脳に遭遇するようになり，1992年までの27例に比べてその後の15例ではやや様相が変化してきたように思われる。とくに，脳以外の要因が絡む病変が目立ってきている。2001年9月11日，厚生労働省が発表したところによれば，わが国の100歳以上の老人は15,475人に達するという。しかも，日本一の長寿者は114歳になり，今後，この記録はさらに更新されるに違いないが，そこには医療技術の進歩が大いに関係していることも見逃せない。逆に，その要因を別にすれば萎縮を本質的な変化とする脳の老化は我々が考えている以上に小さなものかもしれない。

2．生理的萎縮と病的萎縮

肉眼的には前頭葉の脳溝が開き，脳回が狭くなっているが，そこを顕微鏡で観察すると大脳皮質に整然とした6層構造をみることがある。このように，老人脳では肉眼的な萎縮が組織学的には必ずしも病的な萎縮を表わしていないことに留意すべきである（図1-2-2）。もし，それが痴呆のない健常脳であるとすれば，老化による萎縮としてさしたる疑問も挟まれずに片付けられてしまうが，反対にATDが臨床的に疑われていたり，老人斑などの老年性変化が多く見られると，それに影響されて組織学的構造は保たれていても病的としてATDの病理所見の

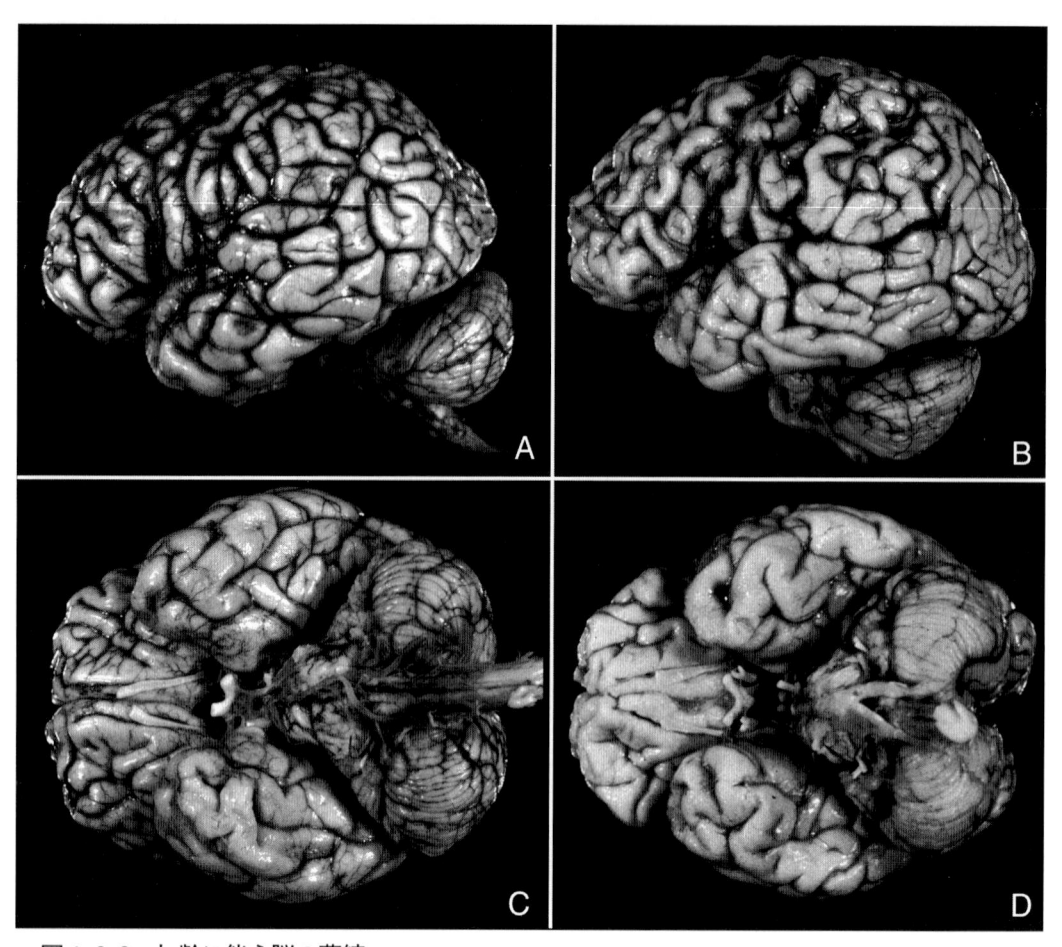

図1-2-2　加齢に伴う脳の萎縮
A&C：31歳健常男性，脳重1,400 g，B&D：91歳健常男性，脳重1,080 g．

一つに組み込まれることがある．しかしここに，ATDの臨床病理学的研究の落し穴とも言える大きな問題があると思われる．

　残念ながら現在のところ，高齢者における生理的な高次神経機能の標準化や老化の形態学的指標は十分とは言えず，しかも痴呆という臨床症状の発現メカニズムや原因となる部位が明らかになっていない状況では，臨床症状を裏付けるためにあらゆる形態学的変化に注意を向けることは必要である．しかしその一方で，機能や形態に関する老化の座標軸が観察者の考え方や経験の度合によって容易に変更されてしまうような曖昧なものとなっていることも指摘しておきたい．とくに，形態学的変化の解釈にあたっては臨床情報に大きく左右され，ともすれば形態学の主体性が失われかねない状況にある．一般的には老年性変化が年齢に依存するという知見を反映して，それをガイドラインとして使用する傾向がみられるが，それはあくまでも集団としてみた場合であって，老年期における個人差の増大については十分に考慮されているとは言い難い．

　もちろん，脳の老化を解明する上で，老年性変化のように新たに出現してくる形態学的変化を調べることの意義は計り知れないほど大きい．しかし，一度完成した本来の脳の構造がどのように変化するのかという点に関してはほとんど注目されてこなかった．強いて言えば，脳の重さや容積，あるいは神経細胞の数くらいであり，「組織」の解剖学的構造に目を向けた研究は皆無である．しかし，前述のように，100歳脳にも20歳代と何ら変わらない解剖学的構造が認

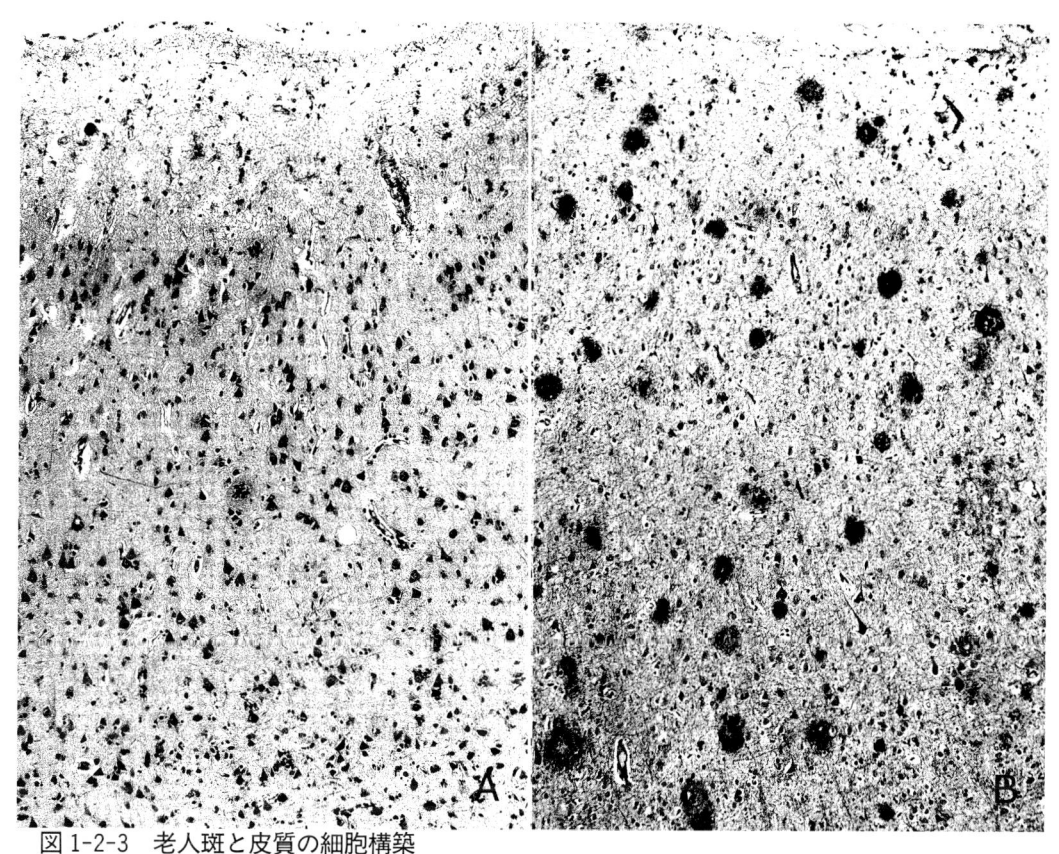

図 1-2-3 老人斑と皮質の細胞構築
A：中側頭回（KB染色）第 1 〜 4 層を明瞭に区別できる，B：同一部位の老人斑（Methenamine-Bodian 染色），86 歳健常脳．

められるという事実は，本来，組織の構造というものは老化の影響を受けにくい性質であると考えられる．組織の構造を確認する作業は組織全体を見渡すことであるが，老人斑や NFT にばかり目が向き過ぎてはいなだろうか．個々の細胞変化の総和は必ずしも組織の変化にはならない．

そこで，脳の萎縮について，組織学的に構造が維持されている萎縮を「生理的萎縮」，反対に層状変性や梗塞のように構造が失われている萎縮を「病的萎縮」として区別することを提唱したい（図 1-2-4，32 & 39）．これは，機能（臨床）に最も近いところに位置する組織を基本に据えて，老化や疾病がこの組織構造にどのような影響を及ぼすかという視点から老化や疾病のメカニズムを探ろうとするものである．

生理的萎縮は，解剖学的構造の維持の他に，通常の意味での細胞反応を伴わないという点において病的萎縮と区別できる．病的萎縮では，細胞・組織の崩壊産物を清掃する機転として毛細血管の新生やマクロファージの動員があり，組織欠損に対してはアストログリアの肥大，増殖が認められるが（図 1-1-43），老人の生理的萎縮をきたした大脳皮質ではリポフスチンをもった小数のアストログリアやマクロファージが組織内に点在しているものの，少なくとも病的萎縮で観察されるような反応はない．もちろん，何十年にもわたる非常に緩慢なプロセスである生理的萎縮に比べて，病的萎縮は明らかに急速な変化であり，時間差や変化の速度が反応の違いに現れている可能性は考えられるが，十年以上の非常に長い経過をとった変性症でもアストログリアによる器質化が進んでいることがあり，単に長さの問題ではないようにも思われる．

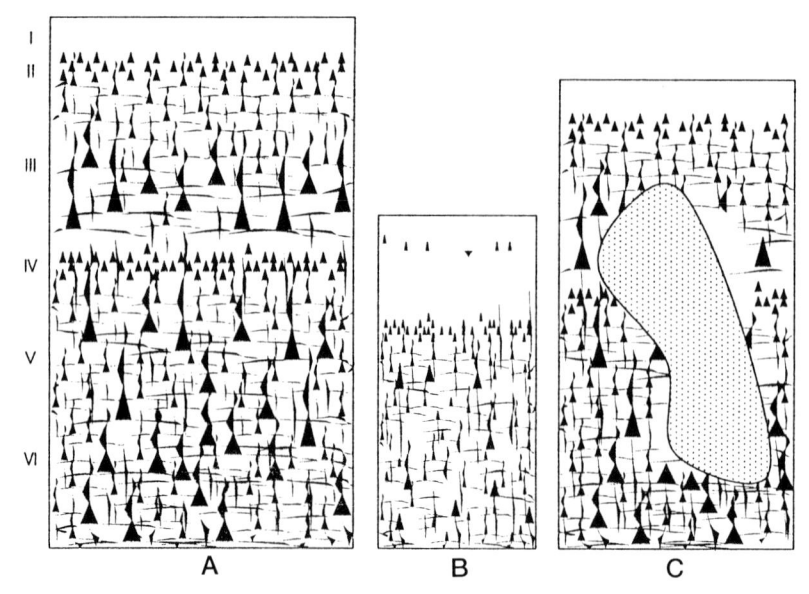

図 1-2-4 皮質の萎縮パターン
A：正常の大脳皮質，B：第2～3層の神経細胞脱落によって皮質厚が減少（層状変性），
C：皮質内梗塞，病変の広がりは層構築と一致しない．

3．マクロ的変化

1）脳重量と容積

　集団としてみると，脳の重さは20歳代をピークにしてその後減少するが，決して直線的ではない。20～50歳の減少は非常にわずかであるが，50歳代から80歳代にかけて大きな脳重の低下が生じている。しかし，その後100歳代までの減少は再び小さくなる。このように，脳重はいくつかの変曲点をもった曲線的な変動を示すと考えられ，初老期からほぼ直線的に減少するのもではない。

　健常例では，脳重量の減少は大脳の重さの減少によるところが大きく，小脳と脳幹はそれに比べてわずかである。すなわち，20歳代のそれぞれの平均重量を100とすると，100歳代では大脳は20～25％減少しているが，小脳・脳幹は10～15％に留まる。

　しかし，高齢者では重さのバラツキが大きくなるために，個々の脳が年齢に比して重いか軽いかという評価はほとんど不可能である（図1-2-5）。その例として，大脳，小脳，脳幹を合わせた重量が1,000g以下の脳が老年期では決してまれではないことが挙げられる（図1-2-6）。初老期以前では1,000g以下という重さだけで病的な萎縮としてまず間違いないが，臨床的に痴呆のない健常例をみると，60歳代では1,000g以下の脳が1.5％である。しかし，徐々に割合が増して100歳代になると急に23％にも達し，低重量であることを組織学的にも説明しうる所見がほとんどない脳が増えている。これについて，一世紀という単位では脳の重さに変化が生じるという研究もあり，発達期の栄養状態など複雑な環境要因が絡んでいることは疑いない。しかし，我々は重量が軽い場合には病的な状態を想定しがちであるが，必ずしもそうではないということに留意すべきであろう。

　しかし，剖検時の重量は減少した結果なのか，あるいはどの程度減少したかということについて何も教えてくれない。それは脳容積についても同様であるが，英国のDavisらは頭蓋内容積が生涯ほとんど変化しないことに着目して，剖検時にそれと脳容積を計り，比率によって減少の割合を示した。それによると，50歳代以前では脳容積は頭蓋内容積の92％程度を占めているが，それ以降では次第に減少するという。

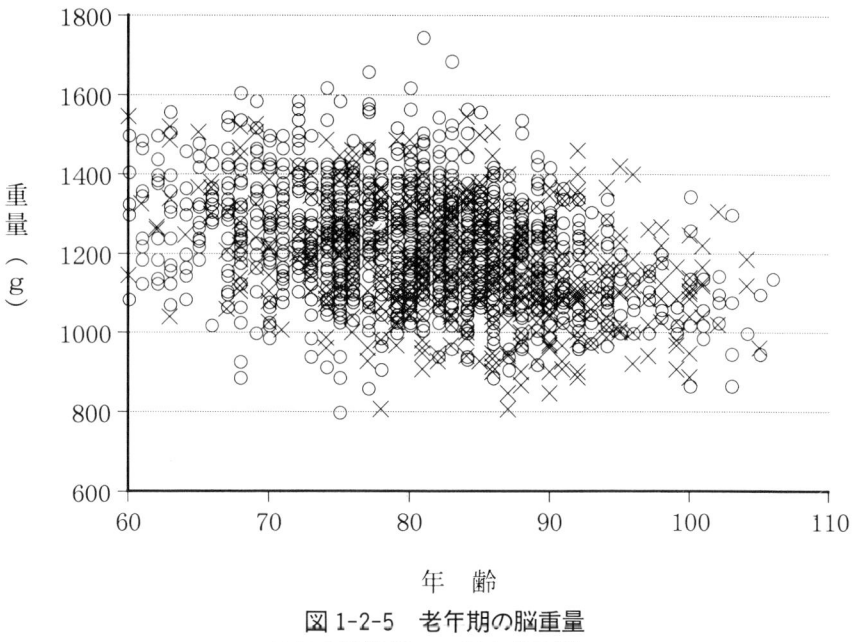

図 1-2-5 老年期の脳重量
○印は健常例，×印は痴呆例．

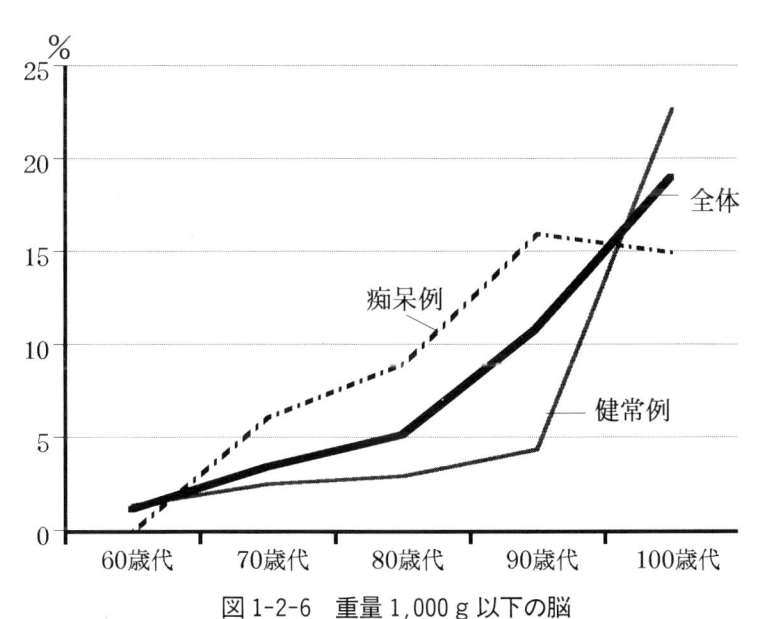

図 1-2-6 重量 1,000 g 以下の脳
値は各年代の健常例，痴呆例，および全例に占める割合．

この方法は個々の脳について，どの程度萎縮したかを知るには良い方法であるが，脳は死戦期の状態によっては腫大することもあるため，必ずしも生前を反映しないことがある．

2）灰白質と白質

脳重量の減少を灰白質と白質という視点からみると，50歳代以前では主に灰白質が減少し，次いで50歳代以後には白質が減少するという．これは大脳皮質の神経細胞がまず消失し，それに次いで神経線維が二次変性を起こすために，

図 1-2-7　皮質の表面積と厚さ

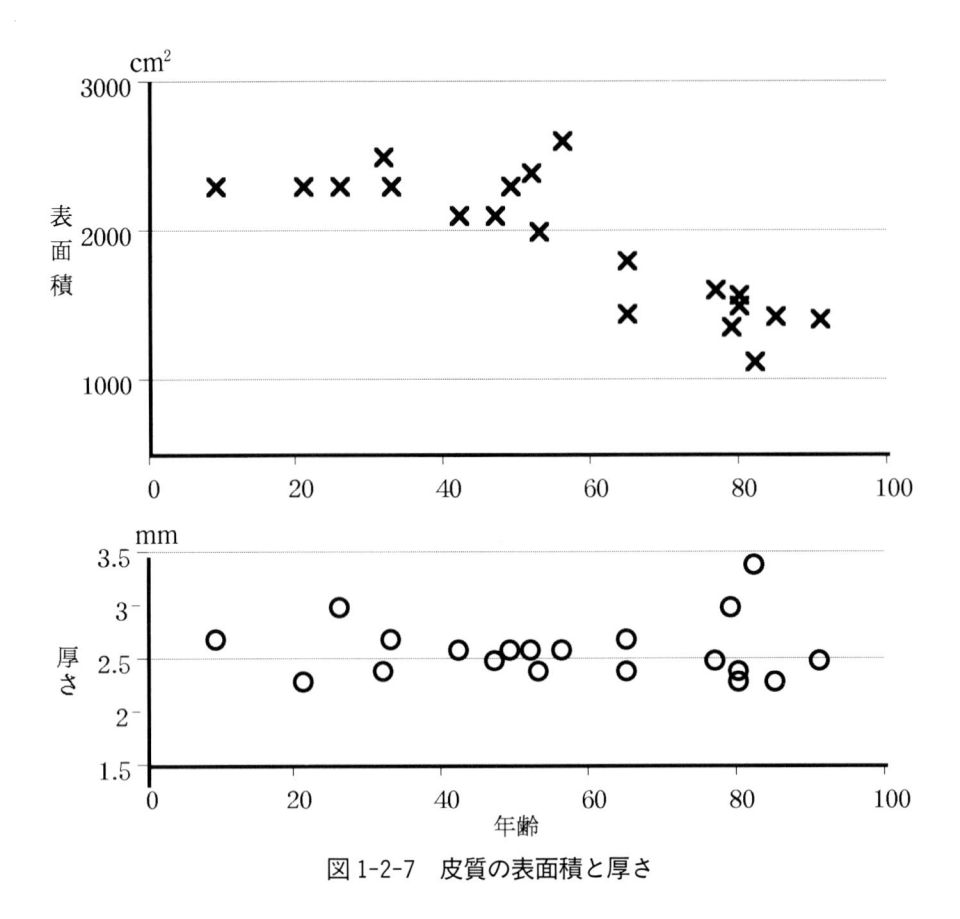

灰白質と白質の変化に時間差が生じ，それが50歳前後で容積の差となって現れると考えられる．しかし，我々の計測結果では皮質と白質の比率（3：2）は50歳前後でまったく変化がなかった．大脳白質は皮質下灰白質に向かう神経線維に比べて皮質相互を結ぶ神経線維が圧倒的に多いため，白質の萎縮は基本的に皮質神経細胞の消失と密接に連動することは疑いない．しかし，それに関連して，多発硬化症と白質の多発性梗塞例で皮質と白質の容積を測定してみると，その比率は正常とまったく同じであった．これは皮質に入力する神経線維の減少が皮質の容積を減少させているためと考えられ，皮質と白質は想像以上に連動して変化すると思われる．なお，白質の萎縮は側脳室の拡大を惹起すると考えられているが，長期間にわたってCT画像で追跡しその後剖検になった症例を調べたところ，側脳室の拡大は進行していなかった．

3）大脳皮質の萎縮

立体学的方法によって，大脳皮質の表面積を推定することができる．それによると，20歳代の大脳皮質表面積は 2,300 cm²〜2,400 cm² であるが，50歳代を境にして80歳代では 1,700 cm²〜2,000 cm² にまで減少する．皮質の容積もそれとパラレルに減少しているが，驚くべきことに厚さはまったく減少しない（図1-2-7）．これまで大脳皮質は加齢とともに薄くなるとされ，皮質の萎縮はもっぱら厚さの減少に依ると考えられてきたが，この結果から，表面積の減少が非常に大きな要因であることが推定されるのである．これは次に述べる皮質神経細胞の減少という問題に密接に絡むことになる．

4）脳葉の萎縮

老人脳で最も目につく変化は前頭葉の萎縮であろう（図1-2-2）．脳溝が開き，脳回は細い．このような傾向は側頭葉にもみられるが，後頭葉の脳溝はほぼ閉じているために萎縮している

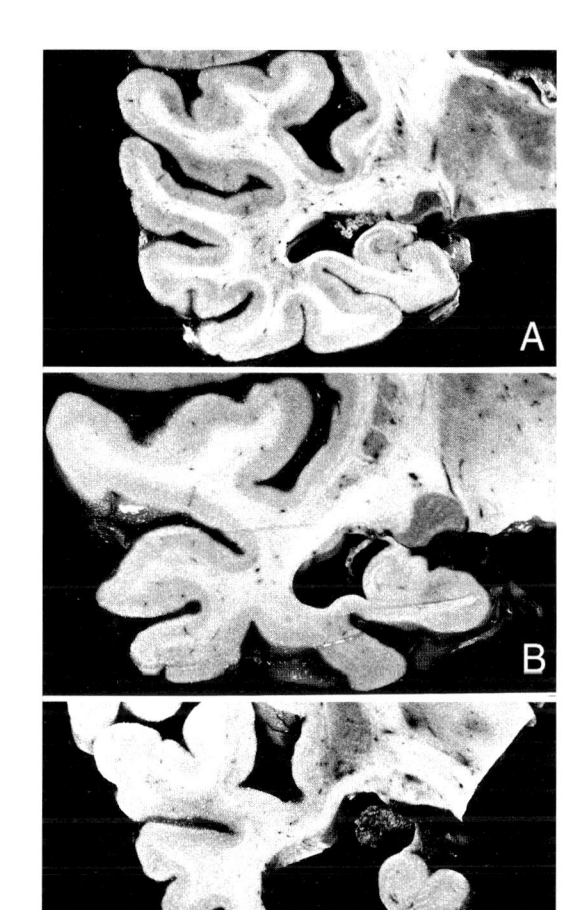

図1-2-8 海馬体と海馬傍回の関係
海馬体と海馬傍回の相対的な大きさに注目すると，Aに比べてBとCでは海馬体が大きくみえることに注意．A：健常100歳脳，B&C：Alzheimer型痴呆脳．

ようには見えない。しかし，前頭葉，側頭葉，頭頂・後頭葉の皮質容積を計測して，脳葉間の比率を求めると2：1：2となり，少なくとも健常例では年齢に関係なくこの比率が一定している。もちろん，この研究についてはさらに検討が必要ではあるが，脳葉間の容積比が一定しているという可能性は神経線維連絡が比較的よく解明されている海馬体と海馬傍回の関係から推測することができる。

海馬体と海馬傍回は側副溝を挟んで互いに強力な線維連絡をもっているが（図3-1-32&33），老人の海馬体は肉眼的にも小さく，外側膝状体を通る割面で海馬体の断面積を測定すると，100歳代の断面積は50歳代の1/3程度小さくなっている（図1-2-8 A）。そのためか海馬体の萎縮がことさら注目されるが，計測してみると隣にある海馬傍回の断面積もほぼ同じ割合で萎縮しているのである（図1-2-9）。著者が16歳から102歳までの健常例94例について調べたところによると，海馬体の断面積は海馬傍回の約半分になり，断面積比は年齢には関係なく0.502 ± 0.062であった（図1-2-10）。なお，両部位の萎縮の程度は50歳代以前ではわずかであるがそれ以降では強くなり，このような年代的変化は脳重量のそれとほぼ一致している。

海馬体とくにアンモン角は老化による神経細胞の減少にさらされている場所として有名であるが，海馬体と海馬傍回が一定の割合でバランスよく萎縮するとすればその神経細胞の消失が海馬傍回への投射線維数を減少させ，ひいてはその神経線維が終止している海馬傍回の容積を減少させると同時に，それと全く同じ現象が海馬傍回から海馬体に向う投射線維にも生じ，それが海馬体の容積を減少させているはずである。ATDでは海馬体に重点が置かれるために，とかく海馬傍回との関係には目を向けられないが，両者は決して独立して動いているわけではない。因にATDでは，海馬傍回の萎縮が海馬体のそれを上回るために相対的に海馬体が大きくみえるが（図1-2-8 C&36），このように両者の萎縮が連動していないことこそ異常であろう。

4．ミクロ的変化

1）神経細胞数の変化

脳の神経細胞数と老化の関係に関する計測学的研究では，大脳皮質，アンモン角，被殻，Meynert基底核，小脳Purkinje細胞，中脳黒質，橋青斑核，脊髄前角神経細胞など，細胞数が加齢とともに減少するという結果が多い。しかも，その減少は計測部位によってかなり異なることも知られており，例えばBrodyの研究によると，最も減少幅が大きい皮質は上側頭回で，およそ57%も減少している。次いで順に

図 1-2-9　海馬傍回の断面積

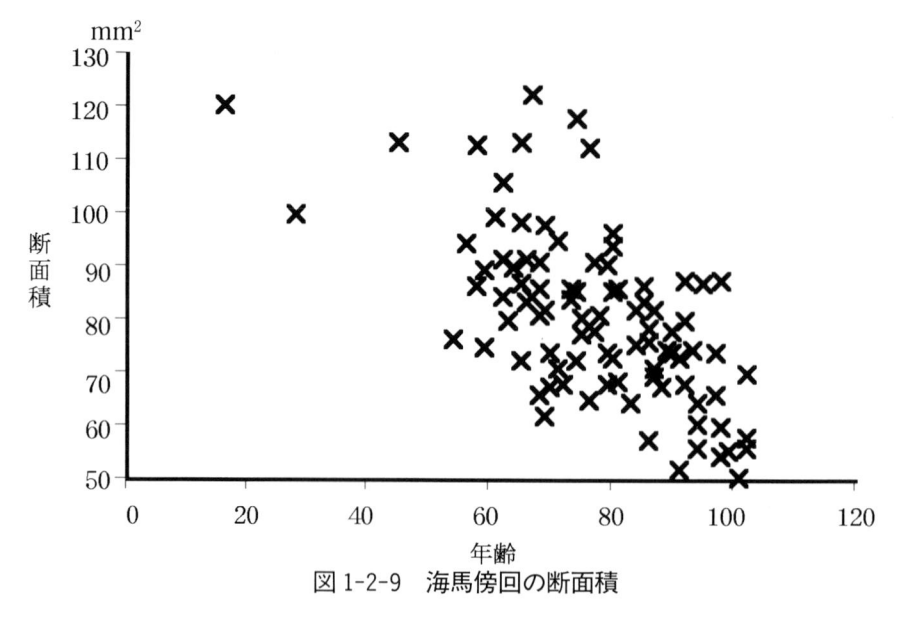

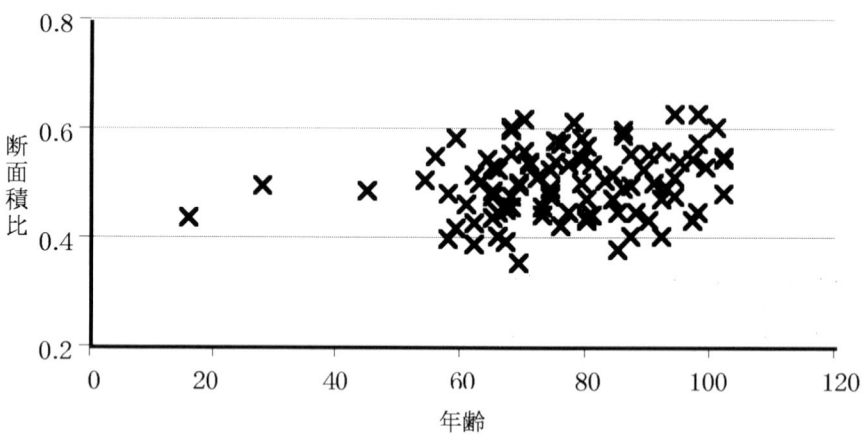

図 1-2-10　海馬体／海馬傍回の断面積比

中心前回で約 34％，鳥距溝皮質が約 31％，下側頭回ではおよそ 18％であった．しかし，中心後回では有意な減少が認められなかったという．さらに脳幹などを含めると，顔面神経核，蝸牛神経核，外転神経核，滑車神経核，下オリーブ核では神経細胞の萎縮は生じるが，有意な減少は認められないとされている．しかも，被殻，Meynert 基底核，下オリーブ核などでは研究によって結果が食い違っている場所もある．それに対して，神経細胞の大きさに注目した研究によると，数の減少よりも細胞容積の減少の方が大きいという．定性的な顕微鏡観察でも 100 歳代の運動神経細胞は小さくみえることは確かであり，今後，この方面の研究が待たれる．

しかし，半分以上も消失するという上側頭回でさえ 6 層構造が確認できるという事実をどのように考えればよいのだろうか．これまでの研究では，各層の神経細胞が等しく減少するのではなくて，特定の層にある神経細胞がより選択的に減少すると考えられている．それには第 2，4 層にある顆粒層細胞とする説と第 3 層下部以下とする説がある．顆粒細胞は他の錐体細胞に比べて数が多いため，半分以上減少しても層としては確認できるが，深層の細胞が減少するという説は日頃検鏡している老人脳とはかなりずれているようにも思われ，計測技術を含めてさらなる研究が必要であろう．しかし，細胞数の

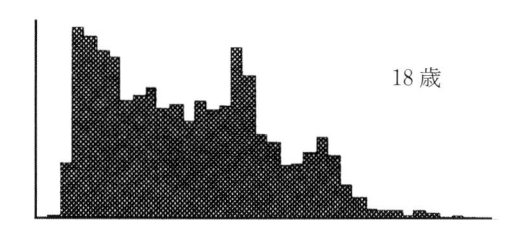

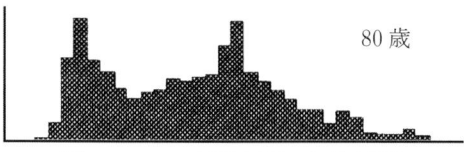

図1-2-11　大脳皮質の細胞構築

横軸は大脳表面からの距離，縦軸は表面からある距離における部位の神経細胞数．18歳例に比べて80歳例では神経細胞数は減少しているが，ヒストグラムの形に大きな違いがないことに注意（Brody H, J Comp Neurol, 102：511-556，1956より改変）．

減少と層構築について，顆粒層細胞説を掲げるBrodyの論文に付けられたヒストグラムをみると，18歳と80歳のヒストグラムに著しい差異を見い出しがたいことが注目される（図1-2-11）．これは皮質表面からの距離と，その距離における神経細胞数の関係を表したものである．80歳例では全般的に棒グラフの丈が低く，細胞数の減少は一目瞭然ではあるが，多峰性を形成するピークの数が同じであり，しかも個々のピークの位置に大きなずれがないために，全体として二つのヒストグラムは非常によく似ている．前述のように，大脳皮質の萎縮では，表面積の減少が非常に大きな要因であろうと述べたが，Brodyの研究でも皮質厚の減少は極めて小さいことが明らかにされている．このような研究結果は，特定の層にある神経細胞が極端に減少しているのではないことを示すものであるとともに，皮質厚とヒストグラムの形が維持されていることは互いに密接な関係にあることをうかがわせる．

その点についてもう少し考えてみると，大脳皮質は解剖学的には6つの層が積み重なってできているが，生理学的，機能的にみると，ネコでは底面積200〜500μm²の6層構造の円柱が大脳皮質一面に敷き詰められている．これは機能円柱（functional column）と呼ばれている．これが皮質機能の最小単位であると考えられていることから明らかなように，6層構造からなる円柱を維持することが，皮質が機能を果たす上で必要不可欠であり，特定の層にある神経細胞の減少は機能円柱を崩壊させることになる．ATDやPick病のように第2〜3層が変性している場合が正しくそれであるが，老化においてもそれと同じような現象が生じているとすれば，機能円柱を維持できなくなるはずである．しかし，重量が1,000g以下の脳であっても高次神経機能が保たれていた老人がいるという事実からも推定されるように，特定の細胞層が減少しているとは考えにくい．機能円柱の維持という観点からみれば，全ての神経細胞が萎縮するか，あるいは全ての層にある神経細胞が一定の割合で減少している，言い換えれば全ての層に一定の割合で神経細胞が残っている場合の方が皮質厚の維持を説明しやすいのではないだろうか．

この仮説を支持するような場所が知られている．その一つは被殻で，ここには大型と小型の神経細胞がほぼ1：140の割合で存在する．加齢に伴って両者とも数は減少するが，この比率はほとんど変化しない．もう一つの場所は黒質で，ここには神経メラニン色素顆粒をもった神経細胞と非色素神経細胞の二種類があり，「前者」対「後者」の比率は1：5である．被殻と同様に，高齢ほど数の減少が二種類の神経細胞に生じているが，1：5という比率は年齢と無関係に一定している．そこで，その対極としてParkinson病を調べてみると，比率は1：1に近づいてしまう．これは色素神経細胞がより選択的に障害されているためであるが，加齢に伴う減少では比率が変化しないことから，そのような選択性はないと考えられる．恐らく老化では非色素神経細胞1個の消失に対して色素神経細胞5個が消失するというような，疾病とは異なるメカニズムが働いているのであろう．もしそうであるとすれば，大脳皮質においても5種類の神経細胞間に一定の比率が存在しても不思議ではないのである．

このように，皮質の厚さが加齢によって変化

しないという事実は円柱構造を維持している結果であろう。しかも，機能円柱にとって厚さの減少は底面積よりも大きな損失であるはずであり，そのために表面積が犠牲になっているのかもしれない（図1-2-12）。

しかし，一定の比率の下に神経細胞が減少するとしても，それだけで厚さが維持されているとは考えにくい。その点についてScheibelらのゴルジ染色法による皮質錐体細胞の樹状突起の加齢に伴う変化に関する研究が興味ある事実を提供してくれる。すなわち，錐体細胞の樹状突起は加齢に伴って短縮するが，脳表面に平行に伸びる水平樹状突起と皮質表面に向かう先端樹状突起を比較すると，水平樹状突起の短縮は先端樹状突起よりも著しいという。水平樹状突起は細胞体から四方に伸びて細胞周囲に一定の広がりを形成しているので，それが皮質の表面積に比例するとし，同様に先端樹状突起が厚さに比例するとすれば，表面積の減少が大きい理由は水平樹状突起の短縮にあるのかもしれない。

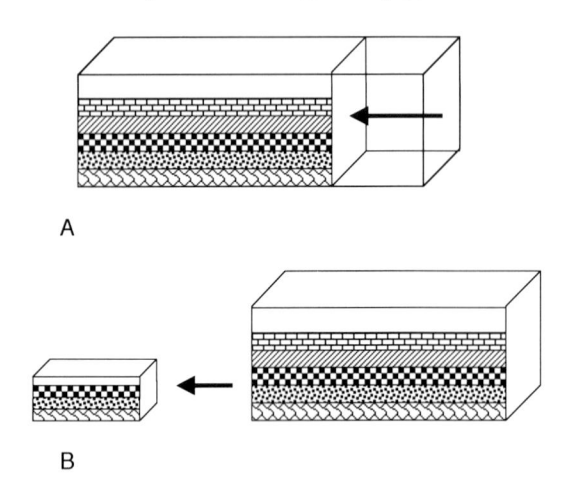

図1-2-12 大脳皮質の萎縮メカニズム
A：老化に伴う生理的な萎縮，表面積は減少するが，皮質の厚さはほとんど薄くならない．B：皮質の変性疾患では，表面積のみならず厚さも減少する．

2）老年性変化

老人脳の組織標本をみると，そこにはさまざまな疾患の断片が散らばっている（図1-2-13）。Parkinson病を疑わせるLewy小体，ATDを暗示する老人斑やNFT，ウイルス感染症で観察される神経食現象，結節性硬化症や神経節膠腫でみられる二核神経細胞（図1-2-13 B&C），あるいは特別な封入体は証明できないが膨化した神経細胞（図3-3-13&25）など実に多彩である。しかし，いずれの所見もある特定の疾患の

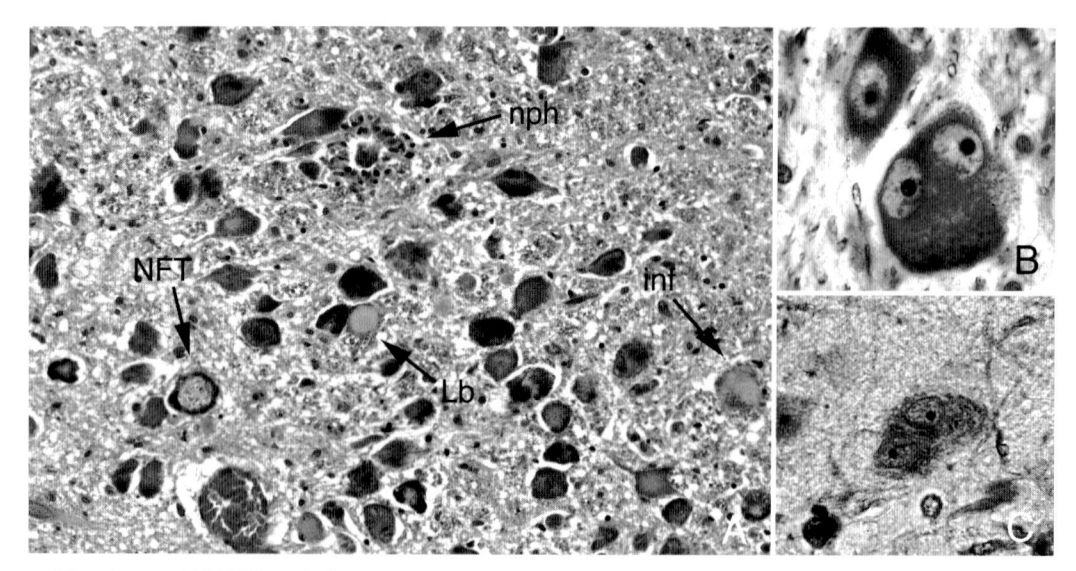

図1-2-13 神経細胞の変化
A：健常100歳脳の青斑核，神経細胞の膨化（inf），NFT，Lewy小体（Lb），神経食現象（nph）など，さまざまな変化が観察される（HE染色），B：中心前回皮質にみられた二核の神経細胞（KB染色），C：Meynert基底核にみられた二核の神経細胞（KB染色）．

表 1-2-1 老年性変化

1. 脳萎縮
2. 神経細胞の萎縮と減少
3. 大脳皮質第2層を中心とした海綿状態
4. 神経細胞のリポフシチン貯留
5. 脊髄前角，下オリーブ核，前庭神経内側核，脳幹縫線核，中脳中心灰白質，大脳皮質軟膜下などの線維性グリオーシス
6. 黒質メラニン含有細胞の核内に生じる Marinesco 小体
7. 延髄後索核や腰髄前角のスフェロイド（類球体）
8. アミロイド小体
9. Intra-axonal corpora amylacea（Intra-axonal polyglucosan body）
10. Alzheimer 神経原線維変化
11. 老人斑
12. 顆粒空胞変性
13. 平野小体
14. Lewy 小体
15. 小脳歯状核のグルモース変性
16. 小脳 Purkinje 細胞の torpedo
17. 神経食現象
18. 二核神経細胞

病理を構成する変化の一部にしか過ぎず，疑いを持つものの確定には至らないことが圧倒的に老人では多い。それは，その疾病が完成する前に他の死因によって中断されたものかもしれないが，老化とはそのような一面を呈するのかもしれない。いずれにしても，このような変化は老年性変化と総称され，疾病と同時に健常脳にも出現するが（表1-2-1），一般的には加齢に伴う形態学的変化のなかでも病的老化現象と理解され，それが健常脳で観察しうる数量を超えて出現している場合に病的意義を持たせている。すべての老年性変化が同じ意味をもつものかどうかは今後の課題であるが，少なくとも現象面をみる限り，老化現象と疾病は神経細胞死に至るプロセスを共有している部分があると考えられる。

a）数量的特性

脳重量，ある部位の神経細胞数などは数学や国語のテスト成績のように，平均をピークとして両側に裾野をもつ山型の正規分布をとる。ところが，老人斑とNFTは正規分布にはならない。単位面積当たりの数を横軸に，その階級に属するサンプルの数を縦軸にとると，最もサンプル数が多いところは単位面積当たりの数がゼロの場所になるのである。そして，単位面積当たりの数が増加するにつれて，サンプル数が減少していくために，そのヒストグラムは右肩下がりのポアソン分布に似たような形を示す（図1-2-14）。この分布は少なくとも老人斑とNFTで認められ，年齢や計測部位とは無関係に同じ形になる。

このように，神経細胞数と老人斑やNFTでは，統計学的な特性が異なっている。これは統計学的な処理をする際に重大な影響を及ぼしかねないもので，例えば，神経細胞数では平均値が有効であるが，老人斑などでは平均値がその部位の代表を表現していないことになり，実際，老人斑やNFTの平均値はほとんどの場合，ゼロになってしまうのである。ATDと健常老人脳の比較研究で，非常に大きな有意差が生じる場合と差がない場合があるのは，たまたまコントロール群がヒストグラムで左に位置するような症例であったとすると，ATDとの差が大きくなるが，反対に，右に位置するような症例であれば，ATDとの間に差がなくなってしまうからであろう。また，脳重量や神経細胞数ではサンプル数を増やすことによって症例間のバラ

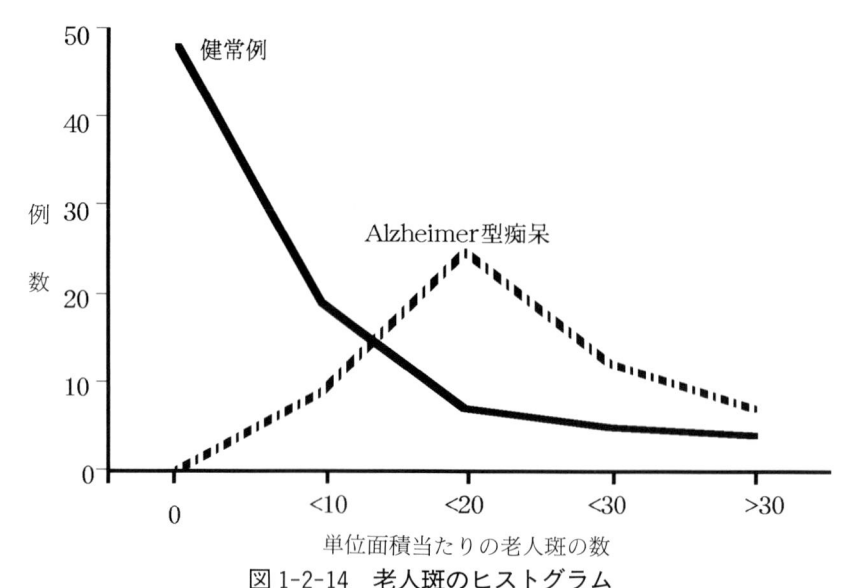

図 1-2-14　老人斑のヒストグラム
80歳代の海馬傍回における老人斑の数を健常脳とAlzheimer型痴呆（水谷らの病理診断基準を満足する症例）で比較．

ツキが小さくなるが，老人斑やNFTでは必ずしもそうはならず，かえって大きくなることもある．有意差検定などでは，統計計算する前にヒストグラムを作ってみる必要があろう．そこで，平均値の代わりに中央値や95パーセンタイル値などを使い，それをもって生理的上限を設定する．

b）年齢と分布
ⅰ）老人斑

老人斑は大脳皮質のみならず，皮質下灰白質，脳幹，小脳などに広く分布しうるが（図1-1-64），健常脳ではほとんど大脳に限局している．SDATもその分布は健常老人脳と同じであるが，ADでは小脳皮質や脳幹にも観察されることがある（図1-2-30）．

大脳皮質に1個以上の老人斑が発見される脳の割合は60歳代から100歳代までほぼ年齢に比例して上昇する．しかし，60歳代（28%）から90歳代（71%）までは比較的急速に高くなっているのに対して，90歳代から100歳代（77%）は平坦化している（図1-2-15）．臨床的な健常例と痴呆例に分けて年代的な推移をみると，健常例はどの年代でも痴呆例に比べて低い．

単位面積当たりの老人斑数を前述の95パーセンタイル値でみると，まず，皮質部位によって違いがあることが分かる（図1-2-16）．例えば，60歳代の中・下側頭回，内側後頭側頭回，海馬傍回などの側頭葉内側部では5～7個であるが，同年代の前頭葉や頭頂葉では0.1～2個である．もちろん，高齢ほど数は増えるが，部位による95パーセンタイル値の違いは100歳代まで著しく変わることはない．次に，95パーセンタイル値をみると後頭葉鳥距溝皮質を除いて，60歳代から80歳代に向かって上昇する傾向がみられ，80歳代で最大値を示す部位が多い．そして，90歳代以後ではやや低下している．それに対して，鳥距溝皮質は60歳代以後，ほぼ横ばいの状態で，高齢ほど数値が上昇する傾向がみられない．

皮質下諸核における老人斑は大脳皮質のそれにほぼ同期しており，老人斑が皮質下核にあって大脳皮質にはないという状態はない．しかし，皮質下核の老人斑は大脳皮質のそれが95パーセンタイル値またはそれ以上出現している場合に観察され，それ以下では認められないことが多い．この関係は老人斑のスクリーニングに利用可能で，乳頭体内側核に老人斑が出現している症例の80%は大脳皮質に95パーセンタイル

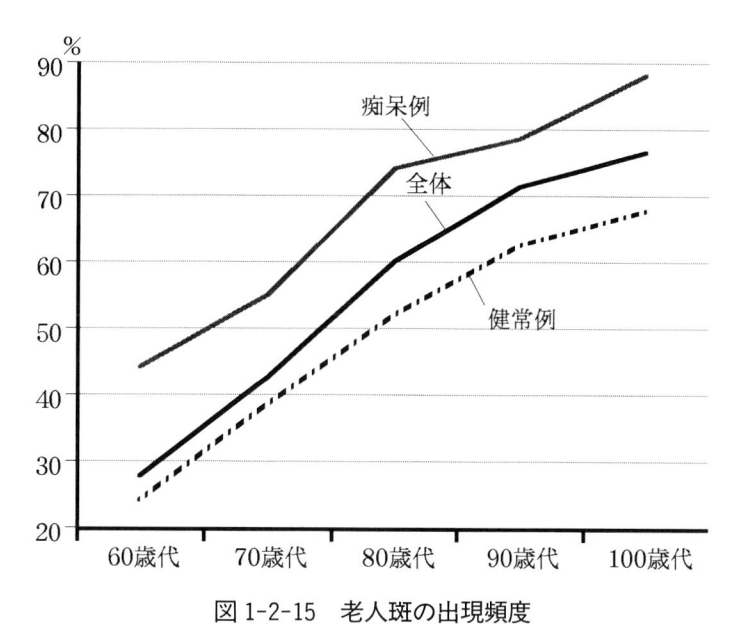

図1-2-15 老人斑の出現頻度
老人斑が大脳皮質に1個以上観察される例の割合，数値は各年代の痴呆，非痴呆，それぞれの全剖検例に占める割合．

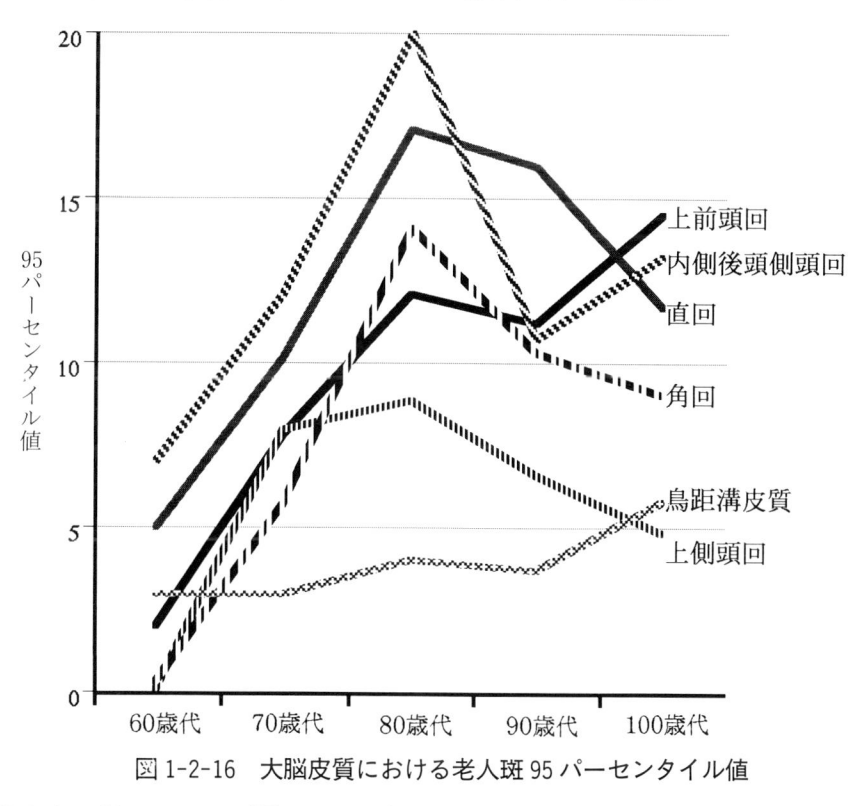

図1-2-16 大脳皮質における老人斑95パーセンタイル値

値を超える老人斑が認められる（図1-2-37 B）．皮質下核では乳頭体内側核の他に，被殻，前障，扁桃体，視床，マイネルト基底核（図3-1-55 B），などが好発部位である．しかし，淡蒼球に老人斑が出現することはない．

ii）Alzheimer神経原線維変化

脳幹では中脳の背側被蓋核，脚橋被蓋核，橋の青斑核，縫線核のひとつである上中心核などが好発部位である．しかし，黒質，橋核，下オ

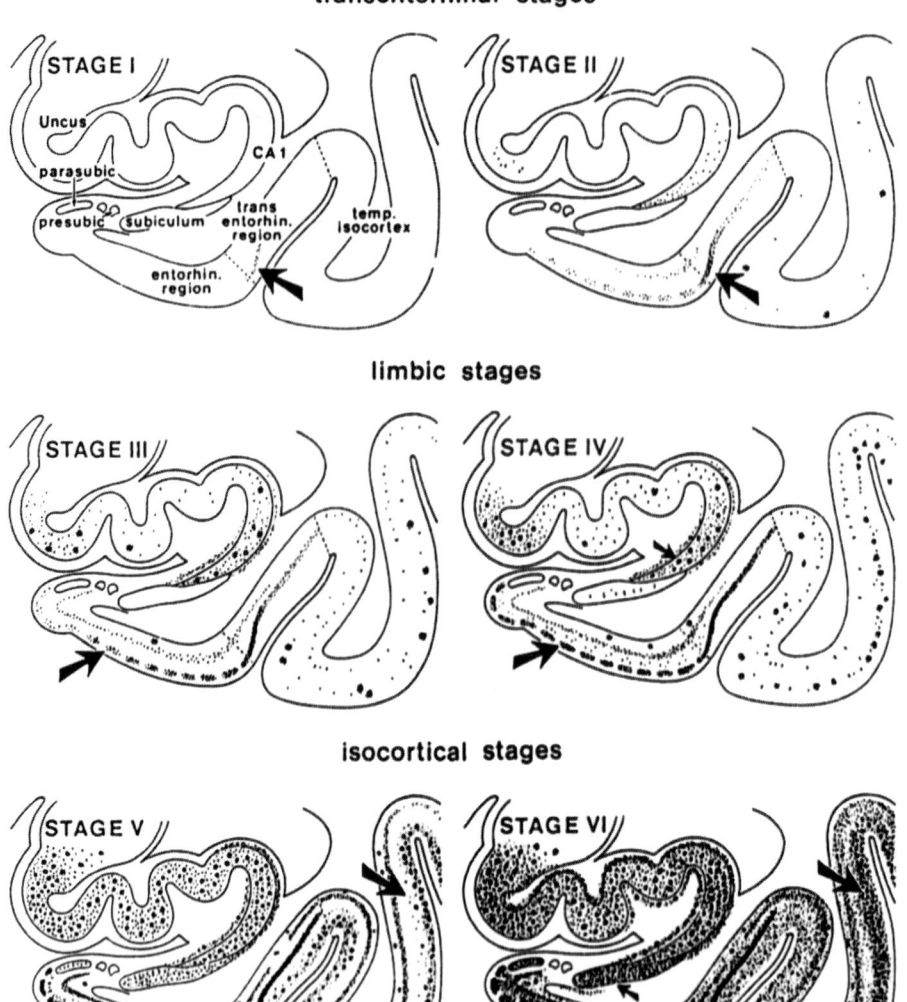

図 1-2-17 Braak らの Neuropathological staging of Alzheimer-related changes (Braak H, Braak E, Acta Neuropathol 82：239-259, 1991 より).

リーブ核，迷走神経背側神経核，小脳歯状核などに NFT をみることはまれで（図 1-1-55），これらの部位に発見されたときは AD，進行性核上性麻痺などを疑って系統的に調べるべきである．

大脳では，側頭葉新皮質と海馬傍回の内嗅領皮質に挟まれた transentorhinal cortex から内嗅領皮質が最も早期に観察される部位であるとともに，年齢との相関が最も強い（図 1-2-17）．60 歳代ではこの部位に出現していることが多いが，アンモン角にはほとんど NFT はみられない．次いで NFT は海馬支脚，さらにアンモン角の CA 1 へ進む．数には個人差がみられるが，80 歳代では内嗅領皮質からアンモン角 CA 1 までびまん性に認められる（図 1-2-18）．CA 3～4 にも高齢ほど NFT が増加するが，その出現量は CA 1 に比べて非常に少ない．それに対して，CA 2 はやや特殊な場所で，60～90 歳代ではほとんど増加せず，統計学的にはアンモン角のなかで唯一加齢と相関しない部位である．そのため，CA 2 に多数の NFT が集簇性に出現している場合には ATD が疑われる（図

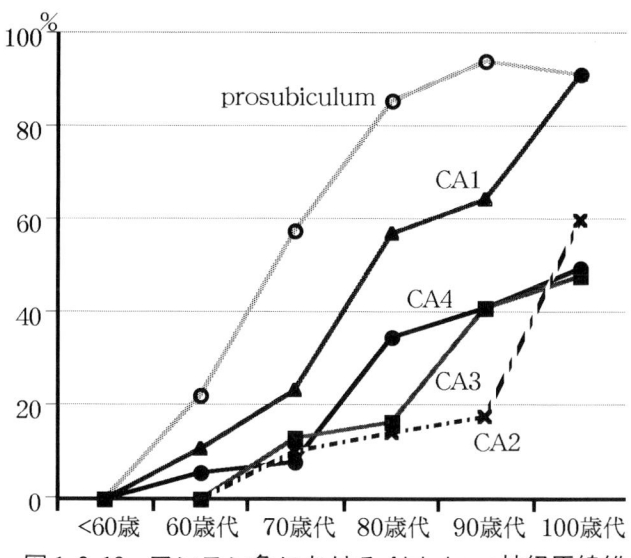

図 1-2-18 アンモン角における Alzheimer 神経原線維変化の頻度

3-1-34 A)。しかし，90〜100歳代になると健常脳のCA2でも増加し始め，アンモン角全体にNFTが観察されるようになる。CA1〜2では神経細胞の外にある ghost tangle が多くなり（図1-1-54，図1-2-43 C），アストログリアの突起がNFTに絡み付くように伸びている。なおこれに関連して，アンモン角CA2から内嗅領皮質にかけて，ほとんどの神経細胞にNFTが出現しているが，その他の大脳皮質にはまったくない状態（原発性海馬変性，図1-2-43）について，ATDの特殊型としたり，ATDに似て非なる非ATDと捉える見解があるが，著者は正常な老化現象と考えている（表1-2-5，図1-2-44）。

一方，大脳新皮質のNFTは側頭葉内側部，前頭葉眼窩面などに加齢に伴って増加するが，健常脳では1 mm^{2}に1〜2個程度であり，最もNFTが多くみられる内側後頭側頭回でも100歳代で1 mm^{2}に3〜4個である。このように，内嗅領皮質からアンモン角に至る領域と新皮質には大きな量的な差があり，新皮質でNFTが比較的容易に発見できるような状態は病的が疑われる。なお，ATDの新皮質では鳥距溝皮質のような第1次視覚野や中心後回ではNFTが少なく連合野では多いという高次皮質ほど出現しやすい傾向が指摘されているが，健常脳ではNFTの数が圧倒的に少ないために明らかにしがたい。健常脳でNFTがみられる部位は皮質第5〜6層が多く，皮質表層に出現する部位としては例外的に内嗅領皮質があるだけである。

皮質下核では，老人斑と同様に扁桃体にNFTがしばしばみられ，とくに皮質核内側核群に多い。その他に Meynert 基底核，対角回核などに出現するが，乳頭体，視床，淡蒼球，視床下核などで観察されることは極めてまれである。SDATでも，その分布は健常脳とほとんど差がない（図1-1-28 & 29）。ところが，ADになると，量的に多いだけでなく分布も広がり，視床の網様体核，髄板内核，正中中心核などにも出現する。筋強直性ジストロフィー症では乳頭体内側核に大量出現することがあり（図3-1-47），進行性核上性麻痺では淡蒼球，視床下核などにみられるが，健常脳ではこれらの神経核にNFTをみることはほとんどない。

iii) Lewy 小体

同心円状の構造をもついわゆる脳幹型 Lewy 小体は Parkinson 病に出現するだけでなく，病理学的に黒質，青斑核などが正常に保たれている脳に観察されることがある（ここでは偶発的脳幹型 Lewy 小体と称する）。構造的には

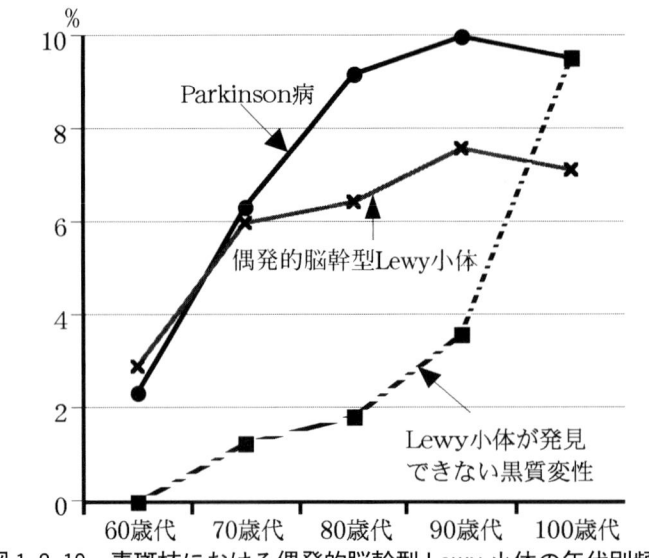

図1-2-19 青斑核における偶発的脳幹型Lewy小体の年代別頻度
各数値は各年代の全剖検例に占める割合（％）．

Parkinson病でみられるものとまったく違いはない（図1-1-51）。青斑核で発見する機会が最も多いが，黒質，迷走神経背側核，Edinger-Westphal核，楔状核，乳頭体外側核，視床下部，Meynert基底核など，その分布がParkinson病とまったく同じ場合もある。

偶発的脳幹型Lewy小体は60歳代では全剖検例の3％程度で，Parkinson病の割合とほとんど変わらない。この関係は70歳代でもほぼ6％と同じであるが，80歳代以後になるとParkinson病は増加し90歳代でピークに達するのに対して，Lewy小体は70歳以後あまり増加しない（図1-2-19）。偶発的脳幹型レビー小体は一般にParkinson病の予備軍あるいは最初期と考えられているが，この傾向からは必ずしもそうとは考えにくい。

さらに，老人脳にしか観察しえないと思われる現象が観察される。それは脳幹型Lewy小体がまったく認められないにも関わらず黒質に変性病変を示す症例で，Lewy小体のみならずNFTやGallyas染色で陽性を示す構造も発見できない。この種の病変は成人脳では脊髄小脳変性症などの系統変性疾患で遭遇するが，単独で出現している場合にはParkinson病が最も疑われる変化である。Lewy小体が無いということを証明するのは大変難しいことであるが注意する必要があろう。60歳代から増加し，とくに90歳代から100歳代で急増している（図1-2-19）。

皮質型Lewy小体はParkinson病で観察され，高齢ほど出現量が増加する傾向がある。老人斑とParkinson病の間には少なくとも統計学的な相関関係は認められないが，老人斑が広範に出現しているParkinson病では皮質型Lewy小体も多く出現している傾向はありそうである。なお，偶発的脳幹型Lewy小体がみられる44自験例のうち，皮質型Lewy小体が発見される割合は18例（40％）である。

3）アストログリア

アストログリアの中にできる構造として有名なものがアミロイド小体（cropora amylacea）である（図1-1-68）。アミロイド小体は脳脊髄液に接する脳表面，脳室を覆う上衣細胞の直下などに加齢とともに増加する。とくに老人脳では白質の血管周囲にも出現している。その他，古い病巣にも多発することがある。アミロイド小体はアストログリアの突起内にあるが，軸索内にもみられることがある（intra-axonal corpora amylacea）。これはほとんどの灰白質にみられるが，視床後外側腹側核，中脳黒質，橋被蓋，脊髄前角などではとくに目立つ（図

1-1-68)。とくに第二次感覚ニューロンが終止する部位である視床後外側腹側核では興味ある変化が観察される（図1-2-20）。すなわち、第一次感覚ニューロンが終わる延髄薄束核ではもっぱら軸索腫大が観察されるが（図1-1-61 F, 3-3-45）、視床後外側腹側核では軸索内アミロイド小体だけが認められ、同じ感覚系でも部位によって加齢性変化が異なることが注目される。

アストログリアによる線維性グリオーシスが加齢に伴って生じる部位がある（図1-2-21）。その最も代表的な部位は大脳皮質表面、脳室上衣下、中脳水道周囲、延髄下オリーブ核、前庭神経内側核などである。大脳皮質分子層の最も外側の部分は元来、アストログリアによる限界膜があるが（図1-2-21 D）、高齢ほど線維性グリオーシスが目立ってくる（軟膜下グリオーシス、subpial gliosis）。染色標本では脳回谷でよく分かる。このグリオーシスは皮質に病変がある場合にも強くなる。上衣下のグリオーシス（subependymal gliosis）は軟膜下グリオーシスより強い傾向があり、とくに脳梁と尾状核で作られる側脳室外側角（Wetterwinkel）に接する白質ではかなり広い面積を占めている。一方、脳幹部にみられる線維性グリオーシスは軟膜下や上衣下のグリオーシスに比べて症例によりその程度はまちまちである。これらの部位は脊髄小脳変性症などでもグリオーシスが生じるので、それが加齢によるものか、あるいは疾病によるものか判断を付けにくいことがある。一般に、神経細胞の変化や脱落など、神経核の変化がないことが重要な鑑別点であるが、明るく大きな核と明瞭な突起を確認できるようなグリアは何らかの病的状態で反応していると考えられる。それに対して、加齢に伴うグリオーシスでは、HE染色標本ではほとんど突起はみられ

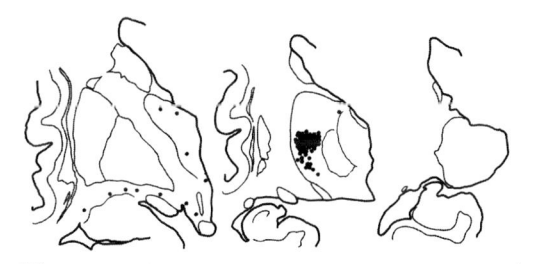

図1-2-20　intra-axonal corpora amylacea の視床内分布
後外側腹側核に限局していることに注意．

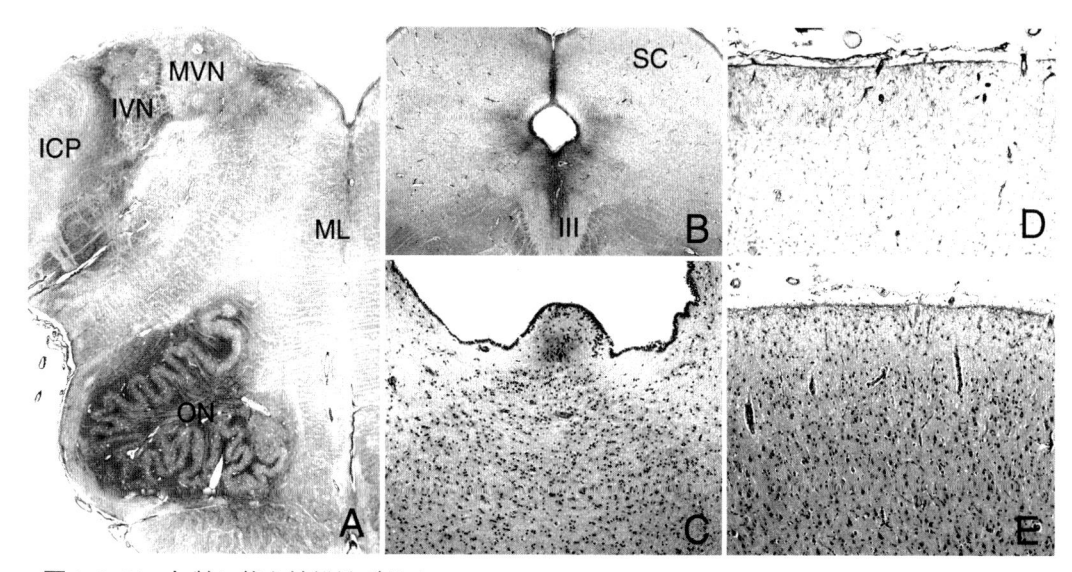

図1-2-21　加齢に伴う線維性グリオーシス
A：延髄下オリーブ核（ON），前庭神経下核（IVN），同内側核のグリオーシス（MVN），ML：内側毛帯，ICP：下小脳脚，B：中脳水道周囲の中心灰白質のグリオーシス，SC：上丘，III：動眼神経核，（A，Bとも Holzer 染色）C：中心灰白質のグリア核の増加と上衣下グリオーシス（HE 染色），D&E：大脳皮質の軟膜下グリオーシスの Holzer 染色（D）と HE 染色（E）標本．

ず，核も小さく数も少ない。このように，いくつかの場所では加齢に伴ってアストログリアの増殖あるいは線維化がみられるが，その意味については不明である。なお，高齢者の大脳皮質でアストログリアが増加しているという確実な証拠はまだ見当たらない。

Rosenthal線維はアストログリア内に生じる棒状の構造で，Alexander病や毛様細胞性星状細胞腫では大量に出現するが（図1-1-69），高齢者の古い梗塞巣周辺にしばしば観察される。

II．老化と疾病

1．疾病構造

1）全体像

老人脳では，性質の異なる病変が共存することがまれではない。そこで，臨床経過を考慮してその脳を代表する病変を出血性疾患，虚血性疾患，変性疾患，中毒・代謝性疾患，感染症，腫瘍，外傷，その他，著変なし，の9つのカテゴリーに分類し集計した結果を述べる（表1-2-2）。

虚血性疾患が最も多く，全剖検例の50.6%を占める。次いで変性疾患で16.9%，出血性疾患の9.4%，腫瘍5.2%の順である。年代別にみると，出血性疾患はどの年代でも9%前後でほぼ一定しているが，虚血性疾患は60歳代（36%）から次第に増加して，100歳代では67%に達する。変性疾患も同様に増加傾向を示し，60歳代では9%であるが，90歳代では25%になる。ただし，100歳代ではやや低下している（17%）。それに対して，減少傾向を示す疾患は腫瘍で，60歳代の15%から100歳代の2%に低下している。また，老年性変化を除いて，組織学的にも著変がない脳は60歳代では15%を占めているが，100歳代では2%にまで下がっている。このように，高齢ほど疾患の種類が減少していくなかで，虚血性疾患と変性疾患が増加していることが分かる。

一方，健常（非痴呆）群と痴呆群を比較すると，出血性疾患は健常群9%，痴呆群10%，虚血性疾患も健常群52%，痴呆群47%とほとんど差がみられないが，変性疾患に大きな違いがあり，痴呆群では34%を占めるのに対して，健常群では9%に過ぎない。反対に，著変のない脳は健常群では13%であるが，痴呆群では2%である。年代別では，健常群，痴呆群とも出血性疾患はほぼ横ばいである。虚血性疾患は健常群では高齢ほど増加し，60歳代の35%から100歳代ではその2倍以上の77%にまで達するが，痴呆群の60歳代から90歳代はほぼ40〜50%と一定している。変性疾患は痴呆群では高年代ほど確実に増加し，それとは逆に他のカテゴリーの疾患は70歳代になると極端に減少する。とくに痴呆群の腫瘍は60歳代では23%であるが，70歳代では6%にまで減り，80歳代以降は1%以下である。痴呆群の著変のない脳は60歳代ですでに3%と健常群の5分の1以下であるが，さらに高齢ほど減少し，100歳代では組織学的異常のない脳はない。

2）病変別にみた老年期の脳

前項は主病変をもとにした集計であるが，ひとつの脳に二つ以上の異なる病理学的変化を合併していることが老年期では多いので，本項では一つひとつの病理所見を集計した結果を述べる。

a）出血性病変

出血性病変を有する脳のなかで，その44.5%は小動脈瘤である（図1-1-22）。その多

表1-2-2　主たる神経病理診断名による疾病の割合

	健常群	痴呆群	全体
出血	9.1%	10.1%	9.4%
虚血性疾患	52.3%	47.0%	50.6%
変性疾患	8.5%	33.9%	16.9%
中毒・代謝性疾患	1.7%	0.7%	1.4%
感染症	2.2%	0.3%	1.6%
腫瘍	6.2%	3.2%	5.2%
外傷	3.4%	2.6%	3.1%
その他	3.9%	0.3%	2.7%
著変なし	12.7%	1.9%	9.1%

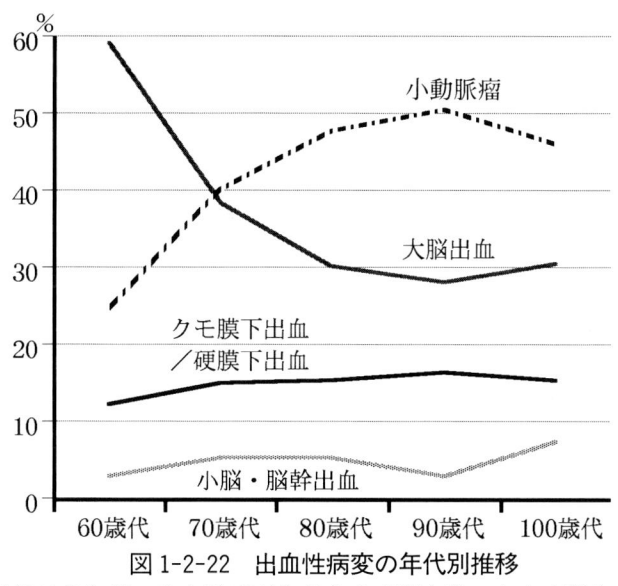

図 1-2-22　出血性病変の年代別推移
数値は各年代の出血性病変を有する症例全体に占める割合．

表 1-2-3　老年期の虚血性疾患

	健常群	痴呆群	全体
無酸素脳症	4.0	2.4	3.4
多発性大脳梗塞	8.9	15.3	11.4
単発性大脳梗塞	23.1	18.3	21.2
多発性皮質梗塞	39.0	32.0	36.3
多発性白質梗塞	25.0	32.0	27.7

各値は虚血性疾患の病理所見を有する脳全体に対する割合（％）

くは組織学的にヘモジデリン顆粒を貪食したマクロファージが血管周囲に認められるため，肉眼的には褐色の点としてみえる．60歳代では同年代の全剖検例の4.7％にみられるが，100歳代では14.3％になる．健常群，痴呆群でほとんど差がない．高血圧の既往がある脳ではほぼ必発であるが，既往のない脳でも観察される．また，必ずしも大出血例に多いわけではなくて，微細な出血を伴う小動脈瘤の多発以外に全く病変を見いだせない脳も少なくない．被殻，視床，橋底部が好発部位であるが，老人脳ではさらに小脳歯状核付近，海馬体，大脳皮質に散在することが多い（図1-1-23，3-1-78 C，3-2-28 B，3-3-32）．

小動脈瘤を除く55.5％が肉眼的にも確認できるような大きな出血である．そのなかで最も多いものが外側型出血（15.7％），次いで硬膜下出血（12.2％），内側型出血（6.5％），高血圧性白質出血（5.8％），アミロイド・アンギオパチー（AA）を伴う出血（3.7％），小脳出血（3.7％）である．硬膜下出血の数値は頭部外傷に伴う出血を除外してあるが，老年期では転倒の既往がはっきりしないことが多く，健常群と痴呆群に差は認められない．痴呆群のAAを伴う出血は健常群の2倍以上の5.6％を占める．しかし，AAそのものは60歳代では全剖検例の23.5％，90歳代では52.7％に達していることを考慮すると，出血例の割合はむしろ小さく，病理学的にはAAに動脈硬化性変化などが加わる必要があるのかもしれない．その他の疾患では両群に差はほとんどない．年代別では，内・外側型出血と前述の小動脈瘤が大きく変動しており，前者は60歳代の60％が100歳代では31％になる（図1-2-22）．硬膜下出血，クモ膜下出血，小脳・脳幹出血は60歳代からほとんど変化しない．

b）虚血性病変

何らかの虚血性病変を伴う脳は全剖検例の約60％に達する．その約97％は梗塞で，約3％が無酸素脳症である．梗塞の部位を大脳皮質・白質，皮質下諸核，脳幹・小脳の3つに分けて

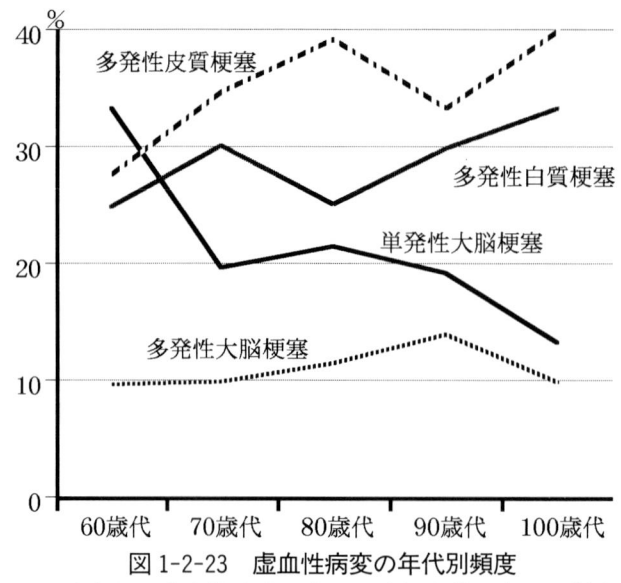

図1-2-23 虚血性病変の年代別頻度
数値は各年代の虚血性病変を有する症例全体に占める割合．

みると，約半数の52％は大脳皮質・白質で，皮質下諸核と脳幹・小脳は各々およそ4分の1に相当する26％，22％である．この割合は60歳代以降，健常群，痴呆群ともほとんど変化しない．

大脳の虚血性病変の内訳をみると，多発性皮質梗塞が36.3％と最も多く，次に多い多発性白質梗塞（27.7％）と合わせて全体の約6割を占めることになり，多発性小梗塞が老年期では非常に重要であることを示している（表1-2-3）．

ひとつ以上の脳回を巻き込む大梗塞についてみると，単発性梗塞が大脳の虚血性病変例の21.2％，多発性梗塞が11.4％である．単発性梗塞は中大脳動脈領域が最も多く，単発性梗塞の64％を占める．次いで後大脳動脈領域の21％である．また，単発性梗塞はやや健常群に多いのに対して，多発性梗塞は痴呆群に多い．

多発性皮質梗塞は米粒大のものから顕微鏡で確認できるような梗塞が皮質内に多発している状態である（図1-2-39, 3-1-20）．とくに注目されることは，このような皮質梗塞と同時に軟膜に血栓が観察されることで，臨床的，病理学的に播種性血管内凝固症候群（DIC）が認められる症例が39％，小動脈瘤が共存する症例が10％，心房細動などの心疾患が8％にある．しかし，健常群と痴呆群で著しい差はない．

多発性白質梗塞は病巣が白質に限局する小さな梗塞で，組織学的に確認できるようなレベルまで含む．これも両群に著しい差はないが，Binswanger病（図3-1-96&97）を境界不鮮明な虚血性白質病巣の多発としてみると，多発性白質梗塞の15％がそれに相当し，大脳の虚血性病変全体の4％を占めている．痴呆群に多いが（8％），健常群でも1％程度に認められる．

それぞれについて年代別にみると，単発性梗塞が高齢ほど低下するのに対して，多発性皮質・白質梗塞が増加する傾向がある．一方，多発性大脳梗塞や無酸素脳症はほとんど変動がない（図1-2-23）．

皮質下諸核の梗塞では，二つ以上の異なる灰白質に生じた多発性梗塞がそのほぼ半数を占めており（45％），被殻とそれ以外の灰白質の組み合わせが最も多い．単発例では被殻が最も多く（33％），次いで視床（18％）である．これらの梗塞は健常群，痴呆群で明らかな差はない．脳幹・小脳の梗塞では，小脳の単独梗塞が38％と最も多く，ついで橋底部34％，小脳と脳幹にまたがる多発性梗塞が22％の順である．

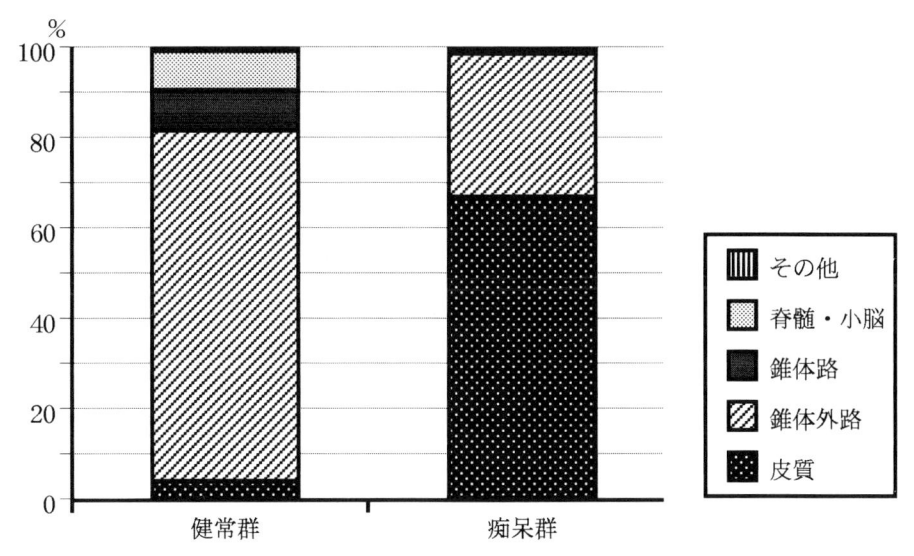

図 1-2-24 健常群と痴呆群における変性疾患

c) 変性病変

原因不明の変性疾患を部位別に皮質性，錐体外路性，錐体路性，脊髄・小脳性の4つのカテゴリーに分類してみると，ATDなどの皮質性疾患（49％）とParkinson病などの錐体外路性疾患（45％）でほぼ全体を占める。因に錐体路性と脊髄・小脳性がそれぞれ3％弱である。健常群で最も多い疾患はParkinson病で，変性疾患全体の78％になる。その他，筋萎縮性側索硬化症が9％，多系統萎縮症などの脊髄・小脳変性症が8％の順である（図1-2-24）。なお，健常群の4％に皮質性の病的所見を伴っているのは，臨床的に痴呆の中核症状は認められず周辺症状としての精神症状のみで推移した症例が含まれているためである。一方，痴呆群では，皮質性疾患が67％，錐体外路疾患が32％で，ほぼ2：1の比率になっている。皮質性疾患では圧倒的にATDであり，それに次いで分類困難な症例が多い。Pick病やCreutzfeldt-Jakob病などはない。錐体外路性はParkinson病が最も多く，進行性核上性麻痺や皮質基底核変性症などは極めて少ない。なお，錐体路性疾患は0.3％，脊髄・小脳変性症が0.7％で，後者は遺伝性オリーブ橋小脳萎縮症であった。

4つのカテゴリーの推移を年代別にみると，錐体路，脊髄・小脳性の疾患は60歳代から減少し，80歳代を最後に90歳代にはまったくなくなってしまう。それに対して，皮質性疾患は反比例するかのように60歳代の30％から90～100歳代では約60％にまで増加する（図1-2-25）。皮質性疾患ではすべてATDとその類縁疾患で，ADは60歳代以降，減少傾向にあるが，SDATは90歳代にピークがある。しかしその一方で，既知の疾病分類には当てはまらない症例，既知の疾患の部分的な病理所見を示すような非定型例などは高齢ほど増加している。このように，100歳代に向かって変性の中心が脊髄・小脳から皮質，錐体外路に移動しているが，脳の発達という視点からみると，髄鞘が最後に完成する大脳皮質が疾病の最後の場所になっている点は興味深い。一方，分類困難な症例や非定型例の増加は全身臓器との関係で病変の進行が中絶された可能性は考えられるが，生理的な老化の形態と区別しにくいという一面もある。変性というプロセスと老化のそれが高齢ほど接近しているようにもみえるが，元来そういうものであるかどうかという問題が老年期の疾病を考える重大な鍵を握っているように思われる。

d) その他の病変

腫瘍は合併を含めて全剖検例の3.5％であるが，60歳代では11.5％を占めており，それが高齢ほど減少し100歳代では1％にまで低下し

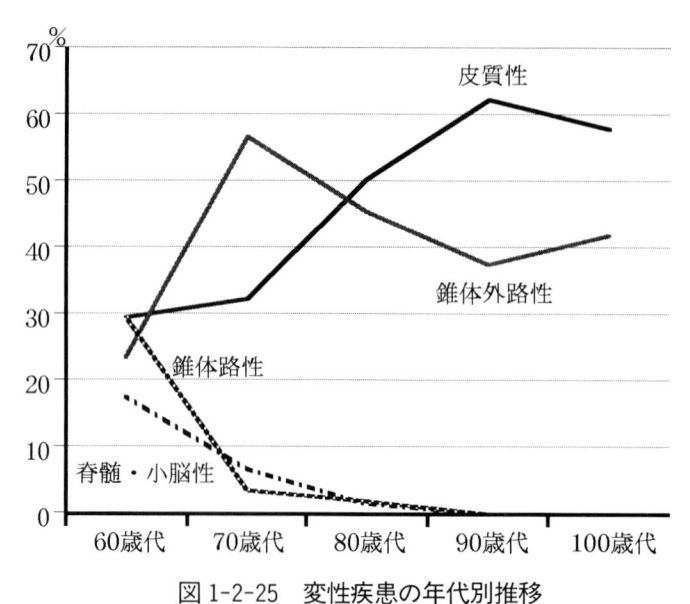

図1-2-25　変性疾患の年代別推移
数値は各年代の全変性疾患例に占める割合.

ている。転移性腫瘍が腫瘍例全体の83％と圧倒的に多く，その傾向は60歳代から100歳代まで変わらない。転移性腫瘍では肺癌が最も多く，44％を占める。次いで悪性リンパ腫(11％)，胃癌(10％)，白血病(9％)，大腸癌(5％)，食道癌(4％)などである。脳原発性腫瘍で最も多いものは星状細胞腫(45％)であるが，脳原発と考えられる悪性リンパ腫も9％にみられる。

感染症は全剖検例の2％弱で，健常群，痴呆群に大きな違いはない。また，年代ともあまり相関しない。感染症の45％は脳膿瘍で，その大半は米粒大以下の小さな膿瘍である。次いで細菌性髄膜炎が43％と多い。頭部外傷や耳鼻科領域の炎症の波及というタイプは認められず，もっぱら全身的な敗血症を背景にした中枢神経系の感染で，梗塞に合併していることが多い。ウイルス性髄膜炎や脳炎，さらにAIDSは一例もなかったが，ATDに合併した進行性多巣性白質脳症があった。

中毒・代謝性疾患は全剖検例の1％にみられ，高齢ほど減少しているが，60歳代では痴呆例の6％弱を占めていることが注目される。疾患別では，橋中心髄鞘崩壊症(CPM)が中毒・代謝性疾患例の30％と最も多く，次いでWernicke脳症(23％)，亜急性脊髄連合変性症(13％)，肝性脳症(9％)，ペラグラ脳症(7％)である。

頭部外傷は全剖検例の5％弱に認められたが，健常群，痴呆群にまったく差はない。また，年代とも相関しない。種類別では，脳挫傷が73％と圧倒的に多く，次いで外傷性硬膜下血腫(18％)である。しかし，ほとんどの硬膜下血腫例では転倒などの既往が不明であるため，実際にはもっとも頻度が高いものと考えられる。その他，びまん性軸索損傷(DAI)(14％)，外傷性脳出血(8％)である。なお，頸椎の変形による頸髄の圧迫所見は老人ではしばしば見受けられるが，圧迫による脊髄変形だけでなくて，脊髄内部に組織損傷を伴う例は非常に少なく，全剖検例の5％程度である。

2．Alzheimer型痴呆

1）名称について

名称の歴史，本書における用語の使用法については，本章の冒頭に述べてられている。また，海馬体，アンモン角などの部位を表す解剖学名については第3部第1章の第2節大脳辺縁系を参照されたい。

図 1-2-26 　Alzheimer 型痴呆の脳重量

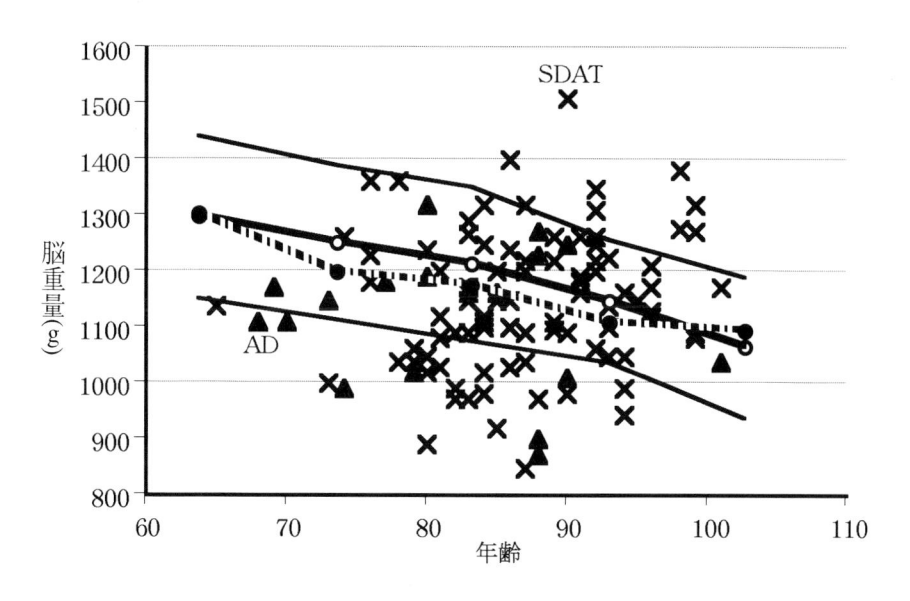

――　各年代における健常例の平均脳重量
----　各年代における痴呆例の平均脳重量
――　各年代における健常例の平均脳重量±1 SD

2）病理学的変化

a）マクロ所見

ATD の大脳はびまん性に萎縮している脳から一部分が極端に萎縮している場合まであるが，組織学的所見を含めてみると，生理的萎縮と病的萎縮が混在しており，肉眼的に観察した萎縮がすべて組織学的に同じではないことを念頭に置くべきである。

i）Alzheimer 型老年痴呆

AD と SDAT では病的萎縮の範囲に著しい差がみられるが，海馬傍回から海馬体の変化は両者に共通しており，SDAT ではこれ以外にほとんど病的変化はないと言っても過言ではない。従って，SDAT の大脳は外側からみるかぎり，健常脳の何ら変わらないことが多く，脳重も健常対照群と統計学的な有意差はない（図 1-2-26）。しかし，前額断を加えて側頭葉の内側部分をみると，健常脳には決してみられない萎縮が観察される（図 1-2-27）。

まず，海馬傍回と海馬体が萎縮し，海馬傍回と内側後頭側頭回の間にある側副溝が開いている（図 1-2-27 & 33 C）。側脳室下角も拡大し，下角吻部にある扁桃体の萎縮が高度であると一層拡大している。固定後の萎縮した皮質は褐色調がしくに強く，皮質下白質も淡い褐色を呈している。ここで注意を喚起したいことは，前項でも述べたように，海馬傍回と海馬体の関係である（図 1-2-8）。すなわち，内嗅領皮質から起こり海馬支脚を通過して歯状回に終わる貫通線維路（perforant pathway）という強大な神経線維連絡があり，これが記憶システムのなかで非常に重要な回路となっているからである（図 3-1-32）。健常脳の外側膝状体を通る割面では，海馬体の断面積は海馬傍回の 2 分の 1 であるが（図 1-2-10），SDAT と AD では海馬傍回の断面積が非常に小さくなっているために，この関係が崩れ海馬体が相対的に大きい（図 1-2-36）。この点について，これまでほとんど指摘がなかったことは不思議であるが，ATD では海馬体が萎縮しているという先入観が如何に観察眼を歪めるかという好例であろう。このような側頭葉内側部の萎縮は扁桃体がある吻側ほど強く，後方ほど軽い傾向がある。また，ATD では萎縮が左右で程度が異なることも多い。なお，海馬体は渦巻き構造ではあるが，前

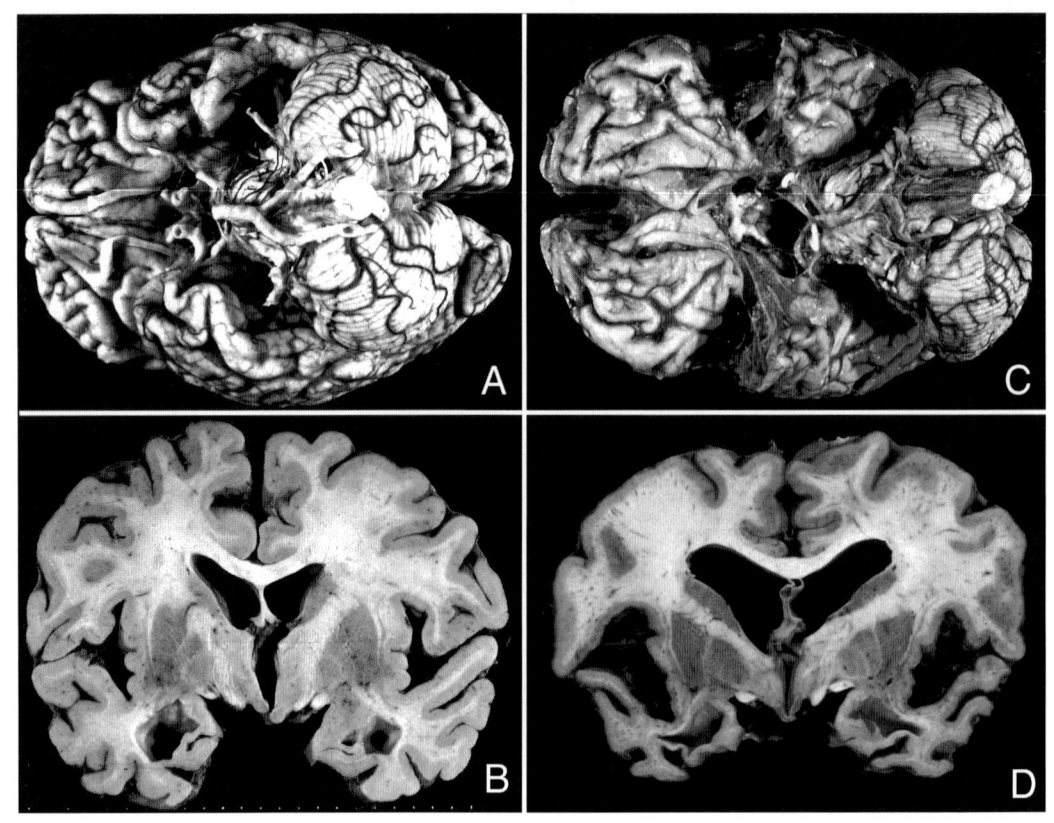

図 1-2-27　Alzheimer 型痴呆の大脳
A：Alzheimer 型老年痴呆，91 歳男性（脳重 1,080 g）の脳底面，B：その大脳割面，C：Alzheimer 病（88 歳女性，脳重 900 g）の底面，D：その乳頭体を通る前額断面，図 1-2-1，1-2-2 と比較されたい．

額断でみえる断面は吻側と尾側では異なるので注意が必要である．

ii) Alzheimer 病

SDAT で述べた海馬傍回から海馬体に病的萎縮があり，脳弓，乳頭体の高度な萎縮がみられる点は共通している．しかし，AD ではさらに前頭葉から側頭葉にかけて病的萎縮の範囲が広く（図 1-2-27），脳重は対照年代の健常脳に比べて軽い（図 1-2-26）．前頭葉では帯状回を含む内側面，眼窩面の萎縮が高度で，ついで外側面である．これらの部位では脳溝は広がっているが，Pick 病のような脳回頂部が尖ったような形にはならず，丸みを帯びている．側頭葉では内側に向かって高度になるため，上側頭回は側頭葉のなかでは比較的ボリュームを保っている．しかし，Pick 病の葉性萎縮との鑑別が肉眼的に難しいことも少なくない（図 2-1-3 B，表 3-1-1）．頭頂葉や後頭葉は大脳前半部に比べて萎縮は軽いが，まれにこれらの部分に強調されていることもある．

扁桃体の萎縮はほぼ例外なく高度である．しかし，その他の皮質下諸核に著変をみることはまれで，広範に皮質が障害されている割には視床に萎縮をみることはない．大脳白質は萎縮し，それに伴って側脳室が拡大していることはあるが，深部白質に至る広範な変性をみることは通常まれである．脳幹では後述のように Parkinson 病の所見がみられることがある．

b) ミクロ所見
i) 老人斑と Alzheimer 神経原線維変化

ATD の老人斑や NFT は量的には各年代の生理的上限を超えているが，健常老人脳に出現

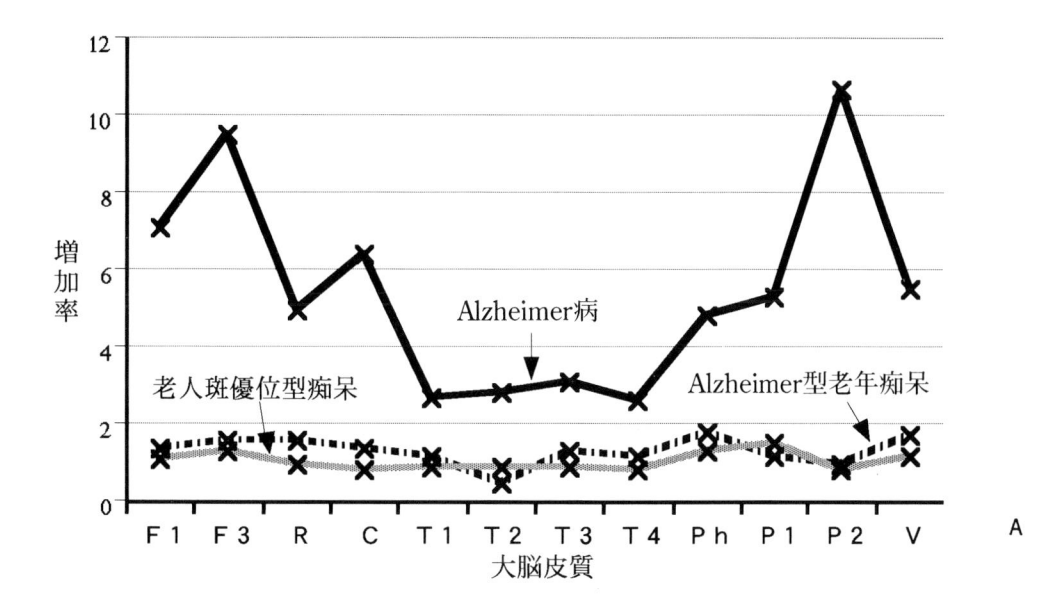

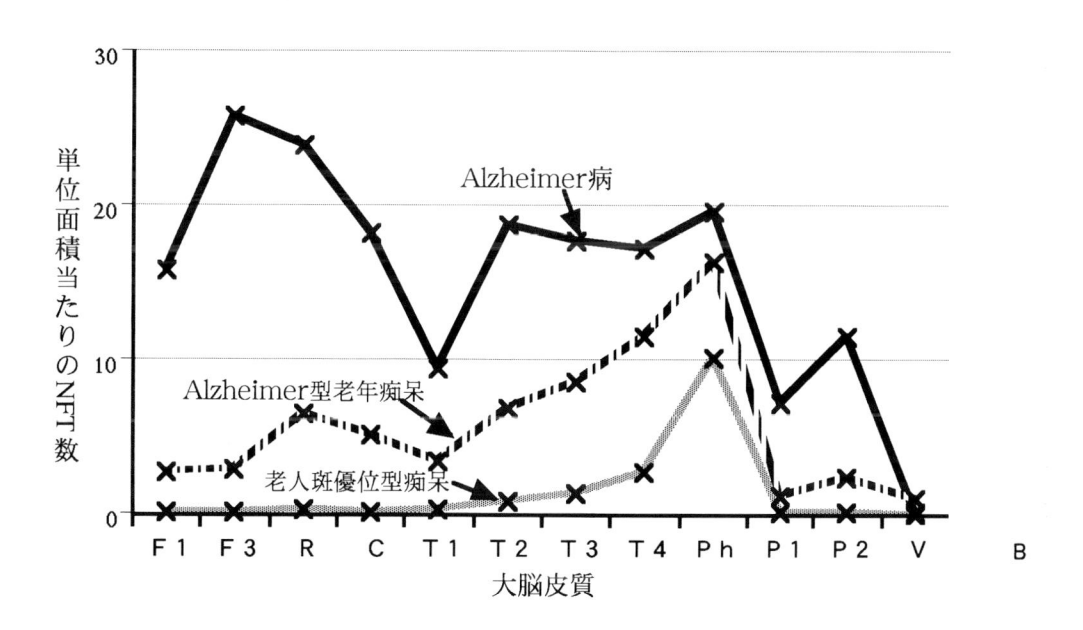

図 1-2-28　A：Alzheimer 型痴呆における老人斑の分布（増加率），B：Alzheimer 型痴呆におけるAlzheimer 神経原線維変化の分布と数
増加率＝単位面積当たりの老人斑の個数／対照年代の 95 パーセンタイル値，
F1：上前頭回，F3：下前頭回，R：直回，C：帯状回，T1：上側頭回，T2：中側頭回，T3：下側頭回，T4：内側後頭側頭回，Ph：海馬傍回，P1：上頭頂小葉，P2：下頭頂小葉，V：鳥距溝皮質．

するものと形態学的な違いはない。しかし，その分布は AD と SDAT では大きな違いがみられる。すなわち，SDAT では大脳皮質のどの部位でもその年代の 95 パーセンタイル値（生理的上限）の 1.5〜2 倍程度の老人斑が出現している。例えば，70 歳代の下側頭回の 95 パー

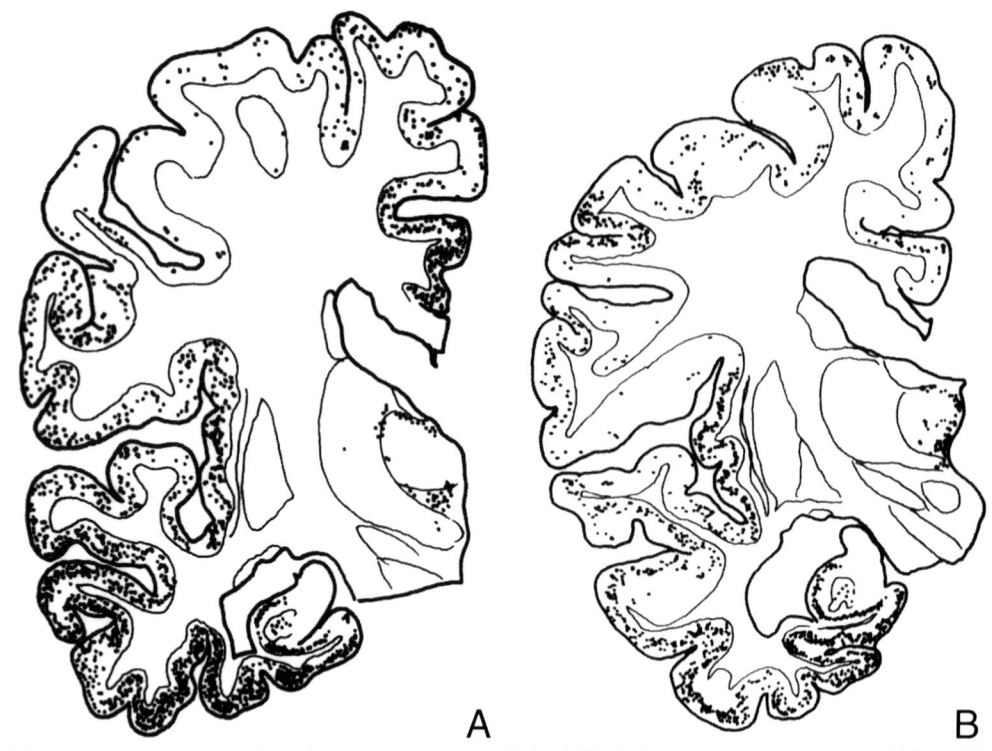

図1-2-29　Alzheimer 病（A）と Alzheimer 型老年痴呆（B）における Alzheimer 神経原線維変化の分布

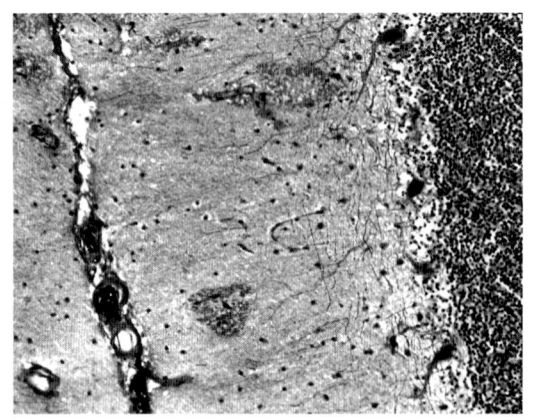

図1-2-30　小脳皮質の老人斑
Alzheimer 病ではしばしば小脳皮質に老人斑が出現する．

センタイル値が10個，上前頭回は8個とすると，同年代の SDAT では前者で15～20個，後者では12～16個程度出現しており，健常脳にみられる老人斑の多くみられる場所と少ない場所の分布パターンは SDAT においても維持されているようにみえる．それに対して，AD の老人斑の分布は健常脳とはまったく異なり，側頭葉では同年代の95パーセンタイル値の3～4倍であるのに対して，前頭葉や頭頂葉では6～10倍に達する（図1-2-28 A）。同様の傾向は NFT についてもみられ，SDAT では健常老人脳でも多い側頭葉内側部に多く出現しているが，AD では量的に多い場所が側頭葉内側部から外側部に移動している（図1-2-28＆29）。

このように，老年性変化に関する限り SDAT では老化のプロセスが加速されているようにみえるのに対して，AD のそれは生理的な老化とは一線を画する別の状態であるようにみえ，生理的な老化が単純に加速された状態とは言い難い。この違いは大脳皮質だけでなくマイネルト基底核，青斑核など皮質下諸核にも指摘することができる。さらに，AD ではまれならず小脳皮質に老人斑が発見される。分子層，顆粒層に多いが（図1-2-30），ときに皮質下白質にみられることもある。しかし，SDAT では小脳に老人斑の出現をみることはない。

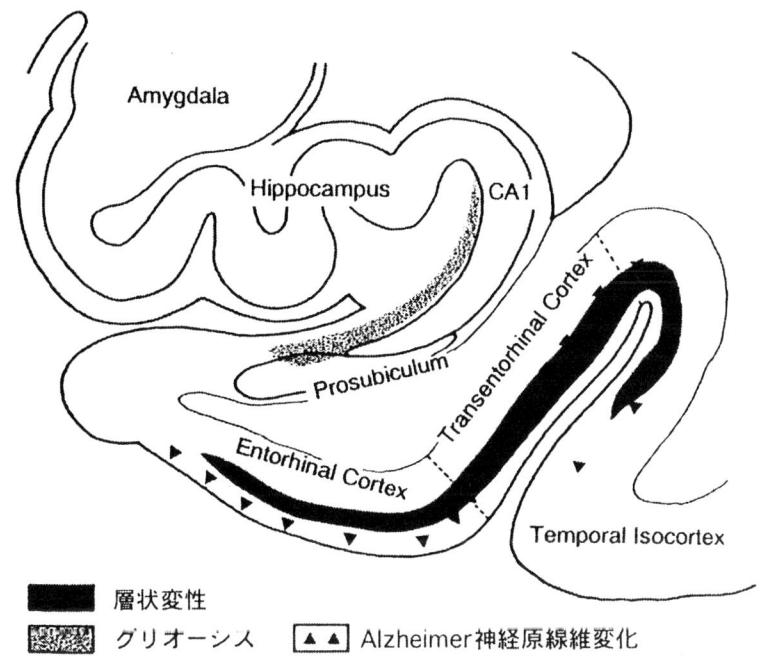

図 1-2-31　内嗅領皮質の層状変性

■ 層状変性　▧ グリオーシス　▲▲ Alzheimer神経原線維変化

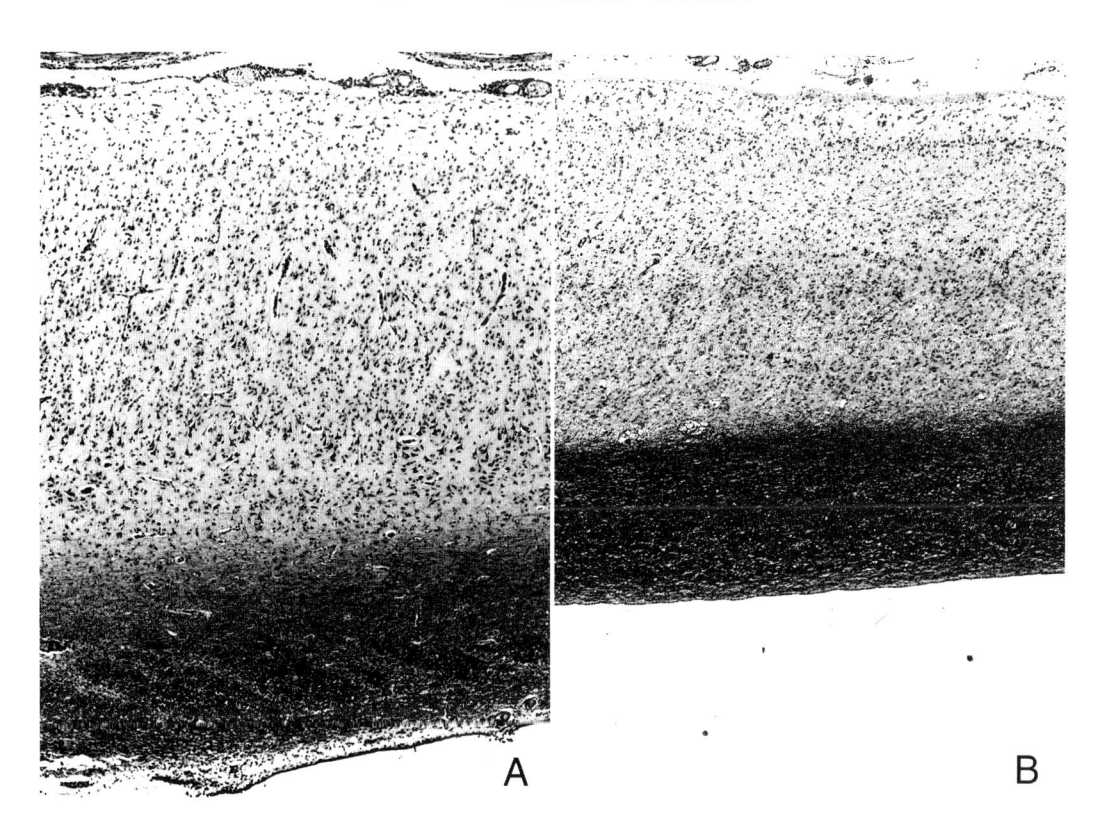

図 1-2-32　内嗅領皮質の層状変性
A：健常例のtransentorhinal cortex（KB染色），B：Alzheimer型老年痴呆のtransentorhinal cortex，皮質全体が薄く，第2〜3層の神経細胞密度が低いことに注意，写真下は側脳室下角（KB染色）．

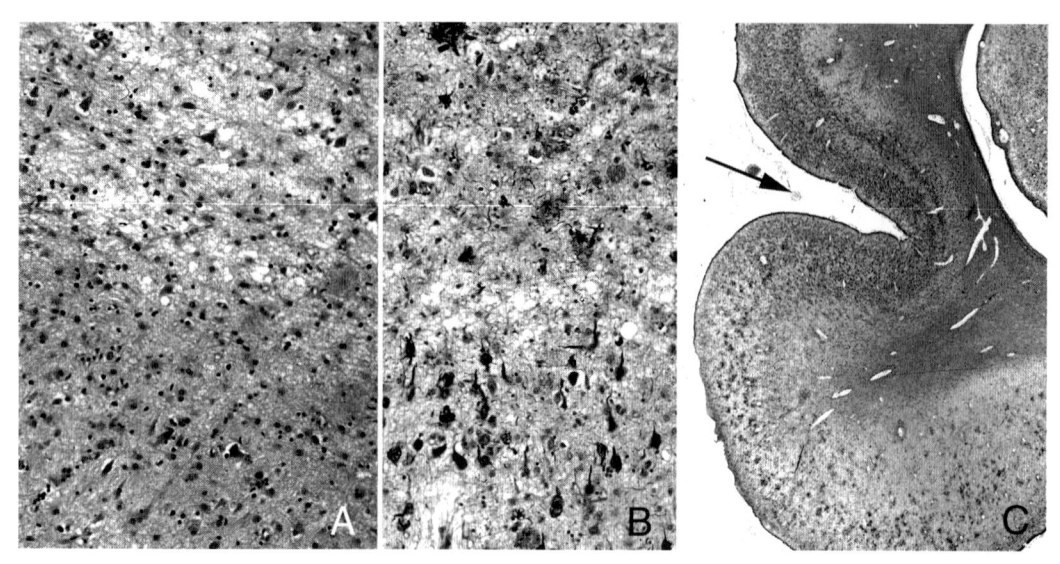

図 1-2-33　内嗅領皮質の層状変性
A：皮質表層のニューロピルが著しく変性（HE 染色），B：皮質表層の老年性変性（Gallyas 染色）C：側副溝（矢印）を挟んで上方の内嗅領皮質では増殖したアストログリアが層状に配列しているが，下方の層状変性のない内側後頭側頭回では老人斑に反応して点状に分布している（GFAP 染色）．

ⅱ）層状変性

内嗅領皮質にみられる皮質の層構造にほぼ一致した神経細胞とニューロピルの変性である（図 1-2-31）．軽い場合には第 2 層から第 3 層上部にみられるが，高度になると第 5〜6 層まで広がる（図 1-2-32）．組織学的にはニューロピルの変化が強く，細かな網目状ないし微細海綿状態から細かい亀裂までみられる．しかし，そこに分布する老人斑は概してその形態を保っており，あたかもニューロピルの変化から逃れているようにみえる（図 1-2-33）．このような形態は神経細胞体に生じた一次的な変化が周囲のニューロピルに波及したというよりも，一次性変化はニューロピルにあって神経細胞が辛うじて残っているという状況が考えられる．アストログリアの増殖は Creutzfeldt-Jakob 病のような肥大型はみられず，Pick 病でみられるような細い突起を長く伸したものであるが，その程度は Pick 病に比べてはるかに軽い．しかし，注目される点はアストログリアの増殖がニューロピルの変性に一致して帯状に広がっていることで（図 1-2-33 C），このような所見は単に老人斑が多発しているだけでは決してみられない変化であり，このことも一次性変化が神経細胞よりもニューロピルにあることを強く疑わせる根拠である．

神経細胞はことごとく萎縮性で，そのなかに NFT を含むものや含まないものが混在している．神経細胞の脱落は表層に比べて深層は軽いが，NFT はむしろ深層に多いことがある．この層状変性は毛細血管の増殖やマクロファージの動員を伴わない点で虚血性変化とは異なるが，病変はしばしば脳溝部に変化が強いことがある．

層状変性の領域が最も狭い SDAT では海馬傍回前部の側副溝付近，すなわち内嗅領皮質が側頭葉新皮質に移行する部分（transentorhinal cortex）に認められる（図 1-2-31）．ここは内嗅領皮質の表層に集団をなして並んでいる錐体細胞が側副溝（sulcus collateralis）に面する皮質から新皮質の第 3 層の位置に移動してくる部分に相当する（図 3-1-36）．内嗅領皮質は健常皮質のなかでは最も初期に NFT が現れる場所で，NFT の出現とともに neuropil threads も多数観察されるが，健常脳では軽度のニューロピルの粗鬆化がこの細胞集団内に限局してみられるに過ぎず，皮質表層が帯状に変化することはない（図 1-2-34）．この層状変性は発症後 1 年程度では内嗅領皮質に限局してい

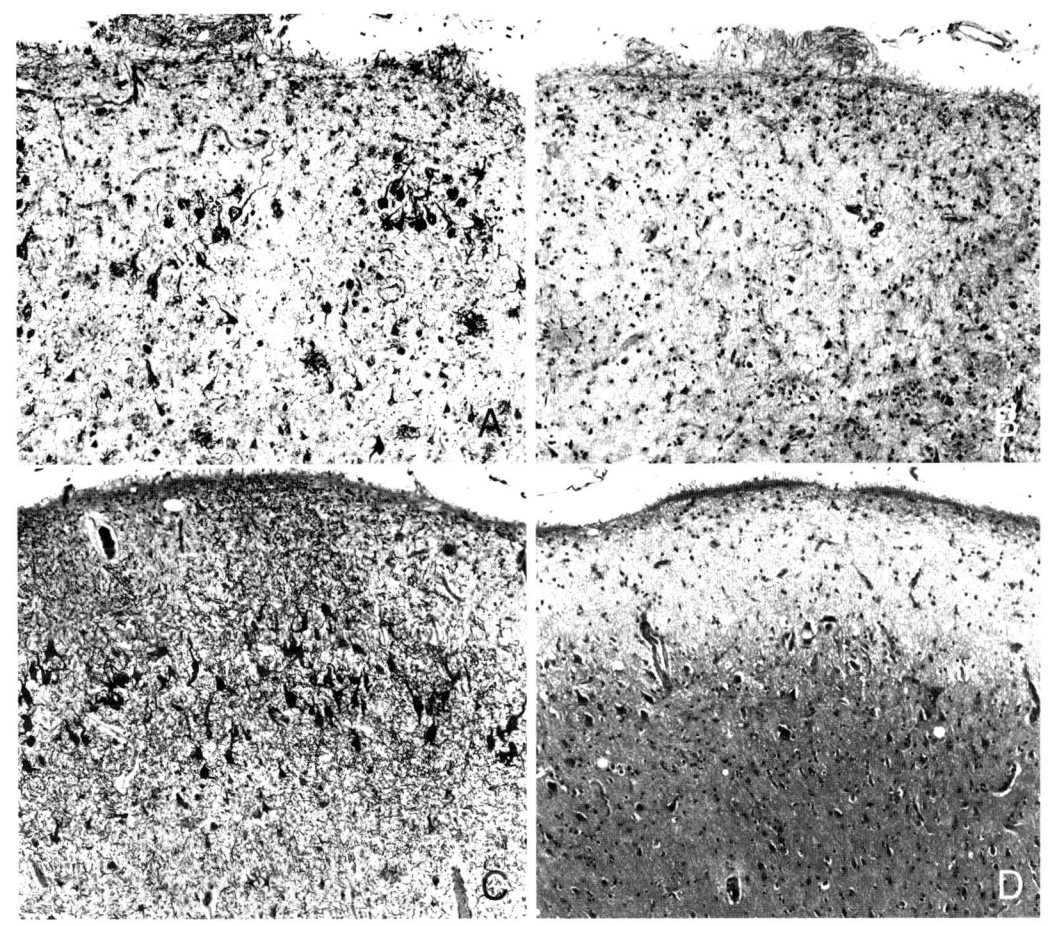

図1-2-34 内嗅領皮質のneuropil threadsとニューロピルの変性
A&B：Alzheimer型痴呆の内嗅領皮質，NFTやneuropil threadsが出現し（A），ニューロピルが著しく乱れている（B），C&D：健常脳の内嗅領皮質，NFTやneuropil threadsが多量に出現しているが（C），ニューロピルの乱れはない（D）．A&C：Gallyas染色，B&D：HE染色．

るが，長期例ではさらに後部に向かうとともに，外方へは側副溝を越えて内側後頭側頭回から下側頭回に至り，内方では海馬支脚に後述のような特徴的な変化が及ぶ．SDATではその他に島回，帯状回に同様な層状変性をみることがあるが，内嗅領皮質に比べて軽い．それに対してADでは，層状変性が中側頭回，ときに上側頭回腹側面まで広がるとともに，前頭葉では広範に認められる．

iii）海馬体
正常では海馬支脚とアンモン角CA1の移行部はアンモン角CA1とほぼ同じ幅であるが，ATDではここが肉眼的にも分かるほどに狭くなり，褐色調が強い．組織学的には，神経細胞同士の接近に加えてアストログリアの増殖があるために細胞密度は高くみえるが，神経細胞の脱落そのものは軽い．貫通路は海馬支脚を通過する際にそこの神経細胞にシナプスするが，アストログリアは貫通路の変性に対して反応するだけでなくて神経細胞脱落に対しても増殖し，結果として海馬支脚の神経細胞脱落の程度に比べて強いグリオーシスが生じているものと考えられる（図1-2-35）．

それに対して，アンモン角の変化はADと

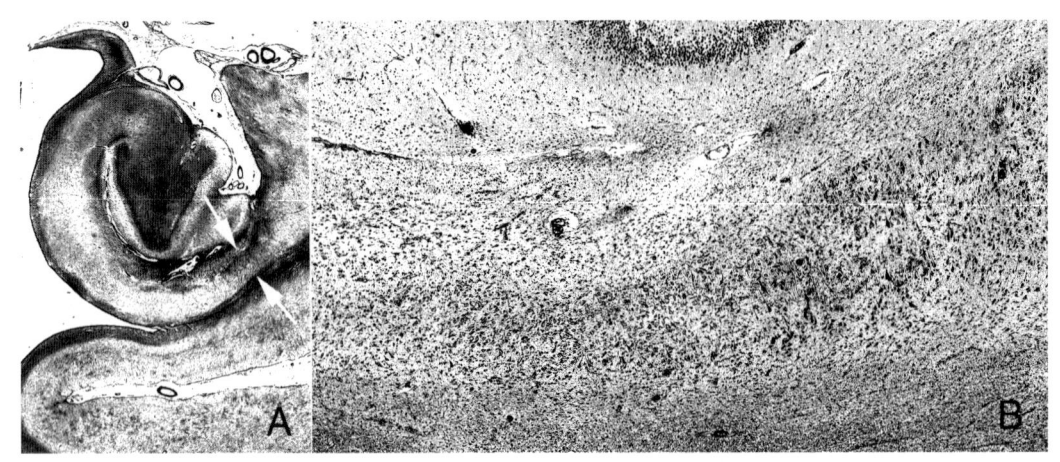

図 1-2-35 Alzheimer 型痴呆における prosubiculum の変化
A：アンモン角 CA 1 と海馬支脚が重なり合う部位（矢印）はその幅が狭くなるとともに，高度の線維性グリオーシスがみられる（Holzer 染色），B：図の右側から NFT をもった神経細胞の集団が左側に向かって先細りし，図左側のアンモン角 CA 1 の細胞集団が右に向かって先細りしている．両者の重なり合う部位では，組織の萎縮が著しい上にアストログリアの増殖が高度であるために，細胞密度が高い（Methenamine-Bodian 染色）．

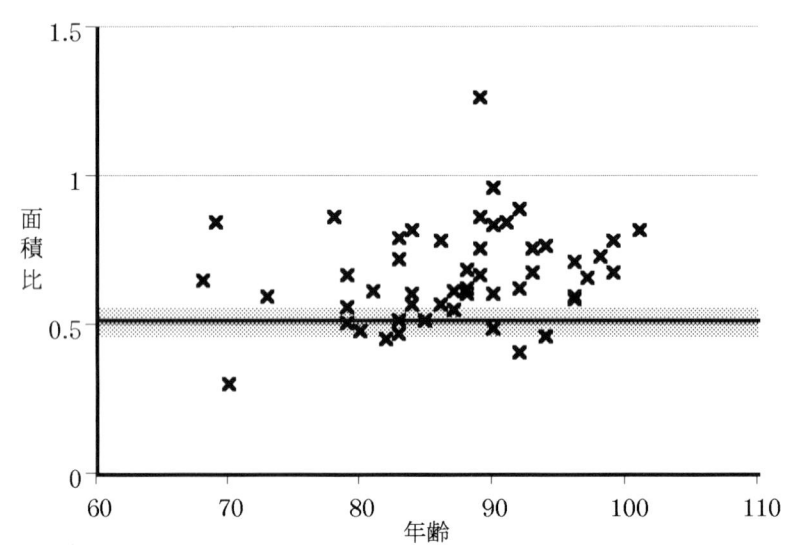

図 1-2-36 Alzheimer 型痴呆の海馬体／海馬傍回断面積比
網掛けの部分は正常値（＝0.502±0.062）の範囲

SDAT ではかなり異なっており，AD の CA 1 における神経細胞脱落はほぼ例外なく高度で，アストログリアの増殖も強い．NFT も CA 2 から CA 1，海馬支脚へと大量に出現している．しかし，SDAT の神経細胞脱落と NFT の出現量は一般に AD より軽い．しかも症例によってかなり程度の幅が認められ，ほとんど健常例と区別できないことすらある．それに伴ってアストログリアの増殖も軽い．

アンモン角内部は AD，SDAT に共通した特徴的な変化がみられる．アンモン角はその分子層と錐体細胞層の間に厚い有髄線維層があるが，病的状態では錐体細胞層と有髄線維層は必ずしも連動せず，この関係は無酸素脳症でみごとに観察することができる（図 3-1-31 B）．

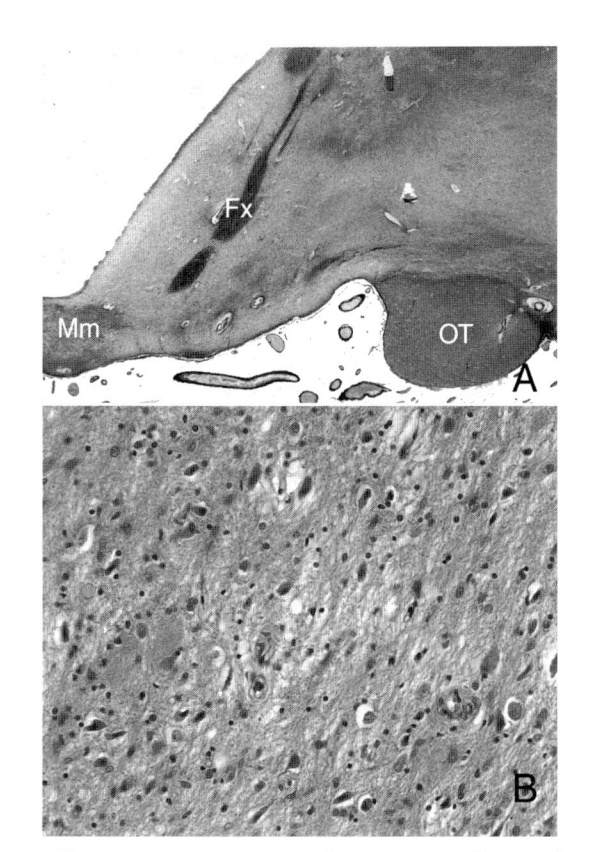

図1-2-37 Alzheimer型痴呆における脳弓と乳頭体
A：脳弓（Fx）と乳頭体（Mm）の線維性グリオーシス（Holzer染色），OT：視束，B：乳頭体では神経細胞の脱落は軽度であるが，アストログリアの増殖が著しい（HE染色）．

ATDにおいても，錐体細胞層の神経細胞が高度に脱落しても有髄線維層はそれに相応した変性・萎縮を示さない．ところが，有髄線維層のうち分子層に接する網状層は内嗅領皮質の層状変性と比較的相関してアストログリアの増殖を伴う層の萎縮が観察される（図3-1-31C）．この層は内嗅領皮質から来る貫通線維が通ると考えられ，海馬傍回に限局した梗塞例では変性顆粒がこの層に認められる（図3-1-31D）．ただし，この層を通る神経線維は貫通路とは異なるという説もある．

ATDはhippocampal dementiaとも言われるように，もっぱらアンモン角が主役を演じるとされてきた．しかし，アンモン角錐体細胞層にも一次性病変は認められるものの，初期変化は内嗅領皮質にあり，アンモン角だけを重視するのは片手落ちというものであろう．とくにSDATでは，アンモン角にほとんど神経細胞の脱落を見いだせず内嗅領皮質の層状変性が唯一の病変という場合も少なくないことから，アンモン角の萎縮は貫通路の変性による網状層の変化が大きな要因と考えられる（図1-2-36）．

内嗅領皮質の病変が側頭葉前部から後部にまで進展していると，アンモン角の白板（alveus）や海馬采（fimbria）も萎縮し，線維性グリオーシスで置換されるようになる．これもアンモン角錐体細胞層の変化とは必ずしも相関しない．これは，海馬采を形成する神経線維の大部分はアンモン角ではなくて，海馬支脚に由来するためである（図3-1-28＆32）．なお，内嗅領皮質の内側部から出る神経線維は海馬白板線維（alvear pathway）として白板に入るという説もあり，それによると貫通路は内嗅領皮質の外側部に由来するという．

iv）乳頭体

海馬支脚の変性は脳弓の変性を介して乳頭体内側核に萎縮をもたらす（Papezの回路，図3-1-44）．乳頭体は肉眼でも正常の半分ほどに萎縮することがあるが，神経細胞の脱落はむしろ軽度で，神経細胞の萎縮とアストログリアの増殖を伴う基質の萎縮が主体である（図1-2-37）．しかし明瞭な一次性病変が海馬支脚に認められないにも関わらず，乳頭体が萎縮する場合がまれにある．それに対して，乳頭体内側核の萎縮に連動して乳頭体視床路や視床前核に萎縮を来たす症例に遭遇したことはない．それに関連して，海馬支脚の出力線維が直接視床前核に入るという説もあるが，ここに神経細胞の萎縮やアストログリアの増殖は認められない．さらに，帯状回にも層状変性をみることはあるが，その出力路である帯状束は側脳室下角周囲になると位置の特定が難しく，病変の有無ははっきりしない．

なお，乳頭体の老人斑は健常老人脳でもみられるために診断的価値はないが，この部に老人斑が出現している症例の80％以上は大脳皮質に生理的上限を超えた量の老人斑が出現しているので，この場所はスクリーニングとして最適

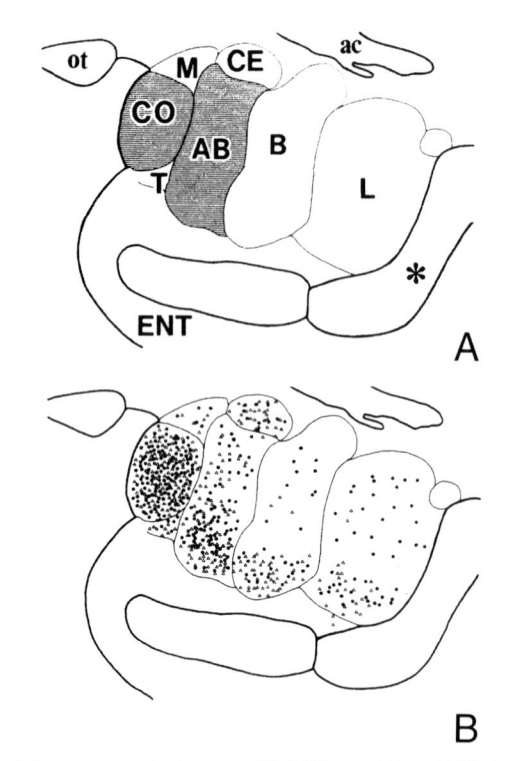

図 1-2-38 Alzheimer型痴呆における扁桃体の変化
A：神経細胞脱落が皮質核（CO）と副基底核（AB）に軽度認められる．B：老人斑（△）とAlzheimer神経原線維変化（○）の分布．B：基底核，L：外側核，M：内側核，CE：中心核，T：海馬・扁桃体移行部，ENT：内嗅領皮質，ot：視束，ac：前交連，★：側脳室下角．(Mukai M, Mizutani T, Yamada S, Neuropathol, 14：147-147, 1994 より改変)

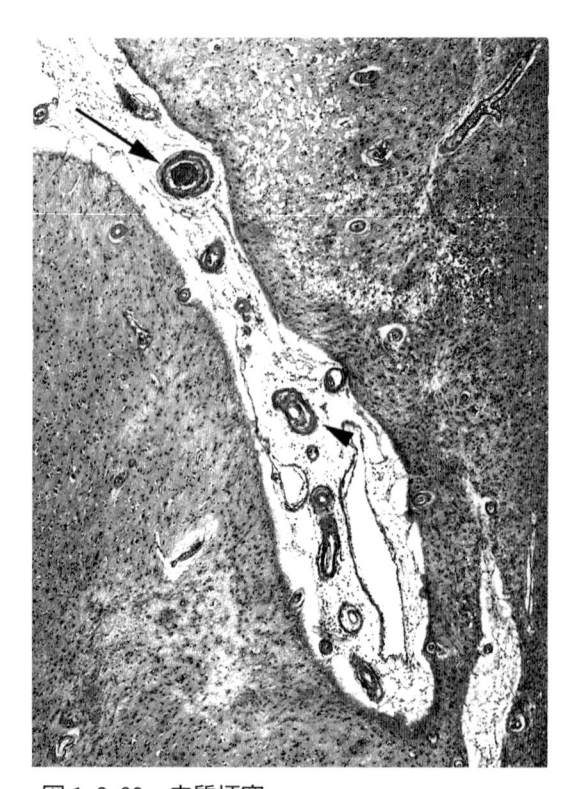

図 1-2-39 皮質梗塞
新旧さまざまな梗塞が分布し，軟膜の血管はアミロイド・アンギオパチー（矢頭）や血栓（矢印）をみる（HE染色）．

である．老人斑は内側核のどこにでも出現するが，主乳頭体束の近くに認められることが多い．しかし，NFTは極めてまれである．

v）扁桃体

ATDでは扁桃体にも著しい変化をみることがある．NFTと老人斑は皮質内側核群と基底外側核群のどちらにも出現しているが，とくに前者で顕著である（図1-2-38，3-1-52）．従来，このような分布パターンが発生学的に古いアンモン角の分布と共通するためにATDでは重視されてきたが，量的には少ないものの健常老人脳でもみられるパターンである．また，ATDにみられる神経細胞の脱落と老年性変化の多寡には明らかな比例関係を認めがたい．それに対して，基底外側核群とくに副基底核では，神経細胞脱落の程度を上回るアストログリアの増殖がみられる．解剖学的には，大脳新皮質の出力線維は主に基底外側核群に入ると言われているが，病変はこのような入力線維を含むニューロピルに対する反応と考えられる．一般に扁桃体病変はSDATよりADの方が高度であるが，ADがSDATより圧倒的に広い領域が侵されていることと無関係ではないかもしれない．

vi）その他の部位

ADでは，Meynert基底核を含む無名質，対角回核などいわゆる前脳基底部（図3-1-54〜56），視床下部，脳幹の背側被蓋核，脚橋被蓋核，青斑核，縫線核など健常老人脳でも観察される部位で生理的な上限をはるかに超えるNFTが出現している．それに対して，SDATでは健常脳と比較して必ずしも有意に

増加しているとは言い難い。しかし，どちらの場合でも視床下核，橋核，小脳歯状核，下オリーブ核などに出現することは極めてまれで，これらの部位にみられる場合にはむしろ進行性核上性麻痺などが疑われる。

ADやPick病では，Meynert基底核や対角回核などでは神経細胞脱落の程度を上回る線維性グリオーシスが認められることがある（図3-1-56 C&D）。しかし，例えばMeynert基底核は解剖学的に脚ワナや腹側扁桃体遠心路線維などが通過している場所でもあり，これがMeynert基底核そのものの病変を反映しているかどうかは今後の課題である。

c）合併症

ATDにはさまざまな病理学的合併症が認められ，ATD病変以外に著変のない症例はADでは29％，SDATでは11％に過ぎない。合併所見の60％程度は血管・循環障害であり，とくに虚血性病変が圧倒的に多い。梗塞は皮質内に限局する小さなものが主体で（図1-2-39），SDATでは合併する割合が高い。アミロイド・アンギオパチー（AA）病変はむしろADに強い傾向があるが，AAに起因すると推定される梗塞は意外に少なく，むしろ動脈硬化性変化や塞栓などによる血管の狭窄や閉塞が大きな要因である。とくに発病年齢がADに比べて高いSDATでは，一般臓器のさまざまな疾患が脳に加算されているために小さな梗塞の合併が多いと考えられ，主たる病変ではないとしてもATDにおける血管・循環障害は無視しがたい。

Parkinson病の病理所見はATD全体の14％の症例に観察される。60～106歳までの全剖検例では7％程度，痴呆例にかぎるとその9.2％にみられるので，ATDにおけるParkinson病の合併率は高いと言える。しかも，ADではその35.3％に観察されるのに対して，SDATでは10％である。皮質型Lewy小体はATDに合併したParkinson病すべての症例に認められるが，その量や分布はParkinson病単独例と明らかな差異はない。このような症例をATDとLewy小体型痴呆の合併と考えるか，あるいはひとつの疾患とみなすかという問題にはさらに症例の蓄積が必要であるが，まれに内嗅領皮質に層状変性とは別に細かい海綿状態が主に表層で観察されることがある（図3-1-38）。この海綿状変化はParkinson病単独例でも認められることから，ATDに連動した病変ではなくてParkinson病に伴う変化と考えられる。

d）アポリポ蛋白Eと病理所見

アポリポ蛋白E（apolipoprotein E, ApoE）は血清リポ蛋白の代謝とコレステロールの恒常性に関与する蛋白質である。構造の異なるApoE 2，ApoE 3，ApoE 4の3型があり，それぞれに$\varepsilon 2$，$\varepsilon 3$，$\varepsilon 4$の対立遺伝子型が対応している。近年，家族性および孤発性AD患者では$\varepsilon 4$を持つものが多いことが分かり，ADのリスクファクターのひとつと考えられている。また，抗ApoE抗体はATDの老人斑やNFTを染め出すが，ApoEは老人斑の構成成分であるAβ蛋白と結合してその凝集を促進する可能性も示唆されている。一方，ApoEはNFTの異常なリン酸化を促進すると考えられているが，タウ蛋白に結合するのはApoE 4ではなくてApoE 3であるという説もある。

連続378剖検例（61～104歳，平均81歳）の遺伝子型を調べたところによると，$\varepsilon 2$，$\varepsilon 3$，$\varepsilon 4$の割合は年代による変動がほとんどみられず，$\varepsilon 2$は2～5％，$\varepsilon 3$は85～90％，$\varepsilon 4$は5～10％であった。次に遺伝子型と病理像を比較するために，1）後述の病理診断基準（表1-2-4）をすべて満たすADおよびSDAT，2）老人斑が出現しているATD以外の痴呆，3）老人斑がないATD以外の痴呆，4）老人斑が出現している健常例，5）老人斑がない健常例の5つのグループに分けたところ，①ADおよびSDATには$\varepsilon 2$がまったく認められなかったが，$\varepsilon 4$はそれぞれ約30％弱にみられ，5つのグループのなかで最大であった。②老人斑のない痴呆例と健常例における$\varepsilon 2$，$\varepsilon 3$，$\varepsilon 4$の割合はほとんど同じであった。③老人斑のある痴呆例と健常例では，$\varepsilon 4$は双方とも15％程度であったが，$\varepsilon 2$は前者が1.7％，後者はその3倍程度の6％であった（図1-2-40）。

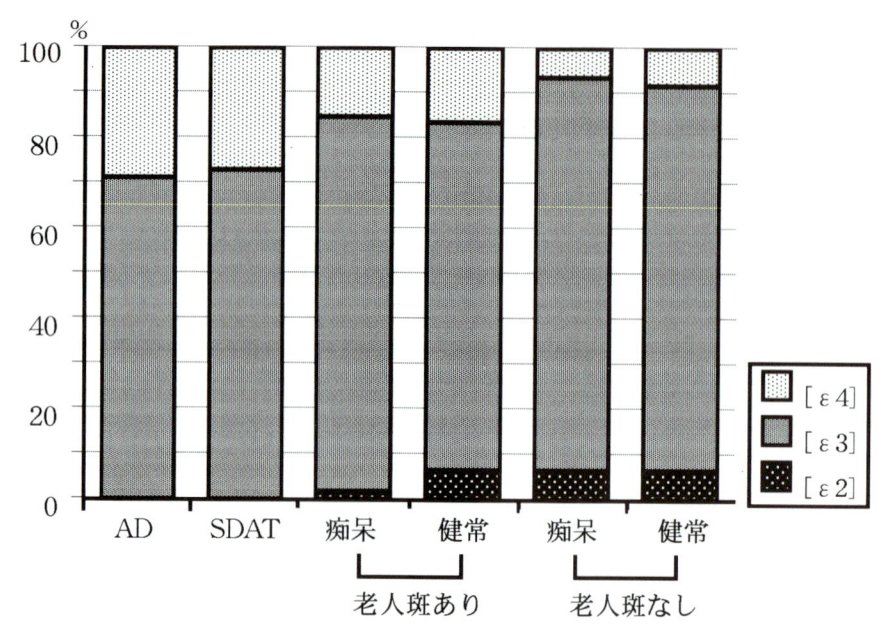

図1-2-40 Apolipoprotein E と病理所見

Alzheimer病5例，Alzheimer型老年痴呆17例，老人斑を伴うATD以外の痴呆50例，老人斑を伴う健常110例，老人斑のない痴呆41例，老人斑のない健常151例．

表1-2-4 新しい病理診断基準

1．既知の痴呆をきたす疾患を除外する．
2．老人斑やAlzheimer神経原線維変化が対照年代の生理的上限を超える．
3．内嗅領皮質に層状変性がある．

（水谷俊雄ら：Alzheimer型痴呆の病理診断学的研究－新たな病理診断基準の設定．神経進歩，41：141-153, 1997.）

　この結果はApoEが老人斑の形成と関係があるという従来の説を支持するものではあり，何らかのかたちでATDの病巣形成に与っていると考えられる．しかし，老人斑やNFTとは必ずしも相関しない層状変性やその部位に関する特異性はApoEとは別の機序を考える必要があろう．

3）Alzheimer型痴呆の病理診断基準
a）従来の基準

　一般に変性症を健常と区別しうる最大のポイントは，特定の領域にある神経細胞の脱落とそれに対するアストログリアによる器質化であり，ATDも例外ではない．しかしその一方で，他の変性症と大いに異なる点は，病的老化現象とされる老年性変化が神経細胞を消滅させ，ひいては皮質を萎縮させるという仮説に立って，老年性変化の多寡を神経細胞脱落の程度と等価にみなしていることである．実際，CERAD (The consoritium to establish a registry for Alzheimer's disease) やBraakらの"staging of Alzheimer-related changes"（図1-2-17）など，従来提案されてきた本症の病理診断基準はこれを前提としているものが多い．しかし，本症の病理診断に関する報告を調べてみると，高齢者ほど臨床診断との一致率が低下している．その理由として，老年性変化が健常脳とATD脳では連続的であるだけでなく，前にも述べたように高齢ほど個人差が大きくなることが挙げられ，その意味でこれらの診断基準ははなはだ不確かなものと言わざるをえない．

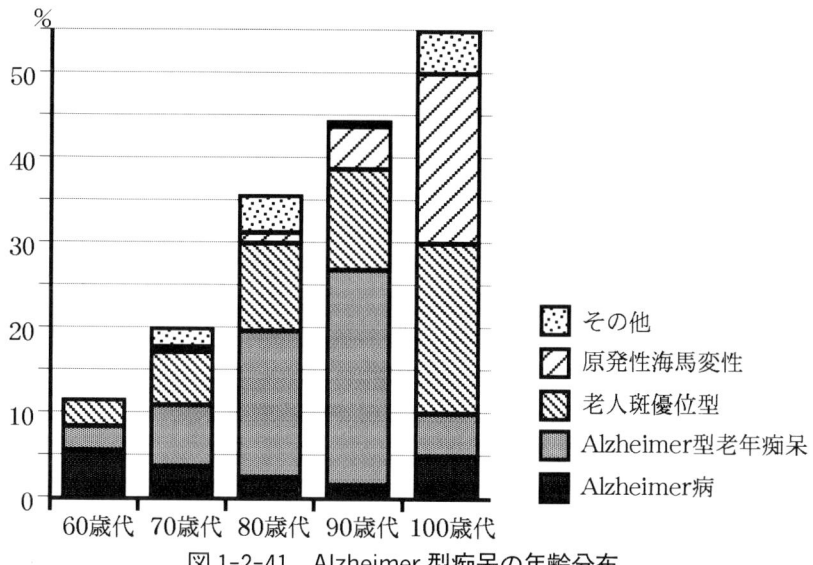

図1-2-41 Alzheimer型痴呆の年齢分布
数値は各年代の全剖検例に占める割合.

b) 新しい基準

そこで著者らがこのような問題点を踏まえて作成した病理診断基準の第一の特徴は，病理診断に当たって臨床診断や症状を参考にしないことである（表1-2-4）．神経系の病理診断では臨床情報にウェイトを置く場面が多いが，痴呆という症状は運動麻痺などの神経症状のようにその責任病巣の解剖学的部位が十分確立されたとは言い難い．そのため病理サイドでは，ATDという臨床診断や痴呆という記載があり形態学的には老年性変化が出現していると安易にATDと病理診断しがちである．もちろん，脳の病理学的解析にあたっては，正確な臨床診断や症状の記載が大前提であるのは言うまでもないし，臨床と病理は常に連係を保つべきことは当然であるが，例えば超高齢者の場合のように，痴呆か否かという判断そのものが臨床医によってかなりばらついているにも関わらず，病理診断がその臨床に依存しすぎる傾向が少なからずあるように思われる．老化の形態を明らかにし痴呆の責任病巣を確立するためには，臨床サイドと病理サイドが相互の影響なしにそれぞれ独自の立場で加齢性変化を解明し，その上で両者を突き合わせることも必要であろう．このような理由で，臨床診断による先入観を排除することにした．なお，痴呆という症状はあくまでも臨床用語であり，ATDに特異的な病理所見がないため，この診断基準は臨床的にATDがあったことを推定するためのものである．

第二の特徴は第3項目にあるように，内嗅領皮質に生じる層状変性を加えてあることである．従来提案されてきた診断基準は第1，2項目と重複しているが，既に述べたように老年性変化のみでは健常脳との重なり合いが大きく，診断的価値は低い．それに対して，解剖学的構造が失われる病的萎縮の層状変性は加齢に伴う変化とはまったく異質であり，年齢を考慮する必要がない．もちろん，このような層状変性はATDのみならず他の変性疾患でも観察されるが，ATDではこの変化が内嗅領皮質という部位にみられることが肝心な点である．因に第1，2項目だけでATDを推定すると，項目を満足する症例の半数は健常例であったが，この第3項目を含めると，抽出された症例の90%以上は臨床的にATDと診断されていた．

第三の特徴は初老期から100歳代に至るまで広くこの診断基準を適用できることにある．これは，第3項目が老化とは無関係と考えられる変化であるためで，これによって，従来の診断基準にみられたような高齢ほど臨床診断と病理診断の一致率が低下することは回避される．

なお，実際的には脳のマクロ的観察後，乳頭

表 1-2-5　いわゆる Alzheimer 病の病理学的分類

従来の分類	アルツハイマー型痴呆（アルツハイマー病）			非アルツハイマー病痴呆（原発性海馬変性）
位置づけ	疾病		加齢？	
	アルツハイマー病（狭義）	アルツハイマー型老年痴呆（狭義）	老人斑優位型	NFT 優位型
脳重	減少	健常対照例と差なし	健常対照例と差なし	健常対照例と差なし
萎縮パターン	びまん性病的萎縮（前頭葉，側頭葉内側部）	限局性病的萎縮（側頭葉内側部）	生理的萎縮＋多発性微小梗塞	生理的萎縮
皮質層状変性	あり	あり	なし	なし
断面積比（海馬／海馬傍回）	0.5 以上	0.5 以上	0.5	0.5
アンモン角	高度の神経細胞脱落 NFT が無数に出現	脱落の程度はさまざま NFT の数もさまざま	脱落なし NFT は生理的範囲	脱落なし NFT は内嗅領皮質，アンモン角に限局
大脳皮質の老人斑の分布パターン	健常例とは異なる	健常例と同じ	健常例と同じ	健常例と同じ
大脳皮質の NFT の分布パターン	健常例とは異なる	健常例と同じ	健常例と同じ	なし
発症年齢	70 歳代以前	70 歳代以後	高齢ほど増加	90 歳代以後

体を通る前額断の割面で，乳頭体，海馬傍回，内側後頭側頭回を含む標本を切り出し（図 2-2-1），最低限，HE 染色，Methenamine-Bodian 染色（あるいは Methenamine-銀染色，Bielschowsky 染色変法など）を作成する。この標本では側頭葉の一部しか観察できないが，乳頭体に老人斑がある脳の 80% 以上は大脳皮質さらには線条体や視床に生理的上限を越えた広範な出現があるので，この部位の観察で大凡の見当をつけることができる。

4）Alzheimer 型痴呆の病理学的分類

現在，ATD と診断されたり報告されているものは老年性変化が大量かつ広範に出現しているという点では共通するものの，その他の組織所見は決して均質ではなく，病理学的にはその中心に位置する AD，SDAT と，その周りに非典型的，あるいは病的とは考えにくい状態などが見い出される（図 1-2-41，表 1-2-5）。

a）中核群

AD と SDAT の同一性に関する議論には長い歴史があるが，今日では両者を合わせて AD や ATD と呼ぶように，ひとつのスペクトル上にある疾患とするのが一般的であろう。そして，その視点からみれば，病的萎縮が内嗅領皮質に限局する SDAT は広範な大脳新皮質の病的萎縮を呈する AD の限局型とみなせよう。しかし，ここで注意を喚起したいことは，従来，SDAT にみられる前頭葉の生理的萎縮が AD で生じている病的萎縮と区別されず，一括されていることである。確かに，生理的萎縮が臨床症状の形成に与らないという証拠はないが，純粋に病理形態学的にみるならば，SDAT と AD の前頭葉皮質は当然区別されるべきであろう。さらに，全経過が 10 年にも及ぶ症例でさえ，病的萎縮が内嗅領皮質に留まっていることからも明らかなように，両者の違いは単純な病変の広がりとは言い難い。しかも，老人斑や NFT の出現分布が生理的な老化の延長線上に

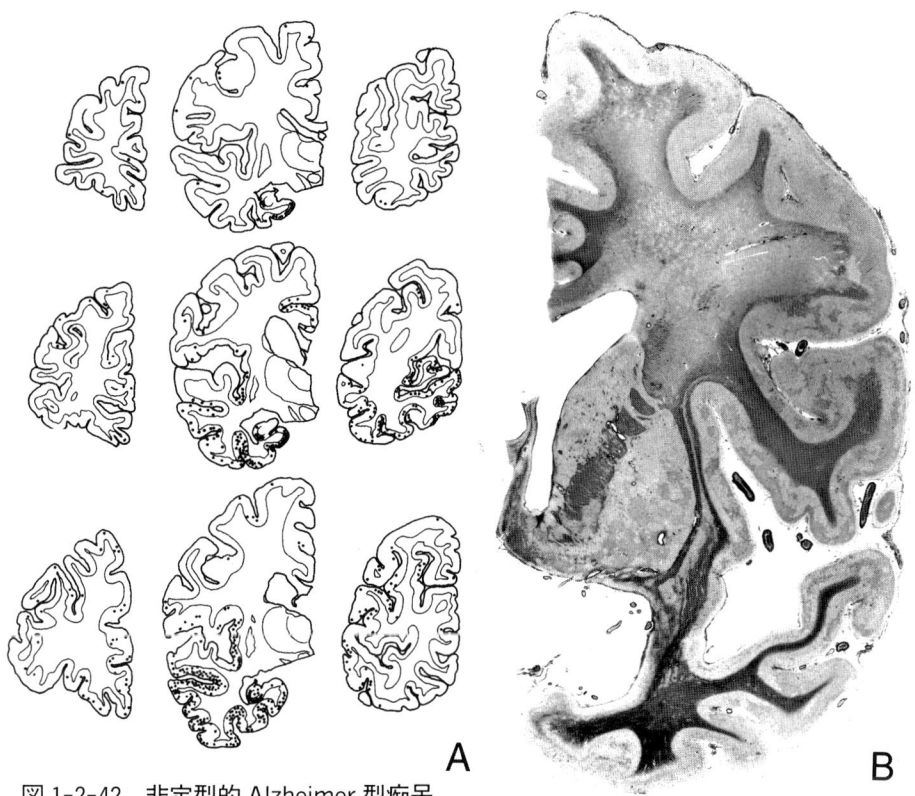

図 1-2-42 非定型的 Alzheimer 型痴呆
A：Alzheimer 神経原線維変化の分布，B：側頭葉白質，島回および前頭葉皮質下白質に線維性グリオーシスが広がる，高度の扁桃体萎縮により側頭葉吻部内側が陥凹している（Holzer 染色）．

ある SDAT に対して，それとはまったく別の分布を示す AD は明らかに異なる病態である．

このような病理形態学的な立場から ATD を二つに分けて，その臨床を振り返ると，AD は 70 歳代以前の発症が圧倒的に多いのに対して，SDAT は 70 歳代以後に多い．また，SDAT は 80〜90 歳代にピークをもつ山型の年齢分布を示す．それに対して，AD は少なくとも 60 歳代以降には明瞭なピークは認められないが，100 歳代にも観察される．

なお，90 歳代以後の超高齢者では，ほとんど老人斑が認められず，NFT の出現と内嗅領皮質の層状変性のみの症例が現れることが注目される．

b）非定型的 Alzheimer 型痴呆

この一群は生理的上限程度の老人斑が大脳皮質全体に広がり，生理的上限を超える NFT が主に側頭葉に出現し，内嗅領皮質と海馬支脚に ATD と同じ変性がみられるため，NFT の分布が中核群に比べて狭い点を除けば，ATD の範疇に入る（図 1-2-42 A）．しかし，側頭葉のみならず島回から前頭葉皮質に及ぶ皮質下白質にみられる広範な線維性グリオーシスは ATD として異質である（図 1-2-42 B）．一般に，ATD の線維性グリオーシスは層状変性の強い皮質下白質にみられるが，その程度が皮質病変による白質の二次変性を超えることはまれである．ところが，本群では神経細胞の脱落はまったく認められず，皮質下白質の線維性グリオーシスが不相応に強い．さらに，この線維性グリオーシスは扁桃体にも及び，とくに基底外側核群に強調されている．このような症例は東京都老人医療センター連続 1,772 剖検例の 0.8% にみられ，80 歳代に多い．

この病態はかつて報告された AD と Pick 病の特徴を合わせ持った"double disease"を想起させる．これは臨床症状よりもむしろ病理所

見に重点を置いたもので，側頭葉の萎縮はPick病的であるが，いずれの症例でもPick細胞やPick球はまったく発見されず，大脳皮質の組織像は老人斑やNFTの多発というAlzheimer病的変化である症例が多い。一方，本群では肉眼的な萎縮は側頭葉最内側部の内嗅領皮質，海馬支脚，扁桃体にみられるだけで，側頭葉新皮質はよく保たれており，本例でPick病的な変化は皮質下白質のグリオーシスのみである。従って，その意味ではむしろ進行性皮質下神経膠症（progressive subcortical gliosis, Neuman）に類似しているかもしれない。

さらに，臨床的にも典型的なATDとは若干異なり，病初期から健忘，記憶障害などは観察されるが，前景に立っている症状は落ち着きがない，怒りっぽい，喧嘩早い，嫉妬妄想，物取られ妄想などのような情動性の変化である。しかもこのような症状が年余にわたり，多幸的で無分別な傾向は末期になって出現するため，周囲からみると非常に接しにくいことが注目される。Pick病を疑わせる症状はないが，口唇傾向や性欲の亢進が認められることがある。このような症状のために，臨床的には血管性痴呆あるいは混合型痴呆なども疑われることがある。画像診断では，病初期から側頭葉の萎縮，とくに側脳室下角前方の拡大がみられるが，多発性梗塞やBinswanger病を疑わせる所見はない（図3-1-96＆97）。

なお，本型の扁桃体に関連して，内嗅領皮質・アンモン角と扁桃体の病変を対比させてみると，ADではほぼ例外なく前者が後者を上回るが，SDATではその逆の症例などがある。さらには扁桃体の変化のみで内嗅領皮質やアンモン角にはまったく所見がないためにATDの病理診断基準を満たさない症例もある。しかも，扁桃体病変がアンモン角病変を上回る症例は臨床的に情動障害に関する症状が目立つ傾向がみられ，線維性グリオーシスを特徴とする非定型的ATDとの関連が注目される。

c）老化と密接に関連した状態
ⅰ）老人斑優位型痴呆

これは辺縁群のなかで最も大きな割合を占めるグループである。この一群は前述の東京都老人医療センター連続1,772剖検例によると，90歳代まではSDATよりも頻度は低く，60歳代から90歳代では3％から12％である。ところが100歳代ではSDATが5％であるのに対して老人斑優位型は20％を占め，後述の原発性海馬変性とともに100歳代を代表するタイプである（図1-2-41）。病理学的には，海馬体と海馬傍回を除けば老人斑のみが対照年代の生理的上限を超えて大脳皮質に出現していることが特徴で（図1-2-28），臨床的にATDと診断されていれば，CERADでは病理学的にもATDとされる可能性が高い。しかし，NFTは内嗅領皮質からアンモン角にほぼ限局しているため，Braakらの staging of Alzheimer-related changesでは低いステージになる（図1-2-17）。

著者らの診断基準に従えば，内嗅領皮質の層状変性を欠くためにATDとは言えないが，ATD病変の進行が他の身体疾患によって中断された可能性やATDの予備群という見方がありうる。しかし，他の疾患によって発病から1年程度で死亡したATD例でも内嗅領皮質には明瞭な層状皮質変性を見いだすことができるが，数年以上経過した本群の症例では認められず，少なくともATD病変が中断した可能性は極めて低い。

一方，本群では米粒大以下の新旧さまざまな梗塞が皮質，白質，皮質下灰白質などに散在していることが注目される。老人斑が病的に出現している健常例と比較すると，皮質梗塞はほとんど同じであるが，白質の梗塞はおよそ2倍多く，しかも，大脳軟膜の小動脈には新鮮なものから器質化した古い血栓が多数みられるため，DICを背景にして比較的長い期間にわたって形成された病変と考えられ，臨床的，病理学的にDICが証明される症例も多い。さらに，病理学的にはほとんどの症例に悪性腫瘍あるいはその再発，肺炎，心疾患などが観察され，多発性小梗塞の背景にこのような疾患が密接に絡んでいることは十分考えられる。実際，臨床的にも痴呆の発現が何らかの全身疾患の発病や増悪と連動している症例が多い。痴呆の期間は10年から数ヵ月までであるが，3〜4年の症例が最

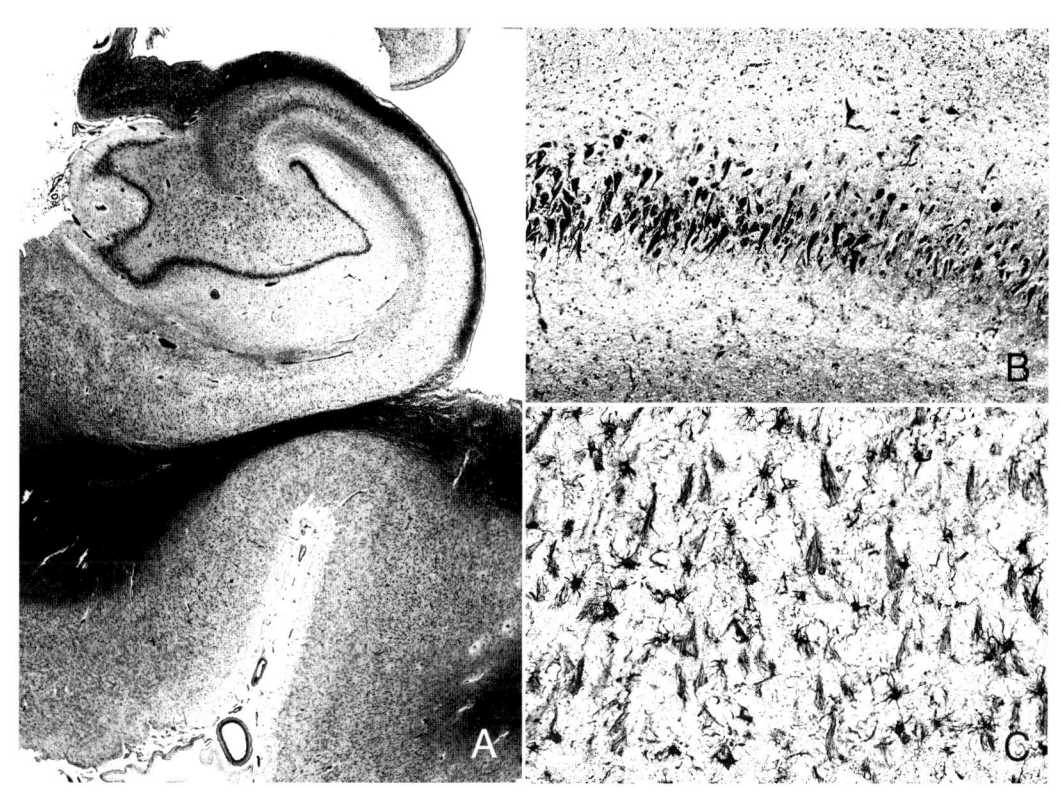

図 1-2-43 原発性海馬変性
A：海馬体と海馬傍回のバランスは正常で，髄鞘および細胞構築もよく保たれている（KB染色），B：アンモン角CA2にある神経細胞のほとんどにNFTが出現（Methenamine Bodian染色），C：アンモン角CA1では大半のNFTがghost化している（Methenamine-Bodian染色）．

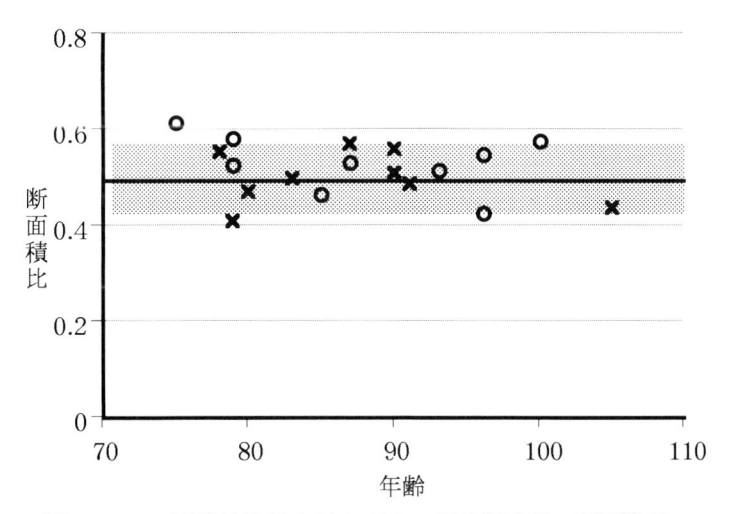

図 1-2-44 原発性海馬変性と老人斑優位型痴呆の断面積比
○印は原発性海馬変性，×印は老人斑優位型痴呆，網かけ部分は正常値（＝0.502±0.062）の範囲．

も多く，進行性に増悪する傾向は低い。

　ここで，本群だけでなく健常脳にみられる生理的上限を超える老人斑の意義について考えてみたい。老人斑の数や分布はSDATに匹敵するが，皮質の層構築に何ら影響を及ぼしていないという点ではSDATとは全く異なる状態である。老人斑が多発する脳の半数は臨床的に健常であったことや前述のATDにおける内嗅領皮質の層状変性から推定されるように，老人斑の大量出現そのものは痴呆形成の十分条件にはなりえないが，その一方で，老人斑に巻き込まれた神経突起が変性しているという意味では，痴呆が発現しやすい環境を提供しているかもしれない。いずれにしても，脳はわずかな障害でも大きくバランスを崩していしまうような微妙な状態であり，そこに前述のような皮質や白質の虚血性病変などが加わると，それらがどこにどの程度分布するかによって痴呆へと進展するかもしれない。このように考えると，本群は老人斑という老化の極限状態と血管性要因が複合した状態と考えられる。

ii）原発性海馬変性（NFT優位型）

　老人斑優位型とともに，100歳代の痴呆例の20%を占める大きな一群である（図1-2-41）。これも病理所見をもとにした名称で，NFT（大半はアストログリアの突起が入り込んだいわゆるghsot NFT）がアンモン角CA2〜CA1，海馬支脚，内嗅領皮質に大量出現しているが，その他の領域にはまったく認められない状態である（図1-2-43）。しかし，この領域にある神経細胞のほとんどがNFTを持っているという状態は少なくとも90歳代以前の健常脳では非常にまれであるだけでなく，このような分布様式はATDとしてもその病理に合致しないため，これをATDの特殊なタイプとする見解，あるいはATDとは異なる病態と考える立場がある。

　しかし，前項でも述べたように90歳以降では，それ以前には年齢に相関しなかったCA2のNFTが急に増加し始め（図1-2-18），CA2から内嗅領皮質まで連続的にNFTが出現するようになるために，必ずしも病的な状態とは言えない。しかも，この状態を生理的萎縮と病的萎縮という視点から観察すると，対照年代に比べて海馬傍回，海馬体の断面積はおよそ20%減少しているが，両部位がほぼ同等に萎縮しているために両者の断面積比は健常例と同じで，両者がバランスよく萎縮していることを示している（図1-2-44）。組織学的にもこのマクロ的所見を支持するように，アンモン角と海馬傍回における層構造は維持され，ATDにみられるような線維性グリオーシスを伴った有髄線維層の萎縮や錐体細胞層における神経細胞数の減少はない。従って，この状態は病的状態とは言い難く，前項の老人斑優位型痴呆で述べたような，むしろNFTで表現される老化現象が最高度に達した状態と考えることができる。

　振り返って臨床をみると，その半数は活発な超高齢者と比較すれば高次機能の低下が疑われるが，明らかなATDと臨床診断された症例はない。しかし残念ながら，90歳代〜100歳代の健常者に関する臨床的知見は必ずしも十分とは言い難く，そのために痴呆の基準がまちまちであるように思われる。前にも指摘したことであるが，その症例が痴呆か否かということがその後の基礎的研究を大きく左右するだけに，超高齢者の臨床像を明らかにすることが先決であろう。

第2部
ブレインカッティング

第1章 マクロ観察とカッティング

　マクロ的観察は脳で生じた出来事を全体的，立体的に把握する最初にして最後の機会である。また，最終的な診断を導き出すための顕微鏡観察を含むその後の検討方針を大きく左右するものでもある。

I．マクロ観察の手順

1．解剖室

　頭蓋骨から取り出した脳を解剖台に長く放置すると変形してしまうので，重量の測定，大まかな観察，写真撮影，電子顕微鏡用標本，凍結用組織の採取を速やかに行い，ホルマリン液に入れる。一側の脳を凍結組織として保存する場合には，左右で病変が異なったり，病変の程度が違うことがあるので，凍結用にする一側半球（脳幹では一側半分）を解剖室でカッティングし，観察，写真撮影などを行い，必要に応じて組織の切り出しなどを行い，まったく病理学的観察を行わずに保存することは避ける。なお，一度割を入れた未固定脳をホルマリン固定すると割面がでこぼこになり，染色標本を作りにくくなることがあるが，砂糖を加えた高張ホルマリン溶液で固定すると多少防ぐことができる。

　クモ膜下出血のように脳表面に血液が大量に付着している脳は（図2-1-1），ホルマリン固定液に浸すと血液が非常に硬くなってカッティングしにくくなる。そこで，固定前に冷水で血液を洗い流すと，血管系の観察や動脈瘤の発見がしやすくなる。脳出血などで内部に血腫がある場合も同様に固定によって一層硬くなる。逆に梗塞巣は固定液の浸透が悪いため壊れやすい。水洗や写真撮影，あるいはカッティングなどの操作によってさらに壊れることもあり，血管の閉塞部位を確認することが最も重要と判断されれば，壊れることを覚悟して未固定の段階で動脈を追跡する方がよい場合もある。

　脳底動脈に糸を通してホルマリン固定液のなかに吊るす。脳底動脈が切れてしまっている場合には糸を小脳の後を通して吊るす。ホルマリン液は脳容積の5～6倍程度，5～6リットル必要である。また，ブレインカッティングまでの間に少なくとも一回は固定液を交換し，固定後2週間を目処とする。

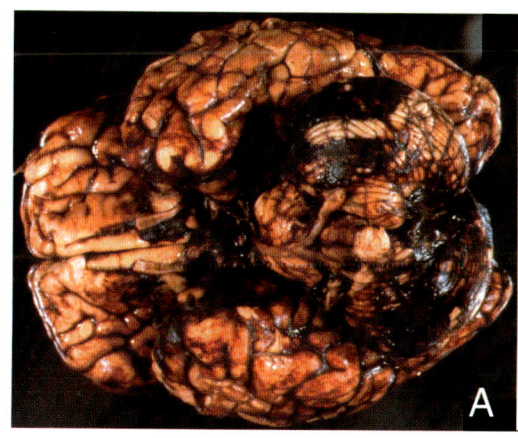

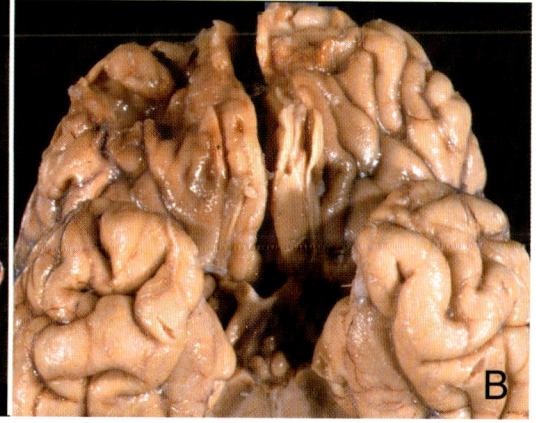

図2-1-1　脳底面
A：クモ膜下出血．B：前頭葉極の脳挫傷．

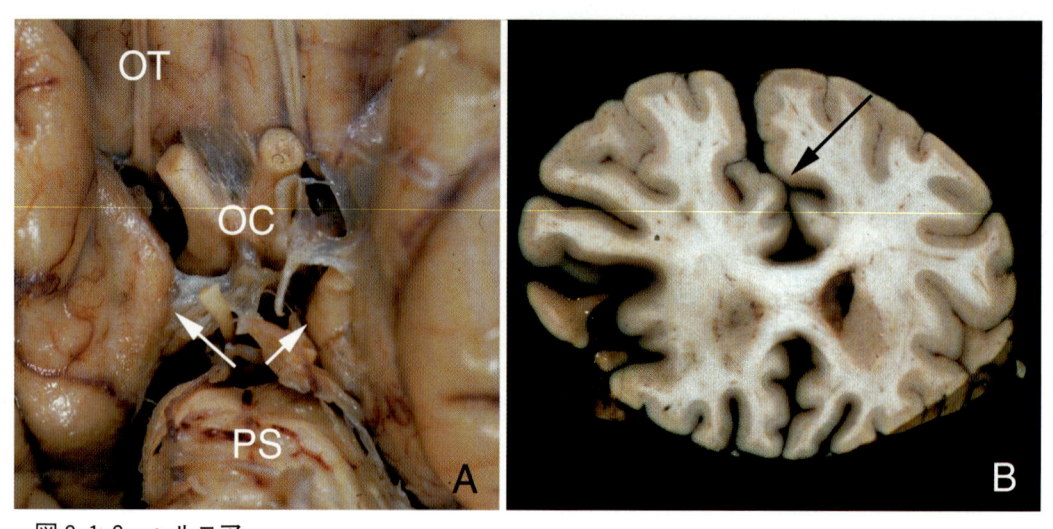

図2-1-2　ヘルニア
A：テント切痕ヘルニア（矢印）．OT：嗅束，OC：視神経交叉，PS：橋．B：帯状回ヘルニア（矢印）．

2．ブレインカッティング

1）ブレインカッティングの前に

（1）硬膜（dura mater）を大脳から剝がす。色調は淡黄色ないし淡褐色で，厚さはさまざまである。黄疸例では，固定後の硬膜が緑色である（未固定では濃褐色）。次に硬膜の外側と内側をみて硬膜外出血や頭蓋骨の転移性腫瘍などの有無を確認する。新鮮な**硬膜下出血**はそれとすぐ分かるが（図1-1-1），薄い陳旧性の硬膜下出血では出血した血液を覆う黄褐色の結合織性の膜（偽膜）を見落とすことがあるので，硬膜の裏側を擦ってみるとよい。外科手術後であれば，髄膜に縫合やカテーテルの挿入部などがみられる。髄膜炎のような感染症がこれらを進入門戸としていることがあるので注意が必要である。偶然発見される**髄膜腫**は小さいものが多い。

次に，上矢状静脈洞を切開して血栓の有無をみる（図1-1-21A）。静脈洞に直角にハサミを入れて，その割面を観察するのがよい。**上矢状静脈洞血栓症**は髄膜炎や悪性腫瘍の髄膜播種などに合併し，大脳白質に広範な出血をひき起す。直洞（sinus rectus），横洞（sinus transversus），S状静脈洞（sinus sigmoidalis）は頭蓋骨に残されることが多いので，解剖室で調べておく。

（2）クモ膜（subarachnoid menbrane）と狭義の軟膜（pia mater）を合わせて広義の軟膜（leptomeninge）と言い，剖検脳では二つがいっしょにみえる。大脳縦裂に沿った大脳頭頂部にみえる顆粒状の軟膜は上矢状静脈洞に入るクモ膜顆粒で，高齢者では癒着と線維化が目立つ。軟膜は透明で薄く，その下にある脳表面が見えるが，高齢者や脳浮腫が長期続いた脳の軟膜はやや白濁し肥厚している。**化膿性髄膜炎**ではSylvius溝やその他の脳溝などに膿が貯留するために，軟膜が黄白色や緑白色にみえ（図1-1-27A），脳表面と癒着していることがある。転移性腫瘍の髄膜播種でも軟膜の混濁と癒着がある。

（3）次にヘルニアの有無を調べる。**脳梗塞，脳内出血，脳腫瘍，**高度の**浮腫**など脳容積が増加すると，脳回が扁平化して脳全体が丸みを帯び，鈎や海馬傍回が小脳テントと中脳の隙間（テント切痕）から後頭蓋窩に落ち込んでいる場合がある（テント切痕ヘルニア transtentorial herniation，図2-1-2A）。一側にこのヘルニアが生じると，反対側の中脳被蓋や大脳脚が圧迫されて破壊や出血が生じる。また，テント切痕を通過する後大脳動脈が小脳テントに圧迫

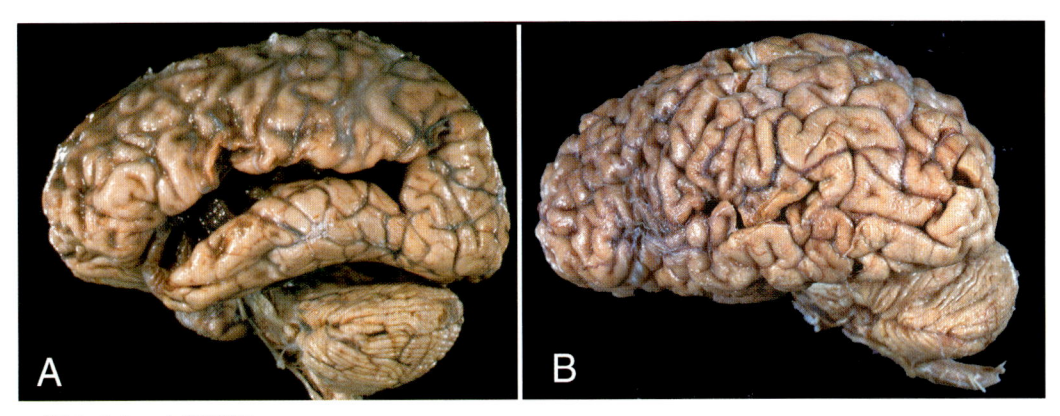

図 2-1-3　大脳外観
A：中大脳動脈領域の陳旧性梗塞．Sylvius 溝周囲に大きな組織の欠損がみられる．B：Pick 病．前頭葉と側頭葉が著しく萎縮している．小脳が相対的に大きくみえる．

されて，側頭葉や後頭葉に梗塞をひき起すことがある．帯状回ヘルニア（cingulate herniation）は一側の帯状回が大脳鎌の下にある空間（大脳鎌と脳梁の間）にはまり込むものであるが，外表面からは分からない（図 2-1-2 B，3-1-107）．小脳扁桃が大後頭孔から脊椎管に入り込むヘルニアを扁桃ヘルニアという（図 3-2-4）．高度な場合には引きちぎれた扁桃の一部が脊髄表面に付着していることがある．

脳挫傷が嗅球，嗅束周囲の前頭葉眼窩面に褐色の組織欠損としてみえることがあるので，脳底面を観察する際には忘れてはならない（図 2-1-1 B，3-1-21）．同様の組織欠損が側頭葉極，後頭葉極などにも分布していることがある．

（4）大きな梗塞は病変の中心が皮質ではなくて白質にあるため，脳表面を一見しただけでは分かりにくいことがある．しかし，内部に新鮮な梗塞がある皮質は硬く，脳回がやや盛り上がり，脳溝が閉塞している（図 1-1-8 A）．また，そこを覆う軟膜が緊張している．著しい脳浮腫ではこのような変化が脳全体に及んでいる．脳表面が柔らかい場合は軟化が進んでいる状態である．完全に器質化が終了した大きな梗塞では，その部分だけが陥没し，その表面は比較的硬くしわのある皮質表層がみえる（図 2-1-3 A）．なお，カッティングしてしまった割面は二次元的で，立体的な病変の広がりを把握しにくいことがあるので，割を入れる前に外表面から分布を記載しておく．

（5）反対に，脳回の幅が狭く脳溝が開いている場合には萎縮が疑われる．とくに軟膜の肥厚と白濁に加えて，脳表面が顆粒状で，脳回頂部の丸みが乏しく角ばっている場合は老化による生理的な萎縮よりも疾病による萎縮が考えられる．**無酸素脳症**は大脳全体に広がることが多いが，とくに前頭葉は硬く，頭頂後頭葉は軟らかいことがある．**Alzheimer 病や Alzheimer 型老年痴呆**では側頭葉内側部とくに海馬傍回と海馬の萎縮が著しい（図 1-2-27）．**Pick 病**では側頭葉吻側の萎縮が高度であるが（図 2-1-3 B），海馬体は相対的に萎縮が軽い．**Creutzfeldt-Jakob 病**も同様に海馬体は保たれていることが多い．**皮質基底核変性症，筋萎縮性側索硬化症，原発性側索硬化症**などでは一側の中心溝を挟む領域がとくに萎縮していることがある．**白質ジストロフィー**（図 3-1-89）のように大脳白質が高度に萎縮している脳では，一見，大脳皮質の萎縮のようにみえることもあるが，指で押してみると内部が充実性ではくて，空虚な感じがすることがある．

（6）脳回の幅が広かったり，逆に脳回が狭く細かい脳溝が多数みられる場合は厚脳回や多脳回などが疑われる（図 3-1-22 & 23）．

（7）小脳・脳幹は大脳から外さないと詳細を観察できないが，カッティング前に以下のような事柄に注意したい．まず，脳底面をみて小脳・脳幹と大脳の大きさを比較する．普通，小脳の下端は後頭葉後端とほぼ同じかやや内側に

あり，小脳半球の外側端は側頭葉外側端のやや内側に位置する（図1-2-2）。小脳が萎縮しているとその周囲が空いて，後頭葉や側頭葉がよくみえる。ただし，大脳が腫大していると同様な関係になることがある。萎縮した小脳は小葉溝が開き，ときにあめ色のような褐色調が強いことがある。梗塞，出血，腫瘍などがあると小脳は腫大するが，その変化は大脳と基本的に同じである。

（8）次に，脳幹部をみる。脳幹では橋の膨らみが最も目立つが，萎縮した橋は正中部が腹側に突出して峰のようになり，中小脳脚がある両側の膨らみが消失して陥凹している（図3-3-30 A）。反対に橋が膨らむ場合は腫瘍であることが多い。大脳脚が萎縮すると脚間窩が広くみえ，皮質脊髄路が萎縮すると延髄錐体が小さくなる。

（9）動脈系の観察には，Willis輪を外してみる場合と，脳表面に付けたまま割を入れてみる場合がある。いずれも一長一短があり，血管を外してしまうと，後で動脈瘤や閉塞部位などを脳実質の病巣部位と対応しずらくなることがあるが，血管そのものを調べるにはよい。しかし，血管と一緒に軟膜も剥がれてしまうので，軟膜の変化が重要な場合には適さない。

まず，Willis輪のバリエーションをみる。解剖学書通りの代表的なWillis輪に遭遇するチャンスは意外に少なく，このバリエーションが脳梗塞の分布や広がりと大いに関係することがある。しばしば遭遇するものとして，左右の前大脳動脈が一側の中大脳動脈から出ている，前交通動脈がなくて，両側の前大脳動脈がくの字型に交通している，左右の後交通動脈の太さが違う，後大脳動脈が中大脳動脈から分かれている，後大脳動脈が中大脳動脈と脳底動脈のそれぞれの枝が合流してできている，左右の椎骨動脈の太さが異なる，などである。

（10）次に動脈瘤をみる（図1-1-2）。未破裂の動脈瘤は決してまれなものではないので，幹動脈の分岐部に注意する。以上の観察を終えてから，アテローム斑の有無や程度，内腔の狭窄や閉塞，あるいは拡張の部位と程度に注意する（図1-1-22）。動脈は安全カミソリで輪切りにすると壊れにくい。狭窄の程度はおおよそ内腔の25％，50％，75％，といった具合で記載し，必要に応じて標本を作る。

2）ブレインカッティング

脳に入れる割の方向に決まったものがあるわけではなくて，要はその脳の病態を割面に現わせればどんな切り方でも構わない。従って，疾病の種類や臨床症状との関係，あるいはCTやMRI画像との関係などから適宜判断することになる。脳出血では水平断にすると基底核などに入る動脈に対して直角の方向になり，組織内の血管の断面を観察しやすくなる（図2-1-4 B）。一方，変性疾患などでは細かい解剖学的な位置が重要になるため，大脳では前額断（冠状断），脳幹では水平断することが多い（図2-1-4 A）。ここではこの方法を解説する（図2-1-5）。

（1）まず，脳底面を上になるように置き，橋と中脳の間にメスを入れて両者を切り離す（図2-1-5 A）。そのとき，断面が最小になるように切ることが肝心である。最初に中脳の上端で大脳と脳幹を分ける方法もあるが，乳頭体を壊したり，中脳四丘体が小脳に隠れてみえないために上丘を含む中脳吻側を大脳側に付けてしまい，その部分を十分顕微鏡観察できないことがある。

（2）次に，大脳底面を上にして乳頭体を通るように脳刃を入れる（図2-1-5 B）。その際，乳頭体の大部分が前頭葉側に残るように切るとよい。脳刃は常に新しいものを使い，刃を滑らせるように前後に動かし，決して押し切らないことが大切である。ただし，何度も前後に動かすと，割面にその跡がついてしまい，表面が平らではなくなる。表面が粗くなったり，でこぼこしていると染色標本用の薄切に余計な負担をかけることになるので注意が必要である。

（3）前頭葉を切り離してしまうと後頭葉側に付いた脳幹の周囲を側面から観察できるようになるので，中脳上丘が通るようにして大脳から脳幹・小脳を外す（図2-1-5 C）。ただし，メスを背側方向に深く入れすぎると視床枕を傷つけることがある。

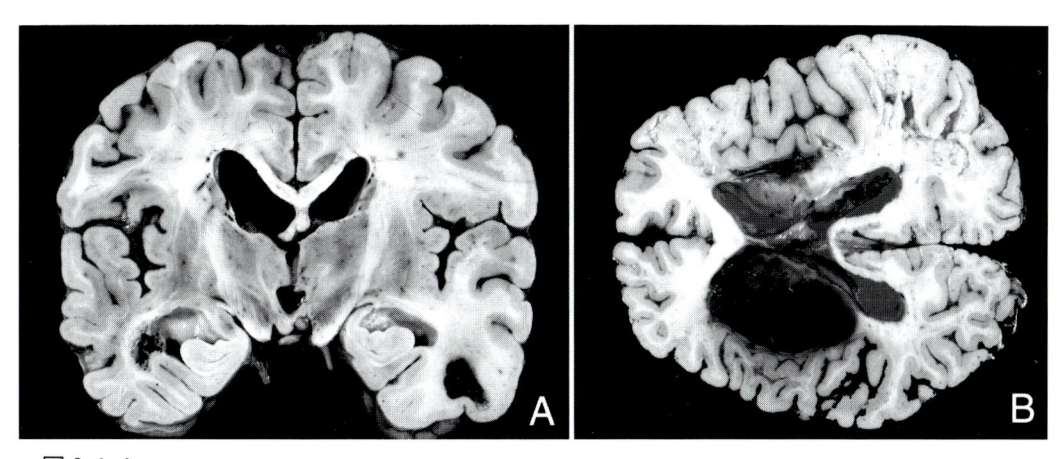

図2-1-4
A：乳頭体を通る前額断，B：基底核を通る水平断．

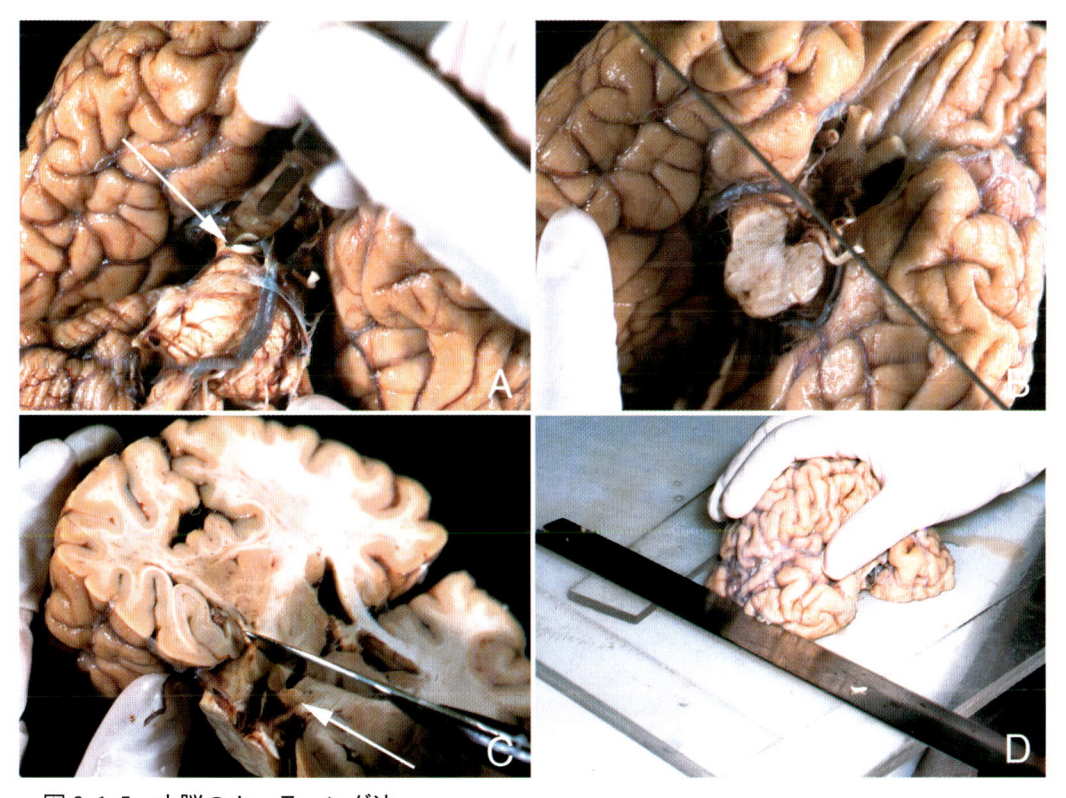

図2-1-5　大脳のカッティング法
A：中脳と橋の境目にメスを入れて脳幹・小脳を大脳から切り離す．矢印は動眼神経．B：乳頭体を通るように大脳に脳刃を入れる．C：中脳と大脳の境目にメスを入れる，矢印は乳頭体．D：大脳を一定の間隔で前額断する．

（4）脳幹・小脳を外した大脳は一定の厚さで前額断を加える．切る角度のわずかな違いによって割面が著しく異なることがあるので，脳刃を入れる角度は一定になるようにしたい．そのためには前頭極と後頭極を結ぶ直線に対して直角の方向に切る習慣をつけるとよい．その後，一定の厚さで前額断を加えるには，大脳の両側に一定の厚さの板を置き，それに沿って脳刃を走らせると均等の厚さでスライスができる（図2-1-5 D）．板の厚さを0.8 cm程度にしておく

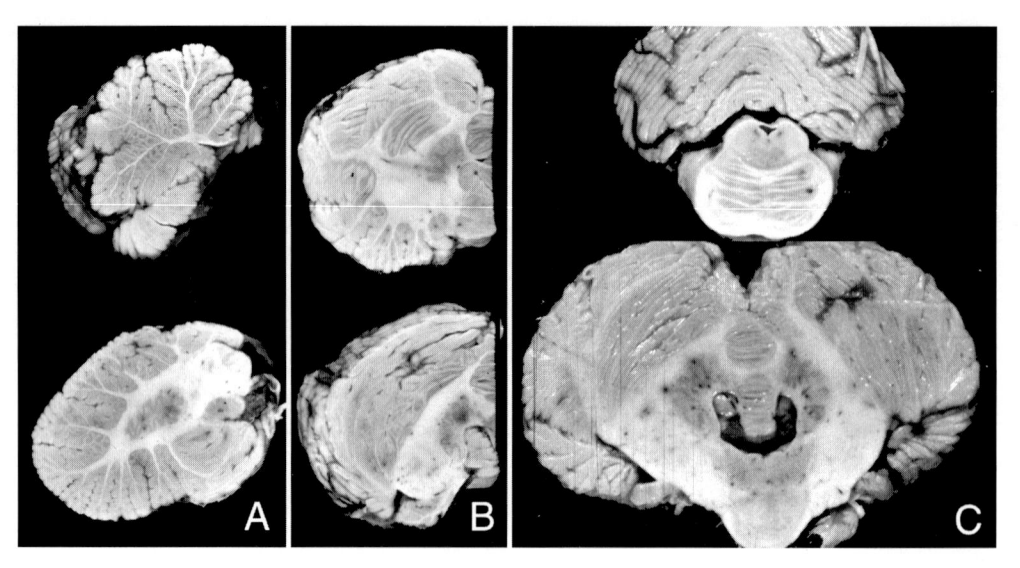

図 2-1-6
A：小脳の矢状断．写真上は正中線で割を入れた小脳虫部，下は歯状核が通る矢状断．B：小脳の水平断．C：脳幹と小脳を付けた水平断．

と，スライスの厚さがほぼ1 cmになる。しかし，必ずしも目的とする構造が割面に現れない場合もあるので，それが含まれていると思われる割面をさらに二分割することもある。一旦パラフィンに包埋したスライスから目的のものを染色標本に出すことは大変な時間と労力を要するので，ブレインカッティングの段階で可能な限り目的とする構造が現れるように工夫する。ただし，スライスが薄すぎてパラフィン標本を作りにくい場合もあるので，病理の技師と相談しながら進めるとよい。

（5）小脳と脳幹をいっしょに水平断する場合と両者を切り離し場合がある（図2-1-6）。前者は小脳，小脳脚，脳幹相互のつながりを割面に表しやすい。しかし，割面が大きくなるために脳幹を細かく切りにくくなることがある。そのため，中小脳脚などを介して小脳と脳幹が連続するように切った割面を一枚作り，それ以外は脳幹と小脳を切り離して細かい割を入れる方法もある。

一方，小脳と脳幹を切り離す場合は，まず小脳下面で延髄と小脳の間にメスを入れて下小脳脚と中小脳脚を切断する（図2-1-7A）。その際，メスはできるだけ小脳側に入れるようにすると延髄に傷がつかない。次に小脳上面で小脳と橋上部の間にある上小脳脚と上髄帆を切る（図2-1-7B）。中・下小脳脚に比べて幅が狭いので注意深く切り進むとよい。

（6）脳幹から分離した小脳は虫部の中央に割を入れて左右の半球に分ける（図2-1-7C）。小脳皮質の病変では，虫部から半球外側部にかけて程度が変化することがある。また，皮質には部位対応配列があるので，病変がおおよそ左右対称性の場合には一側を傍正中断にする。しかし，この方法では小脳脚とくに中小脳脚と脳幹の関係がうまく表現できないため，反対側を水平断にするとよい（図2-1-6A&B）。すべての小脳核を一枚の割面に出すことはむずかしいが，虫部の断面に現れる室頂核を確認しながら水平断を加えるとよい（図2-1-7D）。

（7）脳幹は特別な理由がない限り，水平断する。その際大切なことは，一定の方向で水平断を加えつづけると被蓋部と底部の位置関係がずれてしまうので，割面が最小面積になるように方向を少しずつ変えることである（図2-1-8B）。固定後の脳幹は背側にやや彎曲しているので，背側は狭く，腹側は厚く切るようにするとよい。また，割を入れるとき，断面が湾曲しないように注意する。

（8）スライスした割面は一定の方向で大き

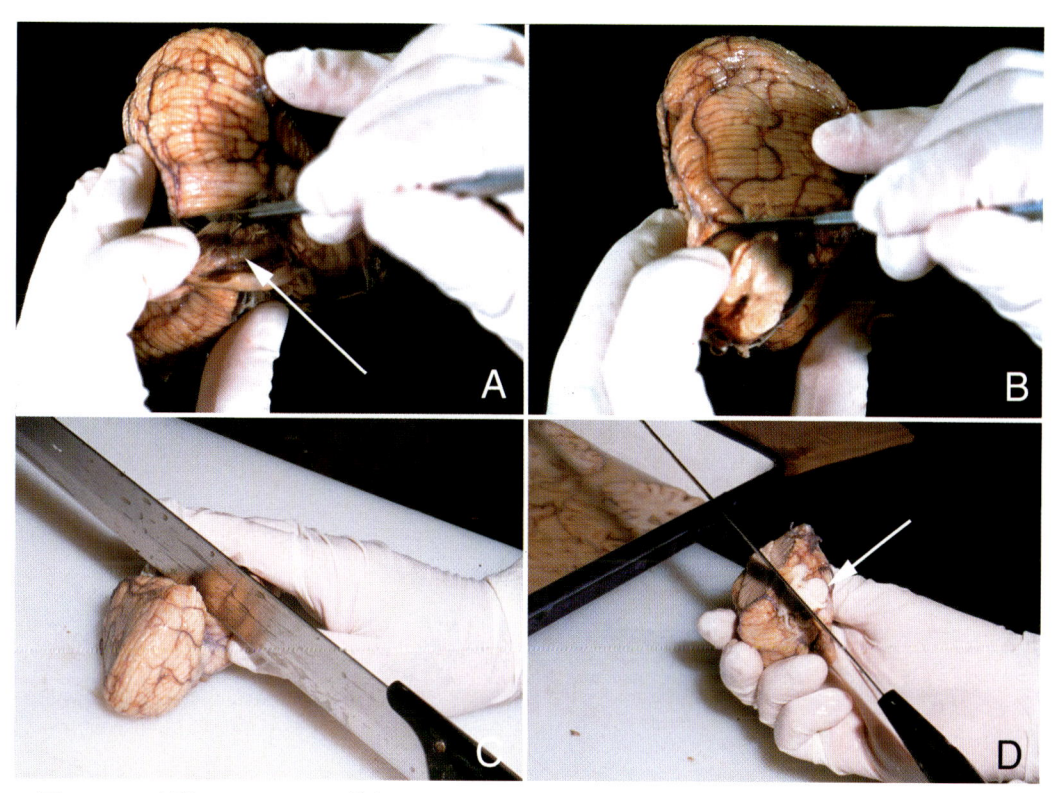

図 2-1-7 小脳のカッティング法
A：延髄と小脳の間にメスを入れる，矢印は延髄．B：小脳と橋被蓋の間にメスを入れる．C：虫部に正中断を加える．D：虫部の断面をみて室頂核を通る水平断を入れる，矢印は中小脳脚．

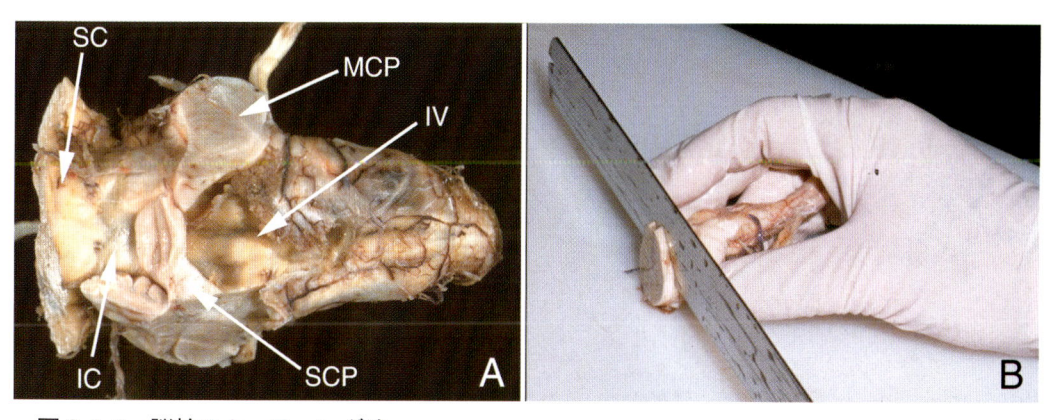

図 2-1-8 脳幹のカッティング法
A：小脳をはずした脳幹の背側面．SC：上丘，IC：下丘，SCP：上小脳脚，MCP：中小脳脚（下小脳脚は中小脳脚の内側に含まれている），IV：第4脳室底．

なバットに並べ，脳全体がみえるようにする。その際注意すべきことは，常に水をかけるなどして割面が乾燥しないようにすることである。これはその標本用の切りだしをする場合も同様である。バットのなかに割面が浸る程度の水を入れておくのも一法である。いずれにしても，乾燥すると染色性が低下してしまう。

（9）脊髄は硬膜の外側を観察し，腫瘍の転移や圧迫の有無をみる。硬膜を付けたまま脊髄を軽くつまんで上から下に指を滑らせ，変形の有無や硬さの変化を調べる。次に，硬膜を背側面と腹側面で長軸に沿って切開し，脊髄根と脊

髄表面をみる。脊髄が浮腫性に腫大すると各レベル固有の形が失われて，断面が正円に近くなる。反対に萎縮すると，前正中裂が開き，脊髄の丸みがなくなる。軟膜は大脳と同じように薄い透明な膜であるが，髄膜炎や腫瘍転移などの脊髄表面の病変や脊髄内部に病変があると，肥厚し白濁している。高齢者では正常でもときに硬くて脆い白色の物質（クモ膜斑，fibrocalcific plaques）が点在していることがある（図2-1-9）。前・後根は光沢のある神経線維としてみえるが，萎縮すると褐色調が強く，光沢がない。

（10）脊髄の各分節を決めるには，脊髄背面を上にして頸髄膨大部あたりから後根の太さをみる。急に後根が細くなるところが第2胸髄になるので，それから上下に後根を数えていく（図2-1-10 B）。また，脊髄円錐（conus medullaris）の高さで髄膜を貫いて外に出ていく後根が第2腰髄に相当する。一方，Onuf核のある第2仙髄は脊髄腹面を上にして，腰髄下部から上下の前根の太さをみて行き，急に細くなる根を探すとよい（図2-1-10 C）。各レベルを確定してから水平に割を入れ，その断面を観察する。

3）割面の観察

割面の観察では，臨床所見と外観所見を常に念頭に置く

a）観察上の基本的な視点

割面では，正常の脳を基準にして色調，硬度，大きさ，形の変化などを目安として病変を探すことになるが，その際，次に二つの点に注意して観察する（図2-1-11）。一つはその変化が①出血／壊死性か，②萎縮性か，③占拠性か，という病巣の性質である。第二は，病変の分布が①解剖学的部位に一致するのか，②血管支配領域に一致するのか（図2-1-12＆13），ということである。なお，性質が異なる病変が見つかるときには，それぞれについて分布を調べる。

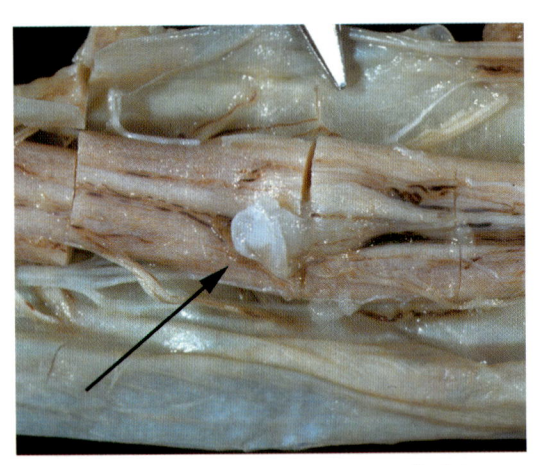

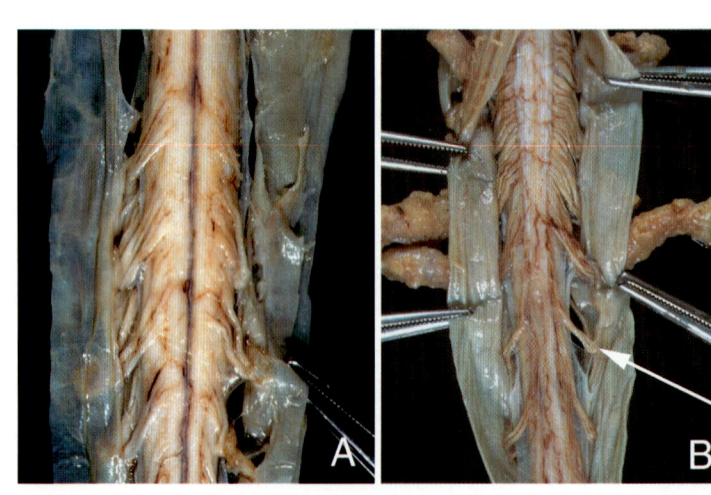

図2-1-9　Fibrocalcific plaque（矢印）

図2-1-10　脊髄
A：脊髄（頸髄）前面，B：第2胸髄に入る後根（矢印），C：第2仙髄からでる前根（矢印）．

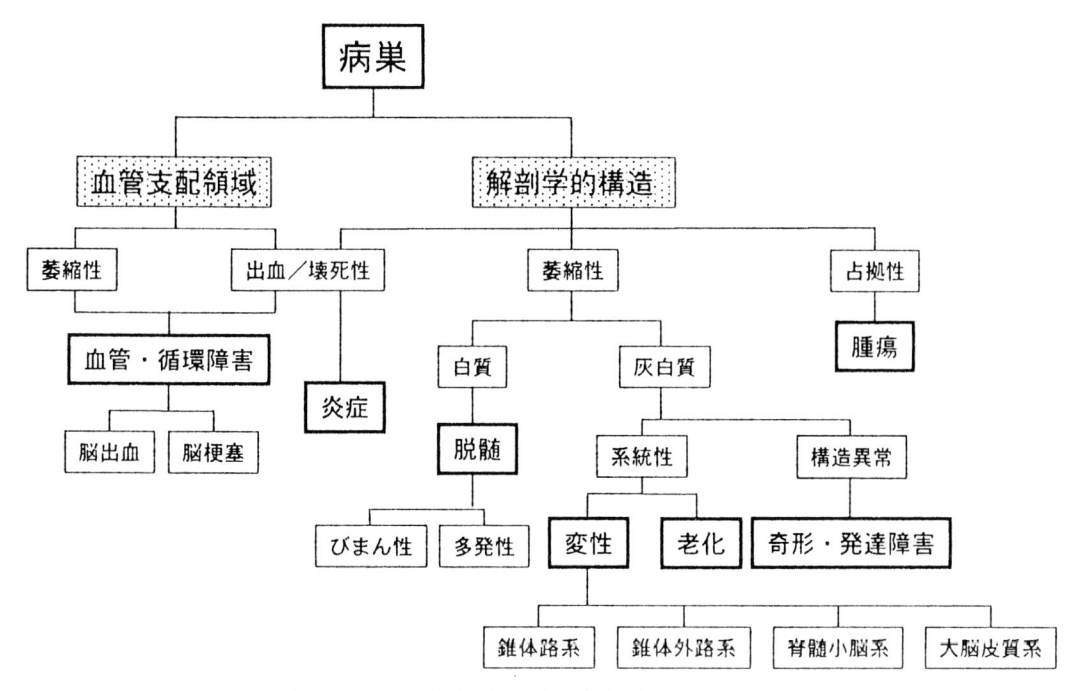

```
                        病巣
          ┌──────────────┴──────────────┐
     血管支配領域                    解剖学的構造
      ┌────┴────┐              ┌────────┼────────┐
   萎縮性   出血/壊死性       萎縮性              占拠性
      │        │          ┌────┴────┐              │
  血管・循環障害  炎症      白質      灰白質         腫瘍
   ┌──┴──┐      │         │      ┌──┴──┐
  脳出血 脳梗塞              脱髄    系統性  構造異常
                        ┌──┴──┐   ┌──┴──┐    │
                      びまん性 多発性 変性 老化  奇形・発達障害
                                  ┌────┬────┼────┐
                                錐体路系 錐体外路系 脊髄小脳系 大脳皮質系
```

図 2-1-11　病巣の分布と病巣形成のメカニズム

b) 観察上のポイント

(a) 正常の固定脳では灰白質は灰色を帯びた黄褐色、白質は淡黄白色であるが、灰白質でも視床や脳幹被蓋のような有髄神経線維が豊富な場所はより白くみえる。また、メラニン色素をもつ黒質や青斑核は黒褐色調を呈し、鉄を成分としてもっている淡蒼球は赤褐色を帯びている。しかし、組織の色は脳内にある血液の量とも関係し、貧血性の脳では灰白質と白質のコントラストが低いが、うっ血が強いと高くなる。また、萎縮が強い脳もコントラストが高い。さらに、ホルマリン固定液の浸透の程度や固定時間などによっても変化し、固定が十分でないと血管内の血液が黒褐色ではなくて赤みを帯びている。ただし、新生児や浮腫の強い脳は固定液の浸透が悪い。割を入れた脳を何度も水洗すると灰白質と白質のコントラストが低くなることがある。従って、多くの脳を観察して正常の色調を覚えておく必要がある。

(b) 出血は新しいものほど黒く、時間がたったものほどヘモジデリンによる褐色調を呈する（図1-1-3）。壊死は時期によって様相が異なる（図1-1-8）。急性期の浮腫では、組織が緊張して割面が水面のように平滑で、やや淡明し、触ると硬い。壊死が加わっていると、割面は光沢が失われ、どらつき、軟らかい。ただし、発症直後の梗塞ではその部位が周囲より多少蒼白にみえる程度のことがある。軟化が進むと脂肪の分解に伴って濃黄色になる時期があるが、マクロファージが大量に出現している病巣では正常部分より白くみえる。組織は軟らかい豆腐のようで、触ると崩れてしまう。しかし、完成した空洞は触る程度では壊れることはない。出血が伴えば、その色が加わる。

(c) 出血、梗塞、腫瘍などでは、周囲に Waller 変性を引き起こす。とくに Waller 変性が極期にある場合では、大脳脚や延髄錐体の割面が白濁し、正常よりも大きくみえる（図1-1-60）。しかし、それを過ぎると萎縮する。また、二次的な萎縮が神経線維連絡のある別の場所にみられることがある。例えば、内包が切断されたときの視床の萎縮、海馬支脚を含む側頭葉内側部の梗塞による脳弓や乳頭体の萎縮、淡蒼球の梗塞による黒質の萎縮など、観察に当たっては正常の線維連絡の知識が必要である。これは変性疾患にも応用のきく事柄であり、そ

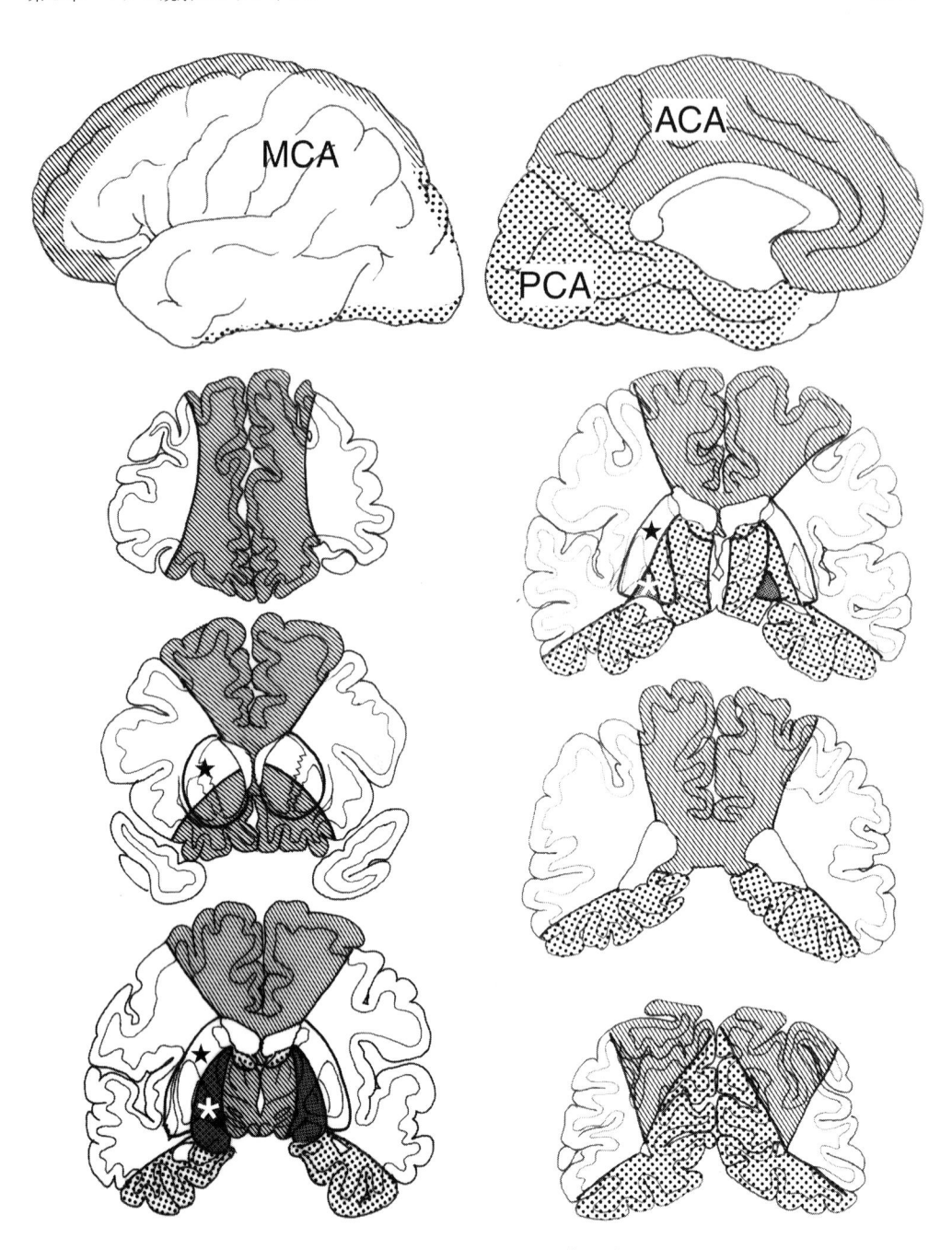

図 2-1-12 大脳の動脈灌流域
　ACA：前大脳動脈，MCA：中大脳動脈，PCA：後大脳動脈，★印：中大脳動脈のレンズ核線条体動脈，☆印：内頸動脈の前脈絡膜動脈．
　(Kalimo H, Kaste M, Haltia M：Chapter 7, Vascular diseases, Greenfield's Neuropathology, 6 th ed, Graham DI, Lantos PL, eds, Arnold, London, 1997 の図 7-2, Neuropathology, A reference text of CNS pathology, Ellison D, Love S, eds, Mosby, London, 1998 の図 9-44, および Nieuwenhus R, Voogd J, van Huijzen Chr：The Human Central Nervous System, A Synopsis and Atlas, 3 rd ed, Springer, Berlin, 1988 の図 36 を参考にした)

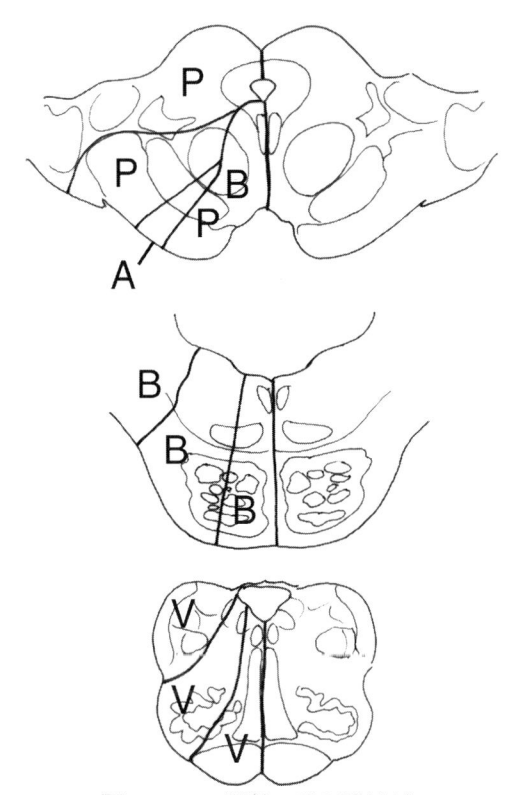

図 2-1-13 脳幹の動脈灌流域
A：内頸動脈の前脈絡膜動脈，P：後大脳動脈，B：脳底動脈，V：椎骨動脈．
(Kalimo H, Kaste M, Haltia M：Chapter 7, Vascular diseases, Greenfield's Neuropathology, 6 th ed, Graham DI, Lantos PL, eds, Arnold, London, 1997 の図7-2を参考にした)

の意味でもこのような視点から観察をする習慣をつけたい．

（d）腫瘍の割面は白色のことが多いが，**膠芽腫**のように腫瘍内部に出血があったり，壊死傾向が強い場合ではさまざまな色を呈する（図3-1-107）．最も遭遇するチャンスの多い原発性脳腫瘍である**星状細胞腫**は境界不明瞭な灰白色で充実性の軟らかい腫瘍である．ときに囊胞を作ることがある．この腫瘍は既存の解剖学的構造をあまり破壊せずに浸潤していくことが多い．一方，転移性腫瘍は大脳皮質と白質の境界付近に位置することが多く，マクロ的には周囲組織との境は比較的明瞭である．

（e）萎縮はマクロ的には出血や梗塞のように組織の破壊によって小さくなっている場合と変性疾患にみられる萎縮がある．前者は器質化が相当進行している状態で，とくに灰白質ではその部位の正常の形が失われていることが多い．それに対して，変性疾患では萎縮していてもマクロ的には正常の輪郭に近い形状を保っていることが多い．

（f）変性疾患では，色調の変化によって診断が可能になることがある．例えば，Parkinson病の黒質のように色素神経細胞が脱落すると黒の色調がなくなる（これを脱色素と言うことがある）（図3-3-1）．また，**線条体黒質変性症**では被殻が褐色を帯びる（図3-1-62）．しかし，ほとんどの変性疾患では，その部位の本来の色が強調されていることが多い．高度の線維性グリオーシスが生じている場合には白くみえ，しかも硬い．

（g）病変が軽度で色調や硬度に明らかな変化が認められない場合，とくに広範な大脳皮質や白質の萎縮では，割面における各構造間のプロポーションに着目する．これは脳葉の萎縮を発見するには有用な方法で，常日頃，割面における各脳葉の割合，あるいは灰白質と白質の割合などに注意を向けておくことが必要である．なお，計測学的には，皮質と白質の面積がほぼ等しいところは脳梁膝部を通る割面，前交連から視床までを通る割面である．前者は皮質と白質のみであるが，後者では皮質下諸核があるために皮質と白質の面積比がほぼ1：1になる．乳頭体を通る割面では皮質が全体の約45％，白質が約40％，残る15％が線条体，視床などの皮質下核である．脳梁膝部より前方と視床より後方では皮質面積の割合が大きくなる．外側膝状体を通る割面では海馬は海馬傍回のほぼ半分である（図1-2-8）．また，尾状核，被殻，淡蒼球，視床の大きさの関係は各割面で異なっており，これらの構造を三次元的，立体的に理解しておくことが必要である．

（h）変性疾患はしばしば解剖学的に連絡のある複数の構造に病変が分布することあるので，ある部位に変化が見い出されたならば，そこと解剖学的に連絡する構造，あるいは機能的に関連した構造にも注意を払う（表2-1-1）．

（i）大脳皮質の病的な萎縮では厚みが減少するとともに，脳溝が開いている．また，皮質

表 2-1-1 変性疾患の病変分布

疾患名 \ 部位	大脳皮質	視床	線条体	淡蒼球	視床下核	赤核	黒質	下オリーブ核	橋核	小脳皮質	歯状核	皮質脊髄路	脊髄前角	脊髄小脳路	後索
Friedreich失調症				○	○						○	●	●	●	●
筋萎縮性側索硬化症	○			△	△		○					●	●		
皮質性小脳萎縮症								△		●					
多系統萎縮症		△	●				●	●	●		◎		○		
遺伝性オリーブ橋小脳萎縮症			◎	◎	○		●	●	●	◎	●	◎	●	◎	◎
歯状核赤核淡蒼球ルイ体萎縮症			●	●	●	△					●				
Parkinson病	○						●								
Hallervorden-Spatz病	○			●			●								
進行性核上性麻痺	○			●	●	●	●				◎				
皮質基底核変性症	●			◎			●								
Huntington病	◎		●	●			○								
視床変性症	◎	●													
Creutzfeldt-Jakob病	●	○	●	△	△		○			◎	△			○	○
Pick病	●		◎				○								
Alzheimer病	●						○								

●は中心となる病変部位，◎はしばしばみられる病変部位，○はときどきみられる病変部位，△はまれにみられる病変部位．

の表面は滑らかな曲線を描かず，細かい凹凸がみられる．色調も変化し，とくに萎縮が高度な場合では褐色調が強まる．しかし，健常老人脳では脳溝が開いていても，皮質表面は滑らかな曲線である．

（j）白質病巣は割を入れてからしばらく時間が経つとわずかに陥凹していることがある．とくに海綿状病巣があるときに多い（図3-1-102）．白質の萎縮には，大・小脳皮質病変の二次的な変性によるもの，壊死・軟化によるもの，そして脱髄によるものがある．

II．所見の記載

脳を肉眼的に観察する機会はこれが唯一の機会であり，それだけにマクロ所見は詳細に記述するとともに，第三者がそれを読んでも理解できるようにしておくことが大切である．この段階では，臨床症状や診断に結び付く所見もある一方，意味づけのできない所見や人工的な変化を病的所見と見誤ることもある．しかし，どのような些細な変化でも観察しえた所見はすべて同等の価値をもつものとしてとりあえず記録する．また，適切な術語がない場合には，見たままを記載する方がよい．

所見は剖検記録用紙に印刷された脳の割面図に記入する方法や文章として記録する場合がある．前者は比較的簡単であるとともに，見落としや書き落としを避けることができる．それに対して，後者は主観的な文章になりがちである．しかし，形や色などものの属性を文字に変換する作業は形態学にとって欠くことのできないプロセスであり，できるだけ習熟すべきである．

とくに重要と思われる変化については，スケッチをしておく．なお，それについて，初心者はすべての割面をスケッチし，それに解剖学名と所見を書き入れる作業を1例でも行うとよい．次に写真撮影は十分に行う必要があるが，

後日，それがどのような目的で撮影されたものであるか分かるような構図や倍率を考えるべきである。

III．所見のまとめ

これまで観察して羅列的に記載した所見を，①その症例の原疾患によると思われる病巣とその性格，②原疾患に関連あるいは合併したと考えられる病巣とその性格，に整理する（図2-1-11）。このマクロ観察のまとめはその後に行う顕微鏡観察などの方針を決定する極めて重要なステップである。

普通，この段階で確定的な診断が下されると，その後はマクロ診断を組織学的に確認する作業が中心になる。しかし，診断が組織学的検討に委ねられる場合では，その脳が血管・循環障害であるのか，あるいは脱髄，炎症，腫瘍，奇形・発達障害のいづれであるのか，という判断は染色標本用の切り出し部位や染色法の選択，さらには生化学的，分子遺伝学的手法など形態学以外の方法の選択にも直接的に影響を及ぼしてしまう。

（1）まず，病巣の解剖学的部位と病変の性格を整理する。複数存在する場合には，共通する病巣をまとめる。そこで以下の点に注意する。

（2）病巣の分布が血管の支配域に重なるようであれば，それが血管・循環障害に基づく病巣であることが推定される。

①出血あるいは梗塞巣（一次性病巣）とそれらによる二次変性の部位を区別する。

②個々の病巣に新旧の差がある程度見い出せれば，古い順に整理する。あるいは，臨床症状と照合しながら順に並べるのもよい。

③CT，MRI画像がある場合には，その所見と病巣がどのような関係になっているか，可能な限り明らかにしておく。

④その原因となっている血管を探す。それが肉眼的に明らかな場合もあるが，そうではない場合にはどこを組織標本にすべきかを決める。

⑤さらに，根本的な原因が一般臓器にあることもありうるので，どの臓器のどのような変化が推定されるかを整理しておく。

（3）病巣分布が白質に限定されている場合には，主に脱髄と血管・循環障害の両者が考えられる。

①空洞の多発は血管・循環障害が最も考えられるが，一見軟化のようにみえる境界不鮮明な病巣が共存している場合には，脱髄性疾患とともにBinswanger病などが考えられるので（図3-1-96），線条体などの皮質下灰白質の変化や軟膜血管に注意する。

②**多発性硬化症**の脱髄斑はさまざまな形で，血管に沿う傾向はあまりない。また，白質だけでなく皮髄境界部や皮質下灰白質にも分布する。皮質下白質で皮質に沿うように病巣が広がっている場合には静脈を舞台として疾患，**静脈周囲性脱髄炎**，**悪性リンパ腫**などが考えられる。

③**進行性多巣性白質脳症**の病巣は小さな円形で，脳室よりも皮質に近い白質に集中する傾向がある（図3-2-26）。ただし，**血管内悪性リンパ腫**の病巣もこれに似た変化を示すことがある（図3-1-106）。

④**白質ジストロフィー**は一般に後頭葉から前頭葉に向かって病変が軽くなる。

⑤**亜急性硬化性全脳炎**の白質は線維性グリオーシスのために硬い。

⑥**多系統萎縮症**は基本的に灰白質の疾患であるが，本症の小脳白質は境界不鮮明な不完全壊死巣が多発しているようにみえることがある（図3-2-21）。

（4）病巣が灰白質に分布している場合には，血管・循環障害，変性などが考えられる。

①DICでは小さな血栓による小さな梗塞が大脳皮質を中心に散在することがある。とくに前大脳動脈と中大脳動脈の境界域にあたる上前頭回〜中前頭回，前・中・後大脳動脈の境界域である後頭葉などの皮質に集中する（図2-1-12）。

②萎縮を主体とする病変が灰白質に分布している場合には変性が考えられるので，そこにどのような共通性あるいは系統性があるのかを見極める。皮質性，錐体路性，錐体外路性，脊髄・小脳性のように機能的，解剖学的に病巣を

整理する（**表 2-1-1**）。

③病巣が複数ある場合，最も高度に萎縮している部位を特定する。これを変性の中心とするが，組織学的に一次病巣が別の場所にあることもある。また，変性の中心が必ずしも臨床症状と一致するとは限らない。

（5）占拠性病変としての腫瘍ではその分布を記述し，原発巣との関係を明らかにする。

（6）正常の解剖学にはない構造がみられるときには，奇形・発達障害が疑われる。この場合，三次元的な脳におけるその構造を明らかにすることはその後の検索にとって大切である。

第2章 染色用標本の切り出し

I. 組織の切り出し方

　顕微鏡用標本のための組織の切り出しにも特別な方法があるわけではない。肝心なことは，マクロ観察で得られた所見，疑問，あるいは推定される変化や疾患名を如何に染色標本上に表現するか，ということである。そこで，その脳の病変の性格と病巣が染色標本から明らかになるように部位を選択することになる。また，ある一定期間を経たホルマリン材料は廃棄されることがありうる。したがって将来的には剖検記録という書類，マクロ写真，そしてこの染色標本のセットがその症例の唯一の記録となる可能性があるため，その脳の病態を彷彿とさせるような標本を目指したい。

　以下，切り出しに際しての注意事項を列記する。なお，切り出しの仕方はパラフィンブロックの薄切や染色に大きな影響を与えるので，技術スタッフとの共同作業が望ましい。また，一度はすべての標本作成過程を自ら体験すべきである。

　（1）組織診断の正否はどこを切り出すかにかかっている。臨床症状と前述の所見のまとめから最も適切な部位を決めることが肝心である。肉眼的に変化の強い場所が候補になるが，変化の軽い部位の方が病巣形成の成り立ちをよく表わしていることが多いことも事実である。

　（2）脳の多くの部位は機能的な局在が明らかにされているので，それをもとに臨床症状やマクロ的所見が標本上にうまく表現できるように切り出す。

　（3）脳の立体的な構造は臨床症状との対応や病巣の成り立ちを考える上で非常に大切である。しかし，脳を細分すればするほど立体的な関係を掴みにくくするので，一枚のプレパラートに一箇所の構造を載せるのではなくて，関心の中心となる構造の周囲に別の構造が必ず含まれるようにして，第三者がそれをみても構造的関係がよく分かるようにする。

　とくに，左右の区別は脳にとって極めて重要である。そのためには，切り出した組織に必ず左右を記入しておく。割面をアルコール綿で拭いたあとに墨や赤チンで記入すると，その後の処理過程でも消えることがないようである。

　（4）大きな標本ほど，そのパラフィンブロックをミクロトームで薄く切ることがむずかしくなる。一方，標本の厚さが薄いほど顕微鏡観察における解像力が増す関係にある。従って，腫瘍のように個々の細胞の観察が重要な場合には標本を5 μm以下にした方がよいが，標本の大きさは小さくせざるをえない。それに対して，皮質の細胞構築のように，ある程度神経細胞同士が重なり合っている方が見やすい場合もあり，このような目的では10 μm程度に厚くすると，標本も大きくすることができる。このように，目的によって大きさを考えなければならない。

　（5）神経病理では，左右の両半球を標本にする場合から一般的に使用されるプレパラートに乗る程度の小さな標本まで，さまざまな大きさの標本が作られているが，どの大きさを選択するかは，その施設の作成技術や機器も大いに関係する。半球標本は病変部位同士の関係が一目瞭然となるが，通常のミクロトームでは一定の厚さに薄切することが困難であるばかりか，染色技術も難しく，コストが高い。それに対して，一般臓器標本のような小さなものはどの施設でも可能で，枚数が多くても標本作成に自動化装置を導入しやすいというメリットはあるが，病巣間の位置関係を掴みにくくする。以上のような条件を考慮すると，前額断された大脳などでは一側半球の三分の一以下の大きさが通常のミクロトームで薄切できる限度であろう（図2-2-1）。なお，若い脳や浮腫のために大きくなった脳では四分の一程度にせざるをえない。

　（6）切り出す組織の表面は平らであることが必要である。なぜなら，でこぼこしたり湾曲

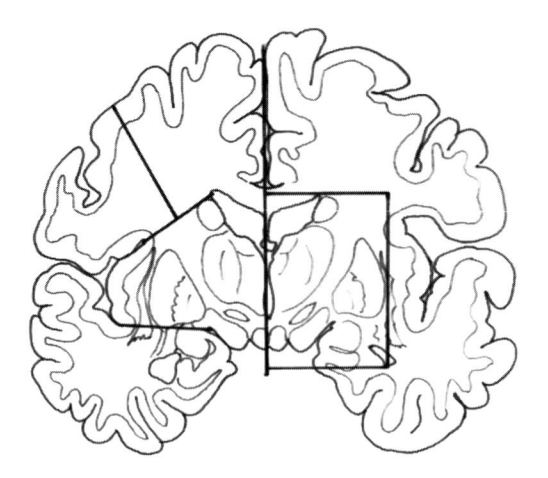

図 2-2-1　染色用標本の切り出し方

している場合には，パラフィンブロックをミクロトームで少しづつ削ることになり（厚切り），目的とする所見を得られないことがあるからである。また，無用の時間と労力を強いることになる。因に，1 mm ブロックを削るためには，1 枚の薄切標本を 10 μm としても 100 枚切らなくてはならない。従って，最初に割を入れるときに細心の注意を払うべきであるが，止むを得ない場合には，切り出しの段階で整形しておく。とくに面積的に小さい中脳など脳幹は湾曲して切れる場合がある。そのような時には，整形するのもよいが，正中線で左右に分けることによって湾曲を最小にし，それぞれをパラフィン包埋する方がよいこともある。また，切り出した組織全体を薄切できない場合には，どの部分が最も必要とするかを決めておく。

（7）目的とする構造や病巣が割を入れたスライスのなかに深く埋もれている場合には，目的の構造の深さによって，切り出しの時に削る方がよいか，あるいはパラフィンブロックを厚切りするかを判断する。

（8）切り出した組織は脳のどの割面のどこから採取したものであるか，必ず剖検記録に記載する。例えば，割面をすべてコピーしておき，それに切り出し部位を記入する。

（9）通常は前額断や水平断であるが，切る方法を工夫すると意外な変化を発見することがある。例えば，小脳皮質にある Purkinje 細胞の樹状突起は小脳小葉にほぼ直角の面に広がっているので，そのように切った面を標本にすると突起の変化を見やすくする。また，白質の神経線維は多くの割面ではその断面をみることになる。大脳を前額断で切った場合の前頭葉前部，側頭葉，後頭葉の白質，脳幹部を水平断した場合の大脳脚，縦束，延髄錐体，それに脊髄白質などである。このような一定の方向に走る神経線維が多い場所では，病変がその方向に沿って進んでいることがあり，断面の標本ではそれが十分に分からないことがある。例えば，アストログリアの突起は神経線維の方向に伸びているため，断面では突起が点としかみえない。そのような場合，神経線維の方向に切ってみると，断面からは予想できないような変化をみることがある。とくに脊髄では有用である。

10）切り出した組織はその後，脱水系列を経てパラフィンに包埋されることになるが，組織の状態によってはもう一度フォルマリンで固定した方がよいことがある。

II. 染色の選択

肉眼観察からどのような組織学的変化が予想されるかということを整理して，切り出しした組織について，どのような染色を施すかを決める。各染色法の実技については他書に譲ることにして，ここでは選択に際しての考え方を述べる。

（1）肉眼的な変化と組織学的な変化を常に対応させる訓練が必要である。そのことによって，的確な染色を選べるとともに，無用な労力とコストを避けられる。

（2）神経系の染色は幾つかの異なる染色をしないと，全貌をみることができない。例えば，ミエリンに対しては Klüver-Barrera（KB）染色や Woerke 染色，軸索には Bodian 染色や Holmes 染色であり，線維性グリオーシスについては Holzer 染色や phosphotangustic acid-Hematoxylin-Eosin（PTAH）染色，血管壁の変化に対しては Elastica van Gieson 染色，結合組織の関与をみるには AZAN 染色や

表 2-2-1　染色法

部位／変化	染色名
神経細胞体	Hematoxylin-Eosin 染色，Cresyl violet，*Neuron specific enolase*
神経原線維	Bielschowsky 染色，Bodian 染色
軸索	Bodian 染色（図1-1-55, 3-4-4-C&D），Holmes 染色
ミエリン	Luxol fast blue（Cresyl violet との二重染色 Klüver-Barrera 染色）（図1-1-33&41, 3-4-4），Woerke 染色（図3-3-35 A），Sudan black B 染色
アストログリア	Mallory's Phosphotungstic acid-Hematoxylin-Eosin 染色（PTAH 染色），*GFAP*（図1-1-12 A）
線維性グリオーシス	Holzer 染色（図1-1-40 A）
Glial cytoplasmic inclusion	Bodian 染色（図1-1-67），*Tau*（図3-3-38）
アストログリアの嗜銀性構造物	Gallyas-Braak 染色（図1-1-70），*Tau*
Rosenthal 線維	Klüver-Barrera 染色（図1-1-69），AZAN 染色，*αB-crystallin*
Alzheimer 神経原線維変化	Bodian 染色，Gallyas-Braak 染色，*Tau*（図1-1-54）
老人斑	Methenamine-Bodian（銀）染色（図1-1-64 F），Gallyas-Braak 染色，Bielschowsky 染色（図1-1-66 A），Periodic acid-methenamine-sliver（PAM）染色（図1-1-66 B）
Lewy 小体	AZAN 染色（図1-1-51 C），*Ubiquitin*（図1-1-51 F），*α-synuclein*
Pick 球	Bodian 染色（図1-1-53 C），*Tau*（図3-1-30 B）
Bunina 小体	*Cystatin-C*（図1-1-58 B）
アミロイド（老人斑，血管）	Congo red 染色（図1-1-24 A），*Aβ-蛋白*（図1-1-64 B）
グリコーゲン（アミロイド小体）	Periodic acid Shiff（PAS）染色（図1-1-69 B），Best's carimine 染色（図1-1-45 C）
膠原線維	Masson's trichrome 染色，AZAN 染色（図1 1 11 B），elastica Van Gieson 染色（図1-1-22 D）
弾力線維	Resorcin-fuchsin 染色
細網線維	Gomori 染色
メラニン色素	Fontana-Masson 染色
鉄	Berlin blue 染色（図1-1-62 B）
カルシウム	Kossa 染色
脂肪滴	Oil red O 染色（図1-1-38 A），Sudan III 染色，Sudan black B 染色
一般細菌	Gram 染色
抗酸菌	Ziehl-Neelsen 染色
真菌	PAS 染色，Grocott 染色（図1-1-30 C）

*染色名のうち斜体は免疫染色，カッコ内の番号はその染色標本の写真

Masson 染色という具合である．また，老人斑や Alzheimer 神経原線維変化には Bodian 染色，Methenamine-Bodian 染色，Bielschowsky 染色，Gallyas 染色，老人斑のアミロイドに対しては Congo red 染色，アミロイド小体は PAS 染色，などが比較的よく使われる方法である（表 2-2-1）．

（3）しかし，グリアの嗜銀性構造のように免疫染色や Gallyas 染色などによって初めて可視化されるようなものを除けば，ほとんどの構造や変化は数ある染色法のなかで最も安定した染色である Hematoxylin-Eosin（HE）染色で観察できる．しかも，人工産物が最も少ない．従って，KB 染色や Bodian 染色でみえるミエリンや軸索が HE 染色ではどのようにみえるのかということを常日頃訓練をしておくことが必要である．

第3部
部位別神経病理

第1章 大脳

I. 大脳皮質

　大脳皮質（cerebral cortex）は両半球の表面積が 2400 cm²，容積は 600 cm³ にも達する広大な領域であるが，組織標本として採取されるものはほんのわずかな部分に過ぎない。しかし，そこで観察された変化が脳葉全体あるいは大脳皮質全体を代表することになるので，適切なサンプリングが重要である。

1．解剖学

　大脳皮質の神経細胞は皮質表面に並行に並ぶ層構造と垂直方向に配列した細胞柱という構造の集合体である（図 3-1-1）。この二種類の配列は皮質内を走る有髄線維の走行によって規定されており，水平構造は皮質表面に対して平行に走る接線線維の分布によって，垂直構造は両半球の皮質を結び，すべての層に終わる交連線維（commissural fibres）の放射状配列による。細胞柱は生理学的に皮質機能の最小機能単位と考えられている機能円柱の大きさとほぼ一致する。従って，機能という観点からみると皮質は垂直方向の配列が極めて重要である。

1）皮質構築

　大脳皮質の 90％は個体発生学的に最も新しい新皮質（neocortex）と呼ばれる構造で，6つの層からなる（海馬などの古い皮質は第3部第1章第2節を参照）。神経細胞はその形態から錐体細胞，顆粒細胞，紡錘細胞などに分けられ，同じ形の神経細胞は皮質表面に平行な帯状の配列をする。すなわち，脳表面を被う第1層（分子層，molecular layer）に続いて，顆粒細胞からなる第2層（外顆粒細胞層，external granular layer），中型と大型の錐体細胞が多い第3層（外錐体細胞層，external pyramidal layer），顆粒細胞の第4層（内顆粒細胞層，internal granular layer），小型と大型の錐体細胞，顆粒細胞などからなる第5層（内錐体細胞層，internal pyramidal layer），錐体細胞や

図 3-1-1　大脳皮質の水平構造，垂直構造，線維連絡

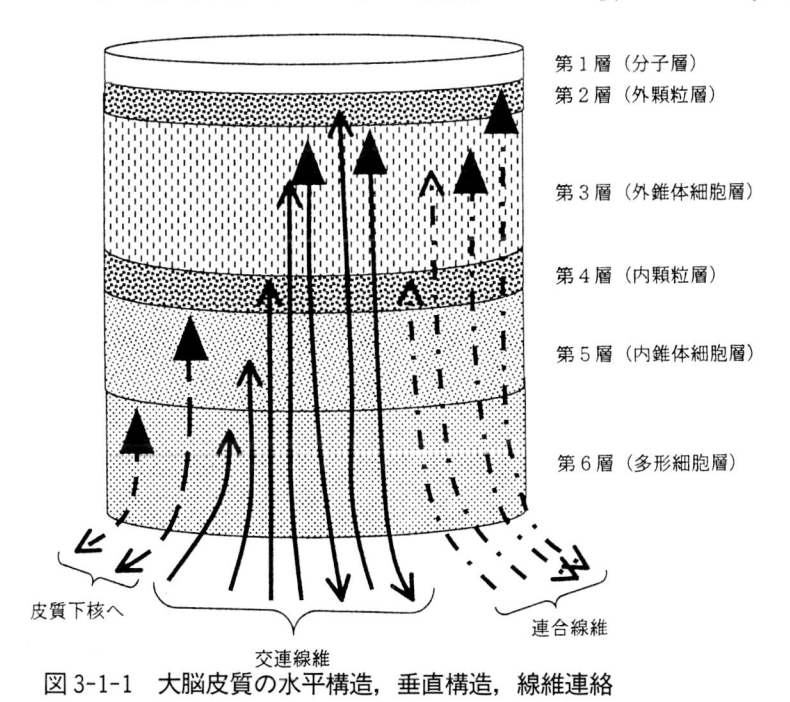

紡錘細胞が混在している第6層（多形細胞層，multiform layer，紡錘細胞層，fusiform layerともいう）である．

第2層と第4層は主に皮質に入ってくる神経線維を受ける場所で，第1次感覚野である後頭葉鳥距溝皮質では第4層がとくに発達している．病理学的には第2層はさまざまな病態で変化を受けやすいが，第4層は無酸素脳症でも比較的残存していることが多い．同側の皮質間を結ぶ連合線維（association fibres）は第2層の一部と第3層の表層から起こり，その終末は主に第3，4層に分布している．交連線維も第3層から起こり，放射状線維として全ての層に終わる．第5，6層は皮質以外の部位に出力し，線条体に向かう神経線維は第5層の上半分にある小型錐体細胞に由来する．そして，第6層は多くの神経線維を視床に送る（図3-1-1）．

なお，内顆粒層は顆粒上層（supragranular layer）と顆粒下層（infragranular layer）を区別するのに利用されることがある．顆粒上層（第2〜3層）は発生学的に最も新しく，ヒトで最も発達している．しかし，旧外套，古外套には存在しない．それに対して，顆粒下層（第5〜6層）はすべての哺乳類で発達している．

前述のように，皮質内部を走る有髄線維は皮質表面に対して平行に走る有髄線維と表面に対して垂直に走るものの二種類に大別される．それらは細胞構築に一致して，第1層は接線層，第2層は無線維層，第3層は上線条層，第4層は外Baillarger帯，第5層は内Baillarger帯，第6層は下線条層に区分され，その下は白質である．剖検材料ではこれらの有髄線維をすべて染め出すことは難しいが，一般的に深層ほど有髄線維が豊富であり，状態に応じてそれが変化し，有髄線維の減少が皮質病変を気付かせることがあるので見落とさないようにしたい．

2）皮質構築の分類

皮質は場所によって構築が少しづつ異なるので代表的な部位の構築を知っておく方がよい（図3-1-2）．中心前回を含む前頭葉後部，帯状回前部，島回前部の皮質は無顆粒型皮質（agranular type cortex）と呼ばれる（図3-1-3 A＆B）．この皮質は非常に厚く，第4層の内顆粒細胞層がほとんど無いか非常に狭い．しかも，これらの皮質では皮質下白質から深部皮質にかけて豊富な有髄線維がみられるために，他の場所に比べて皮質と白質の境界は不明瞭である．中心前回ではさらに第5層を中心にしてBetz巨細胞が点在している．それに対して，中心後回の前壁，後頭葉鳥距溝，側頭葉横回（Heschl回）は顆粒型皮質（granular type cortex）に分類される（図3-1-3 H）．このタイプの皮質は幅が薄いが神経細胞の密度は高く，とくに第4層の内顆粒細胞層が非常によく発達している．しかし，錐体細胞は少ない．有髄線維も豊富で，とくに鳥距溝皮質の第4層には皮質表面に平行に走る有髄線維（Gennari線条）が特徴的である．この線条は未固定脳でも皮質内の白い線として明瞭に区別できる．前頭型皮質（frontal type cortex）は比較的幅が厚く6層が明瞭に観察され，錐体細胞や紡錘細胞がよく発達している（図3-1-3 C＆D）．前頭葉前部，前頭葉弁蓋部，上頭頂小葉，中・下側頭回などがそれにあたる．頭頂型皮質（parietal type cortex）は顆粒細胞層が厚く神経細胞の密度が高いが，錐体細胞層は薄く神経細胞も小型である（図3-1-3 E＆F）．下頭頂小葉，内側後頭側頭回などである．最後に，前頭極や後頭極では皮質が薄く比較的顆粒細胞層が厚い領域があり，これを極型皮質（polar type cortex）という（図3-1-3 G）．

2．病理学

皮質に生じる病変は1）本来ある層構造におおよそ一致する場合（層状病変）と2）層構造には一致しない病変（非層状病変），そして3）正常とは異なる細胞構築を示す病変（皮質形成異常）に分けられる．層状病変は無酸素性脳症やさまざまな皮質性変性疾患で観察される変化である．非層状病変は出血や梗塞など血管を舞台にした障害や頭部外傷のような物理的損傷によるもの，脳腫瘍などが多い．また，皮質形成異常は神経芽細胞の遊走異常（migration disorders）によるものである．

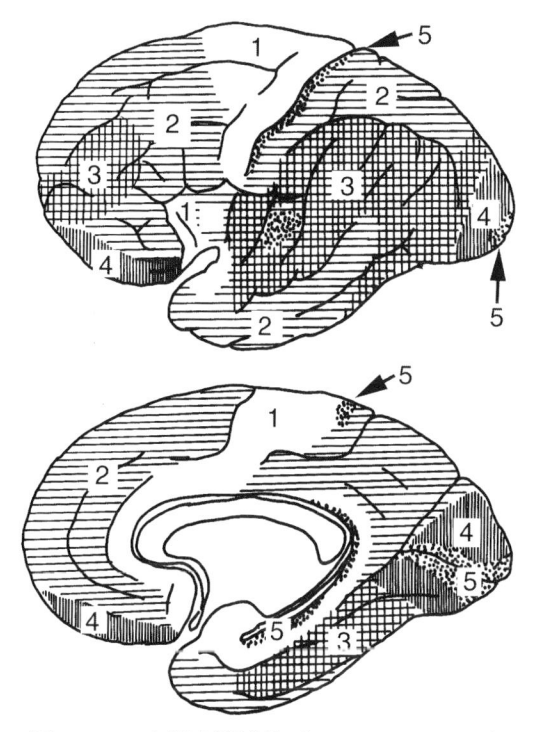

図 3-1-2 大脳皮質構築（Economo による）
1：無顆粒型，2：前頭型，3：頭頂型，4：極型，5：顆粒型

1）分子層

　分子層の変化は層状，非層状病変あるいは皮質形成にあまり関係なく第2層以下の病態を反映することが多い。軟膜に接する部位には正常でもアストログリアからなる限界膜が存在するが（図1-1-26），高齢者では線維性グリオーシス（軟膜下グリオーシス，subpial gliosis）としてみられる（図1-2-21 D）。しかも，皮質に何らかの病変がある場合にはグリオーシスが目立つので，皮質病巣を探す上でひとつの手掛かりになる。**けいれん損傷**などによる**瘢痕回**（ulegyria）や**結節性硬化症**（tuberous sclerosis）などでは，エオシンに濃染する箒や熊手のような形をした異様なアストログリアの突起の束がみられ，正常な層構築は認められないことが多い（図3-1-4）。一方，上衣下に比べて少ないが，軟膜直下にはアミロイド小体がみられる（図1-1-68）。これも加齢に伴って増加するが，古い皮質病巣や皮質形成不全ではその部

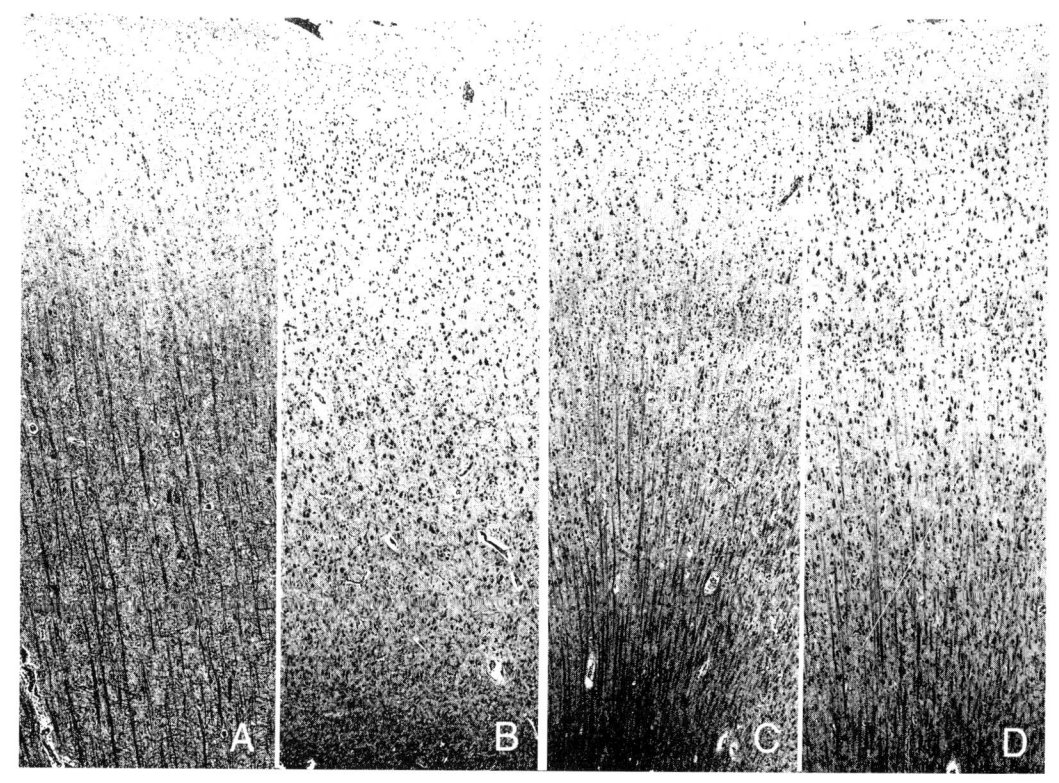

図 3-1-3　大脳皮質構築の基本型
無顆粒型皮質 A：中心前回，B：帯状回前部，**前頭型皮質** C：中前頭回，D：島回中部．いずれも KB 染色．

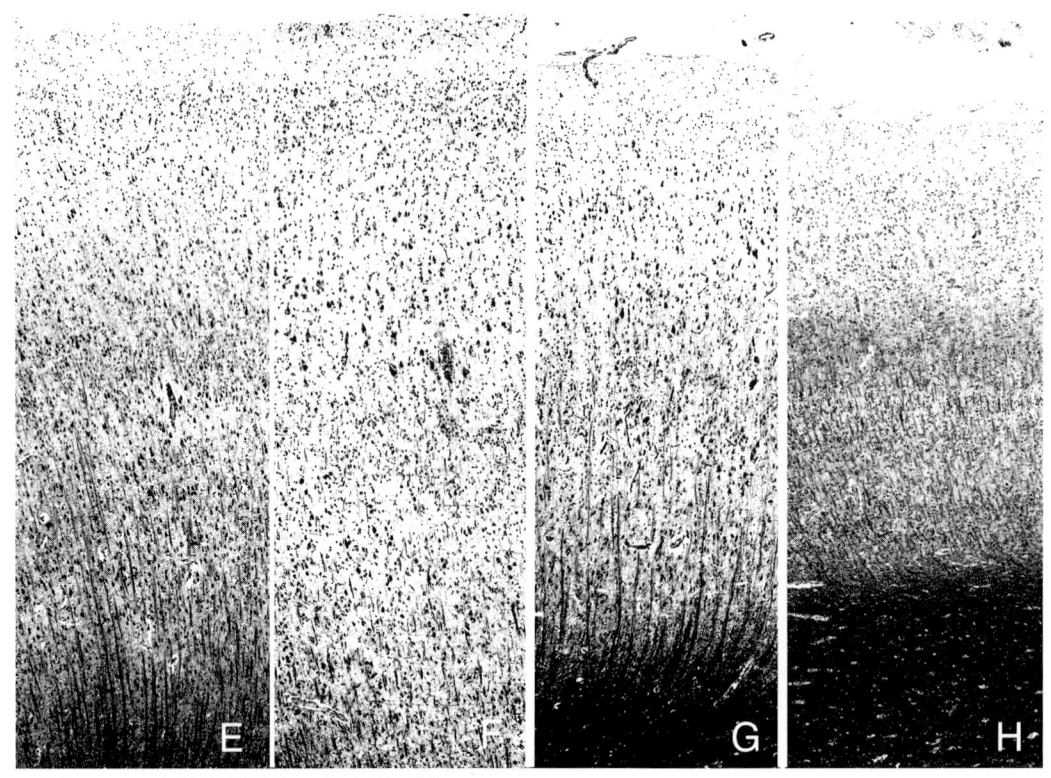

図 3-1-3　大脳皮質構築の基本型（続）
頭頂型皮質　E：中前頭回，F：角回，**極型皮質**　G：直回，**顆粒型皮質**　H：後頭葉鳥距溝皮質．いずれも KB 染色．

分だけ多くみられることがある（図 3-1-26 C）。

分子層には水平細胞や Golgi II 型細胞がみられるが，大型の神経細胞が観察されることはない。しかし，**巣状皮質形成不全**や**微小形成不全**などでは，神経細胞が点在していることがある（図 3-1-25 & 26）。また，表面に平行に走る分子層の有髄線維は剖検材料ではわずかしか染め出されないが，これらの疾患では，しばしば多数の有髄線維をみることがある（hypermyelination）。

2）層状病変

層状変性（laminar degeneration）は無酸素脳症にみられる層状壊死に似て，特定の皮質層に広がる変化である。層状変性それ自体には疾患特異性はみられず，無酸素脳症でも Pick 病でも基本的なパターンはほぼ共通しているが，それにも関わらず鑑別診断が可能な理由は，1）病変分布の違い（**表 3-1-1**），2）組織学的特徴（ニューロピルの変化，アストログリアの反応態度，主に顆粒下層にみられる各種封入体など）の違いが疾患によって異なるためである（図 3-1-5）。とくに，病変分布は診断上，最も重視すべきものである。なお，層状変性は脳溝部に強い傾向がみられるために，非常に軽い虚血性変化との区別が難しいことがある（図 1-1-17 A）。その場合には，病変分布，病巣周辺の組織の変化や血管の状態，臨床症状などを参考にして判断せざるをえない。

層状変性は内顆粒細胞層（第 4 層）を中心にして，それより上にある第 1〜3 層の領域（顆粒上層）と下にある第 5〜6 層（顆粒下層）の領域で形態学的な変化が異なることが多い。すなわち，原発病巣は顆粒上層に，その二次的変化が顆粒下層に現れる傾向がある。

a）顆粒上層

顆粒上層は顆粒下層に比べて神経細胞の密度

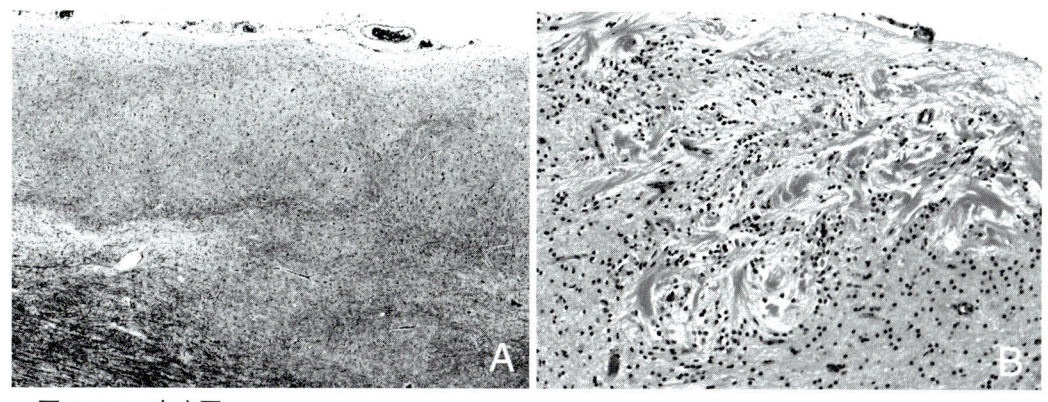

図3-1-4 瘢痕回
A：KB染色，B：HE染色．

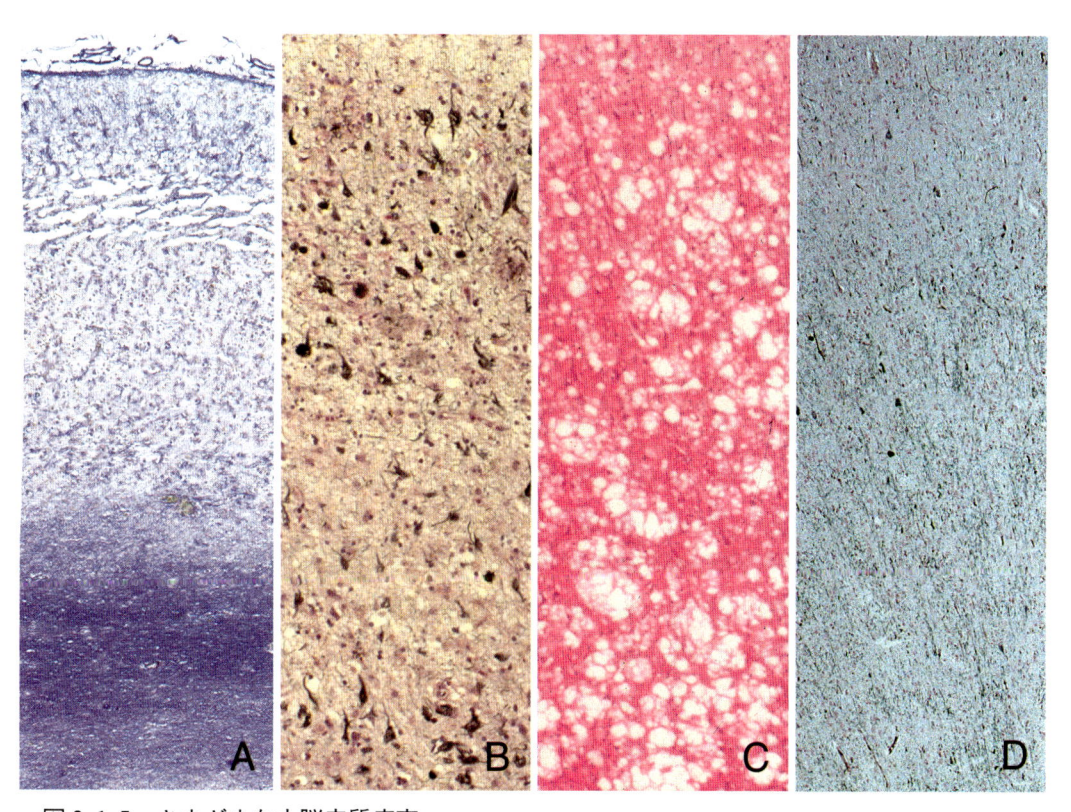

図3-1-5 さまざまな大脳皮質病変
A：Pick病（Holzer染色），B：Alzheimer型痴呆（Bielschowsky染色），C：Creutzfeldt-Jakob病（HE染色），D：皮質基底核変性症（Gallyas-Braak変法）．

が低く，有髄線維も少ないため，細胞間のニューロピルが広くみえる。剖検標本のニューロピルは正常な状態でも必ずしも無構造ではなくて，HE染色標本を強拡大で観察すると細かい網目状を呈し（図3-1-6A），Bodian染色標本では細い神経線維が格子状に走っているのがみえる（図3-1-6B）。アストログリアはその核がみえるだけで，細胞質や突起はみえない。

顆粒上層で最も遭遇するチャンスの高い変化が第2層から第3層上部のニューロピルにみられる海綿状態（spongy state）または海綿状変性（spongy degeneration）である（図3-1-7）。

表 3-1-1 層状変性を示す疾患

疾患名	層状変性の部位	大脳皮質の特徴的な組織所見	その他
Alzheimer 型痴呆	前頭葉，側頭葉内側部，海馬体	老人斑，Alzheimer 神経原線維変化，アミロイド・アンギオパチー	皮質下灰白質は侵されない
Pick 病	刀身のような脳回萎縮，側頭葉前部，前頭葉外側部，ただし上側頭回後部および海馬体は逃れる	Pick 細胞，Pick 嗜銀球	皮質下灰白質の線維性グリオーシス，尾状核の萎縮を伴うことがある
前頭・側頭葉型痴呆	前頭葉外側部，側頭葉，程度はさまざま	第2〜3層の海綿状態	皮質下灰白質の線維性グリオーシス，歯状回顆粒細胞の抗 ubiquitin 抗体陽性の封入体
Creutzfeldt-Jakob 病	前頭葉，側頭葉，ただし海馬体は逃れる	特異な海綿状態，ballooned neurons，肥大型ストログリアの増殖	前障，線条体は必発病変
皮質基底核変性症	中心前回を含む運動野（ときに左右差あり）	glial fibrillary tangles, ballooned neurons	黒質変性
肝性脳症	側頭葉，おもに左側	Alzheimer II 型グリア	皮質下灰白質，線条体，内包などの海綿状態
有機水銀中毒	中心後回，線条野など	小型神経細胞の脱落，海綿状態	顆粒層型小脳皮質病変

最も軽い場合では，顆粒細胞の周囲に間隙が生じる程度であるが，顆粒細胞とほぼ同じ大きさの無染色の円形の穴がニューロピルに点在していることもある。なお，神経細胞の周囲に間隙は解剖学的に存在せず，この空間は神経細胞を囲むアストログリアの突起が腫大したもの，あるいは標本作成によってそれが一層誇張されたものと考えられる。このような海綿状態はごく軽い虚血性障害や浮腫の際に最もよく観察され，組織の壊死には至らない程度の軽い変化である。アストログリアの核は明るく腫大するが肥大や増殖を伴わず，神経細胞の脱落はない。そのため，臨床症状との関係においては，ほとんど意味をなさないことが多いが，**前頭・側頭葉型痴呆**（fronto-temporal dementia）と称される一群のなかで，非特異的な皮質病変を呈するいわゆる**前頭葉型**あるいは**痴呆を伴う運動ニューロン病**では，虚血性変化と区別しがたい第2〜3層の軽い海綿状態が唯一の所見であることがある（図 3-1-7 B）。神経細胞は萎縮性であるが脱落は認められない。アストログリアの肥大はないが，ときに皮質と白質の境界に軽い線維性グリオーシスをみることがある。しかし，高齢者にみられる生理的な皮髄境界部の線維性グリオーシスと区別しがたいことも少なくない。

皮質を侵す変性疾患ではニューロピルの変化とともに，第2層から第3層の神経細胞が脱落する。そのなかで，**Pick 病**（Pick's disease）は非常に限局した皮質の萎縮を示す（葉性萎縮，lobar atrophy，図 2-1-3 B）。最も典型的な例では，この萎縮は側頭葉極を含む前部，とくに上側頭回は前方1/3に強調され，聴覚皮質を含む後部は逃れる。また，側頭葉内側部ほど萎縮は軽いため，アンモン角は相対的に大きい。萎縮した脳回は痩せて幅が狭くなりナイフの刃のように鋭くなり（knife-edge, blade-like），脳溝は開き，かつ深くなる。しばしば左半球の萎縮が強い。皮質下核では扁桃体とくに外側基底核群の萎縮は必発である。また，尾状核が Huntington 病のように萎縮することもある。組織学的には，第2層の顆粒細胞がほとんど完全に消失する（図 3-1-8 A & B）。Alzheimer 型

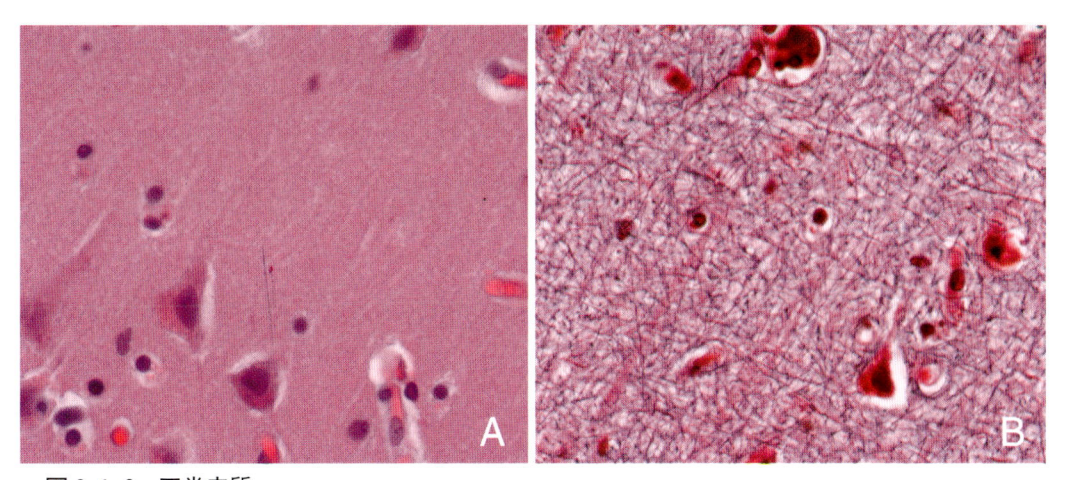

図 3-1-6 正常皮質
A：HE 染色，B：Bodian 染色．

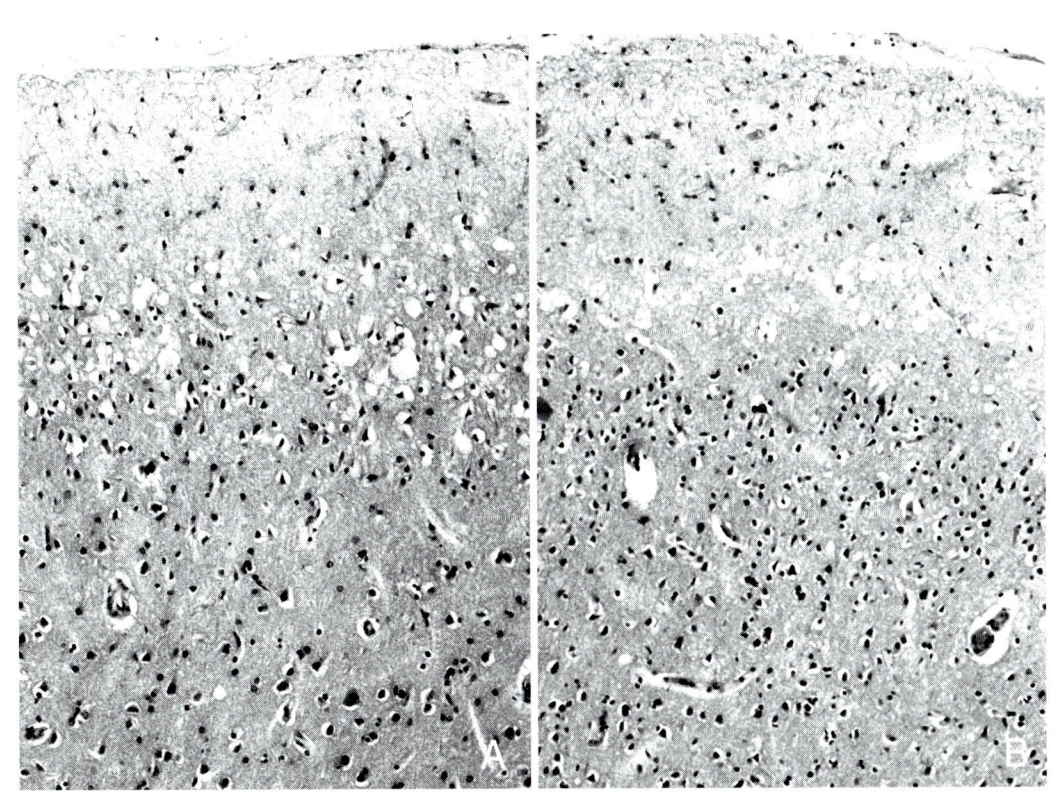

図 3-1-7 海綿状態
A：臨床的，病理学的に著変のない大脳皮質，B：前頭・側頭葉型痴呆の前頭葉型．いずれも HE 染色．

痴呆や Creutzfeldt-Jakob 病でも顆粒細胞は脱落するが，Pick 病のように一枚の標本でまったく観察できないほどに脱落することは少ない。しかも，Pick 病では神経細胞の脱落とニューロピルの変化はほぼ並行し，脱落のとく に強い場所では組織に亀裂が多数みられることがある。しかし，マクロファージの動員は認められない。アストログリアの増殖も著明であるが，肥大型は少なく，ほとんどのものは細長い突起を伸した線維形成型であるため，HE 染色

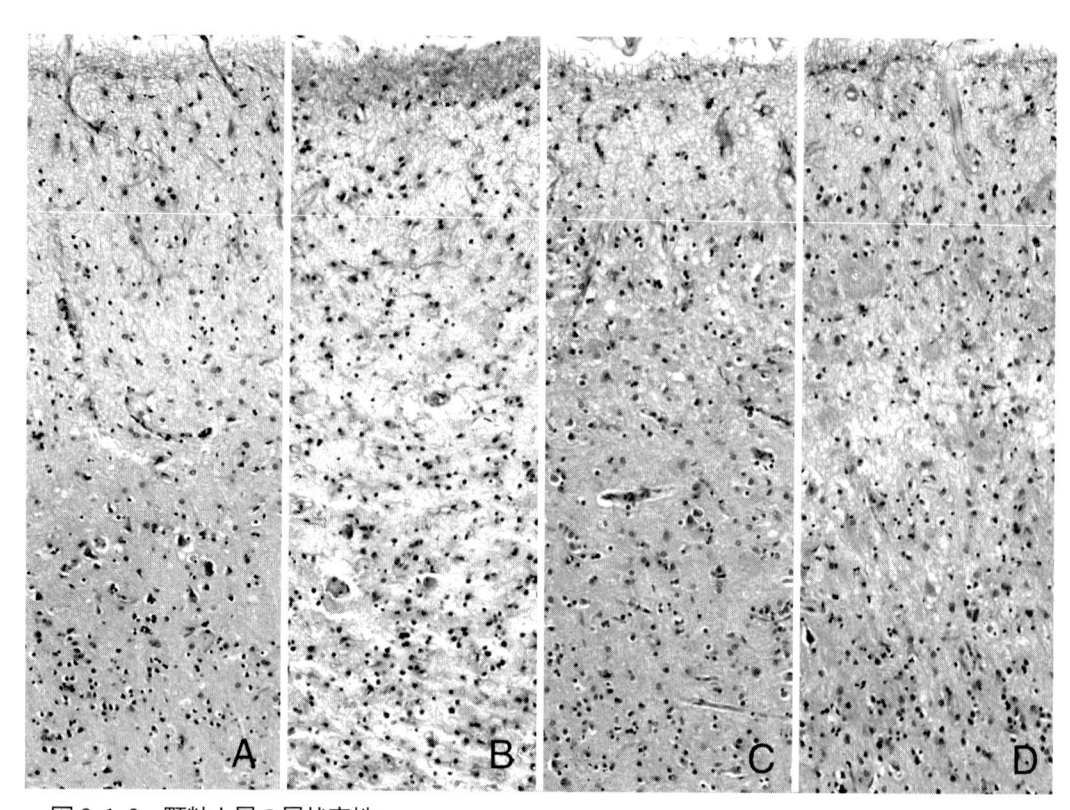

図3-1-8　顆粒上層の層状変性
Pick病の側頭葉皮質　A：軽度，B：高度，Alzheimer型痴呆の側頭葉皮質　C：軽度，D：高度．いずれもHE染色．

標本では神経細胞の脱落に比べてアストログリアの増殖が軽くみえる。しかし，Holzer染色ではanisomorphic gliosisが観察される。なお，Pick病の皮質にAlzheimer型痴呆を疑わせるほどに大量の老人斑やNFTが広範に出現していることがある（図3-1-9）。

　Pick病以外の変性疾患における顆粒上層の変化も基本的には同じであるが，第2層の神経細胞がPick病ほどに脱落することはまれで，多くは第2層下部から第3層にかけて神経細胞が脱落している。しばしば変性したニューロピルのなかに萎縮した神経細胞が浮かぶように残存している像をみることがあり，神経細胞の病変に比べてニューロピルの変化が強い場合も少なくない。ニューロピルは微細な海綿状態を呈し，細長い突起を伸したアストログリアが増殖しているが，マクロファージや毛細血管など間葉系細胞の動員は認められない。このような組織像はAlzheimer型痴呆（図3-1-8 C＆D），皮質基底核変性症などの変性疾患，**肝性脳症**（hepatic encephalopathy）の側頭葉皮質（図3-1-10 A〜C），**有機水銀中毒**における後頭葉鳥距溝皮質や中心後回などにみられる（図3-1-10 D）。**Menkes病**では広範な皮質神経細胞の脱落があり，ときに層状のパターンを示すことがある。また，残存細胞にはしばしば鉄とカルシウム塩の沈着（ferrugination）がみられる。**低血糖性昏睡**（hypoglycemic coma）の組織像は基本的に無酸素脳症と変わらないが，梗塞のような組織全体の損傷ではなくてより神経細胞自体の変化が強いと言われている。

　Alzheimer型痴呆の病的萎縮は側頭葉内側部にみられる（第1部第2章参照）。萎縮の中心は海馬体と海馬傍回にあり，とくに海馬傍回で著しい（図1-2-8＆27）。ほぼ左右対称性であるが，ときに右側が強いこともある。Alzheimer病の萎縮は内側後頭側頭回，下側頭回というように外側に向かって広がるが，上側頭

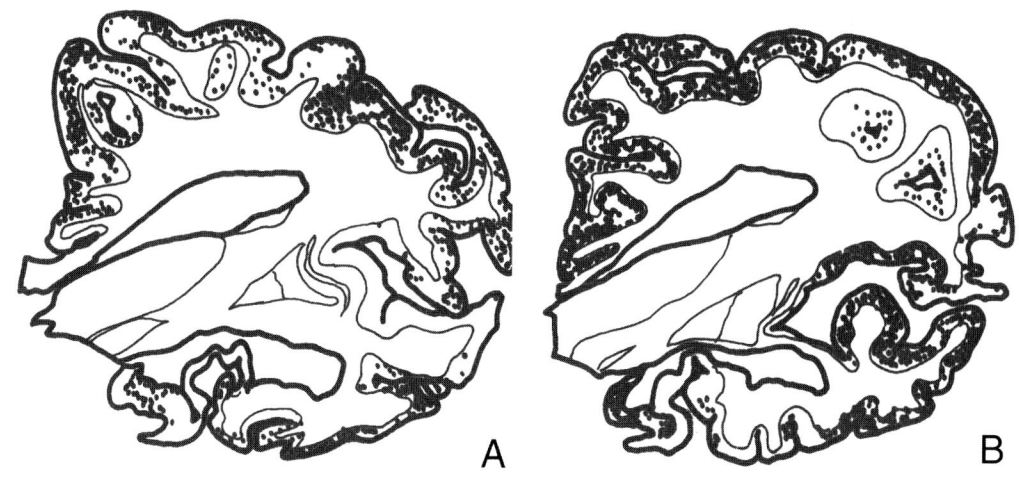

図 3-1-9　Pick 病の Pick 球（A）と老人斑（B）

回は概してよく保たれている。それに対して Alzheimer 型老年痴呆では中側頭回に至ることはまれである。皮質萎縮は Pick 病ほど高度ではなくて，典型的な場合には肉眼でも Pick 病と区別できるが，まれに Pick 病の葉性萎縮のような分布と脳回の鋭い狭小化を伴う症例がある。ほぼ皮質全体に老人斑や Alzheimer 神経原線維変化（NFT）などが出現するために組織像は多彩であるが，変性の中心は内嗅領皮質にある（図 1-2-31〜33）。ここは健常高齢者でも老人斑や NFT，neuropil threads などが非常に多く観察される場所であるが，ニューロピルはよく保たれている（図 1-2-34）。しかし，本症ではニューロピルの変化が強い。増殖しているアストログリアは細長い突起を伸した線維形成型であるが，Pick 病に比べてその程度は軽い。

皮質基底核変性症（corticobasal degeneration）では，肉眼的萎縮が中心溝周辺を中心に，前頭葉後部，中心前回および中心後回，上頭頂小葉などにみられ，しばしば臨床症状の強い身体側の反対側半球に強い。本症を特徴付けるグリアの嗜銀性構造物は HE 染色標本ではみえないが，Gallyas-Braak 変法によって可視化される。顆粒上層では第 2 層から第 3 層に軽い海綿状態を呈することがあり，さらに萎縮の進んだ皮質では第 2 層下部から第 3 層の神経細胞が脱落し，アストログリアが増殖している。膨化した神経細胞は第 3 層の錐体細胞にみられることがある。Gallyas 染色標本をみると，皮質全体に糸屑様のアストログリアの嗜銀性構造物が散在している（図 3-1-19 A）。

以上の疾患に対して，**Creutzfeldt-Jakob 病**（Creuzfeldt-Jakob disease）では特異な海綿状態がみられ，ニューロピルの変化が神経細胞の脱落を上回っていることが多い。本症の端緒になった亜急性海綿状脳症（subacute spongiform encephalopathy）の海綿状態はニューロピルに大小さまざまな正円形の孔が集簇性あるいは孤立性に分布したもので（grape-like cavitation），他の疾患ではほとんど遭遇しない（図 3-1-5 C & 11）。しかも，ここで注意を喚起したいことは，一般的にはニューロピルの変化は皮質の幅の減少や神経細胞の脱落とある程度比例するが，本症では海綿状態が高度に発達しても皮質幅の減少はきわめてわずかであり，神経細胞の脱落も海綿状態に比べて軽いことである。さらに，他の皮質性変性疾患にはみられない変化が皮質全層にわたる著しいアストログリアの肥大と増殖である。その程度は海綿状態とある程度相関し，粗大な海綿状態を呈するものほどアストログリアの変化は軽く，微細な海綿状態では逆に強い（図 3-1-12 B）。このアストログリアの増殖は一年以上経過してもほとんど線維性グリオーシスに至らないことも特徴的である。一方，著者らが提唱した一次性白質病変を特徴とし，わが国に多くみられる**全脳型 Creutzfeldt-Jakob 病**（panencephalopathic

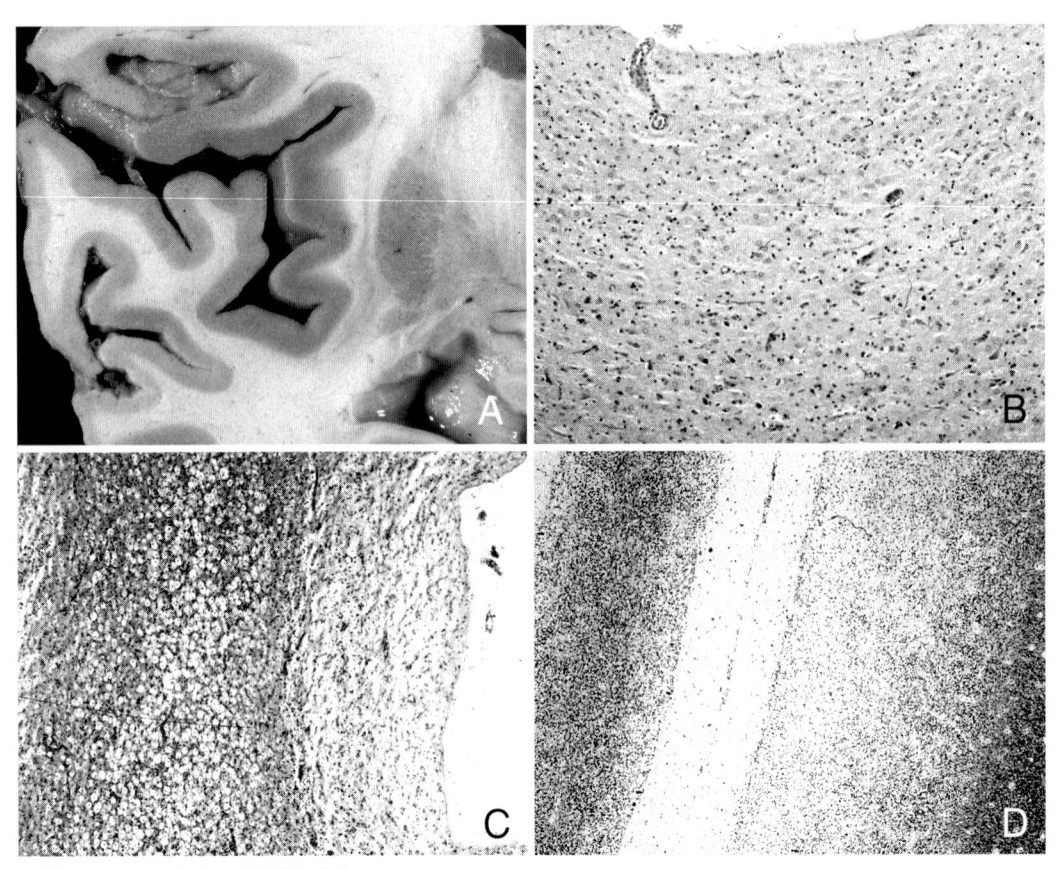

図 3-1-10　中毒・代謝性疾患
A〜C：肝性脳症　A：左上側頭回皮質の萎縮，B：同部位の皮質層状変性（HE 染色），C：瘢痕脳型肝性脳症の皮質下白質にひろがる海綿状態（HE 染色），D：有機水銀中毒，中心後回の層状変性（KB 染色）（熊本大学医学部第二病理学教室のご好意による）．

type）ではこのような海綿状態が共存することもあるが，ほとんどの皮質ではびまん性の細かい海綿状態や亀裂を伴うような海綿状態を呈する（図 3-1-12 A）．その形態は Pick 病のそれに似ているが，本型ではミクログリアやマクロファージの出現がほぼ必発所見である（図 3-1-12 C）．なお，ニューロピルにはアミロイド芯とそこから放射状に伸びる線維構造をもった Kuru 斑が亜型の種類とは関係なく認められることがある．

　Creutzfeldt-Jakob 病における萎縮は帯状回，島回，海馬傍回など大脳辺縁系にもみられるが，ほぼ大脳皮質全体が侵され，とくに前頭葉，側頭葉，後頭葉は高度である．それに対して，海馬体は非常に軽く，わずかな海綿状態がみられる程度である．また，中心前・後回も比較的軽い．なお，後頭葉とくに視覚皮質の線条野がとくに侵されるタイプを Heidenhain 型と呼ぶことがある．しかし，後頭葉はむしろ好発部位であり，ここに限定されることは極めてまれである．皮質下諸核では尾状核，被殻の萎縮はほぼ必発である．さらに萎縮が小脳にも及ぶ場合があり，全脳型 Creutzfeldt-Jakob 病では例外なく小脳皮質の萎縮を伴い（図 3-2-18），ときにオリーブ橋小脳萎縮症のような橋底部や中小脳脚，延髄などの萎縮がみられる場合もある．Creutzfeldt-Jakob 病の萎縮は一般的には罹病期間が長いほど高度であるが，全脳型は罹病期間に比して萎縮が強い（図 3-1-13）．

　本症の最終的な病理診断は抗プリオン抗体（protease-resistant prion protein, PrP^{CJD}）による染色性の有無をみる（図 3-1-14）．

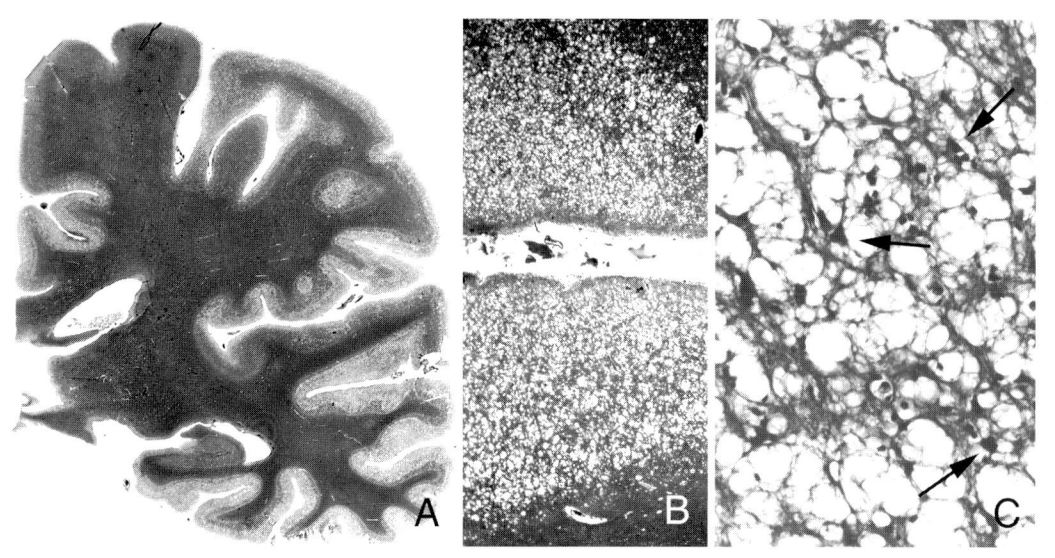

図 3-1-11 Creutzfeldt-Jakob 病（亜急性海綿状脳症）
A：視床枕を通る大脳前額断 HE 染色標本，B：高度な海綿状態にも関わらず皮質の厚さが保たれている（HE 染色），C：大小さまざまな穴の間に萎縮した神経細胞がみえる（矢印）（HE 染色）．

PrP^{CJD}の染色パターンには点状の陽性構造物が神経細胞体の周囲やその他の基質に散在する場合と粗大顆粒状あるいは斑状の陽性構造物が小穴の周囲に染まる場合がある．

Creutzfeldt-Jakob 病の海綿状態に比較的似た変化が **Lewy 小体型痴呆**（Lewy body-type dementia）あるいは痴呆を伴う **Parkinson 病**の吻側海馬傍回の皮質にみられることがある（図 3-1-38）．

b）顆粒下層
　顆粒下層は顆粒上層や白質の病変の影響を受けやすい．その主な変化は有髄線維の減少とアストログリアの増加であるが，神経細胞の脱落やニューロピルの変性は軽い．しかし，明らかな脱落がない場合でも神経細胞の極性（向き）に乱れがあったり，神経細胞が萎縮していることが多い．ただし，顆粒下層の神経細胞密度は正常でも高いために軽度の脱落を認めにくいということも忘れてはならない．
　神経線維の減少は皮質に対して垂直に出入する線維が著しく，無顆粒型皮質のような有髄線維が豊富な部位ではとくに目立つ．それに伴って生じるアストログリアの増殖はときには上層よりも高度で，正常でも細胞密度の高い下層がより一層高くみえる．さらに，この増殖は皮質内に留まらず皮質下白質に広がる．これはグリア線維を形成し，Holzer 染色で染め出されるタイプである．なお，有髄線維の減少とアストログリアの増加は広範な白質の梗塞や白質ジストロフィーなどの皮質に対しても観察される．
　皮質下白質の線維性グリオーシスが最も強く認められる疾患が Pick 病である（図 3-1-15）．一般に皮質病変に伴う皮質下白質のグリオーシスは皮質病変の程度と比例するが，Pick 病やその亜型とされる**進行性皮質下神経膠症**（progressive subcortical gliosis）では皮質病変が軽いにも関わらずグリオーシスが強い傾向があるために，一次病変が白質に軸索にあると考える見解がある．同様の傾向は**非定型的 Alzheimer 型痴呆**でも観察される（図 1-2-42）．また，皮質基底核変性症や進行性核上性麻痺例の一部では，あたかも白質から皮質深層に病変が進んでいるかのように有髄線維が減少していることがある．
　皮質下白質のグリオーシスは**痴呆を伴う運動ニューロン疾患**を含む**前頭・側頭葉型痴呆**などにもみられることがある．しかし，健常高齢者

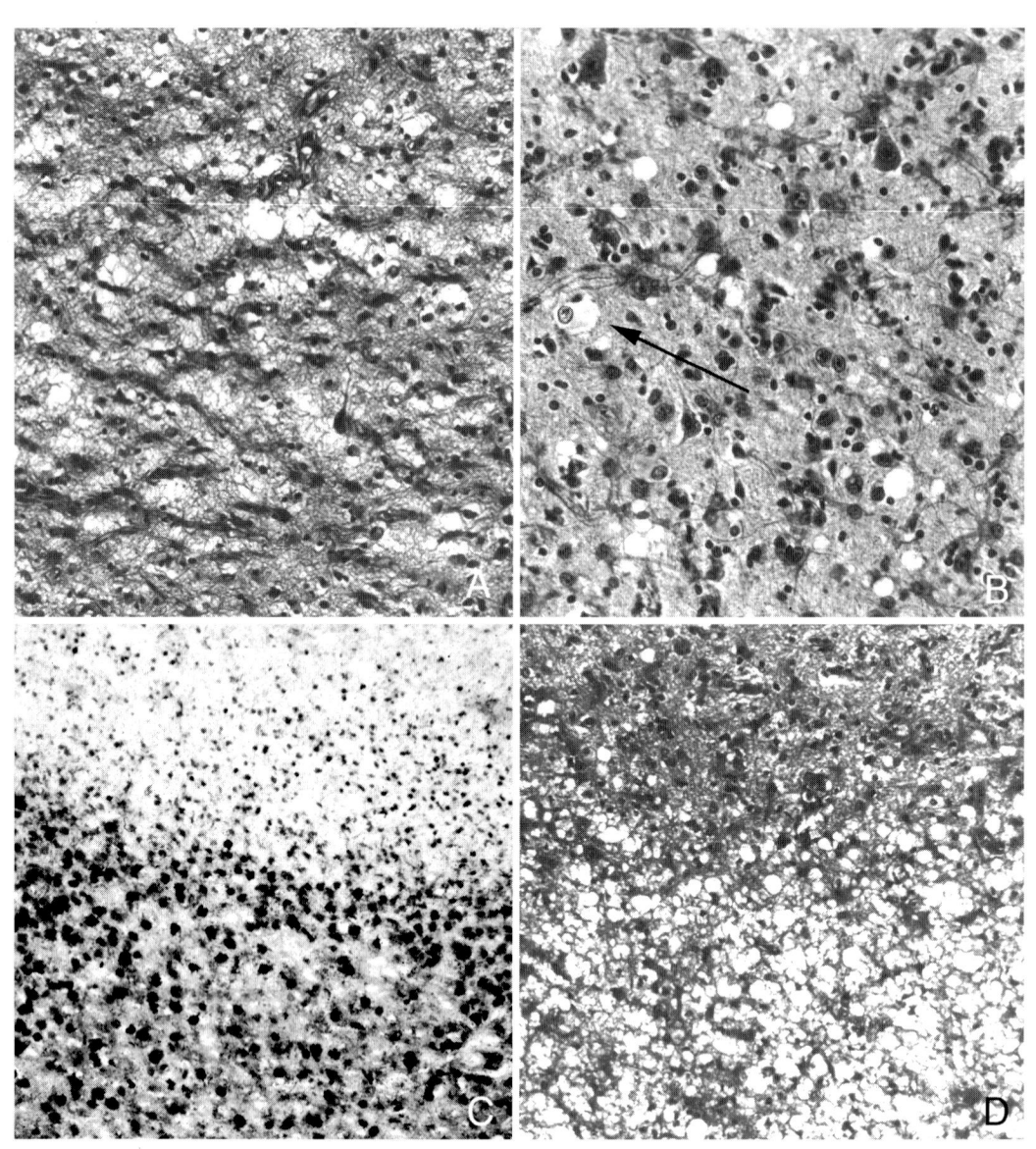

図 3-1-12　Creutzfeldt-Jakob 病（全脳型）
A：高度に変性した大脳皮質（HE 染色），B：細かい海綿状態と著しいアストログリアの増殖，矢印は膨化した神経細胞（HE 染色），C：皮質および皮質下白質に夥しいマクロファージが出現（Oil red O 染色），D：皮質下白質の限局性海綿状壊死病巣（HE 染色）．

脳でも皮質下白質に軽い線維性グリオーシスをみることがあるので注意が必要である．

ところが，Creutzfeldt-Jakob 病では肥大したアストログリアが皮質から皮質下白質にタイルを敷き詰めたように増殖しているが，ほぼ同じ罹病期間の無酸素脳症と比較するとグリア線維の形成は非常に悪い（図 3-1-16）．なお，panencephalopathy 型 Creutzfeldt-Jakob 病では，皮質下白質に海綿状病巣がみられることがある．しかし，この病巣は皮質病変とは形態学的には連続していない（図 3-1-12 D & 104）．

一方，風船様に膨化したり（inflated neurons, achromasic neurons, ballooned neurons），細胞質内封入体を形成するという上層では比較的まれな現象が下層では生じやすく，それが組織診断や原因追求において重要な手がかりを与える．腫大した神経細胞の細胞質は好酸性でエオシンに赤く染まるが，さらに封入体

I．大脳皮質

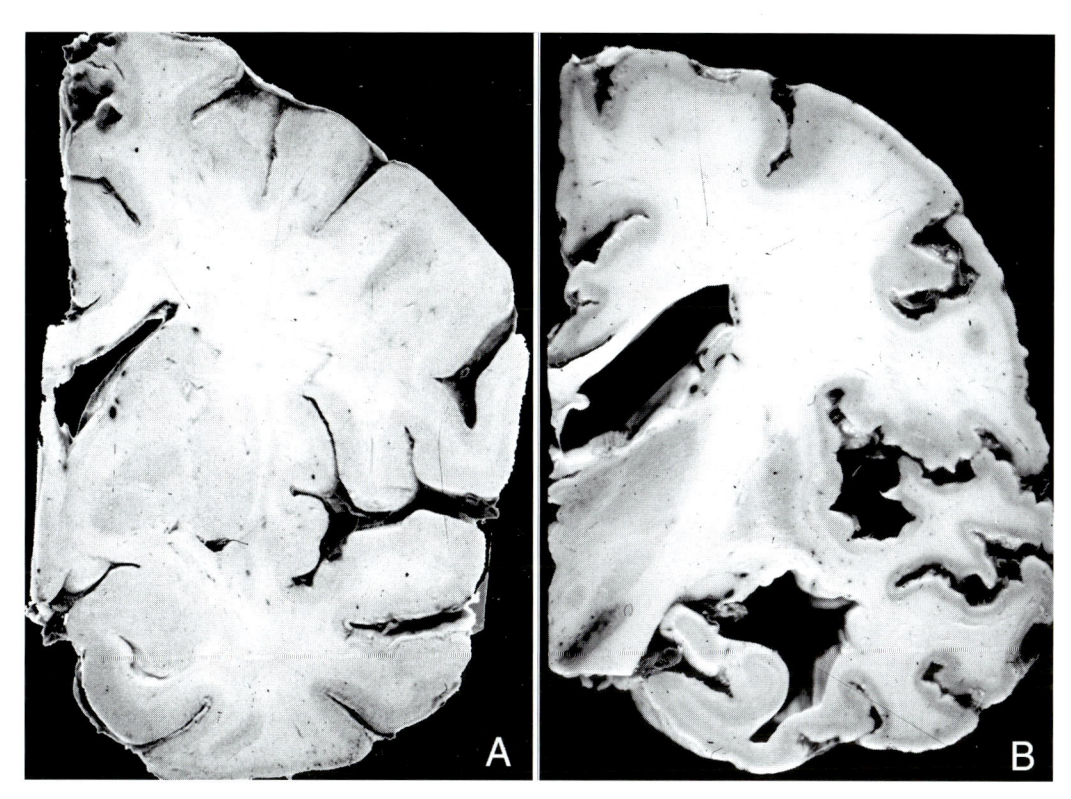

図 3-1-13　Creutzfeldt-Jakob 病のマクロ所見
A：：亜急性海綿状脳症，B：全脳型 Creutzfeldt-Jakob 病．

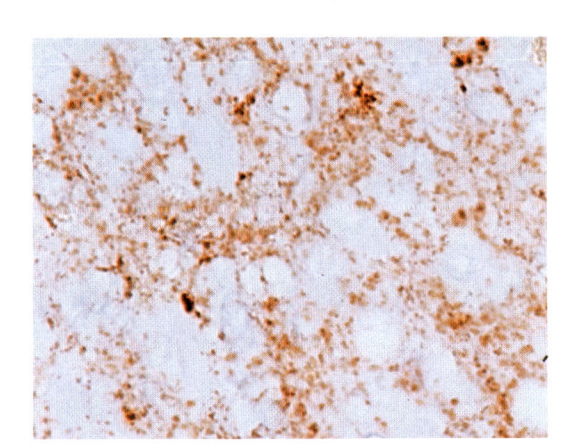

図 3-1-14　Creutzfeldt-Jakob 病の抗 PrP^{CJD}抗体による免疫染色（九州大学脳研病理　岩城徹教授による）．

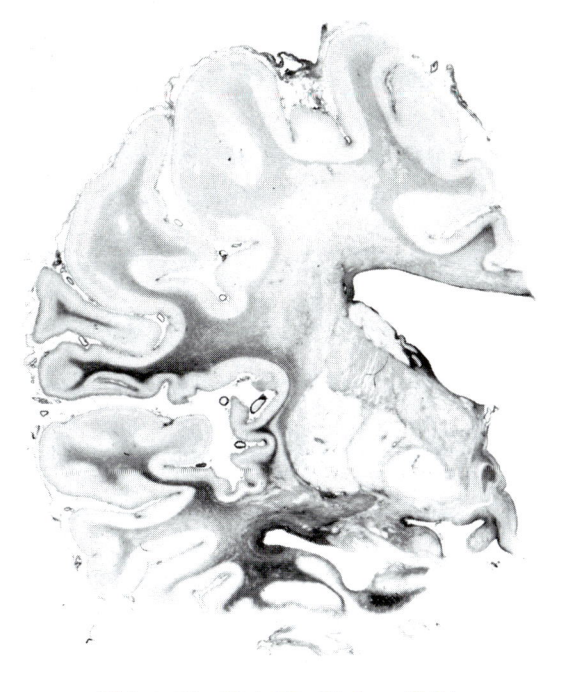

図 3-1-15　Pick 病（Holzer 染色）

がある場合には周囲よりややエオシンが濃く染まっていることが多い．ただし，NFT は好塩基性を示すために（図 1-1-54），赤紫色を呈する．また，一度膨化した神経細胞の変性過程を示していると考えられる空胞が細胞質にみえることがある．しかし，核は比較的よく保たれて

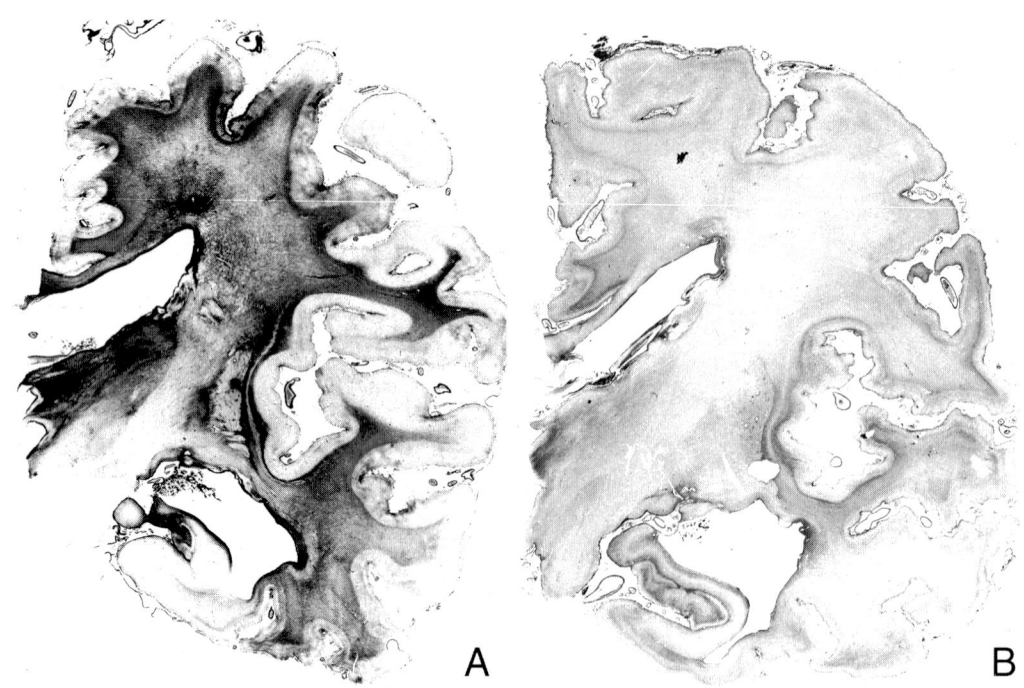

図3-1-16　無酸素脳症（A）と全脳型 Creutzfeldt-Jakob 病（B）
どちらも罹病期間はほぼ1年（Holzer 染色）．

いることが多い．神経細胞の膨化性変化は脱落が比較的軽い皮質でよく見つかり，神経細胞脱落が全層に及ぶような高度の病巣では発見しにくい．なお，神経細胞の胞体に物質が沈着する疾患ではしばしば第3層の錐体細胞が膨化している（図3-1-17）．

変性疾患で観察されるこの種の変化のなかには，例えば，Parkinson 病における皮質型 Lewy 小体（図1-1-51 D～F）や膨化性神経細胞，Creutzfeldt-Jakob 病にみられる神経細胞の膨化（図1-1-47 E），Pick 細胞や Pick 球（図1-1-47 F & 53）などのように，帯状回，島回，下前頭回，内側後頭側頭回，海馬傍回など，その出現部位に共通した皮質を指摘することができる．そのため，それぞれの疾患に特有な形成メカニズムとともに，顆粒下層の神経細胞あるいは組織に固有の性質が膨化や封入体形成に関与している可能性も否定できない．また，一般に神経細胞の核の形態はその細胞の状態を反映するが，膨化細胞や封入体細胞の核はよく保たれていることが多い．そのため，顆粒上層の神経細胞脱落とは異なり，これらの神経細胞は極めて緩慢な変性過程にあると考えられる．しかも，顆粒上層の単純萎縮を経由する脱落に比べて量的にはこれらの神経細胞は非常に少ない．なお，膨化した神経細胞のなかには，皮質下白質にある梗塞巣や進行性多巣性白質脳症の病巣の直上にある神経細胞が膨化していることがあり，梗塞や脱髄に対する細胞反応と考えられる．

皮質基底核変性症における神経細胞の膨化は第3層以下に認められる（図3-1-18 A）．この細胞は中心前回，中心後回など運動野に分布するが，高度になると島回，前頭葉，側頭葉極などに広がる．免疫細胞化学的には Pick 球に類似して抗リン酸化 neurofilament 蛋白抗体や抗 αB-crystallin 抗体に反応する．しかし，抗 tau 抗体に反応する封入体は少なく，皮質表層に点在する程度である．さらに，本症では Gallyas 染色で染め出される glial fibrillary tangles と argyrophilic threads というグリアの嗜銀性構造がみられる（図1-1-70，3-1-5 & 19）．これらは抗 tau 抗体で陽性を示す．なお，これらの構造のなかで，花冠状の配列を示すも

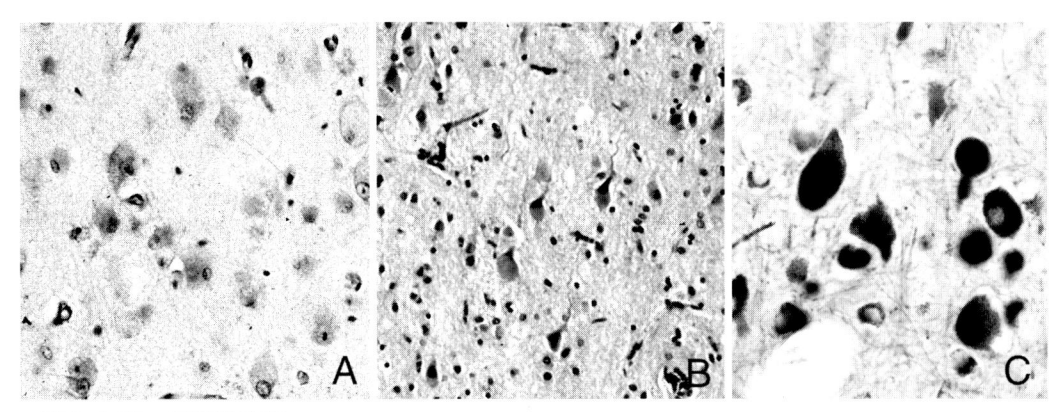

図 3-1-17 代謝性疾患
A：GM_2-ガングリオシドーシス（Tay-Sachs 病）（HE 染色），B：Sanfilippo B 病（HE 染色），C：神経元セロイドリポフスチン症（Sudan Black B 染色）．

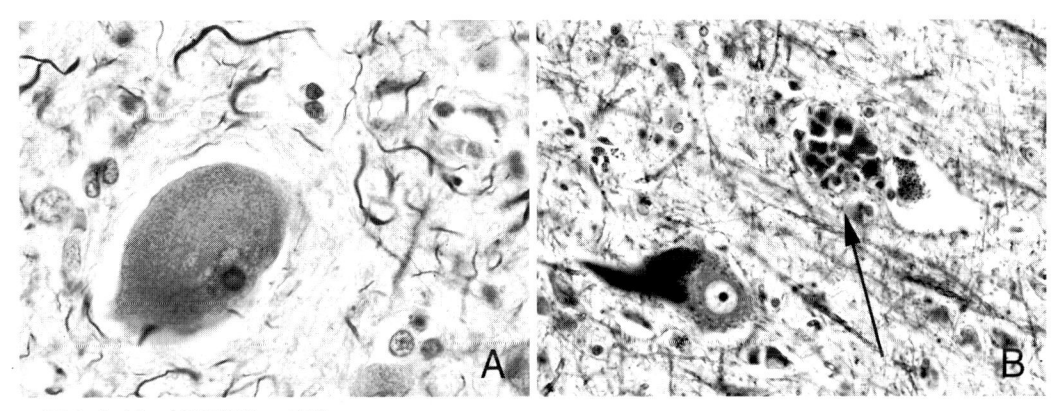

図 3-1-18 神経細胞の変色
A：皮質基底核変性症にみられた Betz 巨細胞の膨化（Gallyas-Braak 変法），B：筋萎縮性側索硬化症でみられたマクロファージの集簇（KB 染色）．

のを老人斑に例えて astrocytic plaques と呼ぶことがある。glial fibrillary tangles の多くはアストログリアに由来すると考えられているが，coiled body のようにオリゴデンドログリアの可能性も残されているものもある。これらの構造は HE 染色標本で分かる病巣に分布するだけでなく，正常にみえる部位にも広く出現する。また，皮質のみならず白質にも観察され，とくに argyrophilic threads は皮質表層から深部白質，内包に至るまで出現する。さらに，程度を別にすれば線条体，淡蒼球，ルイ体，視床，黒質，中脳および橋被蓋など，中枢神経のほぼ全域で観察される。このようなグリアの変化は皮質基底核変性症だけでなく**進行性核上性麻痺**にもみられることがある（図 3-1-19 B）。しかし，進行性核上性麻痺では量的に皮質基底核変性症ほどには出現しない。それに対して，NFT の出現範囲は皮質基底核変性症に比べて広い。

Alzheimer 型痴呆の顆粒下層は NFT や老人斑の多発が前景にあり，神経細胞の脱落が認められる場合は非常に高度な変性である。アストログリアの増殖は強いが，線維性グリオーシスが出現することは極めてまれである（第 1 部第 2 章）。

筋萎縮性側索硬化症の運動野皮質では，Pick 病などのような明らかな層状変性はみられないが，顆粒下層全体にアストログリアが増加し，深層の有髄線維が減少している。また，進行の速い症例では皮質下白質にマクロファー

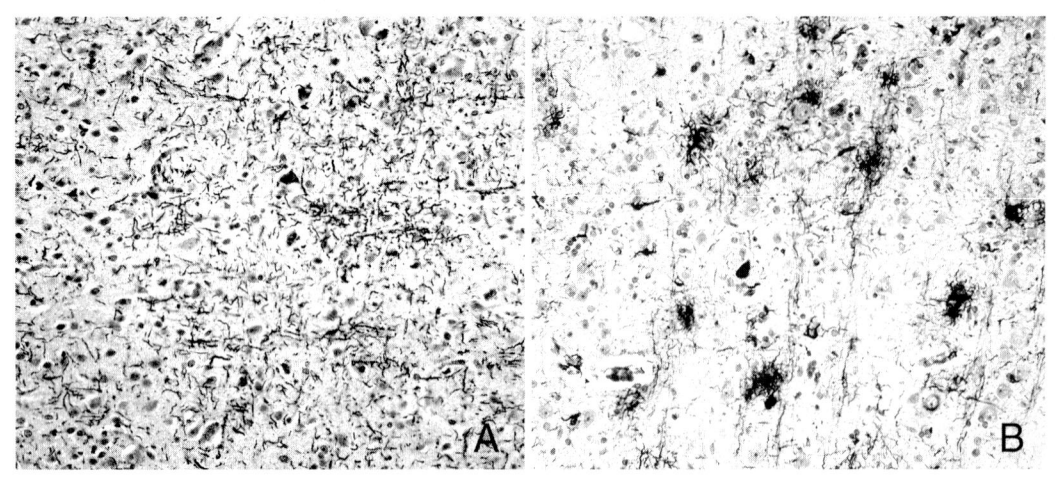

図 3-1-19　グリアの嗜銀性構造
A：皮質基底核変性症の中心前回皮質，B：進行性核上性麻痺の中心前回皮質，いずれも Gallyas-Braak 変法．

ジが認められることがある．さらに，Betz 巨細胞の変性に対して神経食現象がみられたり，Betz 巨細胞があったと思われる場所にマクロファージの集簇がみられることがある（図3-1-18 B）．なお，本症ではまれならず，呼吸障害に伴う無酸素脳症としての層状病変が顆粒上層，ときに全層に認められることがあるので，注意が必要である．

3）非層状病変

皮質の層構築に分布しない病変のほとんどは皮質を灌流する動脈を舞台とした変化である．それに対して，幹動脈の閉塞による大梗塞は主に白質を壊死に陥らせる．

a）皮質内梗塞

皮質内に限局する出血や梗塞は肉眼的にも判断できるような大きな病巣の近傍などに散在することもあるが，米粒大の小さな病巣が単独で多発することもある（図 1-2-39, 3-1-20 A〜C）．とくに高齢者ではそのような微細な病巣が唯一の病理所見であることもまれではない．皮質を弱拡大でみると，梗塞は円形またはだ円形に神経細胞が消失している領域としてみえる．その内部の変化は基本的には前述の脳梗塞のそれと同じである．しかし，白質の梗塞とは異なり，空洞化することはまれで，壊死組織の清掃・器質化が終了すると，その部分の皮質が変形する．大脳割面の肉眼観察で，皮質表面がある部分だけでこぼこしてみえる場合にはこの種の梗塞が皮質内部にあることがある．

このような小さな皮質梗塞がある場合には，その近くにある軟膜動脈に血栓が発見されることがある（図 3-1-20 A）．血栓は新しいものから器質化しているもの，あるいは閉塞した血管に再疎通が起こって新しい内腔がみえるものなどが観察される．このような微細な梗塞が大脳動脈の分水嶺に多発している場合，とくに3本の大脳動脈が境界を接する頭頂・後頭葉にみられるときには**播種性血管内凝固症候群**に伴う塞栓症が疑われる（shower embolism と言うことがある）．

全身性エリテマトーデス（systemic lupus erythematodes）や**結節性多発動脈炎**（polyarteritis nodosa）などの膠原病では細動脈壁の硝子様変性やフィブリノイド壊死やそれに伴う血栓の形成が認められることがある．**アミロイドアンギオパチー**は高齢ほど頻度が高くなるが（図 1-1-24, 1-2-39），アミロイドが動脈壁に沈着するだけでは梗塞や出血をひき起すとは考えにくく，そこに動脈硬化による血管壁の変化を伴っている方が理解しやすい．

皮質に点状出血をみる場合は大梗塞や大出血に伴う脳圧の亢進によって皮質が頭蓋骨に押し

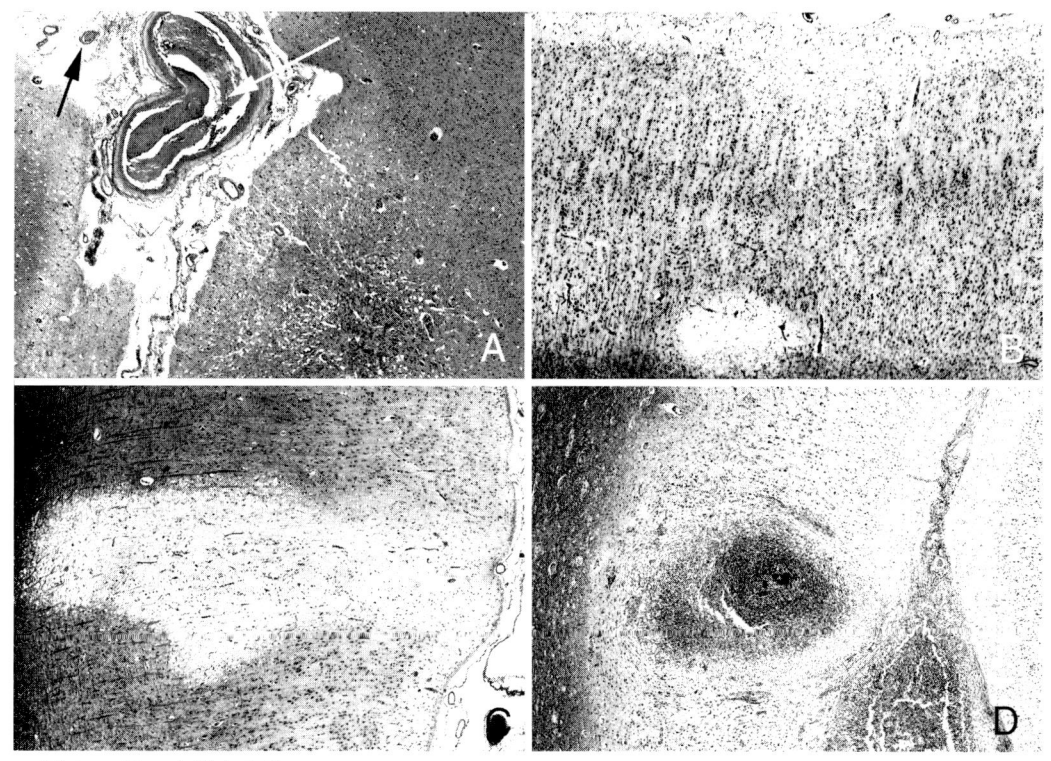

図 3-1-20 皮質内病変
A〜C：皮質内に限局する梗塞と軟膜血管の血栓（矢印），D：皮質に限局する膿瘍．A&C：HE染色，B&D：KB染色．

つけられたことによるものが多い。血液疾患に伴う出血はむしろ白質に生じる。しかし，高齢者では小動脈瘤あるいは異常に拡張した細動脈の周囲に出血あるいはヘモジデリンを貪食したマクロファージと肥大したアストログリア，それに軸索腫大などが散在していることがある（図 1-1-23）。主にクモ膜下腔から皮質分子層に入る場所や分子層で発見されることが多い。ときにアミロイドの沈着がみられる。この血管は肉眼的には赤褐色の点としてみえる。小細動脈瘤が皮質に発見されるときには，好発部位である被殻，視床，小脳歯状核などに同様の血管をみることが多い。

b）脳挫傷

前頭葉眼窩面，側頭葉極，後頭葉極などの脳回頂が好発部位である（図 2-1-1 B）。剖検時に偶然発見されるような挫傷は直径 1 cm にも満たない小さなものが多いために見逃すことがある。病巣は褐色調で，そこだけ欠損していて，表面がでこぼこしている。組織学的には肥厚した軟膜とほとんど線維性グリオーシスで置換された皮質分子層だけが残り，その下の部分に空洞を作っている（図 3-1-21）。また出血を伴っていることが多く，古い病巣ではヘモジデリンをもったマクロファージが点在している。軽微な挫傷では組織学的に虚血性病巣と区別がつかないことがあり，その場合には病巣が前述の好発部位にあり，しかも脳回頂にあることが鑑別点となる。しかし，注目すべき点はその欠損病巣よりもその背後にある白質が広い範囲にわたって神経線維が消失していることである。従って，挫傷は脳の外側からみえる病巣よりも大きな病巣が内部に隠れていることが多い。なお，脳表面には大きな変化はないがその皮質下白質に損傷をひき起す gliding contusion という特殊な挫傷がある（図 3-1-94）。

c）その他

癌腫のような転移性腫瘍は主に皮質深層から

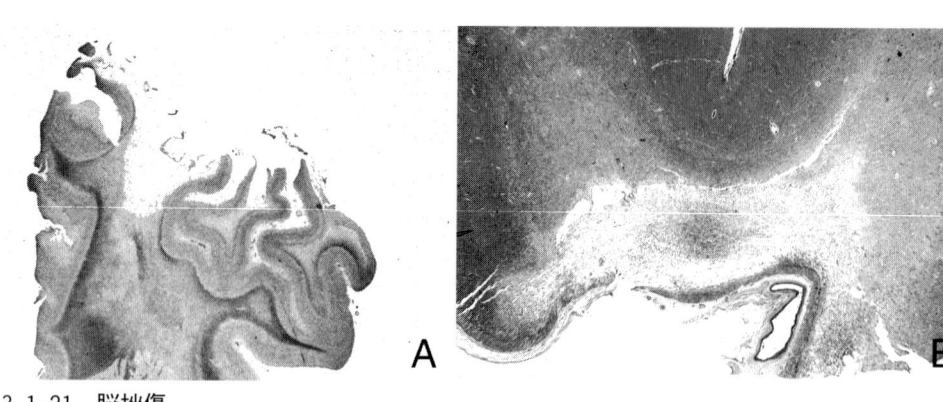

図 3-1-21　脳挫傷
A：皮質の欠損部より広い白質の淡明化（KB 染色），B：軟膜と薄い皮質分子層が病巣を覆っている（HE 染色）．

皮質下白質にみられる．外科的操作や放射線治療を施していない限り，腫瘍と正常組織の間は比較的明瞭である．周囲の組織は腫瘍の成長速度と関係があり，徐々に大きくなっている場合には周囲組織は概してよく保たれている．しかし，治療後あるいは腫瘍に壊死が生じている場合には，周囲組織に出血や梗塞がみられる．**脳原発性腫瘍**は白質から皮質に浸潤することが多く，周囲組織との境は不明瞭，連続的である．そのため，皮質を弱拡大で観察すると，ある部分だけ異常に細胞密度が高くみえる．

4）皮質形成異常

脳室側から神経芽細胞（neuroblast）が大脳表面に移動する過程で生じる病的状態である（cerebral cortical dysplasias）．このような組織学的な異常を呈する脳はマクロ的にも脳回の異常がみられる．

a）無脳回と厚脳回

脳回が乏しく滑らかにみえる大脳は，ほとんど完全に脳回がない場合を無脳回（agyria）あるいは**滑脳症**（lissencephaly），脳回の数が少なく脳回の幅が広く大きい場合を大脳回（macrogyria）あるいは厚脳回（pachygyria）という（図 3-1-22 B）．無脳回と厚脳回は程度の違いである．なお，臨床的には，無脳回と厚脳回を含めて滑脳症と呼ぶことがある．

これらの厚い皮質は組織学的には4つの層に区別できる（4層型皮質，four-layered cortex，図 3-1-22 C）．第1層が分子層で，次いで本来の第3，5，6層に相当する薄い第2層がある（外側神経細胞層）．その下にある第3層は脳表面に平行に走る有髄線維層で，ここは神経細胞が少なく，本来の第2，4層にあたる．第4層は非常に厚い層で（内側神経細胞層），ときに縦方向に分断されて円柱状に配列していることがある．無脳回または厚脳回を呈する脳では，異所性下オリーブ核や錐体路の低形成を合併することがある．代表的な疾患として，**Miller-Dieker 症候群**がある．

無脳回または厚脳回を特徴とするもうひとつの疾患群に**脳眼形成異常**（cerebro-ocular dysplasias）がある．このグループの代表的疾患である **Walker-Warburg 症候群**は水頭症，無脳回，網膜形成異常，脳瘤からなる．軟膜は異所性のグリア・神経細胞（glioneuronal heterotopia）を伴う血管・結合織の増殖が著しく，クモ膜下腔が閉塞している．大脳皮質の細胞層は全体として波打つように厚さが場所によって異なり，一見，多小脳回に似ている．有髄線維層はみられず，前述のような4層型皮質を成さない．なお，4層型皮質を示す無脳回または厚脳回を滑脳症 I 型，Walker-Warburg 症候群のように多小脳回に似ているが4層型皮質を示さないタイプを滑脳症 II 型とすることがある．

さらに，脳眼形成異常では，筋病変を伴うことがある．**福山型筋ジストロフィー**（Fukuyama congenital musclar dystrophy）の大

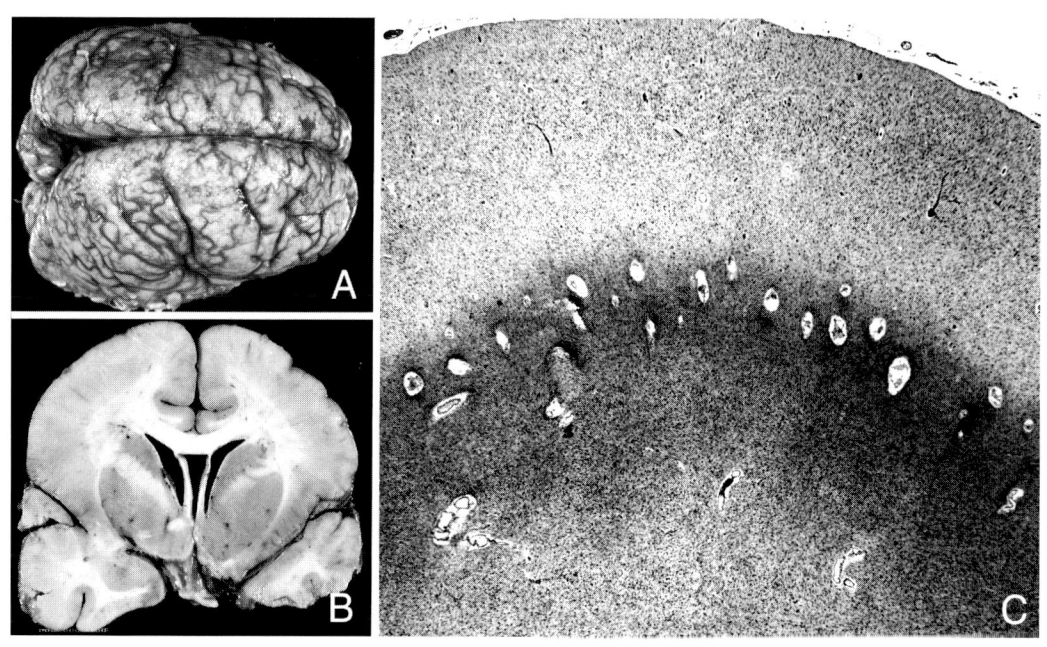

図 3-1-22 滑脳症（C：KB 染色）

脳皮質はまったく正常の層構築を示す部位から多小脳回，滑脳症Ⅱ型を呈する部位などが観察される。そのうち，滑脳症Ⅱ型は後頭葉，側頭葉によくみられるという。異所性のグリア・神経細胞は大脳だけでなくて，小脳，脳幹，脊髄まで広く分布する。

b）多小脳回

多小脳回（polymicrogyria）は幅の狭い脳回が多数みられるもので，しばしば隣り合う脳回が癒着している（図 3-1-23）。最も多く遭遇するタイプは4層構造を示さない。肉眼的には厚くみえる皮質は組織学的には細胞層が細かく波打ち，細胞成分の乏しい領域で細かく分かれている。そこには血管の断面が並んでいることがあり，互いに面する皮質の分子層が癒着したものと考えられる。なお，多小脳回はしばしば中大脳動脈の灌流域にみられる。そのため，子宮内の虚血性変化が疑われているが，その他に子宮内感染，外傷，中毒などでも生じると言われている。

c）ヘテロトピア

ヘテロトピア（異所性，heterotopia）には層状ヘテロトピアと結節性ヘテロトピアの2種類が区別されている。層状ヘテロトピア（laminar heterotopia）はまれなタイプで，脳室と皮質の間にある白質に層状，円柱状に灰白質が位置する（図 3-1-24 B）。しかし，大脳皮質は正常の細胞構築を示す。結節性ヘテロトピア（nodular heterotopia）は剖検で偶然発見することもある変化である（図 3-1-24 A）。異所性の神経細胞からなるさまざまな大きさの結節は側脳室壁に位置していることが多いが，白質内に存在することもある。

d）巣状皮質形成不全

巣状皮質形成不全（focal cortical dysplasia）はてんかん（epilepsy）の外科材料で観察されることが多い。皮質の層構造がほとんど失われ，その代わりに大型の奇妙な形をした神経細胞がほぼ全層にわたって散在し（図 3-1-25），ときに皮質下白質にもみられる。この神経細胞は Nissl 小体が粗大で核周囲に集まっていたり，その分布も正常とは異なっている。樹状突起も異常な形や張り出し方をして，極性が著しく乱れている。さらに，風船のように異常に膨らんだ細胞質をもつアストログリアに似た細胞が前述の神経細胞の間に分布している。この細胞は抗 GFAP 抗体に陽性のものも

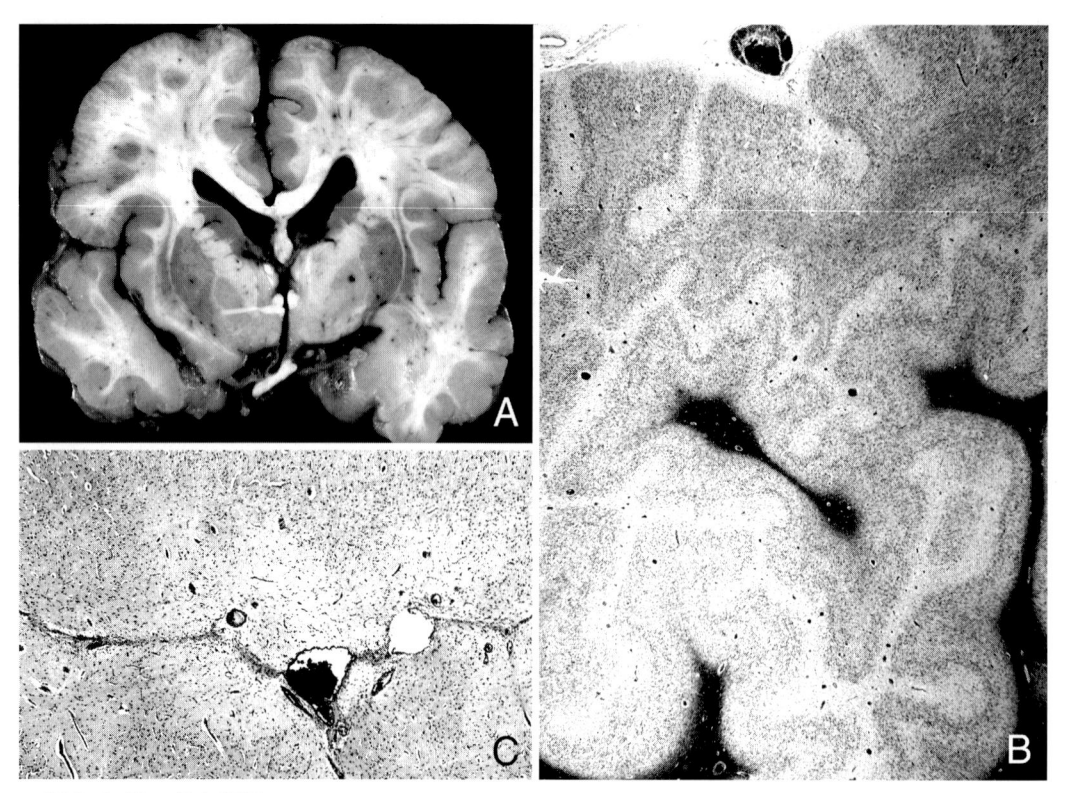

図 3-1-23 多小脳回
A：前交連を通る割面，脳溝が乏しく，頭が厚くみえる，B：向かい合う皮質が癒着している（HE 染色），C：正常の細胞構築を示さない皮質が複雑に入り組んでいる（KB 染色）．

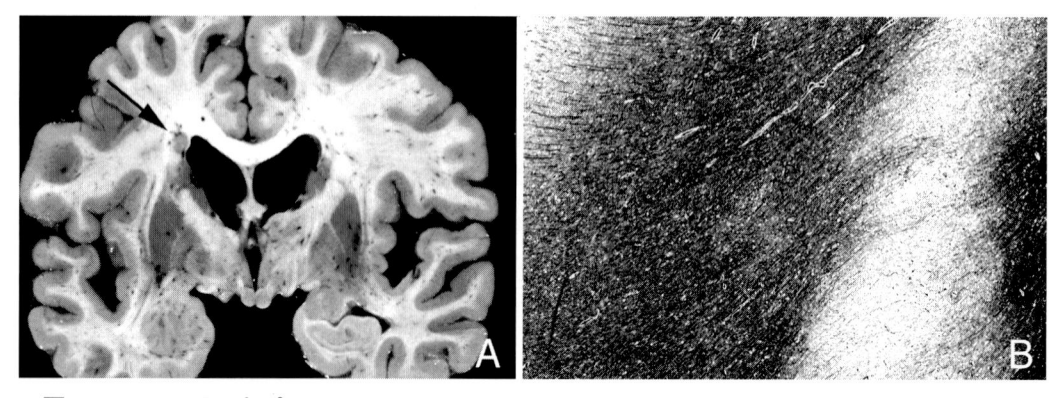

図 3-1-24 ヘテロトピア
A：偶然発見された結節性ヘテロトピア，B：巣状皮質形成不全にみられたヘテロトピア，左上は皮質（KB 染色）．

あるが，陰性であったり，免疫細胞化学的には神経細胞の性格を示すものもある（図 3-1-25 C）．この組織像によく似たものとして結節性硬化症（tuberous sclerosis）がある．

微小形成不全（microdysgenesis）はてんかんで記載されている皮質構造の軽い変化で（図 3-1-26），小さな異所性灰白質，神経細胞周囲のオリゴデンドログリアの増加（neuronal satellitosis），血管周囲のオリゴデンドログリアの増加，二重になった歯状回顆粒細胞層（図 3-1-30 D），グリアと神経細胞の区別を付けがたい細胞集団（glioneuronal hamartia）など

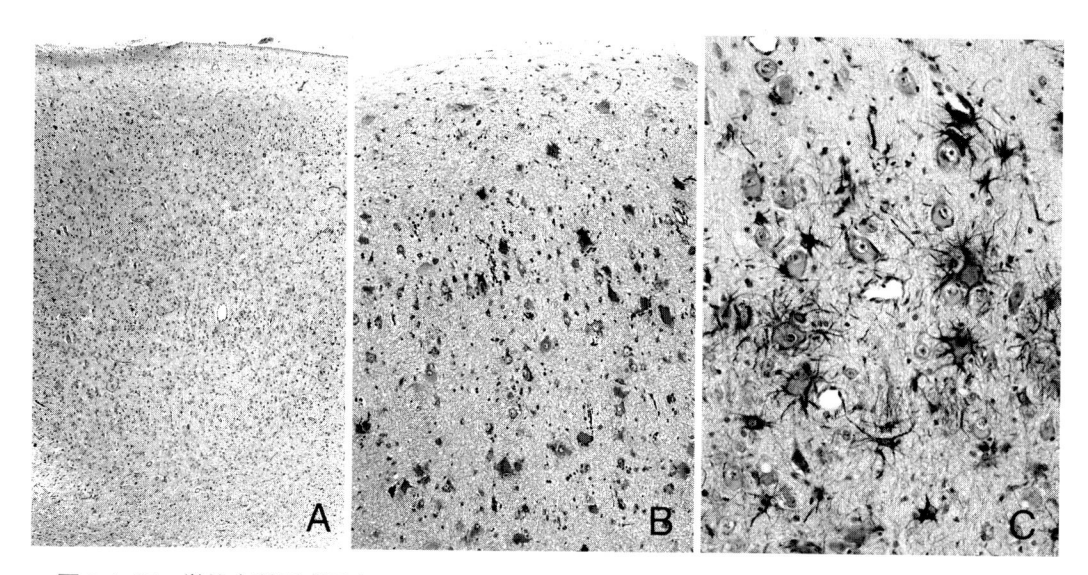

図3-1-25 巣状皮質形成不全
A：正常の細胞構築が認められない（HE染色），B：大型細胞が点在（Bodian染色），C：大型の神経細胞と太い突起を伸したアストログリア（抗GFAP抗体による免疫染色）．

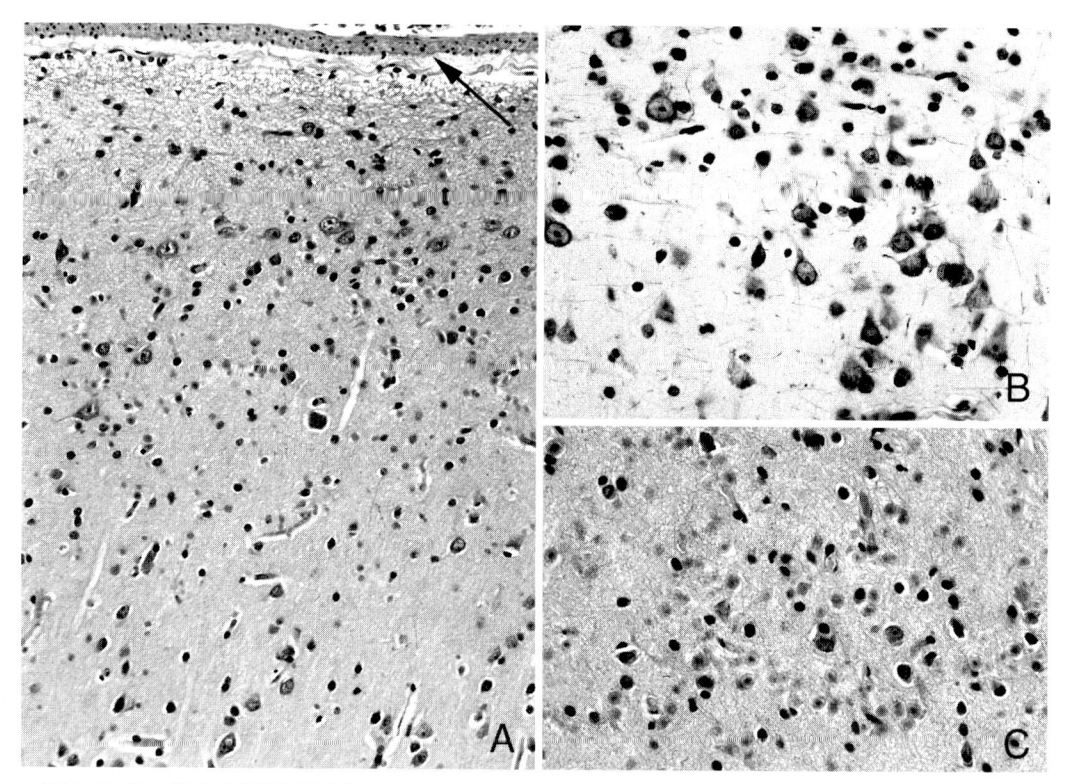

図3-1-26 微小皮質形成不全
A：分子層に神経細胞が点在，矢印は軟膜の血管（HE染色），B：神経細胞が集簇している（KB染色），C：小さなアミロイド小体が多発（HE染色）．

が皮質に認められる。また，神経細胞が皮質内で均等に分散せず，幾つかの神経細胞が集簇していることがある。

II．大脳辺縁系

大脳辺縁系（limbic system）は，Brocaが側脳室をリング状に取り巻く構造を新皮質と脳幹部の移行部として位置付け，辺縁大葉（grand lobe limbiqus）と命名したことに端を発すると思われるが，かつては嗅脳（rhinencephalon）の一部とも考えられていた。現在では，このシステムは大脳の視索前域，中隔部，海馬体，海馬傍回，扁桃体，分界条床核など，間脳のレベルでは視床上核，視床下部，不確帯，そして中脳の正中部に位置する細胞集団など，広範な構造を含むが（図3-1-27＆54），システムという捉え方あるいはその範囲には異論も少なくない。機能的には，恒常性の維持，闘争行動，性行動などが挙げられているが，最近ではAlzheimer型痴呆などに関連して認知機能という観点からも注目されている。

大脳辺縁系の知見は動物から得られたものが多く，ヒトにも当てはまるという確証はまだないが，それをひとつの手掛かりとして剖検例を検索する必要があろう。

1．海馬体

歯状回，アンモン角，海馬支脚を総称して海馬体（hippocampal formation）あるいは単に海馬（hippocampus）ということが多い。本

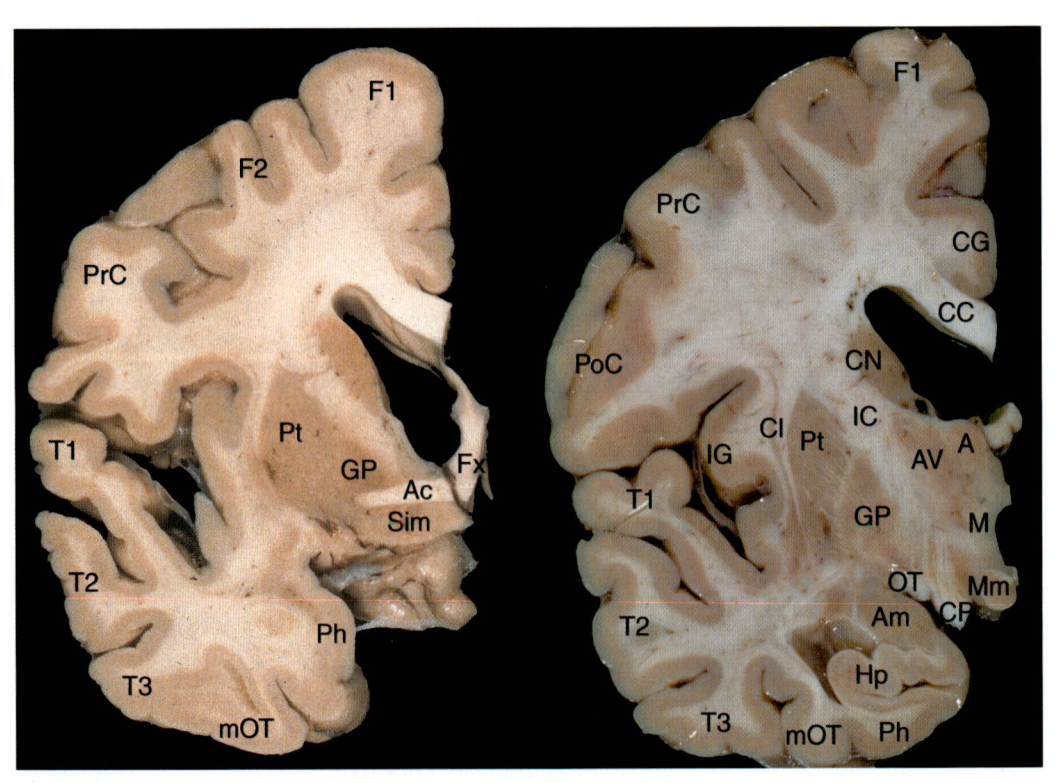

図3-1-27 大脳辺縁系
前交連を通る前額断面（左）と乳頭体を通る前額断面（右）。略号 A：視床前核，Am：扁桃体，AV：視床前腹側核，CC：脳梁，CG：帯状回，Cl：前障，CN：尾状核，CP：大脳脚，F1：上前頭回，F2：中前頭回，Fx：脳弓，GP：淡蒼球，Hp：海馬体，IC：内包，IG：島回，M：視床内側核，Mm：乳頭体，mOT：内側後頭側頭回，OT：視束，Ph：海馬傍回，Pt：被殻，PoC：中心後回，PrC：中心前回，Sim：無名質，T1：上側頭回，T2：中側頭回，T3：下側頭回．

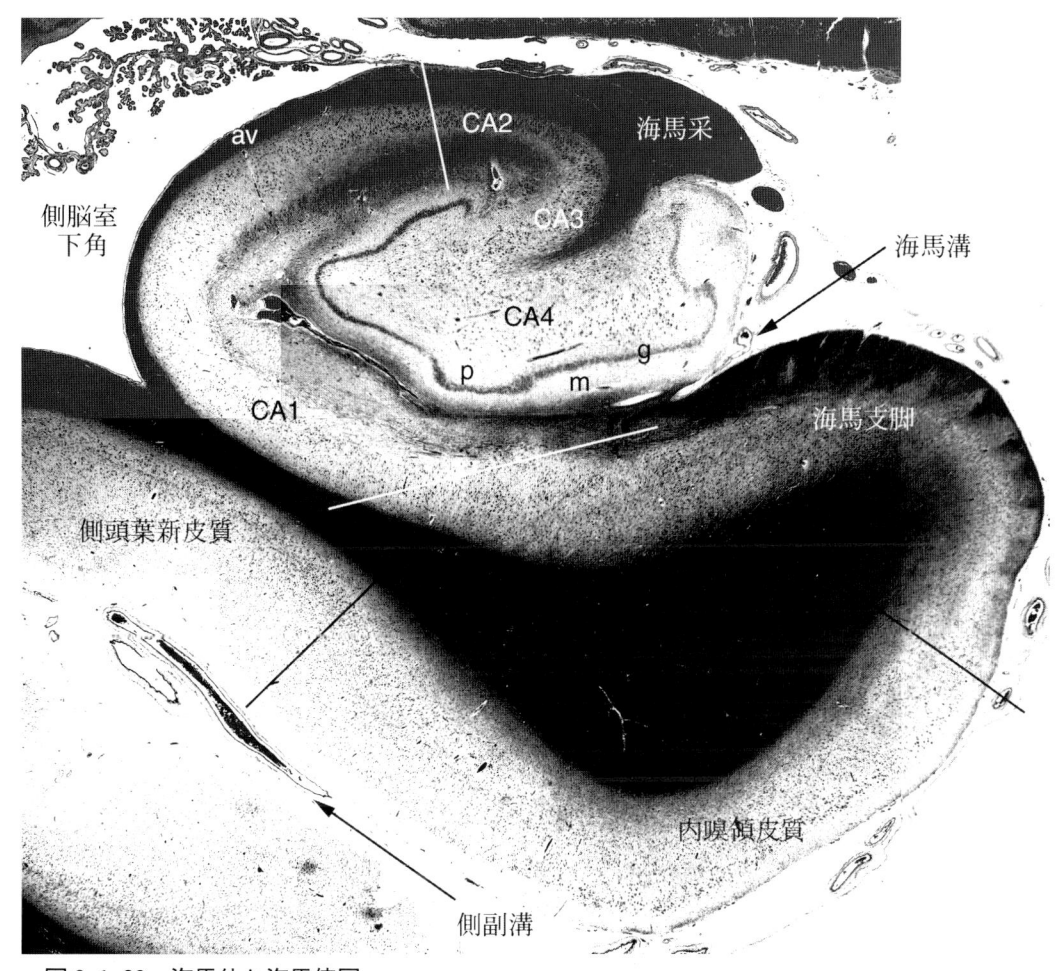

図 3-1-28 海馬体と海馬傍回
略号 p：歯状回多形細胞層，g：歯状回顆粒層，m：歯状回分子層，av：白板（KB染色）．

書でも海馬体を総称名として用い，狭義の海馬（固有海馬，hippocampus proper とも言う）はアンモン角を指すことにする。

海馬体は側脳室壁と脳梁に沿ってC字形をした灰白質で，解剖学的には交連前海馬，交連上海馬，交連後海馬に分けるが，一般に海馬体というと側頭葉内側面にある構造（交連後海馬）を指している（図 3-1-28）。交連前海馬は真性中隔のすぐ吻側の脳梁下野に，交連上海馬は脳梁の背面に位置するが，ヒトでは痕跡的である。ここでは交連後海馬について述べる。

海馬体はアンモン角が歯状回を内側に巻き込んだ構造であるが，海馬体全体がその長軸方向にゆるくカーブしているために，大脳前額断でみえる各断面の構造は微妙に異なり，最もよく知られた配列は外側膝状体を通る前額断面のみ

で（図 3-1-28），前方ほどCA1と呼ばれる部分が内外側方向に長く蛇行している（図 3-1-27）。血液は主に後大脳動脈の外側後脈絡叢枝から，そして一部，内頚動脈の前脈絡叢動脈から受けている。

1）歯状回

歯状回（dentate gyrus または fascia dentata）は大脳前額断ではC字形をした皮質で，アンモン角側から分子層，顆粒細胞層，多形細胞層の3層に分ける（図 3-1-28）。歯状回の分子層（molecular layer）はアンモン角の分子層と接しているために正常では区別しがたいが，二つの分子層の間に小さな孔がみえたり，毛細血管の断面が一列に並んでみえることがある。また，病変としての線維性グリオーシスが

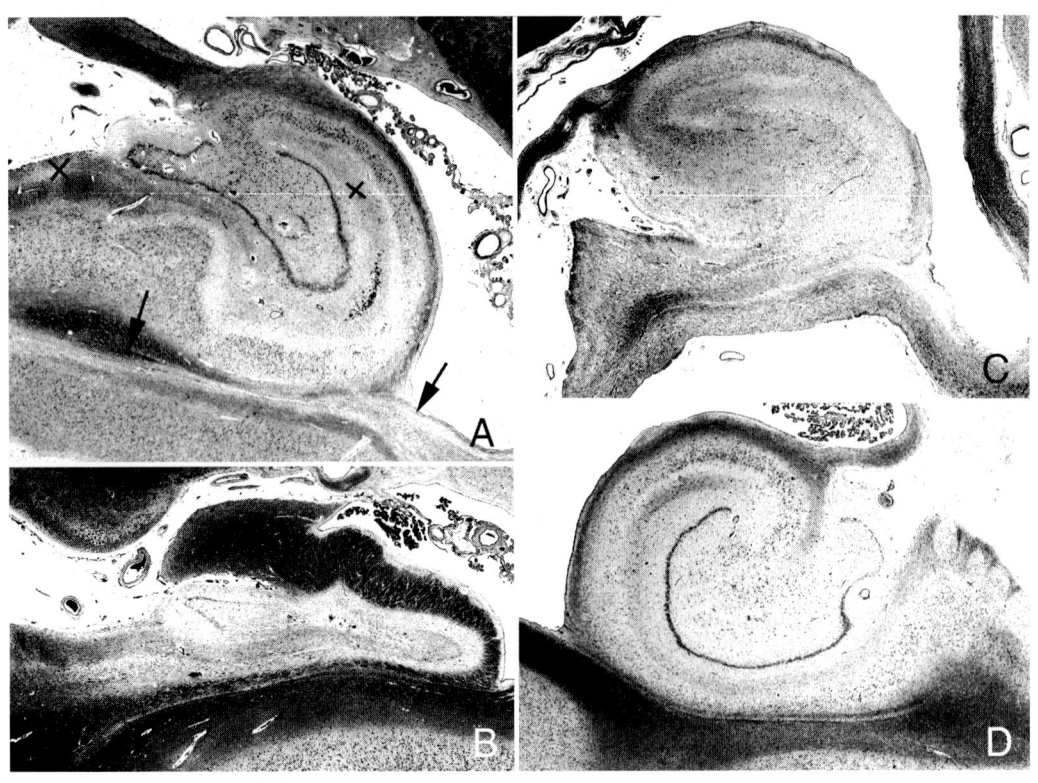

図3-1-29 海馬体の病変
A：海馬傍回の梗塞（矢印）によるアンモン角有髄線維層の変性（×印），B：アンモン角梗塞，C：Pick病，D：Alzheimer型痴呆．いずれもKB染色．

歯状回分子層に限局してみられることからアンモン角の分子層と区別できる場合もある。顆粒細胞層（granular layer）は小型の丸い核をもった神経細胞が密に集まって層を形成している。多形細胞層（polymorphic layer）は顆粒細胞層の内側にあり，アンモン角CA4と接しており，その境界は不明瞭である。

歯状回のみが選択的に変化することは極めてまれで，アンモン角の病変と連動していることが多い（図3-1-29）。**無酸素脳症，核黄疸**（Kernicterus，ビリルビン脳症，bilirubin encephalopathy），**低血糖症**のようなびまん性，広範な障害では顆粒細胞の脱落や歯状回とアンモン角終板（CA4）に線維性グリオーシスがみられる。しかし，アンモン角の神経細胞の脱落に比べて顆粒細胞が相対的に残っていることも多い。高齢者では明らかな神経細胞の脱落を伴わない線維性グリオーシスが多形細胞層からCA4にみられることがある。変性疾患では主に顆粒細胞の細胞内封入体がみられる（図3-1-30）。Pick病のPick（嗜銀）球，Alzheimer型痴呆のNFT，多系統萎縮症やALSの抗ユビキチン抗体陽性封入体などが知られている。一方，てんかん，Sturge-Weber症候群，**胚芽異形成性神経上皮腫瘍**（dysembryoplastic neuroepithelial tumor，図3-1-40）などでは顆粒細胞層が分散したり，重複することがある（dentate dispersion or duplication）（図3-1-30）。

2）アンモン角
a）解剖学
外側膝状体を通る前額断標本を例にすると，アンモン角（Ammon's horn）は側脳室の下角側から歯状回に向かって6つの層に区別される（図3-1-28&31A）。側脳室の下角壁を作る部分は白板（alveus）という有髄線維からなる白質で，海馬の上端にある海馬采（fimbria）に

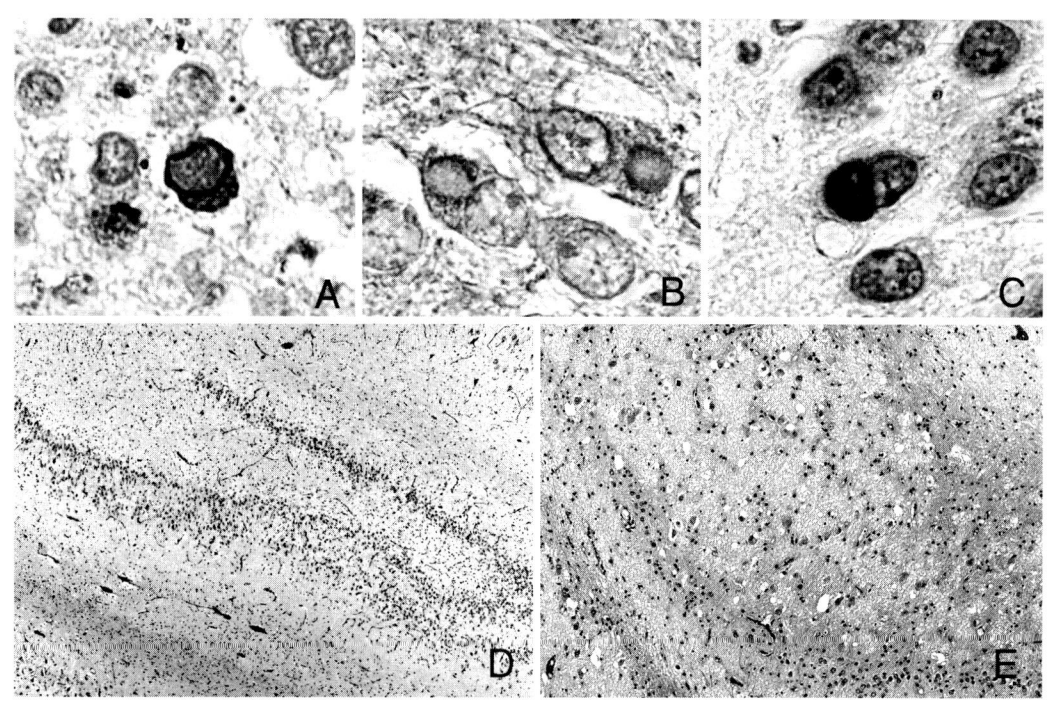

図 3-1-30 歯状回の病変
A：Alzheimer 型痴呆（抗 tau 抗体による免疫染色），B：Pick 球（抗 tau 抗体による免疫染色），C：筋萎縮性側索硬化症（抗 ubiquitin 抗体による免疫染色），D：てんかん例にみられた二重の顆粒層（HE 染色），E：てんかん例にみられた ganglioglioma（HE 染色）.

つながり，さらにそれは脳弓に連続している。白板のすぐ内側には上行層（stratum oriens）という小さなかご細胞が散在する薄い層がある。後述の錐体細胞の基底樹状突起もこの層にある。上行層の内側にはその先端を歯状回に向けた大型の錐体細胞からなる錐体細胞層（stratum pyramidale）がある。これはアンモン角を構成する層のなかで最も厚い部分であるが，前額断標本ではどこでも一様の厚さではなくて，海馬支脚に近い部分ほど厚く，歯状回に向かうに従って薄くなる。錐体細胞層の内側には有髄線維が豊富な層があり，これを放射状層と網状層に分ける。錐体細胞層の内側にある放射状層（stratum radiatum）は前額断標本では主に有髄線維束の輪切りがみられ，中隔核からの神経線維や交連線維などからなる。網状層（stratum lacunosum）は放射状層と分子層の間にある比較的薄い層で，前額断標本では放射状層とは対照的に長軸方向の有髄線維が多くみられる。主に貫通路線維（perforant pathway）が通っている。なお，錐体細胞の先端樹状突起は分子層まで伸びている。

錐体細胞層は4つの部位（CA1〜CA4）に分類される（Cornu Ammonis の頭文字をとったもの）（図3-1-28）。剖検標本ではCA1とCA2の違いがよく分かる。CA1（Sommer 開扇部はほぼCA1を指している）は海馬支脚と連続しているもので，アンモン角のなかで層が最も厚いが，細胞の密度は低い。CA1を歯状回に向かっていくと細胞層の幅が急に狭くなるとともに細胞密度が高くなる場所がある。そこがCA1とCA2の境である。しかし，CA2とCA3，CA3とCA4の境界は剖検標本ではよく分からない。CA3は歯状回門前後の急カーブするところ，CA4は歯状回に囲まれた領域である。

海馬体は内嗅領皮質から入力線維（側頭葉アンモン角路）を受けるが，それには二つの経路があると考えられている。その一つは内嗅領皮質第2層の pre-α neuron に発し，海馬支脚を

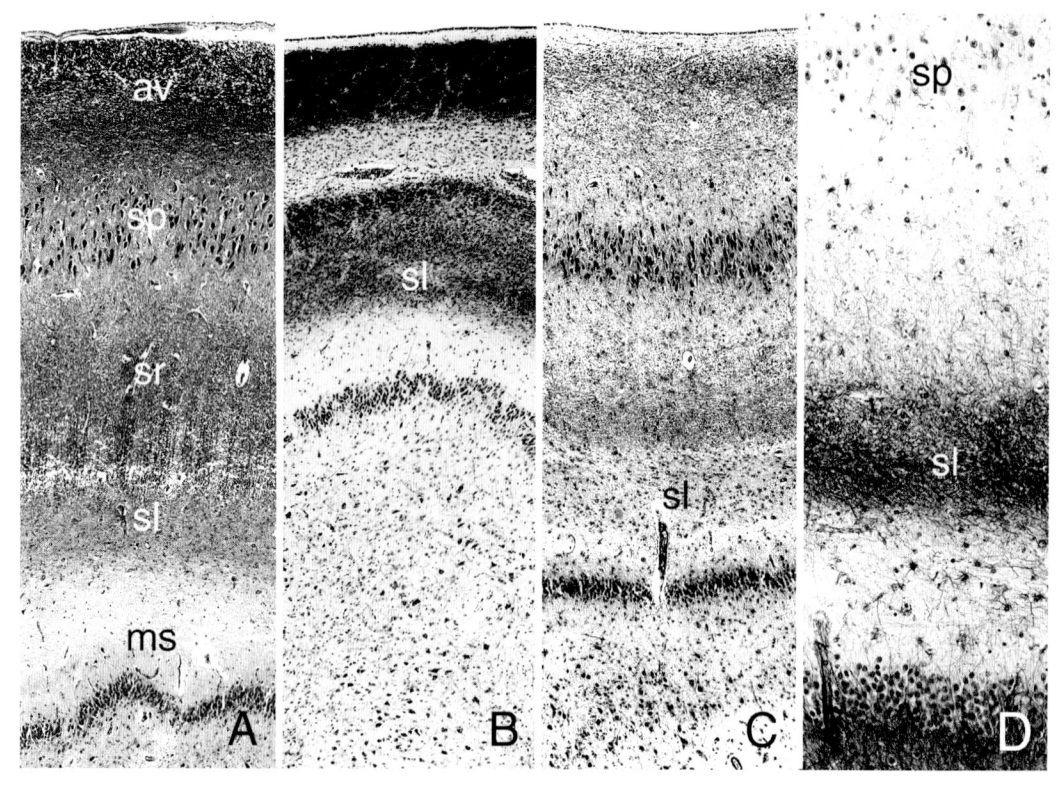

図3-1-31　アンモン角の病変
A：健常例，略号　av：白板，sp：錐体細胞層，sr：放射状層，sl：網状層，ms：アンモン角と歯状回の分子層．B：無酸素脳症，C：Alzheimer型痴呆，D：海馬傍回の梗塞（図3-1-29 A参照）．いずれもKB染色．

貫通して歯状回分子層に達するルートで，貫通路と呼ばれている（図3-1-32）。これは歯状回の顆粒細胞を介してアンモン角CA 3に連絡し，さらにCA 3の神経細胞はシェファー側枝（Schaffer's collateral）を経由してCA 1の神経細胞にシナプスする。CA 1の神経細胞は軸索を白板に出すとともに海馬支脚の神経細胞に連絡する。もう一つの経路は内嗅領皮質第3層の神経細胞に由来する神経線維がアンモン角CA 1の神経細胞に直接シナプスするもので，次いでCA 1の神経細胞が海馬支脚に出力する（図3-1-33）。このように貫通路は，海馬体に入力する内嗅領皮質から海馬体の出力部位である海馬支脚に至る経路に複数のシナプスを介するために多シナプス路（polysynaptic pathway）と言い，それに対して後者は一つのシナプスを介するので直接路（direct pathway）とも言われる。しかし，二つの経路を剖検材料で区別することは難しい。なお，貫通路が内嗅領皮質外側部から発するのに対して，内側部から出る経路を海馬白板線維ということがある。これは非貫通性のルートであるが，海馬支脚から海馬采，脳弓を通って乳頭体に達する経路との異同は不明である。

動物の内嗅領皮質，貫通路，海馬には皮質からの入力情報に部位対応があり，海馬吻部には個体の内部状態を反映する情報が伝達されるのに対して，後部は外受容性感覚情報が収斂するという。また，貫通路は主にエピソード記憶や空間記憶に，直接路は意味記憶に関与しているという。

白板にはCA 1の錐体細胞の出力線維も含まれているが，主に海馬支脚の神経細胞から発する神経線維から構成されているため，CA 1の錐体細胞の脱落よりも海馬支脚の病変を反映しやすい（図3-1-29）。海馬采は白板の神経線維

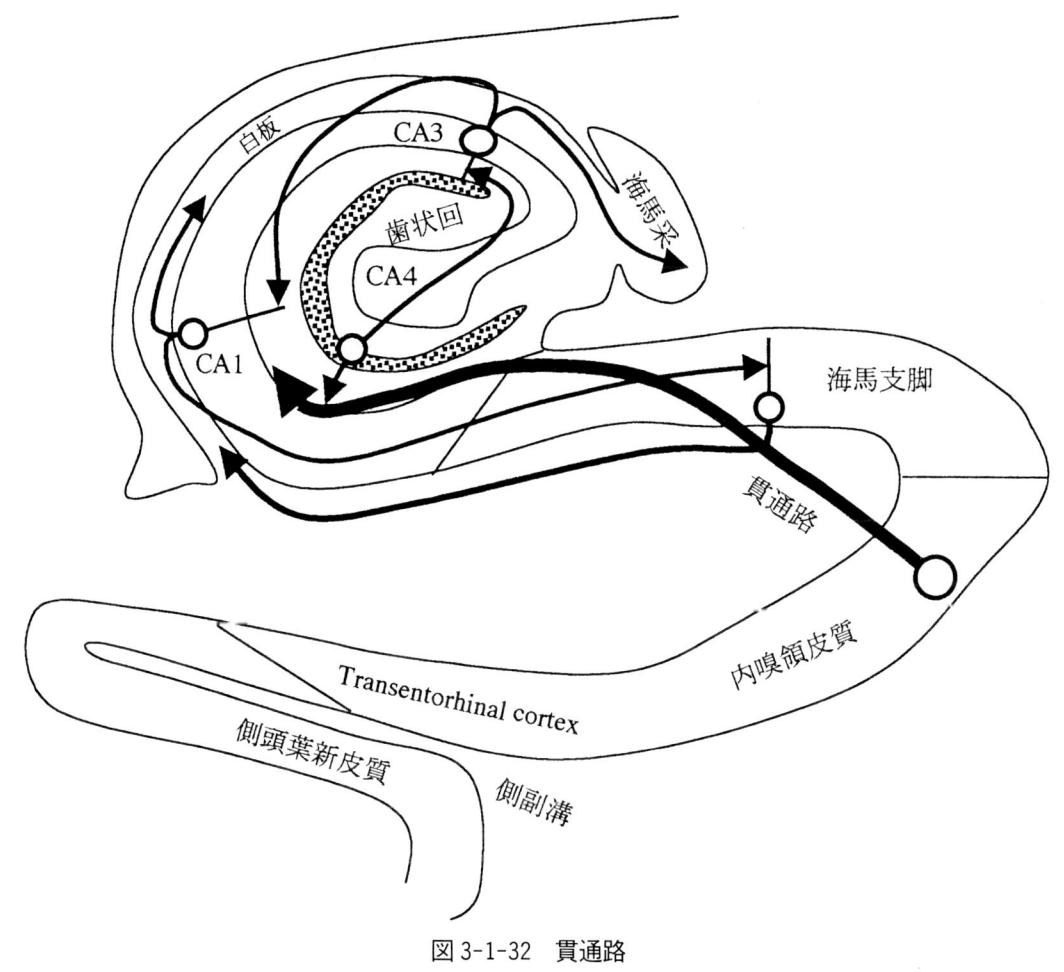

図 3-1-32　貫通路
(Duvernoy HM：The Human Hippocampus. Functional Anatomy, Vascularization and Serial Sections with MRI. Springer, Berlin, 1998 より改変)

を集めて脳弓につなげる構造であるが，吻側から発する白板の神経線維はより尾側の海馬采に入るために，一枚の染色標本にみえる海馬采の神経線維はそのレベルより吻側からきたものと考えられる．そのため，白板にはあまりアストログリアの増殖が顕著ではなくても，高度の増殖を伴う海馬采の萎縮がみられることがある．

b）病理学

アンモン角ではとかく神経細胞の変化にのみ目を向けやすいが，網状層と放射状層からなる有髄線維の豊富な部分がアンモン角の厚さの半分以上も占めており，しかも神経細胞層と有髄線維層は必ずしも連動して変化しているわけではないことに注意すべきである．有髄線維層は錐体細胞層の影響も受けるが，神経路を介して海馬支脚や海馬傍回の変化を反映するので注意が必要である．

CA1における層状の変化は梗塞や出血によらないびまん性虚血性障害による変化とAlzheimer型痴呆などで観察される．前者に分類される疾患として**無酸素脳症，低血糖症，側頭葉てんかん**（temporal lobe epilepsy），**核黄疸**などがある．無酸素脳症では必ずしもアンモン角の全長にわたって病変が広がっているとは限らず，動脈の分布の違いや側副路の形成などによってほとんど病変がみられない割面もありうるので，複数の割面をみるべきである．病変は細胞質がHE染色で橙色を呈する断血性変化から神経細胞の脱落，さらにニューロピルの壊

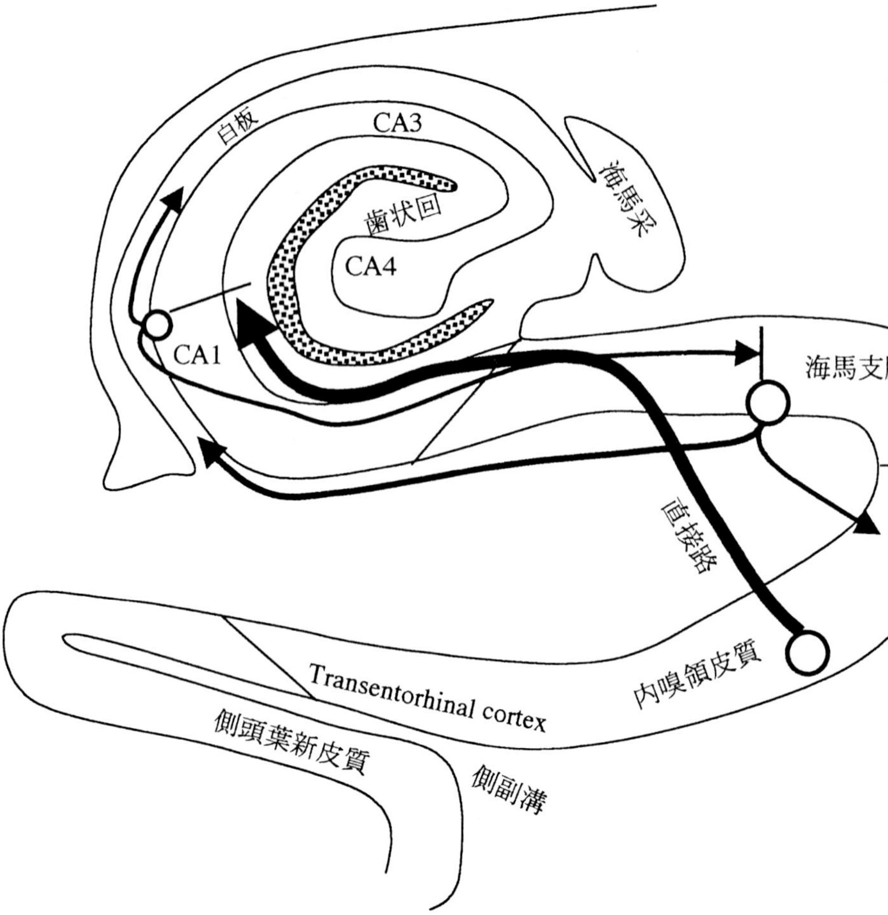

図 3-1-33　海馬と海馬傍回の直接路
(Duvernoy HM：The Human Hippocampus. Functional Anatomy, Vascularization and Serial Sections with MRI. Springer, Berlin, 1998 より改変)

死に至るものまである。清掃・器質化が進むと錐体細胞層は萎縮するためその幅が著しく狭くなる。しかし，有髄線維層はアンモン角外に由来する神経線維も多いために，錐体細胞の脱落によってその樹状突起の変性や消失が生じても，有髄線維層や白板の髄鞘はよく保たれていることが多い（図 3-1-31 B）。

それに対して Alzheimer 型痴呆では，網状層の変化は内嗅領皮質の層状変性と比例し，錐体細胞層の変化とは比例しない。同様の変化は海馬傍回に限局した梗塞でも認められ（図 3-1-29 A），海馬支脚の神経細胞にシナプスしながら通過し網状層に入る貫通路や直接路線維が内嗅領皮質の病変によって二次的に変性し，そのために海馬支脚とアンモン角の網状層を萎縮させると考えられる。Alzheimer 病では錐体細胞層における NFT の出現と神経細胞の脱落は高度であるが，Alzheimer 型老年痴呆の CA 1 は Alzheimer 病に比べて軽く，ほとんど脱落がない場合も観察される。しかし，それにも関わらず網状層の萎縮は高度である（図 3-1-31 C）。このような関係は Pick 病，Creutzfeldt-Jakob 病，筋萎縮性側索硬化症などで認められる。一方，原発性海馬変性では CA 1～2 に無数の NFT が出現しているが，内嗅領皮質にはまったく病変がないために，網状層はよく保たれている（図 1-2-43 & 44）。

Alzheimer 型痴呆では以上の変化に加えて NFT，顆粒空胞変性，平野小体などがみられる。老人斑も同様にみられるが，錐体細胞層は

質に比べて非常に軽度である。

CA2は虚血に対して強い抵抗帯と呼ばれるが，無酸素脳症で神経細胞の脱落をみることは決してまれではない．同様にNFTの出現もCA1とは異なり，少なくとも90歳代まではNFTが増加する傾向はみられないが，90歳代以後になると，臨床的な痴呆の有無とは無関係にCA2〜1および海馬支脚に大量のNFTをみることがある（図1-2-18）．**Alzheimer型痴呆**ではこの部位に年齢不相応な大量のNFTが観察されることが多く，本症のスクリーニングとして有用である（図3-1-34 A）．また，**筋強直性ジストロフィー**（myotonic dystrophy）でも同様の変化をみることがある（図3-1-34 B）．**Parkinson病やLewy小体型痴呆**では抗ubiquitin抗体で陽性に染まる異常な神経突起（neurites）がCA2〜CA3の神経細胞の間にみられることがある（図3-1-34 C）．しかし，神経細胞の脱落はないのが普通である．なお同様の神経突起は迷走神経背側核やMeynert基底核でもみることがある．

層構造に一致しない病変として出血，梗塞，腫瘍などがある．小さな出血や梗塞を偶然発見することは老人脳では少なくないが，アンモン角全体が侵される場合はまれである．**腫瘍**では神経節細胞腫（gangliocytoma），神経節膠腫（ganglioglioma, 図3-1-30 E），胚芽異形成性神経上皮腫瘍（dysembryoplastic neuroepithelial tumor, 図3-1-40），星状細胞腫（astrocytoma）などがある．

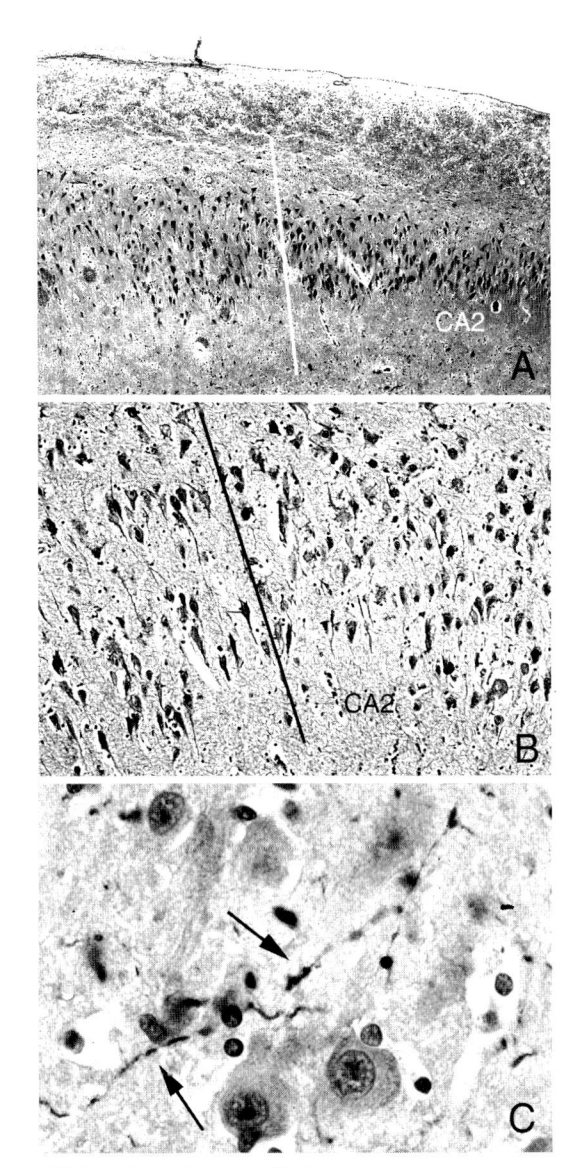

図3-1-34　アンモン角CA2
A：CA2に集中して出現したNFT, Alzheimer型痴呆（Methenamaine-Bodian染色），B：CA2に集中して出現したNFT, 筋強直性ジストロフィー（Bodian染色）．写真A, Bの直線から右側がCA2．C：抗ubiquitin抗体による免疫染色で陽性に染まる神経突起，Parkinson病．

主に原始斑，分子層ではびまん性斑が多く，アミロイド芯をもつ定形斑は概して少ない．Pick病のCA1神経細胞はさまざまに脱落しており，残った神経細胞にはPick球をみることがある．Creutzfeldt-Jakob病では海綿状態がわずかに認められることがあるが，大脳新皮

2．海馬傍回

1）解剖学

海馬傍回（parahippocampus）は海馬体と内側後頭側頭回に挟まれた脳回で，海馬支脚，内嗅領皮質はここに含まれる（図3-1-27 & 28）．とくに内嗅領皮質はアンモン角や歯状回に強力な出力線維が発する場所で（図3-1-32 & 33），病理学的にも海馬体と常にセットとして検討すべきである．

外側膝状体を通る前額断では海馬体と海馬傍回の断面積比は1：2となる（図1-2-8）．こ

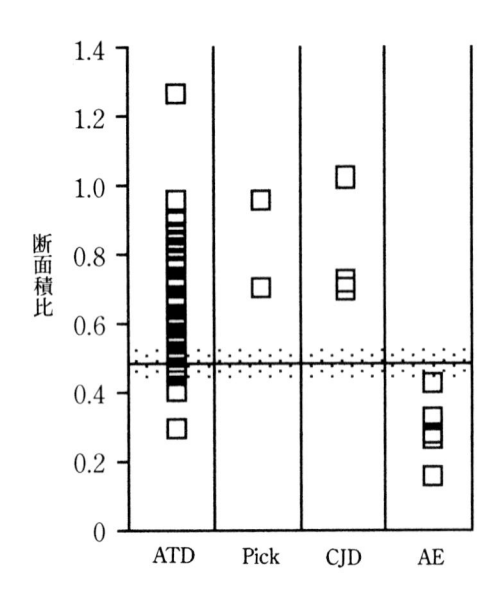

図 3-1-35　各疾患における海馬体/海馬傍回断面積比
ATD：Alzheimer 型痴呆 52 例，Pick：Pick 病 2 例，CJD：Creutzfeldt-Jakob 病 3 例，AE：無酸素脳症 5 例，網かけ部分は正常値（0.502±0.062）．

れは年齢によって変化しないため，どちらがより萎縮しているかをみる上で参考になる．例えば無酸素脳症では海馬体の萎縮が海馬傍回のそれを上回るために，比率は 1：4 にもなる．ところが，Alzheimer 型痴呆，Pick 病，Creutzfeldt-Jakob 病などでは海馬傍回の萎縮が海馬体のそれより高度なために，比率が 1：1 に近づく（図 3-1-35）．

海馬支脚を除いて，海馬傍回は海馬支脚との移行部，側頭葉の新皮質に移行する部分，新皮質に大きく分けることができる．海馬傍回の頂部から側副溝に向かって，皮質表層に比較的大きな錐体細胞（pre-αneuron という，図 1-2-34）からなる集団が配列し，この部分を内嗅領皮質（entorhinal cortex）という（図 3-1-36 A）．健常脳でも NFT が最も若い年代で観察される場所である．なお，内嗅領皮質を海馬支脚に近い部分を内側内嗅領皮質，側頭葉新皮質につながる部分を外側内嗅領皮質に分けることがある．pre-αneuron は海馬傍回の外側に行くにつれて皮質表層から深部へ移動し側副溝付近で新皮質の第 3 層以下に位置するように

なる（図 3-1-36 A）．この移動している部分を trans-entorhinal cortex と呼ぶことがあり，その外側は側頭葉新皮質になる．内嗅領皮質は側頭葉前方では広く後方ほど狭い．

貫通路の部位対応配列についてはすでに述べた．一方，内嗅領皮質は広い領域から入力線維を受けており，その内側部は中隔，視床正中核，扁桃体など皮質下核からの線維，外側部は前頭葉，側頭葉，帯状回などからの線維を受ける．

2）病理学
a）層状病変

海馬傍回は**老年性変化**の舞台で，とくに NFT はアンモン角 CA1 よりも年代的に早く pre-αneuron に観察される．さらに，ニューロピルには Gallyas-Braak や抗 tau 抗体染色で陽性になる neuropil threads や細胞外にある NFT がみられる（図 1-2-34, 3-1-36 B）．NFT は前部ほど出現頻度が高く，健常高齢者ではアンモン角 CA1 を上回ることがある．一方，老人斑はむしろ下側頭回や内側後頭側頭回で早期に発見されることが多い．また，内嗅領皮質の表層部とくに pre-αneuron の領域には抗 ubiquitin 抗体陽性の小さな円形の構造が砂をまいたようにみられることがあり（図 3-1-36 C），電顕的には変性神経突起と考えられている．

Alzheimer 型痴呆では主たる病変が海馬体（とくにアンモン角）にあると信じられているが，病理学的には萎縮の程度は海馬傍回の方が強い（図 1-2-31〜33）．外側膝状体を通る前額断では正常の海馬体の断面積は海馬傍回の半分であるが，Alzheimer 型痴呆では海馬傍回の萎縮が高度なために相対的に海馬が大きい．これはアンモン角や海馬傍回の老年性変化の多寡，あるいはアンモン角の神経細胞脱落の程度などとは相関せず，内嗅領皮質の層状変性と比例関係にある（図 1-2-36）．

内嗅領皮質では分子層を除く表層のニューロピルが微細な海綿状態から亀裂を伴う組織崩壊を呈し，神経細胞の脱落とアストログリアの増殖がみられる．残存神経細胞のなかには NFT を持つものもあるが，NFT はむしろ皮質深層

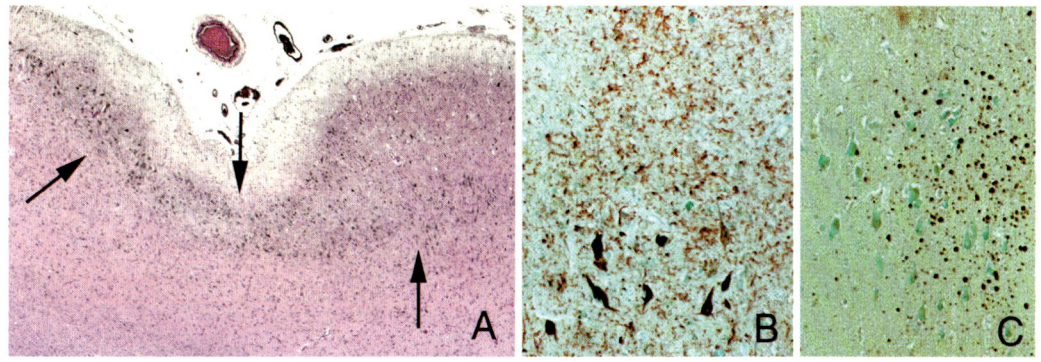

図 3-1-36　内嗅領皮質
A：内嗅領皮質から側頭葉新皮質に移行する部位，矢印は NFT（Gallyas-Braak 変法），B：pre-αneuron に生じた NFT（抗 tau 抗体による免疫染色），C：pre-αneuron 周辺に出現した抗 ubiquitin 抗体陽性の神経突起．

に目立つ．老人斑は分子層から深層に至るまで分布しているが，ニューロピの変化からあたかも独立しているかのようにその形態が保たれている．健常例では老人斑に対してアストログリアが増殖するために斑状にみえるが，本症のアストログリアは基質の変化に対応して増殖するので層状に分布している（図 1-2-33）．深層では神経細胞の脱落は軽度であるが，アストログリアの増殖が層状にみられ，ときに線維性グリオーシスが証明されることがある．ニューロピの変化は表層より軽いが，高度な症例では表層とほとんど変わらない．病変は側頭葉前部ほど強い傾向があるため，軽度な症例では外側膝状体を通る前額断標本では病変がみられないことがある．そのため，Alzheimer 型痴呆など皮質変性疾患では側頭葉前部と後部の二つの標本が必要である．また，この皮質病変は側副溝を超えて側頭葉新皮質にみられることがあり，とくに Alzheimer 病では中側頭回まで広がる．皮質下白質は多少とも髄鞘の淡明化があり，ときに線維性グリオーシスがみられるが，Pick 病に比べて圧倒的に軽い．

　Pick 病で萎縮の高度な例では層状変性が海馬傍回まで及んでいることがある．Pick 球や Pick 細胞を除けば，Alzheimer 型痴呆と同じように層状の変性がニューロピルにみられる．しかし，Alzheimer 型痴呆では層状変性が内嗅領皮質の pre-αneuron を含むが，Pick 病では pre-αneuron が病変から逃れていることがある．

　Parkinson 病では臨床的な痴呆の有無に関わらず皮質型 Lewy 小体がみられる（図 3-1-37）．また，Parkinson 病あるいは **Lewy 小体型痴呆**の一部に海綿状態が顆粒上層にみられることがある（図 3-1-38）．この海綿状態は Creutzfeldt-Jakob 病に似て正円形であるが，細かい穴で，量的にも少ない．また，アストログリアが増殖しているが，肥大型ではない．健常脳でもみられる抗 ubiquitin 陽性抗体顆粒も同時に観察されることがあるが，穴との位置的な関係ははっきりしない．神経細胞の脱落は非常に軽い．顆粒下層ではより著しいアストログリアの増加がみられ，皮質型 Lewy 小体が点在しているが，明らかな神経細胞の脱落は認められず，ニューロピルの変化もみられない．このような病変は側頭葉新皮質の移行部である trans-entorhinal cortex を中心に分布し，ときに内側後頭側頭回，下側頭回に達することがある．この海綿状態を呈する皮質病変は単独でも観察されるが，Alzheimer 型痴呆に共存することもある．その場合，内嗅領皮質には Alzheimer 型痴呆の層状変性が，transentorhinal cortex には海綿状態が広がり，両病変が互いに住み分けているようにみえることがある（図 3-1-38）．

b）層構造に一致しない病変
　単純ヘルペス脳炎，傍腫瘍性症候群としての

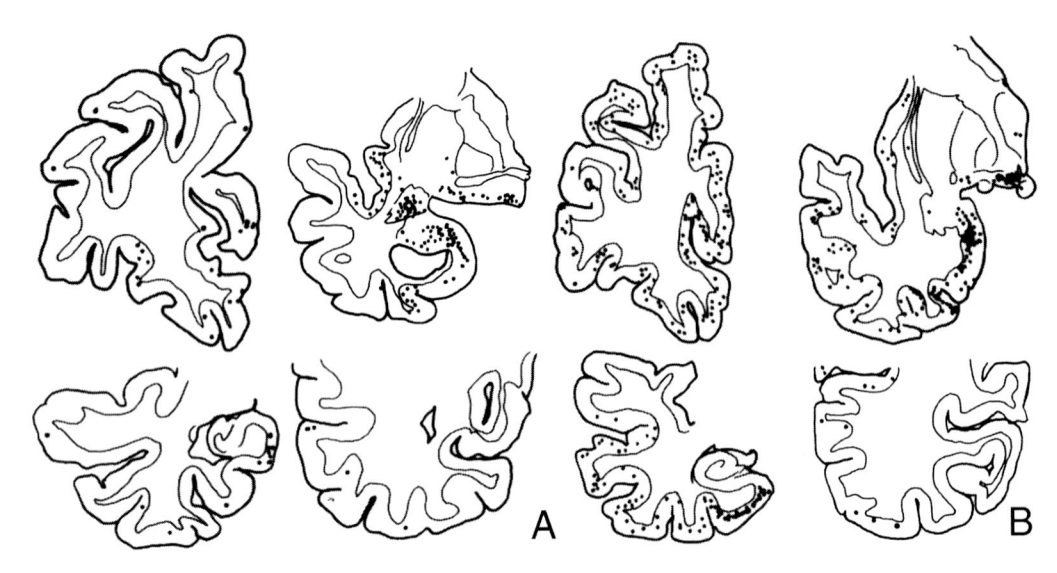

図 3-1-37　皮質型 Lewy 小体
A：痴呆のない Parkinson 病，73 歳女性，老人斑の数は対照年代の生理的上限，B：痴呆のない Parkinson 病，74 歳女性，老人斑なし．無名質，視床下部では脳幹型 Lewy 小体が多い．

辺縁系脳炎などの壊死傾向の強い疾患では病巣の一部として海馬傍回が侵される．**単純ヘルペス脳炎**（herpes simplex virus encephalitis）は一側の側頭葉が腫大し，ときに帯状回ヘルニアをきたすほどである．病巣部は出血と壊死で，海馬傍回と下側頭回が最も高度であるが，その他の側頭回や島回まで広がることがある（図 3-1-39）．被殻，海馬体，扁桃体，帯状回もしばしば侵される．組織学的には，壊死傾向の強い髄膜脳炎で，発症からの期間によるが，ミクログリアの活性化，マクロファージの動員，リンパ球や形質細胞の血管周囲腔や軟膜への浸潤が著しい．ときに血管壊死がみられることもある．神経細胞の核内に明量で囲まれたエオシン好性の封入体が観察される．これを Cowdry A 型封入体という．同様の封入体はアストログリアやオリゴデンドログリアの核内にもみられる．形態学的な確定診断は免疫染色によるが，発症後 3 週間以上たった症例や抗ウイルス治療薬を長期使用した症例では証明できない場合がある．長期経過した症例では囊胞が形成され，多囊胞性脳症の像を呈することがある．なお，炎症細胞浸潤の程度は軽いが残ることがある．

辺縁系脳炎（limbic encephalitis）も炎症細胞浸潤が側頭葉内側部，海馬体，扁桃体，視床下部などに著しい．肺癌に伴う場合が多いが，悪性腫瘍が発見されないこともある．傍腫瘍症候群では延髄，さらに脊髄にも病変が観察されることがある．

後大脳動脈本幹の**梗塞**では海馬傍回全体が壊死に陥る．虚血性病変は主に側副溝に面する外側半分にみられ，海馬支脚を含む内背側部分は比較的軽い．脳圧亢進に伴うテント切痕ヘルニアでは海馬と海馬傍回が小脳テントに押し付けられる．ヘルニアの程度や持続期間などによって，単なる変形や軽い虚血性変化から出血，壊死，さらに線維性グリオーシスまでさまざまな変化がみられる．なお，海馬傍回の脳回頂部に**挫傷**が発見されることがある（図 3-1-21）．

腫瘍は側頭葉てんかんで発見されることがあり，神経節細胞腫（gangliocytoma），神経節膠腫（ganglioglioma），胚芽異形成性神経上皮腫瘍（dysembryoplastic neuroepithelial tumor），星状細胞腫（astrocytoma），血管腫などがある．神経節細胞腫は比較的よく成熟した大型の神経細胞からなる腫瘍で，特定の配列を示さず，大小の細胞が集団を作っていることがある．Nissl 顆粒は不明瞭で二核の細胞もみられる．過誤腫としての性格が強い．神経節膠腫は神経節細胞腫の間質に腫瘍の性格を帯びた

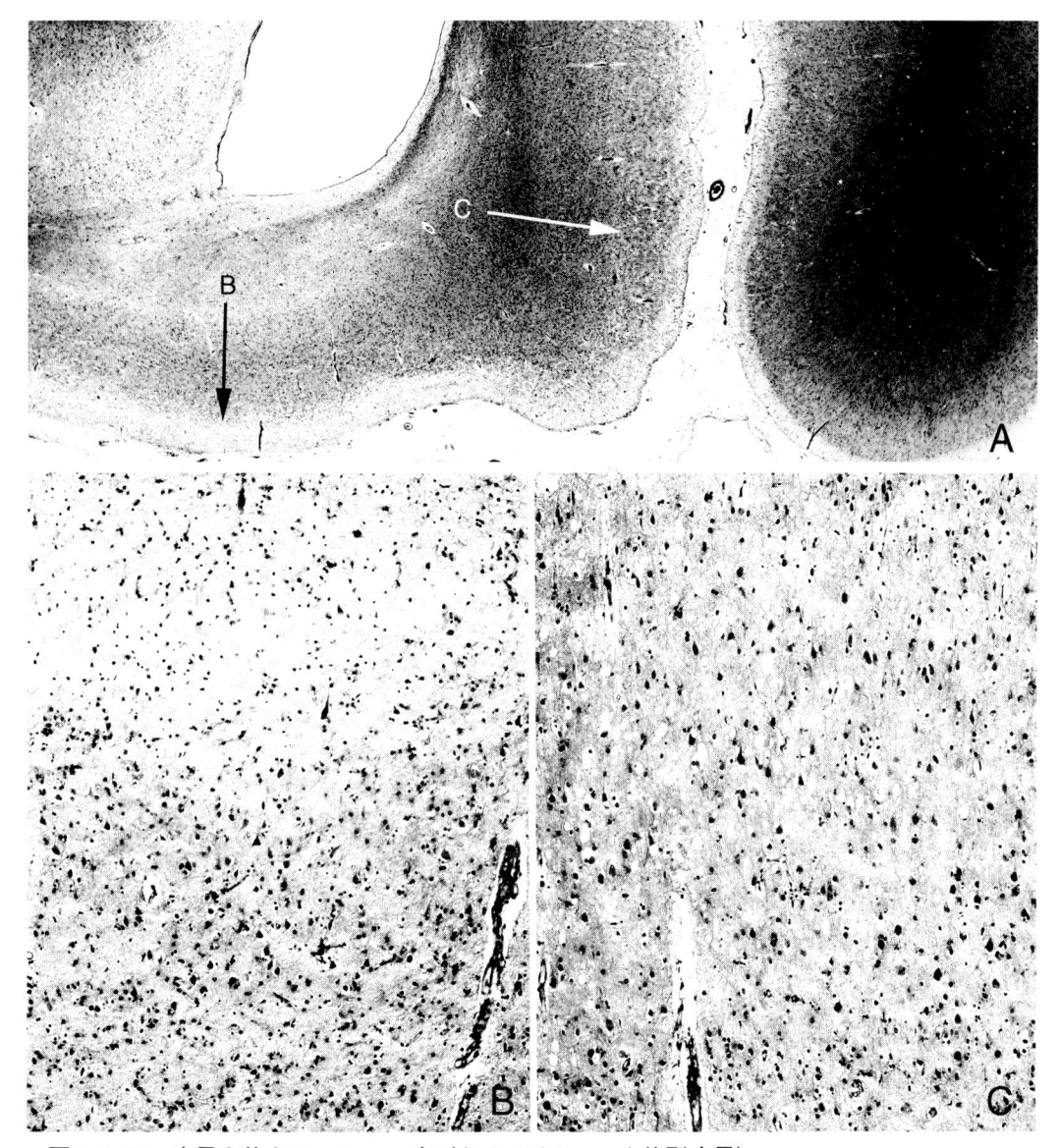

図3-1-38 痴呆を伴うParkinson病（あるいはLewy小体型痴呆）
A：内嗅領皮質の変化．矢印Bと矢印Cの皮質では病変が異なる，B：矢印Bの皮質表層，Alzheimer型痴呆にみられる層状変性，C：矢印Cの皮質表層に生じた細かい海綿状態．いずれもHE染色．

星状細胞が増殖しているもので（図3-1-30 E），血管周囲にはリンパ球浸潤を伴う．しばしば嚢胞や石灰沈着がみられる．胚芽異形成性神経上皮腫瘍は脳表面に神経細胞とグリアが結節性に増殖している．結節の内部ではoligodendroglia-like cellと呼ばれる小型細胞が増殖し，その周囲には粘液様基質が豊富である．全体として一見肺胞に似ている（図3-1-40）．また皮質は異形成を示すことがある．これも過誤腫性腫瘍で，側頭葉や前頭葉にみられる．

3）海馬支脚

海馬支脚（海馬台，subiculum）はアンモン角と海馬傍回にある内嗅領皮質の間にある構造で，髄鞘染色標本では白質と脳表面にある有髄線維層に挟まれた神経細胞層としてみえる（図3-1-28）．しかも，神経細胞層のなかを垂直方向に走る有髄線維束（貫通線維路）が多数みえ

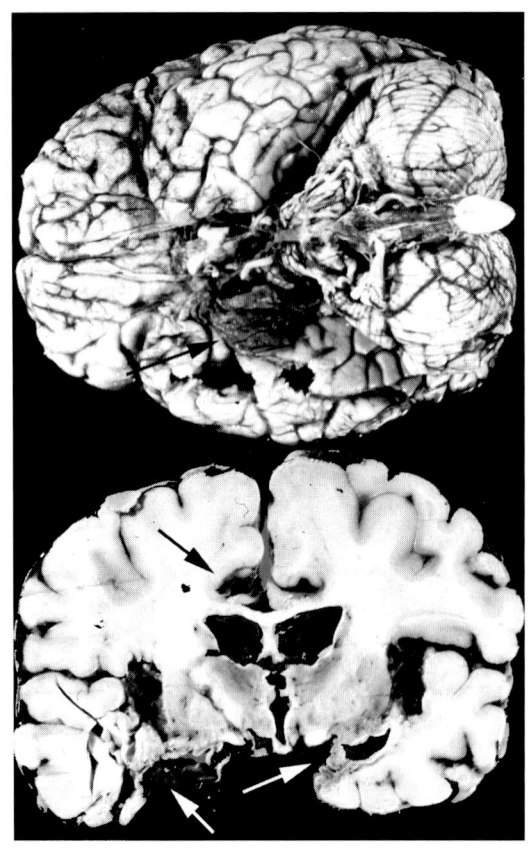

図3-1-39 単純ヘルペス脳炎
帯状回，海馬傍回，海馬体が出血を伴った壊死に陥入っている（矢印）（東京都精神医学総合研究所 松下正明先生のご好意による）．

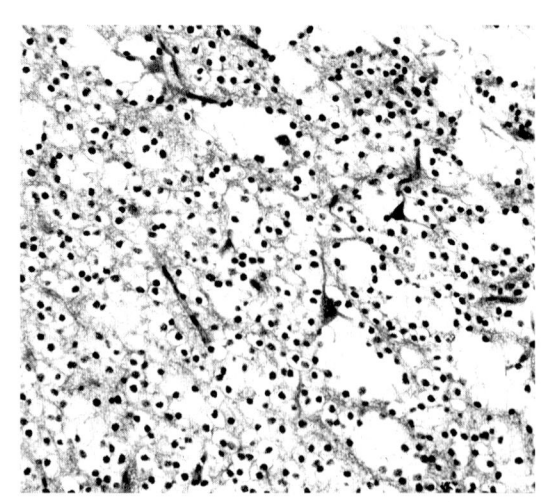

図3-1-40 胚芽異形成性神経上皮腫瘍（HE染色）

る。

　海馬支脚は狭義の海馬支脚（固有海馬支脚，subiculum proper）と内嗅領皮質の間を前海馬支脚（presubiculum），傍海馬支脚（parasubiculum）に分ける。さらに，CA1との移行部をprosubiculumと言うこともある（図3-1-41）。この部分は両者が重なり合っているために同定しにくいが病理学的には重要な場所で，CA1は海馬支脚に向かって幅が狭くなるとともに海馬支脚の細胞層の背側に乗るように位置し，反対に海馬支脚はCA1の腹側に入り込んでいる。

　海馬支脚のみ選択的に障害されることは非常にまれであるが，胎生31週から生後2ヶ月の間に発症し，虚血性，低酸素性脳症のひとつである**橋・海馬支脚壊死**（pontosubicular necrosis）では海馬支脚を中心にCA1と内嗅領皮質に急激な組織破壊がみられ，橋底部にも同じ変化が生じる。また，しばしば他の周産期障害と共存することがある。

　Alzheimer型痴呆ではアンモン角と海馬支脚の移行部の幅が急に狭まり，限局性の萎縮を示す（図3-1-42A）。神経細胞の脱落もあるが，それ以上に神経細胞同士が非常に接近し，それに加えてアストログリアの著しい増殖があるために，細胞密度が異常に高くみえる。これは神経細胞の脱落より通過線維の変性によるニューロピルの萎縮が前景にあるためと考えられる。線維性グリオーシスも高度でとくに錐体細胞層を挟む有髄線維層に著明である（図1-2-35A）。この病変はアンモン角の有髄線維層の変化，内嗅領皮質の層状変性と比例しているが，アンモン角の錐体細胞層の病変とはあまり比例しない。同様の変化はPick病やCreutzfeldt-Jakob病でもみられ，ときに**筋萎縮性側索硬化症**でも観察されることがある（図3-1-42B＆C）。

3．Papezの回路とその病変

　情動に関する解剖学的構造としてPapezが提唱した回路（circuit of Papez）は海馬体—乳頭体—視床前核—帯状回—海馬体から成ると考えられていたが，その後の研究によって新しい知見が加えられている。そのなかでも最大

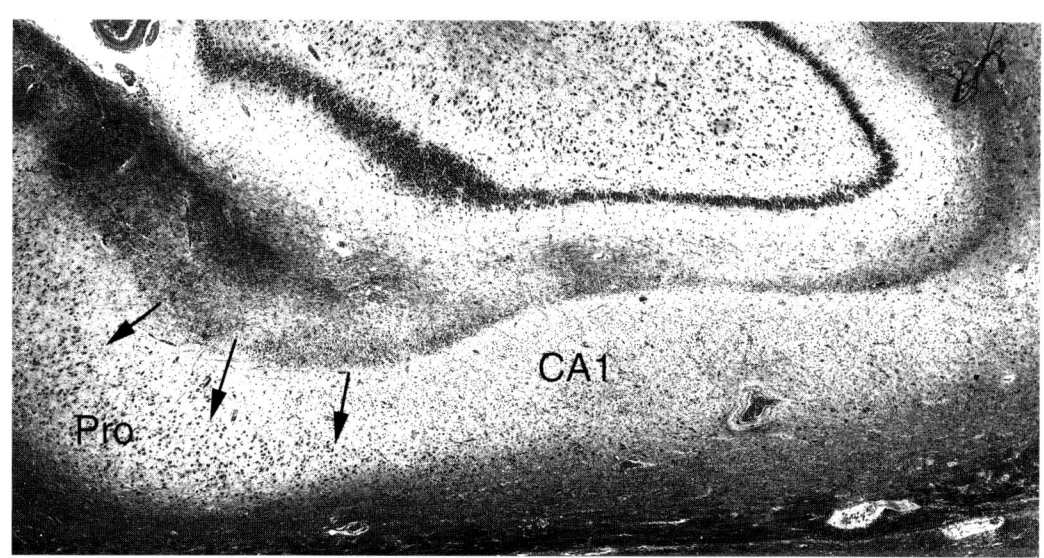

図 3-1-41　アンモン角と海馬支脚の移行部
矢印より下の部分が海馬支脚（prosubiculum）．

のものは，海馬体と乳頭体をつなぐ脳弓を通る神経線維はほぼ一世紀にわたって信じられていたアンモン角の神経細胞ではなくて，主に海馬支脚に由来すると言う事実である．実際，アンモン角の梗塞では脳弓に二次変性がほとんどみられないが，海馬支脚のそれではみごとに証明される（図3-1-43）．また，海馬支脚の出力線維には乳頭体を経由して視床前核に入るものと，乳頭体を介さずに直接前核に入るものが知られており，Papezの回路では後者を重視する立場もある．しかし，海馬支脚の梗塞やAlzheimer病などでは乳頭体に脳弓の二次変性を反映するアストログリアの増殖はみられるが，視床前核には認められない．さらに，Papezの回路では視床前核から帯状回に神経線維を送るが，その量はむしろ少なく，直接帯状束に入る神経線維の方が多いという研究もある．現在のところPapezの回路は海馬支脚—脳弓—乳頭体—乳頭体視床路—視床前核—帯状回—帯状束—海馬支脚という閉鎖回路と考えられている（図3-1-44）．

1）海馬支脚
海馬傍回の項を参照．

2）乳頭体
大脳底面において，視神経交叉と漏斗の後で大脳脚の前に正中線を挟んで並ぶ小さな隆起である．大脳を前額断にするとき最初に割を入れる場所である（図2-1-5 B）．乳頭体は視床下部のひとつで，内側核，中間核，外側核に分けられる．肉眼的にみえる隆起は内側核で（corpus mamillare, nucleus medialis），一般に言う乳頭体はこの神経核を指している．中間核は剖検脳ではよく分からないことがあるが，外側核は比較的大型の神経細胞からなり，後方では中脳中心灰白質などに連続している．KB染色でみると乳頭体は厚い有髄線維に囲まれており，内部は様々な方向に走る有髄線維の間に小型の神経細胞が分散している．また，正中線に近いところにある有髄線維束は乳頭体出力線維の主乳頭体束（fasciculus mamillaris princeps）で（図3-1-45 A），乳頭体のすぐ背側で太い乳頭体視床路（mamillothalamic tract, Vicq d' Azyr束ともいう）と細い乳頭体被蓋路（mamillotegmental traet）に分かれる．前者は視床前核へ（図3-1-45 B），後者は中脳と橋の被蓋に終る．

一方，乳頭体の入力線維は脳弓（fornix）という脳梁から側脳室につり下がった一対の神経線維束である．白板から連続する海馬采は後方

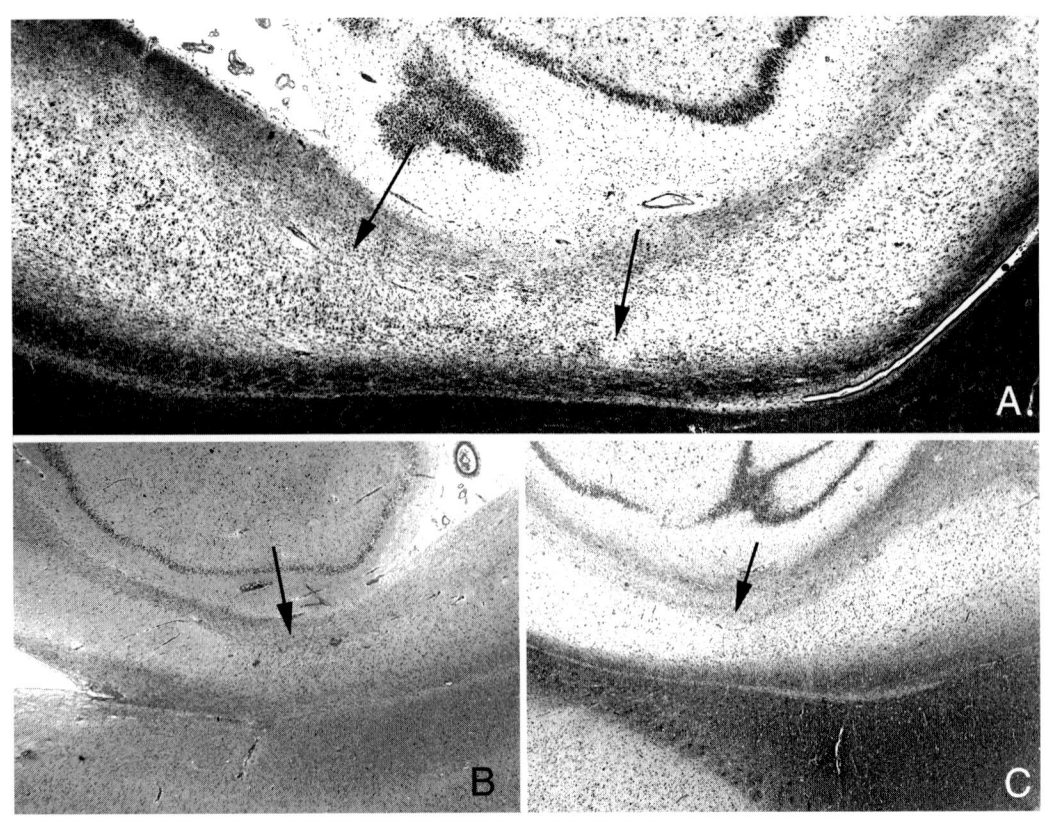

図 3-1-42　アンモン角と海馬支脚の移行部にみられる病変
A：Alzheimer 型痴呆（KB 染色），B：Pick 病（HE 染色），C：筋萎縮性側索硬化症（KB 染色）．いずれも移行部が萎縮して幅が狭い（矢印）．

ほど入る神経線維が増加するために太くなり，海馬後端に達して脳梁膨大部の下で弓状に曲がって脳弓脚となる．2本の脳弓脚は並列して脳梁の下を前方に向かう．視床前方で再び2本に分かれ，脳室の室間孔の前で腹側に曲がり，視床下部を通過して乳頭体（主に内側核）に入る（図 3-1-44 & 45 A）．脳弓は両方向性の神経線維から成り，海馬支脚から乳頭体に向かう神経線維と視床下部，中隔核，対角回核などから海馬体に向かう神経線維がある．

両側の前頭葉，頭頂葉にまたがる空間占拠性病巣，例えば慢性硬膜下血腫などではときに乳頭体が下後方に変位することがある（central transtentorial herniation）．乳頭体の梗塞や出血は比較的まれである．しかし，海馬体などに梗塞があると，同側の乳頭体が二次的に萎縮することがある（図 3-1-46）．神経細胞の脱落は明らかではないが，有髄線維の減少がみられる．萎縮した神経細胞同士の距離が短縮し，さらにアストログリアの増殖が加わるために，全体として細胞の密度が高くみえる．なお，海馬支脚の神経線維は両側性に脳弓に入るので，組織学的には反対側にも軽度ながら変化をみることがある．一方，視床前核に変化が及ぶことはまれで，同核にこのような病変が観察される場合には乳頭体視床路が梗塞などによって切断されている可能性も考慮する必要がある．

老年性変化では，老人斑の出現頻度が非常に高い場所である．定形斑は少なく原始斑が多い．ここの老人斑の出現と生理的上限を超える広範な大脳皮質への出現は非常に相関が高く，老人斑のスクリーニングとして最適である．**Alzheimer 型痴呆**では海馬支脚を含む海馬体の病変が高度になると前述の二次変性に似た変化がみられる（図 1-2-37, 3-1-46）．しかし，乳頭体の変化が海馬体のそれを上回ることはない．乳頭体内側核では NFT や脳幹型 Lewy 小体のような細胞内封入体は非常にまれであるが，外

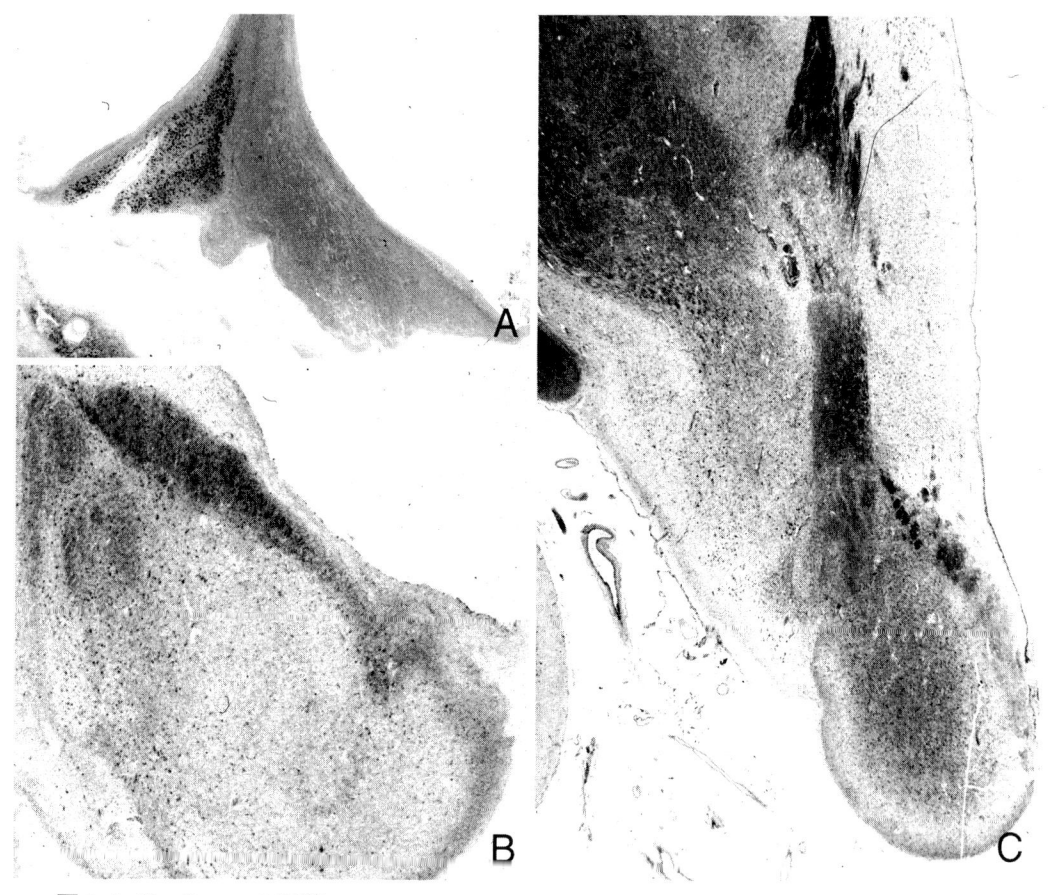

図 3-1-43　Papez の回路
A&B：海馬支脚の梗塞による脳弓と乳頭体の変性（Marchi 染色），C：脳弓の梗塞による乳頭体の二次変性（KB 染色）．

側核ではしばしば観察される．しかし，**筋強直性ジストロフィー**では乳頭体内側核に NFT や Gallyas-Braak 変法陽性の糸屑様構造をみることがある（図 3-1-47 D）．

　乳頭体は Wernicke 脳症（Wernicke encephalopathy）の舞台として視床を含む第 3 脳室壁，中脳中心灰白質などとともに有名である（図 3-1-47 A & B）．非常に新しい病巣では組織の浮腫と点状出血のみであるが，多少経過した症例では毛細血管内皮細胞の腫大や増加がみられ，さらに毛細血管そのものが増加している．髄鞘や軸索の損傷がみられ，アストログリアが増殖しているが，通常の循環障害とはやや様相を異にし，神経細胞の脱落が相対的に軽度で，マクロファージの散在する変性したニューロピルに比較的よく保たれた神経細胞が浮かんでいる（図 3-3-3 C）．病変はほぼ左右対称性に分布する．なお，毛細血管の増殖を伴う代謝性疾患として **Leigh 脳症**が知られている．本症は中脳中心灰白質，延髄被蓋など脳幹部に多発する点で Wernicke 脳症と共通するが，大脳では淡蒼球が好発部位で，乳頭体はまれである．

3）視床前核

　視床前核（anterior nucleus, thalamus）は乳頭体を通る前額断では第二脳室側で，尾状核の腹内側に位置し，視床内髄板という厚い有髄線維層で縁取りされた楕円形の神経核としてみえる．切る角度によってはその腹側に乳頭体視床路である太い有髄線維束がみえることがある（図 3-1-27 & 45 B）．前核内部はさまざまな方向に走る有髄線維がほぼ均一にみられ，その間

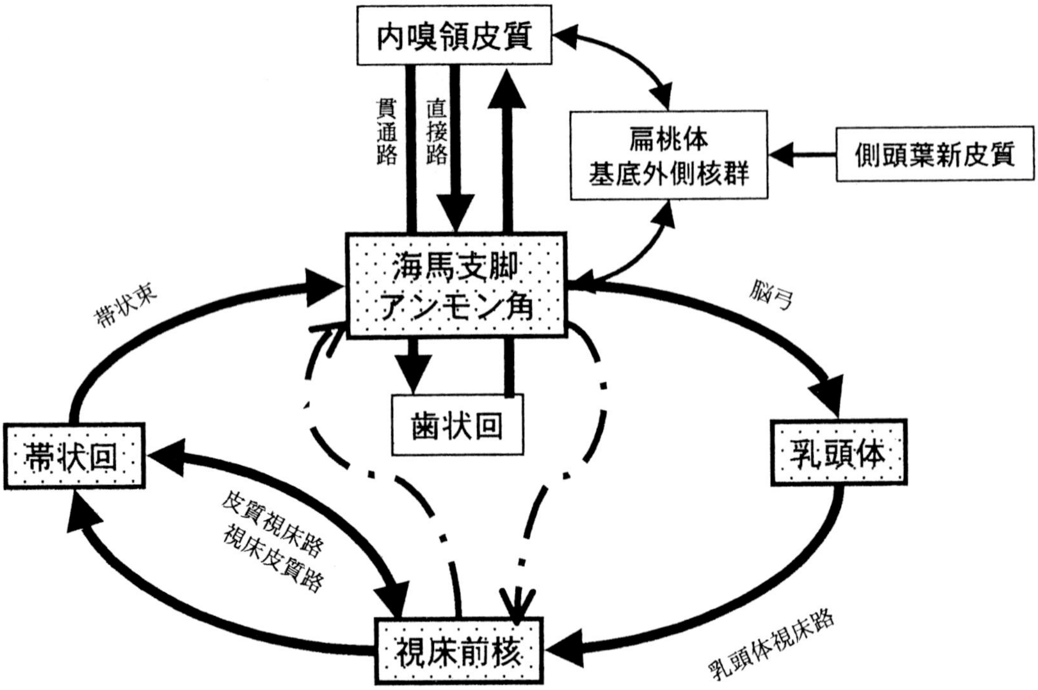

図3-1-44 Papezの回路

に中型ないし小型の円形または多角形の神経細胞が分散している（図3-1-77 A）。前核の外側にある前腹側核では有髄線維束の輪切りが多数みられるので神経核の同定はむずかしくない（図3-1-77 B）。しかし，同じ視床の亜核である背外側核も前核に似た有髄線維のパターンを示すので注意が必要である。前核に入力する神経線維は前述の乳頭体視床路の他に，脳弓から直接入る海馬支脚由来の神経線維と帯状回から来るものがあるとされる。主な出力線維は帯状回に向かう。

乳頭体やその出力路である乳頭体視床路が梗塞で壊死に陥ると前核に二次変性が生じる。系統変性疾患ではしばしば視床は侵されるが，前核だけ選択的に障害されることはまれである。視床はWernicke脳症の好発部位であるが，主に内側核のように第三脳室壁を形成する亜核に分布するため，前核に病変が及ぶことはまれである。

4）帯状回

帯状回（cingulate gyrus）は脳梁の直上にあり側脳室の背側を囲むように位置する大脳皮質である（図3-1-27）。細胞の構築は無顆粒層型皮質に属し（図3-1-3 B），第4層の内顆粒層がほとんどない。皮質下白質で脳梁に接するところに帯状回の出力路である帯状束がある。前額断標本でみると，標本面に対して平行な皮質下白質のなかに，輪切りとして帯状束がみえるので区別がつく場合もある。しかし，剖検脳の側頭葉では確認できない。入力系は視床前核の神経線維がある。出力系では視床前核と帯状束を経由して海馬傍回の内嗅領皮質に向かう二種類がある。

帯状回を直撃する出血や梗塞はきわめてまれで，前大脳動脈領域の梗塞でもしばしば逃れる。一側大脳半球に生じた出血，梗塞，腫瘍などの空間占拠性病巣では，帯状回が大脳鎌の下から反対側へ陥入することがある（図2-1-2 B）。**単純ヘルペス脳炎**や**辺縁系脳炎**では側頭葉内側部とともに病変がみられることがある。**Alzheimer型痴呆**，**Pick病**，**Creutzfeldt-Jakob病**など皮質を侵す変性疾患ではしばしば島回とともに帯状回に層状変性が観察される。また，

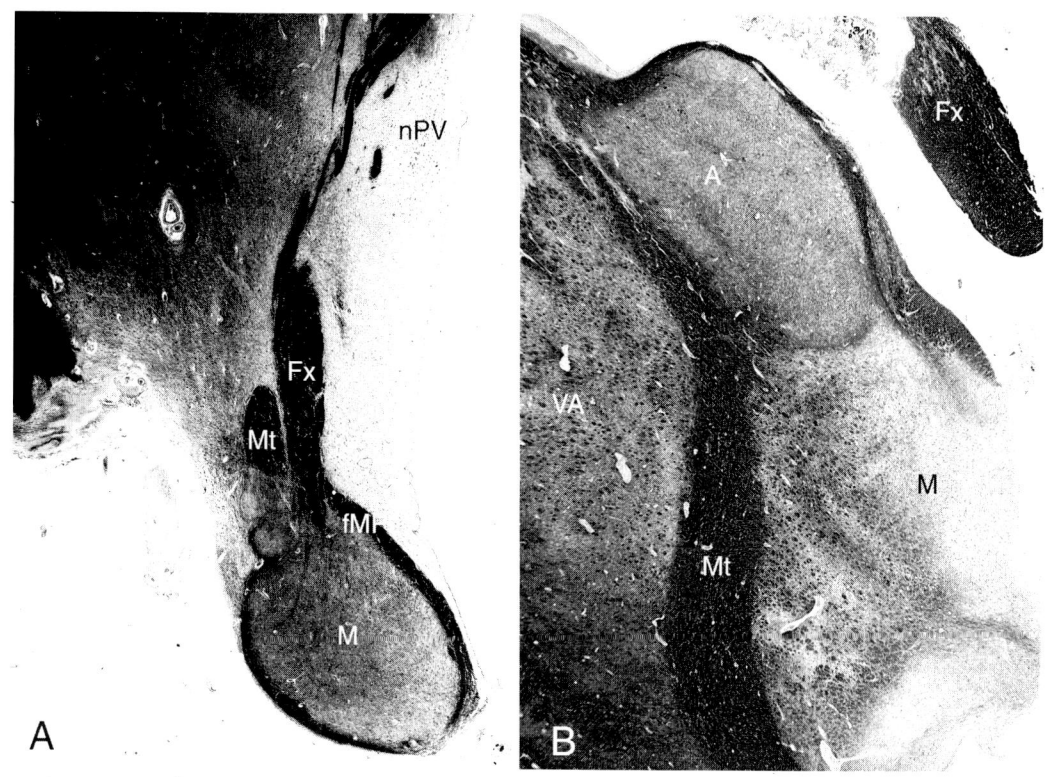

図 3-1-45　乳頭体
A：乳頭体とその出入力路．M：乳頭体内側核，fMP：主乳頭体束，Mt：乳頭体視床路，Fx：脳弓，nPV：傍室核，B：乳頭体視床路（Mt）．M：視床内側核，A：視床前核，VA：前腹側核．いずれも KB 染色．

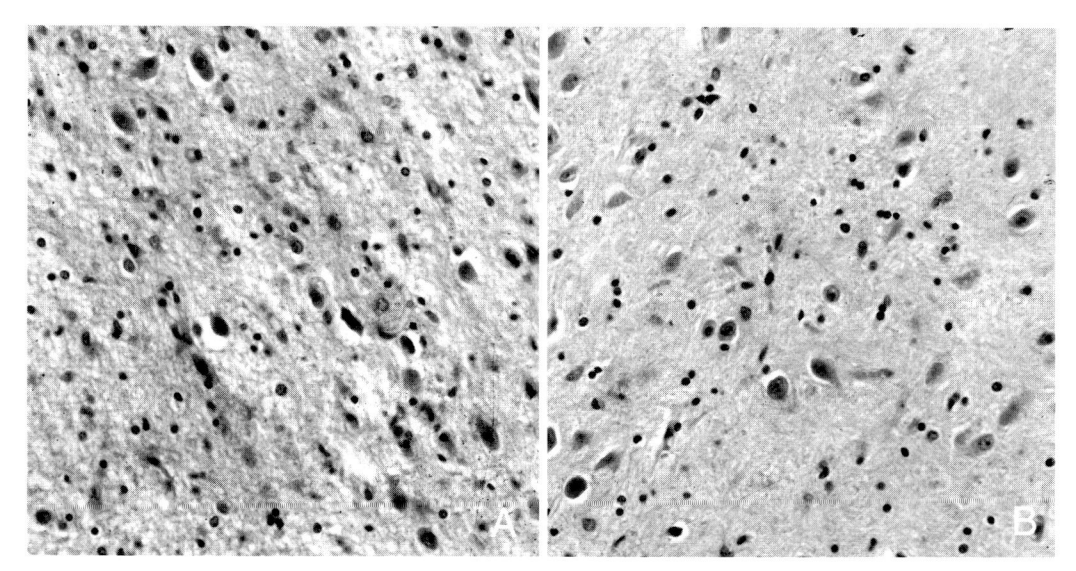

図 3-1-46　乳頭体の二次変性
A：海馬支脚の梗塞による変化，B：同一例の健常側，いずれも HE 染色．

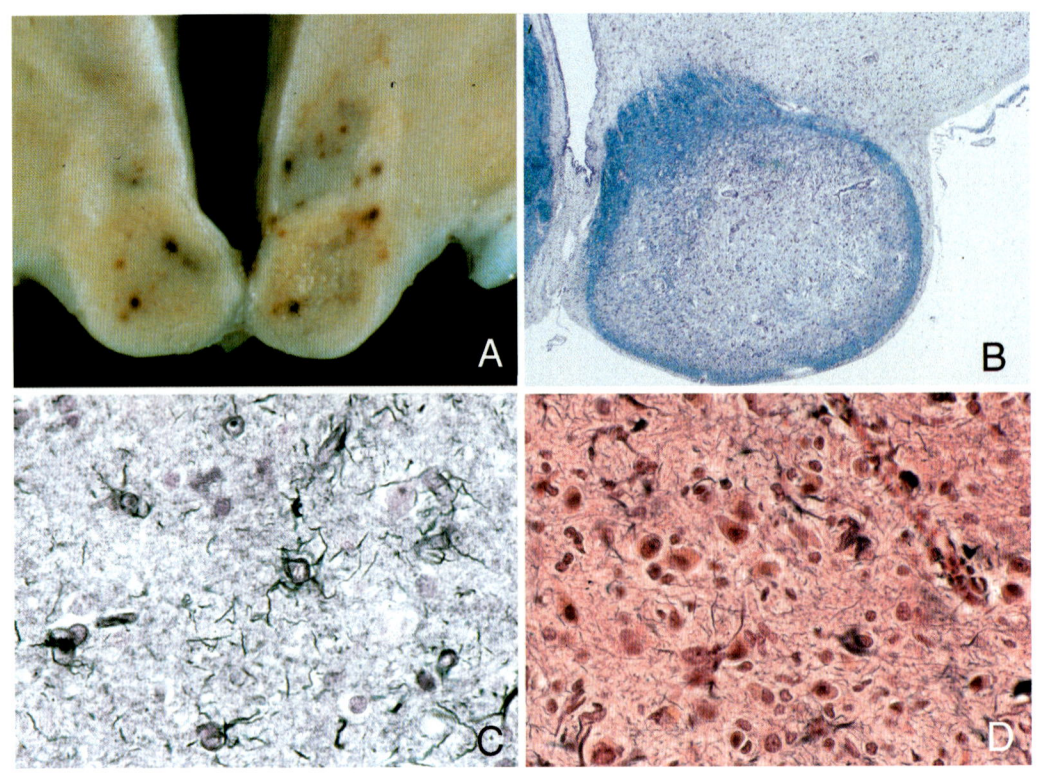

図 3-1-47　乳頭体の病変
A：Wernicke 脳症，出血は乳頭体のみならず視床下部にもみられる，B：Wernicke 脳症，弱拡大でも毛細血管が増加していることが分かる（KB 染色），C：筋硬直性ジストロフィー，グリア嗜銀性構造物（Gallyas-Braak 変法），D：筋硬直性ジストロフィー，嗜銀性の突起様構造が多数みえる（Methenamine-Bodian 染色）．

深層の小型，中型の神経細胞には膨化や Pick 嗜銀球，皮質型 Lewy 小体などさまざまな細胞質内封入体がみられる．

4．扁桃体

1）解剖学

扁桃体（amygdala）は側頭葉前部内側にある大きな球形の神経核で 6 つの亜核からなる複合体である（図 3-1-27 & 48）．その前面は側頭葉白質のなかに埋没し，後面と腹外側面は側脳室下角の天井を作り，内側面は髄液に接する．扁桃体は皮質下諸核のなかでは有髄線維が非常に少なく，視床のように髄鞘構築から亜核を同定するのはむずかしい．

扁桃体は解剖学的に皮質内側核群（corticomedial nuclear group）と基底外側核群（basolateral nuclear group）に分けられ，病理学的にも両者の変化がしばしば異なる．ただし，ヒトでは側頭葉が回転しているために，各亜核の名称と実際の位置がずれているので注意を要する．内側核は背内側に位置し，外側核は腹外側にある．皮質内側核群は皮質核，内側核および小細胞群からなる小さな灰白質で，扁桃体の背内側部に位置する．無名質のある大脳底面と扁桃体が作る角にある内側にやや膨らんだ部分（半月回）が皮質核である．この神経核は扁桃体のなかで唯一極性をもっており，脳表面に向かって神経細胞が並んでいるので分かりやすい．内側核は皮質核のすぐ外側にある小さな神経核である．

皮質内側核群に比べて圧倒的に大きい基底外側核群は基底核，副基底核，外側核からなる灰白質で，皮質核内側核群の腹外側にあり，側脳室下角の壁を作っている．外側核は側脳室下角に接する大きな亜核で，それと皮質核の間に外

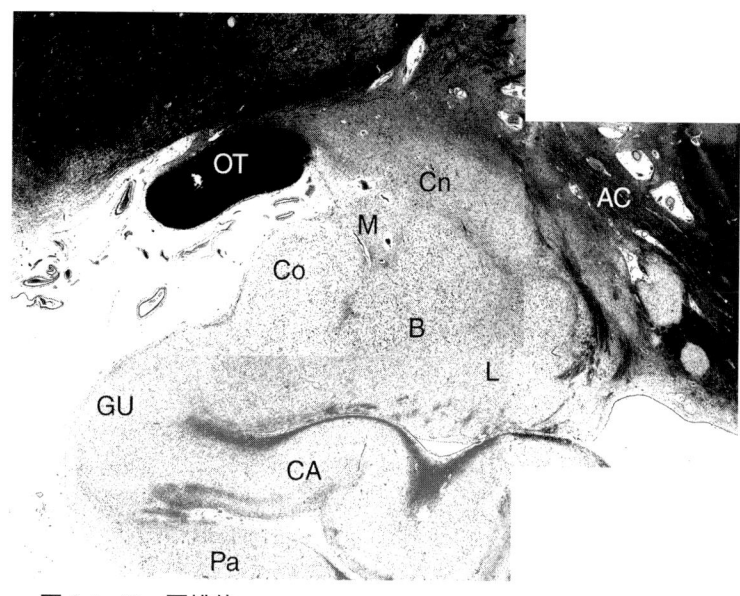

図 3-1-48　扁桃体
Co：皮質核，Cn：中心核，M：内側核，B：基底核，L：外側核，GU：鈎状回，CA：アンモン角，Pa：海馬傍回，AC：前交連，OT：視索．KB染色．

側から基底核と内側核が位置する．副基底核は扁桃体の後半部分を占め，基底核と皮質内側核群の間にある．中心核も後半部分にある小さな神経核で，副基底核の背側にある．このように，すべての亜核を調べるためには少なくとも扁桃体を2～3枚の割面を作る必要がある．

　扁桃体は分界条（stria terminalis），外側嗅条（stria olfactoria lateralis），扁桃体腹側出力路（ventral amygdalofugal pathway）によって大脳皮質，間脳，脳幹という非常に広い領域と連絡している（図3-1-50）．このうち，分界条は扁桃体尾側から発し尾状核と常に接している線維路で，側脳室下角の天井にある尾状核の内側に沿って上行し，側脳室体部では尾状核と視床の間を通り，その前方から下行し前交連付近から視床下部などに向かう（図3-1-49）．出力，入力線維を含む両方向性の神経路で，髄鞘標本では尾状核を目安にすると識別することができる．外側嗅条は嗅球からの神経線維が通る神経路で，皮質核内側核群に入る．扁桃体腹側出力路は非常に疎らな線維路であるため顕微鏡下でもまとまりのある神経路としてみることはできない（図3-1-51B）．扁桃体の背内側から起こり，無名質と前有孔質を通る．前頭葉内側面皮質，視床下部，視床内側核などに終わるが，この神経路は入力線維も含まれている．

　扁桃体に入力線維を出す部位は嗅球，終脳基底部の内側部（中隔核，対角回核，無名質など），視床下部，視床（正中核，束傍核，内側核，内側膝状体など），線条体，脳幹（中脳灰白質，黒質緻密帯，青斑核，縫線核，外側結合腕傍核，孤束核など），発生学的に古い大脳皮質（海馬支脚，帯状回前部，周嗅領皮質，内嗅領皮質など），大脳新皮質（前頭前野，前頭葉眼窩面，島回，側頭極，上側頭回，側頭葉下部など）と連絡している．しかし，すべての領域と両方向性の交通があるわけではなくて，扁桃体の投射線維は視床内側核に入るが反対方向はなくて，正中核，束傍核，内側核，内側膝状体が扁桃体中心核に出力線維を出している．大脳皮質との関係では，発生学的により古い皮質は主に皮質内側核群と，新皮質に由来する線維は主に基底外側核群と連絡しているという．また，ドパミン作動性ニューロンが脳幹腹側被蓋野から，セロトニン作動性ニューロンが青斑核から，そしてノルアドレナリン作動性ニューロンが縫

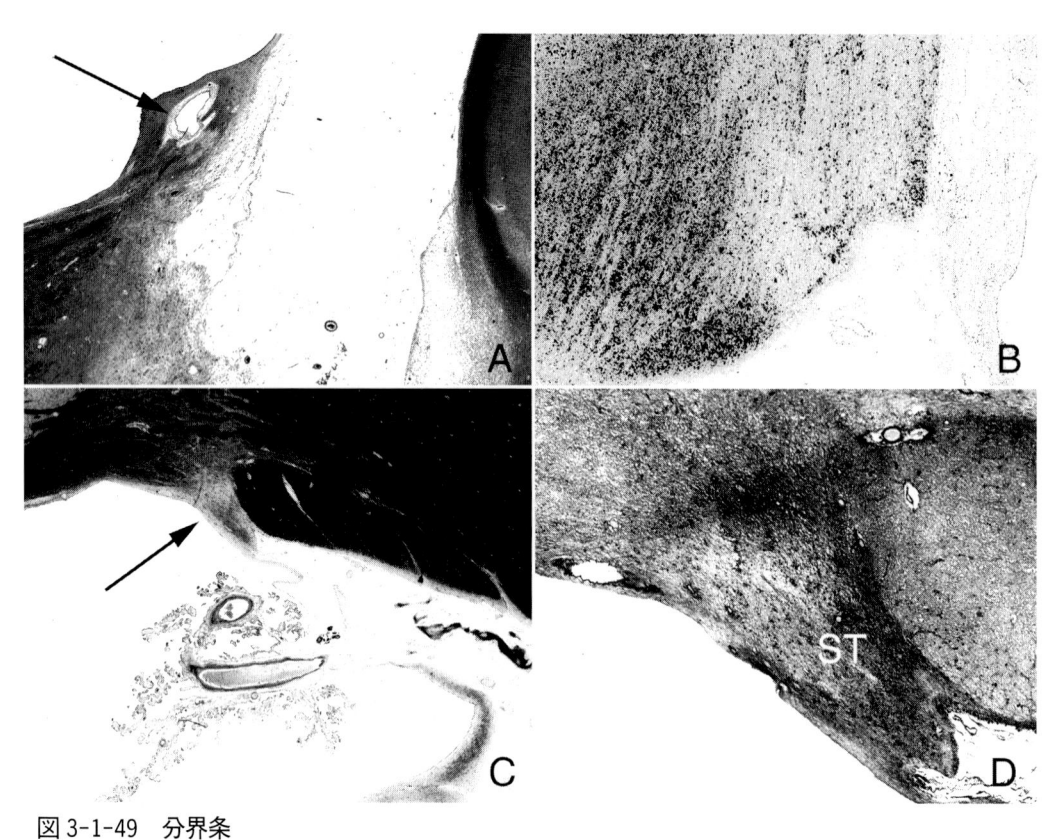

図 3-1-49　分界条
A：内包を含む中大脳動脈領域の梗塞による分界条の切断，矢印は分界条静脈（HE 染色），B：同症例の尾状核腹側部に接する分界条でみられた二次変性（Marchi 染色），C：Alzheimer 型痴呆例の尾状核腹側部に接する分界条（矢印）の変性（KB 染色），D：同症例の分界条（ST）に生じた線維性グリオーシス（Holzer 染色）．

線核から主に中心核と基底核に投射している。

扁桃体の出入力路は前述のように三つあるが，剖検例で追跡可能な神経路は分界条と外側嗅条であるが，疾病における変化の記載はほとんどない。分界条は非常に長い距離にわたって伸びる神経路であるが，尾状核とともに側脳室壁に沿って走っているために広範な脳梗塞でも病変から逃れていることが多い。しかし，まれに中大脳動脈の大梗塞で分界条が切断されていることがあり，その二次変性を追うことができる場合がある（図 3-1-49）。外側嗅条につながる嗅球や嗅索は**脳挫傷**で切断されることがある（図 2-1-1）。また，**Alzheimer 型痴呆**では NFT が観察されることがある。

2）病理学

病変の種類を問わず，扁桃体だけに限局した病変はきわめてまれで，海馬体，海馬傍回などにも同じ病変がみられるのが普通である。**無酸素脳症**のような広範囲な虚血性障害では亜核によって脆弱性に違いがあり，基底外側核群がしばしば侵される（図 3-1-51 A）。ニューロピルの微細な海綿状態，アストログリアの増殖などから組織の壊死までみられるが，とくに軽い変化は剖検例ではまれならず観察されるため，病変の意味付けには注意が必要である。**単純ヘルペス脳炎**や**辺縁系脳炎**なども海馬体，海馬傍回などといっしょに障害される（図 3-1-39）。**側頭葉てんかん**に対する外科的治療として，海馬体，海馬傍回とともに切除されることがある。病変を認めないこともあるが，ときに**腫瘍**などが発見されることもある（海馬傍回を参照）。

壊死，出血，軟化などを伴わない扁桃体の萎縮は加齢，変性疾患などで観察される。側頭葉

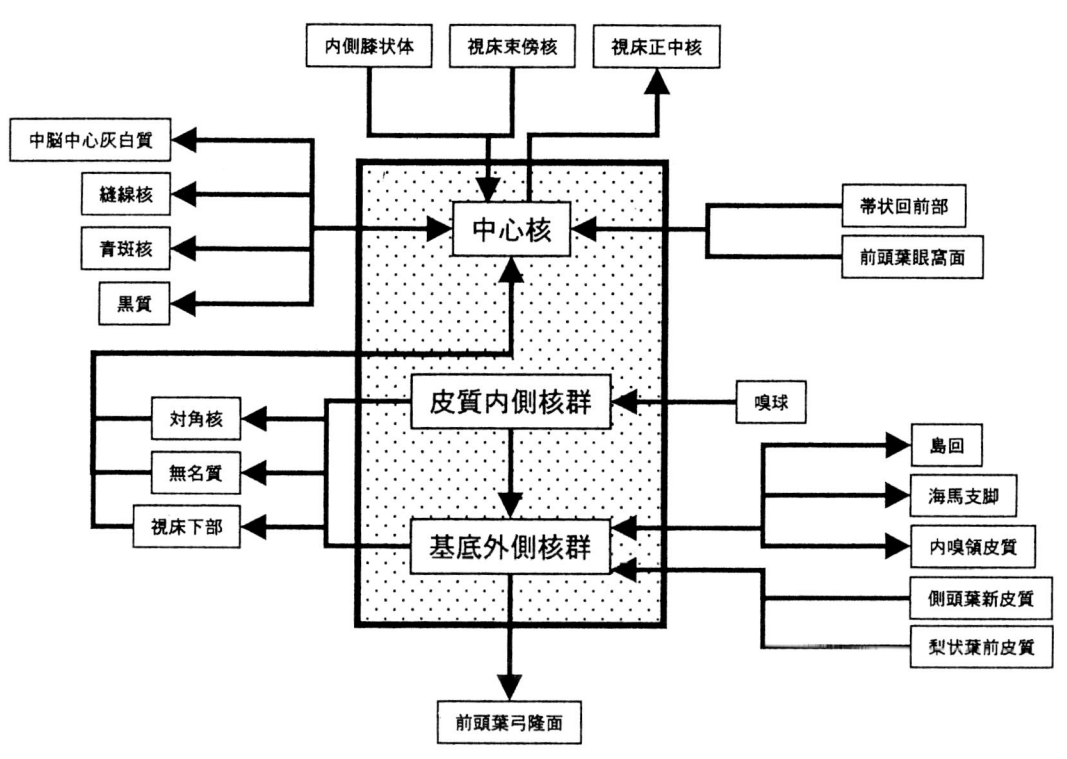

図 3-1-50 扁桃体の主な線維連絡

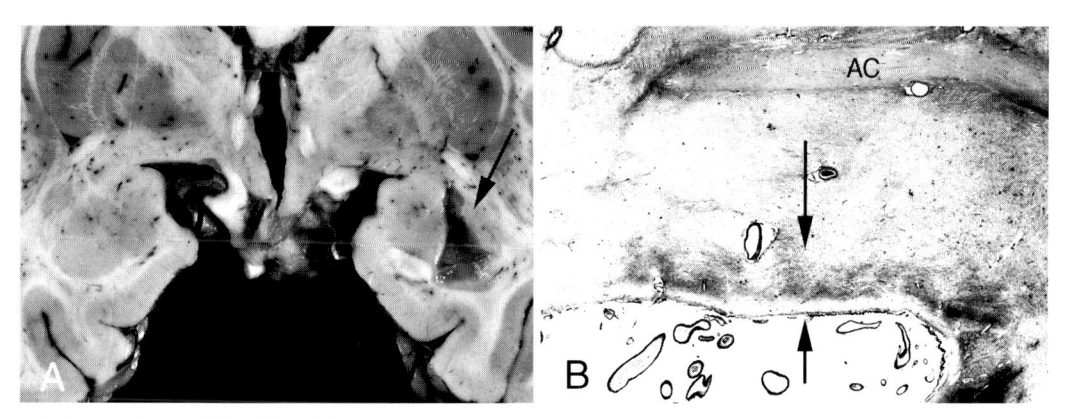

図 3-1-51 扁桃体の病変（1）
A：扁桃体外側核に限局した梗塞，B：扁桃体腹側出力路が通る領域にみられた線維性グリオーシス，AC：前交連，Alzheimer 型痴呆（Holzer 染色）．

の萎縮といっしょにみられ，しばしば側脳室下角が拡大する大きな要因になる．その代表的な疾患が Pick 病である（図 3-1-15，52 A & B）．とくに基底外側核群の線維性グリオーシスが著明で，神経細胞の脱落を凌駕しているようにみえる．残存した神経細胞の膨化や Pick 球が観察される（図 3-1-52 A & B）．線維性グリオーシスはさらに Meynert 基底核を含む無名質に広がる．

狭義の Alzheimer 病では Pick 病ほどではないが，高度に萎縮する．やはり基底核外側核群の萎縮が強い傾向がある（図 1-2-38，3-1-52 C & D）．本症では皮質核内側核群の NFT や老人斑が海馬体や海馬傍回における分布との関連で注目されている．しかし，神経細胞の脱落を伴う線維性グリオーシスは基底核外側核群と

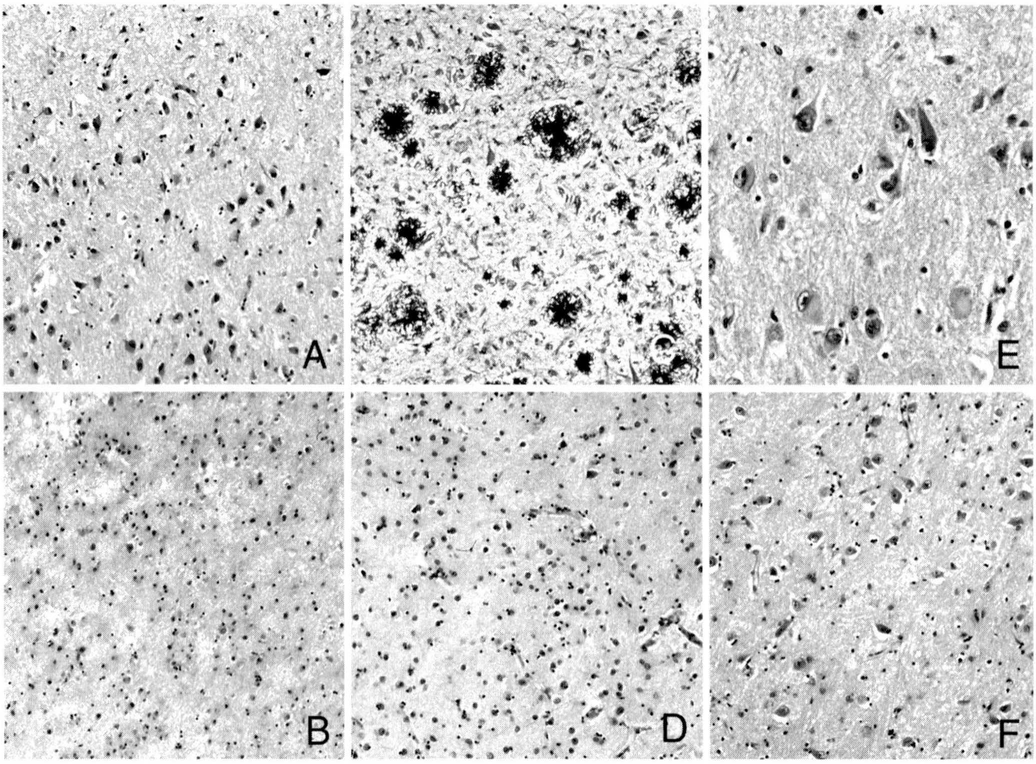

図3-1-52 扁桃体の病変（2）
A&B：Pick病，C&D：Alzheimer型痴呆，E&F：Parkinson病．A，C&E：扁桃体皮質核，B，D&F：扁桃体基底核．CはMethenamine-Bodian染色，その他はHE染色．

くに副基底核に強い．なお，Pick病のように扁桃体背側部から無名質にかけて線維性グリオーシスが広がっていることがある．

Parkinson病ではしばしば量をもった脳幹型Lewy小体や皮質型Lewy小体，さらに封入体を持たない膨化した神経細胞が中心核，皮質核などに多くみられる（図3-1-53）．このような分布はNFTのそれによく似ており，細胞の変性に関して何らかの組織側の要因が想定される．Parkinson病では扁桃体が肉眼的に萎縮することはまれであるが，基底外側核群にアストログリアの増殖や線維性グリオーシスをみることがあり，精神症状との関連で注目されることがある（図3-1-52 E&F）．

5．前脳基底部とMeynert基底核

脳表面にあるにも関わらず特定の細胞構築を示さない複数の細胞集団が大脳半球の腹側面と内側面にある（図3-1-54）．これを前脳基底部（basal forebrain）といい，中隔部，嗅結節，扁桃体の一部，前交連の腹側部にある無名質などを含む．無名質（substantia innominata）の境界は不明瞭で，淡蒼球の腹側に位置する領域である．前脳基底部には大型の神経細胞（magnocellular basal forebrain neurons）が内側中隔核，対角帯核の一部，淡蒼球の腹側，外側部などに分布している．Meynert基底核（nucleus basalis of Meynert）も大型神経細胞の集団で，無名質の前交連の腹側に分布する．

Meynert基底核に由来するコリン作動性ニューロンはほとんどの大脳皮質に投射する．ところが，入力線維はおもに扁桃体，島回と側頭葉の一部，梨状葉皮質，内嗅領皮質などで，広範囲にわたる出力線維に比べて大脳皮質からの入力線維は非常に限られている．一方，皮質下からの入力線維は中隔核群，対角帯核群，側座核，腹側淡蒼球，扁桃体（とくに基底核群），視床下部，大脳脚周囲核，黒質緻密帯，中脳縫線核，結合腕傍核，青斑核など，広範である．

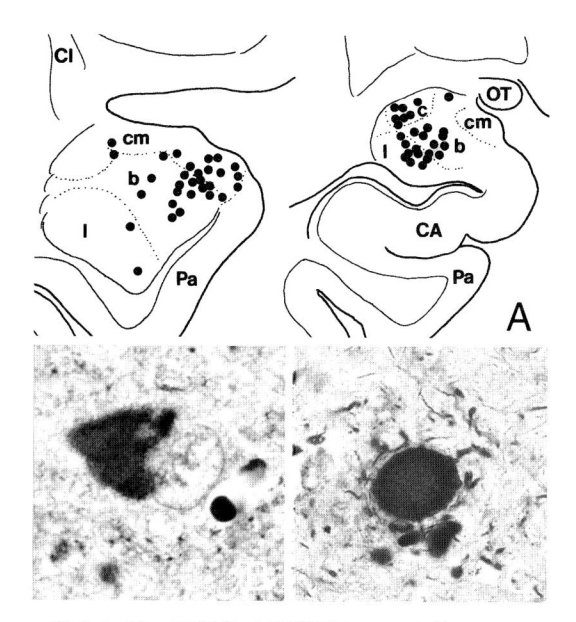

図 3-1-53 扁桃体の皮質型 Lewy 小体
A：皮質型 Lewy 小体の分布，痴呆のない Parkinson 病例，B：皮質型 Lewy 小体（抗 tau 抗体による免疫染色），C：中心核にみられた放射状の突起をもつ嗜銀性構造，痴呆のない Parkinson 病例（Bielschowsky 染色）．

　Meynert 基底核の神経細胞はリポフスチンの沈着が非常に目立つ．そのため，膨化しているようにみえる場合があるので細胞質の状態をよく観察する必要がある．また，神経細胞周囲が開いて何らかの循環障害を疑わせることがある．一側大脳半球の出血や梗塞では，同側のMeynert 基底核に神経細胞の脱落をみることがある．初老期の Alzheimer 病では神経細胞の脱落とともに NFT が多数出現する．NFT はさらに中隔核，対角回核，側坐核などにも分布している．しかし，Alzheimer 型老年痴呆では健常例と大差ないことが多いため，その量的評価は慎重にする必要がある（図 3-1-55 A）．なお，老人斑は健常老人脳でもときに出現するので，老人斑の存在だけで Alzheimer 病とすることはできない（図 3-1-55 B）．**進行性核上性麻痺**ではほとんど NFT は出現しない．Pick 病では神経細胞の脱落はさまざまである（図 3-1-55 C）．

　一方，Pick 病や Alzheimer 病などの皮質性

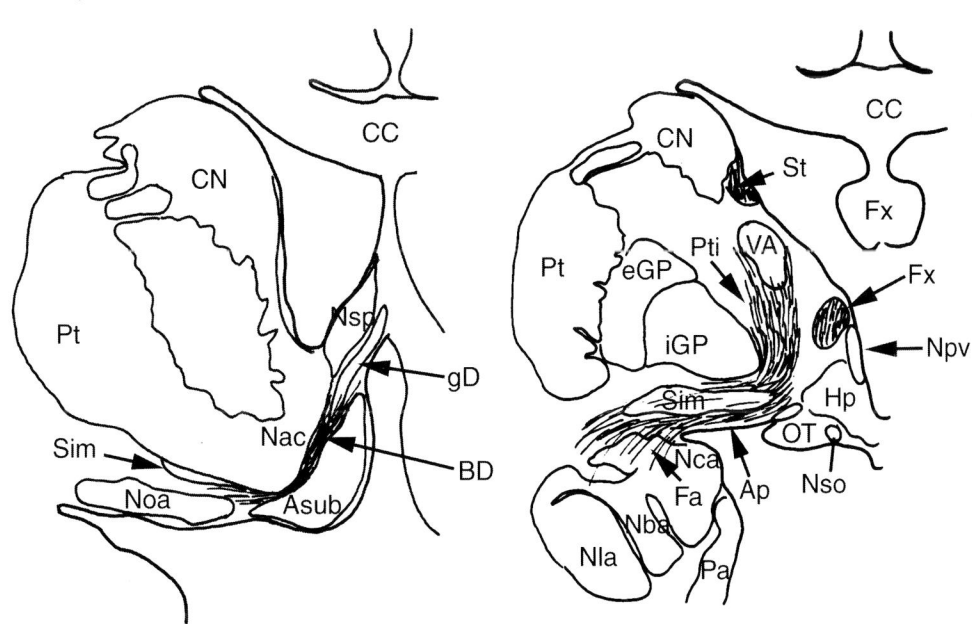

図 3-1-54 前脳基底部
略号　Ap：脚ワナ，Asub：梁下野，BD：Broca の対角帯，CC：脳梁，CN：尾状核，eGP：淡蒼球外節，Fa：扁桃体腹側出力路，Fx：脳弓，gD：対角回核，Hp：視床下部，iGP：淡蒼球内節，Nac：側坐核，Nba：扁桃体基底核，Nca：扁桃体皮質核，Nla：扁桃体外側核，Noa：前嗅核，Nso：視索上核，Nsp：中隔核，Npv：傍室核，OT：視索，Pa：海馬傍回，Pt：被殻，Pti：下視床脚，Sim：無名質，St：分界条，VA：視床前腹側核．

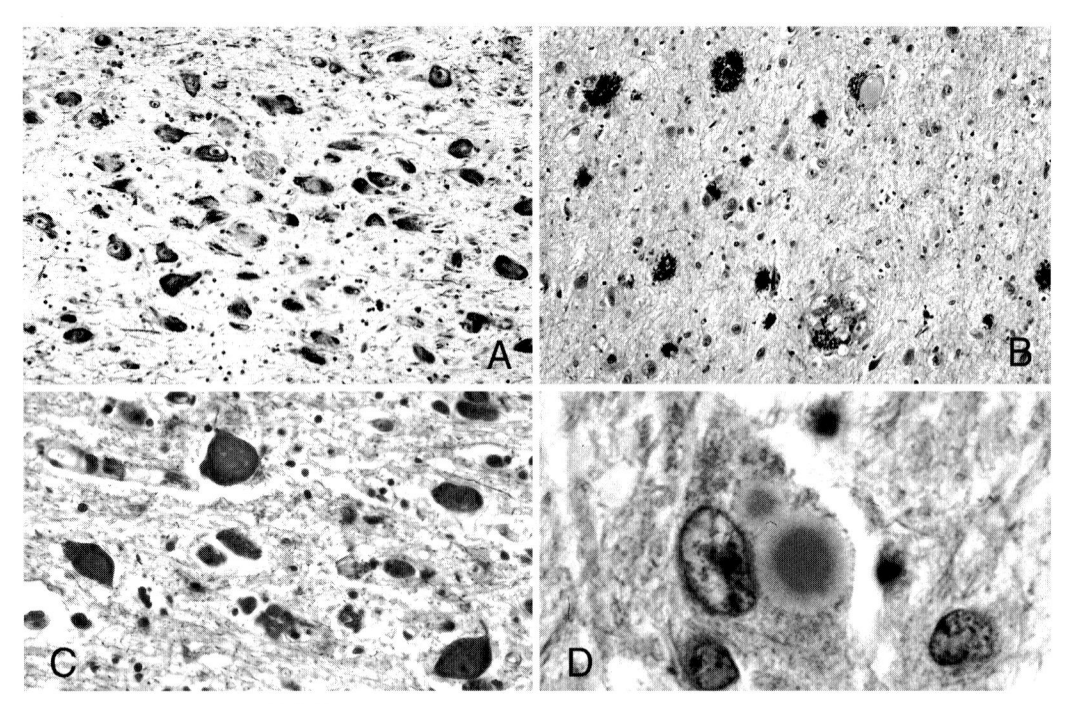

図 3-1-55 Meynert 基底核
A：83 歳痴呆脳（KB 染色），B：老人斑が出現した 90 歳健常脳（Methenamine-Bodian 染色），
C：Pick 病（Bodian 染色），D：脳幹型 Lewy 小体，Parkinson 病（HE 染色）．

変性疾患や Parkinson 病では無名質，中隔核，対角回核などに著しいアストログリアの増殖や線維性グリオーシスをみることがある（図3-1-56 D）．とくに，それが神経細胞の減少に比して強く，単に神経細胞の脱落に対する反応を上回っていると考えられる場合がある．同様の傾向は中隔核，対角回核などにも当てはまる．無名質は扁桃体腹側出力路，対角帯（Broca），脚ワナ，レンズ核ワナなど多くの有髄線維が通過する場所でもあるので，それらの変性に対する線維性グリオーシスという場合があることに留意する必要がある．Parkinson 病では脳幹型 Lewy 小体がしばしば発見される．神経細胞内のこともあるが，細胞外にみられることもある．

6．視床下部

視床下部（hypothalamus）は視床の腹内側にあり，第三脳室壁にある視床下溝（sulcus hypothalamicus）より下にある第三脳室の壁と底部を形成している．前後方向では前交連のやや後方から乳頭体までの領域である．視床下部は乳頭体を含むいくつかの亜核に分類されるが，有髄線維の少ない場所であるために亜核の境界を決めがたい．剖検標本で最も分かりやすい神経核は視索の両側にある視索上核（nucleus supraoptics），第三脳室壁にある室傍核（nucleus paraventricularis）である．これらの神経核は血管が豊富ではしばしば基質が海綿状にみえる．前核は室傍核の腹外側にあり，内側核群は漏斗核の背側，後核は乳頭体の外側に位置するが，境界ははっきりしない．

視床下部と下垂体は蝶形骨の骨折を伴う**頭部外傷**でしばしば障害される．また，閉鎖性頭部外傷がこの領域を巻き込んでいることがあるので注意が必要である．視床下部に原発する梗塞はまれであるが，くも膜下出血で視床下部が障害されることがある．また，**Sheehan 症候群**（postpartum pituitary necrosis）でも下垂体に壊死が生じるとともに視床下部に虚血性病変が広がることがある．内頸動脈の海綿静脈洞部

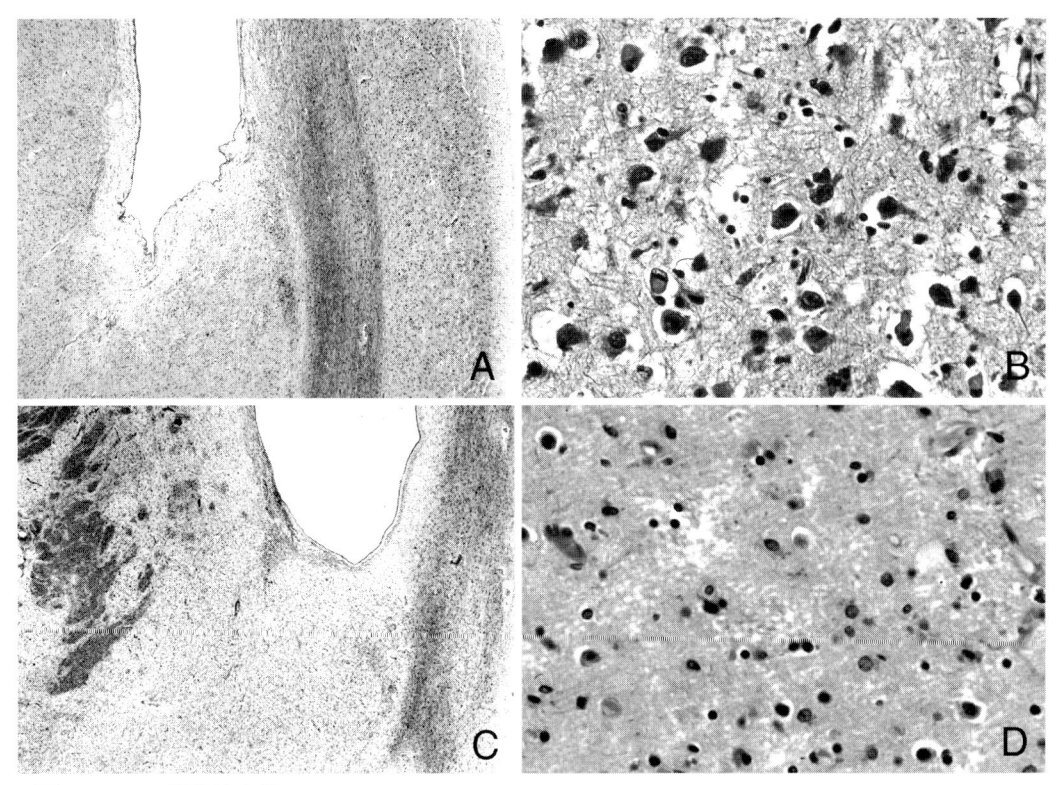

図3-1-56 前脳基底部
A：対角回核，Parkinson病（KB染色），B：同部位に点在する皮質型Lewy小体（Bodian染色），C：側坐核，Pick病（KB染色），D：同部位のアストログリアの増殖（HE染色）．

から生じた紡錘状の動脈瘤が視床下部を圧迫するために，虚血性変化をみることがある。**下垂体卒中**（pituitary apoplexy）は下垂体腺腫の梗塞を伴う下垂体の大出血である。一方，**Wernicke脳症**は前述の乳頭体のみならず第三脳室壁に地図状の病巣を作るため，視床下部が巻き込まれる。ウイルス性，細菌性脳炎や髄膜炎は視床下部を侵す。**腫瘍**では頭蓋咽頭腫（craniopharyngioma），髄膜腫（meningioma），神経膠腫（glioma），転移性腫瘍とくに白血病やリンパ腫などがみられる。無脳症（anencephaly）ではしばしば視床下部と下垂体が欠損している。

Hand-Schüller-Christian病は慢性炎症性肉芽腫で，Langhans型の大きな組織球の増殖にリンパ球，好酸球，形質細胞の浸潤を伴う非腫瘍性の反応である（図3-1-57）。慢性期ではコレステロールを含む泡沫状のマクロファージが大量に観察される。視床下部や第三脳室周囲には実質外の肉芽腫が進展することがある。また，肉芽腫巣とは離れた場所に地図状の脱髄性病変を伴うことがある。なお，Letterer-Siwe病，好酸球性肉芽腫（eosinophilic granuloma）および本症は組織球症X（histiocytosis X）と総称されていたが，現在はLangerhans細胞組織球症（Langerhans' cell histiocytosis）と呼ばれている。

Alzheimer病や**進行性核上性麻痺**では視床下部後核などにNFTをみることがある。しかし，健常老人脳でも出現することがあるので注意が必要である。また，進行性核上性麻痺では後核を中心にして線維性グリオーシスが観察されることがある。脳幹型Lewy小体や神経突起内Lewy小体（neuritic Lewy body）は**Parkinson病**ではほぼ必発である。

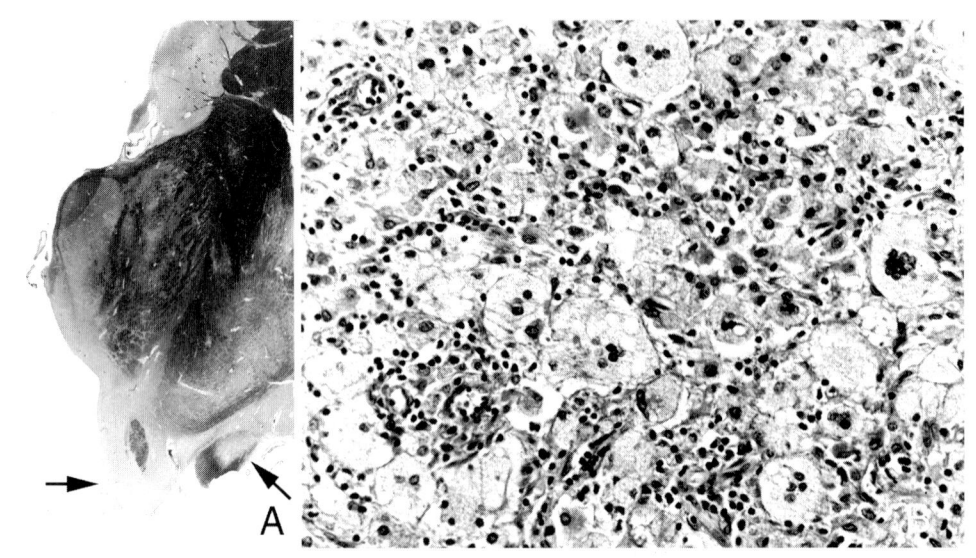

図 3-1-57　Hand-Schüller-Christian 病
A：肉芽腫性病変が視床下部と視索に分布（矢印）（KB 染色），B：肉芽腫（HE 染色）．

III．皮質下核

　線条体，淡蒼球，視床下核（ルイ体）はそれぞれ単独で障害されることもあるが，変性疾患では，進行性核上性麻痺，歯状核赤核淡蒼球ルイ体萎縮症などのように淡蒼球，視床下核が系統的に侵されることがむしろ多い（表 2-1-1）。しかも，これらの疾患はいずれも小脳や脊髄小脳系に変性があり，変性疾患における錐体外路系と脊髄小脳系は不可分な関係にある。さらに，視床変性も錐体外路疾患や脊髄小脳疾患に伴うことがある。

　しかし，これらの疾患で障害されている部位同士の神経線維連絡は必ずしも明らかになっているわけではない。例えば，多系統萎縮症ではオリーブ橋小脳系と線条体黒質系が常にセットとして障害されるにも関わらず，二つのシステムの間には直接的な線維連絡は証明されていない。また，黒質，淡蒼球，視床下核の病変では，解剖学的に知られている連絡と病変の分布は必ずしも一致しない。また，これを化学伝達物質という視点からみても，病巣間に共通性が認められない。このように，幾つかの部位が障害されているとき，線維連絡に従ってある神経核の病変が次の神経核に病変が波及していくという連鎖的な変化ではないかもしれない。従って，そこには未知の線維連絡が隠されているのか，あるいは未知の変性様式があるのか，今後の研究が待たれるところである。なお，乳頭体，扁桃核も皮質下核であるが，機能的，解剖学的な連絡からみると大脳辺縁系に属するため，その項で述べられている。

1．レンズ核

　レンズ核（lenticular nucleus）とは被殻（putamen）と淡蒼球（globus pallidus）を合わせた名称である。それに対して，内包を挟んで相対する尾状核（caudate nucleus）と被殻を合わせて線条体（striatum）という。また，被殻と尾状核を新線条体（neostriatum），淡蒼球を古線条体（paleostriatum）と呼ぶこともある。

　さらに，腹側線条体（ventral striatum）と腹側淡蒼球（ventral pallidum）という名称がある。前者は側坐核と嗅結節を指し，後者は無名質吻側部（淡蒼球の腹方への延長部）をいう。（背側）線条体と（背側）淡蒼球が大脳新皮質と連動して認知機能に基づいた運動開始に関与するのに対して，腹側線条体・淡蒼球系は嗅皮質，海馬体，扁桃体，対角帯，中隔核などの辺

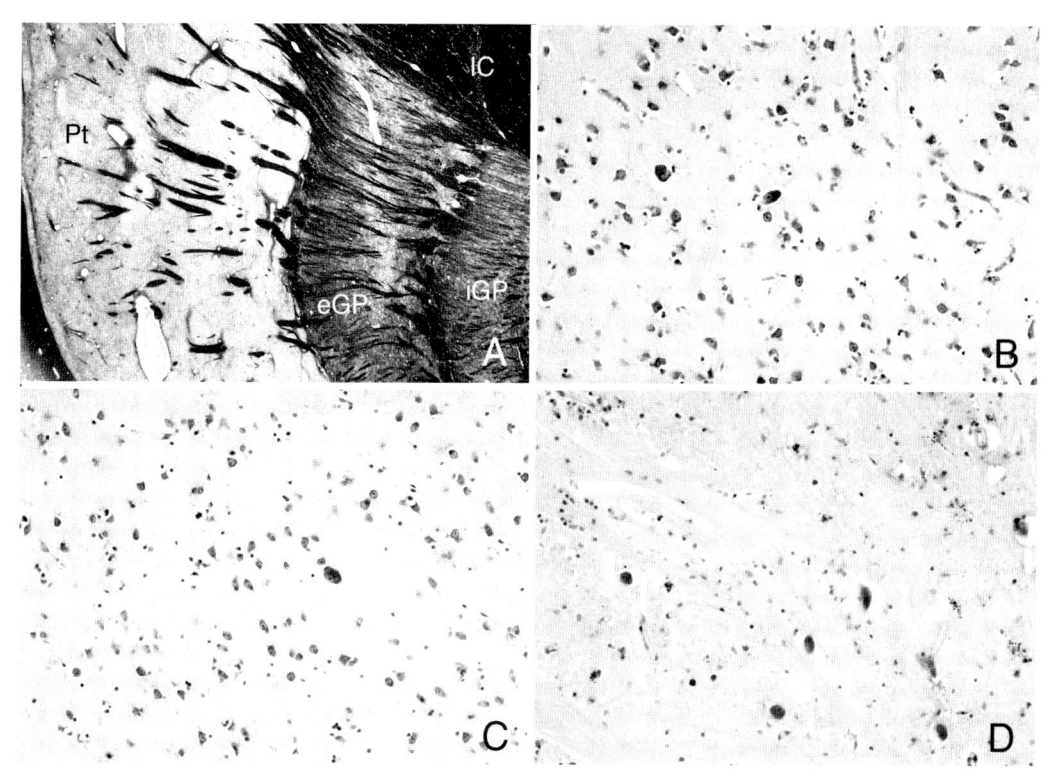

図 3-1-58　レンズ核
A：レンズ核の髄鞘染色標本（KB 染色），略号　ePG：淡蒼球外節，iGP：淡蒼球内節，IC：内包，Pt：被殻，B：尾状核の細胞構築（Nissl 染色），C：被殻の細胞構築（Nissl 染色），D：淡蒼球外節の細胞構築（Nissl 染色）．

縁系と連絡して感情や動機に対する反応としての運動開始に関わっていると考えられている．

1）線条体
a）解剖学
　線条体の最先端部は脳梁膝部の直後に位置する尾状核で，側脳室前角の外側壁を作る．その形は脳室内に張り出した凸レンズ型を呈する（図 3-1-27）．Huntington 病や Pick 病の一部では，高度に萎縮した尾状核が薄い板状の構造として側脳室壁に張り付いているようにみえる．尾状核は後方に向かって急に小さくなり，側脳室壁の背外側部を占めるようになる．被殻の最先端部は尾状核最先端部より僅かに後方の腹外側に位置する．線条体頭部ではその腹側に側坐核（nucleus accumbens）があるが（図 3-1-54），両者の境は不明瞭である．被殻は乳頭体を通る割面から後方に向かって小さくなる．被殻の最後端は外側膝状体の割面から視床枕の割面でみられる小さな島状の灰白質である（図 3-1-76 C）．一方，尾状核は側脳室背外側壁に沿って後方に進み，脳梁膨大部付近で下方に転じ，側脳室下角の天井に位置するようになる（図 3-1-76 B）．なお，扁桃体の出入力線維が通る分界条が尾状核の腹側を伴走している（図 3-1-49）．
　尾状核と被殻は組織学的には同じ構造である（図 3-1-58）．視床とは対照的に白質成分が非常に少ない灰白質で，所々にある有髄線維の細い束が内側の淡蒼球に収斂するように走っている．肉眼的には淡い茶褐色の線条体のなかに白く光沢のある有髄線維束が線状にみえる．しかし，病変があると，この有髄線維束は細く萎縮する．大理石斑紋状態（status marmoratus）は大理石の模様に似た白色の斑や縞模様がみえる状態である．これは**周産期脳障害**のひとつで，

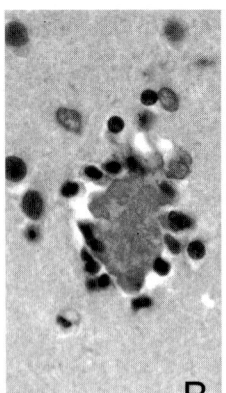

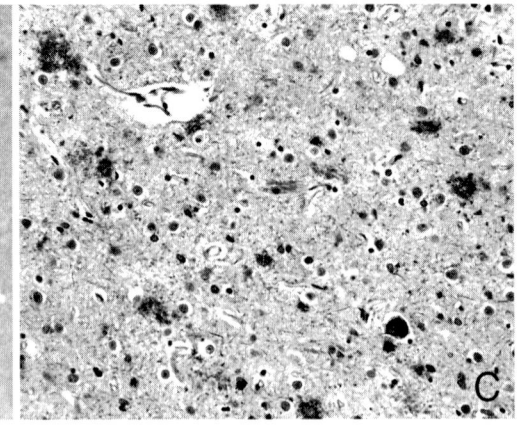

図 3-1-59　被殻の老年性変化
A：泡沫状類球体（抗 GFAP 抗体による免疫染色），B：類球体の周りをミクログリア様細胞が取り囲んでいる（HE 染色），C：老人斑（Methenamine-Bodian 染色）．

生後 6〜9 ヶ月あるいは髄鞘形成期以前に低酸素や虚血によって障害を受け，その後に活発な髄鞘形成が行われた結果，その領域に過剰な有髄線維が生じたものと考えられている．しばしば神経細胞の脱落と残存神経細胞への石灰沈着が認められる．被殻，尾状核，視床でよく観察され，淡蒼球の頻度は低い．

神経細胞は中型細胞と大型細胞の二種類からなる（**図 3-1-58 C**）．中型細胞が圧倒的に多く存在し，ヒトでは大型細胞の 160〜170 倍ある．一方，ストリオゾーム(striosome) とはacetylcholinesterase（AChE）を強く示す背景のなかにある AChE 活性が弱い領域をいう．ストリオゾームとそれ以外の領域は線条体内でそれぞれ化学的に異なる区画を形成しており，これが線条体の出入力系と密接な関係にあることが分かりつつある．

健常老人脳で線条体に老人斑をみることは決してまれではない（**図 3-1-59 C**）．大脳皮質に出現する老人斑の量とほぼ比例し，線条体に老人斑がみえる場合の大脳皮質には，生理的範囲を超えて大量に出現していることが多い．形態はびまん性斑に最も多く遭遇するが，定形斑を混じることもある．しかし，NFT は **Alzheimer 型痴呆**のような病的状態以外では極めてまれである．また，老人脳ではいわゆる泡沫状類球体がその他の神経核に比べて多く観察される（**図 3-1-59 A**）．しかも，類球体に対してミクログリアと思われる細胞があたかも神経食現象のように取り囲んでいることがある（**図 3-1-59 B**）．このような組織像は老人の延髄薄束核でもしばしばみられる．

線条体の大部分は中大脳動脈から分かれる外側中心枝によって養われている（**図 2-1-12**）．これはシャルコー（Charcot）の脳出血動脈とも呼ばれるように，出血，梗塞などが最も起こりやすい動脈である．尾状核頭部を潅流する動脈は前大脳動脈から分岐する前内側中心枝のなかの長枝（Heubner の動脈）である．そのため，被殻の梗塞が尾状核にまで波及することはまれである．実際，被殻に比べて尾状核では梗塞の頻度が低い．

線条体は大脳新皮質の全域と双方向性に連絡するとともに，大脳皮質→線条体→淡蒼球→視床→大脳皮質という大きな回路を作っている（**図 3-1-60**）．線条体は淡蒼球外節および内節，黒質網様帯にそれぞれ出力線維を送るが，それぞれの部位に達する神経線維は別々の線条体ニューロンから起こるといわれている．線条体に入力するその他の神経線維には黒質緻密帯，中脳背側縫線核，視床髄板内核などが知られている．

一方，機能的には大脳基底核には入力部である線条体と出力部である淡蒼球内節と黒質網様帯の間に直接路と間接路という二つの内的回路があると考えられている（**図 3-1-61**）．直接路

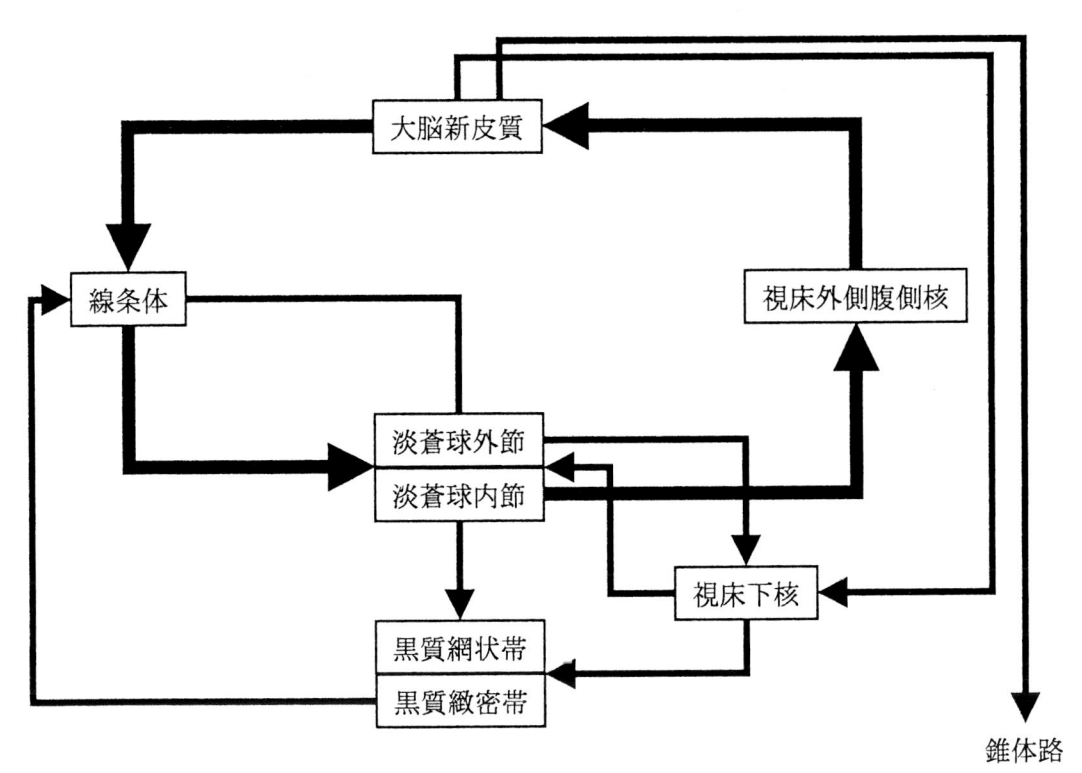

図 3-1-60　錐体外路系の神経線維連絡（1）

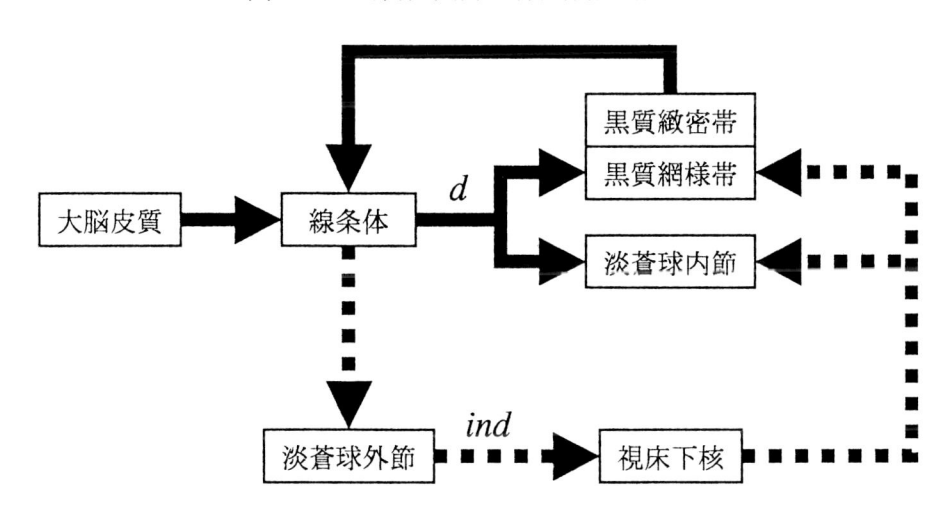

図 3-1-61　錐体外路系の神経線維連絡（2）
実線は直接路，破線は間接路．

は線条体と淡蒼球内節および黒質網様帯を直接つなぐルートである．それに対して，間接路は線条体と淡蒼球内節および黒質網様帯の間に淡蒼球外節と視床下核が介在する経路である．これらの神経路は視床や大脳皮質に対して興奮と抑制という機能的に相反する作用を及ぼすと考えられている．

b）病理学
　ⅰ）血管・循環障害
　大脳に起こる出血の多くは**外側型出血**で，被殻の外側部分が好発部位である（図 1-1-3）．

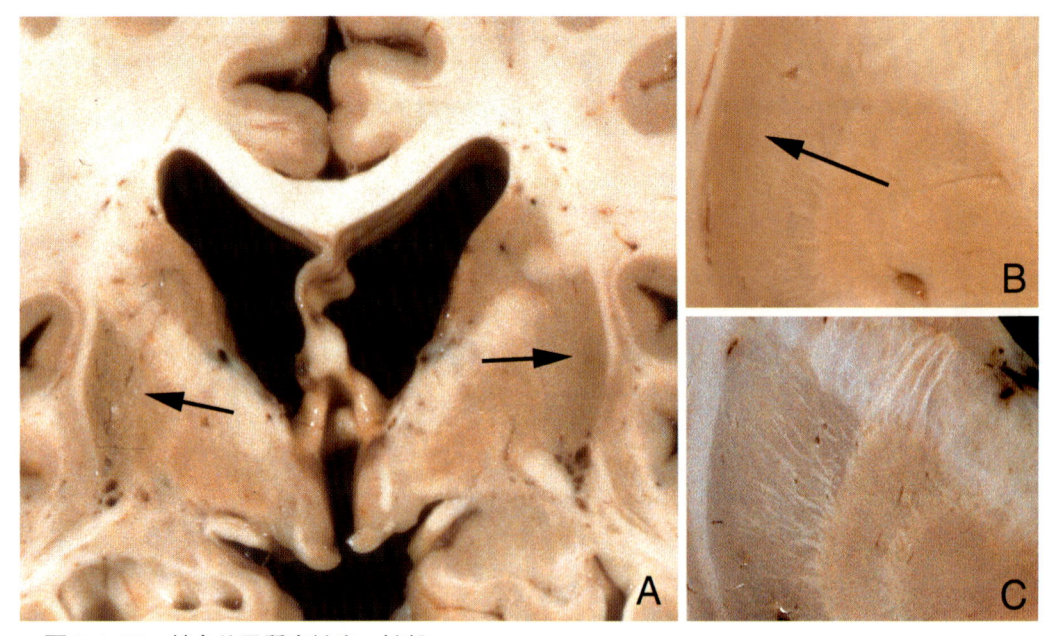

図 3-1-62　線条体黒質変性症の被殻
A：被殻外側部（矢印）に濃褐色調の部分が肉眼でも明瞭に分かる典型例，B：色素沈着はないが，被殻外側部（矢印）の白い有髄線維がみえない（図 3-1-63 を参照），C：ほとんど肉眼では変化のない非常に軽い被殻病変．

大脳前額断の割面でみると，古い出血は背腹方向に長いスリット状の空洞としてみえる。前後方向では，被殻の長さを超えることもある。出血の中心を同定することは容易ではないが，乳頭体を通る割面の前後であることが多い。しかし，**外傷**に伴う出血は高血圧性出血の部位より前方に生じやすいという。

　被殻腹側部には動脈硬化性変化をみることが多い。とくに高齢者では動脈の拡張や蛇行，血管壁の硝子化などに加えて，小動脈瘤が観察される（図 1-1-23 A）。その周囲組織には小さな出血があったことを窺わせるヘモジデリン顆粒がマクロファージ内に認められるため，肉眼的には割面で小さな褐色の円形物としてみえる。また，しばしば肥大し太い突起を伸ばしたアストログリア，Rosenthal 線維，泡沫状の類球体などが散在している。小動脈瘤はその他に視床，橋底部，小脳歯状核，大脳皮質などにも分布する。なお，泡沫状類球体は生理的には淡蒼球に出現するが，被殻ではまれである。しかし，Huntington 病とは異なる遺伝子異常のない**老人性舞踏病**（senile chorea）でこの類球体が多発していたという報告がある（図 3-1-59 A）。

　被殻は**無酸素脳症**でしばしば障害される。その分布は線条体黒質変性のそれに非常によく似ており，外包に接する被殻外側部分がとくに強く侵される（図 1-1-19）。ニューロピルは粗鬆化から海綿状態を示し，被殻内を走る有髄線維束が消失する。アストログリアの増殖も病変分布に従って外側部ほど強く，淡蒼球に接する内側部ほど軽い。尾状核は病変から逃れることが多い。なお，被殻の**梗塞**は**ラクネ**と区別すべきである（図 1-1-14 & 15）。

ⅱ）変性

　線条体黒質変性症（striatonigral degeneration）は線条体とくに被殻と黒質の変性からなり（図 3-1-62），多系統萎縮症の一部をなす。まれに単独例もみられるが，そのような場合でも脳幹・小脳に glial cytoplasmic inclusions を認めることが多い。被殻病変の程度は症例によりさまざまで，左右の病変の程度が異なる場合からまったく病変を欠く場合まである（図 3-1-62 & 63）。典型的な例では被殻の外側部が

肥大し，多くのものは太く長い突起を伸ばしているが，毛細血管の増殖のような間葉系の細胞反応は乏しい．神経細胞の脱落も高度で，とくに大型細胞の変性，消失が顕著である．また，強拡大でみると小さな黄褐色の顆粒が残存した神経細胞の周りにみえることがあり，肉眼的に黄褐色にみえるのはそのためである．病変は被殻外側部に強く，淡蒼球に接する内側部では軽い．肉眼的にはほとんど所見のない症例でも（図3-1-63），アストログリアの増殖の程度が内側部と外側部では違うので，必ず両者を比較するようにしたい．また，吻側より尾側ほど病変が強いため，肉眼的変化に乏しい例ではとくに二ケ所を標本にすべきである．淡蒼球ではとくに外節に被殻病変の二次的変化を受けてアストログリアの増殖がみられる（図3-1-67C&D）．同様に，黒質網様帯にも線条体黒質路の変性に対する反応としてアストログリアが増殖している．被殻病変に左右差がある場合，網様帯にも同側性に左右差が認められるが，その程度は被殻に比べて小さい（図3-3-16）．しかし，黒質緻密帯の変性は被殻病変と比例しないことが多い．また，多系統萎縮症ではドオリーブ核，橋核，小脳の病変とも相関しない．

Huntington病（Huntington's disease）における線条体と淡蒼球の萎縮は高度である．とくに尾状核は紙のように扁平化し，側脳室前角が著しく拡大する．組織学的には中型神経細胞の脱落が圧倒的で，アストログリアの増殖も著しい（図3-1-65C）．しかし，組織の萎縮や神経細胞の脱落が高度である割には線維性グリオーシスは軽い傾向がある．尾状核では背側部により変化が強く，被殻では背内側部に変化が強い．淡蒼球外節では被殻病変の影響を受けてアストログリアの増殖がみられ，ときに神経細胞の脱落を伴うことがある．しかし，内節の変化はそれに比べて軽い．本症では肉眼的にそれと分かるほどに大脳皮質と白質が萎縮する．大脳皮質には明らかな層状変性は認められないが，神経細胞同士の間隔が短いために，細胞密度が高くみえる．なお，抗ubiquitin抗体で陽性に染まる異常な神経突起が観察されることがある．その他の構造では，視床の萎縮や黒質吻部の網

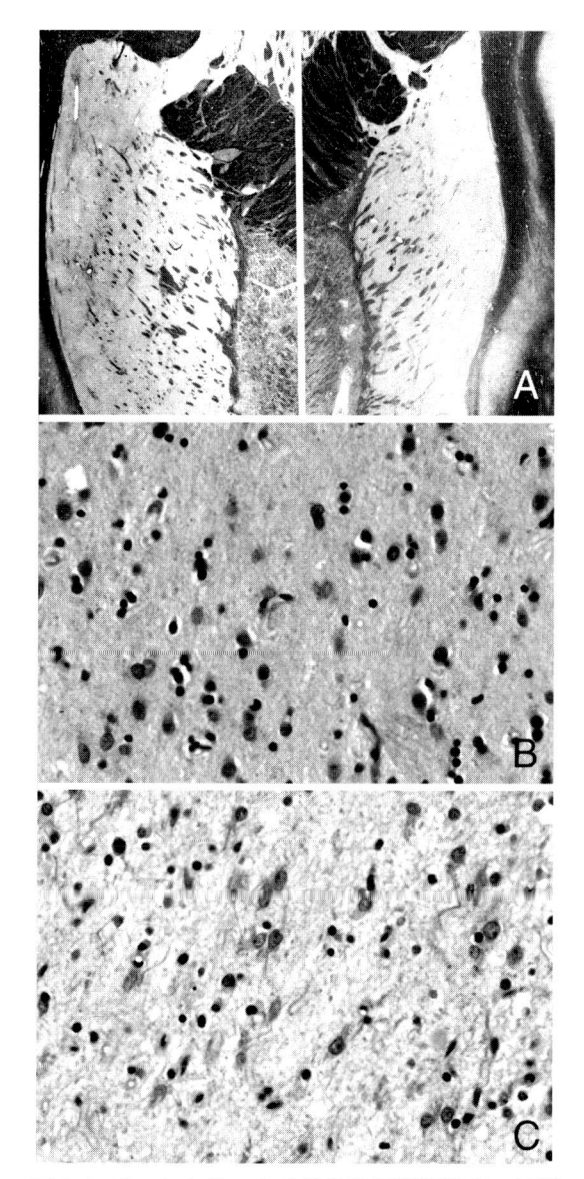

図3-1-63 左右差のある線条体黒質変性症の被殻
A：左側の被殻に比べて右側は小さく，外側部の有髄線維がほとんど消失，B：左側の被殻，ごく軽度のアストログリアの増殖（HE染色），C：右側の被殻，大型神経細胞の軽度脱落と明瞭なアストログリアの増殖（HE染色）．

肉眼観察でも容易に分かるほどに萎縮して黄褐色調を呈し（図3-1-62A），割面が顆粒状にみえる．組織学的にはニューロピルに微細な海綿状態から小さな空洞形成までみられ，変性疾患としては非常に組織の破壊が強い（図3-1-64D）．被殻内を走る有髄線維束は減少または消失している（図3-1-63A）．アストログリアは

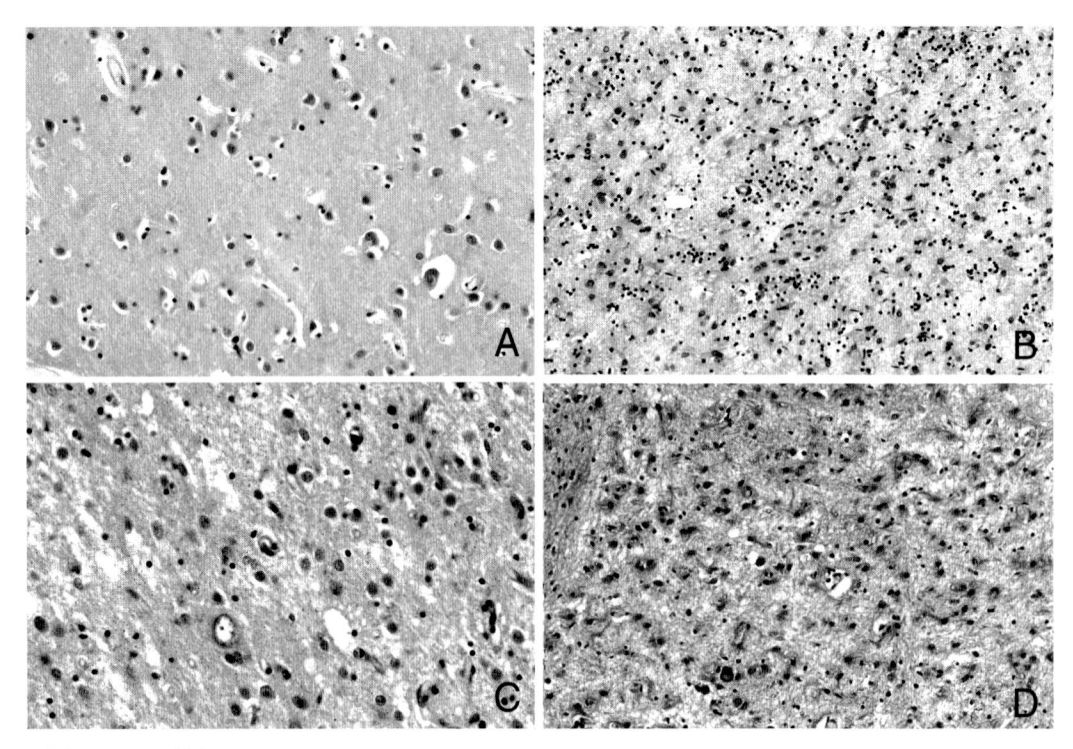

図3-1-64 被殻
A：健常例の細胞構築（KB染色），B：有棘赤血球舞踏病（HE染色），C：Wilson病（HE染色），D：線条体黒質変性症（HE染色）．

様帯にアストログリアの増殖をみることがある。また，小脳のPurkinje細胞が減少しているという報告がある。

有棘赤血球舞踏病（chorea-acanthocytosis, 神経有棘赤血球症 neuro-acanthocytosis）の病理はHuntington病のそれとほとんど区別がつかない（図3-1-64 B & 65 B）。Pick病でも線条体の萎縮を伴うことがある。とくに尾状核の変化が高度で，神経細胞脱落とアストログリアの増殖が著しく（図3-1-65 E），Pick嗜銀球や膨化したPick細胞が分布することがある。

Creutzfeldt-Jakob病の線条体は大脳皮質の組織像とほとんど同じで，皮質の海綿状態がそのまま再現されたようにみえる（図3-1-65 D）。そのため，panencephalopathy型では破壊性の強いニューロピルの変性が大脳皮質だけでなく被殻にもみられる。病変は尾状核に比べて被殻に強い傾向がある。なお，外包を挟んで被殻の外側にある前障（claustrum）も同様の変化を示す。

Wilson病では，線条体と淡蒼球が萎縮し褐色調を呈している。臨床的に急激な例では被殻に小さな空洞をみることがある。組織学的にはAlzheimer II型グリアの増殖が著しいために（図1-1-45 C），弱拡大でみると被殻の細胞密度が非常に高くみえる。さらに，Alzheimer I型グリア（図3-1-64 C）やOpalski細胞をみる（図1-1-45 E）。神経細胞の脱落も大型，中型ともに認められ，ニューロピルはしばしば海綿状を呈する。空洞ではマクロファージの動員を認めるが，概して反応性アストログリアや結合織に乏しい。

家族性全域線条体壊死（familial holotopistic striatal necrosis）は乳児期から小児期の原因不明の疾患で発熱を契機として歩行障害，筋トーヌスの変化，知能障害などが出現し，数日から20年余りの経過で死に至る疾患で，両側対称性に線条体が壊死または軟化に陥り，ときに淡蒼球や小脳歯状核に軽度の変化をみることがある。

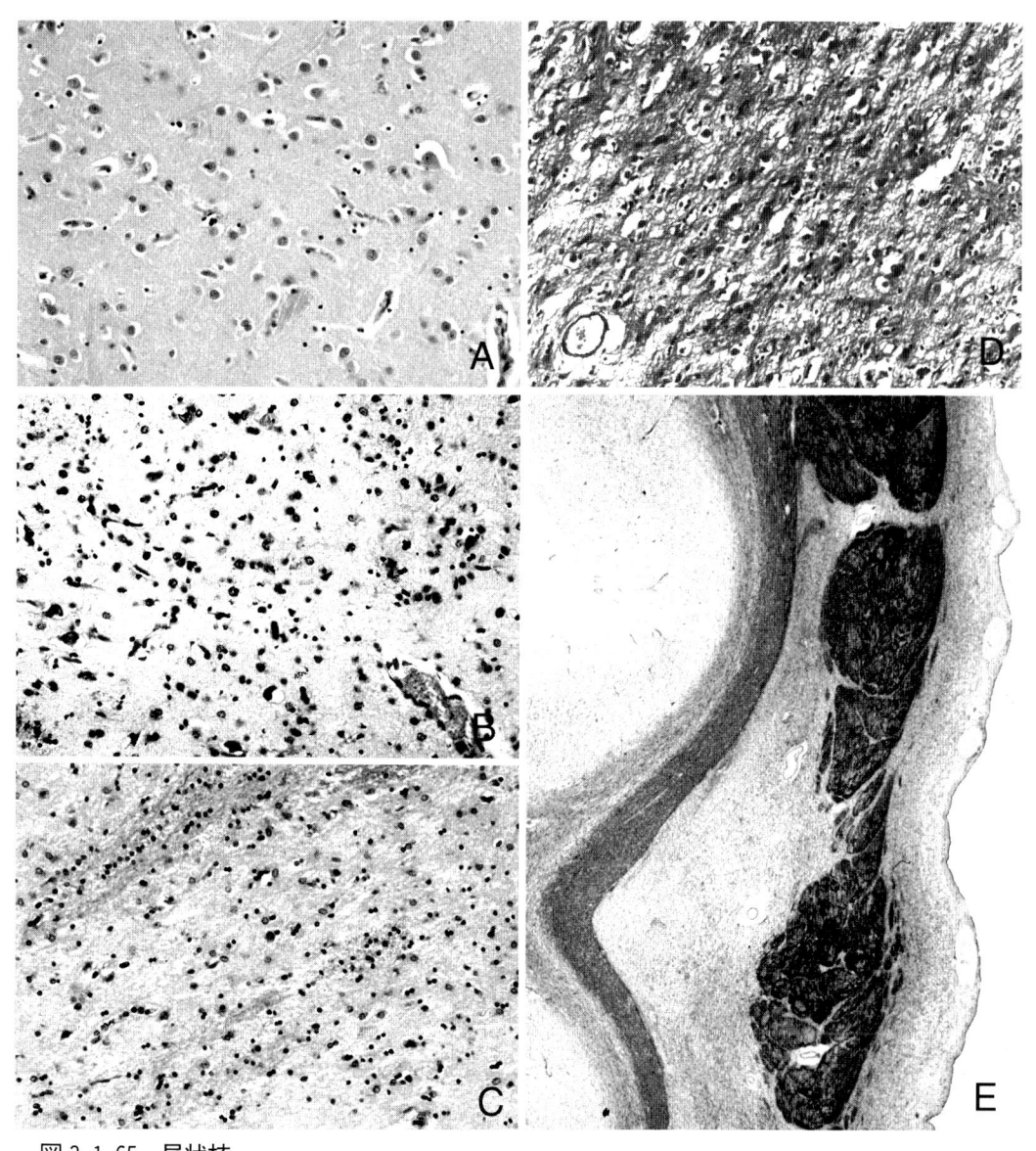

図 3-1-65 尾状核
A:健常例の細胞構築(HE染色),B:有棘赤血球舞踏病(KB染色),C:Huntington病(HE染色),D:Creutzfeldt-Jakob病(HE染色),E:Pick病(KB染色).

橋中心髄鞘崩壊症と同じ病変が線条体,視床,小脳,大脳白質などにみられることがある(**橋外髄鞘崩壊症**,extrapontine myelinolysis)。被殻では,内部を走る有髄線維束がほとんど淡明化し,比較的新しい病巣では小孔のように膨化したミエリンが軸索に沿って並んでいたり,軸索の腫大がみられるが(図3-1-66),古い病巣では軸索が減少している。神経細胞の脱落はないが,アストログリアの増殖を伴うニューロピルの萎縮が高度であるため,神経細胞が混んでみえる。

2)淡蒼球

淡蒼球は被殻に接してその内側に位置する円錐形の神経核で,立体的には淡蒼球の内側を除く前方,外側を線条体で取り囲まれている(図3-1-27)。淡蒼球は被殻とは対照的に有髄線維が非常に豊富な灰白質で(図3-1-58 A),さら

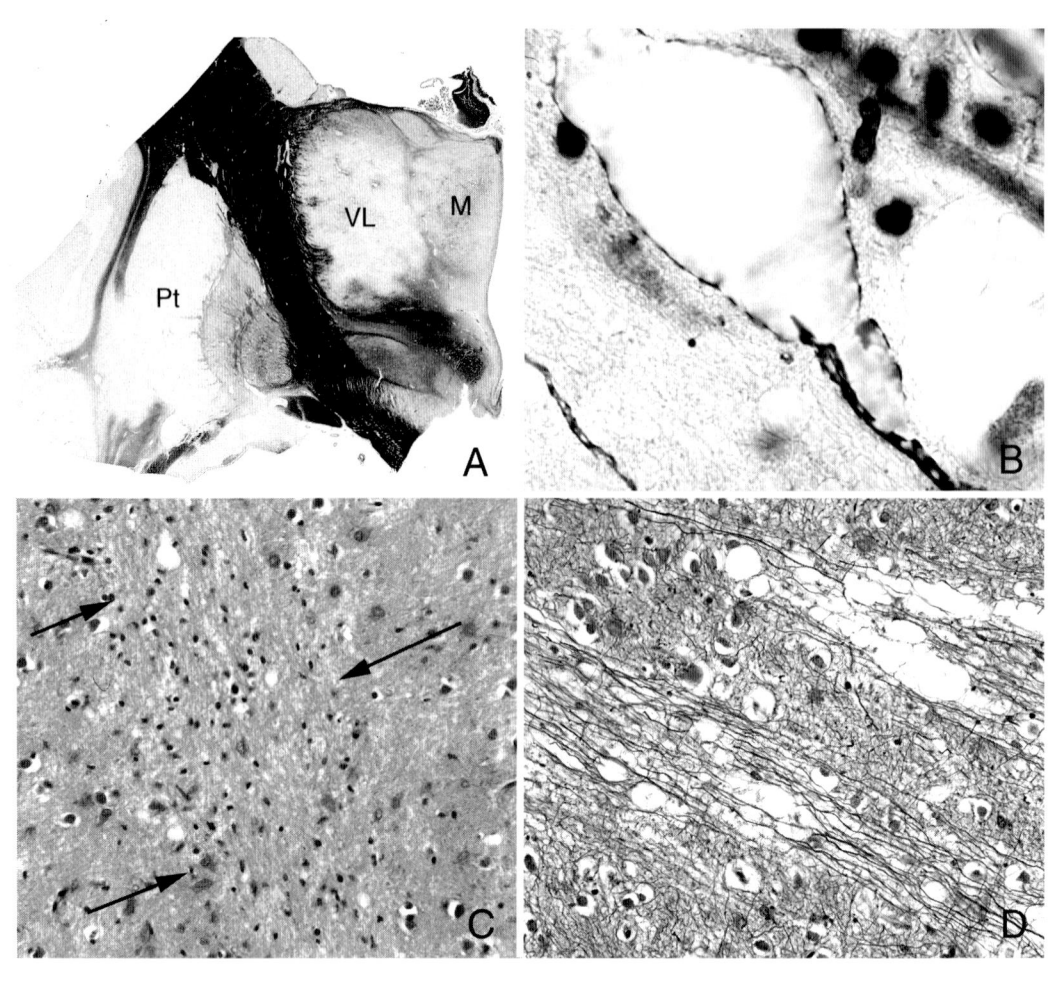

図 3-1-66　橋外髄鞘崩壊症（extrapontine myelinolysis）
A：被殻（Pt）と視床外側腹側核（VL）の著しい髄鞘の淡明化がみられる。しかし，視床内側核（M）には著変をみない（KB 染色），B：ミエリンが著しく膨化している，被殻（KB 染色），C：神経細胞の脱落はないがアストログリアが増殖している，矢印は被殻内を走る有髄線維束で，オリゴデンドログリアが消失している（HE 染色），D：ミエリンに比べて軸索が残っている。軸索の周囲にはミエリンの膨化による空胞がみえる（Bodian 染色）．

に内側髄板（medial medullary lamina）によって外節と内節に分けられる。また，内節を副髄板によって内節と最内節に分けることがある。

　神経細胞は大型細胞のみで（図 3-1-58 D），その数はおおよそ線条体の大型神経細胞と同じであるため，有髄線維に埋没して非常に少なくみえる。そのために，変性疾患における一次変性と二次変性の区別が難しい。例えば，線条体黒質変性症では淡蒼球に髄鞘の淡明化と既存の有髄線維束に沿った線維性グリオーシスが観察され，被殻病変による二次変性として疑問の余地はない（図 3-1-67）。それに対して，後述の歯状核赤核淡蒼球ルイ体萎縮症や進行性核上性麻痺では淡蒼球の神経細胞が脱落しているので一次性病変と理解されている。しかし，神経細胞が脱落するだけで神経線維に沿ったグリオーシスが起こるとは考えにくい。淡蒼球はほとんど線条体から入力線維を受けており，また，線条体黒質路線維はここを通過することを考えると，一次性病変が淡蒼球にある場合でも線条体について再検討する必要があろう。

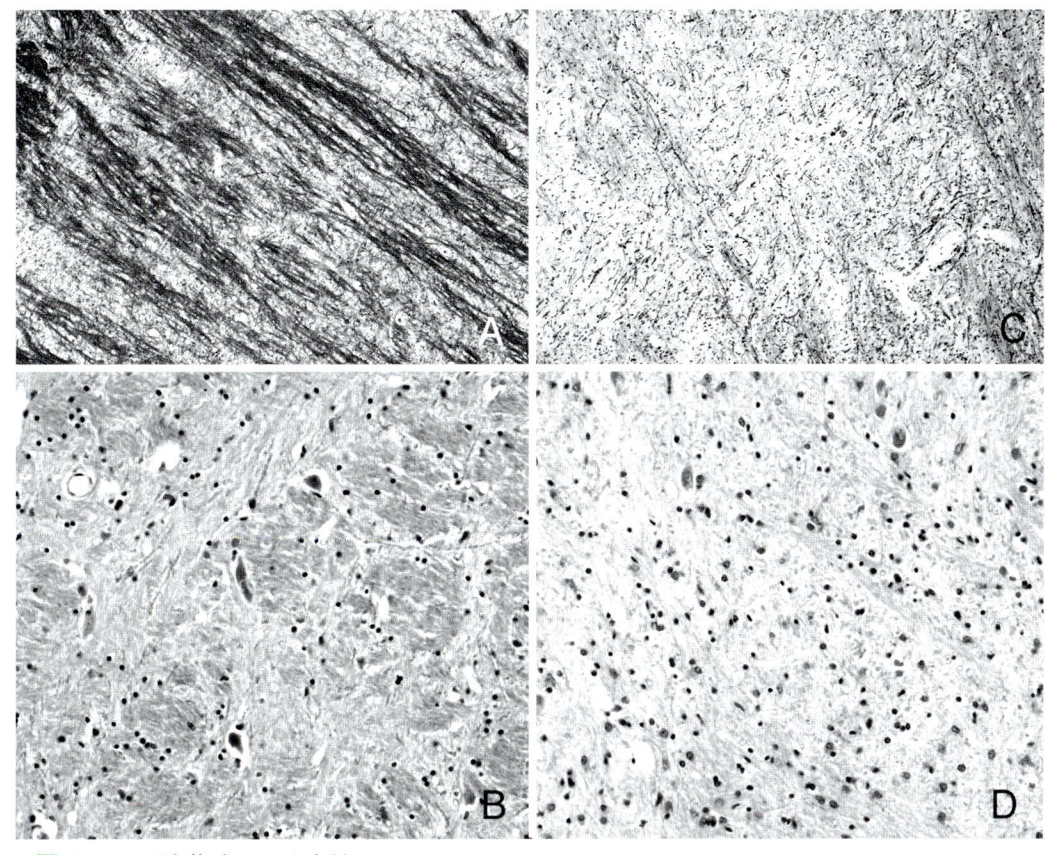

図3-1-67　淡蒼球の二次変性
A：正常の髄鞘構築（KB染色），B：正常の細胞構築（HE染色），C：多系統萎縮症（KB染色），D：多系統萎縮症（HE染色）．

　淡蒼球内節のニューロンは視床外側腹側（VL）核に投射する．内節を出る神経線維ははじめレンズ核束（lenticular fasciculus）とレンズ核ワナ（ansa lenticularis）の2本の神経路を形成するが，視床下核付近のForelのH野で1本の視床束（thalamic fasciculus）になり，視床の吻部へ向かって上行し，視床VL核に終わる．VL核は大脳皮質の第6野に投射し，これによって回路が完成する．なお，視床束から分かれて視床正中中心核と束傍核に終止する神経線維もあり，逆にこれらの視床亜核は線条体に投射線維を送る．
　一方，淡蒼球外節は視床下核に投射線維を送る．それに対して視床下核は淡蒼球全域に神経線維を出している（図3-1-60）．
　淡蒼球は中大脳動脈の外側中心枝以外に前脈絡叢動脈から分岐する淡蒼球枝を受けている（図2-1-12）．高齢者では，淡蒼球を通過する動脈壁に偽石灰が沈着することがある（図3-1-68 D）．しかし，脈絡叢への沈着に比べて頻度は低い．剖検例で最も多くみられるパターンは細動脈の中膜への沈着であるが，高度な例では毛細血管壁や組織に沈着することもある．しかし，それに対する組織反応はみられない．沈着する領域は淡蒼球内部であるが，高度な場合では線条体，内包，前交連など淡蒼球周囲の構造にも広がることがある．高齢者では石灰沈着と動脈硬化によって内腔が著しく狭窄していることがあるが，それによると考えられる梗塞や出血は非常にまれである．なお，淡蒼球のみならず，大・小脳の皮質および白質，小脳歯状核，アンモン角など広範に石灰沈着がみられる状態がFahr病や副甲状腺機能低下症である（図3-1-68 C）．Cockayne症候群でもレンズ核，

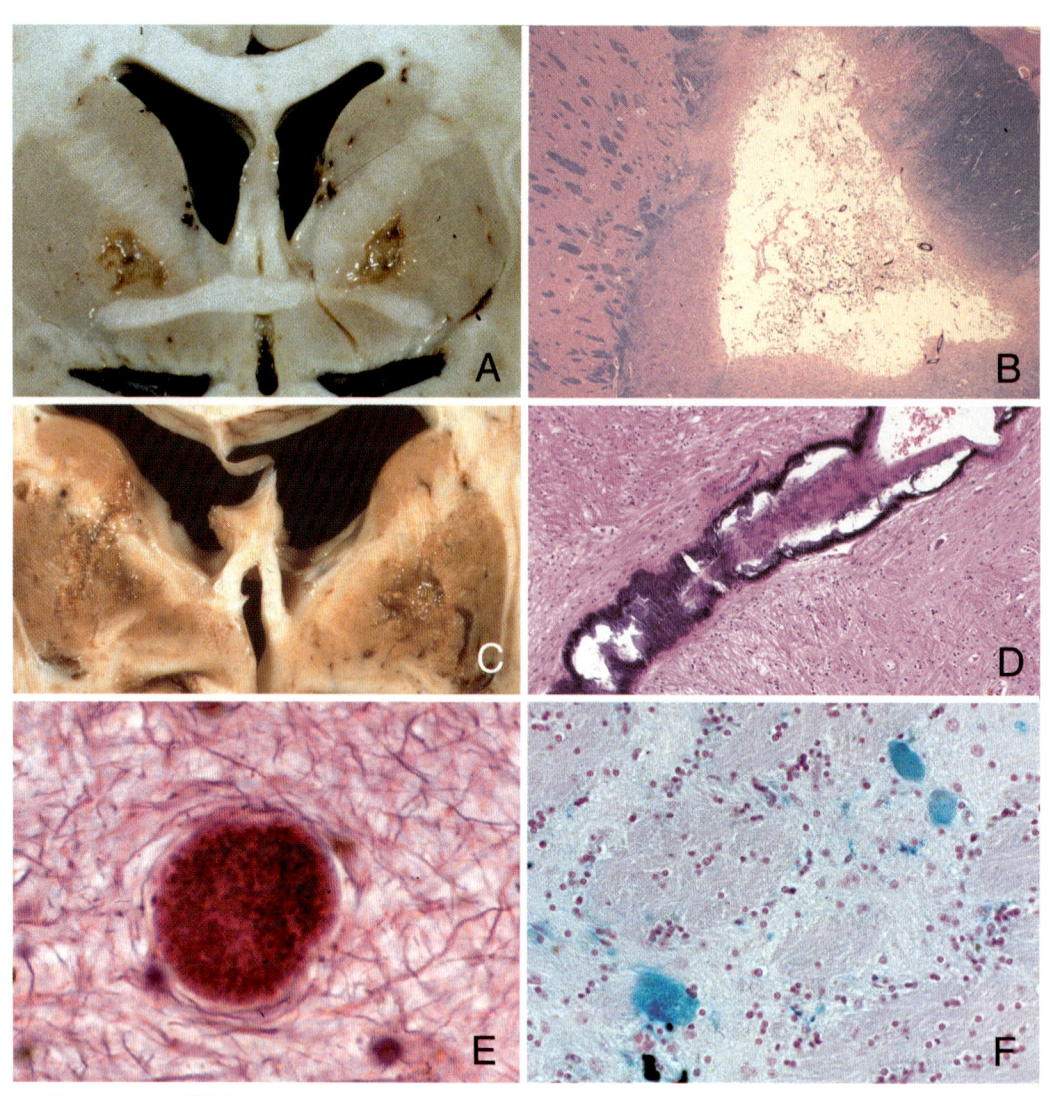

図 3-1-68　淡蒼球
A：消化管大量出血例の両側淡蒼球壊死，B：一酸化炭素中毒（LFB-HE 染色），C：副甲状腺機能低下症，D：健常老人にみられた血管壁への石灰沈着（HE 染色），E：健常老人にみられた類球体（Bodian 染色），F：健常老人にみられた類球体（Berlin blue 染色）．

大脳白質に広範な沈着をみる．本症では大脳白質に脱髄性病巣がみられ，しばしば髄鞘が保たれた領域が島のように点在している．

老人斑は健常老人脳のみならず Alzheimer 型老年痴呆でもみることは非常にまれである．NFT も健常脳で観察することはないので，ここで発見されたときには**進行性核上性麻痺**などを考えてその他の部位を検索すべきである．淡蒼球では類球体が生理的にも出現する．とくに泡沫状類球体は鉄成分の多い淡蒼球と黒質にみられる（図 3-1-68 E & F, 3-3-18）．

a) 血管・循環障害

被殻に比べて淡蒼球の**梗塞**は少ない．しかも，被殻のようなラクネをみることはまずない．成人期の**無酸素脳症**では逃れることが多いが，小児では循環障害，虚血などに伴って淡蒼球が両側対称性に壊死に陥ることがある（図 3-1-68 A）．このような両側対称性壊死は**一酸化炭素中毒**（carbon monoxide poisoning）でも観察

され（図3-1-68 B），本症では鉄成分が多い淡蒼球と黒質が選択的に侵される。淡蒼球では吻側背側部がとくに障害される。

b）変性
i）代謝性疾患

Hallervorden-Spatz病の淡蒼球と黒質網様帯は破壊性に萎縮して鉄錆色を呈する。同様の変化は赤核にもみられることがある。組織学的には類球体がこれらの神経核に多量に出現し，鉄，リポフスチン，神経メラニンなどからなる顆粒が神経細胞内にみられる。この顆粒はアストログリアやミクログリア内にも沈着するが，血管壁や組織内に遊出していることも多い。類球体はその他に大脳皮質や脳幹の神経核などにも分布している。淡蒼球内節と無名質では神経細胞の脱落，有髄線維の変性・消失，線維性グリオーシスがみられる。NFTが散見されることもある。

Leigh病（亜急性壊死性脳脊髄症，subacute necrotizing encephalomyelopathy）は基底核，視床，第三脳室壁，中脳中心灰白質，小脳，黒質，橋被蓋，脊髄後索などに左右対称性の壊死巣が分布する疾患で，高度の無酸素脳症の病巣分布と通ずるところがある。とくに淡蒼球は好発部位である。その組織像は特徴的で，Wernicke脳症のように基質が海綿状壊死を呈している割には神経細胞が比較的残存している。毛細血管の増殖も活発である点も似ている。しかし，病巣分布に違いがありWernicke脳症では淡蒼球が侵されることはない。

核黄疸は新生児の間接型ビリルビン血症による障害で，未固定脳では淡蒼球，視床下核，アンモン角（とくにCA 2）が左右対称性に明るい黄色を呈している。さらに，視床，線条体，脳幹神経核，小脳歯状核，網様体，黒質，脊髄なども着色することがある。組織学的には黄色の色素が神経細胞の胞体に認められ，細胞の萎縮，Nissl小体の消失，核濃縮，核崩壊などが観察される。慢性期では神経細胞の脱落と線維性グリオーシスがみられる。成熟児では病変が黄染部位に限局する傾向がみられるが，未熟児では病変が広範で低酸素性脳症あるいは虚血性脳症が重なっていることが多い。

ii）原因不明の変性症

系統的な変性を示す錐体外路疾患では淡蒼球は重要な病変部位のひとつで，淡蒼球が障害されている場合には視床下核（ルイ体）にほとんど例外なく病変を伴う（図3-1-69）。しかし，疾患によって主たる病変が外節にある場合と内節にある場合がある。ただし，形態学的には内外節のどちらか一方が障害され，他方は正常ということはありえず，あくまでも相対的にみて一側がより病変が強いという意味である。いずれの場合でも，有髄線維の豊富なこの神経核では髄鞘の淡明化を伴う神経線維の減少による萎縮がある。神経細胞の数は線条体に比べて圧倒的に少ないので，線維性グリオーシスは神経細胞脱落に対する反応としては強いことが多く，神経細胞以上に有髄線維の変性・消失が強いと考えられる。なお，髄鞘の淡明化や線維性グリオーシスが淡蒼球腹側部や淡蒼球に接する内包に目立つことがあり，レンズ核束やレンズ核ワナの変性をみている可能性がある。さらに淡蒼球の病変を検索する上で重要な点は，内節が障害されている場合には中脳黒質に明瞭な変性を伴っていることが多いのに対して，外節の変性では黒質の変化は非常に軽微か欠如する傾向がみられることである。

歯状核赤核淡蒼球ルイ体萎縮症（dentatorubropallidoluysian atrophy）では外節が障害され，神経細胞の脱落と線維性グリオーシスは内節より強い（図3-1-69 C & 70 D）。小脳歯状核とその遠心系が変性するが，進行性核上性麻痺と異なり中脳黒質の変化は非常に軽い。**遺伝性失調症**の一部に同様の病変分布をとるものがある。それに対して，**進行性核上性麻痺**では淡蒼球内節と黒質に高度の変化が観察され，神経細胞の脱落と線維性グリオーシスは外節より強い（図3-1-69 A & 70 A）。しかも，他の疾患と異なり，NFTやneuropil threadsの出現やアストログリアに抗tau抗体陽性の構造が出現することである。似たような所見が**皮質基底核変性症**の淡蒼球に観察されることがあるが，淡蒼球の変化だけでは進行性核上性麻痺と鑑別

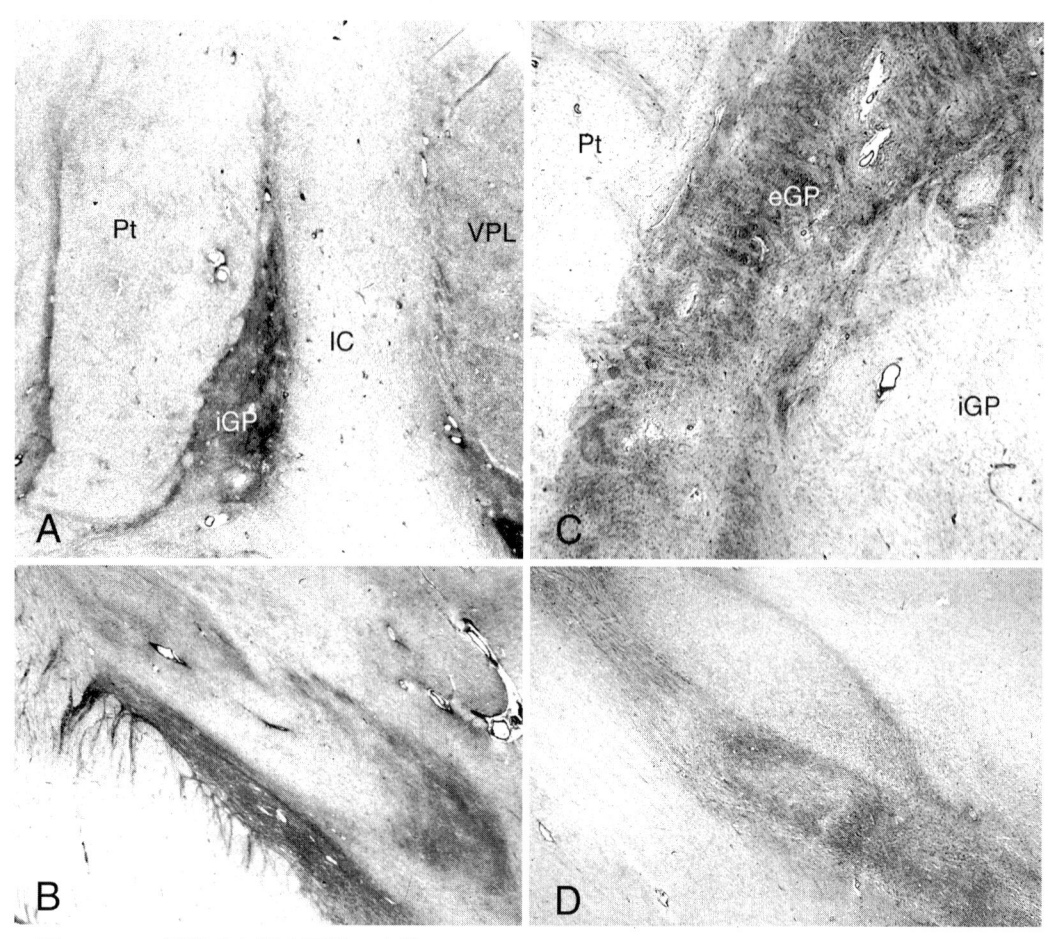

図 3-1-69 淡蒼球と視床下核の変性
A＆B：進行性核上性麻痺，C＆D：歯状核赤核淡蒼球ルイ体萎縮症，A＆C は淡蒼球，B＆D は視床下核（すべて Holzer 染色）．Pt：被殻，eGP：淡蒼球外節，iGP：淡蒼球内節，IC：内包，VPL：視床後外側腹側核．

することはほとんど不可能で，中心前回を含む前頭葉後部や頭頂葉前部の変化や NFT の分布が決め手になる（図 3-1-19）。なお，淡蒼球内節－視床下核の変性は Machado-Joseph 病でも認められ，黒質の変性を伴う。

2．視床下核

視床下核（subthalamus）はルイ体（Corpus Luysi）とも呼ばれる凸レンズ型の神経核である（図 3-1-71 A）。小さな構造のために大脳前額断では切る角度によって微妙に変わるが，概ね乳頭体を通る割面から視床中央部までの間に現れる。視床下核のすぐ背側には不確帯（zona incerta）と視床があり，吻部の内側には乳頭体が位置する。また，顕微鏡標本では視床下核が現れる切片と中脳の切片が別々になることが多いために，非常に離れた構造のように思いがちであるが，腹側には黒質，また尾部の内側には赤核が接している。髄鞘染色標本では視床下核を含む視床の腹側は有髄線維が非常に豊富なために同定しにくいが，周囲より有髄線維の密度が高いカプセルで囲まれているのでそれと分かる。視床下核内部も有髄線維で満たされ，小型の神経細胞がそのなかに散在している。この細胞はリポフスチンを多量にもっていることが多い。また，比較的循環障害を受けやすいために剖検脳ではしばしば神経細胞の周囲が拡

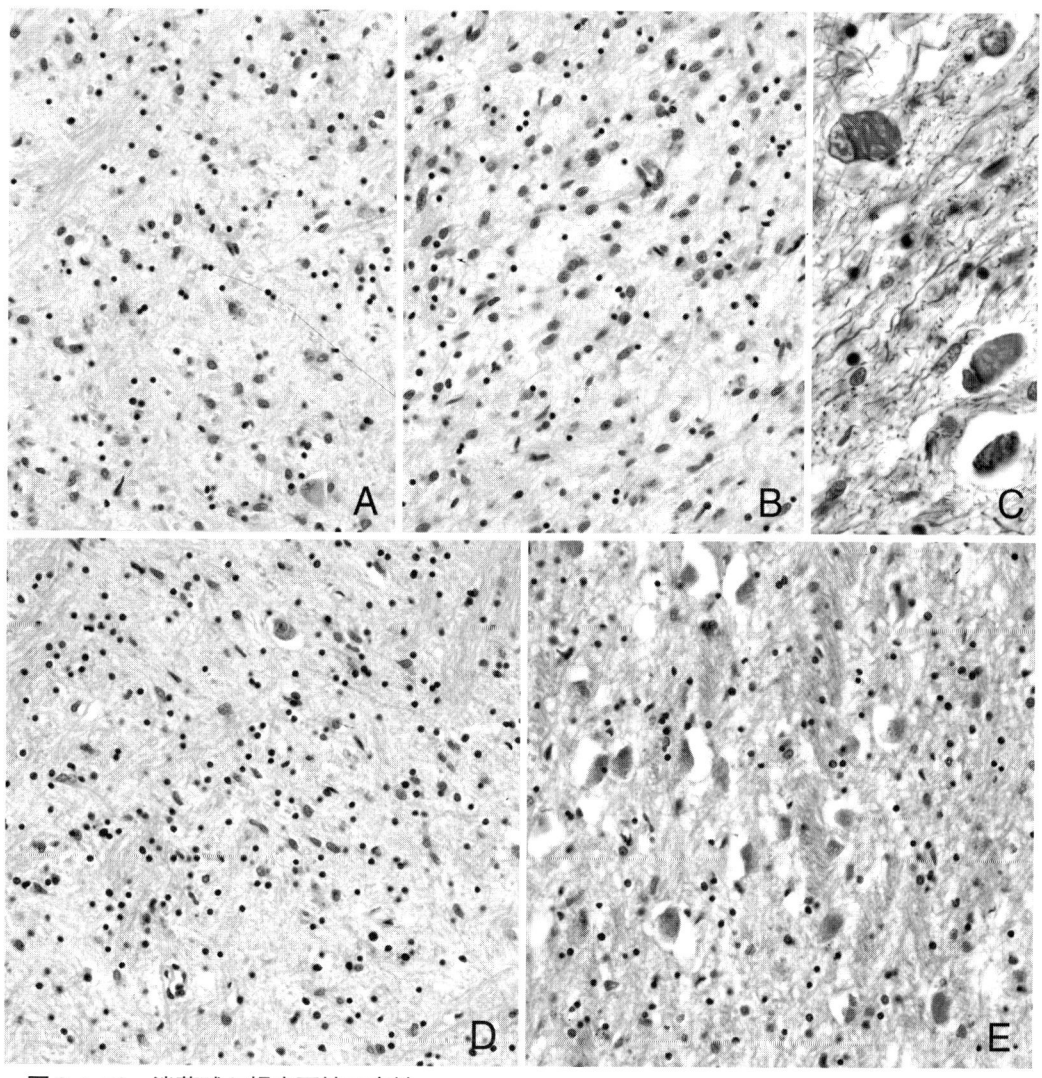

図 3-1-70 淡蒼球と視床下核の変性
A：進行性核上性麻痺の淡蒼球内節（HE 染色），B：進行性核上性麻痺の視床下核（HE 染色），C：同部位の NFT（Bodian 染色），D：歯状核赤核淡蒼球ルイ体萎縮症の淡蒼球外節（HE 染色），E：歯状核赤核淡蒼球ルイ体萎縮症の視床下核（HE 染色）．

大している．

健常老人脳では視床下核に老人斑や NFT をみることはまずない．そのため，これらの構造をみたときには **Alzheimer 病**や**進行性核上性麻痺**などの疾患を疑い，病変分布を調べるべきである．

視床下核は前脈絡叢動脈から血液の供給を受けている．同部位内に小動脈瘤をみることがある（図 3-1-71 D）．ここの出血が**片側バリズム**（hemiballism）の原因になることがある（図 3-1-71 C）．

視床下核の出力線維は内節，外節に分布する（図 3-1-60）．それに対して，視床下核へ入力する淡蒼球線維は外節に由来し，内節は投射線維を送っていない．一方，最近脚光を浴びている Parkinson 病の視床下核刺激療法に関連して，視床下核の機能的，生理学的知見が増し，従来考えられていた範囲よりはるかに広い領域から投射を受けていることが明らかになりつつある．とくに，大脳皮質の第 1 次運動野，補足

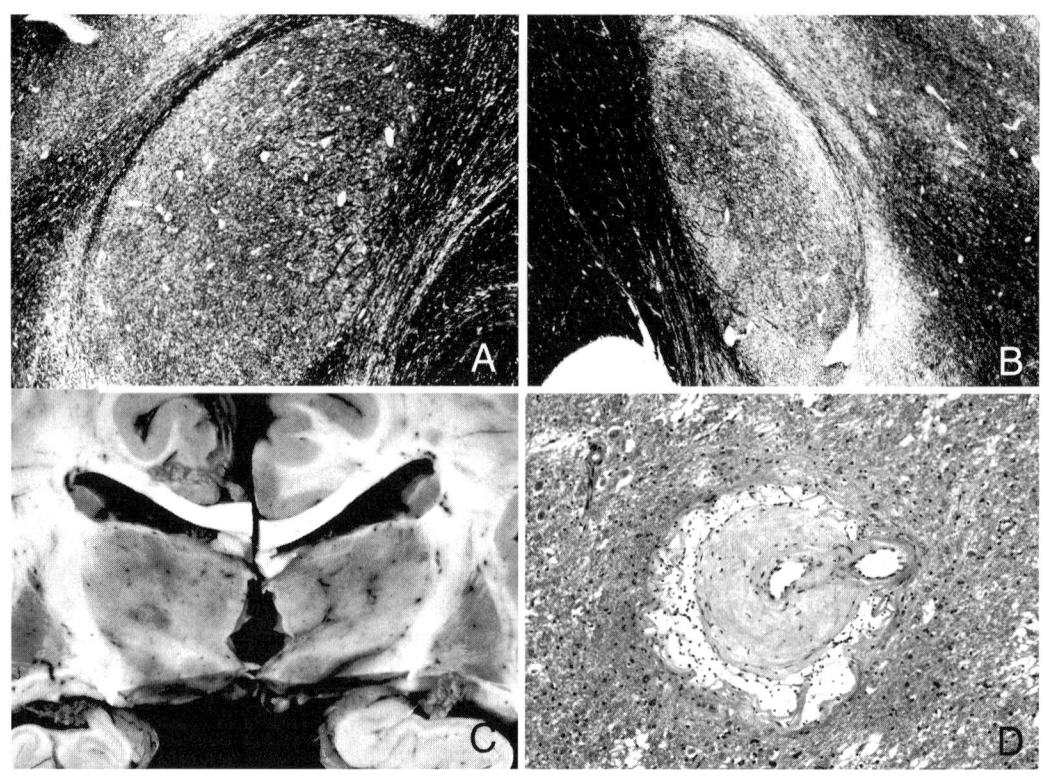

図 3-1-71　視床下核
A：正常の視床下核（KB 染色），B：梗塞がある淡蒼球と同じ側の視床下核（A と同一例，A に比べて萎縮している）（KB 染色），C：臨床的に hemiballism を呈した視床下核の出血，D：血管壁の硝子化と外膜の著しい肥厚（HE 染色）．

運動野，脚橋被蓋核，視床の中心内側核，束傍核などから入力し，さらに黒質緻密帯と網様帯の双方に出力し，緻密帯は視床下核に出力するという．

遺伝性失調症の一部，進行性核上性麻痺，歯状核赤核淡蒼球ルイ体萎縮症など，淡蒼球・視床下核系の変性を伴うことが多い．しかし，淡蒼球の項で述べたように，主たる病変が淡蒼球の外節と内節にある場合で若干様相が異なる．主病変が淡蒼球内節にある**進行性核上性麻痺**や **Machado-Joseph 病**などでは，視床下核が肉眼的に線状にみえるほどに萎縮し，神経細胞の脱落が著しく，線維性グリオーシスは神経核内部に強い（図 3-1-69 B & 70 B）．それに対して，**歯状核赤核淡蒼球ルイ体萎縮症**のように外節にある例では，視床下核の萎縮が軽く，神経細胞の脱落も軽度で，少なくともここに一次性病巣があるとは考えにくい．しかも，線維性グリオーシスは神経核を縁取るように外側に目立つ傾向がある（図 3-1-69 D & 70 E）．

筋萎縮性側索硬化症ではしばしば視床下核のとくに腹側部にアストログリアの増殖をみることがある．ただし，健常老人脳でも同様な所見をみることがあるので，評価は難しい．また，まれに，淡蒼球と視床下核の変性が合併することがある（図 3-1-73）．

なお，病変が歯状核赤核淡蒼球ルイ体萎縮症と進行性核上性麻痺の中間に位置するような症例群（pallidoluysionigral）が知られている（図 3-1-72）．これらの症例では，淡蒼球内外節に神経細胞の脱落とアストログリアの増殖がみられるが，両者に著しい差は見い出しがたい．また，視床下核は進行性核上性麻痺のような高度な萎縮ではなくて，神経細胞の脱落も軽度である．黒質の変化も中等度までである．NFT や Gallyas-Braak 染色で陽性に染まるアスト

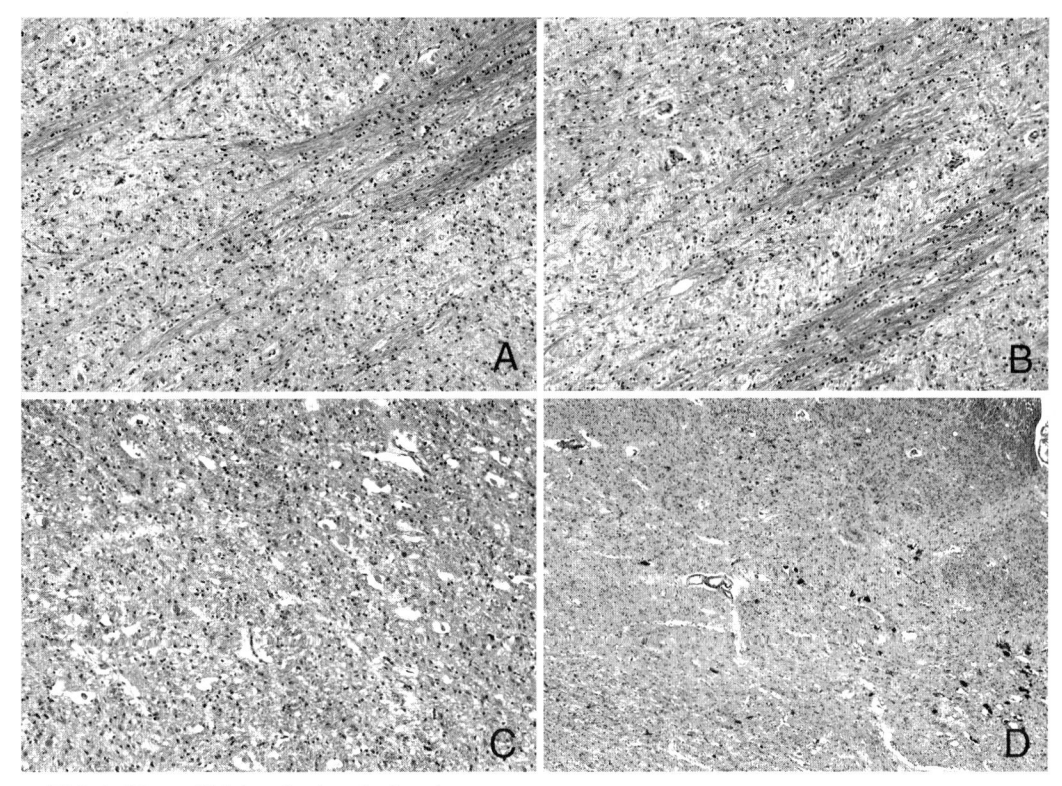

図 3-1-72 pallidoluysionigral atrophy
A：淡蒼球外節，B：淡蒼球内節，C：視床下核，D：黒質，すべて KB 染色．

ログリアの嗜銀性構造物などが認められる症例もある．臨床的には Parkinson 病と診断されていた症例もあり，現在のところ，臨床的，病理学的に単一の疾患とは考えにくい．

そこで，このような系統変性を神経線維連絡から若干考えてみたい．まず，淡蒼球外節の梗塞では同側の視床下核が萎縮する（図 3-1-71）．組織学的には髄鞘の淡明化が目立ちアストログリアは増加しているが，神経細胞は萎縮性であるものの脱落はない．これは内節の pallidotomy 例における同側の視床下核と組織学的には区別をつけがたい（図 3-1-74）．この変化は淡蒼球内外節から視床下核に入力する神経線維の変性によるものと考えられるが，外節から視床下核に向かう神経線維が内節を通るとすれば，内節の物理的損傷は外節の梗塞とほとんど同じことを意味するものと思われる．もちろん，物理的な障害と変性は同一とは言えないが，この組織像に最もよく似ているのが歯状核赤核

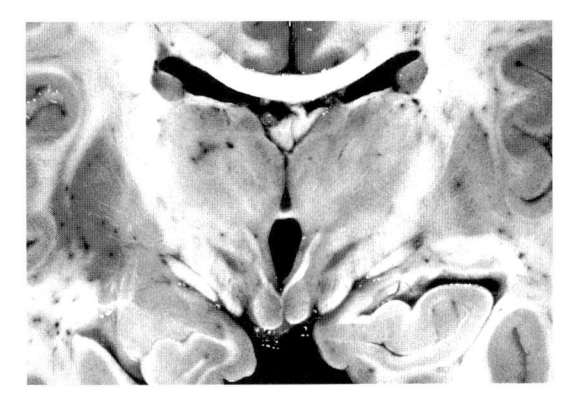

図 3-1-73 筋萎縮性側索硬化症例にみられた視床下核の萎縮

淡蒼球ルイ体萎縮症であろう．しかも，視床下核背側のレンズ核束が淡明化しており，視床外側腹側核には線維性グリオーシスは認められないが淡蒼球からそこに向かうシステムに変性があると考えられ，本症は歯状核赤核淡蒼球視床萎縮症と言えなくもない．

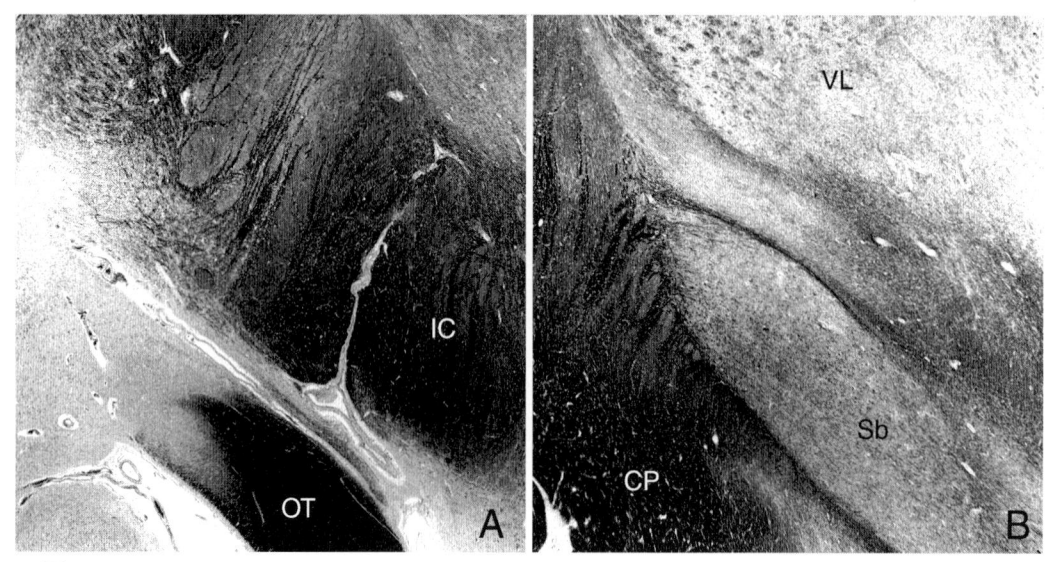

図 3-1-74　Pallidotomy
A：淡蒼球内節の破壊巣，病巣は視索の一部にかかっている（KB染色），B：視床下核の萎縮（KB染色）．略号：IC：内包，OT：視索，VL：視床外側腹側核，Sb：視床下核，CP：大脳脚．

それに対して，進行性核上性麻痺では，淡蒼球病変の二次変性によるものとは考えられない視床下核の神経細胞脱落が重要で，ここに一次性病変があることを強く示唆している．しかもこのことは本症ではなぜ淡蒼球内節に変化が強いかということも説明できるのである．一方，本症の黒質病巣は視床下核から黒質に向かう神経線維の経シナプス変性である可能性も否定できないが（図 3-1-60），視床下核ほどではないにしても黒質を侵す疾患のなかでは最も高度な変化であり，黒質の一次性変化が疑われる．その意味で，本症は黒質と視床下核に主座がある疾患と考えられる．

3．視床

1）解剖学

視床（thalamus）は内包を挟んでレンズ核の内側にあり，第三脳室の側壁を形成する大きな神経核である（図 3-1-75 & 76）．大脳前額断では乳頭体を通る割面から脳梁膨大部のレベルにわたる．有髄線維に富み，亜核によって有髄線維の配列パターンが異なるので，主な亜核の同定は顕微鏡下でもさほど難しくない．さまざまな亜核分類が提案されているが，一般的にはWalker, Olszewskiらの分類が使われており，本書でもそれに従う．各亜核と大脳皮質の間には相互に神経線維の連絡があるので（表 3-1-2），大まかな亜核分類を知っておくべきであるが，すべての亜核について詳らかにされているわけではない．

視床はその外側を外髄板（external medullary lamina）によって内包と隔てられており，内包と外髄板の間に視床網様核が位置する．内包から視床に入る神経線維やその逆に視床から内包に出る神経線維はこの神経核のなかを通る．視床内部は内髄板（internal medullary lamina）という密に集合した有髄線維の帯によって前核群，内側核群，腹側核群，外側核群に分けられる．これらの亜核群のうち，視床吻側にある前核群は吻部内髄板に取り込まれ，反対に，内髄板の尾側は正中中心核と束傍核になる．内髄板には髄板内核群（intralaminar nuclei）という神経細胞の集団がある．この神経核は大脳皮質の広い範囲と線条体に投射している．

大脳皮質と視床をつなぐ双方向性の神経線維は放線冠から分かれて，視床の吻側部，尾側部，背側面から出入している．これらの神経線維群を視床脚（thalamic peduncles）と呼び，前視

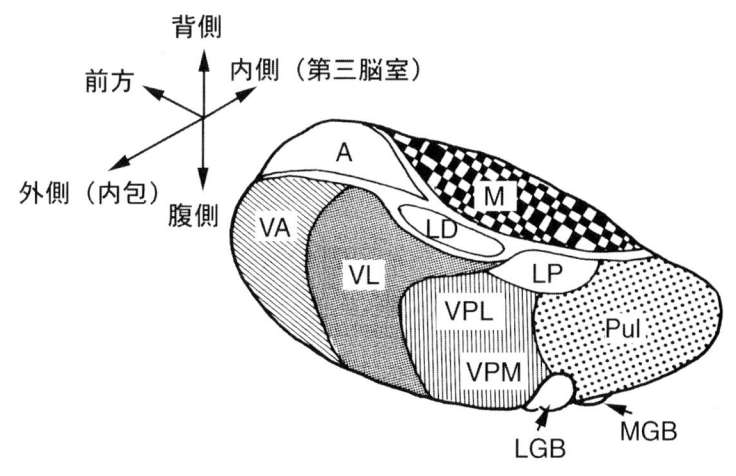

図 3-1-75　視床亜核の模式図
略号　A：前核，LD：背外側核，LGB：外側膝状体，LP：後外側核，M：内側核，MGB：内側膝状体，Pul：視床枕，VA：前腹側核，VL：外側腹側核，VPL：後外側腹側核，VPM：後内側腹側核

床脚，上視床脚，後視床脚，下視床脚に区別する（図3-1-87）。前視床脚は内包前脚のレンズ核側を通り，前頭前野，前頭葉眼窩面，帯状回と連絡している。上・後視床脚は視床外側面に沿って内包後脚を通り，頭頂葉中央部や後頭側頭野と視床を連絡する。下視床脚は前頭葉眼窩面，島回，前脳基底部と連絡し，内包後脚の内方を通って視床の腹内側部に達する。以下，前額断割面にみえる視床亜核を順に述べる。

① 大脳前額断の割面で最も前方にみえる亜核は前核群（anterior nuclear group, A）である。円形ないしだ円形の神経核で内髄板がカプセルのように取り囲んでいる。神経核内部は有髄線維の断面が密集し，そのなかに小型，中型の多角形をした神経細胞が分布している（図3-1-45 B & 79 E）。また，割を入れる角度によってはこの神経核の腹側に連続して太い有髄線維束がみえることがある。これが前核群に入力する乳頭体視床路（mamillothalamic tract）である（図3-1-45）。大脳皮質との関係では帯状回，前頭葉眼窩面と相互連絡がある。

A核群の外側には，有髄線維の配列パターンがA核群とは全く異なり，有髄線維束が島状に点在する大きな神経核がある。これが腹側核群のひとつである前腹側核（nucleus ventralis anterior, VA）である（図3-1-45 B，76 A & 77 B）。大型の神経細胞が分布し，前頭葉と相互連絡をもつ。なお，VA核の内側に内側核の一部がみえることもあるが，この割面より少し後方の方がM核の全体がみられる。

② 乳頭体を通る割面より約1cm後方の赤核などがみえる割面では，VA核の後方で，内包のすぐ内側に外側腹側核（nucleus ventralis lateralis, VL）がある（図3-1-76 B）。前額断標本でみると，比較的細い有髄線維束が背外側から腹内側に向かってほぼ直線的に走り，その間に大型と小型の神経細胞が分散している（図3-1-77 D）。中心前回を含む運動野と相互連絡するが，VL核前部は第6野に，後部は第4野に入るという。さらに，VL核は皮質下核とも連絡があり，淡蒼球に発する視床束と小脳歯状核からの遠心線維が入る。小脳核視床線維はVL核後部に終止し，淡蒼球視床線維は小脳核視床線維の終止域より吻側の前部に終わると言われている。黒質網様帯からの投射線維は腹内側部に終わるという。外側腹側核は乳頭体を通る割面とその次ぎの割面の二枚にまたがることがある。

次に，視床の内側半分に内側核（nucleus medialis, M）がみえる（図3-1-76 B & C）。

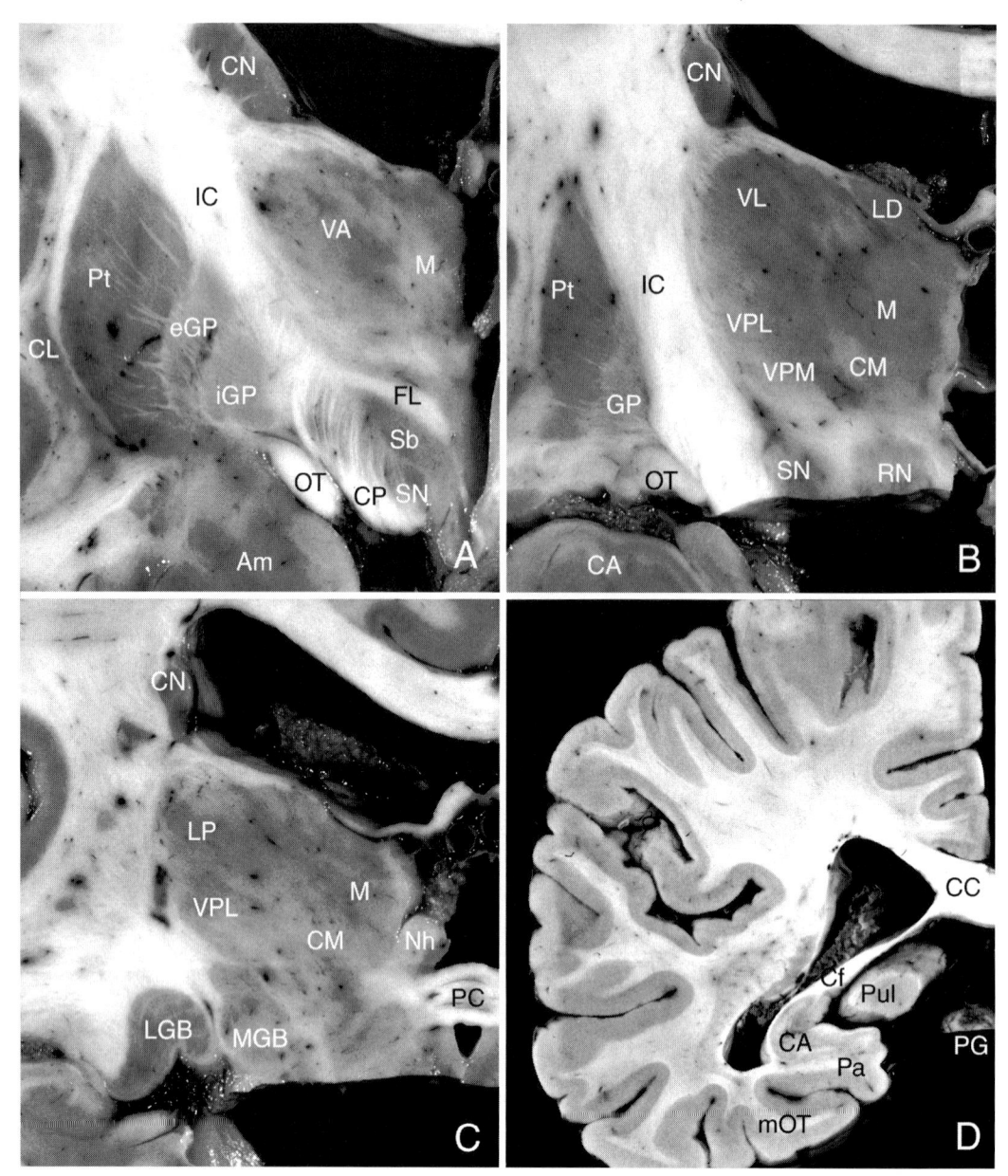

図3-1-76 主な視床亜核

略号　Am：扁桃体，CA：アンモン角，CC：脳梁，Cf：脳弓脚，CL：前障，CN：尾状核，CP：大脳脚，eGP：淡蒼球外節，GP：淡蒼球，FL：レンズ核束，IC：内包，iGP：淡蒼球内節，mOT：内側後頭側頭回，Nh：手綱核，OT：視索，Pa：海馬傍回，PC：後交連，PG：松果体，Pt：被殻，Sb：視床下核，SN：黒質，視床亜核の略号は図3-1-75と同じ．

M核は視床亜核のなかではしばしば変性疾患で変化をみる部位である．M核は他の亜核ほど有髄線維は多くないが，内外側方向でその密度が異なり，第三脳室に近い内側半分はとくに少ない（図3-1-77 C）．神経細胞は均等に分散しているのではなくて，細胞学的には三つの領域が区別される．吻側と背内側部には比較的大型の神経細胞が多く，背外側部と尾側は小型神経細胞が多い．第三は大型の多形細胞で内髄板に接する狭い領域である．大細胞部は前頭前野

表3-1-2 主な視床亜核の連絡

亜核	大脳皮質	皮質下核
前核（A）	帯状回，脳梁膨大後野，海馬支脚	乳頭体内側核
前腹側核（VA）	前頭葉	淡蒼球，黒質
外側腹側核（VL）	運動野	淡蒼球，小脳歯状核，黒質網様帯
内側核（M）	前頭前野，前頭葉眼窩面	扁桃体，内嗅領皮質，周嗅領皮質，側頭葉極，上丘，黒質，前庭神経核群，中脳被蓋
正中中心核（CM）	運動野，頭頂葉	**線条体**，淡蒼球
後外側腹側核（VPL），後内側腹側核（VPM）	中心後回，頭頂弁蓋部	脊髄視床路，外側三叉神経視床路，内側毛帯，三叉神経主感覚核
視床枕（Pul）	側頭葉，頭頂葉，後頭葉の連合野	視蓋前域，上丘
外側膝状体（LGB）	後頭葉鳥距溝皮質	網膜
内側膝状体（MGB）	側頭葉弁蓋部	下丘，**扁桃体**

※大脳皮質との連絡は双方向性．皮質下核の連絡ではゴシック体が出力系，その他は入力系．

内側部や前頭葉眼窩面と相互連絡があり，さらに扁桃体，内嗅領皮質，周嗅領皮質，側頭葉極皮質などから入力するため，嗅覚系との関係が深い．一方，小細胞部は前頭眼野，前頭前野と連絡している．また，上丘，黒質，前庭神経核群，中脳被蓋から入力線維が入る．

M核の腹側で，第三脳室の内側には卵円形の正中中心核（centromedian nucleus, CM）がみえる（図3-1-76 B）．割面では白くみえ，髄鞘染色標本では一定の配列パターンはなくて，細かい有髄線維が縦横に走っている．この神経核は髄板内核群のひとつで，内髄板に周囲を囲まれている．小型の神経細胞が分散しているが，数は少ない．視床を巻き込む変性疾患では線維性グリオーシスが認められるが，健常老人脳でもアストログリアの増殖あるいは軽い線維性グリオーシスがみられるために，その評価が難しいことがある．この神経核は脳幹網様体の延長とも考えられ，**進行性核上性麻痺**のように脳幹被蓋の変化と連動しているようにみえる．

M核の腹外側で内包に接し，VL核の腹側に後腹側核がある．この神経核はM核の外側からCM核の腹側に入り込むように位置している．そのうち，VL核に接する部分が後外側腹側核（nucleus ventralis posterolateralis, VPL）で（図3-1-76 C），正中中心核の腹側にある領域が後内側腹側核（nucleus ventralis posteromedialis, VPM）である．有髄線維の配列パターンはどちらもVL核に似て，有髄線維の束が背外側から腹内側に向かって並び，その間に大型の神経細胞が分布している（図3-1-77 E）．これらの神経核は感覚系の中継核で，脊髄視床路，外側三叉神経視床路，後索核からの内側毛帯，三叉神経主感覚核からの投射線維がそれぞれ身体部位対応配列を示して終止する．また，大脳皮質とは中心後回と頭頂弁蓋部と連絡する．VL核の神経細胞はリポフスチンを多量に含んでいることが多い．また高齢者脳ではVPL核に多量の軸索内アミロイド小体をみることがある（図1-1-68 D, 1-2-20）．

M核とVL核の背側に紡錘形の小さな神経核が外側核群に分類される背外側核（nucleus

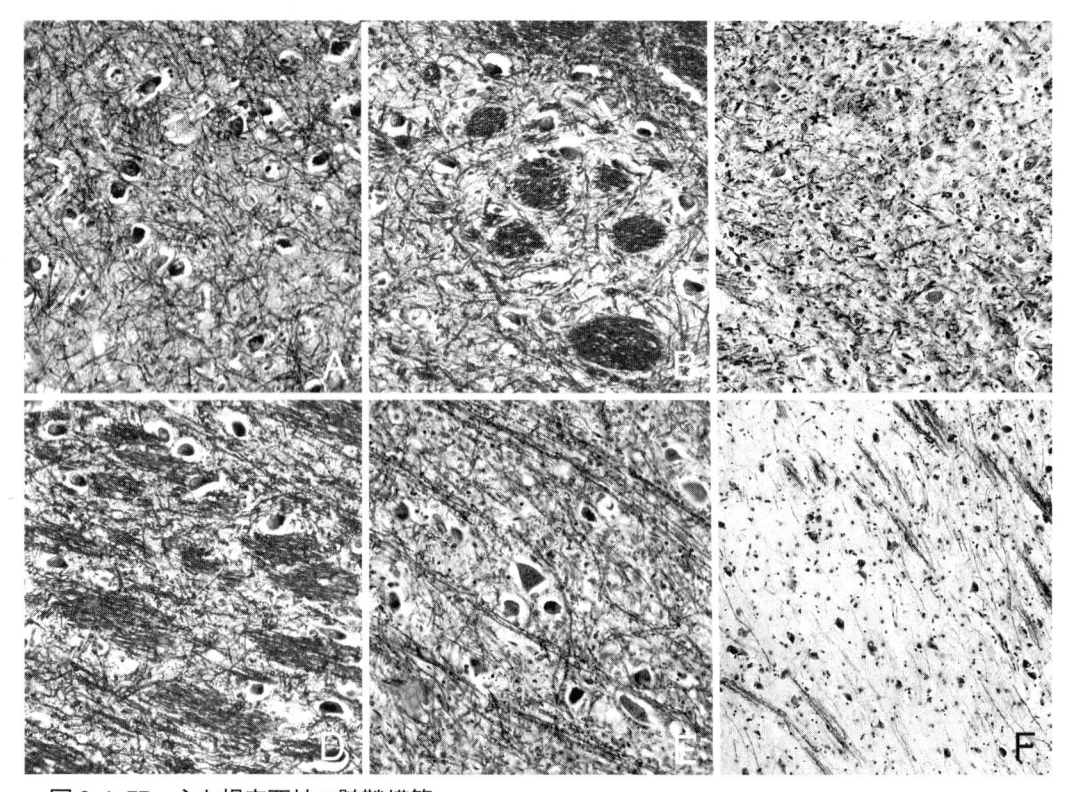

図 3-1-77　主な視床亜核の髄鞘構築
A：前核，B：前腹側核，C：内側核，D：外側腹側核，E：後外側腹側核，F：内側膝状体（すべて KB 染色）

lateralis dorsalis, LD）である。有髄線維のカプセルに取り囲まれ，内部は縦横に走る有髄線維で，前核に似ている。大脳皮質との関係は不明である。

③ LD 核が割面から消失しているレベルでは，視床の背外側に後外側核（nucleus posterior lateralis, LP）と腹内側に視床枕（pulvinar, Pul）がみえる（図 3-1-76 C & D）。両者とも髄鞘の配列パターンは VL 核と同じで，外側核群のひとつである LP 核と視床枕の境界は不明瞭である。視床枕は側頭葉，頭頂葉，後頭葉の連合野と連絡がある。なお，割を入れる角度によっては，視床枕のさらに内側に内側核がみえることがある。

視床の腹外側には側脳室下角の天井を形成する外側膝状体があり，その内側に内側膝状体がみえる（図 3-1-76 C）。網膜から入力線維が入る外側膝状体（lateral geniculate body, LGB）は帯状に配列した神経細胞の集団が腹側から 6 つの層を形成している。リポフスチンの貯留が目立つ細胞で，そのうち，第 1〜2 層は大型細胞，第 3〜6 層は小型細胞である。また，第 1，4，5 層には反対側の網膜から入力線維が入り，第 2，3，6 層には同側の神経線維が入る。外側膝状体の出力線維は側脳室後角壁の外側で視放線（optic radiation）を形成して後頭葉第 17 野（鳥距溝皮質）に向かう。内側膝状体（medial geniculate body, MGB）の有髄線維は視床亜核のなかでは比較的少ない（図 3-1-77 F）。下丘から聴覚の入力線維が入り，側頭葉弁蓋に出力線維を出す。

④ 松果体が中脳上丘といっしょにみえる割面では，視床は視床枕のみである（図 3-1-76 D）。

2）病理学
a）血管・循環障害

視床は主に後大脳動脈，後交通動脈，前脈絡

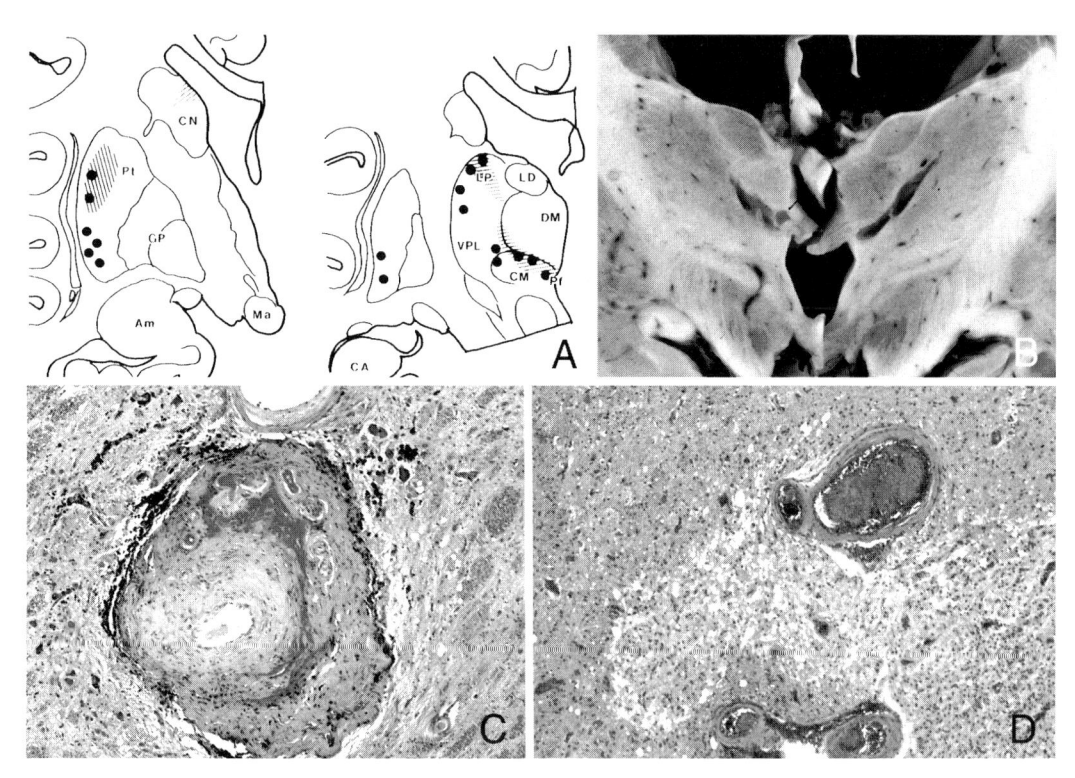

図3-1-78 視床の血管・循環障害
A：小動脈瘤と梗塞の好発部位（Am：扁桃体，CA：アンモン角，CM：正中中心核，CN：尾状核，LD：背外側核，LP：後外側核，DM：内側核，Ma：乳頭体，Pf：束傍核，Pt：被殻，VPL：外側腹側核），B：両側対称性にできた梗塞，C：小動脈瘤（HE染色），D：血栓で閉塞した視床の動脈（HE染色）．

叢動脈から血液の供給を受けている（図2-1-12）。M核腹側部と視床下核は後大脳動脈から分岐する後内側中心枝で灌流されている。視床穿通動脈とかDuretの視床動脈などとも呼ばれる。M核背側部，CM核，視床枕の内側部には後大脳動脈から分岐する内側後脈絡叢枝が分布している。前核，外側核は後大脳動脈の枝である外側後脈絡叢枝によって養われている。その他，外側核，腹側核は前大脳動脈から分岐する前脈絡叢動脈からも供給を受けている。内・外側膝状体は後大脳動脈から分かれる視床膝状体枝によって養われるが，この動脈はさらに腹側核群にも分布する。視床膝状体枝の閉塞によって生じる臨床症候を**視床症候群**（Dejerine-Roussy**症候群**）という。

後内側中心枝ではしばしば小動脈瘤が観察される（図3-1-78）。この種の血管変化は被殻腹側部，橋底部に次いで頻度が高い。その他，小脳歯状核付近，大脳皮質などにもみられ，高血圧との関係が深い。また，この動脈に沿って**梗塞**が生じることが多く，老人脳ではしばしば多発性の小梗塞が散在している。なお，視床でも**ラクネ**という言葉が使われることがあるが，病理形態学的には梗塞と血管周囲腔の拡大を区別すべきである。

脳内出血のおよそ20％は視床に起こる**内側型出血**である（図1-1-4）。主に内包に接する視床外側部に生じるために，内包を切断してレンズ核後部の腹側に進展したり，下方に進んで中脳吻側に至ることがある。また，内側に波及して第三脳室に穿破することもある。

無酸素脳症ではM核が侵されやすい。亜核全体に及ぶこともあるが，境界不明瞭な海綿状病巣が第三脳室壁に近い内側部にみられることがある。

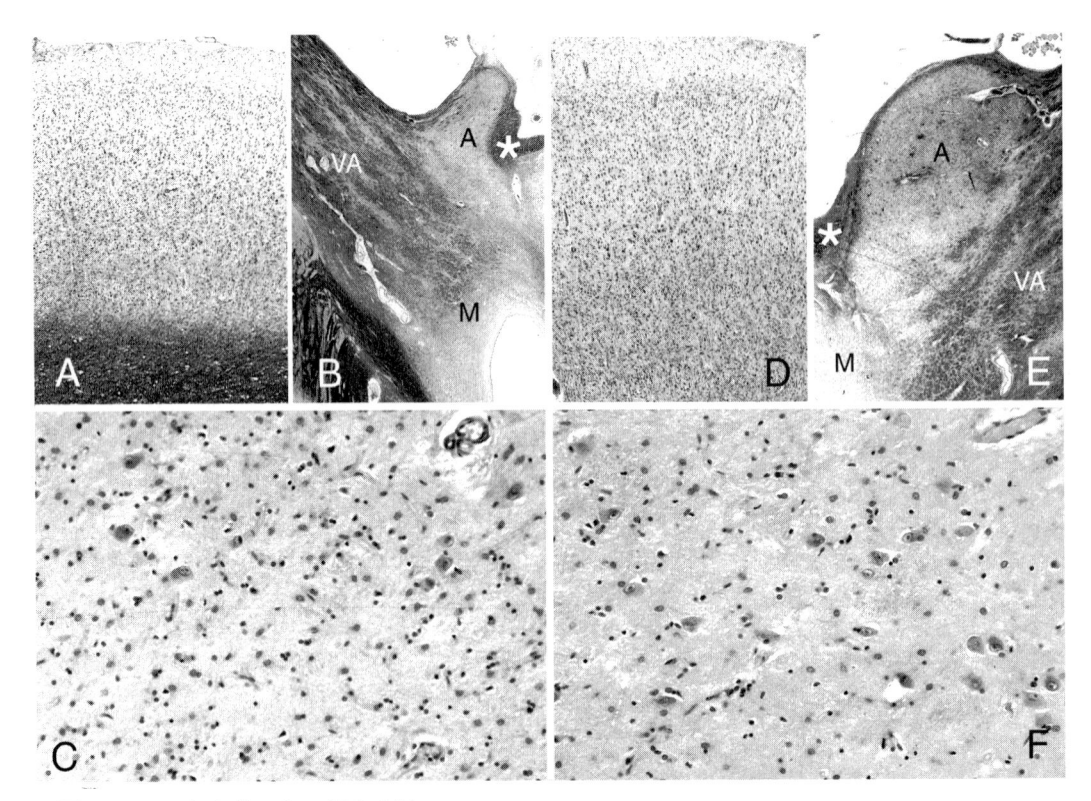

図 3-1-79　左右差のある視床変性
A：左帯状回前部，Dに比べて皮質が萎縮し，とくに顆粒下層のアストログリアの増殖が著明（KB染色），B：著しく萎縮した左前核（KB染色），C：軽度の神経細胞脱落と中等度のアストログリアの増殖を呈する左前核（HE染色），D：ほぼ正常の皮質構築を示しているが，アストログリアの増殖でやや細胞密度が高い右帯状回前部（KB染色），E：やや有髄線維が減少しているが明らかな萎縮のない右前核（KB染色），F：ごく軽度のアストログリアの増殖を呈する右前核（HE染色）．略号：A：視床前核，M：視床内側核，VA：視床前腹側核，＊：視床髄条．

b）変性

　視床は皮質視床路と視床皮質路によって大脳皮質と相互に連絡しているために（表3-1-2），視床変性（thalamic degeneration）が一次性か二次性かを見極めることは難しい．しかし，大脳皮質に病変がみられ，しかもその病変分布に対応する視床の亜核にも変化が観察される場合には，大脳皮質病変による二次的変化が視床に生じた可能性が高い（図3-1-79＆80）．ただし，皮質あるいは視床のどちらか一方だけに一次性病変があるとは考えにくく，二次性視床変性と言う場合には皮質の神経細胞脱落が圧倒的に強い場合である．

　二次変性を来たした視床は肉眼的に萎縮が強く，第三脳室が拡大している．組織学的には，線維性グリオーシスは高度であるが，神経細胞の脱落は軽いことが特徴である．この病変はCreutzfeldt-Jakob病 panencephalopathy 型のような大脳皮質と白質が広範囲に侵される疾患（図3-1-81 C），白質ジストロフィー（図3-1-81 B），閉鎖性頭部外傷（図3-1-81 A），広範な**無酸素脳症**（図3-1-16 A）など，また**梗塞**では内包を切断するような視床の近くに起きた場合が多い．視床の病変はほぼ全ての亜核に観察されるが，M核，VL核，視床枕などに顕著に現れ，VPL核やVPM核では非常に軽い．

　Creutzfeldt-Jakob病の視床では少なくとも二つの異なる病変が観察される．その一つは大脳皮質と同様な海綿状態であり，亜急性海綿状

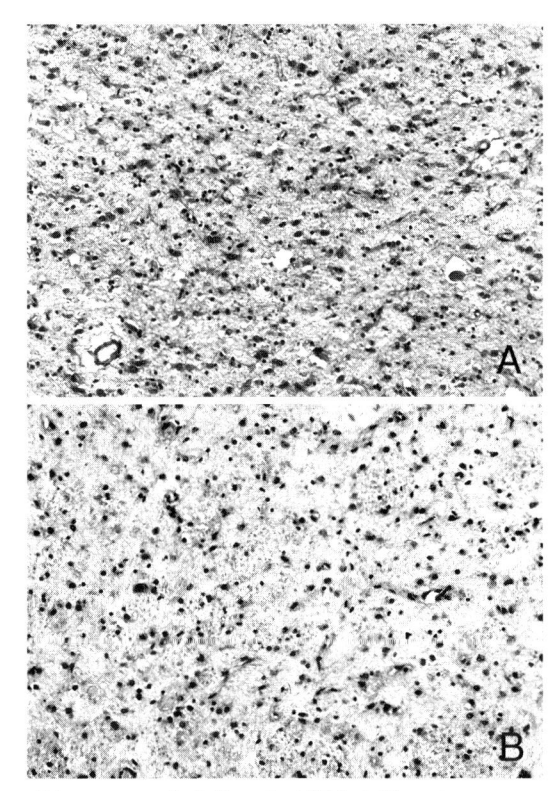

図 3-1-80 左右差のある視床変性
A：軽度の神経細胞脱落と高度のアストログリアの増殖を呈する左内側核（HE 染色），B：中等度のアストログリアの増殖を呈する右内側核（HE 染色）．

脳症で認められる．第二のタイプは線維性グリオーシスである．ただし，まれに海綿状態とグリオーシスが共存していることもある．最も多く遭遇するタイプは panencephalopathy 型で，その形態は前述の二次変性型である．これは本型が広範な皮質と白質を侵すためと考えられる．とくに注目される点は大脳皮質では肥大したアストログリアが主体で線維性グリオーシスはほとんど形成されていないが（図 3-1-16 B），視床では線維形成型アストログリアが増殖して線維性グリオーシスになっていることである（図 3-1-81 C）．Creutzfeldt-Jakob 病ではアストログリアのグリア線維形成が不良であることが一つの特徴であるが，同一脳においてアストログリアの反応態度が場所によって異なる点は興味深い．panencephalopathy 型では内側核，外側腹側核，視床枕などがとくに強く障害され（図 3-1-81 C），ほぼ大脳皮質の病変分布に対応している．さらに，本型では外側膝状体も好発部位で，視索と視放線に変性を伴うことがある（図 3-1-82）．

なお，とくに視床に病変が強調されるものを Stern-Garcin 型ということがあり，最近では**致死性家族性不眠症**（fatal familial insomnia）がそれに相当する．

Huntington 病の視床は神経細胞の脱落はないにも関わらず容積は 30％前後減少しているといわれる．本症では大脳皮質に明らかな神経細胞脱落はみられないが，その細胞密度が非常に高いこともあるため，単純に一次性変性と言えないかもしれない．Alzheimer 病や Pick 病では視床変性は極めてまれである．

一方，明らかな大脳皮質や白質に病変が認められないにも関わらず視床に病変がある場合は視床の一次性変性と考えられる．このタイプの視床は二次変性に比べて萎縮が軽い．組織学的には二次変性の場合とは逆に神経細胞の脱落は高度であるが線維性グリオーシスは軽い．神経細胞の脱落はほぼ視床全体にみられるが，二次変性の場合と同じように内側核，外側腹側核，視床枕などで高度である．この視床一次変性はまれに単独で現れる場合や**遺伝性失調症**などに合併してみられる．

このような一次変性と二次変性の形態学的差異は，何が主に萎縮するのかということに関連があると考えられる．すなわち，大脳皮質と視床を比べるまでもなく，神経細胞は圧倒的に大脳皮質に多い．しかも広大な大脳皮質から起こる神経線維がそれに比べて小さい視床に収斂するために，視床では皮質視床線維の方が視床皮質線維より圧倒的に多い．また，視床のなかで神経線維が占める容積は神経細胞よりも大きいと考えられるので，視床に萎縮をひき起こす要因としては皮質視床線維の減少の方が理解しやすい．アストログリアの増殖は isomorphic gliosis のパターンを示すことが多いが，これは消失した皮質視床線維に沿ってグリオーシスが生じていると考えられる．これが二次変性のメカニズムである．この場合，視床の神経細胞脱落による視床皮質線維の減少があるとしても

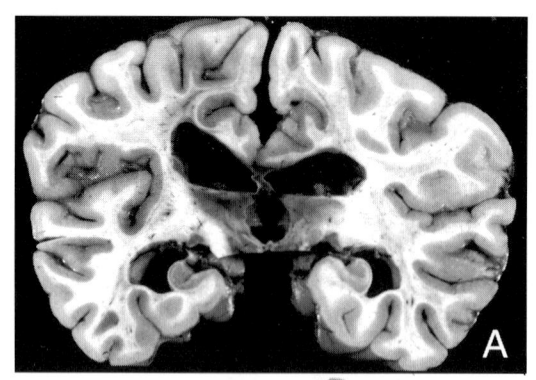

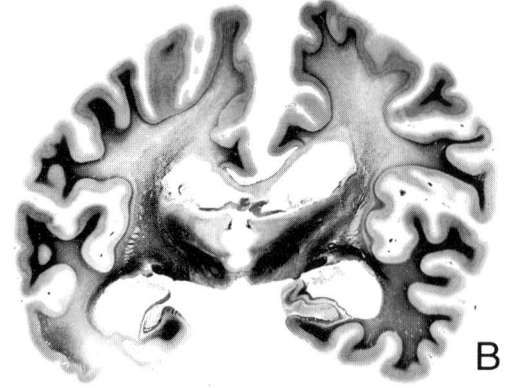

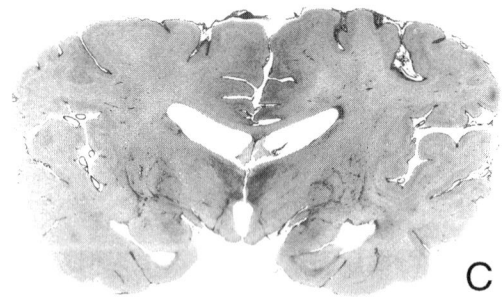

図3-1-81 さまざまな視床変性
A：閉鎖性頭部外傷，B：ズダン好性白質ジストロフィー（KB染色），C：Creutzfeldt-Jakob病 panencephalopathy型（Holzer染色）．

現象面には現れてこないのであろう。反対に視床の神経細胞に一次的な原因がある場合では，神経細胞とその出力線維である視床皮質線維の消失による視床の容積減少は小さいと考えられ，従って肉眼的な萎縮も軽いことになる。

c）老年性変化

視床は痴呆の有無とは無関係に老人斑が広範に出現することがある（図3-1-83 B）。その場合，ほとんど例外なく大脳皮質と線条体にも観察される。びまん性老人斑が多いが，定型斑なども混じる。NFTは健常老人脳ではほとんど観察されないが，初老期のAlzheimer病では髄板内核や網様核に集中する傾向がみられる（図1-2-29 A）。**進行性核上性麻痺**における視床変性は症例によってほとんど所見のないものから，神経細胞の脱落と線維性グリオーシスが顕著な例，さらにNFTが多発する例などがみられる。神経細胞の脱落は内側核を中心に正中核，前腹側核，外側腹側核などに目立つが，グリオーシスと脱落の間には一定の関係を見い出しがたい。一方，NFTが網様核や不確帯に多い点はAlzheimer病と共通しているが，進行性核上性麻痺では内側核にも多発している（図3-1-84）。

その他，視床の神経細胞には好酸性の細胞質内封入体が認められることがある。これはthalamic bodyと呼ばれる構造で，正常でも出現するが，**筋強直性ジストロフィー**では多発することがある（図3-1-83 A）。

d）その他

Wernicke脳症の病巣は乳頭体から第三脳室壁に沿って地図状に分布し，しばしばM核まで入り込むことがある。**ペラグラ脳症**では神経細胞の膨化あるいは中心染色質溶解，グリア結節，神経食現象などがM核を中心に観察される。

橋外髄鞘崩壊症の病変は前腹側核，外側腹側核，後腹側核など内包に接する亜核に起こり，内側核などは逃れることが多い（図3-1-66）。病変は橋や線条体と同様である。

日本脳炎ウイルスの感染による**日本脳炎**は黒質と視床を好んで侵すが，急性期では視床に融合傾向のある限局性壊死巣が斑状に多数散在する。さらに，リンパ球を主体とする静脈周囲の炎症細胞浸潤，多核白血球とミクログリアからなる細胞結節がみられる。慢性期ではこれらの壊死巣は空洞化し，次第にアストログリアの増殖，線維性グリオーシスが目立つようになる。病巣は視床のどの亜核にも分布するが，その中でも髄板内核は好発部位で，それを含む外側のVL核，LP核などに多くみられる。

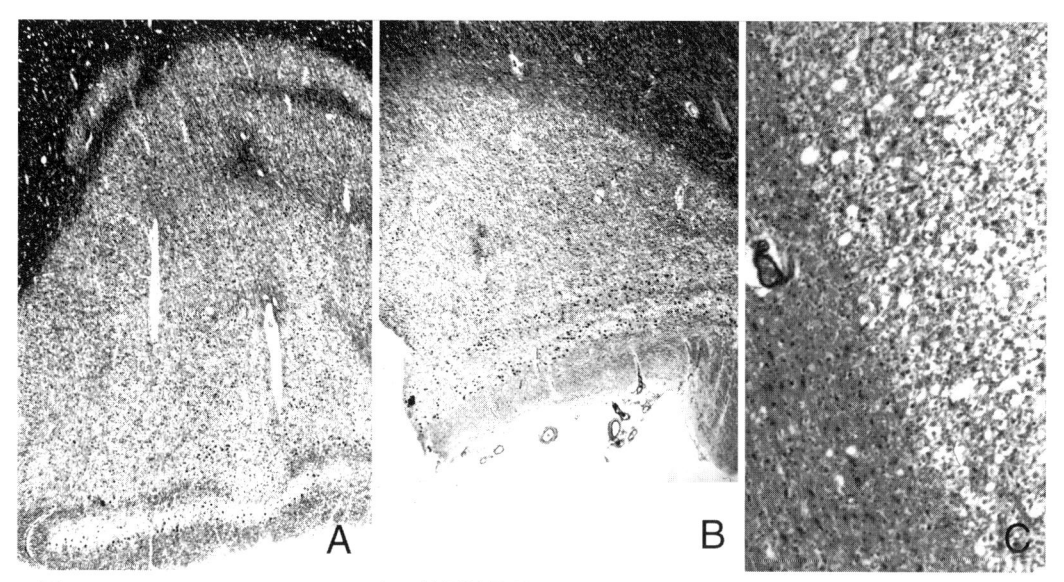

図 3-1-82　Creutzfeldt-Jakob 病の外側膝状体
A：健常な外側膝状体（KB 染色），B：第1，2層を除いて神経細胞の脱落と有髄線維の減少による外側膝状体の萎縮（KB 染色），C：視放線のマクロファージの動員を伴う変性（HE 染色）．

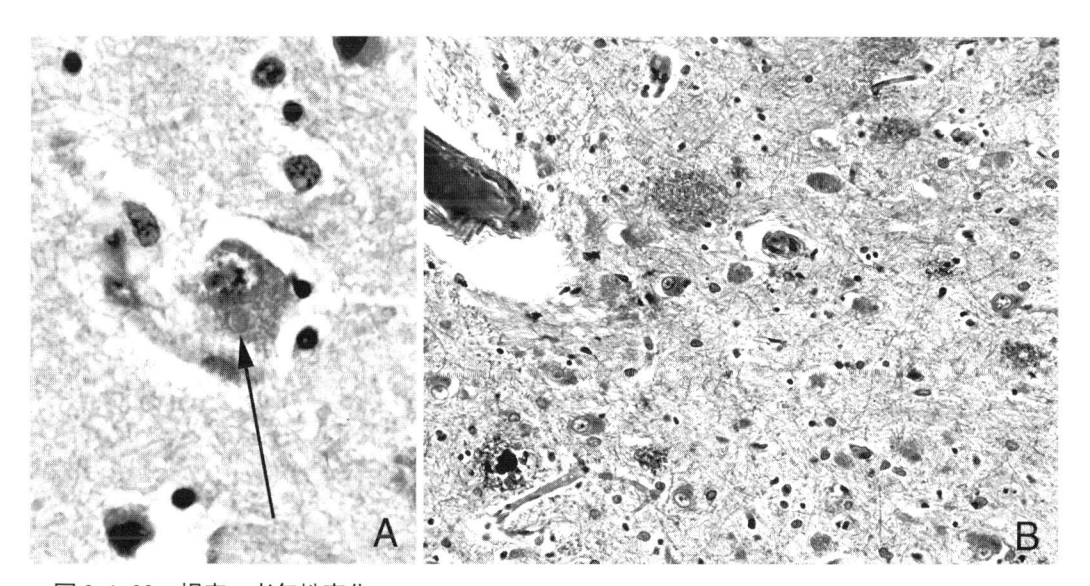

図 3-1-83　視床の老年性変化
A：好酸性のいわゆる thalamic body（HE 染色），B：定形斑とびまん性斑からなる老人斑，健常老人の前核（Metheamine-Bodian 染色）．

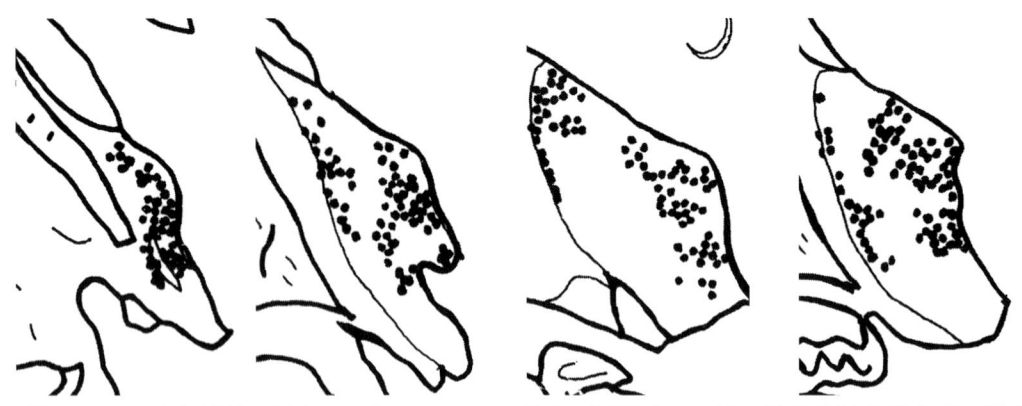

図3-1-84 進行性核上性麻痺におけるNFTの分布（天野直二，他：進行性核上性麻痺の視床病変について．脳神経 44：421〜428，1992より改変）

IV．白質

　白質は皮質の二次的変化を被るだけではなくて，原疾患に伴う派生的な循環障害，死戦期の浮腫性変化，標本作成上の人工産物など，さまざまな要因によって変化が生じやすい領域である。また，その組織変化も灰白質に比べて単調であり，神経線維の走行と標本の関係によって所見の把握や解釈が難しくなることも少なくない。

1．解剖学

　大脳白質は，左右の半球を結ぶ交連線維と一側の大脳半球の異なる皮質を連絡する連合線維が大部分を占めている。

1）交連線維

　左右の大脳皮質を連絡する脳梁，前交連，海馬交連を交連線維（commissural fibres）と言い，白質深部を走っている。脳梁（corpus callosum）は左右の大脳皮質ほぼ全域をつなぐ最大の交連線維で，側脳室前壁を形成する膝部（genu, 図3-1-90），側脳室の天井をなす幹，脳室後角の直前にある膨大部（splenium, 図3-1-76）に分ける。

　マクロファージの動員を伴う脳梁の二次変性は原発病巣が脳梁内部あるいは脳梁線維が収斂する側脳室外側角付近にあることが多く，大脳皮質や皮質下白質の病巣の二次変性がここで確認されることはまれである。これは皮質から出力する神経線維のなかで連合線維が大きな割合を占めているためと考えられる。また，老人脳の体部は明らかな病変が大脳皮質・白質にない場合でも菲薄化していることがしばしばあるので，肉眼的に疑わしい場合には組織学的な確認が必要である。しかし，**白質ジストロフィー**などのように大脳白質が広範に障害された脳では萎縮している（図3-1-81 B）。**頭部外傷**では脳梁に点状出血や軸索の離断が生じやすい。病巣は正中線上に起こることはまれで，左右どちらか一方に寄った場所にみられることが多い（図3-1-81A＆85）。脱髄性疾患として**Marchiafava-Bignami病**がある。壊死傾向があり，病変は脳梁中心部に強い。

　前交連（anterior commissure）は乳頭体よりほぼ1cmほど前方の割面で，レンズ核の腹側に現れる（図3-1-27）。この交連線維は嗅構造を連結するとともに，中・下側頭回を結ぶとされているが，確かなことは不明である。側頭葉に向かう前交連はレンズ核腹側から下方に向かい，扁桃体の近くを通るところまでは束として追跡できるが，その後は拡散するらしい。脳梁と同様に**頭部外傷**で離断し，末梢に向かって変性していることがある（図3-1-86 A）。変性疾患ではPick病やAlzheimer型痴呆で著しく萎縮することがある（図3-1-86 B）。

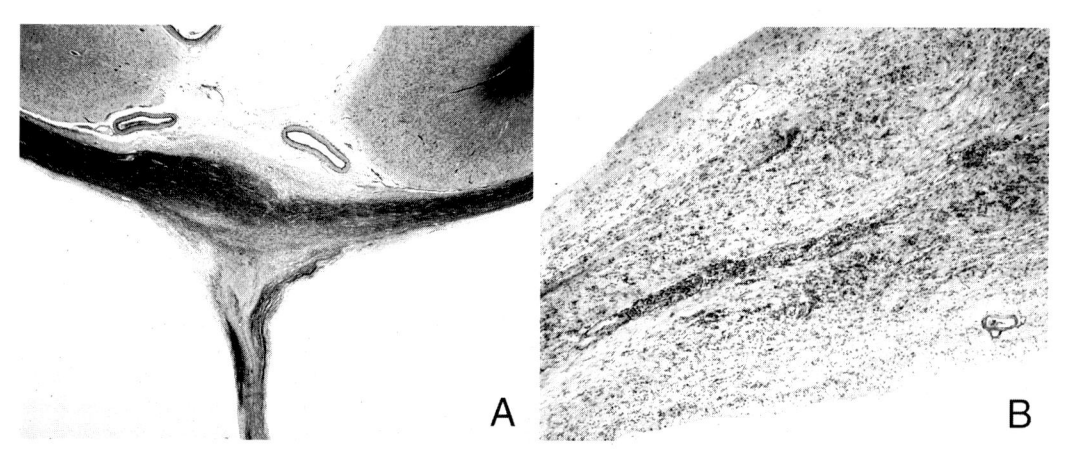

図 3-1-85　頭部外傷の脳梁
A：脳梁中央部と脳弓の壊死巣（KB 染色），B：マクロファージの動員（HE 染色）．

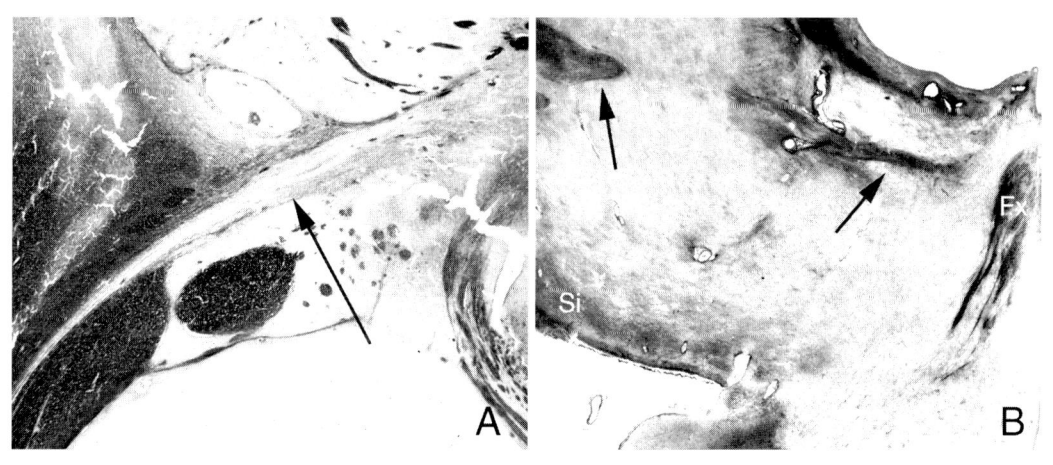

図 3-1-86　前交連
A：頭部外傷によって中央部が切断された前交連（矢印）の二次変性（KB 染色），B：Alzheimer 型痴呆における前交連（矢印）の変性（Holzer 染色）．

2）連合線維

　連合線維（association fibres）は短連合線維と長連合線維に大別される。短連合線維はさらに皮質内を走るものと，皮質直下の白質を脳回の形をなぞるように走るU線維（U-fibres）がある。U線維は脳回間を結ぶ神経線維で，白質に向かう髄質動脈がしばらくの間伴走している。皮質内に病変が生じていると短連合線維は消失するが，U線維はかなり高度で広範な皮質病変が起こらないと消失しないようである。これはひとつの断面にみえるU線維には近隣のさまざまな領域を結ぶ神経線維が含まれているためと考えられる。皮質に病変がある場合，U線維で最もよく遭遇する変化はアストログリアが増殖している像である。また，この変化は老人脳で明らかな皮質病変がない場合でも観察されることがある。しかし，Holzer 染色で染め出されるような線維性グリオーシスを呈する場合は病的と考えた方がよい。

　一方，長連合線維は放線冠（corona radiata）や内包より浅く，短連合線維より深い部分を走る。このうち，大脳前額断でよくみえる線維束は側脳室外側角の付近を走る上後頭前頭束（fasciculus occipitofrontalis superior），上縦束（fasciculus longitudinalis superior），帯状束（cingulate fasciculus）などである。前額断の髄鞘染色標本ではほぼ輪切りをみることになる。びまん性の白質病巣では

これらの線維束だけあたかも病変から逃れたように保たれていることがある。

側脳室外側角周囲の白質は放線冠から内包に出入する神経線維群，脳梁を出入する神経線維群，それに長連合線維という3方向の線維束が交叉している場所である（図3-1-27＆100）。ここでは**多発性硬化症，橋外髄鞘崩壊症，抗癌剤**による白質脳症などが観察される。

3）内包

内包（internal capsule）は水平断でみるとひらがなの"く"の字に似た形で（図3-1-87），尾状核とレンズ核に挟まれた短い前脚（anterior limb），レンズ核と視床の間にある長い後脚（posterior limb），それに両者の接合部である膝部（genu）に分ける。内包を通過する神経線維のなかで，最も量的に多いものが皮質橋路と視床―大脳皮質間を相互に結ぶ神経線維である。前頭橋路は前脚の尾状核よりを通り，それ以外の脳葉に由来する皮質橋路は後脚のレンズ核側を通る。皮質脊髄路は後脚の後方三分の一の領域を通るが，皮質球路は膝部を通過する。一方，視床-皮質間の神経線維は視床脚（thalamic peduncles）と呼ばれ，前脚ではほぼ中央からレンズ核よりを通るが，後脚では視床に接している。

内包は丁度，扇の要に位置しているため，大脳白質に広範に生じた変化が内包に集中したり，広範な梗塞などの二次変性がより明瞭に観察できることがある。しかし，前額断の場合，内包は神経線維の方向に沿ってみえるため，白質病巣の影響が標本に現れないことがある。一方，内包は海綿状病巣がまれならず生じる場所である。その形態は後述のように正円形の孔の集合で，軸索の変化を伴う。

2．病理学

神経線維数の減少をみるには神経線維の長軸に対して直角の方向に切った横断標本が最適である。ところが，軸索とミエリンの関係，軸索自体の変化などが横断面に現れるチャンスは非常に低いため，神経線維自体の病変を知るには必ずしも適さない。このような場合には長軸方向に切断した標本がよい。また，isomorphic gliosisのようにアストログリアの突起が既存の神経線維に沿って伸びている状態を横断面でみると，アストログリアの突起はほとんど点としてみえるに過ぎないが，縦断標本で観察すると，細長いグリア線維をみることができる。このように，白質には構造に方向性があることを念頭に置いて標本の切り出しや観察を行う必要がある。

白質の病変は，その基本的な病巣がひとつの脳葉全体に及ぶような大きなびまん性変化と，小さい病巣が融合して大きなものになっている限局性変化に大別できる。びまん性病変は白質ジストロフィーに代表されるように，その境界が不鮮明なことが多く，病巣は血管の走行や灌流域とは必ずしも一致しない。それに対して，限局性病巣は多発性硬化症の脱髄斑のように健常部との境が比較的明瞭で，静脈を中心に広がっていることが多い。もちろん，びまん性病巣にも変化に強弱があったり，限局性病巣のまわりに広範なびまん性病巣が取り囲んでいることもあるので，厳密に両者を区別することは難しいが，その病変の広がりが基本的にびまん性か，あるいは限局性か，という区別は最初にすべきであろう。

1）びまん性病変
a）血管・循環障害

大脳白質全体が淡明化している状態は人工産物を別として，最も遭遇する機会の多いものが**脳浮腫**（brain edema）である（図3-1-88）。髄鞘染色標本では完全に染まらない状態になることはまれで，強拡大で観察すると正常にみえる神経線維の間に薄いミエリンやミエリン球などがみられる。HE染色でみると，オリゴデンドログリアの数が減少していることが分かる。さらに強拡大にすると，急性期では核が濃縮し，正常では観察されない細胞体がみえる。マクロファージに似ているが，核はひとつで，胞体が泡沫状を呈することはない。また，核質の明るい大きなアストログリアの核が目立つ。しかし，量的には白質よりも灰白質に多い。浮腫が遷延

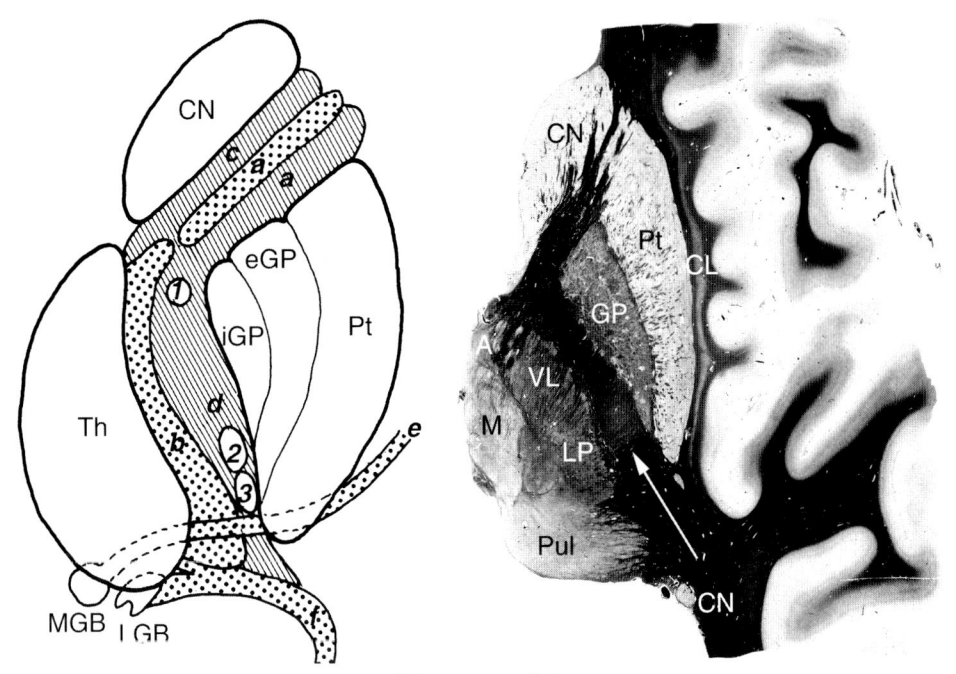

図3-1-87 内包

略号 A：視床前核，CL：前障，CN：尾状核，eGP：淡蒼球外節，iGP：淡蒼球内節，LGB：外側膝状体，LP：後外側核，M：内側核，MGB：内側膝状体，Pt：被殻，Pul：視床枕，VL：外側腹側核，Th：視床．a：前視床脚，b：上視床脚，c：前頭橋路，d：皮質橋路，皮質遠心線維，e：聴放線，f：視放線，1：皮質球路，2：皮質脊髄路（顔面，上肢），3：皮質脊髄路（下肢）．矢印は神経線維の変性によって淡明化した皮質脊髄路，筋萎縮性側索硬化症．（左図はCarpenter's Human Neuroanatomy, 9 th ed, Wiliams & Wilkins, 1996, Figure 16.39 より改変）

すると，神経線維の変性・消失が進み，神経線維同士の間隔が広がって海綿状にみえることがある．アストログリアは反応するが，梗塞巣周辺で観察されるような活発な増殖はみられず，細胞質の空胞化や突起の断裂など，一旦肥大したアストログリアの退行性変化が認められる（図3-1-88 B）．マクロファージも同様に梗塞巣ほど活発ではなくて，組織内に留まり血管周囲の集合像をみることあまりない（図3-1-88 C）．また，毛細血管の新生もみられない．このように，浮腫はミエリン，軸索の変性に対して清掃・器質化が不十分な状態で，これを浮腫性壊死（Ödemnekrose, edema necrosis）と呼ぶことがある．浮腫性壊死は比較的長期にわたって浮腫を来たす疾患や状態で観察される．

白質硬化（cerebral white matter gliosis）は未熟児，重篤な心肺疾患などでみられるびまん性病変で，脳室周囲白質軟化と合併することがある．病変は髄鞘の淡明化の程度に比べて線維形成型アストログリアのびまん性増殖が強く，Holzer染色によって広範な線維性グリオーシスが染め出される．グリオーシスは被殻，視床などにも及ぶ．**多囊胞性脳症**（multicystic encephalopathy）は大脳皮質および白質に空洞が多発するもので，重篤な無酸素脳症による変化である．

b）白質ジストロフィー

白質ジストロフィー（leukodystrophy）は形態学的にはミエリン分解産物がSudan III染色に染まるもの（ズダン好性，sudanophilic）と染まらないもの，本来の染色色素とは異なる色に染まる性質を示すもの（異染性，metachromatic）などに分けられる（図1-1-38）．

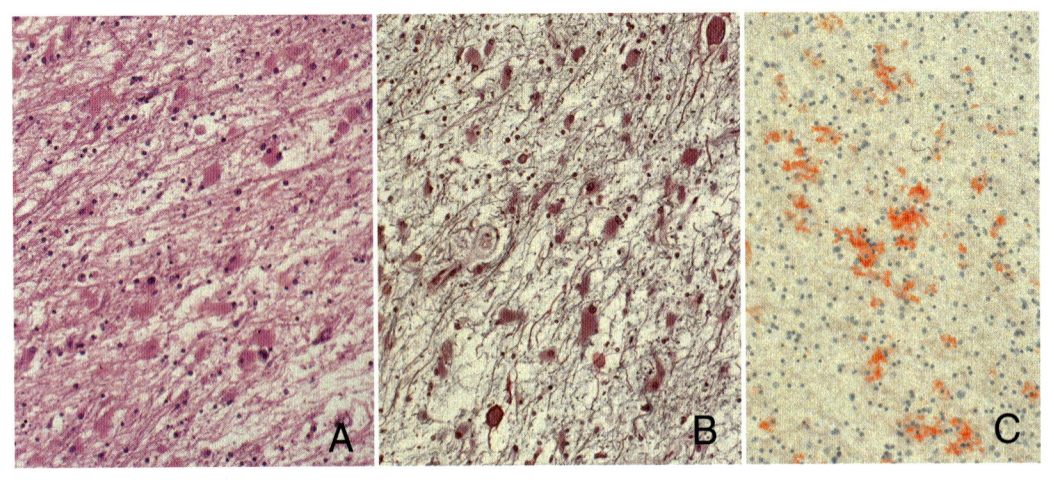

図 3-1-88　脳浮腫
A：退行性変化を示す肥大型アストログリア（HE 染色），B：軸索はまばらで，海綿状にみえる．アストログリアは嗜銀性をもつため，褐色に染まっている（Bodian 染色），C：中性脂肪をもったマクロファージが組織内に点在している（Sudan III 染色）．

また，一般臓器に変化を伴うことがある．

i ）基本病変

肉眼的には白質がゼラチン状で，白くみえる皮質下白質とは対照的である（図 3-1-89）．しばしば後頭葉白質が最も強烈で，前頭葉に向かって軽くなり，病巣最先端部では健常な白質と病変部の間が不明瞭で，漸次健常部へ移行している（図 3-1-90）．髄鞘染色標本では皮質深層を残して，ほとんどミエリンは染まらない．病変は血管とは無関係に広がる．ただし，Pelizaeus-Merzbacher 病ではびまん性病巣のなかに血管周囲の白質だけ島状に髄鞘がよく保たれているために，虎斑状（tigroid）にみえることがある（図 3-2-24）．同様の髄鞘島は Cockayne 症候群でも観察される．

病変が進行した白質深部では軸索はほとんど完全に消失している．これが多発性硬化症などと異なる点で，軸索がミエリンに対して相対的によく残る状態は一過性と考えられ，白質ジストロフィーは一方的に軸索消失に向かう疾患とみることができる（図 1-1-39 B）．細長い突起を伸ばした線維形成型のアストログリアが神経線維の走行に沿って多数認められ，isomorphic gliosis が明らかになる．このグリオーシスは髄鞘の淡明化の範囲より広いことが多い（図 3-1-90）．病巣辺縁部ではミエリンの消失に比べて軸索は比較的保たれているが，軸索の腫大，腫大した軸索の空胞化などが観察される．また，線維形成型よりも肥大型アストログリアが多い．なお，Alexander 病では無数の Rosenthal 線維が出現する（図 1-1-69 B）．また，那須-Hakola 病（膜性脂質異栄養症，membranous lipodystrophy）ではとくに軸索腫大が多い（図 3-1-91）．そのため，本症を神経軸索ジストロフィー（neuroaxonal dystrophy）と考える向きもある．しかしその一方で，白質の髄鞘脱落に比べて線維性グリオーシスが強いという白質ジストロフィーとしての性格も指摘されている．本症は病的骨折が特徴的で，大腿骨のような長管骨の皮質が極端に菲薄化する．また，骨髄の脂肪組織には唐草模様の膜性囊胞性病変が観察される（図 3-1-91 C）．

ii）細胞反応

崩壊産物の除去はマクロファージが担当し，病巣内に点在するとともに血管周囲に集合している．マクロファージに取り込まれた物質は多くの場合，中性脂肪で，凍結切片によるSudan III 染色や Oil red O 染色で陽性に染まる（図 1-1-38 A）．ところが，クレシール紫やトルイジン青で染めると，色素と同じ青色には染

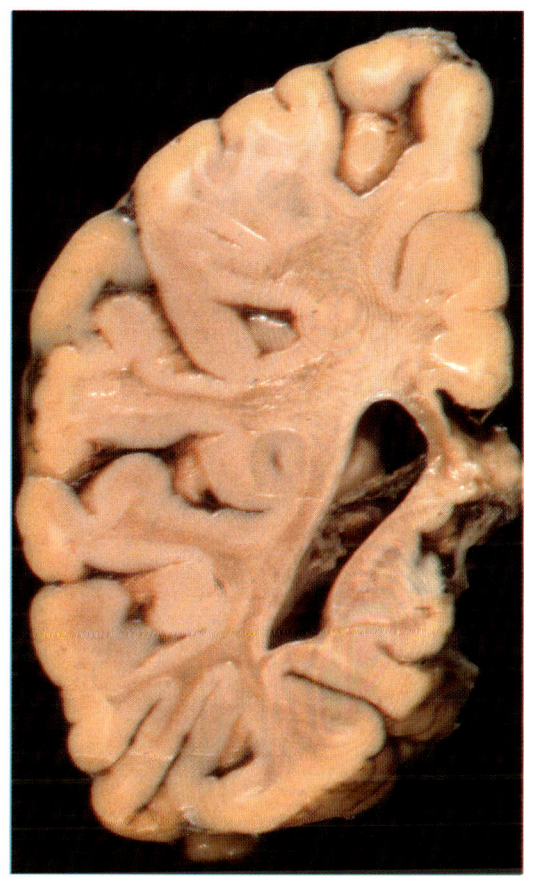

図3-1-89 副腎白質ジストロフィーの肉眼所見

線状の封入体（striated cells）が観察される。

特徴的な細胞が出現する疾患として**グロボイド細胞白質ジストロフィー（Krabbe病）**のグロボイド細胞（globoid cell）が知られている。間葉系由来とされるこの細胞は直径が100μにも達する多核巨細胞で，血管周囲にみられる（図3-1-92）。その細胞質はSudan III染色とPAS反応で陽性に染まる。

iii）海綿状病変

白質ジストロフィーのびまん性病変とは別に，内包，錐体路，視索（図1-1-39 B）など神経線維が一定の方向に走っている領域に限局性の比較的粗大な海綿状態が生じることがある（図3-1-93）。これは立体的にはカプセル状と考えられ，肉眼的にもその部分だけ腫張していることが分かる。多くの孔はその由来を確認することができないが，薄いミエリンで裏打ちされた孔に細い軸索や腫大した軸索をみることがある。マクロファージの動員も盛んで，海綿状態の一部はこの細胞で占められ，海綿状病巣の下ではWaller変性が生じている。疾患特異性は認めがたく，白質ジストロフィーの他に**Creutzfeldt-Jakob病**のpanencephalopathy型にもみられる（図3-3-47）。神経線維が一定の方向に走っている長経路に生じることから，何らかの組織の特異性が関与していることも考えられる。なお，**遅発性放射線障害**でも内包や橋底部などに同様な海綿状態が観察されるが，軸索腫大が非常に高度である（図3-1-101 C）。

一方，非常にまれな海綿状態として，びまん性のミエリン脱落に加えて海綿状態を呈する**Canavan病**がある。海綿状態を構成する個々の孔はほとんど空で，Sudan III染色に染まるものはほとんどない。灰白質にはしばしばAlzheimer II型グリアが出現する。その他，海綿状態は**フェニールケトン尿症**（phenylketonuria），**かえでシロップ尿症**（maple syrup urine disease），**糖原病**（glycogen storage disease）などの代謝性疾患でも観察されることがある。

まらず，褐色になる場合がある（図1-1-38 B）。このような異染性（metachromasia）を示す白質ジストロフィーは**異染性白質ジストロフィー**（metachromatic leukodystrophy）と呼ばれる。PAS染色にも陽性である褐色の物質はcerebroside sulfateで，神経細胞，腎尿細管上皮，胆嚢上皮などにもみられる。

白質ジストロフィーでは一般に炎症細胞浸潤を伴うことはないが，副腎皮質と大脳白質に病変をもつ**副腎白質ジストロフィー**（adrenoleukodystrophy）では静脈周囲性に大量のリンパ球が出現する（図1-1-40 D）。また，偽石灰沈着が古い病巣に多くみられることも特徴である。さらに，大脳白質のびまん性病巣に加えて，小脳，脳幹にオリーブ橋小脳萎縮症によく似た病変分布を示すことがあり，臨床的にもオリーブ橋小脳萎縮症が強く疑われることがある。本症では，副腎皮質の束状帯にある細胞に松葉状の

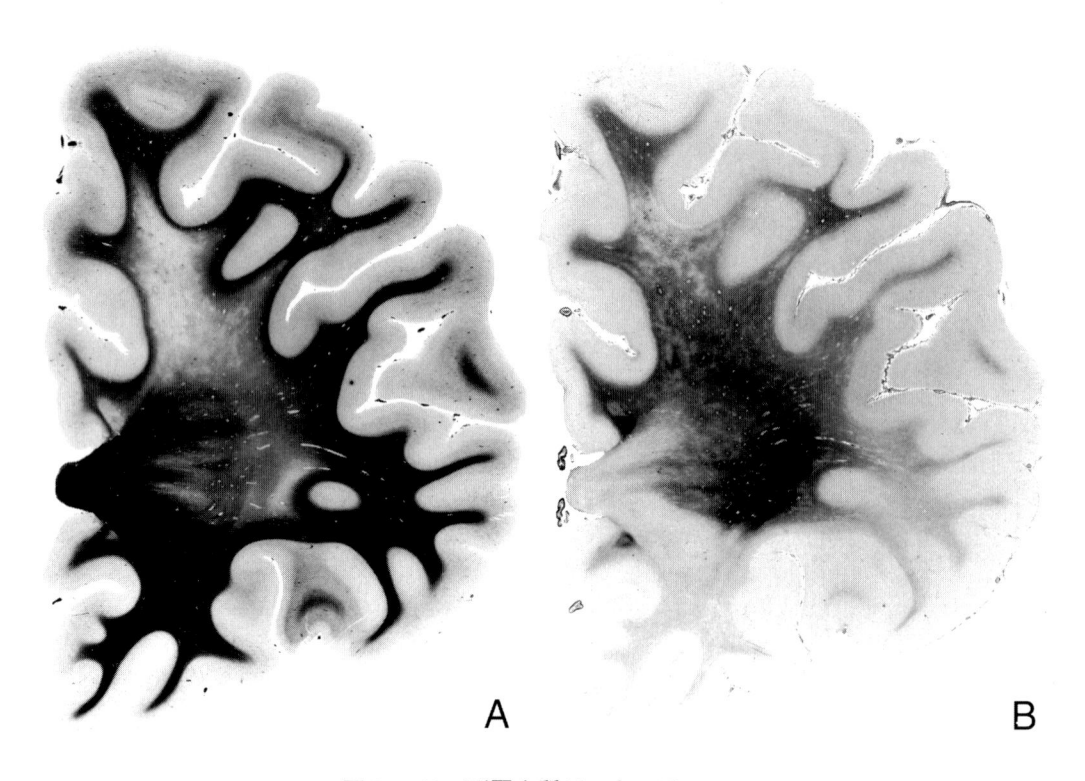

図 3-1-90　副腎白質ジストロフィー
A：脳梁膝部を通る前額断の KB 染色標本，病巣の境界は不鮮明，B：髄鞘の淡明化に比べて線維性グリオーシスの範囲が広い（Holzer 染色）．

iv）その他

　白質ジストロフィーの大脳皮質では，病巣が皮質深層に及ぶことは決してまれではない。また，層状に神経細胞が脱落することはないが，ニューロピルが萎縮して神経細胞の密度が高くなっていることが多い。皮質下諸核のミエリンもしばしば高度に消失するが，白質の二次変性の可能性もあるので注意が必要である。

c）感染症

　びまん性に大脳白質が障害される疾患として**亜急性硬化性全脳炎**（subacute sclerosing panencephalitis, SSPE）がある（図 1-1-37）。肉眼的にほとんど所見のない例もあるが，長期例では脳が非常に硬く，皮質，白質ともに萎縮が強い。大脳白質の割面はしばしば斑状に灰色がかっている。髄鞘の淡明化は白質ジストロフィーほど顕著ではないが，線維性グリオーシスは髄鞘染色標本から窺えないほど広く強い。Bodian 染色標本では軸索は比較的残っているが，長期例では消失が著しい。アストログリアとミクログリアが無数に出現している。オリゴデンドログリアも減少し，なかに好酸性の核内封入体をもった細胞が観察され，電顕でウイルスの nucleocapsid が証明される。この封入体はアストログリアや神経細胞にも認められることがある。このような病変は大脳皮質にも広がり，層構造が著しく乱れている。さらに神経食現象がしばしばみられ，長期例では残存神経細胞に NFT が出現することがある（図 1-1-37 D）。リンパ球浸潤が実質内の血管周囲や軟膜に認められるが，その程度は軽い。

　後天性免疫不全症候群（acquired immunodeficiency syndrome, AIDS）に伴う**ヒト免疫不全症ウイルス脳炎**（human immunodeficiency virus encephalitis）は多核巨細胞の出現が特徴的である。この細胞には HIV-1 virion が電顕的に証明され，抗 HIV-1 抗体による免疫染色に陽性に染まる。多核巨細胞は血管周囲に位置し，基底核，皮質下白質な

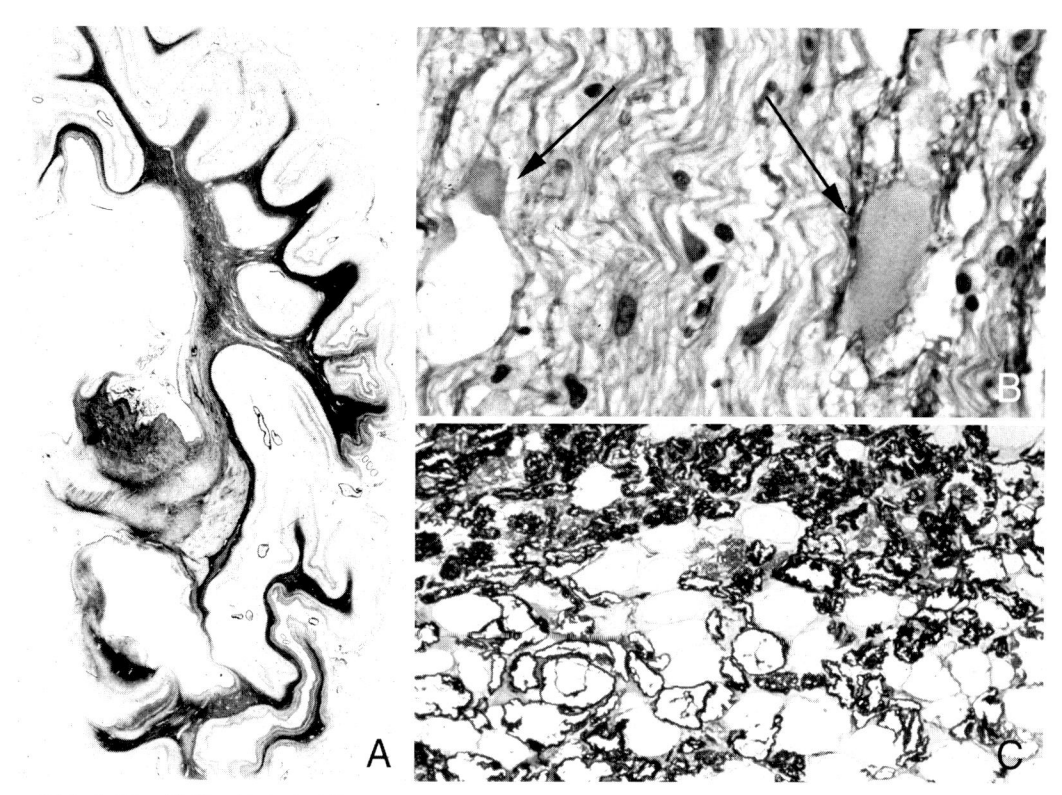

図3-1-91 那須-Hakola病
A：著しい白質の萎縮と線維性グリオーシス（Holzer染色），B：深部白質に点在する軸索腫大（矢印）（LFB-HE染色），C：心外膜の脂肪組織にみられた唐草模様の膜性嚢胞性病変（Sudan Black B染色）（神奈川県総合リハビリテーションセンター病理のご好意による）．

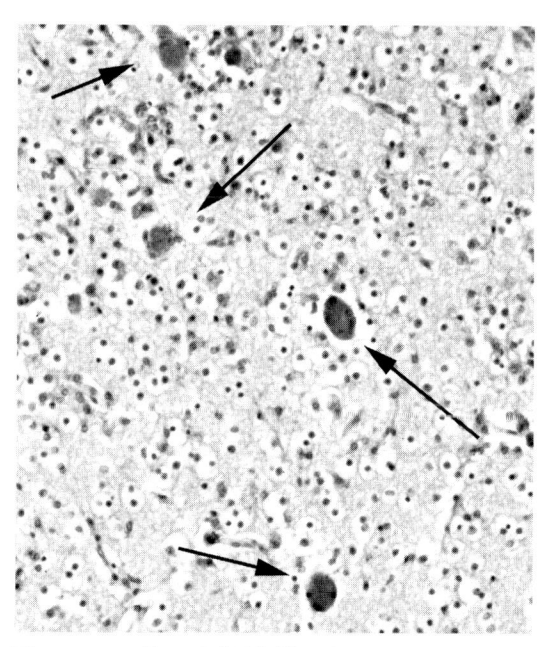

図3-1-92 グロボイド細胞（矢印，PAS染色）．

どに分布する．ときに大脳皮質にみられることもあり，重症例ではさらに脳幹，小脳，脊髄にまで広がる．また，この多核巨細胞はミクログリアの結節と共存することがある．しかし，リンパ球やマクロファージの出現は軽度である．このような肉芽腫性変化はその中心部が壊死に陥ることはあっても，周囲組織に対する影響は軽微で，アストログリアの反応は非常に軽い．

HIV白質脳症（HIV leukoencephalopathy）は白質のびまん性淡明化である．多少，部位によって強弱があり，淡明化の強いところでは基質の粗鬆化がみられる一方，高度な場合には空洞形成にまでいたる．アストログリアの反応は軽度である．このように，病変は極めて非特異的で，多核巨細胞が証明されない場合には，免疫細胞化学的に確認する必要がある．

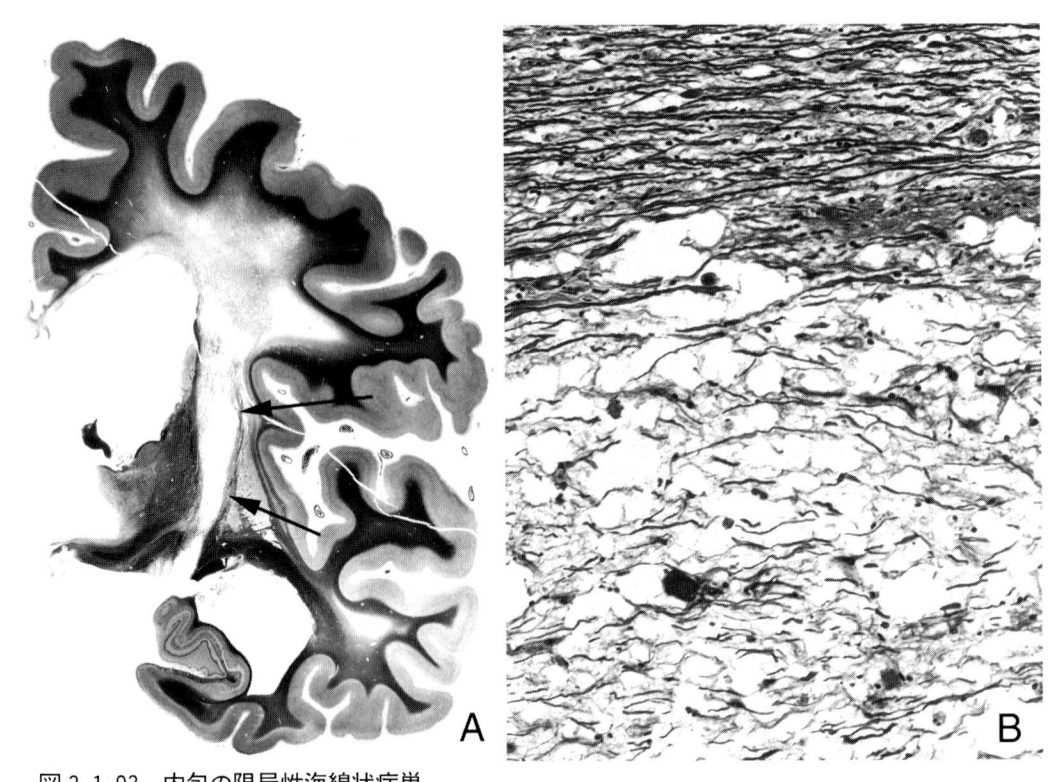

図 3-1-93 内包の限局性海綿状病巣
A：ズダン好性白質ジストロフィーの内包にみられる海綿状病巣（矢印）（KB 染色），B：病巣内は軸索の消失が著明（Bodian 染色）．

d) 物理的損傷

頭蓋骨骨折を伴わない**閉鎖性頭部外傷**（blunt head injury, non-missle head injury）では肉眼的に大きな異常は認められないが，組織学的には断裂した軸索が腫大した球状の構造やそれに対してミクログリアが集簇している像が広範に観察されることがある．これは頭部に加速する力が加わったときに白質で生じる剪力（shearing force）によって軸索が引きちぎられるためと考えられ，このような状態をびまん性軸索損傷（diffuse axonal injury, DAI）という．受傷後の遷延性昏睡に対応する形態学的変化として注目されている．軸索腫大は比較的長い神経線維群に生じやすく，脳梁（図3-1-81 A & 85），前交連，脳弓，内包，上後頭前頭束，錐体路，上小脳脚（図 1-1-61 E, 3-3-26 C），中心被蓋路などは好発部位である．重症例では出血や壊死などが観察される．また，上前頭溝の皮質下白質に軸索の断裂や腫大などが線状に生じることがある．これはしばしば左右対称性にみられ，gliding contusion と呼ばれている．上前頭溝の表面にあるクモ膜顆粒は高齢ほど線維化が進むが，頭部に衝撃が加わったとき，この部分だけ可動性が低いために白質の神経線維が引きちぎられやすいと考えられている（図 3-1-94）．閉鎖性頭部外傷例では，受傷後，進行性に白質が萎縮していく場合がある（図 3-1-81 A）．

e) その他

多系統萎縮症は小脳，脳幹の白質に変性が生じるが，オリゴデンドログリアの細胞質にみられる封入体（glial cytoplasmic inclusion, GCI）は組織学的に著変をみない大脳白質にも広く分布する（図 3-1-95 B）．しかも，10 年にも及ぶ長期経過例では半卵円中心にびまん性の髄鞘の淡明化を伴う白質の萎縮を呈することがある（図 3-1-95 C）．なお，GCI は広範に出現しているが，神経線維の減少は必ずしもびまん性ではないことがある．また，**進行性核上性麻**

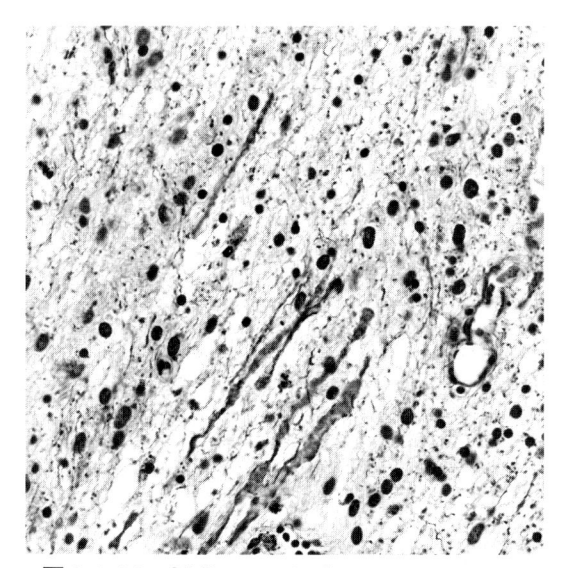

図 3-1-94　Gliding contusion
A：閉鎖性頭部外傷例の上前頭溝の皮質下白質 (Bodian 染色)．

痺や**皮質基底核変性症**では，内包から中心前回に至る白質が淡明化し，Gallyas-Braak 変法陽性の構造物が散在していることがある（図3-1-95 A）．さらに，広範な白質の変性は**歯状核赤核淡蒼球ルイ体萎縮症**でも観察されることがある．これらの疾患では大脳皮質にさしたる病変は見いだせないので，皮質の二次的変化とみなすことはできない．また，死戦期の浮腫などによって白質の淡明化は容易に生じうるが，CT，MRI 画像でもかなり長期に渡って進行性に観察され，神経線維の減少を伴っている点でそのような機転は考えにくい．

一方，Pick 病の萎縮した前頭葉や側頭葉の白質には皮質病変の二次的な変化とは考えにくいほどに強い線維性グリオーシスが観察される（図 3-1-15）．また，髄鞘の淡明化の程度に比べてもグリオーシスが不相応に顕著なこともある．**Alzheimer 型痴呆**でも白質の萎縮が非常に目立つことがあるが，多くの場合，軟膜血管のアミロイド・アンギオパチーによる虚血性変化も考慮しなければならない点で，上記の疾患とは異なる可能性がある．なお，皮質下白質にも老人斑が出現していることがある．

2）限局性病変
a）血管・循環障害
i）虚血性病変

白質に生じる大小さまざまな梗塞は高齢ほど増加する傾向がみられ，**血管性痴呆**（vascular dementia）の形態学的背景として注目されている（図 3-1-96 B）．しかし，多発性白質梗塞が痴呆例に圧倒的に多いとは言い難く（**表1-2-3，図1-2-23**），病巣の分布が重要と思われる．

白質の梗塞は薄いアストログリアの壁をもつ空洞になることが多いが，境界が不鮮明で漸次健常な白質に移行するような髄鞘の淡明化巣が多発していることがある．そのなかに健常にみえる有髄線維が走っていることが多い．病巣では線維形成型のアストログリアの増殖は軽く，病巣の中心部に不規則な形をした組織欠損がみられることもあっても，アストログリアによる器質化が認められず，梗塞の空洞とは異なる．これがいわゆる **Binswanger 病**の白質像である（図 3-1-96 A & 97）．肥大型アストログリアは病巣内や周辺にみられるが，太い突起が断裂し，グリア線維を十分形成していないので Holzer 染色ではほとんど染まらない．マクロファージの動員も通常の梗塞に比べて非常に乏しく，全体として浮腫性壊死の組織像に似ている．

Binswanger 病では，軟膜動脈や白質に入る髄質動脈の硬化やそれに伴う内腔の狭窄，アミロイド沈着，小動脈瘤やその線維化などがみられる（図 3-1-97 C）．白質の毛細血管やそれに近い細動脈は血管壁の硝子化や外膜の肥厚を示すが，内腔の狭窄や閉塞は概して軽い．ただし，軟膜血管の変化が非常に軽い場合でもこのような白質病変をみる場合がある．また，このような白質の変化は程度や広がりを度外視すれば健常老人脳でも観察されるため，Binswanger 病はそのような白質病変が高度になった状態とも考えられ，その意味ではここに述べた病変が本症に特異的とは言い難い．また，通常の梗塞と共存していることが多いため，病巣内を健常な神経線維が走るというパターンは一次病巣から遠く離れた二次変性の部位で観察されうることにも留意しなければならない．

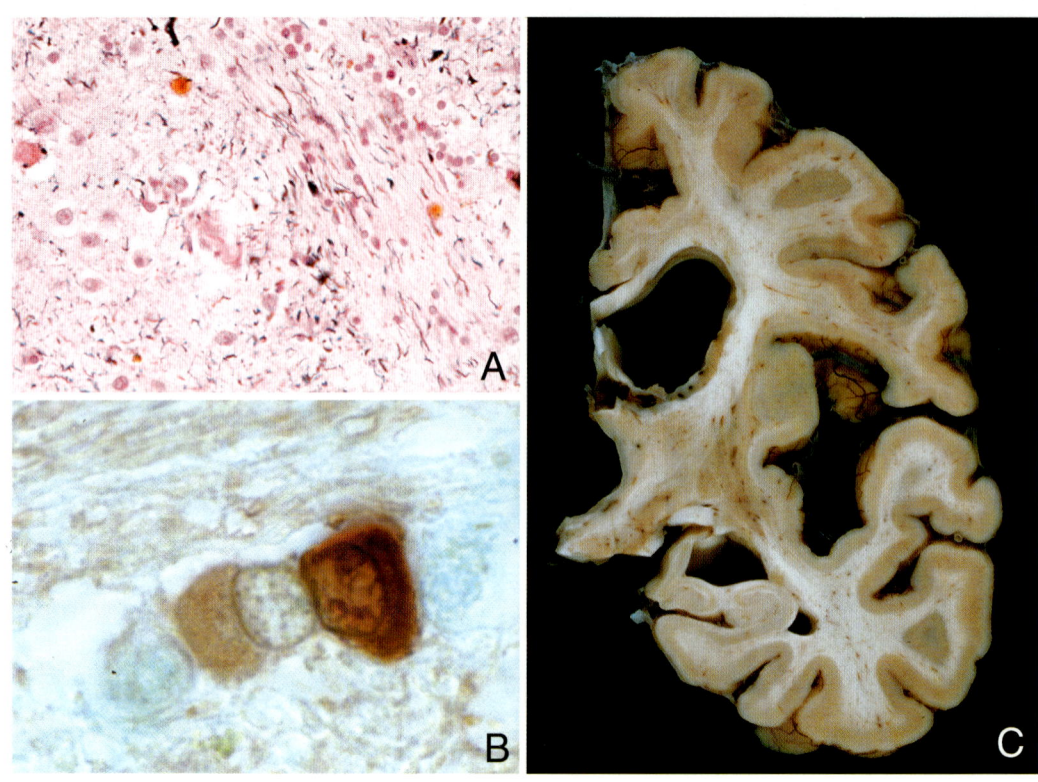

図 3-1-95　系統変性症の白質
A：皮質基底核変性症の内包（Gallyas-Braak 変法），B：多系統萎縮症の半卵円中心に点在する glial cytoplasmic inclusions（抗 tau 抗体による免疫染色），C：半卵円中心が高度に萎縮した多系統萎縮症．

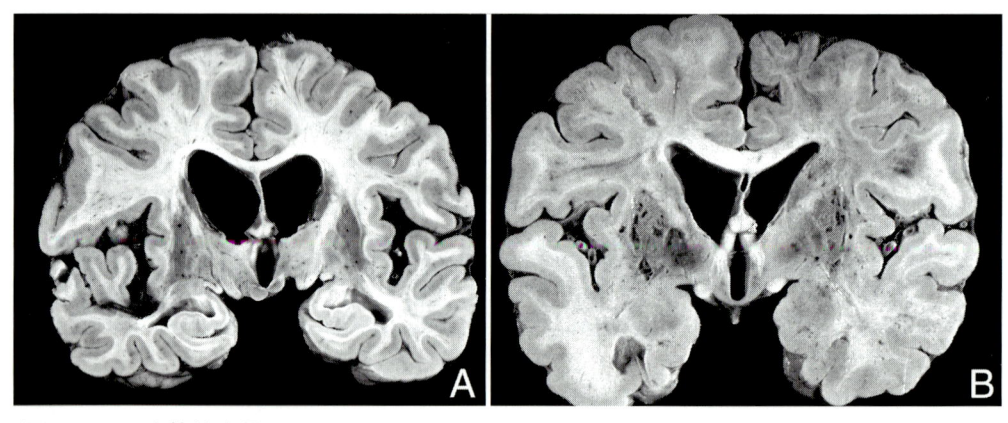

図 3-1-96　血管性痴呆
A：Binswanger 病，B：多発性脳梗塞．

白質希薄化（leukoaraiosis）は CT 画像などで使われる放射線科の術語で，白質とくに側脳室周囲などの深部白質にみられる変化である．病理学的に白質希薄化が白質のどのような変化に対応するのか定かではないが，とくに老人の側脳室周辺の白質は上衣細胞の下に厚く広がる上衣下グリオーシス（subependymal gliosis）が著しく，その部分は粗鬆化しているように見えるので，このような領域が白質希薄化としてみえているかもしれない．もうひとつの可能性

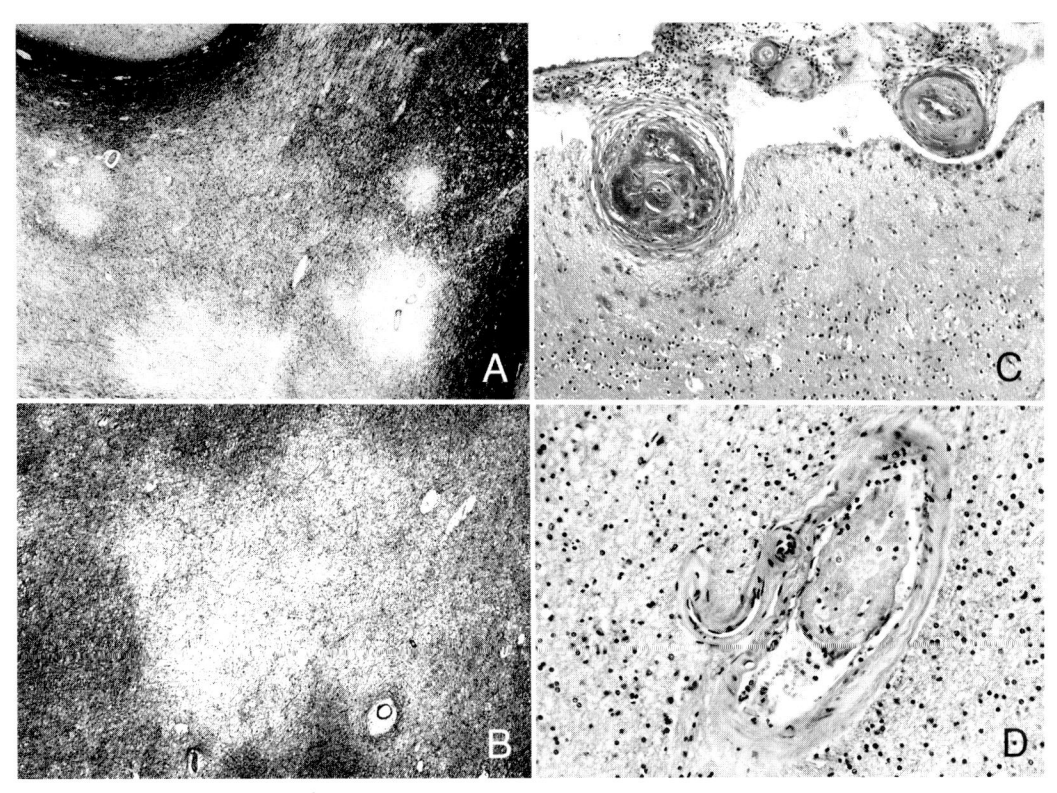

図 3-1-97　Binswanger 病
A：皮質下白質の境界不明瞭な淡明化巣（KB 染色），B：病巣内には神経線維が残存している（Bodian 染色），C：軟膜血管の壊死と内腔の狭窄（HE 染色），D：白質にみられる血管外膜の肥厚と血栓形成（HE 染色）．

は側脳室周囲の白質の特殊性である．ここは放線冠から内包に出入する神経線維に対して上後頭前頭束や脳梁の神経線維がほぼ直角に交叉している場所で，浮腫性変化を受けやすいと思われる．

成人の無酸素脳症や広範な虚血性障害で白質がとくに障害されることは少ないが，急激な血圧低下などによって静脈周囲の白質が侵されることがある（低酸素性白質脳症，hypoxic leukoencephalopathy）．一見，静脈周囲性脱髄炎のような分布をとるが，炎症細胞浸潤はみられない．

脳室周囲白質軟化（periventricular leukomalacia）は未熟児脳で最もよくみられる変化であるが，心肺疾患児でも観察されることがある．病巣は側脳室の前角，外側角，後角と下角に分かれる部分，および後角などの周囲白質に分布する．境界鮮明な病巣で，急性期は凝固壊死であるが，出血を伴うこともある．やや時間がたっているとアストログリアの増殖や軸索の腫大などがみられる．最終的には空洞化する．

ii）**出血性病変**

大脳白質への出血として，アミロイド・アンギオパチーによる出血，高血圧性出血，頭部外傷に伴う出血，外側型および内側型出血の波及，血管奇形，腫瘍からの出血，脳紫斑病などがある．白質出血は神経線維を切断する方向に生じると損傷は大きいが，神経線維の長軸方向に出血した場合では出血巣の周りの組織にほとんど損傷がみられないことがある（図 3-1-98）．

アミロイド・アンギオパチーによる出血と**高血圧性出血**は肉眼的にはよく似ているが（図 1-1-5），前者ではしばしば出血した血液の色がチョコレート色をしている．また，大出血であるが，よくみると比較的小さな丸い出血巣が多

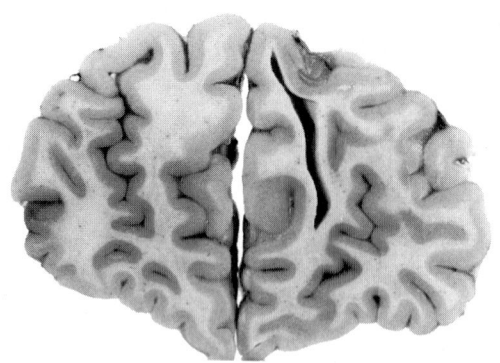

図 3-1-98　外傷性出血

数認められる．時期的な差は見いだせないが，多房性出血のようにみえる．老人脳ではアミロイド・アンギオパチーと動脈硬化性変化はしばしば共存しているために，出血の原因を鑑別することが非常に難しい場合が少なからずある．

血管奇形は多くの場合，出血を伴っているため，肉眼的には脳出血と見間違えることがある．動静脈奇形は大脳表面や視床や基底核のような深部に生じる．大脳表面にできる動静脈奇形はしばしば脳表面を底辺とした楔型を示すことがある．一方，海綿状血管腫（cavernous haemangioma）は大脳の皮質下白質，橋，内包などが好発部位である（図 3-1-99）．組織学的には，拡張した血管の断面が多数観察され，そのなかには閉塞した血管もある．個々の血管は内膜と結合織性の外膜からなり，動脈と静脈の区別は付けがたい．ときに血管壁に石灰沈着がみられることがある．血管の間には脳組織が介在しない．静脈血管腫（venous angioma）は拡張した薄い壁の血管の断面が集合したもので，前頭葉や側頭葉の白質で偶然発見されることがある．これが出血を起こすことはまれである．

脳紫斑病（brain purpura）は大脳白質に多数の点状出血が生じている状態を指す．さまざまな病態で観察され，白血病などの**血液疾患**，**急性出血性脳脊髄炎**（Hurst 脳炎），**脂肪塞栓症**，リケッチアやマラリアのような**感染症**，**砒素中毒**や**抗凝固剤投与**，**頭部外傷**，**熱射病**などでみられる．

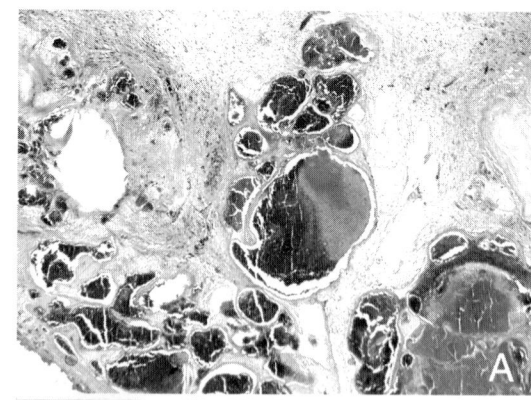

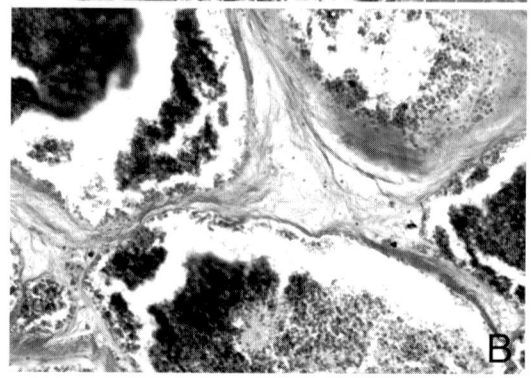

図 3-1-99　海綿状血管腫
A：大小さまざまな血管の断面がみえる（HE 染色），B：血管壁から動脈と静脈の区別はつかない（Elastica van Gieson 染色）．

b）脱髄

限局性の脱髄性病変は静脈周囲に広がるものが多いが，多発性硬化症のように最終的には血管とは無関係な形になるもの，静脈周囲性脱髄炎のように病巣が進展しても静脈との関係が維持されているもの，などがある．また，程度の差はあるが炎症細胞浸潤を伴うものが多い．

多発性硬化症（multiple sclerosis）の基本的な病巣である脱髄斑（demyelinated plaques）は髄鞘染色標本でみると境界鮮明な淡明化巣として主に脳室周囲の白質に分布している（図 3-1-100 A）．病巣は皮髄境界をまたがって大脳皮質に入り込んだり，内包から視床など灰白質内に広がることも多い．個々の病巣は円形ないしだ円形で，中心に位置する静脈（これを中心静脈という）の周囲にあたかもインクのしみが広がるように拡大する（図 1-1-34）．しかし，互いに融合するため出来上

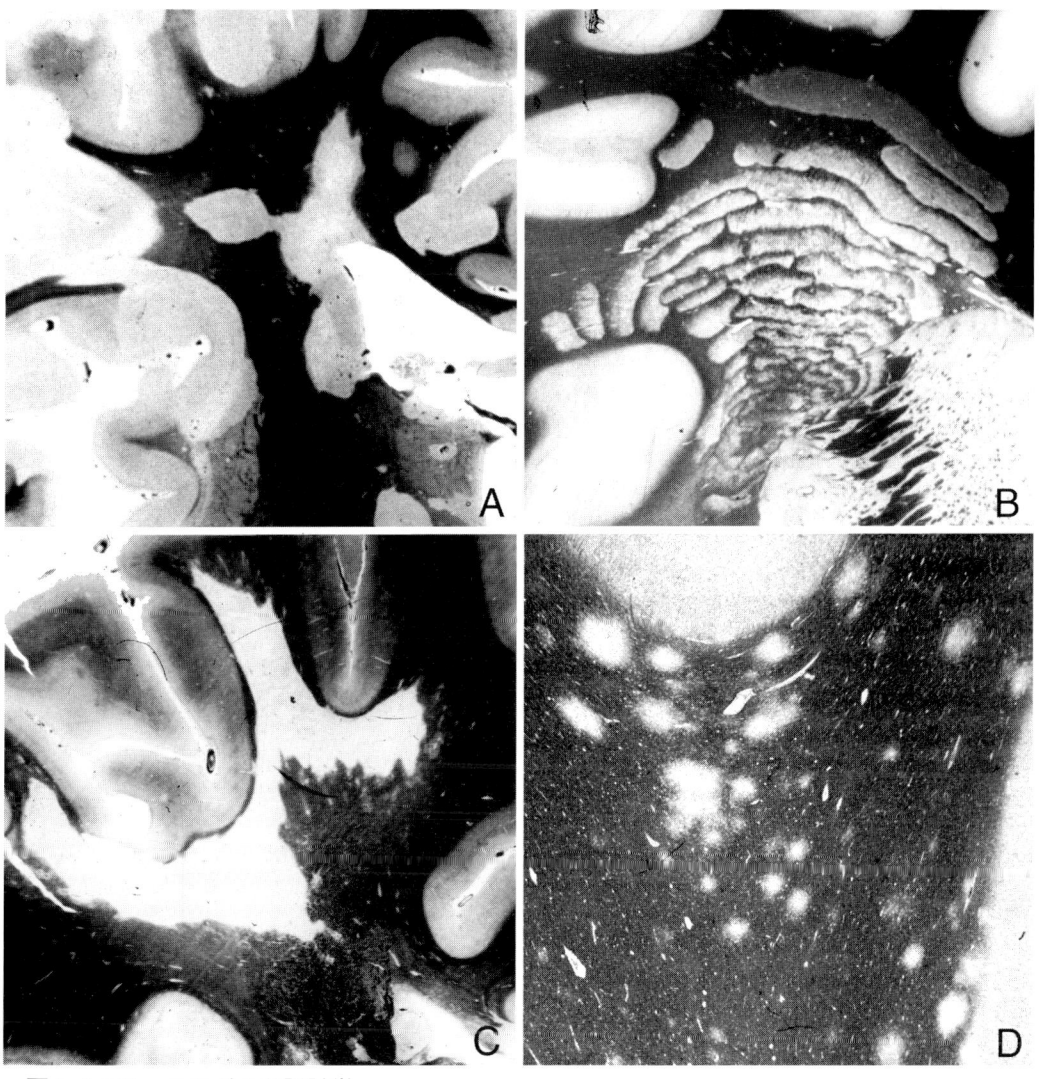

図3-1-100　さまざまな脱髄巣
A：多発性硬化症，B：Balo型多発性硬化症（白木博次先生のご好意による），C：静脈周囲性脱髄炎，D：進行性多巣性白質脳症（すべてKB染色）．

がった大きな病巣は不規則な形をしたものが多い．軸索は相対的に残っているが，しばしば正常よりも太く腫大した軸索がみられる．中心静脈周囲には小円形細胞の浸潤が著しい（図1-1-34）．病巣内にはアストログリア，マクロファージの浸潤がみられるが，とくに病巣の辺縁部ではアストログリアが集簇してグリア壁を作っていることがある（図1-1-35A）．なお，炎症細胞浸潤は病期の違いや薬物治療などによって非常に軽いことがある．また，わが国の多発性硬化症では壊死傾向が強く，脱髄巣が空洞化していることがある．非常にまれな脱髄としてBalo型多発性硬化症がある．これは脱髄巣と健常部が交互に並んだもので，一見ニュートンリングに似ている（図3-1-100 B）

多発性硬化症の脱髄斑が脳室周囲から皮質の方向へ広がるのに対して，**進行性多巣性白質脳症**（progressive multifocal leukoencephalopathy，PML）では脱髄病巣が皮質深層，皮質下白質に集中し，脳室周囲では少ない（図1-1-36 & 100 D）．病巣は多発性硬化症の脱髄斑より小さく，病巣と健常部の境界は明瞭である．

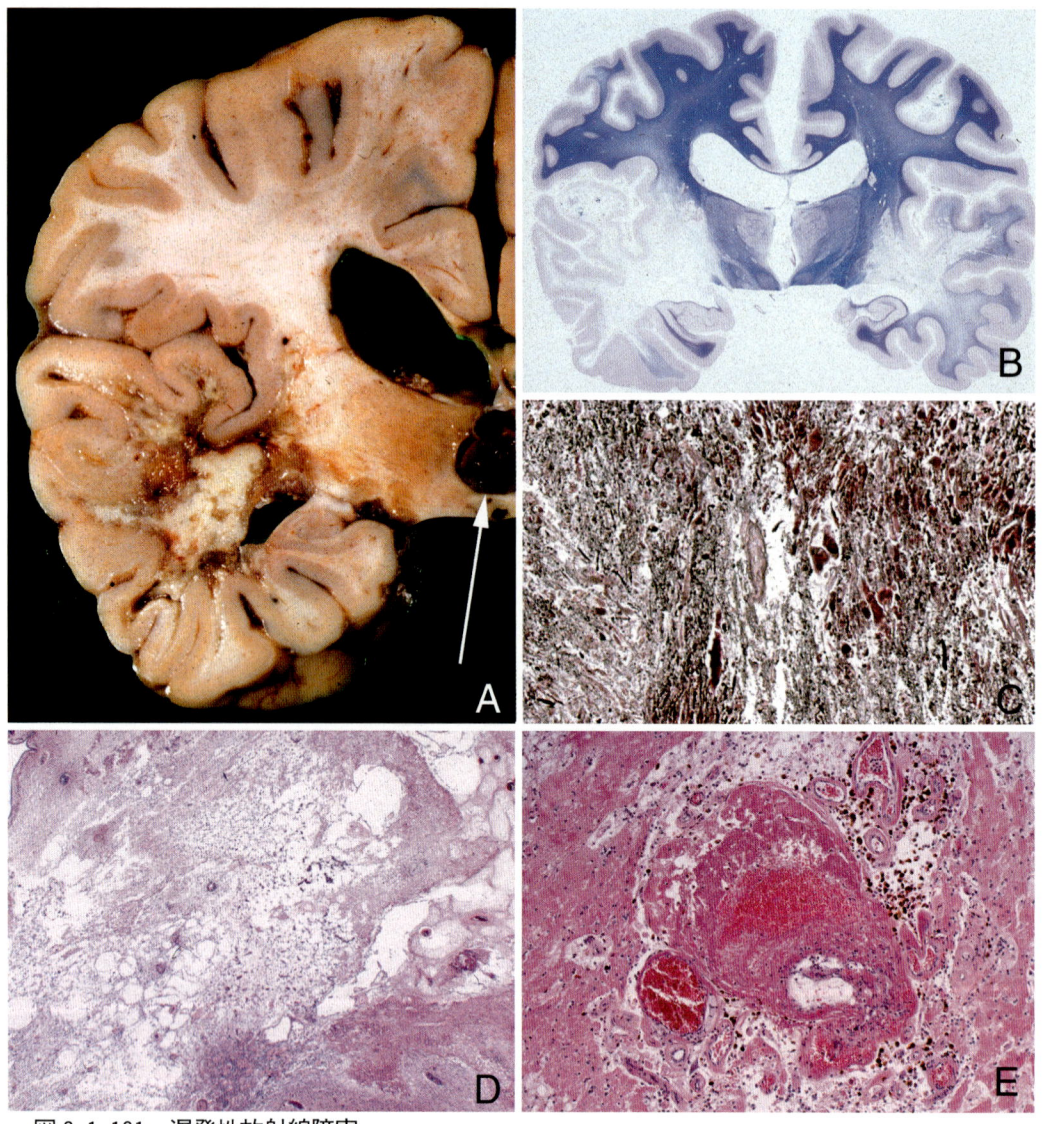

図3-1-101 遅発性放射線障害
A：上衣腫（矢印）に対する放射線照射後，照射野に入った左右側頭葉白質が壊死に陥っている．B：髄鞘の淡明化が左右の側頭葉白質に限局（KB染色），C：内包に限局性に出現した軸索腫大の集簇（Bodian染色），D：病巣中心部の壊死巣（HE染色），E：白質血管の壊死と血栓形成（HE染色）．

新しい病巣ではオリゴデンドログリアが消失するとともに，正常の2～3倍ある大きくて核質の好塩基性が非常に強い異常なオリゴデンドログリアが病巣周辺部に観察される。これはウイスルの核内封入体で，本症の診断に極めて重要である。また，古い病巣ほどアストログリアの増殖がみられ，その多くは巨大な核や細胞質をもった奇妙な細胞で，一見腫瘍細胞を思わせる。炎症細胞浸潤は軽度である。

上記の二疾患にみられる脱髄病巣は円形が基本であるが，静脈周囲性脳脊髄炎（perivenous encephalomyelitis）の病巣は静脈に沿って細長く伸びている（図3-1-100 C）。ワクチン接種後，ウイルス感染後，あるいは特発性に急性発症する**急性散在性脳脊髄炎**（acute disseminated encephalomyelitis, ADEM）は病理学的にはこのタイプをとる。境界鮮明で融合傾向のある静脈周囲性脱髄病巣は白質のみな

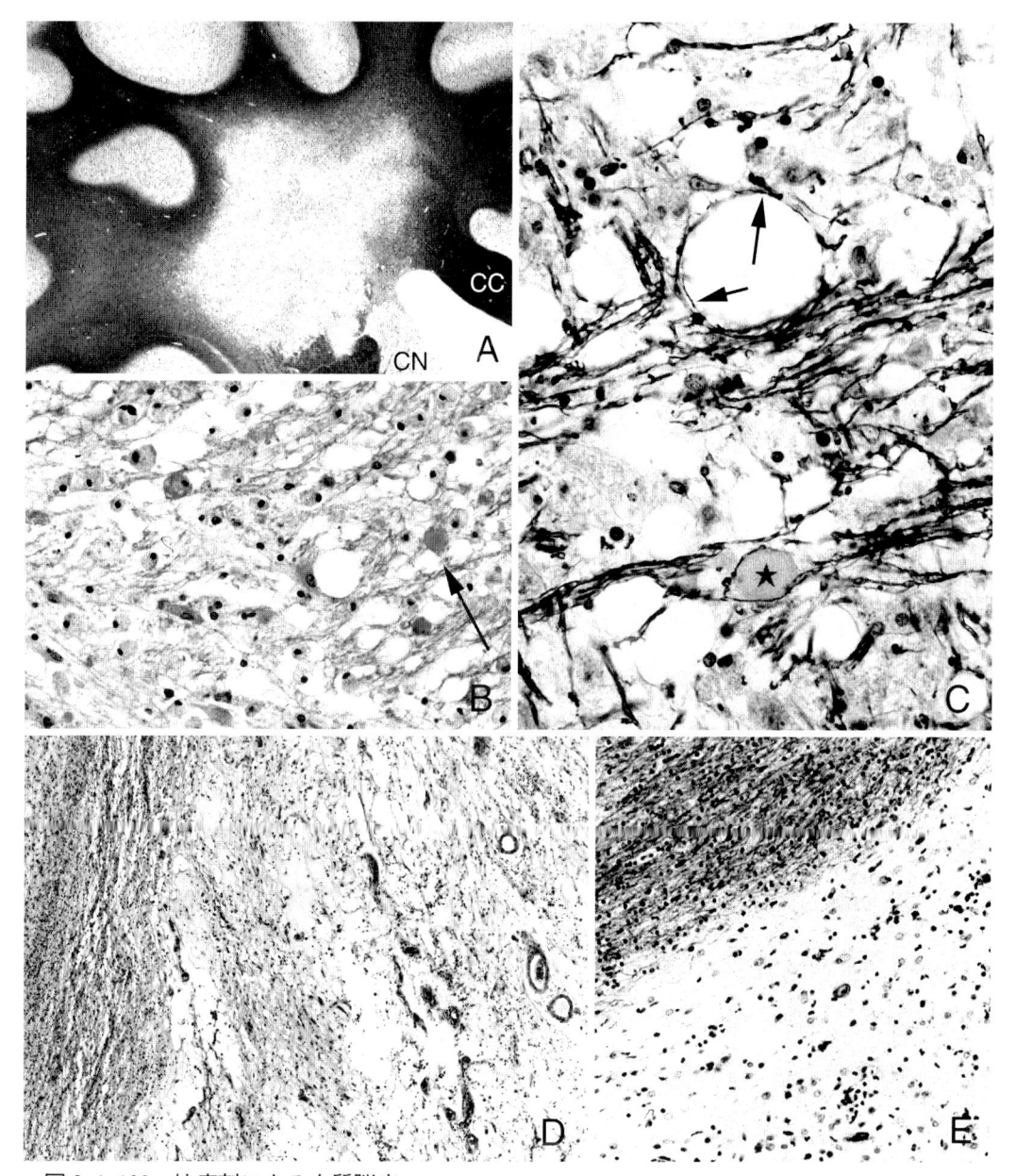

図3-1-102　抗癌剤による白質脳症
A：側脳室外側角を中心に広がる髄鞘の淡明化巣（KB染色），CC：脳梁，CN：尾状核，B：病巣内に点在する軸索腫大（矢印）（HE染色），C：淡明化巣の強拡大像．円形の孔を薄いミエリンが裏打ちしている．★印は薄いミエリンをかぶった腫大性軸索（KB染色），D：病巣中心部の壊死巣（HE染色），E：脱髄性病巣（KB染色）．

らず灰白質にも散在する．病巣は主に小型から中型の静脈周囲にみられ，血管周囲腔に浸潤した小型リンパ球とマクロファージはさらに組織内にも広がる．重症例では多核白血球の出現や血管壁のフィブリノイド変性をみることがある．しかし，アストログリアの反応は軽度である．

さらに，本症では多発性硬化症と異なり，病巣に新旧の差がはっきりしない．どの病巣もほとんど同一時期を示し，単相性の臨床経過を反映している．ただし，まれに臨床的な寛解と増悪を繰り返す多相性の経過をとる例では病理学的にも新旧の病巣が認められることがある．

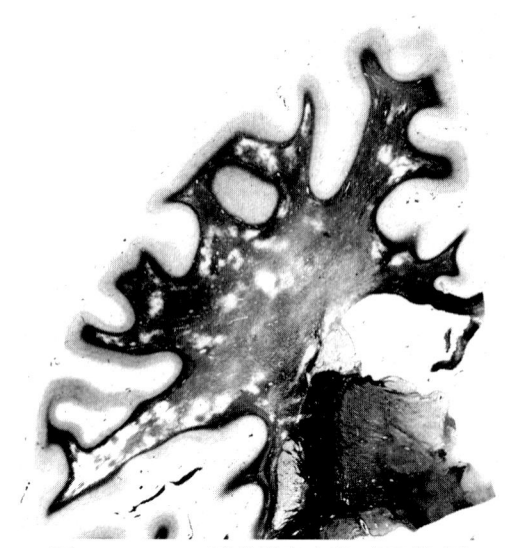

図 3-1-103　一酸化炭素中毒（KB 染色）

　急性出血性白質脳炎（acute haemorrhagic leukoencephalitis）は静脈周囲に生じる多発性輪状出血と血管周囲性脱髄が特徴的である。血管の変化は高度で，フィブリノイド沈着を伴う血管壊死がみられる。さらに，リンパ球，形質細胞などのが浸潤がみられ，ときに多核白血球を伴うこともある。

c）壊死傾向の強い病変

　ここで述べる疾患は壊死性病変で，アストログリアは反応性の増殖をするが，その一方で退行性変化を示し，器質化が不完全である。

　遅発性放射線障害（delayed radiation necrosis）は照射後，数カ月ないし数年の無症候期を経て発症する照射野の壊死である（図3-1-101）。放射線が通過した領域の白質が主に侵される。病変の最も高度な部位では，血管壁の壊死と血漿成分の漏出が著しく，血栓形成や出血がしばしば観察される（図3-1-101 D&E）。壊死組織はほとんど器質化されない状態に留まり，肥大したアストログリアの胞体に空胞がみられたり，突起が断裂しているようにみえる。ときに壊死領域に小さな空洞がみられるが，グリア壁が十分形成されていない。病巣周辺部はオリゴデンドログリアが著しく減少し，基質は海綿状態で，ミエリン，軸索ともに減少している。血漿漏出を伴う血管はこのような領域でも観察される。さらに，照射野に含まれる内包では無数の軸索腫大が集簇性，限局性にみられることがある（図3-1-101 C）。

　Methotrexate や 5-FU のような**抗癌剤**の髄液内投与によって，側脳室外側角を中心として深部白質に壊死巣や髄鞘の淡明化が生じることがある（図3-1-102）。放射線壊死に類似して，血管の変化が非常に強く，血管壁の硝子化，フィブリノイド壊死，血栓形成，血液脳関門の破綻を示す血漿成分の漏出などを伴う壊死性病変である（図3-1-102 D）。しかし，マクロファージの動員やアストログリアの増殖はむしろ不活発である。髄鞘染色標本で境界不鮮明な淡明化巣としてみえる病巣は比較的大きな正円形の孔が集合した海綿状態で（図3-1-102 C），場所によって強弱が認められる。軸索の腫大が砂を播いたように散在している。アストログリアは肥大化しているが，組織破壊の程度に比べて軽く，線維性グリオーシスも非常に軽度である。ときに Alzheimer I，II 型グリアが出現することがあり（図1-1-45 B），古い病巣では石灰沈着がみられることがある。

　一酸化炭素中毒（carbon monoxide poisoning）は淡蒼球と黒質に破壊性変化を及ぼすが（図3-1-68 B），同時に大脳白質にも壊死傾向の強い病変が観察される。アストログリアは反応するが，線維性グリオーシスは比較的軽い。病変は大きく三つに区別される。そのひとつは血管周囲にみられる小さな壊死巣で，半卵円中心や脳梁などに多発する。第二は境界が比較的鮮明な融合性の広範な壊死病巣で，前頭葉から後頭葉まで分布する。三つ目は主に脳室周囲の白質に観察される脱髄性変化である。多発性，融合性である（図3-1-103）。これは臨床的には間歇型あるいは二相性の経過をとる例でしばしば認められる。

d）皮質下白質の海綿状病巣

　大脳皮質の病変による二次的変化とは考えにくい病変が皮質下白質に観察されることがある。これらの病変に共通している点は大小さまざまな孔からなる海綿状態である。この病変は白質ジストロフィーや Creutzfeldt-Jakob 病 pan-

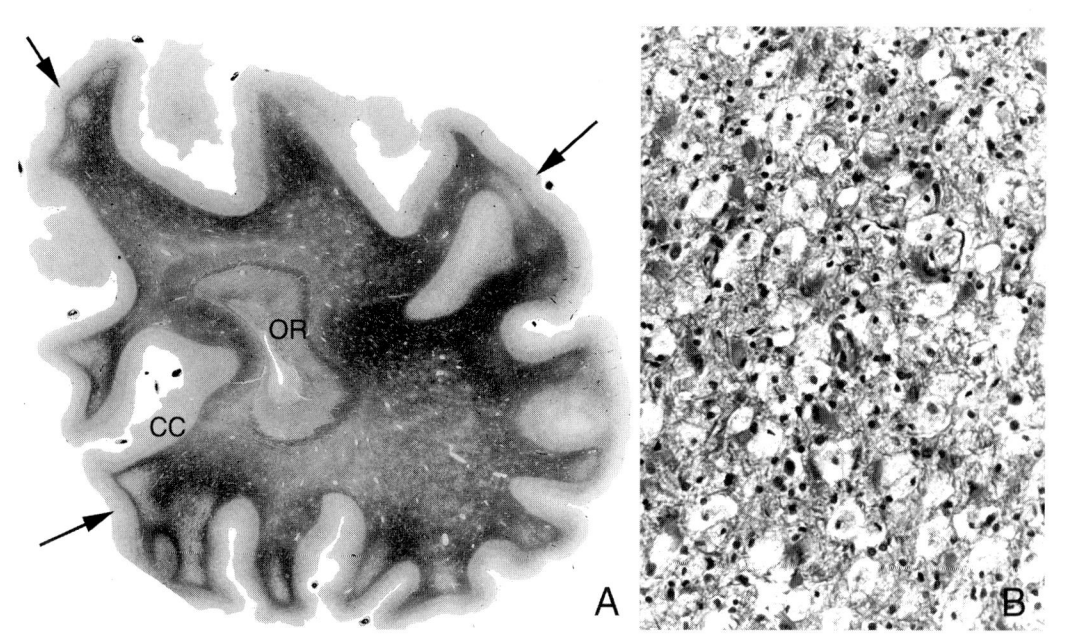

図 3-1-104　Creutzfeldt-Jakob 病の海綿状病巣
　A：後頭葉の脳回頂部皮質下白質に海綿状病巣が点在（矢印）（KB 染色），CC：鳥距溝皮質，OR：視放線，B：海綿状病巣の強拡大像．肥大型アストログリアとマクロファージが集簇している（HE 染色）．

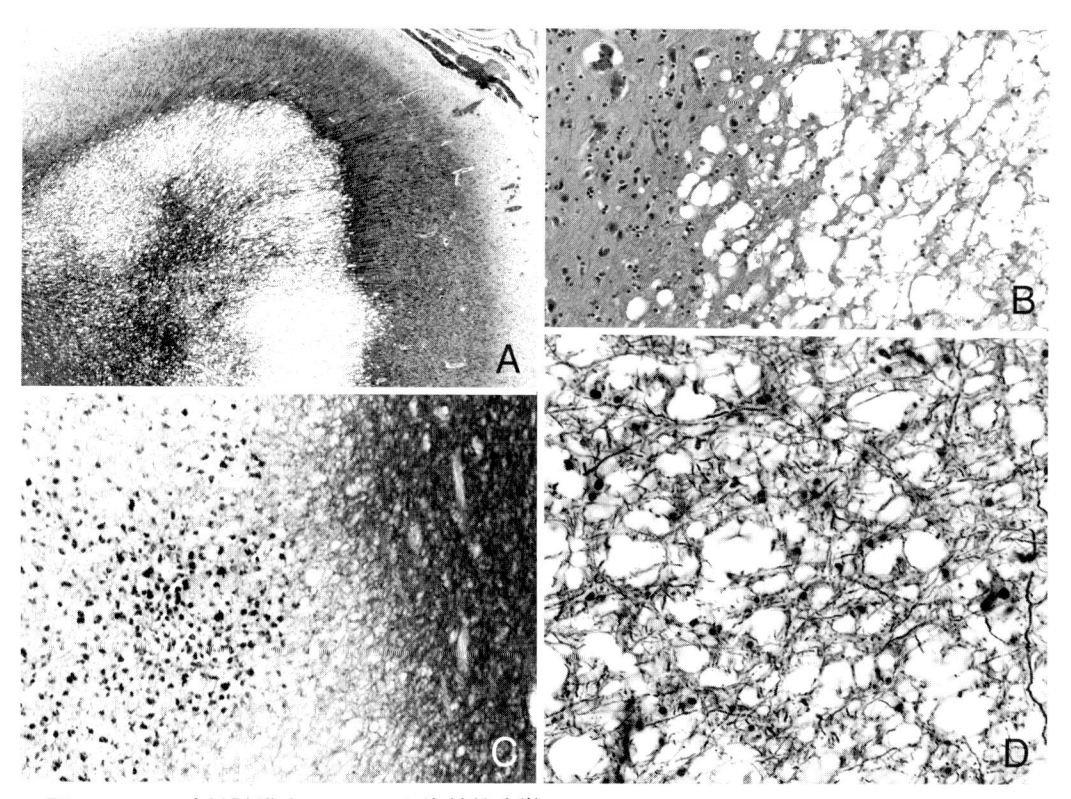

図 3-1-105　癌性髄膜症にみられた海綿状病巣
　A：海綿状病巣が皮質深部から皮質下白質に広がっている（HE 染色），B：海綿状病巣の強拡大像（HE 染色），C：中性脂肪を貪食したマクロファージが散在（Oil red O 染色），D：細い軸索が孔の間を走っている（Bodian 染色）．

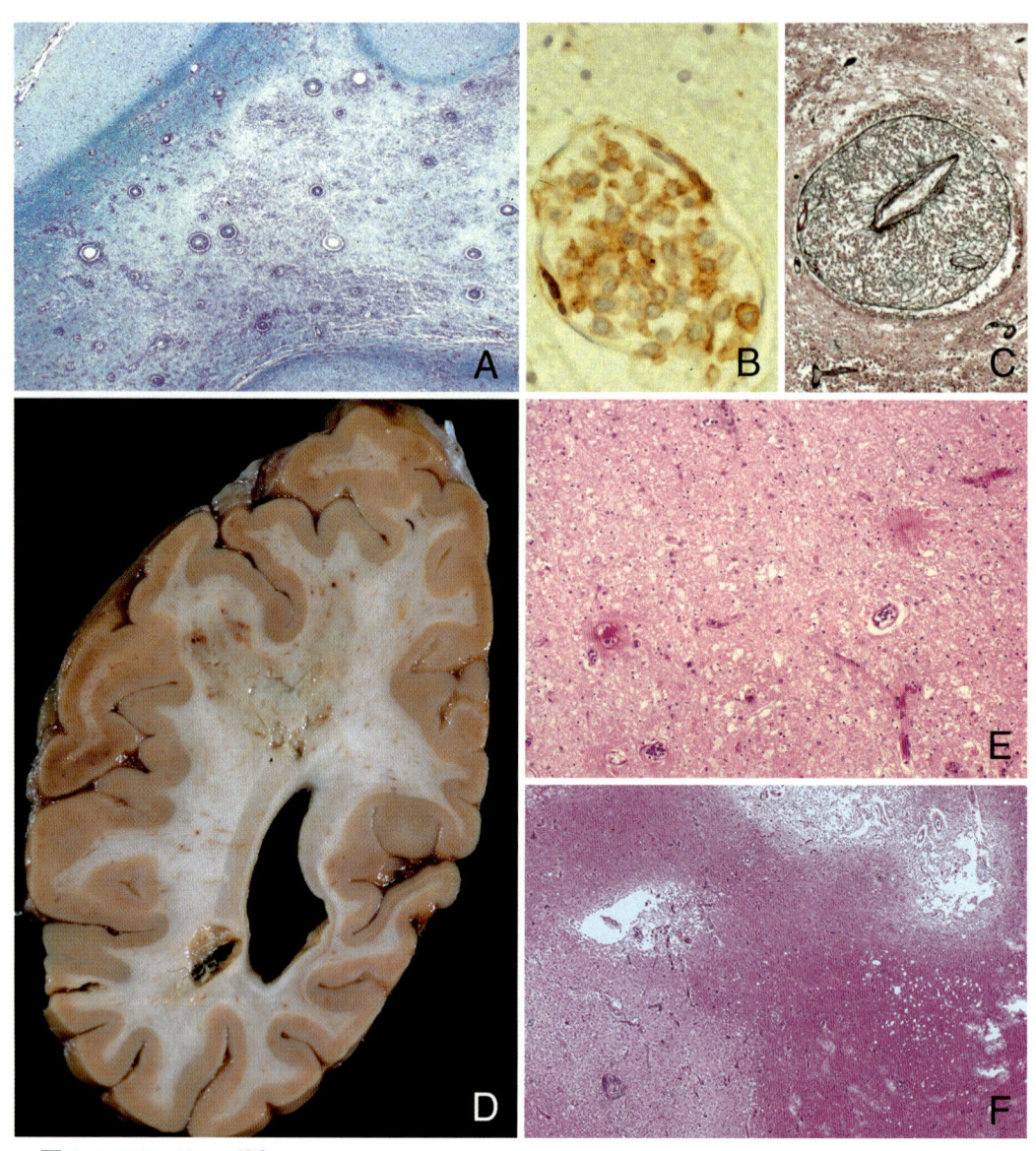

図 3-1-106 リンパ腫
A：血管周囲腔に集積した悪性リンパ腫と血管周囲に広がる虚血性病巣（KB染色），B：血管内のBリンパ腫（免疫染色），C：血管周囲の増殖した細網線維（Reticulin染色），D：血管内悪性リンパ腫の肉眼像，E：血管内悪性リンパ腫でみられた血管壁のフィブリン沈着（HE染色），F：血管周囲に広がるさまざまな程度の白質病巣，血管内悪性リンパ腫（HE染色）．

encephalopathy 型などの錐体路や視索などにみられる限局性の海綿状病巣に似ている。孔の内部は中空のこともあるが，正常な太さの軸索や腫大した軸索あるいはマクロファージが観察されることがある。

Creutzfeldt-Jakob 病の panencephalopathy 型にみられる皮質下白質病巣は本型を特徴付けるもので，好んで脳回頂部に生じる（図 3-1-12 D & 104）。進展した病巣では皮質深層や脳溝部にまで及ぶことがある。しかし，大脳皮質の海綿状態とは連続していない。この病巣の初期像と考えられる変化は周囲の白質よりもさらに強いアストログリアの増殖と軽度の海綿状態である。それに対して，海綿状態が非常に目立つ病巣ではアストログリアの変化は軽く，マクロファージが多数認められ，正しく壊死巣で

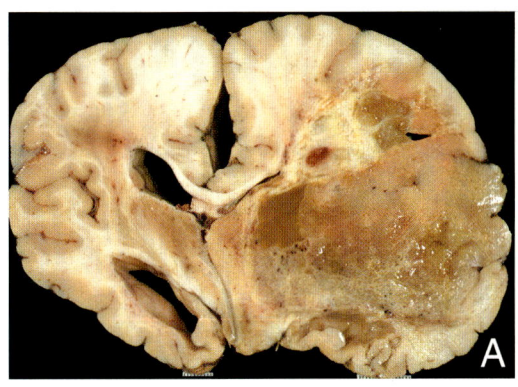

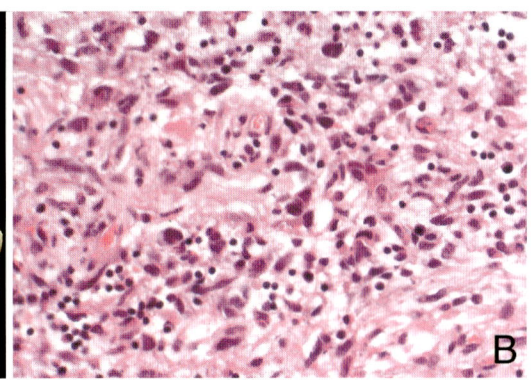

図 3-1-107　膠芽腫
A：多彩な色調を呈する肉眼像，B：組織像（HE 染色）．

ある。

　一方，**肝性脳症**の海綿状病巣は脳溝部に観察される（図 3-1-10 C）。肥大型アストログリアの増殖は認められないが，Alzheimer II 型グリアが多数出現している。同様の病変は被殻，内包，淡蒼球などにも出現することがある。

　まれに**癌性髄膜症**で，脳回頂の皮質下白質に海綿状態が出現することがある（図 3-1-105）。転移した癌細胞は軟膜血管の周囲や皮質表層の血管周囲にみられるが，海綿状病巣の周辺や内部にはまったく認められない。また，マクロファージは動員されているが，アストログリアの増殖はきわめて軽度である。

e）腫瘍

　中枢神経系原発と考えられる**リンパ腫**（lymphoma）は非 Hodgkin リンパ腫の 1％程度とされ，老人では決してまれではない（図 3-1-106 A〜C）。多くは大脳に起こり，しばしば深部白質や側脳室周辺から進展する。免疫細胞化学的には B リンパ球が多い。腫瘍細胞は血管周囲腔に集積し，ときに大きな塊を成していることがある。また，血管を中心に増加した細網線維は非常に特徴的である（図 3-1-106 C）。腫瘍細胞はさらに白質内に深く浸潤し，既存の神経線維に沿って増殖している像をみることがある。白質の変化は血管周囲に広がる壊死で，血管周囲腔が腫瘍細胞で埋め尽くされたことによる虚血性変化と考えられる。一方，まれな**血管内悪性リンパ腫**（intravascular malignant lymphomatosis）は灰白質，白質の別なく細い血管の内腔に腫瘍細胞がつまっているが，病巣は白質に限局し，灰白質にはみられない（図 3-1-106 D〜F）。ただし，脊髄では灰白質が侵されることがある。病変は腫瘍細胞の塞栓によって血管周囲に小さな梗塞を作ると考えられているが，脱髄的な側面もある。ときに血管壁へのフィブリン沈着が観察されることがある。

　星状細胞腫（astrocytoma）は大脳では前頭葉，側頭葉の皮質，皮質下白質が好発部位である。悪性度の低い腫瘍では肉眼的にその境界を指摘しにくいが，他の部位に比べて腫脹し，皮質と白質の色調の違いがあまりみられない。それに対して，**膠芽腫**（glioblastoma）の肉眼像は壊死，出血などを伴うため色調が多彩で，硬度もさまざまである（図 3-1-107）。一方，**乏突起膠腫**（oligodendroglioma）は皮質，白質に生じ，比較的境界明瞭な軟らかい領域としてみられる。粘液変性が強い腫瘍ではゼラチン状にみえる。また，石灰沈着が著明である。

第2章 小脳

　小脳（cerebellum）は大脳，間脳，脳幹という身体各部位をつなぐ上下方向の流れを背後から監視するような位置にあり，広い領域と直接的，間接的に連絡している．疾病においても病変が小脳系に留まることはむしろ少なく，脊髄，錐体外路など，広範囲に及ぶことが多い（表2-1-1，3-2-1）．

I．皮質

1．解剖学

　小脳はどの部分でも同じ3層構造の皮質で覆われ，小脳表面から分子層，Purkinje細胞層，顆粒細胞層に分ける（図3-2-1A）．新生児では分子層の脳表面側に将来，顆粒層に移動する外顆粒細胞がみえる（図3-2-1B）．

　小脳に入る投射線維は，その終わる場所によって二種類に分類される．ひとつはPurkinje細胞の樹状突起に直接シナプスする登上線維（climbing fibres）で，下オリーブ核に由来する下オリーブ核小脳路線維である．それに対して，橋核から入る神経線維など大部分の入力線維は顆粒細胞に終わる．これを苔状線維（mossy fibres）といい，顆粒細胞はT字型の樹状突起（平行線維）をPurkinje細胞の樹状突起面に対して直角に伸ばしてシナプスする．

　この線維連絡に関連して，**多系統萎縮症**や**遺伝性オリーブ橋小脳萎縮症**をオリーブ橋小脳萎縮（olivopontocerebellar atrophy，OPCA）とせずに「橋小脳萎縮（pontocerebellar atrophy）」と呼ぶ場合があることに触れておきたい．これは，Purkinje細胞に下オリーブ核の登上線維が直接シナプスしているために，下オリーブ核神経細胞の脱落はPurkinje細胞の脱

表3-2-1　脊髄小脳失調症の分類

I．一次性
1．遺伝性
　1）常染色体劣性（Friedreich失調性，Ataxia telangiectasia，Marinesco-Sjögren症候群など）
　2）常染色体優性
　　 i）Machado-Joseph病（SCA 3）
　　 ii）遺伝性オリーブ橋小脳萎縮症（主に従来のMenzel型，SCA 1，SCA 2を含む）
　　 iii）遺伝性皮質小脳萎縮症（従来のHolmes型，SCA 6を含む）
　　 iv）歯状核淡蒼球ルイ体萎縮症（DRPLA）
　　 v）遺伝性痙性対麻痺
　　 vi）その他（SCA 7を含む）
2．孤発性
　1）多系統萎縮症
　2）皮質小脳萎縮症（晩発性皮質小脳萎縮症）
II．二次性
1．傍腫瘍性症候群
2．中毒性疾患（抗てんかん薬，有機水銀など）
3．栄養・代謝性疾患（慢性アルコール中毒，白質ジストロフィー，Lofora小体病など）
4．ミトコンドリア性疾患（赤色ぼろ線維を伴うミオクローヌスてんかん症候群，MERRF）
5．感染・炎症性疾患（脳炎，進行性多巣性白質脳症，多発性硬化症など）
6．プリオン病（Creutzfeldt-Jakob病，Gerstmann-Sträussler-Scheinker病）
7．血管・循環障害

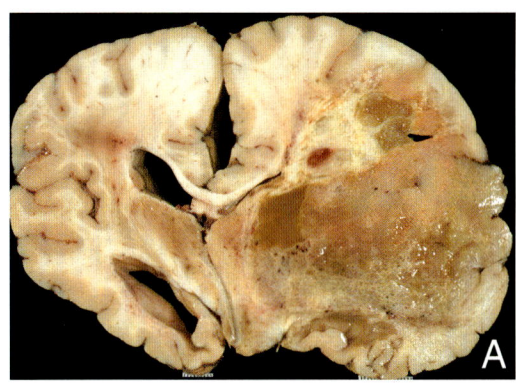

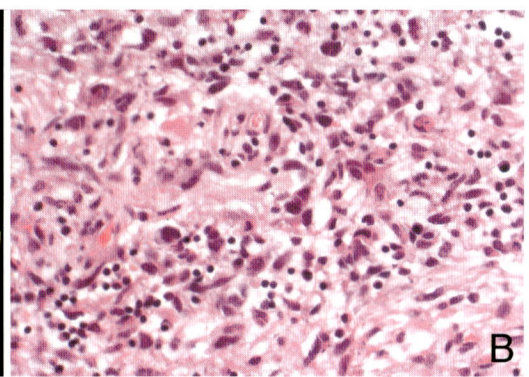

図 3-1-107　膠芽腫
A：多彩な色調を呈する肉眼像，B：組織像（HE 染色）．

ある。

一方，**肝性脳症**の海綿状病巣は脳溝部に観察される（図 3-1-10 C）。肥大型アストログリアの増殖は認められないが，Alzheimer II 型グリアが多数出現している。同様の病変は被殻，内包，淡蒼球などにも出現することがある。

まれに**癌性髄膜症**で，脳回頂の皮質下白質に海綿状態が出現することがある（図 3-1-105）。転移した癌細胞は軟膜血管の周囲や皮質表層の血管周囲にみられるが，海綿状病巣の周辺や内部にはまったく認められない。また，マクロファージは動員されているが，アストログリアの増殖はきわめて軽度である。

e）腫瘍

中枢神経系原発と考えられる**リンパ腫**（lymphoma）は非 Hodgkin リンパ腫の 1％程度とされ，老人では決してまれではない（図 3-1-106 A～C）。多くは大脳に起こり，しばしば深部白質や側脳室周辺から進展する。免疫細胞化学的には B リンパ球が多い。腫瘍細胞は血管周囲腔に集積し，ときに大きな塊を成していることがある。また，血管を中心に増加した細網線維は非常に特徴的である（図 3-1-106 C）。腫瘍細胞はさらに白質内に深く浸潤し，既存の神経線維に沿って増殖している像をみることがある。白質の変化は血管周囲に広がる壊死で，血管周囲腔が腫瘍細胞で埋め尽くされたことによる虚血性変化と考えられる。一方，まれな**血管内悪性リンパ腫**（intravascular malignant lymphomatosis）は灰白質，白質の別なく細い血管の内腔に腫瘍細胞がつまっているが，病巣は白質に限局し，灰白質にはみられない（図 3-1-106 D～F）。ただし，脊髄では灰白質が侵されることがある。病変は腫瘍細胞の塞栓によって血管周囲に小さな梗塞を作ると考えられているが，脱髄的な側面もある。ときに血管壁へのフィブリン沈着が観察されることがある。

星状細胞腫（astrocytoma）は大脳では前頭葉，側頭葉の皮質，皮質下白質が好発部位である。悪性度の低い腫瘍では肉眼的にその境界を指摘しにくいが，他の部位に比べて腫脹し，皮質と白質の色調の違いがあまりみられない。それに対して，**膠芽腫**（glioblastoma）の肉眼像は壊死，出血などを伴うため色調が多彩で，硬度もさまざまである（図 3-1-107）。一方，**乏突起膠腫**（oligodendroglioma）は皮質，白質に生じ，比較的境界明瞭な軟らかい領域としてみられる。粘液変性が強い腫瘍ではゼラチン状にみえる。また，石灰沈着が著明である。

第 2 章　小脳

　小脳（cerebellum）は大脳，間脳，脳幹という身体各部位をつなぐ上下方向の流れを背後から監視するような位置にあり，広い領域と直接的，間接的に連絡している．疾病においても病変が小脳系に留まることはむしろ少なく，脊髄，錐体外路など，広範囲に及ぶことが多い（表 2-1-1, 3-2-1）。

I．皮質

1．解剖学

　小脳はどの部分でも同じ 3 層構造の皮質で覆われ，小脳表面から分子層，Purkinje 細胞層，顆粒細胞層に分ける（図 3-2-1 A）。新生児では分子層の脳表面側に将来，顆粒層に移動する外顆粒細胞がみえる（図 3-2-1 B）。

　小脳に入る投射線維は，その終わる場所によって二種類に分類される．ひとつは Purkinje 細胞の樹状突起に直接シナプスする登上線維（climbing fibres）で，下オリーブ核に由来する下オリーブ核小脳路線維である．それに対して，橋核から入る神経線維など大部分の入力線維は顆粒細胞に終わる．これを苔状線維（mossy fibres）といい，顆粒細胞は T 字型の樹状突起（平行線維）を Purkinje 細胞の樹状突起面に対して直角に伸ばしてシナプスする。

　この線維連絡に関連して，**多系統萎縮症**や**遺伝性オリーブ橋小脳萎縮症**をオリーブ橋小脳萎縮（olivopontocerebellar atrophy，OPCA）とせずに「橋小脳萎縮（pontocerebellar atrophy）」と呼ぶ場合があることに触れておきたい．これは，Purkinje 細胞に下オリーブ核の登上線維が直接シナプスしているために，下オリーブ核神経細胞の脱落は Purkinje 細胞の脱

表 3-2-1　脊髄小脳失調症の分類

I．一次性
1．遺伝性
　1）常染色体劣性（Friedreich 失調性，Ataxia telangiectasia，Marinesco-Sjögren 症候群など）
　2）常染色体優性
　　 i ）Machado-Joseph 病（SCA 3）
　　 ii ）遺伝性オリーブ橋小脳萎縮症（主に従来の Menzel 型，SCA 1，SCA 2 を含む）
　　 iii ）遺伝性皮質小脳萎縮症（従来の Holmes 型，SCA 6 を含む）
　　 iv ）歯状核淡蒼球ルイ体萎縮症（DRPLA）
　　 v ）遺伝性痙性対麻痺
　　 vi ）その他（SCA 7 を含む）
2．孤発性
　1）多系統萎縮症
　2）皮質小脳萎縮症（晩発性皮質小脳萎縮症）
II．二次性
1．傍腫瘍性症候群
2．中毒性疾患（抗てんかん薬，有機水銀など）
3．栄養・代謝性疾患（慢性アルコール中毒，白質ジストロフィー，Lofora 小体病など）
4．ミトコンドリア性疾患（赤色ぼろ線維を伴うミオクローヌスてんかん症候群，MERRF）
5．感染・炎症性疾患（脳炎，進行性多巣性白質脳症，多発性硬化症など）
6．プリオン病（Creutzfeldt-Jakob 病，Gerstmann-Sträussler-Scheinker 病）
7．血管・循環障害

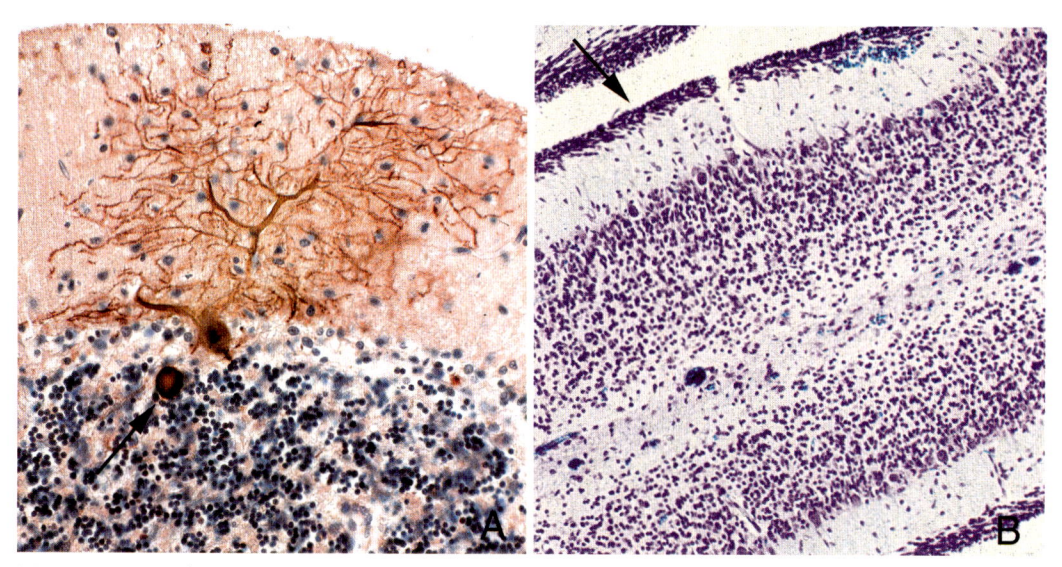

図 3-2-1 小脳皮質
A：分子層に Purkinje 細胞の樹状突起が扇のように広がる．矢印はトルペード，傍腫瘍性症候群（抗 Calbindin 抗体による免疫染色），B：生後 1 日の小脳皮質．分子層に外顆粒層（矢印）がみえる（KB 染色）．

落による二次的変化（retrograde trans-synaptic degeneration）と考えうるためである．しかし，下オリーブ核の神経細胞脱落の程度は Purkinje 細胞脱落を上回っている場合が多く，「橋小脳萎縮」という名称の根拠には無理がある．一方，下オリーブ核と橋核の疾患と考えると，なぜ顆粒細胞が高度に脱落しないかという疑問が残り，比較的遭遇する機会の多い OPCA も未解決な部分が少なくない．

変性疾患では虫部と虫部に隣接する傍虫部半球（paravermian hemisphere）に病変が強調される傾向がみられるが，解剖学的には，小脳を線維連絡から虫部（vermis），半球中間部，半球外側部という区域に分けることがある．虫部と半球中間部の一部は脊髄小脳（spinocerebellum）とも呼ばれ，副オリーブ核を介して脊髄と延髄網様体から入力線維を受けている．ただし，前・後脊髄小脳路は皮質に直接投射する．また，橋核からも入力を受け，山腹（declive）付近はとくに密であるという．その出力系である虫部の Purkinje 細胞の軸索は歯状核ではなくて室頂核（fastigial nucleus）と前庭神経核に向かい，半球中間部は球状核（globose nucleus）と栓状核（emboliform nucleus）に向かう．それに対して，半球外側部は大脳小脳（cerebrocerebellum）といい，下オリーブ核主核と橋核から入力を受け，その出力線維は歯状核（dentate nucleus）に入る．一方，前庭小脳（vestibulocerebellum）に分類される片葉（flocculus）と小節（nodulus）は他の部分とは違い，小脳核を介さず前庭神経核と直接連絡している．しかも，片葉と小節には橋核線維は入らないとされる（図 3-2-2）．なお，発生学的に小脳は古小脳（archicerebellum），旧小脳（paleocerebellum），新小脳（neocerebellum）に分けられ，前庭小脳，脊髄小脳，大脳小脳に対応する．

2．老年性変化

小脳は脳幹とともに重量の減少が大脳に比べて小さい．20 歳代の平均脳重量を 100 とすると，100 歳代の大脳は 20～25％減少しているが，小脳・脳幹は 10～15％に留まる．肉眼的には，虫部の萎縮が最も顕著で（図 3-2-3），とくに第一裂（primary fissure）より上面の前葉（anterior lobe）である中心小葉（central lobule）や山頂（culmen）で目立つ．神経細

図 3-2-2　小脳の出入力路

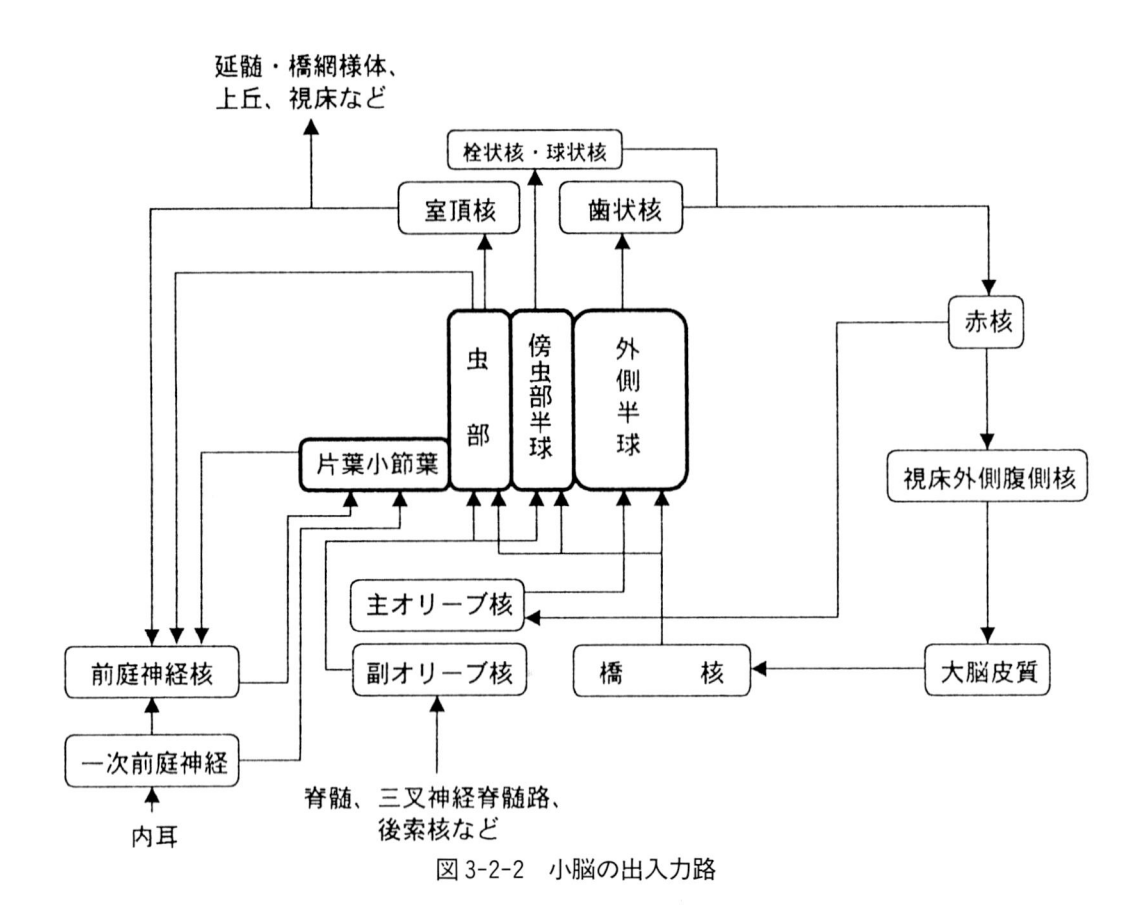

胞数に関してはPurkinje細胞は加齢とともに減少するが，小脳核は減少しないとされている。Purkinje細胞の近位軸索が限局性に腫大するトルペード（魚雷像，torpedo）は高齢ほど遭遇することが多い（図1-1-61 A & B，3-2-1 A）。しかし，樹状突起の限局性腫大であるカクタス（cactus）は極めてまれである。また，老人斑やNFTは健常老人脳では観察されない。そのため，これらの構造がみられる場合には何らかの疾患を疑うべきである。歯状核の神経細胞にみられるグルモース変性は高齢ほど観察する機会が多い（図1-1-63，3-2-31 B）。

3．病理学

1）ヘルニア

小脳扁桃（tonsila cerebelli）は小脳下面の最内側で，互いに向き合うような位置にある。それが大後頭孔に落ち込むことが扁桃ヘルニア（tonsilar herniation）である（図3-2-4）。ただし，扁桃のすぐ外側にある二腹小葉（lobulus biventer）が元来下方にやや突出しているため，死後時間が長い剖検脳ではそれが扁桃ヘルニアのようにみえることがある。ヘルニアが生じると，大後頭孔と延髄の間に扁桃が挟まれるため延髄を圧迫し，これが直接死因になる場合がある。ヘルニアをきたした部分や延髄は多少とも浮腫性に腫大している。最も多い原因は後頭蓋窩の空間占拠性病巣であるが，テント上の空間占拠性病巣や電解質の異常が原因になることもある。

Chiari I型奇形（Chiari type I malformation）は小脳扁桃が大後頭孔からヘルニアをきたすもので，頭蓋内に原因となる空間占拠性病変や水頭症などがない（図3-2-5）。本症の90％程度に脊髄空洞症を合併するが，その他に扁平頭蓋底（platybasia）やKlippel-Feil奇形などを合併することがある。成人にみられ，無症候性であることも少なくない。Chiari II型奇形（Chiari type II malformation）は小

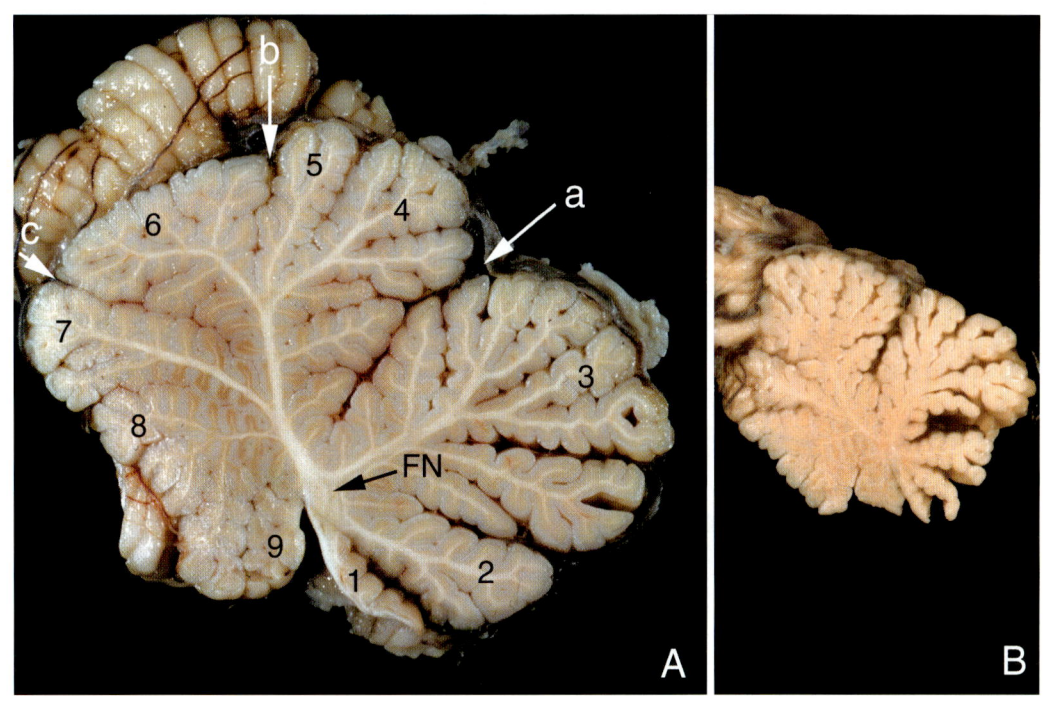

図 3-2-3 小脳虫部
A：84歳健常脳，B：遺伝性オリーブ橋小脳萎縮症．二つの写真はほぼ同一倍率．略号 1：小脳小舌（lingula cerebelli），2：中心小葉（lobulus centralis），3：山頂（culmen），4：山腹（declive），5：虫部葉（folium vermis），6：虫部隆起（tuber vermis），7：虫部錐体（pyramis vermis），8：虫部垂（uvula vermis），9：小節（nodulus），a：第一裂（fissura prima），b：水平裂（fissura horizontalis），c：錐体前裂（fissura prepyramidalis），FN：室頂核（fasitigial nucleus）

脳虫部のヘルニアに脳幹部の下方変位と奇形を伴うもので，小児にみられる。Arnold-Chiari奇形（Arnold-Chiari malformation）がこのタイプに相当する。

2）びまん性病変

大脳皮質と同じように，小脳皮質は層に強調された変化を示す。疾患によって標的になる細胞層は異なるが，その他の層がまったく無傷でいるということは少ない。また，小脳皮質の変性病変はあまり疾患の種類とは関係なく一定の病変分布をとる傾向がある。すなわち，背腹方向では小脳背側部が腹側部より強く，内外方向では虫部と虫部に接する傍虫部半球に最も強く，半球最外側部に向かって軽くなる。虫部では，加齢に伴う萎縮と同様に第一裂を中心にして，その上面にある中心小葉や山頂とその下にある山腹に強く，下面の小節では最も軽い（図 3-2-3）。

a）分子層

分子層（molecular layer）は HE 染色では細かい網目状またはエオシンに均質に染まるニューロピルと小型のかご細胞（basket cells），星状細胞（stellate cells）からなる。Bodian 染色では表面に垂直に走る神経線維と表面にほぼ平行する神経線維からなるが，染色標本では切る方向によってどちらか一方の神経線維の断面が点としてみえるのみである。大脳皮質のような軟膜下グリオーシスは明瞭ではないが，高齢者脳ではアストログリアの核やアミロイド小体が多くみられる。

分子層に固有な疾患は知られていないが，Purkinje 細胞の樹状突起や顆粒細胞の軸索がシナプスしている場所であるため，これらの層に変化が生じると分子層ではアストログリアが

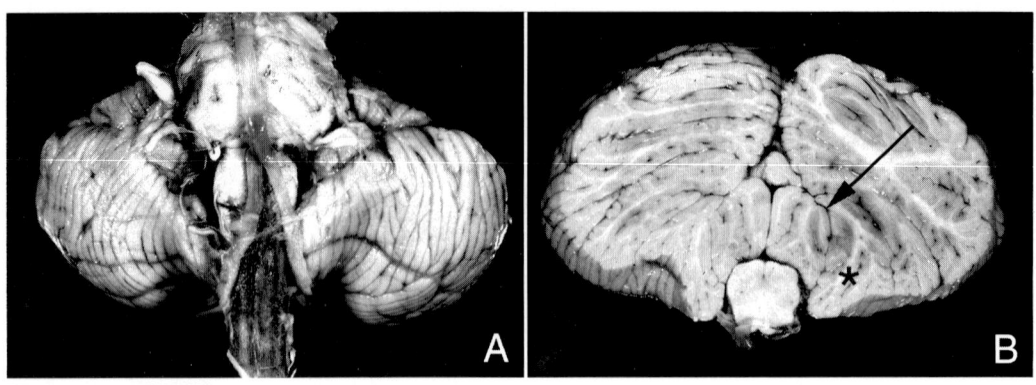

図 3-2-4　小脳扁桃ヘルニア
A：底面，B：延髄下部を通る水平断．矢印は小脳扁桃，★は二腹小葉．図 3-2-24 と比較せよ．
尿毒症．

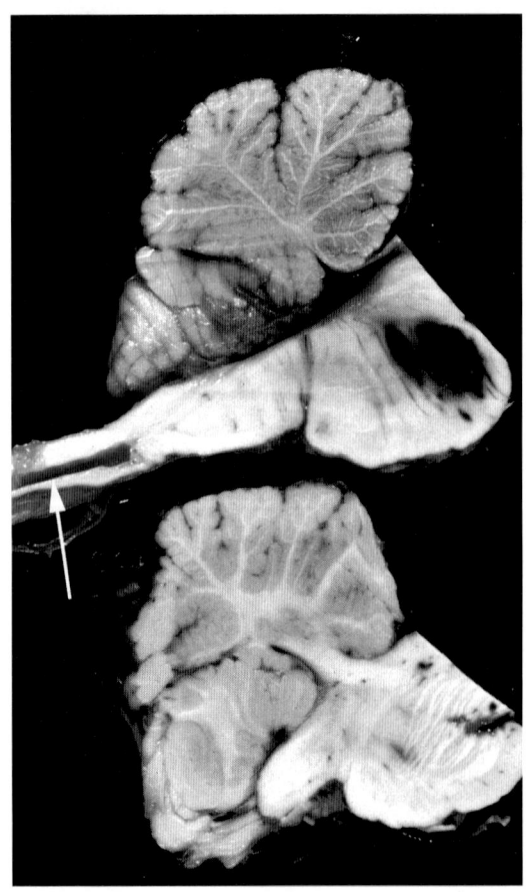

図 3-2-5　Chiari I 型奇形
写真上段が正中断面，下段は傍正中断面，矢印は脊髄空洞症．

白質に出現する（図 1-2-30）。しかし，健常老人脳や Alzheimer 型老年痴呆では極めてまれである。**クールー**（kuru）に出現するクールー斑に類似したアミロイド斑が Creutzfeldt-Jakob 病でまれに現れる（図 3-2-6 A）。抗 PrP 抗体や PAS 反応に陽性であるが，Congo red には染まらない。また，アミロイド斑の芯が多数集合している構造や Purkinje 細胞の樹状突起を取り囲むような斑は Gerstmann-Sträussler-Sheinker 病でしばしば観察される（図 3-2-6 B）。Creutzfeldt-Jakob 病 panencephalopathy 型では，軟膜に接する分子層のニューロピルが消失して，垂直に走るグリア線維とそれに付着したマクロファージだけがみえる（図 3-2-18 A）。同様の変化は虚血性病変でもみることがある。

b）Purkinje 細胞層

分子層の下端に大きな紡錘形の細胞が一列に並んで Purkinje 細胞層（Purkinje cell layer）を作っている。この細胞の樹状突起は分子層のなかに扇のように平面的に枝分かれしており，その面は小脳回の長軸に対してほぼ直角である（図 3-2-1）。そのため，樹状突起全体を調べるには小脳を傍正中断して標本を作らねばならない。樹状突起は Bodian 染色では細胞体に近い部分しかみられず，全体を観察するには Golgi 法や抗 Calbindin 抗体による免疫染色がよい。しかし，これらの染色では全ての細胞が染め出されるわけではないので注意が必

増殖することが多い。また，いくつかの斑（plaques）が観察される。初老期の **Alzheimer 病**では老人斑は分子層や顆粒層，ときに皮質下

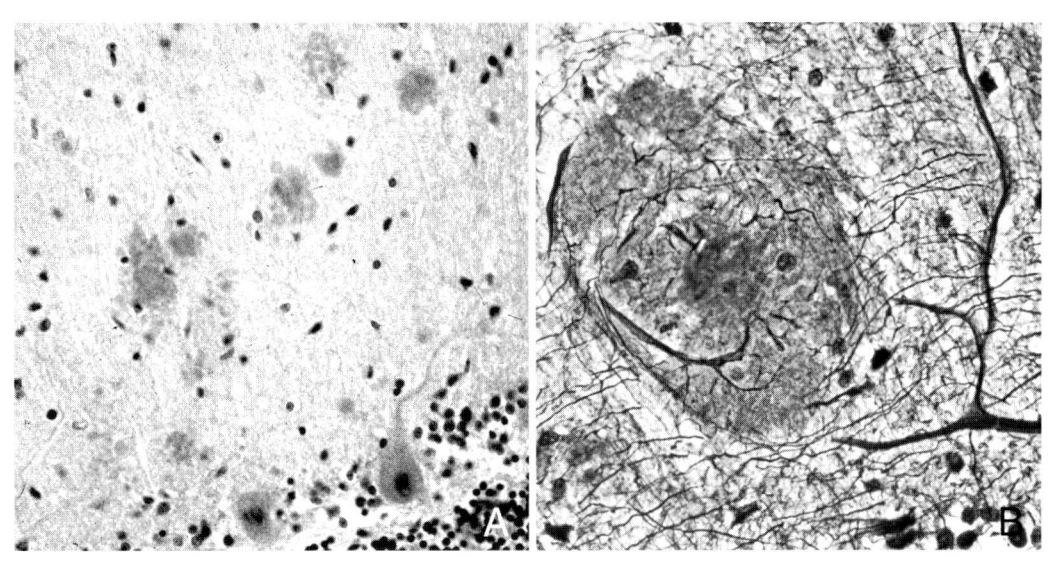

図 3-2-6 小脳分子層
A：亜急性海綿状脳症の kuru-like plaques（HE 染色），B：Gerstmann-Sträussler-Scheinker 病の plaque（Bodian 染色）．

要である．

Purkinje 細胞は消耗色素であるリポフスチンが蓄積しない細胞として有名で（lipophobic cell），**神経元セロイドリポフシチン症**のように類似の色素顆粒が貯留している場合は病的である．

i) 神経細胞の脱落

Purkinje 細胞は大脳皮質の神経細胞に比べて大きく，数も少ないために，脱落の有無や程度を判断しやすいように思えるが，Purkinje 細胞は虚血に対して非常に脆弱な細胞であると同時に人工的な変化を含むさまざまな状況で減少する．そこで，脱落の評価に際しては，神経細胞の変化とともにアストログリア（ここでは Bergmann glia と呼ばれる）の増殖を伴っているか否かが決め手となる（図 3-2-7 A）．例えば，死戦期の浮腫や死後変化などでは Purkinje 細胞層が海綿状に離開し Purkinje 細胞は消失しているが，アストログリアの反応はみられない（図 3-2-7 B）．

① かご細胞の変化

Purkinje 細胞の細胞体は分子層にあるかご細胞の突起によって取り囲まれている（図 3-2-8 A）．正常ではその他の神経線維も同時に染まるためにバスケットの部分は分かりにくいが，Purkinje 細胞が脱落した後ではかご状の突起だけがみえることがある．これを empty baskets と呼び，さまざまな病態で観察される（図 3-2-8 B）．

一方，かご細胞の突起が増加する状態は**皮質小脳萎縮症**（図 3-2-8 C）や**毛細血管拡張運動失調症**（Ataxia telangiectasia, Louis-Bar 症候群）でみられる（図 3-2-8 D）．毛細血管拡張運動失調症では，Purkinje 細胞と顆粒細胞の脱落が高度で，下オリーブ核に神経細胞の脱落を伴う．残存した Purkinje 細胞のなかには正常の位置よりも分子層側に移動していることがある．また，Lewy 小体に似た好酸性の細胞質封入体が観察されることがある．小脳白質の萎縮も高度で，線維性グリオーシスがびまん性に広がり，歯状核の神経細胞が脱落していることもある．脊髄では後索の変性と後根神経節における衛星細胞や神経節細胞の脱落などがみられる．その他，大脳白質や軟膜に血管腫様の血管や年齢不相応の NFT が海馬体や皮質に出現することがある．なお，クロマチンに富み大きくて奇妙な形をした核をもった細胞が下垂体，肝臓，甲状腺，副腎，脾臓，後根神経節（図

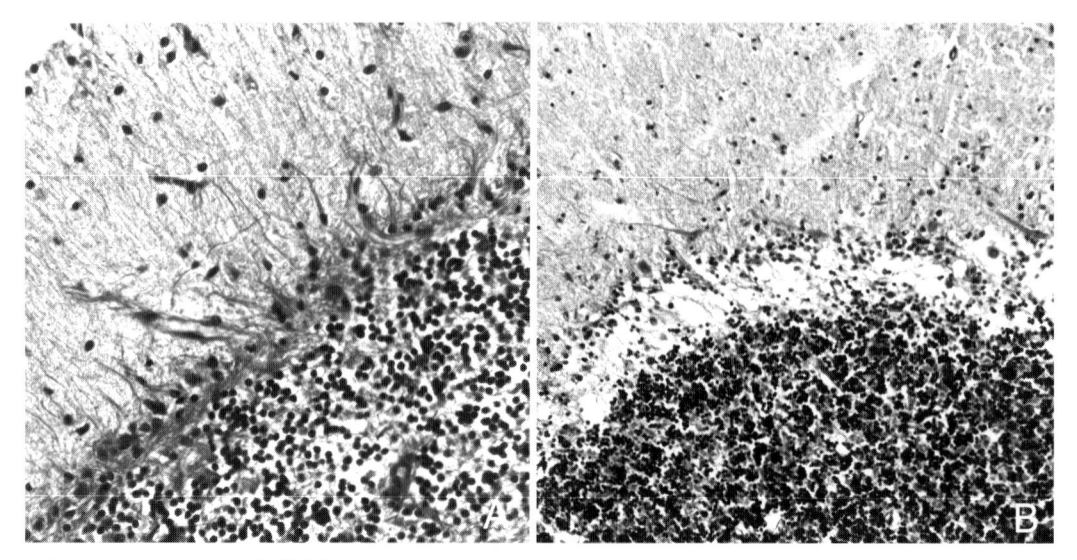

図 3-2-7　Purkinje 細胞層
A：Purkinje 細胞脱落に対する Bergmann グリアの増殖，無酸素脳症（HE 染色），B：浮腫による Purkinje 細胞層の離開（HE 染色）．

3-4-33 B）などにみられる．

② 虚血性病変

無酸素脳症やてんかんに伴う虚血性病変では，Purkinje 細胞の脱落に対して Bergmann glia が増殖する（図 3-2-7 A）。**抗けいれん剤**である phenytoin の副作用として Purkinje 細胞の脱落が知られているが，再発性のてんかんに伴う虚血性障害の結果と考えられる場合もある。これらの病変は小脳回谷部に強く，頂部に軽い（図 3-2-9 A & B）。障害の程度にもよるが，この増殖は脊髄小脳変性症に比べて一般的に強く，器質化した病巣ではアストログリアの細かい柵状のグリア線維が軟膜に向かって伸びている像をみる。また，障害からあまり経過していない場合には，Purkinje 細胞層直下や顆粒細胞層にトルペードが点在していることがある。顆粒細胞層も細胞の密度が減少して，HE 染色標本を弱拡大でみるとエオシンに染まる部分が目立つ（図 3-2-9 B）。分子層の病変は概して軽く，基質がやや微細な海綿状を示す程度に留まるが，あたかも基質が抜け落ちて脳表面に向かって柵状に配列した多数のグリア線維だけが残存しているような高度な変化に遭遇することもある。なお，褐色調，あるいは時期によっては白色調で萎縮した一つないし二つの小葉は虚血によることが多い（図 3-2-9 A）。

高度な Purkinje 細胞の脱落では，その二次変性が皮質下白質から歯状核外周の白質まで到達することがある。小脳半球背側部の Purkinje 細胞は歯状核の背側部に投射線維を出し，半球腹側部は腹側部に送っているため，病巣のある皮質におおよそ対応する歯状核外側の白質の髄鞘が淡明化しマクロファージの集積がみられる。歯状核内部でも神経細胞が著しく萎縮しアストログリアが増殖しているが，数の減少は軽度である。しかし，歯状核の内側である門（hilus）に同様の変化をみることはまれである。

なお，画像診断では血流低下が大脳と小脳で左右逆になる現象はまれならず遭遇するが，形態学的な交叉性小脳萎縮（crossed cerebellar atrophy）は極めてまれで，少なくとも成人期以降ではほとんど遭遇しない。

③ 変性

変性疾患で観察される Purkinje 細胞脱落もびまん性虚血性病変と基本的な違いはない。とくに**皮質小脳萎縮症**（cortical cerebellar atrophy, cerebello-olivary degeneration）は臨床症状から期待されるほどには Purkinje

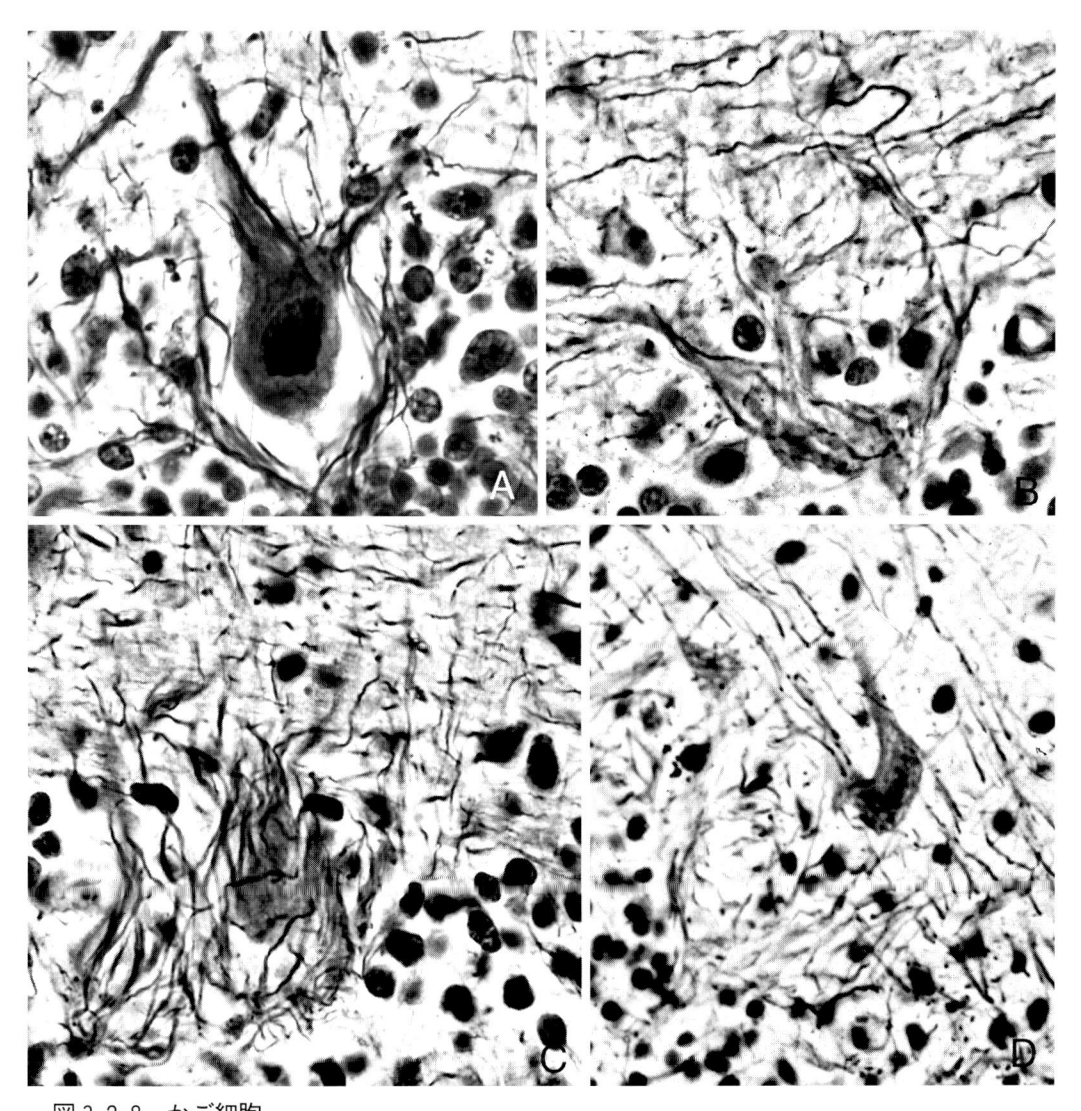

図 3-2-8　かご細胞
A：正常，B：empty basket，C：皮質小脳萎縮症（SCA 6），D：毛細血管拡張運動失調症（すべて Bodian 染色）．

細胞が脱落していないことがあり，Bergmann glia の増殖が軽い場合には非常に軽い虚血性病変と鑑別しがたいことがある．皮質直下や歯状核周囲の白質はそれに対応して多少とも淡明化しているが，多系統萎縮症ほどにはならず，深部白質に広がることはまれである（図3-2-10 B）．線維性グリオーシスも歯状核周囲にみられるが，それ以外の白質にはほとんど認められない．

多系統萎縮症（multiple system atrophy）や Machado-Joseph 病を含む遺伝性 OPCA も皮質小脳萎縮症と同様な皮質病変を示し，その限りでは両者の鑑別は困難である．しかし，これらの疾患では後述のように白質の萎縮が皮質に比べて圧倒的に強い点が際立っており，それが皮質小脳萎縮症と本質的に異なるところである（図 3-2-10 C）．多系統萎縮症では，Purkinje 細胞が残っている時期でさえ皮質下白質は淡明化しアストログリアの増殖が著しく，皮質と皮質下白質の変化が明らかに解離している（図 3-2-11）．実際，罹病期間が短い場合や病変の軽い部位では，皮質下白質におけるアストログリアの増殖が小脳の唯一の所見であることもある．それに比べて，Machado-Joseph 病

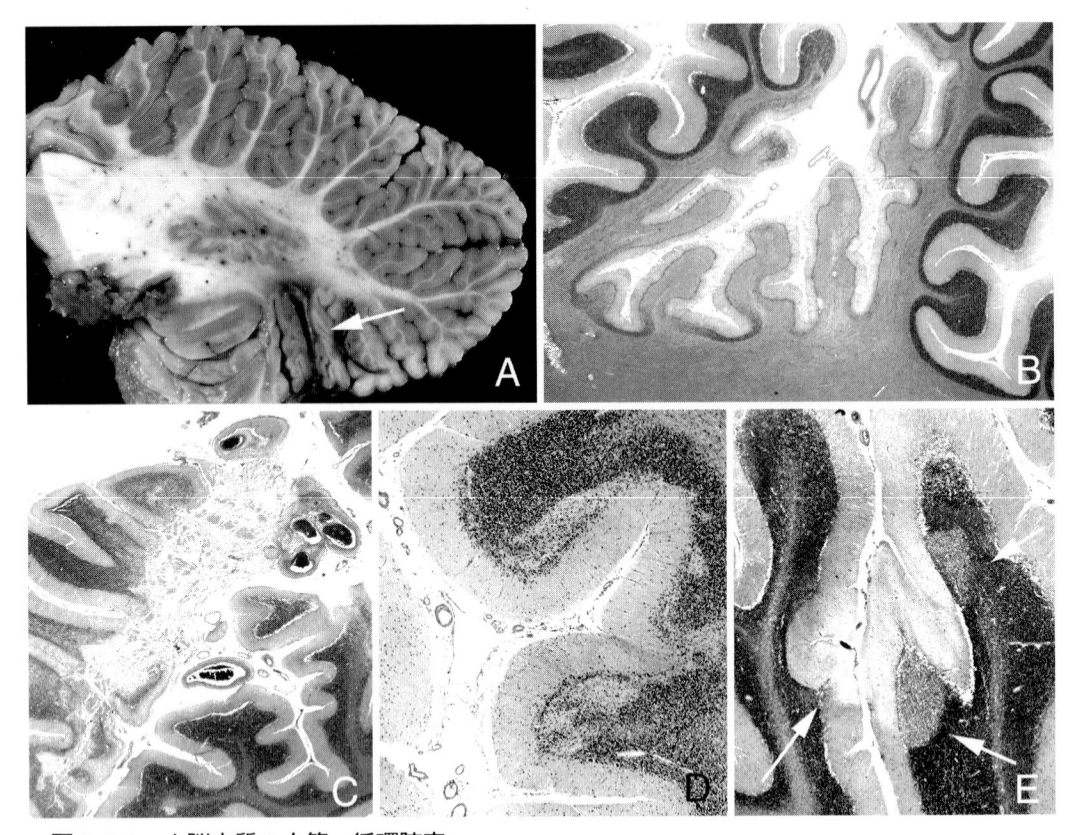

図3-2-9　小脳皮質の血管・循環障害
A：小葉に限局した虚血病巣（矢印），B：小葉溝谷部に強調された病巣，C：梗塞，D：虫食い状の小梗塞，E：非常に軽い虚血性病変（矢印）（B〜EはすべてHE染色）．

の皮質下白質は軽度な淡明化に留まるが（図3-2-10 D），線維性グリオーシスは不相応に強いことがある．以上の疾患の皮質病変は組織学的にはほぼ均質である．

ところが，病変が広範囲にみられるという点においてはびまん性であるが，病巣が不連続的であったり巣状に強調されている場合として，慢性アルコール中毒に伴う皮質小脳変性症（**アルコール性小脳変性症**，alcoholic cerebellar degeneration）がある（図3-2-12 A）．マクロ的には虫部の小脳回の間が開き，そこは硬くやや白くみえる．組織学的には分子層の幅は著しく減少し，Purkinje細胞の脱落とBergmann gliaの増殖が顕著であるが，それに加えて顆粒細胞の脱落も高度である．しかし，病変は虚血性病変とは異なり，小脳回の頂部に強く谷部に弱い傾向がみられる．病変部は線維性グリオーシスを呈するが，組織の萎縮の程度に比べ

てやや軽い傾向がある（図3-2-12 B）．小脳白質には著変をみないが，歯状核外側周囲白質に淡明化と線維性グリオーシスが認められることがある．なお，下オリーブ核では背内側部の神経細胞が高度に脱落している．本症はWernicke脳症や末梢神経病変を合併することがある．

傍腫瘍性小脳変性症（paraneoplastic cerebellar degeneration）はかつて亜急性小脳変性症と呼ばれていたように組織破壊が急速で，しばしばPurkinje細胞層，顆粒細胞層，歯状核周囲の白質にマクロファージの出現をみる（図3-2-13 A）．皮質ではPurkinje細胞の脱落に加えて，残存Purkinje細胞のカクタス様変化やトルペード（図3-2-13 B），歯状核周囲の白質に軸索の腫大がみられる．また，アルコール性小脳変性症ほどではないが病変に強弱が認められる．さらに，リンパ球浸潤が深部白質や

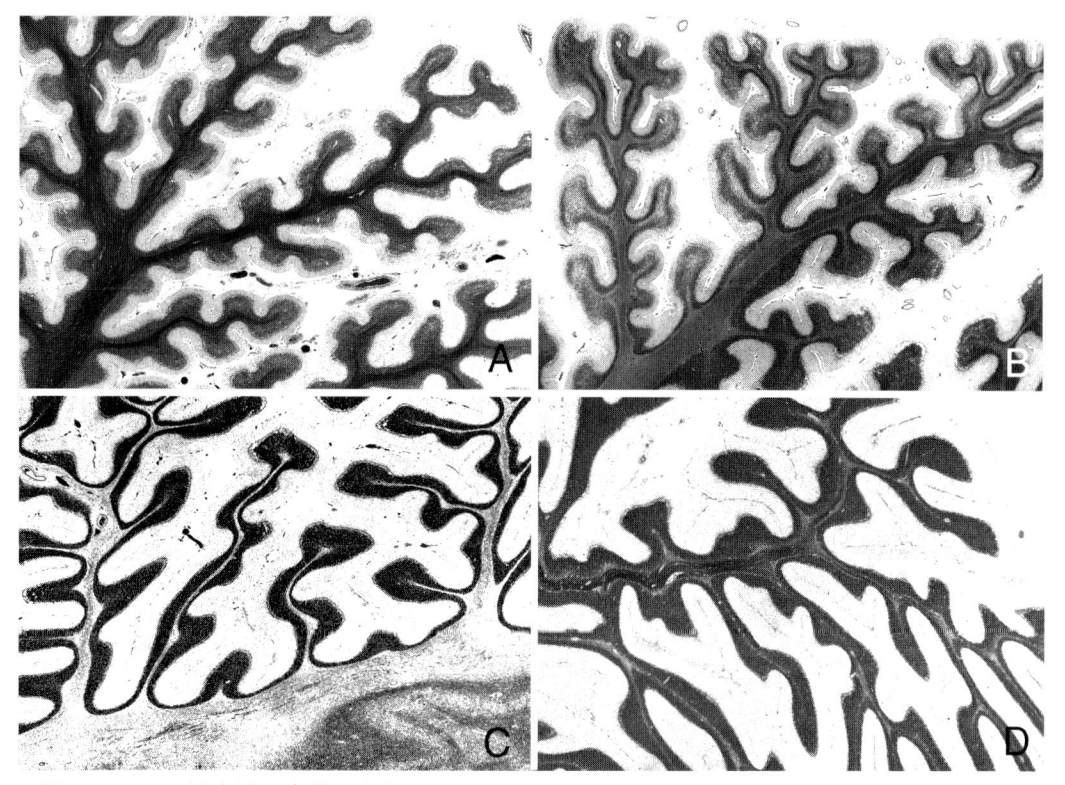

図 3-2-10 小脳変性の皮質下白質
A：正常，B：皮質小脳萎縮症，C：多系統萎縮症，D：Machado-Joseph 病（すべて KB 染色）．

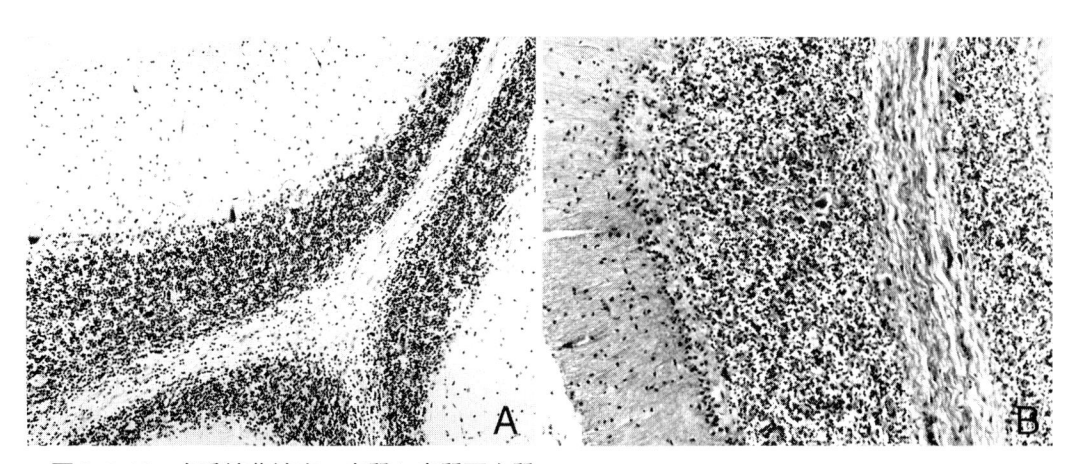

図 3-2-11 多系統萎縮症の皮質と皮質下白質
A：Purkinje 細胞がまだ残っているが，皮質下白質ではほとんど髄鞘が染まらない（KB 染色），
B：Bergmann glia の増殖に比べて皮質下白質のアストログリアの増殖が著しい（HE 染色）．

歯状核周囲に散在することがあるが，皮質ではまれである．その他の部位に病変は認められないが，まれに脊髄小脳路や後索の変性など病変が広範囲に観察されることがある．本症は卵巣癌や乳癌，肺小細胞癌など未分化癌でみられ，抗 Yo 抗体などの抗 Purkinje 細胞質抗体に Purkinje 細胞が反応することがある．

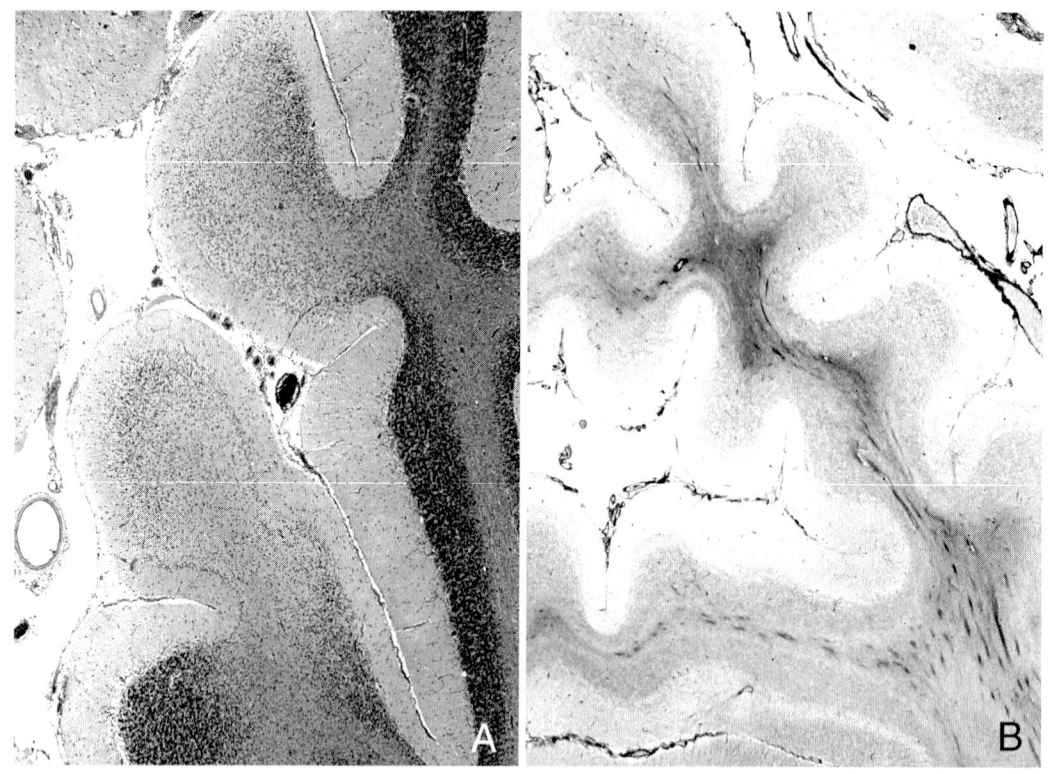

図3-2-12　慢性アルコール中毒に伴う皮質小脳変性症
A：病変が小葉頂部に強調されている（HE染色），B：線維性グリオーシスは病変に比べて軽い（Holzer染色）．

ii) 軸索・樹状突起の変化

トルペードはPurkinje細胞の軸索が円形ないし紡錘形に膨らんだ構造で，Purkinje細胞直下の顆粒細胞層内で観察される（図3-2-1）。この変化は何らかの原因でpurkinje細胞が障害されていることを表しており，疾患特異性はない。そのため，さまざまな疾患で現れるが，経過の短い多系統萎縮症では多数出現することがある。それに対して，遺伝性OPCAのような長い経過をとる疾患ではまれである。

分子層内で樹状突起が限局性に膨らむ変化をカクタスといい，その周りには放射状にのびる棘のような構造が観察される（新芽形成，somal sprouting）。同様の変化は細胞体にも生じる。これらの変化には疾患特異性は認められず，**皮質小脳萎縮症，多系統萎縮症，Creutzfeldt-Jakob病**などさまざまな病態で観察されるが（図3-2-14），最も特徴的な形態は代謝異常を伴う疾患や発達障害などでみられる（図3-2-15〜17）。

高度に萎縮したMenkes病（Menkes' kinky hair disease）の小脳にはPurkinje細胞の位置異常とともに樹状突起の分枝が正常に比べて多い。さらに樹状突起の一部が限局性に腫大し，ときにその周りから棘突起のような構造が放射状に伸びている（図3-2-15）。また，**Hunter症候群，Sanfilippo病，G_{M2}-ガングリオシドーシス**（GM_2-gangliosidosis）などの分子層には，蓄積物質によって風船のように膨らんだPurkinje細胞の樹状突起が点在している（図3-2-16）。

c) 顆粒細胞層

顆粒細胞層（granule cell layer）は皮質のなかで最も厚くみえる層で，円形でクロマチンに富む小型の細胞核が密集しているため，HE染色標本の弱拡大像では顆粒層全体が青紫色にみえる。ただし，層の厚さは標本を切る角度に

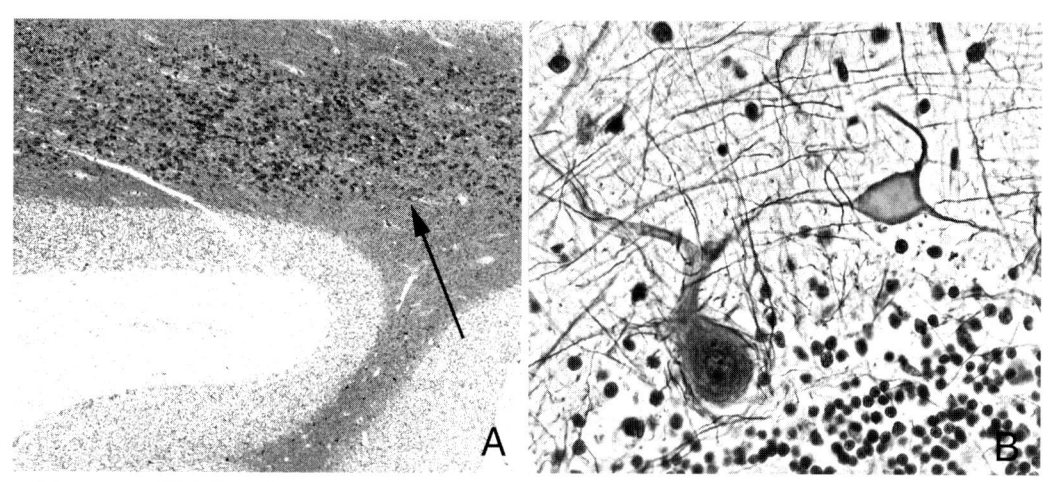

図 3-2-13 肺未分化癌にみられた傍腫瘍性皮質小脳萎縮症
A：皮質下白質に集簇するマクロファージの中性脂肪顆粒（Sudan III染色），B：Purkinje細胞樹状突起のカクタス様変化（Bodian染色）．

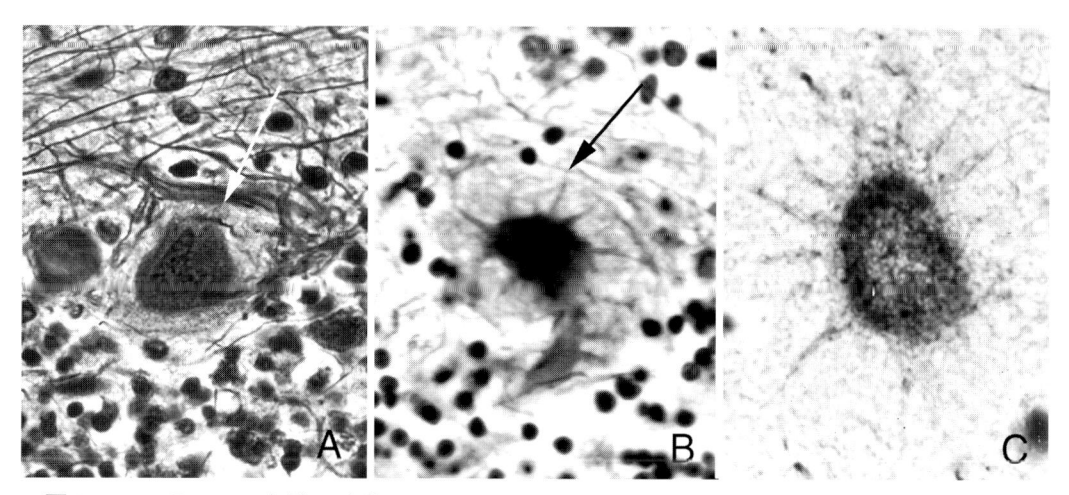

図 3-2-14 Purkinje細胞の変化
A：Purkinje細胞体周囲の嗜銀性構造（矢印），皮質小脳萎縮症（Bodian染色），B：Purkinje細胞の胞体から放射状に伸びる突起（矢印），多系統萎縮症（Bodian染色），C：樹状突起の腫大と放射状に伸びる突起，Creutzfeldt-Jakob病（Bodian染色）．

よって異なり，小脳回の頂きでは厚く，谷部では薄い．頂部では顆粒層が漸次白質に移行しているが，谷部では両者の境界が明瞭である．

HE染色標本で，組織全体がエオシンに染まり，とくに顆粒細胞の核がヘマトキシリンにはとんど染まらない状態がある（図1-1-18 E）．しかも，まったくアストログリアの反応やマクロファージの動員などが観察されない．これは死戦期の脳浮腫や死後変化によることが多く，肉眼的には軟らかく割面が青灰色を呈している（status bullosus）．なお，顆粒層にはその他にGolgi型細胞が存在する．この細胞は圧倒的に少ないために正常では発見しにくいが，顆粒細胞が高度に脱落するとよくみえることがある．

顆粒細胞層はPurkinje細胞とともに虚血性変化を受けやすいが，アルコール性小脳変性症のように中毒・代謝性疾患ではより強く障害されることがある．顆粒細胞が優位に脱落する疾患はあまり知られていないが，**顆粒細胞型小脳低形成**（granule cell aplasia）では顆粒細胞がほとんど完全に消失している．Purkinje細

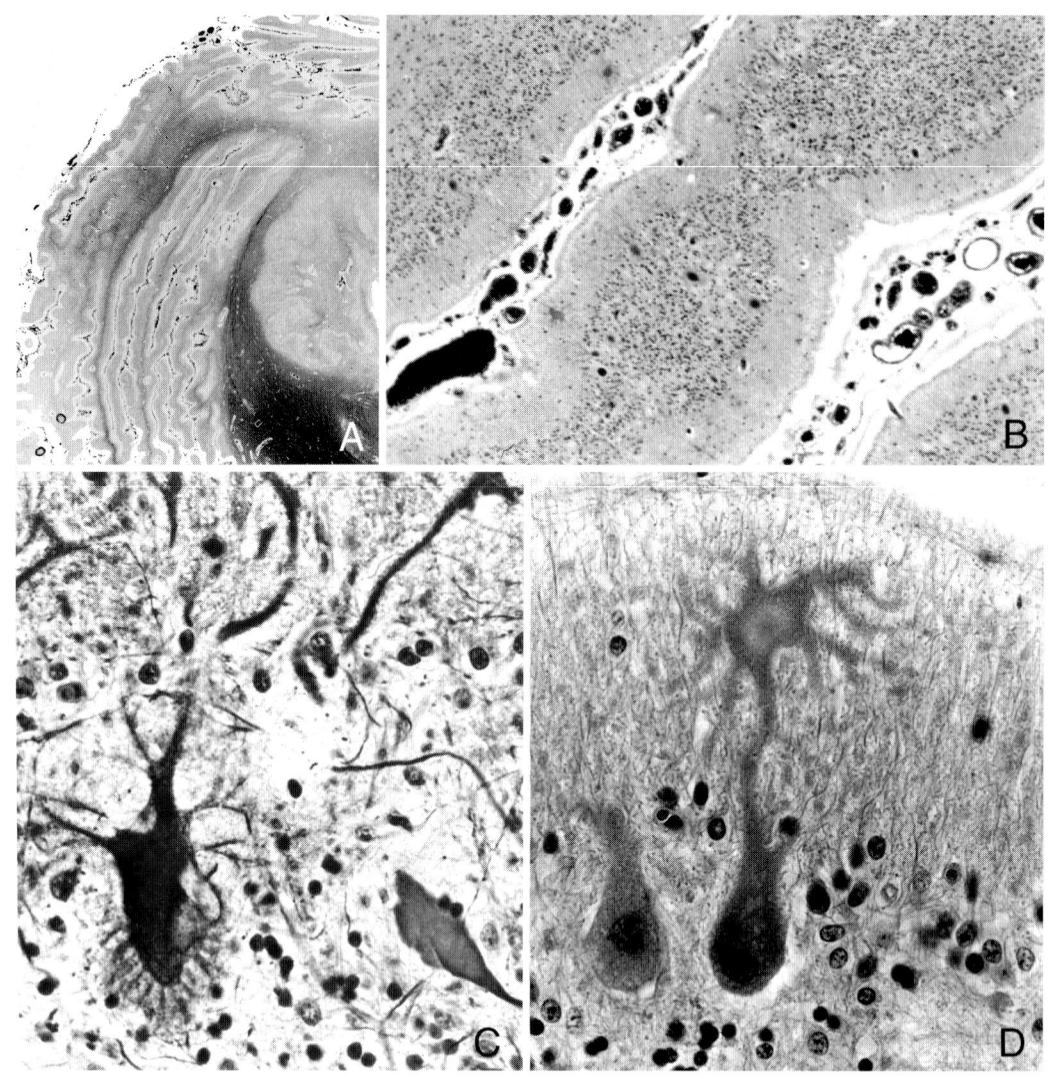

図 3-2-15　Menkes 病
A：びまん性皮質変性（KB染色），B：Purkinje細胞と顆粒細胞の脱落（HE染色），C：Purkinje細胞の胞体にみられる新芽形成（Bodian染色），D：分子層にみられるカクタス（HE染色）．

胞の数の減少はほとんどないが（図3-2-17 A），Purkinje細胞の位置が異常であったり，胞体から放射状にのびる棘突起やカクタスなどがみられる（図3-2-17 B）．小脳白質は高度の線維性グリオーシスを呈することがある．なお，GM$_2$-ガングリオシドーシスでも顆粒細胞の低形成がみられることがある（図3-2-16 A）．

顆粒細胞は普通，白質側から消失することが多い．Creutzfeldt-Jakob病のなかでpanencephalopathy型や失調型と呼ばれるタイプでは顆粒細胞が白質側から選択的に脱落する（図3-2-18 A）．高度な病変ではPurkinje細胞も脱落するが，顆粒細胞に比べてよく残っている．なおpanencephalopathy型では組織の脂肪性分解が著しく，凍結切片をSudan IIIなどで染めると，分子層に無数の脂肪滴がみられる（図3-2-19 B）．また，分子層の変化も激しく，表層部が消失し柵状に並んだアストログリアの突起しかみえないこともある．本型では，OPCAに類似した系統的な病変を伴うことも少なくない．それに対して，**有機水銀中毒**（organic mercury poisoning）の顆粒細胞脱落はPur-

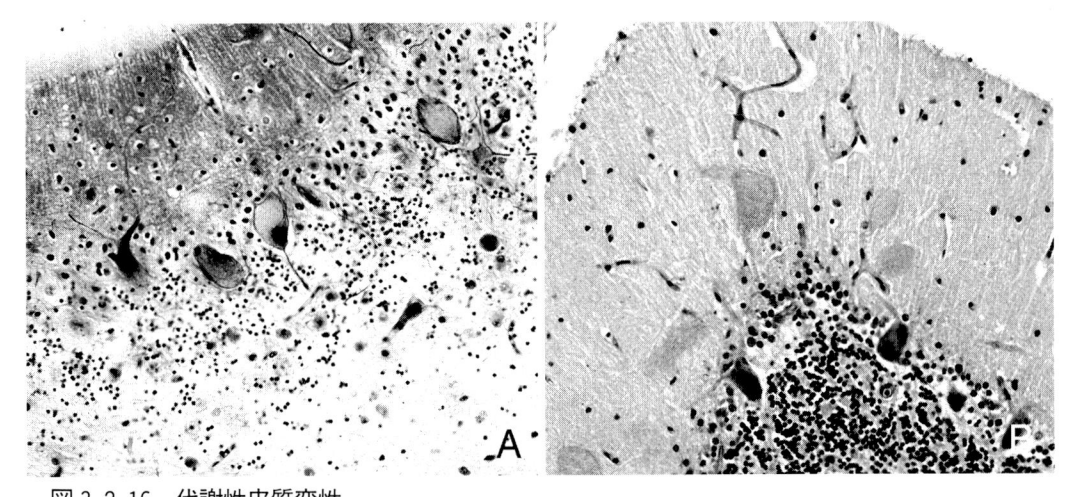

図 3-2-16 代謝性皮質変性
A：GM$_2$-ガングリオシドーシス（Bodian 染色），B：Sanfilipo 病（PAS 染色）．

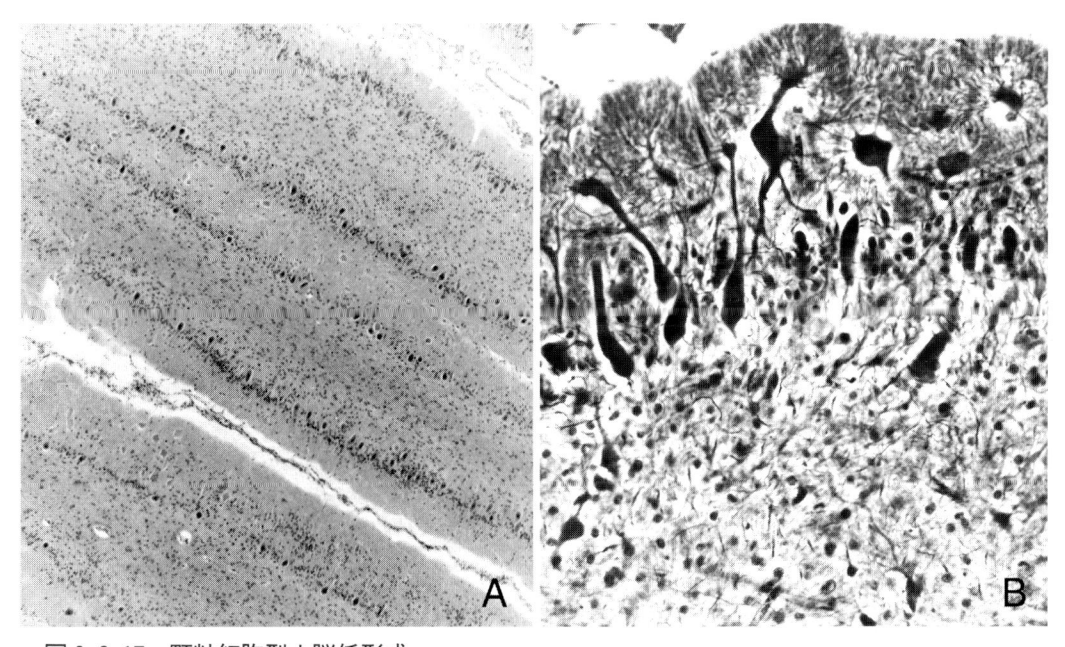

図 3-2-17 顆粒細胞型小脳低形成
A：顆粒細胞の著しい減少（HE 染色），B：さまざまな形をしたカクタス（Bodian 染色）．

kinje 細胞層直下に目立つ点が特異的である（図 3-2-18 B）。本症ではその他に大脳皮質や海馬歯状回の顆粒細胞など，このタイプの細胞が選択的に侵される傾向がある（図 3-1-10 D）。

3) 限局性病変

巣状または多巣状病変としては**梗塞**が代表的である。この場合には病変の選択性はみられず，皮質全体が壊死に陥る。

小脳は主に上小脳動脈と後下小脳動脈から血液が供給されている。高齢者の水平裂付近は小さな梗塞が最も頻繁に発見される部位であるが，ここがほぼ両者の分水嶺にあたり，上半分は上小脳動脈，下半分は後下小脳動脈が灌流している。歯状核の大部分は上小脳動脈から血液を受けるが，下部は後下小脳動脈の一部が入る。

皮質の梗塞は小脳回の長軸に対して直角の方向に広がり，あたかも弾道をみるかのようであ

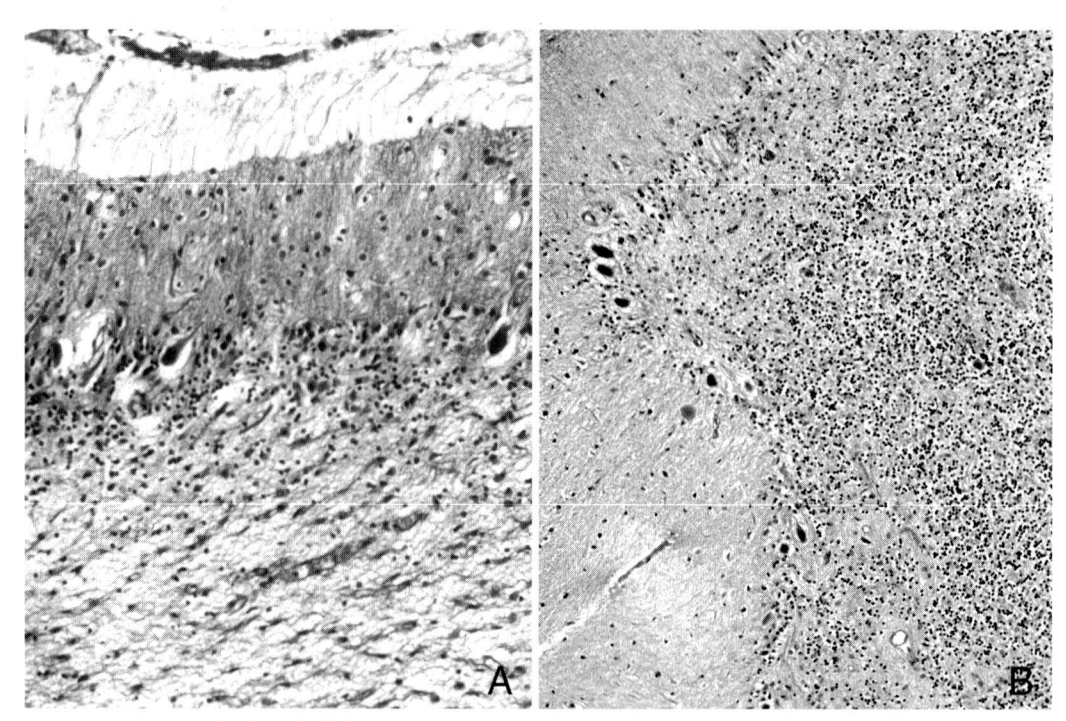

図 3-2-18　顆粒細胞型皮質変性
A：panencephalopathy 型 Creutzfeldt-Jakob 病（HE 染色），B：有機水銀中毒（HE 染色）
（熊本大学医学部第二病理学教室のご好意による）．

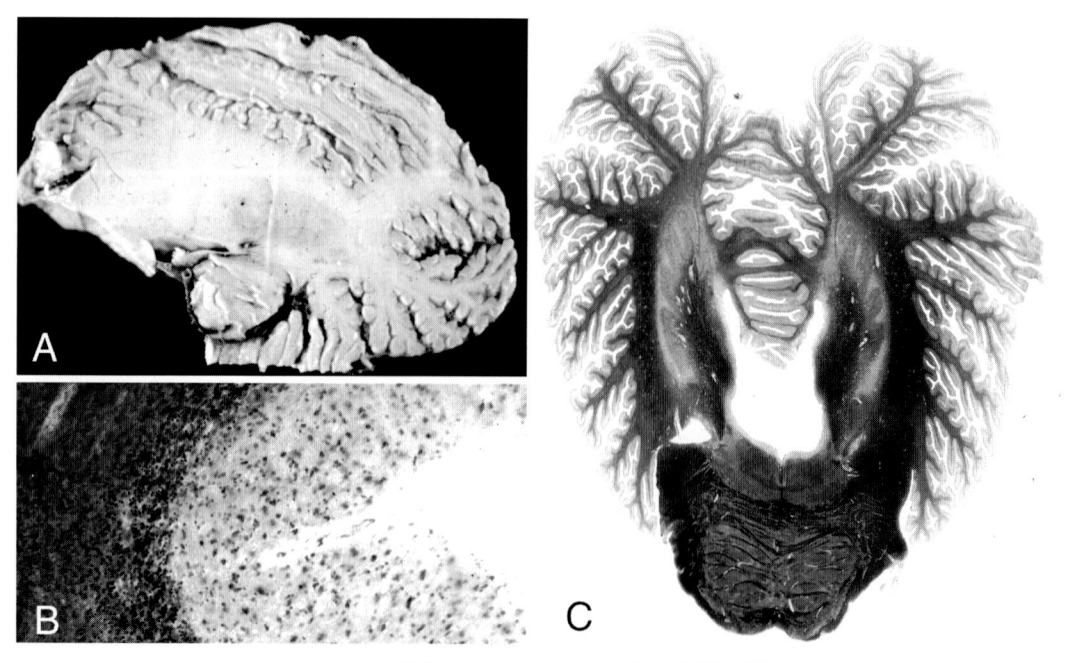

図 3-2-19　panencephalopathy 型 Creutzfeldt-Jakob 病の小脳変性
A：皮質の萎縮が強い，B：分子層に散在するマクロファージの中性脂肪顆粒（Sudan III 染色），
C：歯状核外側白質のマクロファージの集積（KB 染色）．

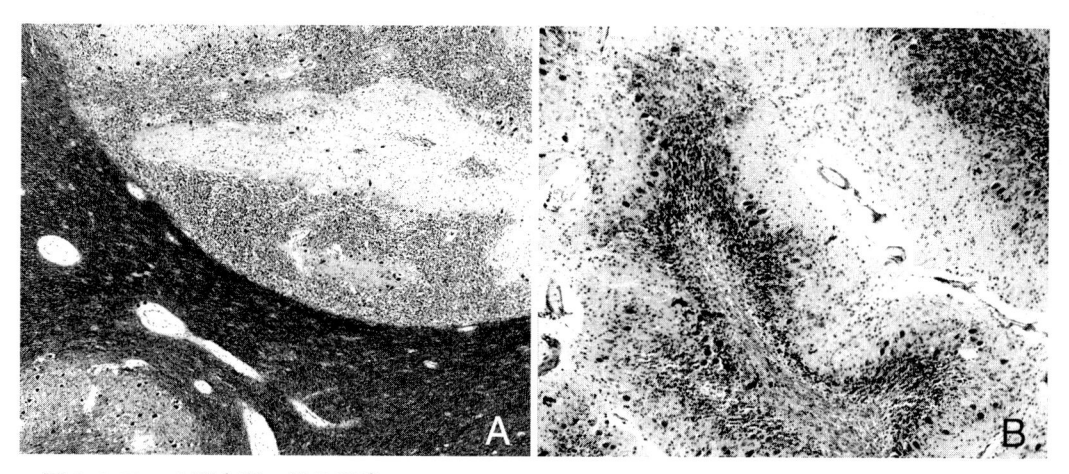

図 3-2-20　小脳皮質の発生異常
A：ヘテロトピア（KB染色），B：皮質形成不全（KB染色）．

る（図 3-2-9 C）．また，虫食い状，地図状の梗塞も剖検で偶然発見されることが多く，新しい変化や器質化したものが混在している（図 3-2-9 D＆E）．アミロイド・アンギオパチーがとくに小脳に多いということはなくて，大脳の軟膜血管にある場合には小脳でも観察される．しかし，大脳ほど小動脈瘤は観察されない．

4）奇形・発達障害

小脳白質内の巣状あるいは島状の灰白質であるヘテロトピアは小児健常例でも観察される（図 3-2-20 A）．形態学的には，わずかなニューロピルで囲まれた大型の神経細胞の集団や正常の皮質に似た層構造を示すものなどがある．虫部より半球に多く，とくに片葉のヘテロトピアは健常老人脳でも観察されるが，Down症候群，福山型筋ジストロフィーなどに多い．

小脳皮質形成不全（cerebellar cortical dysplasia）は一応3つの層からなっているが，Purkinje細胞の位置がデタラメで，小葉同士が癒着している（図 3-2-20 B）．片葉，小節，扁桃などに多い．健常脳でも遭遇することはあるが，発達障害に多い．

II．白　質

小脳は出力線維に比べて入力線維が圧倒的に多い場所である．ヒト小脳では小脳以外の部位へ出力する神経線維に対して小脳に入力する線維は40倍あるといわれており，これは脊髄小脳変性症などを解析する上で重要な点である．

1．変性

多系統萎縮症の小脳割面は白質の萎縮が強いために皮質が相対的に大きくみえる（図 3-2-21 A＆22 A）．これは橋核のみならず下オリーブ核から小脳に入る神経線維の変性がPurkinje細胞から歯状核へ向かう神経線維の変性を凌駕しているためと考えられる．しかも，その小脳白質の割面は非常に特徴的で，肉眼的には境界不鮮明な斑状の白い部分とやや褐色を帯びた部分が混在している（図 3-2-21 A）．組織学的にも，神経線維がほとんど消失している部分と比較的残っている部分があるために梗塞巣やその二次変性を疑わせるが（図 3-2-21 B＆C），残存している神経線維は一定の方向に並び，梗塞の際にみられるような方向性の乱れや軸索腫大はない．また，空洞化している場所はまったくみられず，特別な血管変化も認められない．線維性グリオーシスも均質ではなくて強弱がみられることがある．マクロファージの動員を伴う脂肪性分解が盛んで，脊髄小脳変性症のなかでは最も変化が強い．しかし，変性が歯状核を超えることはない（図 3-2-22 A＆B）．さらに，オリゴデンドログリアの細胞体に嗜銀

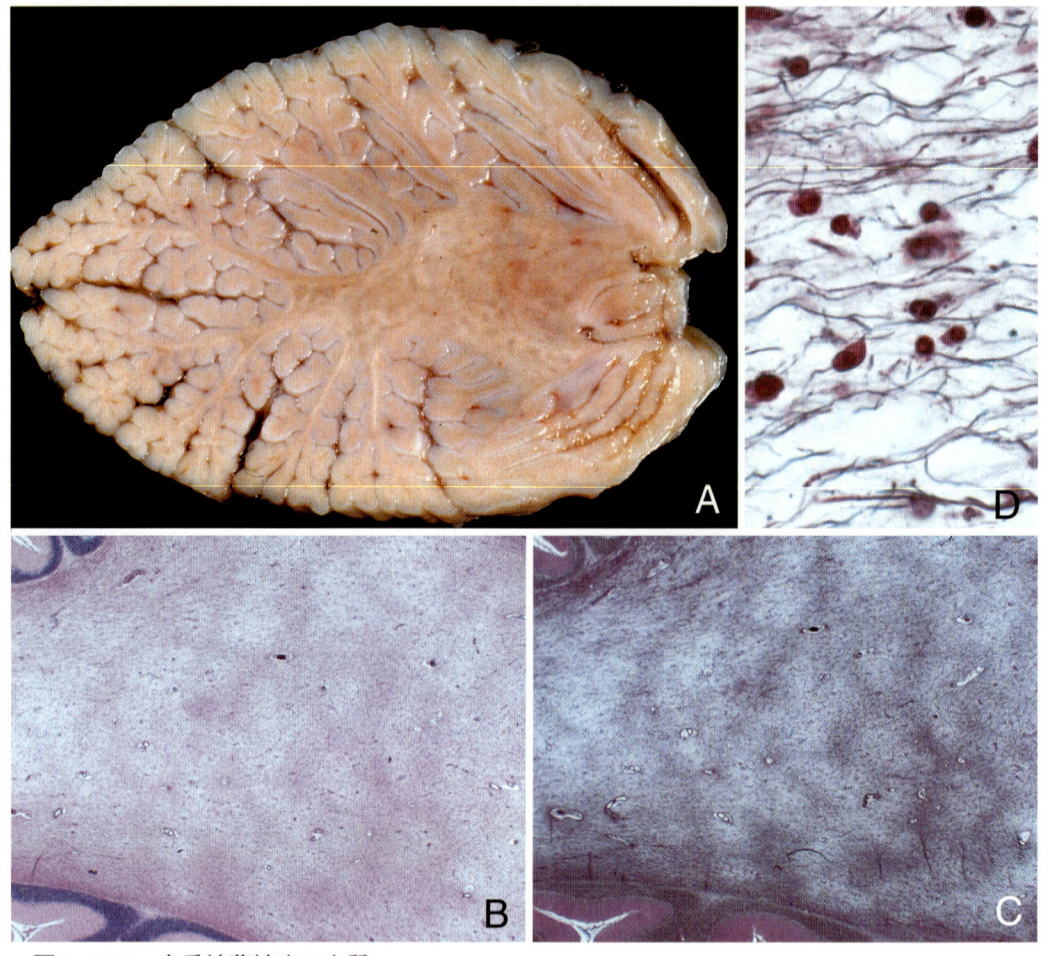

図3-2-21　多系統萎縮症の白質
A：皮質に比べて白質が小さく，その割面がまだら状，B：HE染色でもエオシンに濃淡がある，C：HE染色の濃淡と同様に軸索の密度が変化している（Bodian染色），D：オリゴデンドログリアの細胞質内封入体（Bodian染色）．

性をもつ小さな細胞質内封入体（glial cytoplasmic inclusions, GCIs）が出現する（図1-1-67＆3-2-21 D）。この封入体は多系統萎縮症以外の疾患ではほとんど認められず，疾患特異性が高い。GCIsは小脳白質のみならず脳幹，大脳白質など広範囲に分布し，白質病変の軽い場所では頻度が高い。

それに対して，Machado-Joseph病を含む遺伝性OPCAの小脳白質は肉眼的には萎縮しているにも関わらず，髄鞘染色標本ではあまり淡明化することもなく，神経線維はよく保たれていることが多い（図3-2-22 C）。しかし，Holzer染色を施すと広範な線維性グリオーシスが現れ，髄鞘染色標本との間に解離がみられ（図3-2-22 D），さらに歯状核門から上小脳脚に線維性グリオーシスが広がる点も多系統萎縮症と異なる。

2．ミエリンを侵す疾患

白質ジストロフィーのびまん性病巣も白質の萎縮に対して皮質が比較的保たれるので，肉眼的には多系統萎縮症のようにみえることがある。その組織像は大脳白質と同じであるが（図1-1-38～40，3-1-89＆90），**副腎白質ジストロフィー**では病変が小脳白質から橋底部，中小脳脚，下オリーブ核，下小脳脚などに左右対称性に広がっていることがある（図3-2-23）。この

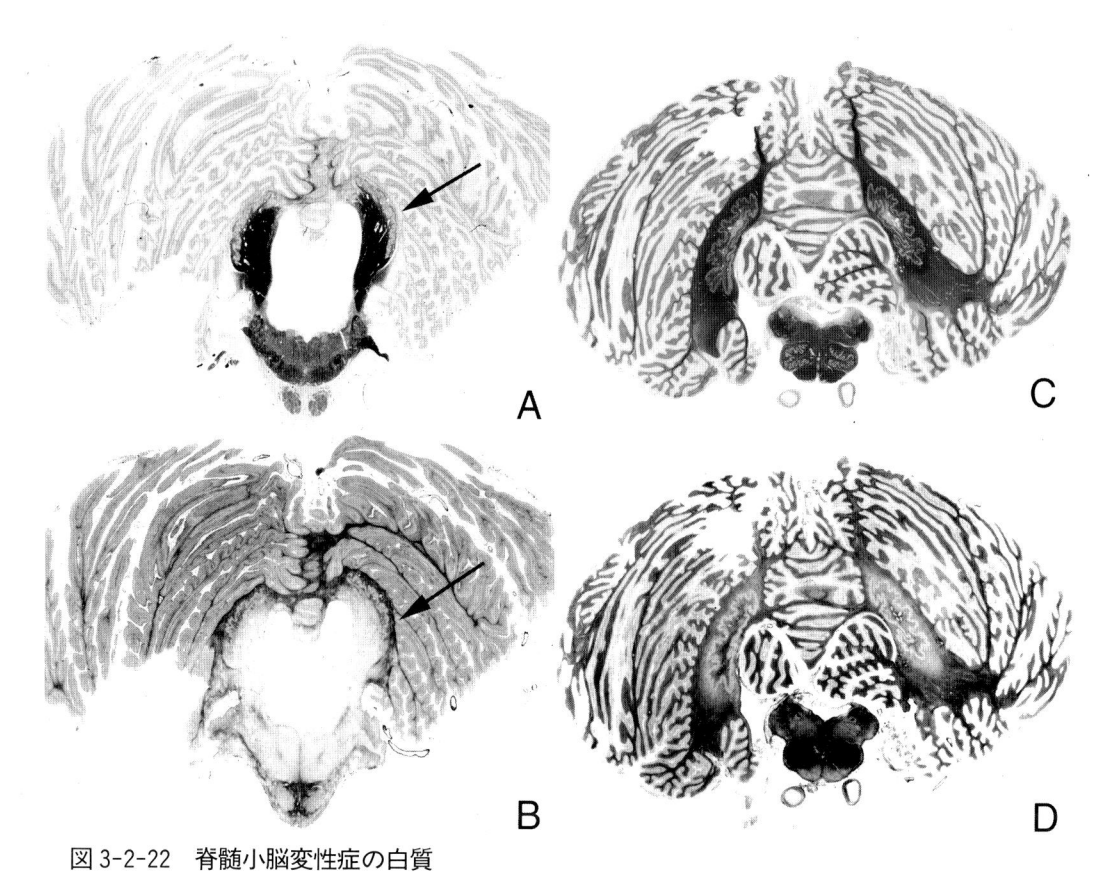

図 3-2-22 脊髄小脳変性症の白質
A：多系統萎縮症のKB染色標本，矢印は歯状核，B：多系統萎縮症のHolzer染色標本，矢印は歯状核，C：Machado-Joseph病のKB染色標本，D：Machado-Joseph病のHolzer染色標本．

ような症例では，臨床的にもオリーブ橋小脳萎縮症が疑われる．その他，髄鞘が島状に残るPelizaeus-Merzbacher病（図3-2-24），Rosenthal線維が出現するAlexander病などがみられる（図1-1-69 B）．また，白質が海綿状態を呈する疾患として新生児期のCanavan病，かえでシロップ尿症などがある．

多発性硬化症（図3-1-100 A）などの炎症性疾患の他に，視床下部などに多発性の肉芽腫を形成するHand-Schüller-Christian病（図3-1-57）は小脳白質などに脱髄性病変を伴うことがある（図3-2-25）．脱髄病巣内に肉芽腫は認められないが，歯状核を含む白質に地図状の不規則な形をした病巣が広がる．大型で泡沫状のマクロファージが点在し，血管周囲にリンパ球浸潤がみられる．**進行性多巣性白質脳症**は大脳白質にみられることが多いが（図1-1-36），まれに小脳白質だけに観察されることがある（図3-2-26）．

3．腫瘍

小児期に発生するものが多い．**髄芽腫**（medulloblastoma）は虫部下面に好発する悪性腫瘍で，卵円形でクロマチンに富む核と乏しい細胞質からなる腫瘍細胞がその突起を中心に向かって伸ばす（図3-2-27 A）．**毛様細胞性星細胞腫**（pilocytic astrocytoma）はときに大きな囊胞を作る．毛のような細長い突起をもった紡錘状の腫瘍細胞で，非常に細胞密度の高い場所と微細海綿状の変性を示す場所が入り組んでいる（図3-2-27 B）．またRosenthal線維が多数みられることも特徴である．**血管芽腫**（haemangioblastoma）も小脳に好発する腫瘍で，増殖した毛細血管の間に明るい泡沫状の細胞質をもった間質細胞が増殖している．

III. 小脳核

　歯状核以外の小脳核が病理学的に調べられる機会は非常に少ないが，小脳には第四脳室の天井付近に正中部から外側に向かって室頂核，球状核，栓状核，そして歯状核という4つの小脳核がある。皮質のPurkinje細胞は4つの神経核のいずれかに投射線維を送る一方，皮質に入力する神経線維のほとんどは側枝を小脳核に出している。変性疾患においては，歯状核遠心路の変性の有無が孤発性OPCAと遺伝性OPCAを分ける重要なポイントとなる。また，遠心路変性がある疾患には淡蒼球やルイ体に変性をみることが多い点が注目される。

1. 歯状核

　歯状核は小脳核のなかで最も大きな神経核で，帯状の灰白質が蛇行しながら全体としてC字形を作っている（図3-2-22 A）。大型の多極性神経細胞と小型の星形細胞からなる。発生学的には下オリーブ核と同じ起源をもつため，その形態もよく似ている。**歯状核下オリーブ核異形成**（dentato-olivary dysplasia）では，二つの神経核の蛇行が極端で大脳皮質にみられる多小脳回に類似したり，反対に厚脳回のように蛇

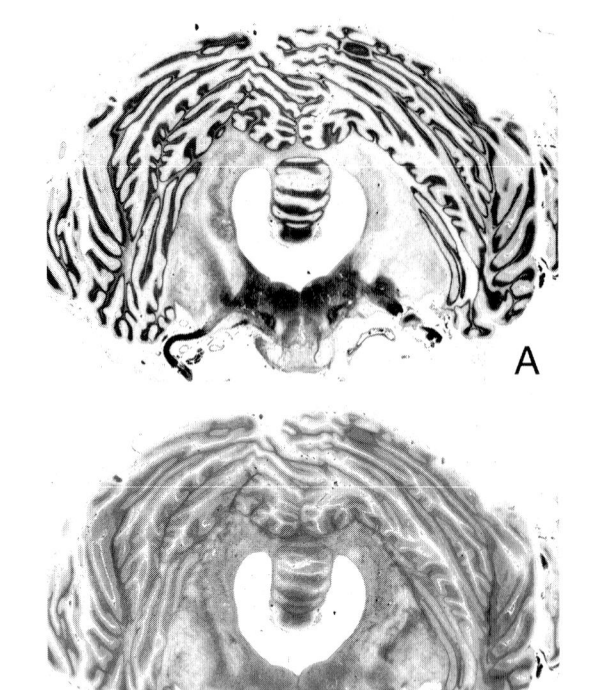

図3-2-23　副腎白質ジストロフィーの小脳白質
A：オリーブ橋小脳萎縮症に似た病変分布（KB染色），B：同部位のHolzer染色標本．

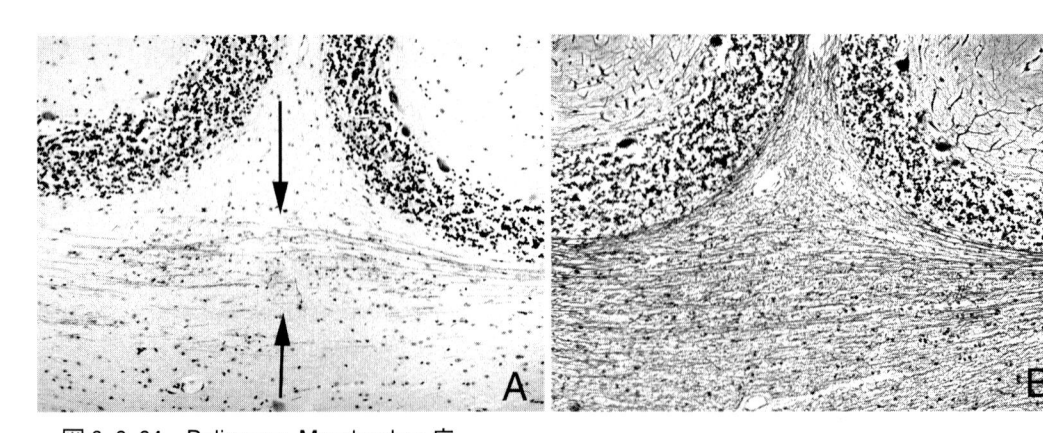

図3-2-24　Pelizaeus-Merzbacher病
A：矢印で囲まれた部分に神経線維が残っている（KB染色），B：同部位のBodian染色標本．

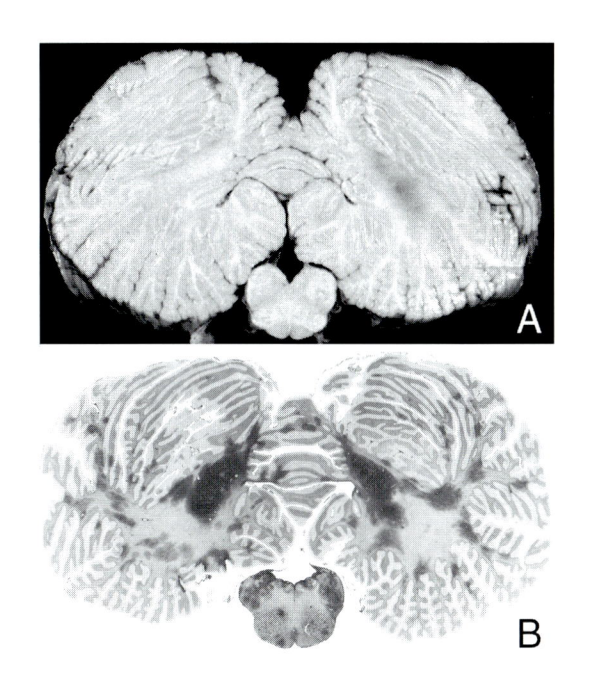

図 3-2-25　Hand-Schüller-Christian 病
A：マクロ所見，B：同部位の Holzer 染色標本，線維性グリオーシスが斑状に分布，とくに歯状核周囲に著明．

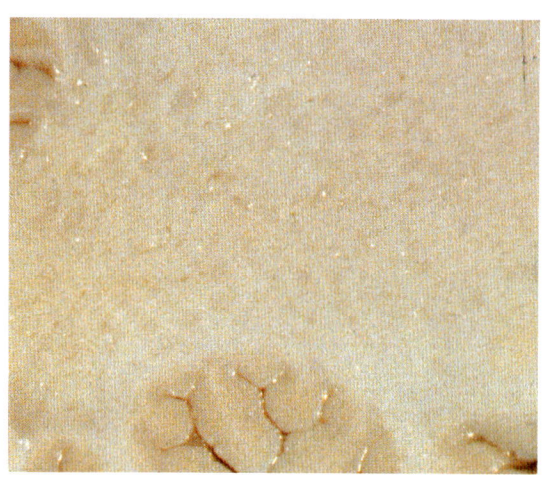

図 3-2-26　進行性多巣性白質脳症
肉眼でも識別できる程度の小さな変色した斑点が無数にみえる．

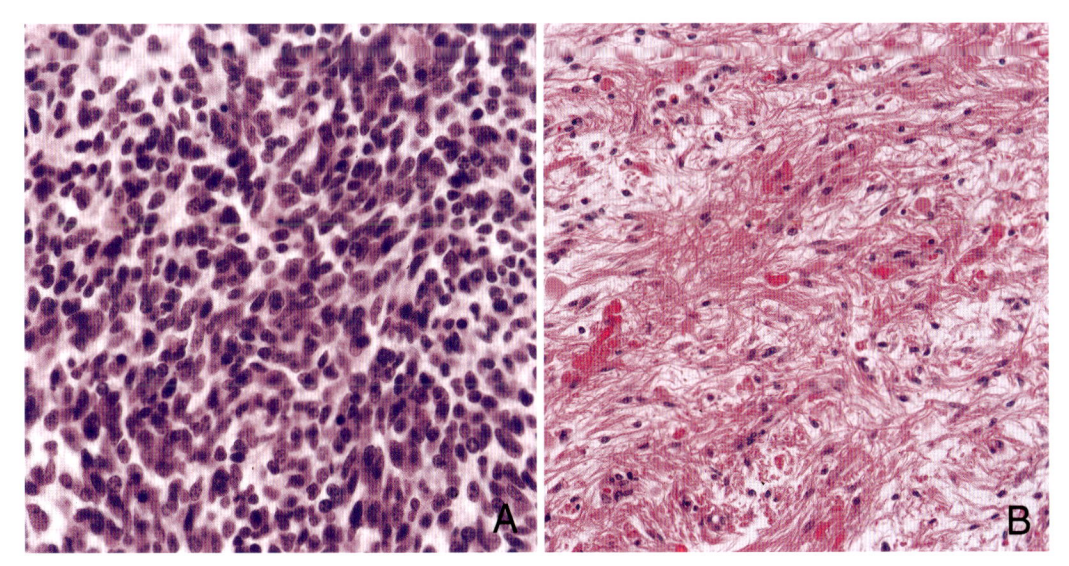

図 3-2-27　腫瘍
A：髄芽腫（HE 染色），B：毛様細胞性星細胞腫（HE 染色）．

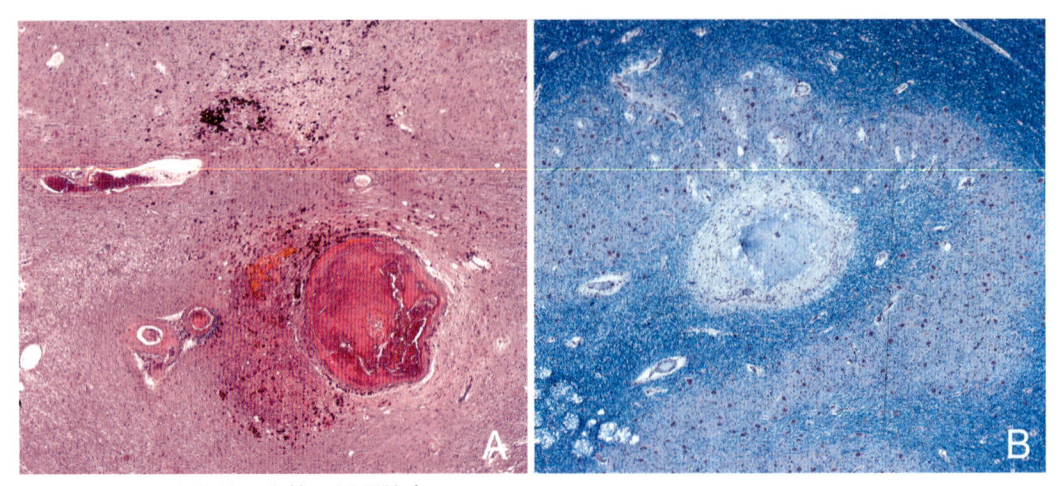

図 3-2-28　歯状核の血管・循環障害
A：血液で充満した小動脈瘤とその周囲のヘモジデリン顆粒（HE 染色），B：ほぼ完全に線維化した小動脈瘤（KB 染色）．

　歯状核は小脳半球の大部分から Purkinje 細胞の神経線維を受けているが，そのうち半球背側部は歯状核背側部へ，半球腹側部は歯状核の腹側部に入る．入力線維は歯状核の外側から入いる．一方，歯状核の内側部は上小脳脚に向かって歯状核門（dentate hilus）が開いている．歯状核の出力系はこの門を出て上小脳脚を通り中脳下部で交叉する．次いで中脳中心灰白質や赤核に側枝を出してから視床外側腹側核に入る．従って，大脳と小脳の間には，大脳皮質→橋核→小脳顆粒細胞層→Purkinje 細胞層→歯状核→視床外側腹側核→大脳皮質，という回路が形成される（図 3-2-2）．

1）血管・循環障害

　歯状核は循環障害の影響を受けやすく，剖検例では髄鞘の淡明化やアストログリアの増殖をみることが多い．また，同様の変化が橋核，黒質，中脳中心灰白質，上丘，延髄の下オリーブ核などにも観察されることがあり，脳幹・小脳に軽い虚血性変化があったことを疑わせる場合が少なくない．まれに小脳皮質に比べて圧倒的に強い虚血性変化が歯状核に生じることがある．
　一方，歯状核付近は**小脳出血**の好発部位に挙げられる．高齢者では歯状核の周囲にある動脈は拡張していることがあり，ときに小動脈瘤を

行がほとんどなくなっていることがある．形成したり，その周囲に顕微鏡的な出血がみられたりする（図 3-2-28）．歯状核の小動脈瘤の頻度は低いが，これが観察される場合には橋底部，被殻，視床，さらには大脳皮質など，広範に分布していることが多い．
　赤核と同側の下オリーブ核，それに反対側の小脳を結んだ三角を Guillain-Mollaret の三角と呼ばれる．この三角の一部が切断されると，下オリーブ核に肥大が生じることがある．小脳の血管障害ではときにこの下オリーブ核肥大をみることがあり（図 1-1-50），とくに病巣に歯状核が含まれているときに観察されることが多い．

2）変性
a）神経細胞の膨化

　歯状核の神経細胞はリポフスチンが貯留しやすい細胞であるが，その沈着がほとんどないにも関わらず神経細胞が膨らんでいる場合がある．細胞質は均質で，核は必ずしも偏在しているとは限らない．このような中心性染色質溶解に類似した変化は歯状核の他に中心前回の Betz 巨細胞，視床，脳幹運動核，橋核，脊髄前角神経細胞などにも分布し，**ペラグラ脳症**（pellagra encephalopathy）や **Creutzfeldt-Jakob 病**などで観察される．ときには神経食現象やグリア結節もみられる．しかし，最もよく見かける腫

大は次に述べるグルモース変化である。

b）グルモース変性

膨化した神経細胞の周りにエオシンで濃染されるもやもやした無構造の物質や顆粒状物質がみえることがある。弱拡大でみると神経細胞の周りがとくに赤い。しかし，髄鞘染色では神経細胞の周囲に無構造の帯が取り囲んでいるようにみえる（図3-2-29 A）。これはグルモース変性と呼ばれる（図1-1-63）。グルモース変性の最も初期の変化は細胞体の腫大とそれを取り巻くエオシン好性の無構造物質である。この段階はBodian染色のような鍍銀染色よりもHE染色の方が発見しやすい。ある程度時間が経つと，嗜銀性を帯びた無構造物質とリング状の構造物，顆粒状物質などが明らかになる（図3-2-31 B）。グルモース変性には疾患特異性は認められず，健常者でも高齢ほど遭遇する機会は多い。しかし，**進行性核上性麻痺**や**歯状核赤核淡蒼球ルイ体萎縮症**にみられるグルモース変性は非常に高度である（図3-2-29 F）。

グルモース変性はPurkinje細胞の軸索末端の変化と考えられており，実際，Purkinje細胞が高度に脱落している場合にはほとんど認められない。また，この変性に伴う神経細胞の膨化は軸索が切断されたときにみられる中心性染色質溶解に似ているために，軸索反応と考えられている。しかし，皮質橋路線維が切断された際に観察される橋核神経細胞の膨化はtrans-synaptic degenerationと考えられることから（図1-1-48＆49），グルモース変性における神経細胞の膨化もその可能性は否定できない。

c）神経細胞の脱落

歯状核は有髄線維の豊富な灰白質であるが，病変が生じると帯の幅が狭くなり，有髄線維が減少するため，髄鞘染色標本では淡明化してみえる。病変は歯状核自体に生じる一次性病変と小脳皮質の病変の二次的な変化を受けている場合がある。前者は神経細胞の脱落が主体で，無酸素脳症で歯状核そのものが直撃された場合，長期経過した進行性核上性麻痺や歯状核赤核淡蒼球ルイ体萎縮症などにみられる（図3-2-29 E）。後者は皮質小脳萎縮症や多系統萎縮症などでみられ，神経細胞は萎縮の段階で留まる（図3-2-29 B＆D）。しかし，歯状核の一次性病変でも神経細胞脱落の程度を上回るアストログリアの増殖があると，二次的変化にみえる場合も少なくないので，病変が小脳皮質や歯状核門から上小脳脚に及んでいるか否かをみる必要がある。

歯状核に接する外側の白質に圧倒的に強い有髄線維の減少は**多系統萎縮症**で認められる（図3-2-30 A）。歯状核門に病変が及ぶことは非常にまれで，そこに相当の変化がみられる場合には本症に無酸素脳症のような循環障害が加わったか，あるいは他の変性疾患を考慮する必要がある。マクロファージは歯状核門以外の白質に出現するが，皮質病変による二次変性とは異なり，歯状核に接する外側白質に強調されることはまれである。歯状核の神経細胞は萎縮しているが脱落は軽度で，アストログリアの増殖と線維性グリオーシスが著しい（図3-2-29 D）。グルモース変性はほとんど認められない。なお，歯状核には小脳に入力する神経線維の多くが側枝を出しているため，下オリーブ核の側枝の変性が歯状核に及ぶことも考えられる。

皮質小脳萎縮症における歯状核外側の白質の淡明化は軽度で，マクロファージの動員は極めてまれである。歯状核の神経細胞は萎縮するものの脱落は軽度で（図3-2-29 B），線維性グリオーシスは歯状核とその外側の白質にほぼ限定されている。

同様の変化は**無酸素脳症**や**傍腫瘍性小脳皮質変性症**によるPurkinje細胞の脱落があるときにも観察される。しかし，髄鞘の淡明化は歯状核の外側だけでなく内側に接する白質にもみられる。また，皮質病変が急速かつ広範な変化であったことが予想させるマクロファージの集積が外側の白質に認められることがある。清掃が終わり器質化が進んでいる段階では，神経細胞はことごとく萎縮し，アストログリアの増殖に比べて神経細胞の脱落は軽度であるため，全体としての細胞密度が非常に高い（図3-2-29 C）。グルモース変性は認められないことが多い。古く程度の軽いこのような病巣は皮質小脳萎縮症

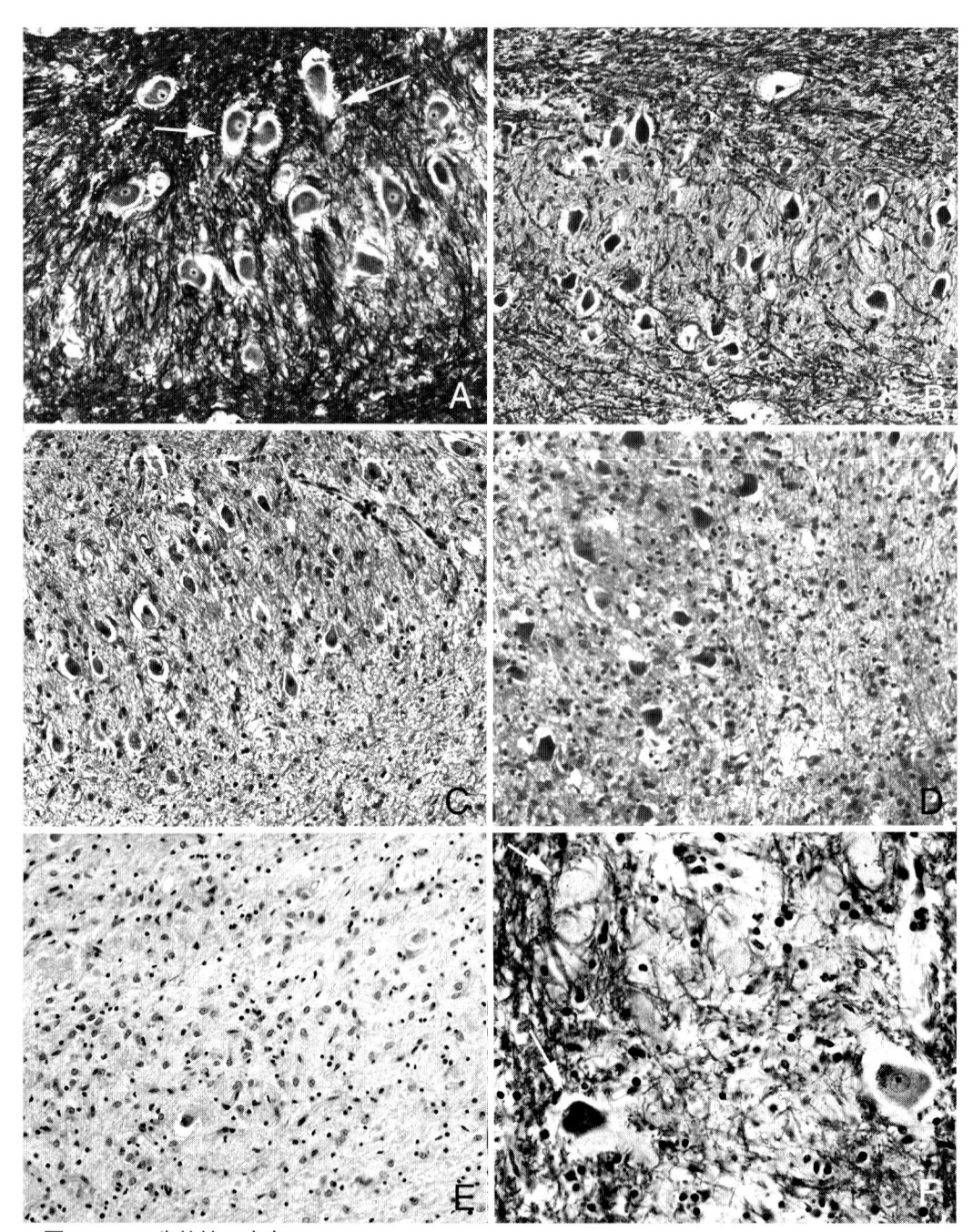

図 3-2-29 歯状核の病変
A：正常．神経細胞周囲が開いているのは人工的な変化やグルモース変性の可能性がある（KB染色），B：皮質小脳萎縮症．歯状核の幅が狭く，内部の髄鞘が減少している．神経細胞の脱落は認めがたいが，個々の細胞が萎縮している（KB染色），C：無酸素脳症によるPurkinje細胞脱落．神経細胞の脱落はないが，神経細胞が萎縮し，アストログリアが増殖しているために，組織の細胞密度が高い（HE染色），D：多系統萎縮症．神経細胞の脱落は軽度であるが，それ以上にアストログリアの増殖が強い（HE染色），E：進行性核上性麻痺．ほとんど神経細胞が脱落し，アストログリアの増殖が極めて高度（HE染色），F：歯状核赤核淡蒼球ルイ体萎縮症．神経細胞が膨化し，その周囲を取り囲む無染色の領域はグルモース変性（矢印）．同様に無染色の丸い領域はグルモース変性を呈した神経細胞の突起の断面（KB染色）．

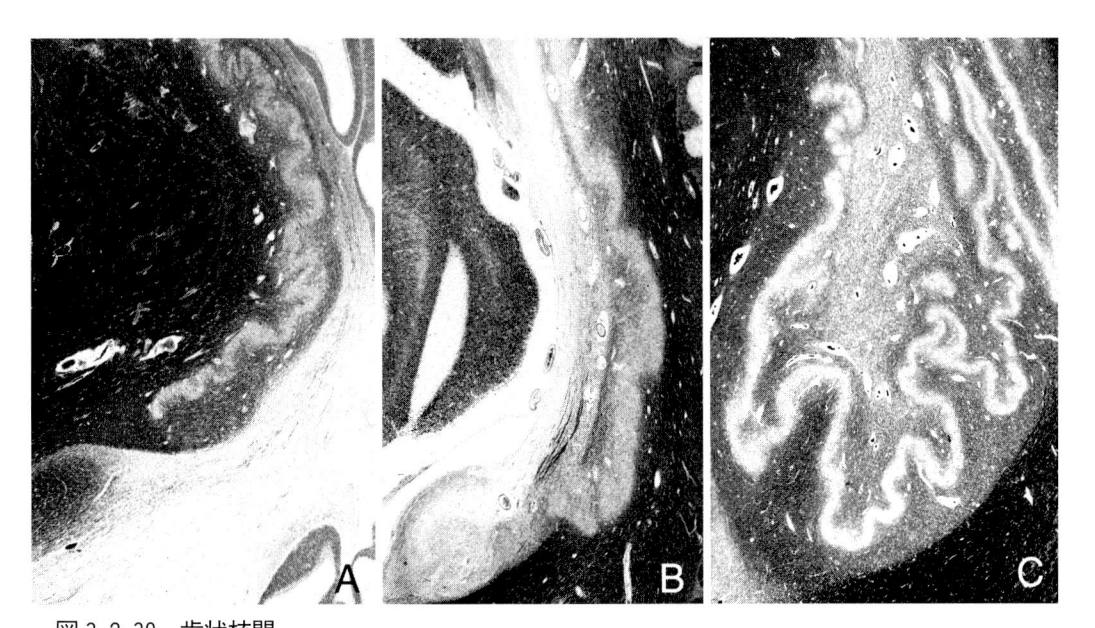

図 3-2-30 歯状核門
A：多系統萎縮症，B：進行性核上性麻痺，C：虚血性病巣（いずれも KB 染色）．

の歯状核と鑑別を難しくすることがある．なお，強い虚血性変化が歯状核そのものを襲った場合では神経細胞の脱落は高度になる．

　以上の疾患に対して，髄鞘の淡明化が歯状核門に強い場合がある（図 3-2-30 B）．これらの疾患では歯状核神経細胞の脱落と歯状核遠心系の線維性グリオーシスが中心で，小脳皮質には著変をみない．しかし，臨床経過中に派生的，偶発的な虚血性障害が皮質に加わる場合も少なくないので，所見の解析には注意が必要である．

進行性核上性麻痺（図 3-1-69 A, B & 70 A, B）では神経細胞に NFT が（図 3-2-31 A），そしてアストログリアには Gallyas 染色で陽性に染まる構造が観察される（図 1-1-70）．健常老人脳で同部位に NFT が観察されることはほとんどないので，この所見は本症を疑う有力な根拠となる．長期経過例では神経細胞の脱落が高度であるが（図 3-2-29 E），症例によってはグルモース変性の初期像を示唆する神経細胞の膨化や神経細胞の脱落に比べて強いアストログリアの増殖などもみられ，変性の進展の違いを表していると思われる．また，黒質，淡蒼球・ルイ体の変性に比べて歯状核・赤核系の病変が非常に軽い場合や形態学的には欠除している場合もある．

Lafora 小体病の封入体は細胞質にあり，直径 1〜30 μm の同心円状の好塩基性，PAS 反応陽性の構造物である（図 1-1-57）．歯状核の他に小脳顆粒層，前頭葉運動野皮質，淡蒼球，視床，黒質などにも分布する．

歯状核赤核淡蒼球ルイ体萎縮症（図 3-1-69 C, D & 70 D, E）には特有な封入体はないが，グルモース変性が必発である（図 3-2-29 F）．しかも，進行性核上性麻痺と同様に健常老人脳にみられるものに比べてはるかに顕著である．病変部位に線維性グリオーシスがみられるが，組織の萎縮に比べて軽い場合がある．

ミトコンドリア脳筋症（mitochondrial encephalomyopathy）の一型も特有な封入体は知られていないが，肉眼的にも明らかな程に歯状核が萎縮する．組織学的には梗塞に類似した壊死性変化で，神経細胞の脱落が高度である．また，基底核や大脳白質の血管に石灰化が生じる．

Friedreich 失調症の中心的病変は脊髄の索変性にあり小脳皮質は病変から逃れるが，歯状核の神経細胞脱落と上小脳脚の変性，さらに淡蒼球・ルイ体変性を伴うことがある．そのため，形態学的には歯状核赤核淡蒼球ルイ体萎縮症に類似する．**Machado-Joseph 病**などの遺伝性

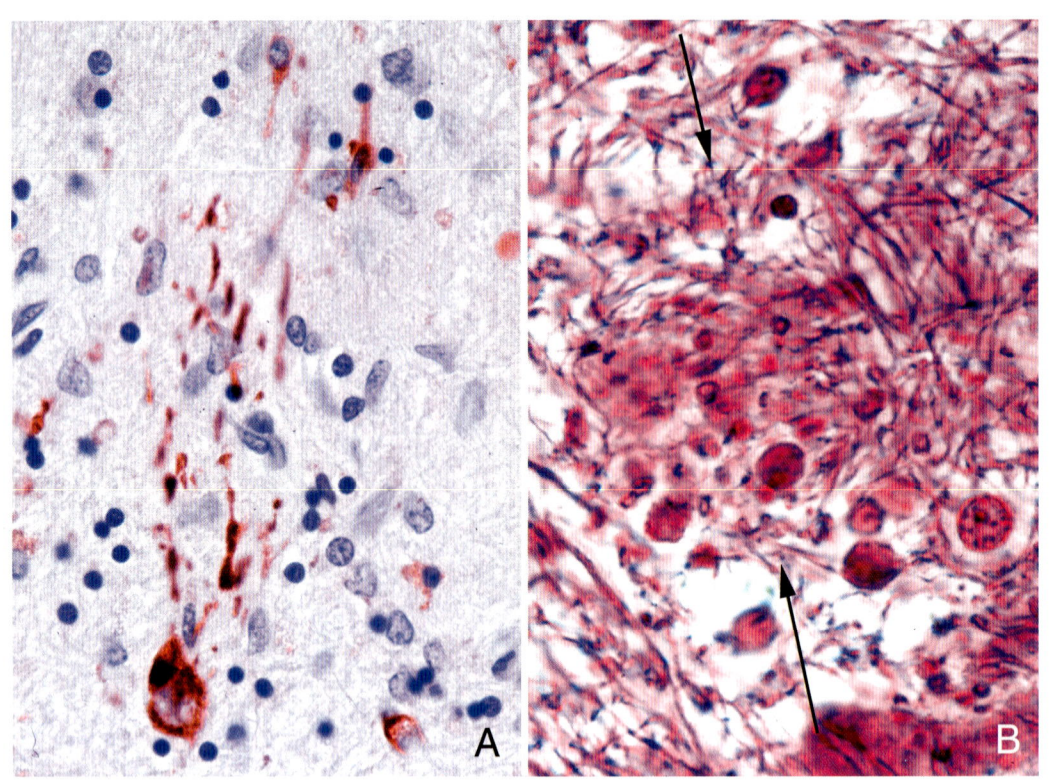

図 3-2-31　歯状核
A：進行性核上性麻痺（抗 tau 抗体による免疫染色），B：グルモース変性を呈した神経細胞の突起の断面像（図 3-2-29 F を参照），副腎白質ジストロフィー（Bodian 染色）．

OPCA では髄鞘の淡明化はさまざまであるが，線維性グリオーシスは歯状核内外の白質，上小脳脚に広範に生じる（図 3-2-22 D）。さらに，黒質，淡蒼球・ルイ体，視床の変性を伴うことがあり，形態学的には Friedreich 失調症の一部と重なりあう。

なお，これらの疾患では，経験的に歯状核神経細胞の脱落の程度に比べて上小脳脚の線維性グリオーシスが強いと思われる場合があり，神経細胞の脱落による順行性変性のみならず逆行性変性の可能性も考慮する必要があるかもしれない。

3）その他

頭部外傷（図 3-3-26）で回転性の外力が加わると，大脳と脳幹・小脳の角速度に違いで生じて，小脳脚が引きちぎられることがある。その結果，歯状核から上小脳脚を通る小脳遠心路線維が断裂して，二次変性が歯状核まで逆行性に及ぶことがある。

2．その他の小脳核

室頂核は虫部の腹側で傍正中部に位置する神経核で，他の小脳核とは異なり円板のような形をしている。髄鞘染色標本では他の小脳核に比べて有髄線維が豊富で，白質との境が不明瞭である。

室頂核は虫部の Purkinje 細胞から投射を受けるとともに，副オリーブ核からも入力線維がある。出力線維は鉤状束（uncinate fasciculus）から上小脳脚を通って前庭神経核群に向かうものと（図 3-2-32），延髄網様体に向かうものがある。なお，虫部には室頂核を経由せずに直接前庭神経外側核に向かう投射線維がある。

室頂核だけ選択的には障害される疾患は知られていないが，**多系統萎縮症**や**皮質小脳萎縮症**

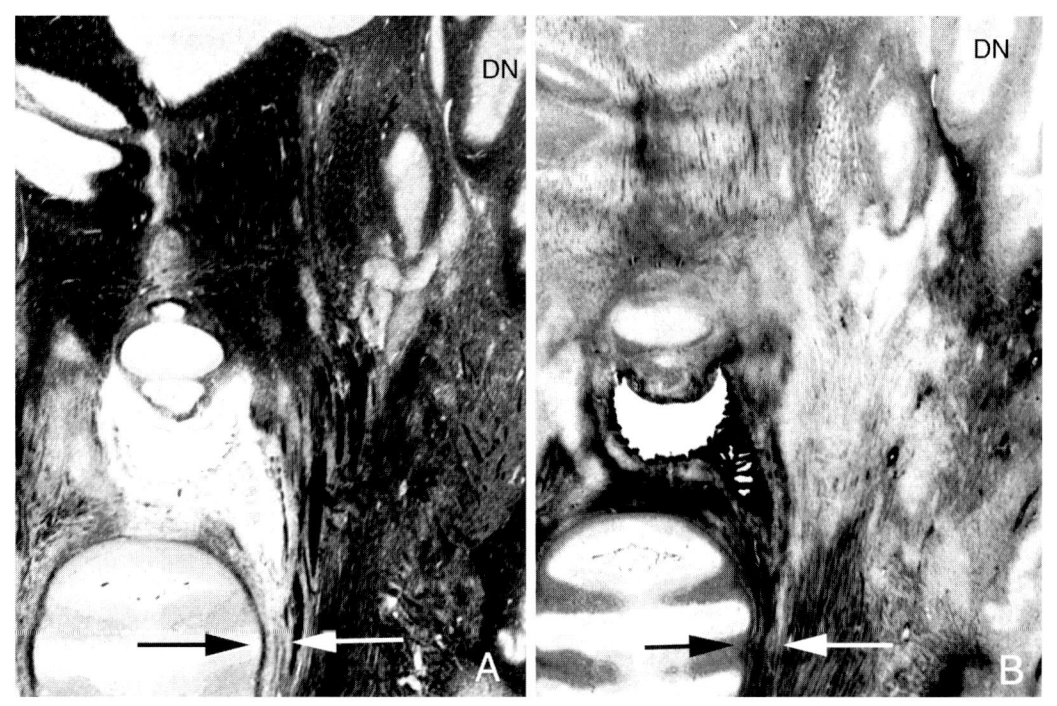

図3-2-32　遺伝性オリーブ橋小脳萎縮症の室頂核
A：第四脳室壁にそって変性した鉤状束（矢印）（KB染色），B：同部位のHolzer染色標本．

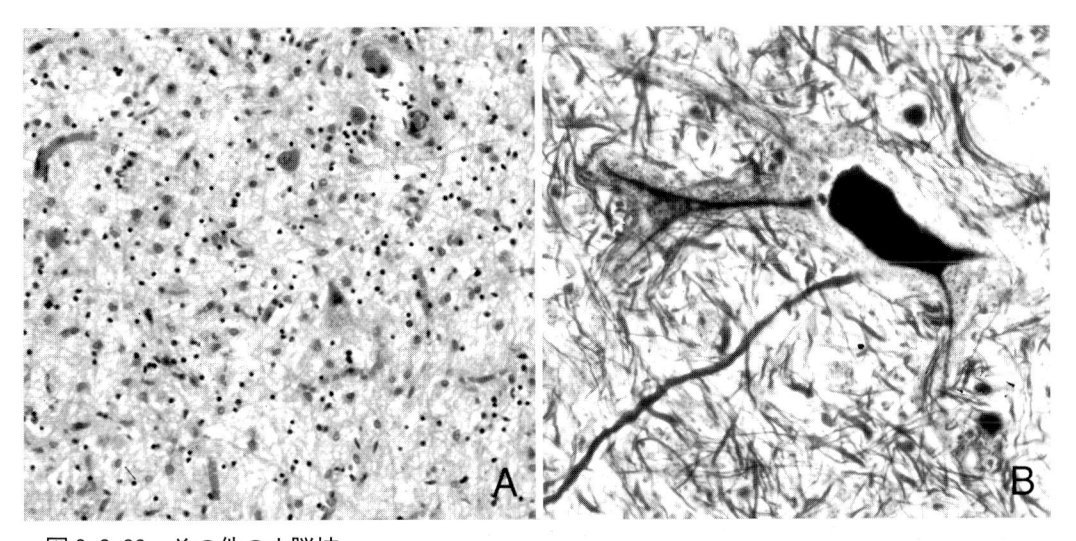

図3-2-33　その他の小脳核
A：進行性核上性麻痺の室頂核（HE染色），B：進行性核上性麻痺の球状核にみられたグルモース変性（Bodian染色）．

のみならず，進行性核上性麻痺や歯状核赤核淡蒼球ルイ体萎縮症のような皮質病変がほとんどない疾患でも歯状核と同じ態度をとる（図3-2-33）。また，室頂核は前庭神経核や延髄前置核などと変化が並行していることが多い。しかし，前庭神経核と直接連絡している片葉や小節にはほとんど変化がみられない。

第3章 脳幹

脳幹（brainstem）は間脳と脊髄の間に位置し，吻側から中脳（midbrain），橋（pons），延髄（medulla oblongata）を区別する（図2-1-8 A）。橋核と弓状核を除く神経核は背側の被蓋（tegmentum）にあり，その多くは第四脳室底に並んでいる。また，脳幹内にある神経核同士，あるいは脊髄，小脳，大脳との線維連絡も被蓋を通る。それに対して，腹側部の底部（base）には皮質橋路や皮質脊髄路などの大脳から下行する神経線維が通る。

脳幹は大脳や小脳に比べて虚血性障害を受けにくい場所であるが，高度の無酸素脳症では左右対称性に配置された神経核が侵されることがある。とくに上丘，下丘，動眼神経核，滑車神経核，黒質，青斑核など，脳幹吻側部の構造ほど障害が強い（図3-3-7）。しかも，乳幼児期ほど重篤になる傾向がみられる。

I. 中 脳

中脳では黒質より背側が被蓋である（図3-3-1 A）。中脳と間脳は切り離して標本にするために，両者は位置的に離れているように錯覚するが，乳頭体，視床下核，黒質などは隣接した神経核である。

中脳は後大脳動脈，上小脳動脈，前脈絡叢動脈によって養われている（図2-1-13）。血管の分布は正中部，外側部，背側部に分けられて，正中部は後大脳動脈から分岐した血管が灌流している。この領域の循環障害として，中脳上部では動眼神経根と赤核が障害される**赤核症候群**（Benedikt症候群），中脳下部では，赤核下端，動眼神経核の一部，滑車神経核を巻き込む**下赤核症候群**（Claude症候群）がある。中脳吻側の外側部は後大脳動脈，尾側の外側部は上小脳動脈から分岐した血管が入る。背側部は後大脳動脈から枝分かれした血管に養われている。

1．中脳水道と中心灰白質

第三脳室と第四脳室をつなぐ中脳水道の周囲はほとんど有髄線維のない灰白質で囲まれ，中心灰白質（central gray matter，中脳水道周囲灰白質，periaqueductal gray）と呼ばれる（図3-3-1）。

中脳水道（aqueduct）は立体的には単純な管ではなくて，蛇行し直径が場所により異なる複雑な形をしている。中脳水道が肉眼的に確認

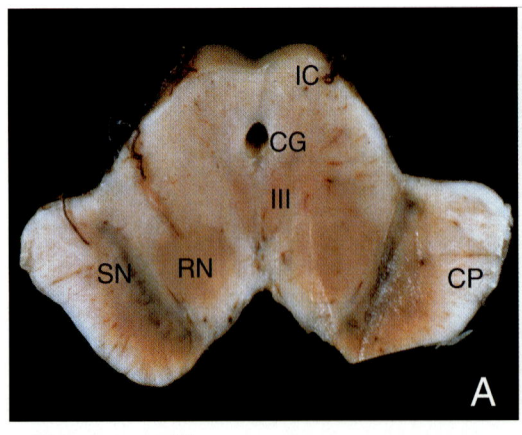

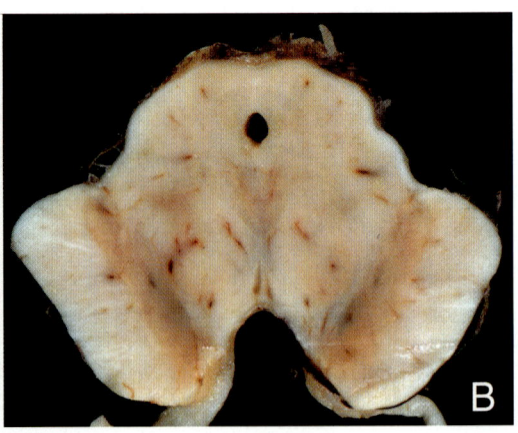

図3-3-1 中脳
A：健常100歳の中脳．略号 IC：下丘，CG：中心灰白質，III：動眼神経核，CP：大脳脚，SN：黒質，RN：赤核．B：76歳のParkinson病．

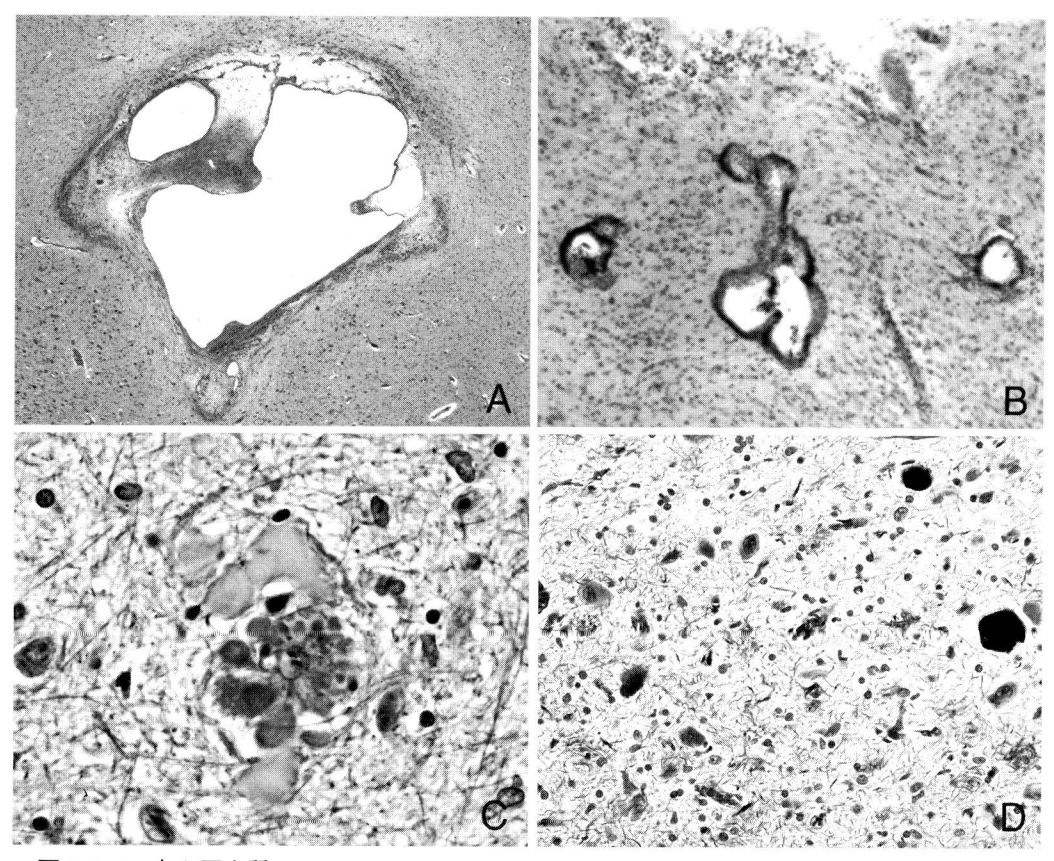

図 3-3-2 中心灰白質
A：壁の直下にグリオーシス，上衣細胞巣などが散在，健常老人脳（HE 染色），B：ependymal rosettes，髄膜瘤例（HE 染色），C：健常脳の老人斑（Bodian 染色），D：NFT，強直性筋ジストロフィー（Methenamine-Bodian 染色）．

できない場合，閉塞した中脳水道の壁には上衣細胞によって裏打ちされた管腔をみることがある．内腔が開いている水道でも，灰白質内に上衣細胞がロゼット状に配列したり，中脳水道から実質に埋没した小さな管腔などをみる．また，中脳水道の壁に隆起したアストログリアの結節が多数あると肉眼的には粗大顆粒状にみえる（図 3-3-2 A＆B）．これらの変化でも程度の軽いものは偶然発見されることもあるが，高度な場合では奇形・発達障害，腫瘍による圧迫や，脳室壁の炎症の後遺症などが考えられる．

一方，被蓋部が萎縮すると中脳水道も補空性に拡大する．高齢者では病変がなくても拡張していることがある．また，高齢者の中心灰白質ではしばしば老年性変化をみる．線維性グリオーシスはそのひとつで，明らかな神経細胞の脱落はない（図 1-2-21 B）．NFT も健常老人脳でしばしば観察されるため Alzheimer 病の評価は慎重でなければならない．しかし，50 歳代に多い**筋強直性ジストロフィー**では病的である（図 3-3-2 D）．アミロイド芯をもつ典型的な老人斑をみることはまれであるが，変性した神経突起からなる原始老人斑を健常老人脳で観察することがある（図 3-3-2 C）．

Wernicke 脳症の主病巣は乳頭体にあるが（図 3-1-47 A＆B），脳幹では中心灰白質は好発部位である（図 3-3-3）．病巣は地図状で，周囲にある動眼神経核や滑車神経核が巻き込まれる．非常に新しい時期は出血と髄鞘の淡明化であるが，多少時間の経過した病巣では毛細血管の増殖とマクロファージの動員，アストログリアの肥大と増殖がみられる．古い病巣は線維性

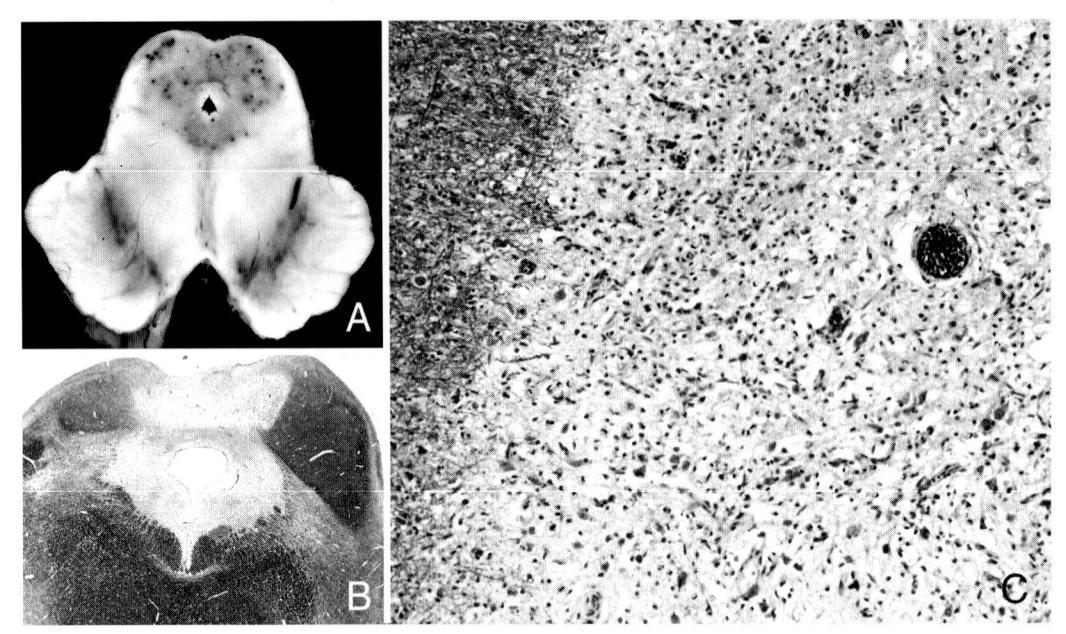

図 3-3-3　Wernicke 脳症
A：下丘，中心灰白質の点状出血と色調の変化，B：左右の下丘の間に比較的境界明瞭な髄鞘の淡明化巣（KB 染色），C：毛細血管の増生とマクロファージの動員が著しいが，神経細胞は辛うじて残っている（KB 染色）．

グリオーシスで置換される．しかし，その組織像には脱髄的な面があり，しばしば病巣内部に神経細胞が浮かんでいるようにみえることがある．Leigh 脳症も同様の組織学的変化によく似た病変が脳幹にみられるが，乳頭体が侵されることはない．

2．眼球運動核

動眼神経主核（nucleus oculomotorius principalis）は上丘レベルの中心灰白質腹側の傍正中部にある（図 3-3-4 A）．その背内側には Edinger-Westphal 核が位置し，外側には内側縦束（medial longitudinal fasciculus）が接している．動眼神経主核はさまざまな方向に走る有髄線維のなかにタイルのような粗大な Nissl 顆粒をもった神経細胞が埋まっている．他の運動神経細胞と同様に成人期以後ではリポフスチン顆粒の貯留がみられる．動眼神経根は赤核を貫通して，大脳脚の内側から外に出る．Edinger-Westphal 核は吻側ほど水平断における面積が大きくなり，中脳最上端ではこの神経核のみとなる．神経細胞は Nissl 顆粒が細胞質の辺縁に位置し，感覚神経細胞あるいは中心染色質融解様にみえる．また，剖検脳では神経細胞の周囲が開いて海綿状を呈することがある．

さらに，中心灰白質の腹外側には Cajal 間質核（interstitial nucleus of Cajal，図 3-3-5），Darkschewitsch 核，内側縦束吻側間質核（rostral interstitial nucleus of MLF）など眼球運動に関連した神経核が集中している．いづれの神経核も特徴的な髄鞘構築がないために同定は難しいが，Cajal 間質核は三叉神経中脳路核のすぐ腹側，Edinger-Westphal 核の背側にある．なお，これらの神経核を調べるためには上丘の上端で内側膝状体が通る水平断標本を作る必要がある．

滑車神経核（trochlear nucleus）は下丘レベルの中心灰白質腹側部にあり，内側縦束の背内側部に埋まるように位置する円形またはだ円形の神経核である（図 3-3-4 B）．滑車神経根は動眼神経根とは異なり背側に向かい，上髄帆（velum medullare superius，図 3-3-21）で交叉してから髄外にでる．また，滑車神経核の背

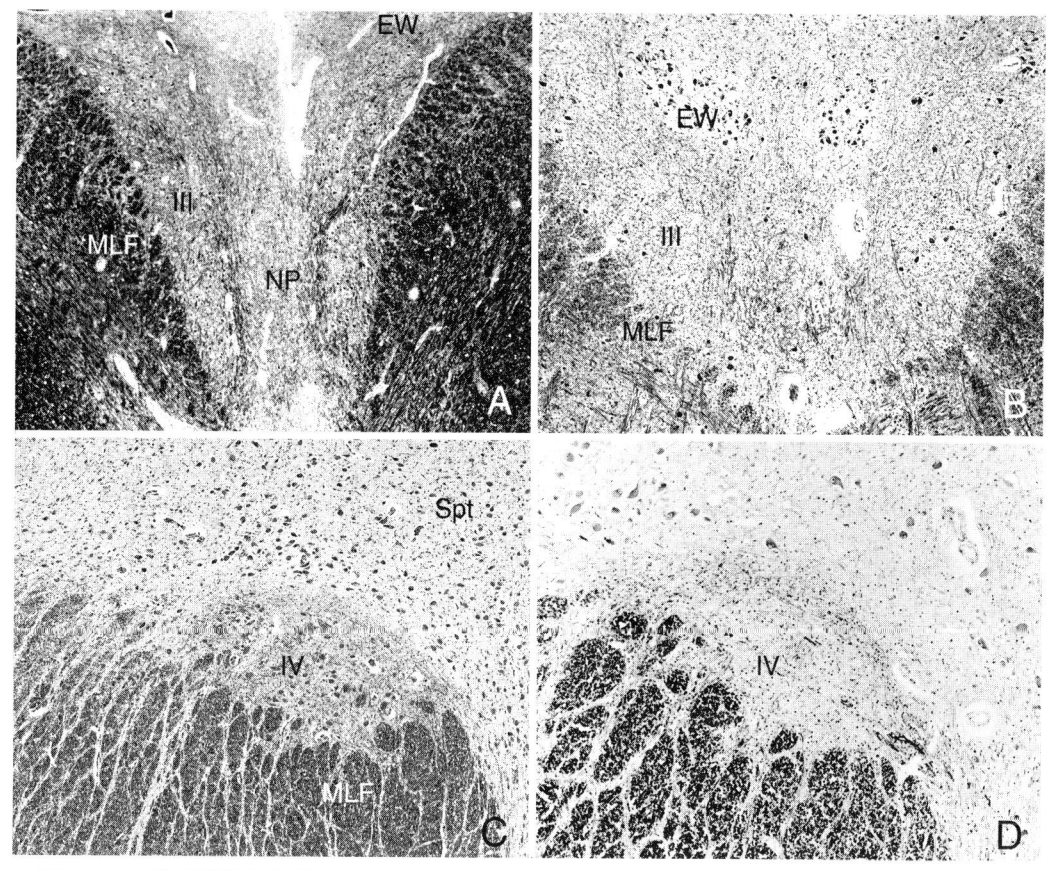

図 3-3-4　眼球運動神経核
A：健常例の動眼神経核，略号　EW：Edinger-Westphal 核，Ⅲ：動眼神経主核，MLF：内側縦束，NP：Perlia 核．B：遺伝性オリーブ橋小脳萎縮症の動眼神経細胞の脱落，C：健常例の滑車神経核，Spt：滑車上核，D：遺伝性オリーブ橋小脳萎縮症の滑車神経細胞の脱落．（すべて KB 染色）．

側に比較的大きな神経細胞が密集している部分を滑車上核（supratrochlear nucleus）と言い，健常高齢者でも NFT をみる場所である。

　高度の**無酸素脳症**では脳幹にある左右対称性の神経核が壊死に陥ることがあり、そのひとつとして動眼神経核や滑車神経核が巻き込まれる（図 3-3-7）。両側性の空間占拠性病巣によって間脳が下方にヘルニアを起こすと、それに伴って脳幹が下方移動し、動眼神経根や滑車神経根が伸展されることがある。また、**頭部外傷**では動眼神経根が伸展され、その結果切断されることがある（引き抜き損傷、avulsion）。MRI 画像によってある程度推測されることがあるので、解剖時に注意して取り出す必要がある。組織学的には動眼神経根のルートに沿って出血や軸索の離断による腫大などがみられる。

　変性疾患である**筋萎縮性側索硬化症**では原則として神経細胞の脱落はないが、まれに虚血性変化とは考えにくい神経細胞の脱落をみることがある。**Machado-Joseph 病**を含む遺伝性オリーブ橋小脳萎縮症（OPCA）では神経細胞の脱落が眼球運動核のみならず（図 3-3-4 B＆D）、Cajal 間質核（図 3-3-5）、Darkschewitsch 核、内側縦束吻側間質核にもみられる。しかし、Edinger-Westphal 核の神経細胞脱落はまれである。**進行性核上性麻痺**では NFT が動眼神経主核や Edinger-Westphal 核に出現する（図 3-3-6 B）。しかし、それによると考えられる神経細胞の脱落は軽度で、むしろこれらの神経核、Cajal 間質核、Darkschewitsch 核、内側縦束

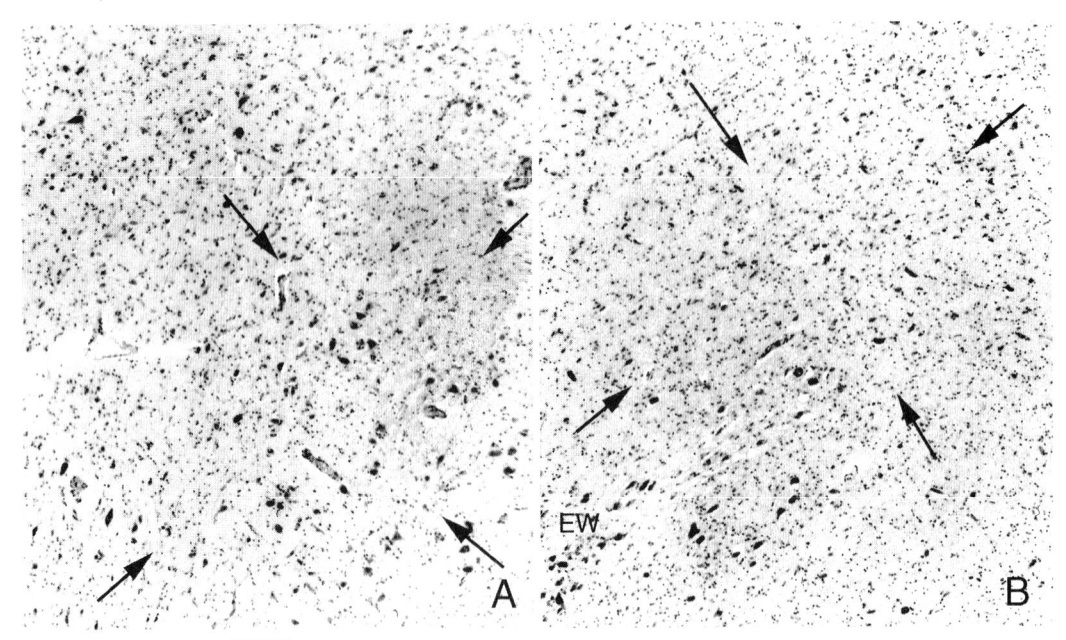

図 3-3-5　Cajal 間質核
A：健常例，B：遺伝性オリーブ橋小脳萎縮症における神経細胞の脱落．EW：Edinger-Westphal 核．Nissl 染色

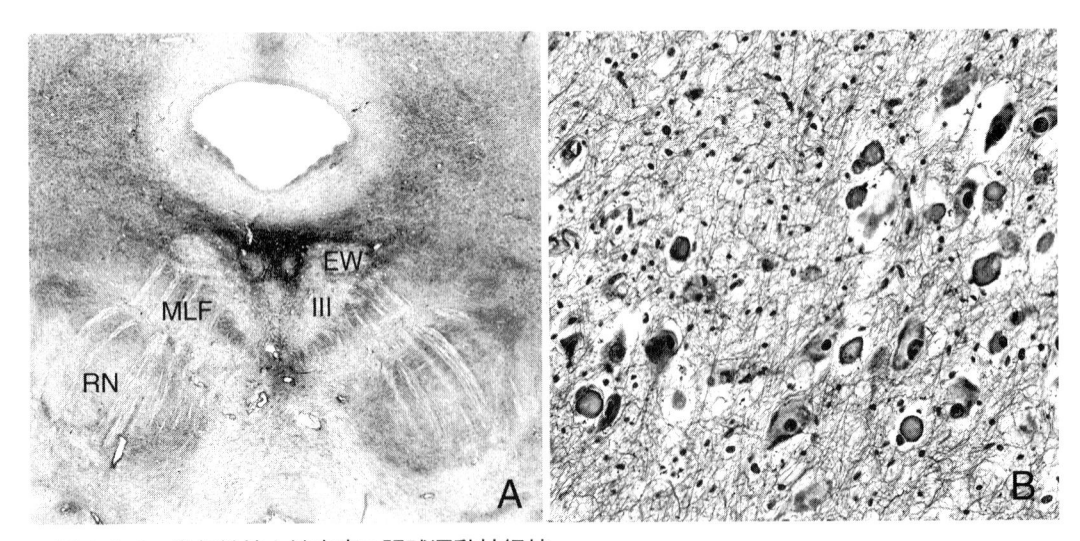

図 3-3-6　進行性核上性麻痺の眼球運動神経核
A：眼球運動神経核周囲の著しい線維性グリオーシス，略号　EW：Edinger-Westphal 核，III：動眼神経主核，MLF：内側縦束，RN：赤核．(Holzer 染色)，B：Edinger-Westphal 核の神経細胞に出現した NFT (Bodian 染色)．

吻側間質核などを含む中心灰白質腹側部に線維性グリオーシスにみられることが特徴的である（図 3-3-6 A）。Parkinson 病では脳幹型 Lewy 小体が Edinger-Westphal 核や正中部にある Perlia 核の神経細胞内や神経突起にみられることがあるが，神経細胞の脱落を伴うことはない。

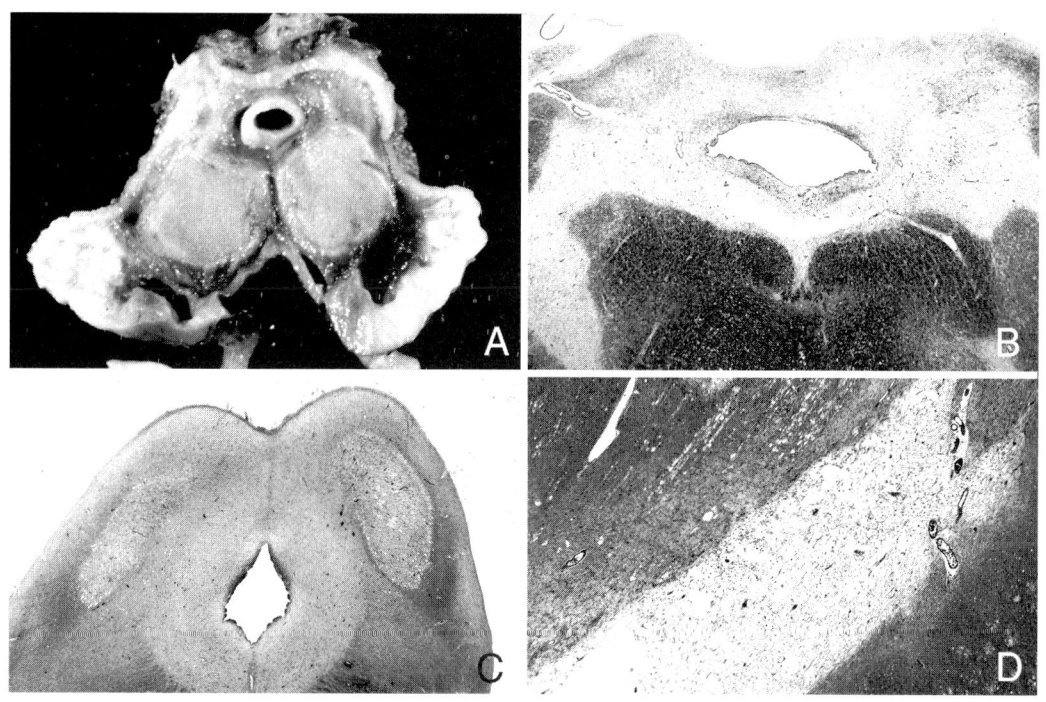

図3-3-7 無酸素脳症
A：最も高度な障害例，中脳水道周囲，赤核，大脳脚の一部が辛うじて逃れている，B：上丘と下丘の中間を通る水平断（KB染色），C：下丘（HE染色），D：黒質（HE染色）．

3．上丘と下丘

　上丘と下丘は中脳の背側部を形成し，ともに有髄線維が豊富な神経核であるが，それぞれ特有な有髄線維のパターンがみられる．上丘（superior colliculus）は7ないし8層に区別される層からなる．軟膜に近い表層は循環障害の影響を受けやすく，神経細胞周囲が拡大したり基質の海綿状態がみられる．深層では全体に有髄線維の密度が高く，大型の神経細胞が点在している．上丘は視覚系の重要な中継基地であり，浅層は主に網膜に続く視索，後頭葉視覚領野からの入力線維を受け，出力線維は視床枕に向かう．深層には運動野皮質，前頭眼野，側頭葉聴覚野，下丘（聴覚），脊髄（体性感覚），黒質網様帯，小脳室頂核などさまざまな領域から神経線維が入る．深層の出力線維はCajal間質核，内側縦束吻側間質核，脳幹網様体，延髄前位核，脊髄，視床（前腹側核，外側腹側核，内側核など）に入る．**進行性核上性麻痺**では NFT の出現とともに深層の萎縮と線維性グリオーシスが強い．上丘深層は黒質網様帯から投射線維を受けているため，この変化が黒質病変と連動しているかもしれない．**遺伝性OPCA**の変化は進行性核上性麻痺ほどではないが同様の傾向を示す．しかし，Parkinson病では著変をみない．**Creutzfeldt-Jakob病**，とくにpanencephalopathy型では上丘の神経細胞に空胞変性をみることがある．

　下丘（inferior colliculus）を水平断の髄鞘染色標本でみると周辺の有髄線維が濃い紡錘形の神経核としてみえる．下丘の腹側部には外側毛帯がある．神経細胞の密度は低く層構造を成していない．**無酸素脳症**では上丘とともに左右対称性に壊死巣をみることがある（図3-3-7）．また，Wernicke脳症の好発部位でもある（図3-3-3）．

4．赤核

　赤核（red nucleus）は水平断でみると円形

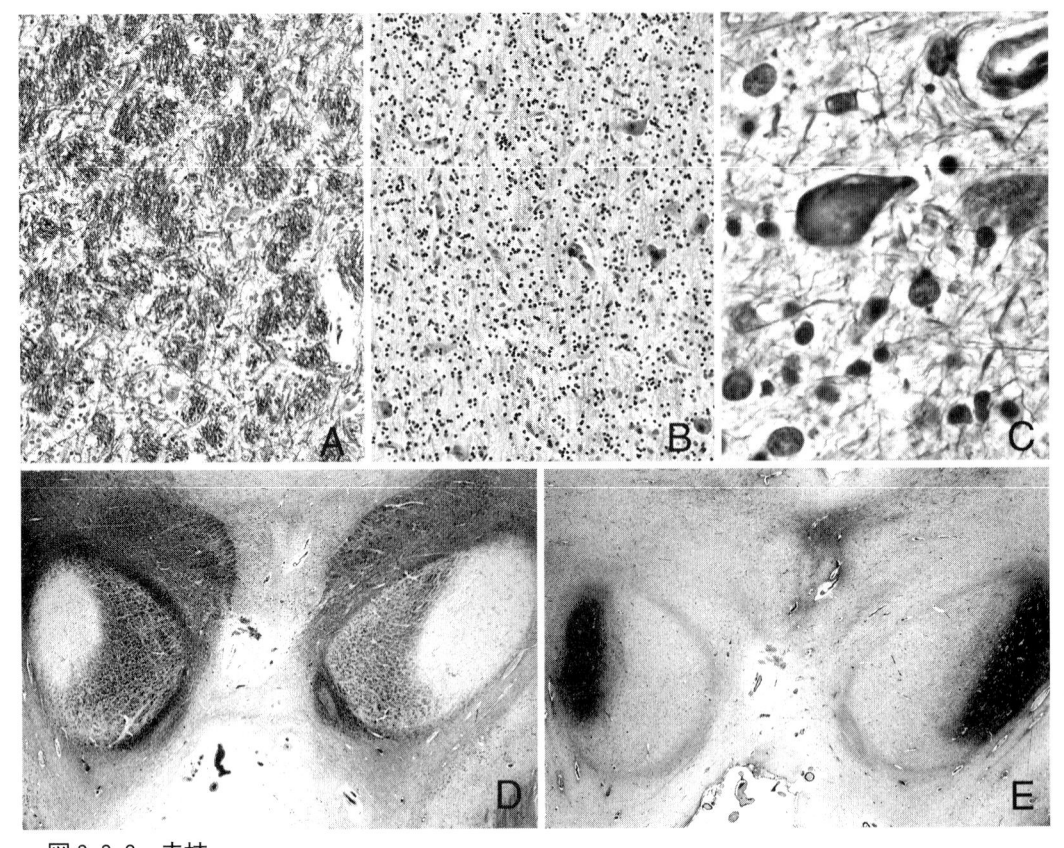

図 3-3-8 赤核
A：健常例（KB染色），B：歯状核赤核淡蒼球ルイ体萎縮症（HE染色），C：進行性核上性麻痺（Bodian染色），D：副腎白質ジストロフィー（Woerke染色），E：同部位のHolzer染色所見．

であるが，立体的には上下方向に長いカプセルのような形をしており，その上端は内側膝状体のレベル，下端は上小脳脚交叉である．有髄線維束が丸く縁取りするように赤核を取り囲み，その内部は多数の有髄線維束の断面の間に神経細胞が散在している（図3-3-8 A）．尾側に比べて吻側は有髄線維の密度が低い．小脳歯状核や栓状核の出力線維は赤核の周囲や内部を通過するが，歯状核からの投射線維は赤核吻側部（小細胞部）に側枝を出す．一方，出力線維は中心被蓋路を通って主オリーブ核に向かうとともに，赤核脊髄路として脊髄に下行する．また，動眼神経根は赤核内部を通過する．

進行性核上性麻痺では神経細胞の脱落と残存細胞のNFTが観察される（図3-3-8 C）．さらに進行性核上性麻痺，**歯状核赤核淡蒼球ルイ体萎縮症**（図3-3-8 B），**遺伝性OPCA**はいずれも小脳出力系の変性があるために，歯状核，上小脳脚に続いて線維性グリオーシスが赤核にみられる．また，**副腎白質ジストロフィー**のなかでオリーブ橋小脳萎縮症のような系統的な病変分布を示す例（図1-1-39＆40，3-2-23）では赤核が左右対称性に侵されることがある（図3-3-8 D＆E）．

5．黒質

黒質（substantia nigra）は中脳被蓋と大脳脚に挟まれた大きな板状の神経核である．メラニン色素顆粒をもった神経細胞が多いために，肉眼的には黒くみえる．割面における黒質の厚さは切る角度によってかなり違ってしまうことがあるので，常日頃，割面が最小になるようにメスを入れるよう心掛けるとよい．黒質は上下方向にも長い神経核で，上端は視床レベルに達する．吻側では黒質の背内側に視床下核があり，

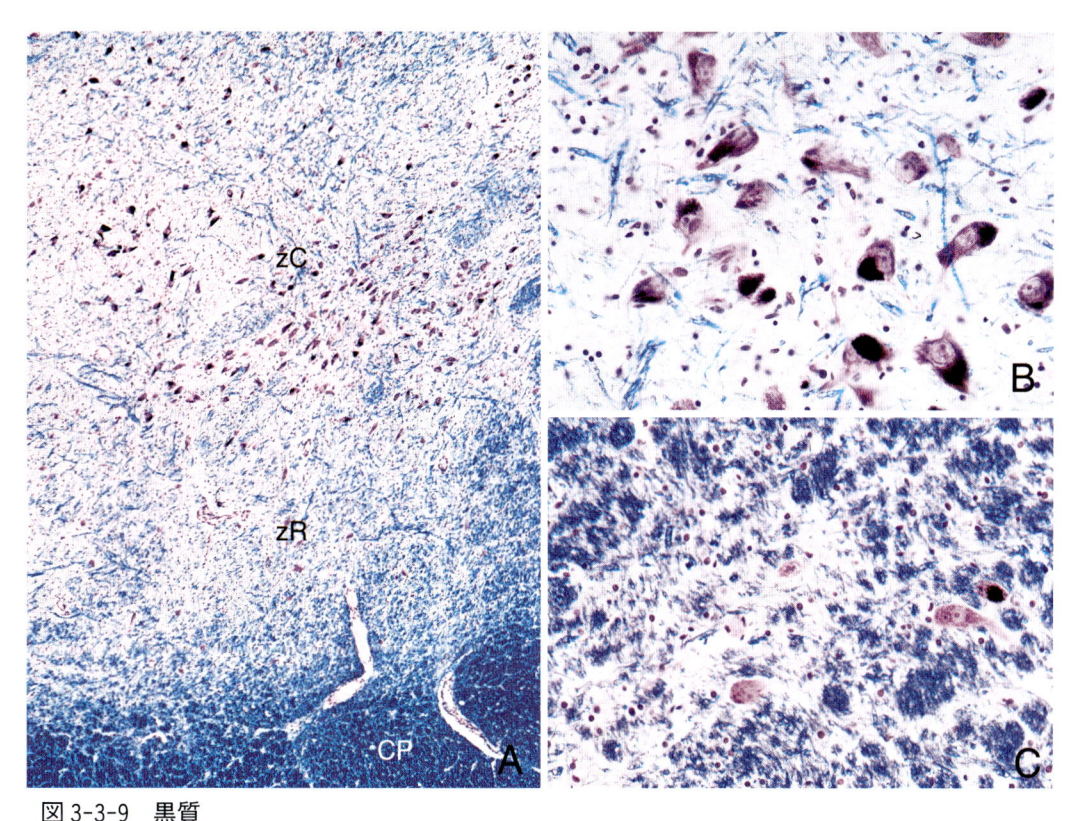

図3-3-9 黒質
A：全体像, zC：緻密帯, zR：網様帯, CP：大脳脚, B：緻密帯, C：網様帯（すべてKB染色）.

内側には乳頭体が位置する.

　黒質は大脳脚に接する網様帯（zona reticulata）と赤核に近い緻密帯（zona compacta）に区別される（図3-3-9）. 網状帯には有髄線維束の断面や標本面に平行に走る有髄線維が多数みられる. 神経細胞の数は少なく, 有髄線維束の間に点在している（図3-3-9 C）. 色素神経細胞もみられるが, 多くはメラニン色素顆粒のない非色素神経細胞である. 外側部には大脳脚と連続して線条体黒質路がある. 網様帯からは黒質視蓋線維と黒質網様体線維が起こる. 前者は上丘の中間灰白層に終止する. 一方, 緻密帯の有髄線維はさまざまな方向に走っており, 束としての有髄線維は少ない. 黒質緻密帯から線条体に向かう黒質線条体路にはある程度の部位対応配列がみられ, 黒質尾側は主に被殻へ, 吻側は尾状核頭部へ向かう. また, 黒質尾側外側部は被殻背側部へ, 内側部は被殻の腹側部へ投射するという.

　神経細胞はほとんど色素細胞で（図3-3-9 B）, 非色素細胞の4～5倍ある. メラニン色素顆粒は4～5歳以前には認められず, 思春期以後では成人同様にみられるようになる. 高齢ほど黒質の神経細胞数は減少するため, 肉眼的な黒質の黒みは若年者に比べて薄い. しかし, 色素神経細胞と非色素神経細胞における数の比率は100歳代でも一定しており（5：1）, これが病的状態から加齢性変化を区別しうる重要な鑑別点である. また, 加齢とともに色素神経細胞の核内にエオシン好性で核小体とほぼ同じ大きさのMarinesco小体がみられるようになる（図3-3-10）. この核内封入体は**筋強直性ジストロフィー**や**肝性脳症**などで増加するといわれている.

　色素神経細胞は黒質緻密帯に均一に分散しているわけではなくて, ある程度グループをなして存在し（図3-3-14 A）, 緻密帯の神経細胞を網状帯側から赤核側に向かってα, β, γの3つの亜核に分類することがある. 黒質の最内側部にある色素神経細胞の集団はparanigral nucleusという神経核で，黒質の病変と必ずしも並行しない。

1）血管・循環障害

黒質は循環障害を受け易く，脳浮腫例では明らかなアストログリアの増殖やミクログリアの活性化などはみられないが，神経細胞が萎縮するとももに細胞周囲に空隙が生じ，メラニン色素顆粒が組織に点在していることがある（図3-3-11 A）。多少とも時間が経過している場合には，アストログリアの増殖がみられるようになる（図3-3-11 B）。

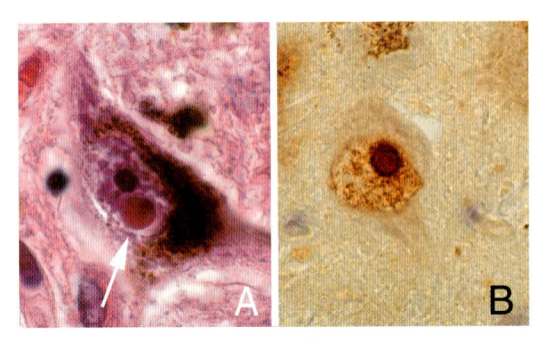

図3-3-10 Marinesco 小体
A：HE 染色，B：抗 ubiquitin 抗体による免疫染色．

高齢者では，ほぼ大脳脚の内側1/3付近に入る動脈が硬化性変化や小動脈瘤を形成していることがあり，ときにそれが原因と考えられる小さな梗塞が大脳脚から黒質に生じる（図3-3-12）。内包や橋底部などに梗塞がないにも関わらず錐体が萎縮している場合にはこの部を調べるとよい。

高度の**無酸素脳症**や**一酸化炭素中毒**（図3-1-103）では左右対称性に黒質が選択的に壊死に陥ることがある（図1-1-20 A, 3-3-7 D）。とくに一酸化炭素中毒は淡蒼球を両側性に障害するが（図3-1-68 B），淡蒼球と黒質網様帯は有髄線維の豊富な灰白質であること，鉄の含量が最も高いこと，発生学的にも同じ原基に由来することなど，共通する点が多い。Leigh 脳症もしばしば黒質を侵す。しかし，組織像が類似する Wernicke 脳症では黒質が障害されることは極めてまれである。

2）変性

変性疾患では黒質が単独で障害される場合はむしろまれで，進行性核上性麻痺，皮質基底核変性症をはじめ Alzheimer 病，Pick 病，多系統萎縮症，Machado-Joseph 病，そして筋萎縮性側索硬化症など数多くの疾患が黒質に病変

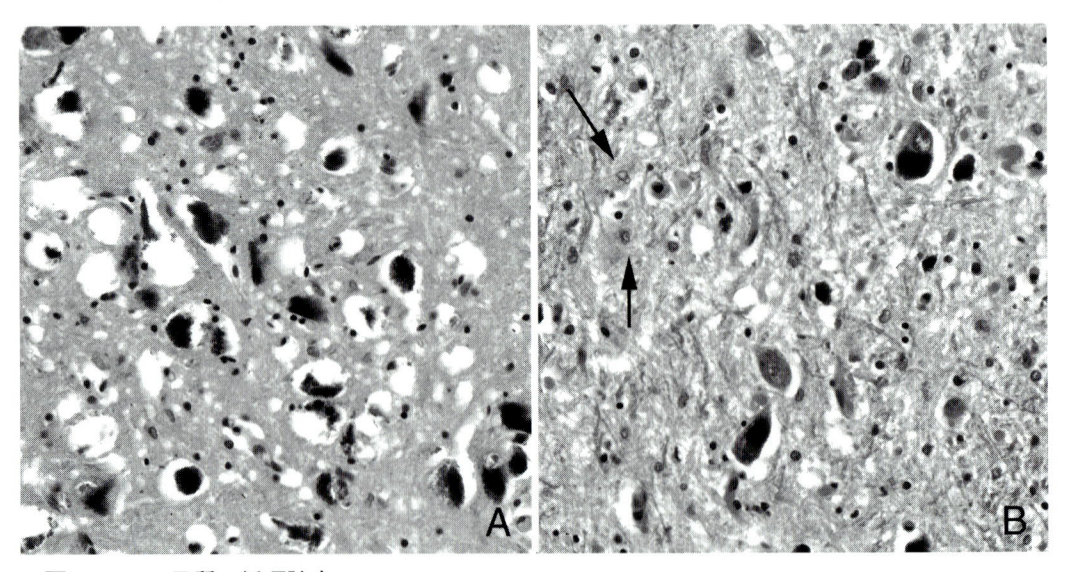

図3-3-11 黒質の循環障害
A：メラニン色素顆粒が細胞外に出ているが，アストログリアの反応はみられない，B：明るいアストログリアの核（矢印）が増加している（すべて HE 染色）．

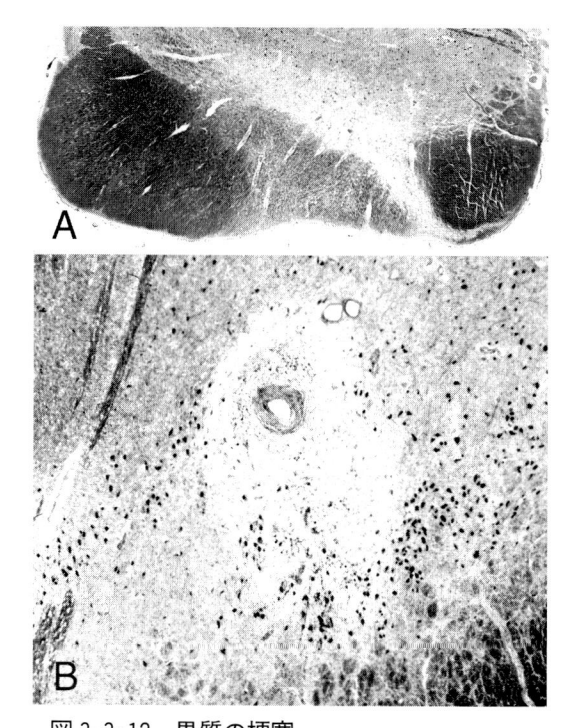

図3-3-12 黒質の梗塞
A：黒質から大脳脚にかけて生じた梗塞，B：黒質の内側1/3の位置でしばしば観察される動脈壁の変化（いずれもKB染色）．

をもつ（表2-1-1）．しかし，黒質病変の形態から，Parkinson病や進行性核上性麻痺のように黒質に一次性変化があると考えられるものや，歯状核赤核淡蒼球ルイ体萎縮症やHuntington病のような二次的変化と考えられるもの，さらに線条体黒質変性のように一次，二次変性が共存していると考えられるものなど，さまざまである．

黒質の病変は神経細胞の変性・脱落，封入体，類球体の出現，マクロファージに貪食されたメラニン色素顆粒，アストログリアの増殖，線維性グリオーシスなどからなる．病変の評価に際しては，正常の色素神経細胞は吻側ほど少なく尾側ほど多いことを念頭において観察する必要がある．また，前述のように循環障害によって比較的容易にメラニン色素の遊出が生じるため，それが神経細胞の脱落を意味するものであっても，変性によるという証拠には必ずしもならないことに留意する必要がある．これは原因は何であれ神経細胞の脱落が現在進行している状況と考えることができる．

神経細胞の変化はとくに重要で，メラニン色素顆粒やNissl小体などが細胞質の辺縁に集まって中央部分が無構造のようにみえたり膨化傾向のある細胞はParkinson病だけでなく**線条体黒質変性，進行性核上性麻痺，遺伝性OPCA**など，黒質を侵す変性疾患に共通した変化である（図3-3-13）．そのような細胞には，NFT（図3-3-13 G～I）や脳幹型Lewy小体（図1-1-52，3-3-13 A）なども観察されるが，封入体などを伴わない細胞も多い（図3-3-13 B，D～F）．また，メラニン色素顆粒やNissl小体などがスポット状にぬけて，その部分だけ均質な好酸性の細胞質としてみえるpale body（図3-3-13 C）は脳幹型Lewy小体の前駆段階とする見解もあり，実際，Parkinson病で最もよくみられるが，健常老人脳でも発見することも決してまれではない．なお，以上のような細胞の変化は青斑核や迷走神経背側核にも共通する（図3-3-25 E）．

前述のように，神経細胞が集団をなして分布しているために（図3-3-14 A），神経細胞の脱落に対するアストログリアの増殖はその集団に一致して増殖している場合と（図3-3-14 C～E），神経細胞がないニューロピルにもびまん性に増殖し，Holzer染色標本で線維性グリオーシスが黒質全体に観察されている場合がある（図3-3-15）．前者は主に緻密帯が侵されるParkinson病，後者は緻密帯，網様帯ともに障害される**線条体黒質変性，進行性核上性麻痺，皮質基底核変性症**などである．しかも，Parkinson病では色素神経細胞が選択的に脱落するが，線条体黒質変性などでは非色素神経細胞も巻き込まれている．そのため，計測学的に色素神経細胞数と非色素神経細胞数の正常比は5：1であるが（健常例32～106歳，45例），Parkinson病15例の平均比は1：1，進行性核上性麻痺5例の平均比は3：1，多系統萎縮症10例の平均比は2：1であった．

a）主に緻密帯が侵される疾患

Parkinson病（idiopathic Parkinson's disease）が代表的な疾患である（図3-3-1 B）．

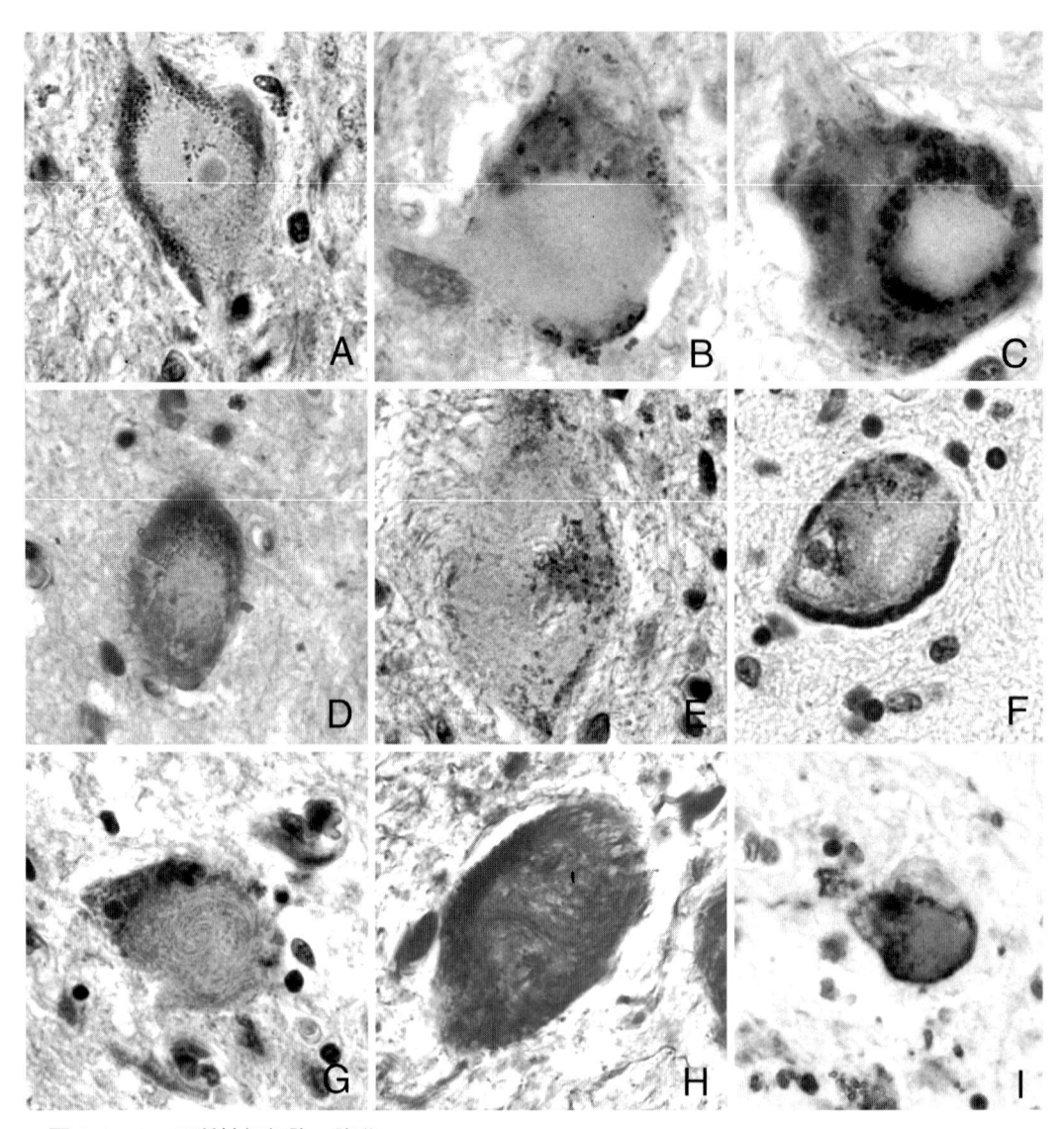

図 3-3-13　黒質神経細胞の膨化
A：脳幹型 Lewy 小体を伴う神経細胞の膨化，Parkinson 病（HE 染色），B：脳幹型 Lewy 小体がみられない神経細胞の膨化，Parkinson 病，（HE 染色），C：pale body，Parkinson 病（HE 染色），D：線条体黒質変性症（HE 染色），E&F：Machado-Joseph 病（HE 染色），G〜I：進行性核上性麻痺，G：HE 染色，H：Bodian 染色，I：抗 tau 抗体による免疫染色．

　Lewy 小体の存在は Parkinson 病の病理診断にとって重要ではあるが，黒質の神経細胞脱落があり，線条体，淡蒼球，視床下核などに病変がないことはさらに重要である．
　神経細胞の脱落の程度やニューロピルの変化は黒質を侵す変性疾患のなかでは最も軽いものに属し，肉眼的には黒みが消失しているにも関わらず，黒質の幅が保たれていて，明らかな萎縮がない場合もある．色素神経細胞の脱落は主に尾側の中央 1/3 に生じる．膨化した神経細胞，pale body，脳幹型 Lewy 小体などは罹病期間が 20 年になる症例でも観察されるが（図 3-3-13 A〜C），一般的には神経細胞の脱落が軽い場合に多く出現する傾向がある．アストログリアの増殖は神経細胞脱落のある領域では強いが，その他の場所では非常に軽く，線維性グ

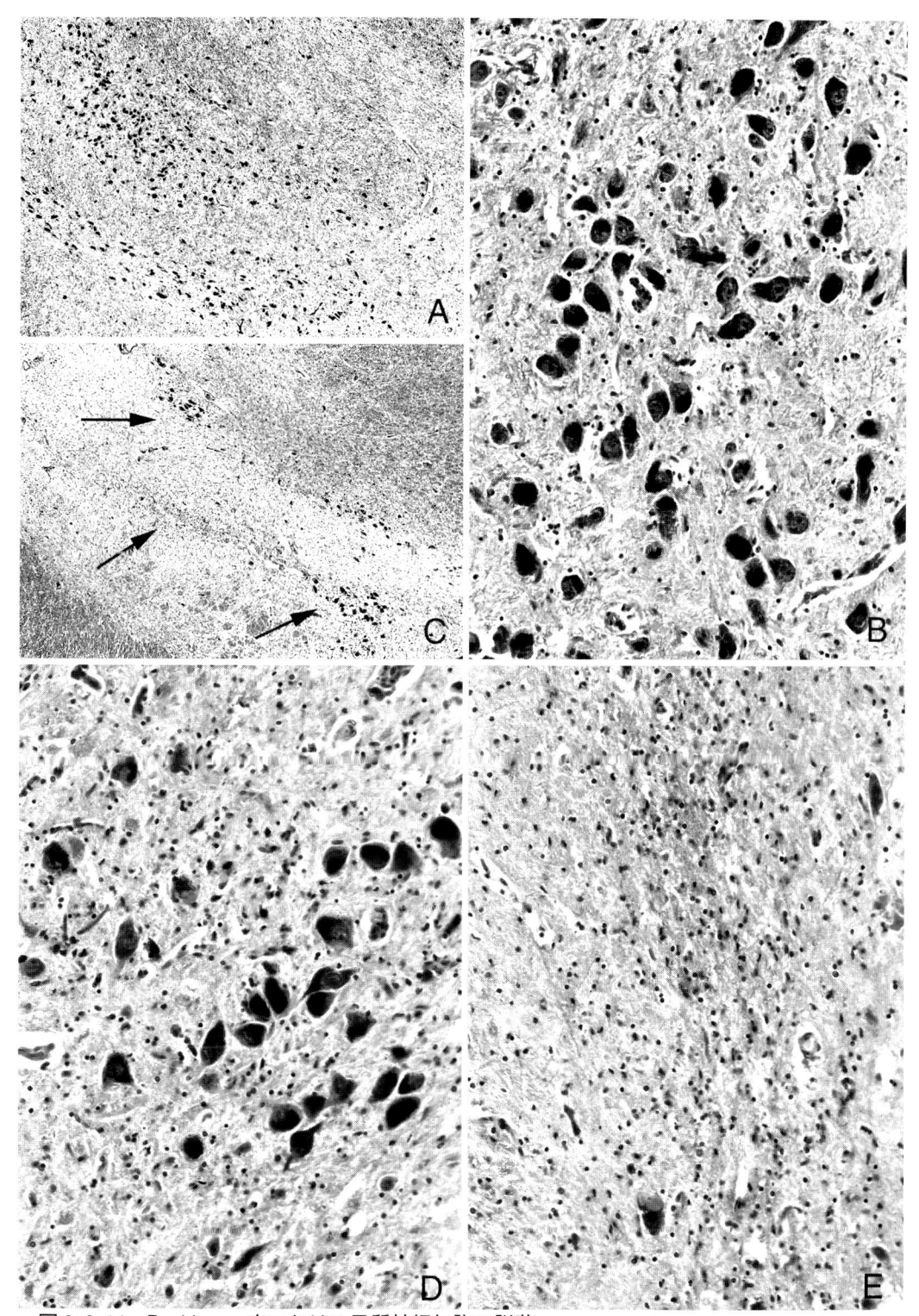

図 3-3-14　Parkinson 病における黒質神経細胞の脱落
A：健常例，集団をなした神経細胞（HE 染色），B：強拡大像，健常例（HE 染色），C：アストログリアの増殖はびまん性ではなくて，斑状に強い，E を参照（HE 染色），D：軽度の神経細胞脱落，正常に比べてアストログリアが多い程度，E：高度の神経細胞脱落，神経細胞集団があった場所にアストログリアの増殖が目立つ（すべて HE 染色）．

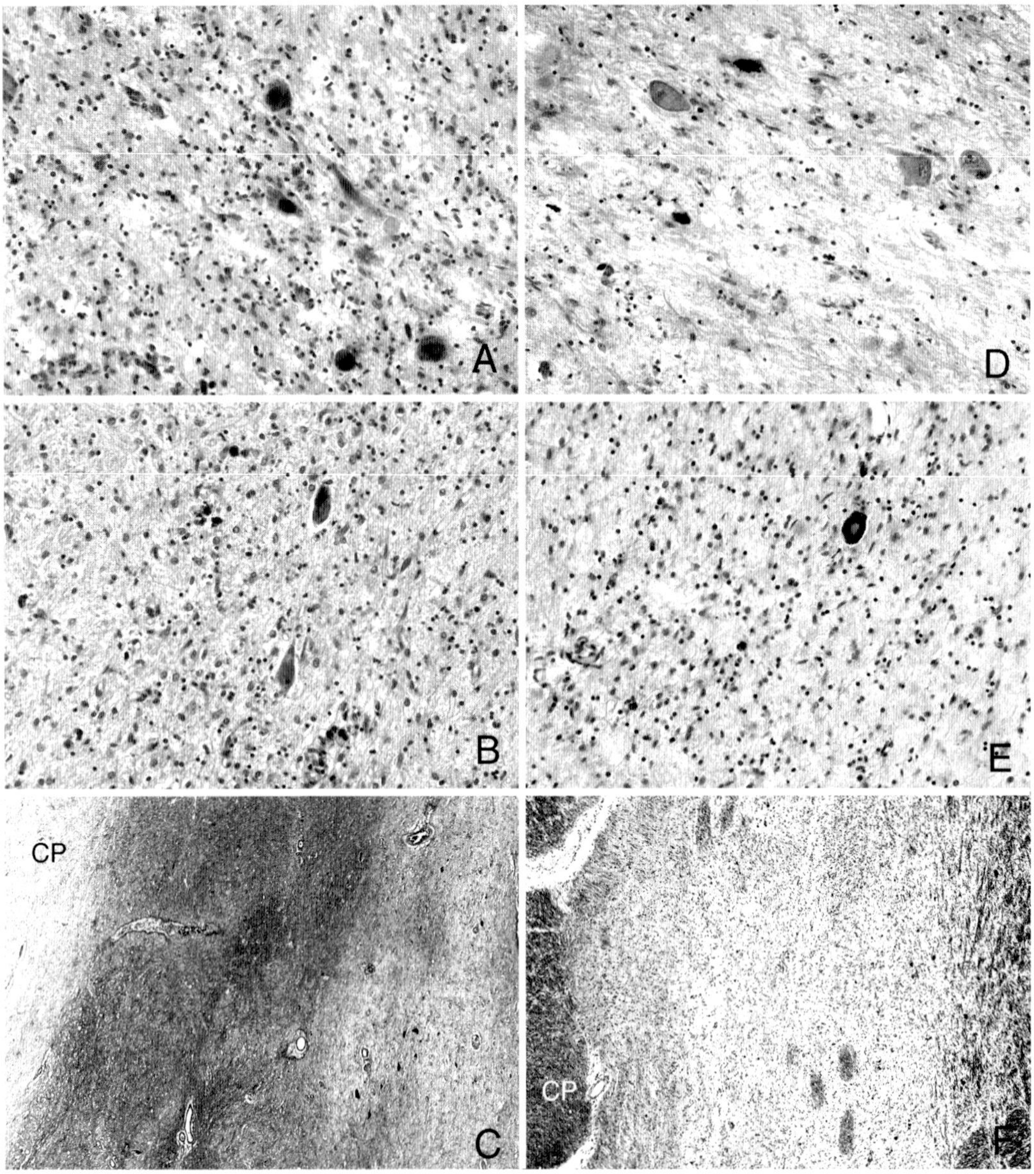

図 3-3-15 緻密帯，網様帯ともに侵される疾患
A〜C は進行性核上性麻痺，A：神経細胞の脱落と活発な変性を示すニューロピル（HE 染色），B：変性が活発な時期を経て器質化しつつある黒質（HE 染色），C：黒質全体に広がる線維性グリオーシス（Holzer 染色），D：皮質型 Lewy 小体の出現と内嗅領皮質の海綿状態を伴う Parkinson 病，ニューロピルの変性が強い（HE 染色），E&F は皮質基底核変性症，E：アストログリアの著しい増殖を伴う高度の神経細胞脱落（HE 染色），F：有髄線維の脱落が黒質全体に広がっている（KB 染色）．CP：大脳脚．

リオーシスに至ることはまれである（図 3-3-14）。ただし，20 年以上も経過した症例ではほぼ完全な神経細胞の脱落や線維性グリオーシスをみることがある。

本症では黒質の他に青斑核と迷走神経背側運動核に神経細胞の脱落をみる（図 3-3-42 D）。黒質と青斑核の神経細胞脱落の程度はほぼ比例するが，超高齢者の Parkinson 病では青斑核の脱落が強い場合が多く見受けられる。一方，胸髄側角，Meynert 基底核などは症例により

まちまちである（図 3-1-55）。

皮質型 Lewy 小体（図 1-1-51 D〜F）は痴呆の有無とは無関係に側頭葉内側部，島回，前頭葉帯状回などに分布する（図 3-1-37）。皮質型 Lewy 小体の存在をもって Lewy 小体型痴呆とするには問題があるが，内嗅領皮質の海綿状態と軽度の神経細胞脱落，広範かつ多量の皮質型 Lewy 小体，扁桃体外側基底核群のアストログリアの増殖などが目立つ症例があり（図 3-1-52 F），そのような症例のなかに黒質神経細胞の脱落の程度やニューロピルの変化が進行性核上性麻痺に比較しうるような，一般的な Parkinson 病より激しいものがある。**Lewy 小体型痴呆**との関連で興味ある組織像である（図 3-1-38，3-3-15 D）。

なお，Parkinson 病の病理所見が Alzheimer 病，Alzheimer 型老年痴呆に共存することがある（第 1 部第 2 章　老化の形態学参照）。また，**筋萎縮性側索硬化症**では脳幹型 Lewy 小体はみつからないが，循環障害とは考えにくい変性病変をみることが少なくない。さらに超高齢者では，脳幹型 Lewy 小体が発見できず，しかしながら進行性核上性麻痺や皮質基底核変性症など既知の疾患に分類しえない黒質の変性が増加する傾向にある（図 1-2-19）。

b）**緻密帯と網様帯が侵される疾患**

Parkinson 病以外の変性疾患の病変は色素神経細胞にとどまらず非色素神経細胞にも及ぶ傾向がある。髄鞘染色標本では網様帯にある有髄線維束がほとんど消失しているために，萎縮した黒質が異様に白くみえる（図 3-3-15 F）。アストログリアの増殖も脱落した神経細胞集団の領域に留まらず，元来神経細胞がほどんどない領域まで広範囲にみられる。しかし，神経細胞の変化は細胞質内封入体の種類を除けば Parkinson 病と共通するところが多い。

進行性核上性麻痺（progressive supranuclear palsy，図 3-1-69 & 70，3-2-29 E & 30 B）と**皮質基底核変性症**（図 3-1-5 D & 19 A）の黒質は同部位を侵す変性疾患のなかでは激しいものに属する（図 3-3-15 A〜C）。マクロ的にも Parkinson 病に比べて割面がざらざらしていることが多い。細胞変化は Parkinson 病と似ているが，NFT やアストログリアの嗜銀性構造物が多数出現することがひとつの特徴である。進行性核上性麻痺では生理的にしばしば出現する中脳中心灰白質，青斑核，前庭神経核などに加えて，生理的には極めてまれな部位，例えば橋核，延髄下オリーブ核，小脳歯状核，脊髄前角などに NFT が分布する傾向がある（図 3-3-38 C，44 C，3-4-14 B）。NFT は健常老人脳では非常にまれにしか観察できないもので，一枚の染色標本でこれを発見した場合には病的と考えた方がよい。さらに，Gallyas 染色標本では thorn-shaped astrocyte，tuft-shaped astrocyte，coild body などが黒質のみならず，脳幹被蓋，下オリーブ核，小脳歯状核，白質，大脳皮質など広範囲に分布する。なお，NFT は**脳炎後パーキンソニズム**（post-encephalitic parkinsonism）でも出現する。

進行性核上性麻痺や皮質基底核変性症では緻密帯と網様帯の変化に著しい違いは認められないが，**線条体黒質変性症**（図 3-1-62）では緻密帯の神経細胞脱落はほとんどないにも関わらず網様帯にはアストログリアが増殖している場合，反対に神経細胞がかなり脱落しているのに対して網様帯のアストログリアの増殖が軽い場合などがあり，両者に程度の差がみられることがある。神経細胞の脱落は色素，非色素神経細胞にみられるが，前者により強い傾向がある。被殻病変との関係でみると，網様帯と被殻における変化の程度はほぼ比例しており，網様帯に被殻病変の二次的変化が及んでいると考えられる。事実，左右差のある被殻病変をもつ線条体黒質変性例では（図 3-1-63），黒質外側部に位置する線条体黒質路の萎縮に程度の違いがある（図 3-3-16 A & B）。しかし，左右差のある被殻病変例で，アストログリアの増殖が左右の網様帯にほぼ同程度に広がっている場合もあり（図 3-3-16 C & D），線条体黒質路の変性に対する反応のみとは考えにくい点もある。また，黒質の神経細胞脱落と被殻病変の間には相関関係を認めがたく，両者はそれぞれ独立した変化である可能性が高い。

Machado-Joseph 病などの遺伝性 OPCA

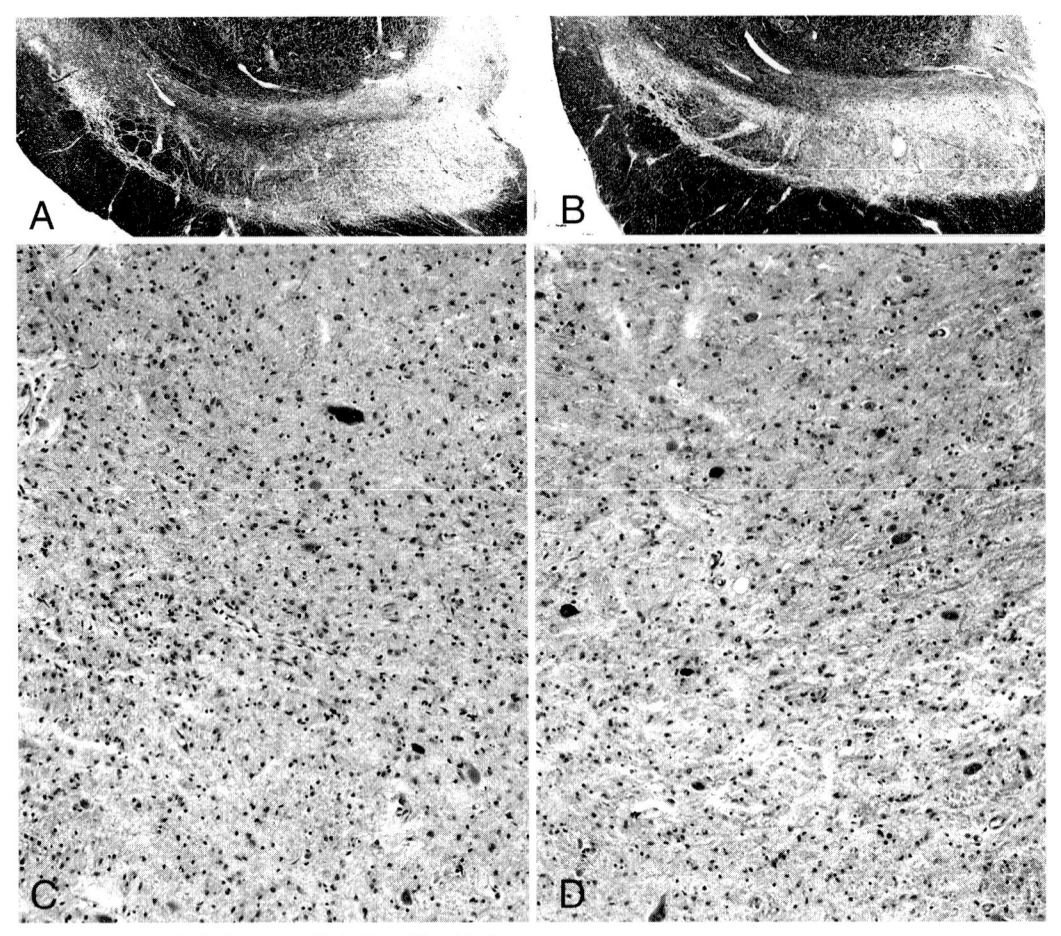

図3-3-16 左右差のある線条体黒質変性症
A&C：ほとんど変性がない被殻と同側の黒質．線条体黒質路は保たれているが，網様帯ではニューロピルの変化とアストログリアの増殖がみられる．B&D：変性がある被殻と同側の黒質，線条体黒質路が萎縮し，網様帯にもアストログリアの増殖がみられる（A&B：KB染色，C&D：HE染色）．

（図3-2-22 C&D）の黒質の萎縮は高度であるが，組織変化の激しさは進行性核上性麻痺などより軽い．また，特有な分布を示すNFTやグリアの嗜銀性構造物もない．

その他，panencephalopathy型Creutzfeldt-Jakob病（図3-1-12）の黒質は高度に変性することが多く，とくに神経細胞の空胞化が目立つ．また，黒質病巣とともに小脳歯状核，赤核，淡蒼球，視床下核などに系統的な変性をみることがある．

c）主に網様帯に病変がみられる疾患

被殻全体に及ぶ梗塞の二次的な変化が黒質網様帯に現れることがある（図3-3-17）．アストログリアの増殖が主体で，吻側ほど著しい．変化は両側性であるが，患側により強い傾向がある．一方，健常老人脳において，黒質内側部の網様帯に比較的限局しただ円形の褐色巣をみることがある（図3-3-18）．組織学的には泡沫状類球体が無数に出現し，Berlin blue染色ではとくに鉄が多く染色される（図1-1-62）．その病的意義は不明である．

歯状核赤核淡蒼球ルイ体萎縮症（図3-1-69&70，3-2-29 F）は進行性核上性麻痺と同様に脳幹被蓋が小さい（図3-3-23 F）．黒質でもニューロピルが狭く，アストログリアの増

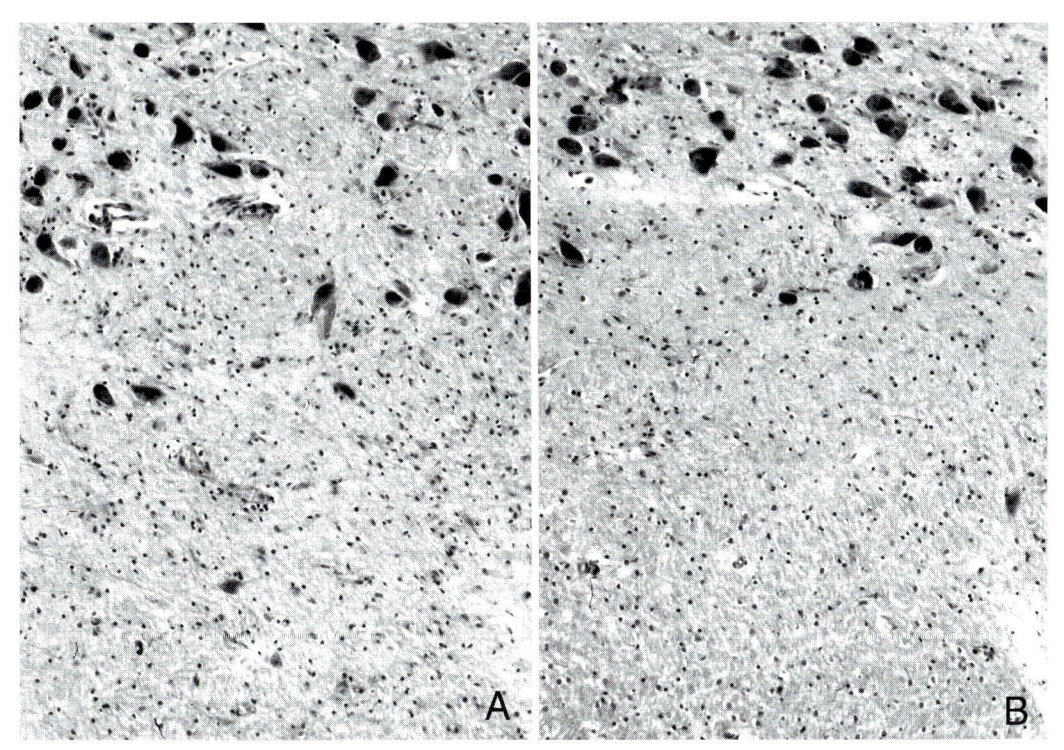

図 3-3-17 被殻梗塞に伴う黒質の変化
A：尾側黒質網様帯，神経細胞の脱落はないが，アストログリアの増殖が目立つ，B：吻側黒質網様帯，アストログリアの増殖はみられない（いずれもHE染色）．

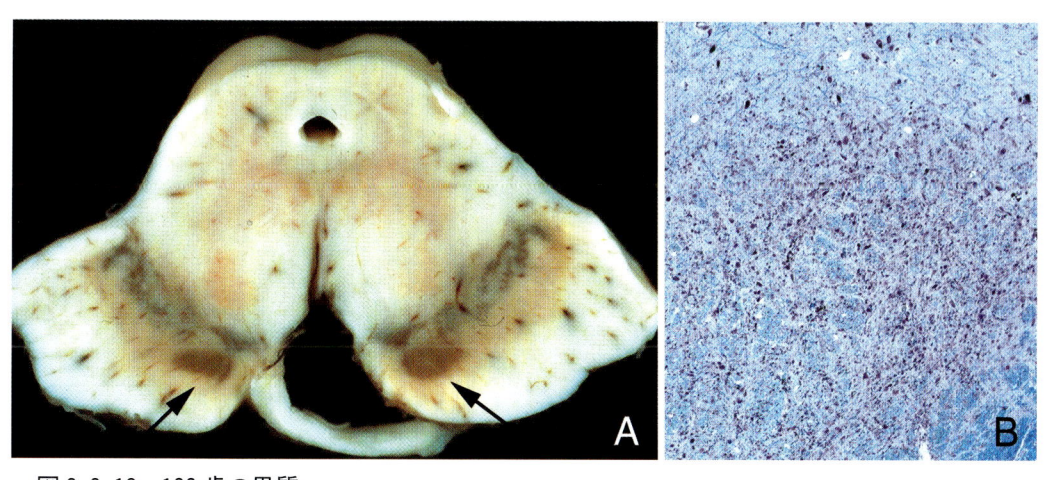

図 3-3-18 100歳の黒質
A：黒質内側部にみられる茶褐色のだ円形の領域（矢印），B：組織像，泡沫状類球体，鉄顆粒が非常に多い（KB染色）．

殖が著しいために細胞密度が高い。しかし，神経細胞の脱落はごく軽度で，線維性グリオーシスも概して軽い（図3-3-19 B）。Huntington病（図3-1-60 C）では色素神経細胞の脱落もあるが，それ以上に吻側網様帯におけるアストログリアの増殖が強い（図3-3-19 A）。これは線条体の病変が線条体黒質線維の二次変性をひき起しているためと考えられる。Hallervorden-Spatz病は淡蒼球とくに内節と黒質に対称性の変性を来たし，異常な鉄色素の沈着と類球体

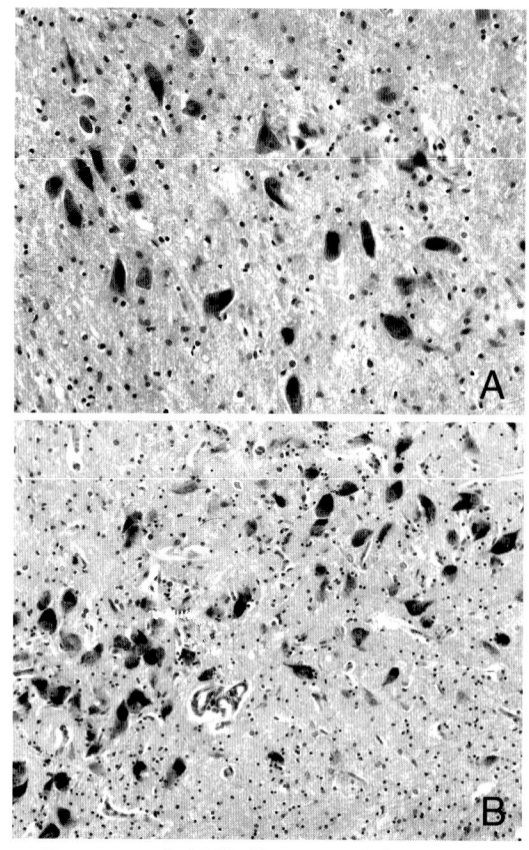

図3-3-19 網様帯が侵される疾患
A：Huntington病（HE染色），B：歯状核赤核淡蒼球ルイ体萎縮症（HE染色）．

の出現を特徴とする。黒質ではとくに網様帯の変性が強い。

6．大脳脚

ヒトの大脳脚（cerebral peduncle）を通る神経線維はおよそ2,000万本であるが，そのうち皮質脊髄路の線維は100万本，5％に過ぎず，ほとんどが皮質橋路と考えられている。皮質脊髄路（錐体路）は中央三分の一を通り，その内側を前頭前野と運動前野に由来する前頭橋路が走り，外側は主として頭頂連合野に発する神経線維に側頭葉や後頭葉からの線維が少量加わっている。

大脳脚より吻側にある病巣の二次変性が及ぶと，髄鞘の淡明化は特定の神経路が通る場所に限定されやすく，病巣が大脳脚に近いほど変化は顕著になる。また，橋底部の吻側の病巣による二次変性が逆行性に大脳脚に達することがある。このような二次変性では，マクロファージによる脂肪性分解が行われるが，とくにそれが盛んな時期ではマクロ的にも病巣が腫大し，異様に白くみえる（図1-1-60）。**筋萎縮性側索硬化症**では皮質脊髄路の通過部位に一致して髄鞘の淡明化やマクロファージをみるが，延髄錐体に比べて軽い場合が多い。それに対して，**多系統萎縮症**では主に前頭橋路が通る内側部の変性が比較的早期から出現し，脂肪性分解は筋萎縮性側索硬化症より強い。

大脳脚に原発する病変として，血管性病変や脱髄性疾患がある。大脳脚に限局した梗塞はまれで，前述のようにほとんどの場合では黒質に生じた梗塞が大脳脚を巻き込んでいる（図3-3-12）。一方，**全身性エリテマトーデス**や**多血症**（polycythemia）などでは大脳脚の表面に近い部分が限局性に海綿状を呈し，そのなかに腫大した軸索がみられることがある（図3-3-48）。マクロファージの動員は軽く，アストログリアの肥大や増殖も軽度である。多血症では血管内に血栓がみられる。

大脳脚原発の特殊な病変として，panencephalopathy型**Creutzfeldt-Jakob病**の大脳脚中央1/3が限局性に海綿状を呈して腫大していることがある（図3-3-47 A）。これはその上下には原因になるような変化がない一次性変性で，延髄錐体，脊髄側索などでも観察される。**ズダン好性白質ジストロフィー**（図3-3-47 B）でもそれに似た病変を認めることがある。

II．橋

内側毛帯より背側を被蓋（tegmentum），腹側を底部（base）という（図3-3-20 A & 21）。成人の橋吻部の水平断割面では被蓋の面積が全体の1/4を占め，背腹方向における被蓋と底部の厚さはほぼ1：2になる。しかし，高齢者では被蓋の面積が減少する。

橋は脳底動脈，上小脳動脈，前下小脳動脈，椎骨動脈などから灌流されている（図2-1-13）。その支配域から，上部，中部，下部に大きく分

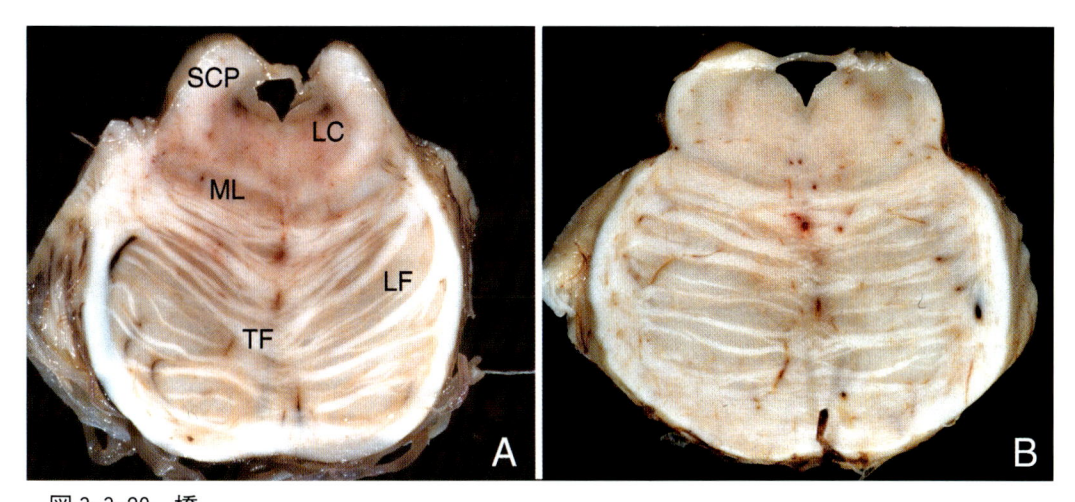

図 3-3-20 橋
A：67歳健常例，略号　LC：青斑核，LF：縦束，ML：内側毛帯，SCP：上小脳脚，TF：横走線維，B：76歳 Parkinson 病．

けられ，内外方向では外側，正中部，内側部に分けられる．被蓋部はもともと血管・循環障害が比較的少なく，**出血**のほとんどは大脳の大出血などに伴うヘルニアによる二次的なもので，原発性出血は少ない．梗塞の頻度も非常に低いが，上橋症候群として **Raymond-Cestan 症候群**がある．これは上小脳交叉，中心被蓋路が障害される橋上部被蓋の梗塞である．**Foville 症候群**は橋下部正中部の梗塞で，錐体路，外転神経核とその神経根，顔面神経核とその根などが巻き込まれる．**Millard-Gubler 症候群**は橋下部外側部の循環障害で顔面神経核とその根が侵される．

1．吻側被蓋

外転神経核（第6脳神経核）以下の脳神経核は中小脳脚から尾側にあり，吻側被蓋では神経核としてその境界が比較的明瞭な青斑核や縫線核などを除くと，ほとんどが有髄線維で占められ，その中に上小脳脚，内側毛帯，内側縦束，中心被蓋路などの神経路，わずかな神経細胞が点在する網様体が分布している（図 3-3-21）．そのため病理学的には白質としての性格をもち，多発性硬化症の好発部位でもある．

1）網様体
a）解剖学

網様体は中脳から延髄まで分布しているが，ここで述べることにする．網様体（reticular formation）はその名の通り，網状に樹状突起を張り巡らした神経細胞である．しかし，神経細胞はまばらで，脳神経核のように集合していない．また，網様体に投射したり通過するする神経線維は束を形成しないで散在性に走っている．そのため，病理形態学的なアプローチが難しい場所である．

網様体の神経細胞は脳神経核の内側に位置し，おおよそ正中部と内側部は大型の神経細胞，外側は小型神経細胞が多い（図 3-3-22）．正中線上にある神経細胞が縫線核で，吻側から背側縫線核，上中心核，橋縫線核，大縫線核，淡蒼縫線核，不確縫線核に区別される．そのなかで，橋吻側にある上中心核（図 3-3-23 A）と，橋尾側から延髄にある大縫線核，淡蒼縫線核（図 3-3-39 B）などは剖検標本で見つけやすい縫線核である．網様体内側部の縫線核には，中脳中心灰白質の外側にある楔状核と楔状下核，橋尾側部の傍正中部にある巨大細胞性網様核，中心被蓋路周囲の吻側および尾側橋網様核，内側毛帯の内側にある Bechterew の橋被蓋網様核（図 3-3-24）がある．網様体外側部はほとんど三叉神経感覚核の内側に接して位置し，上小脳

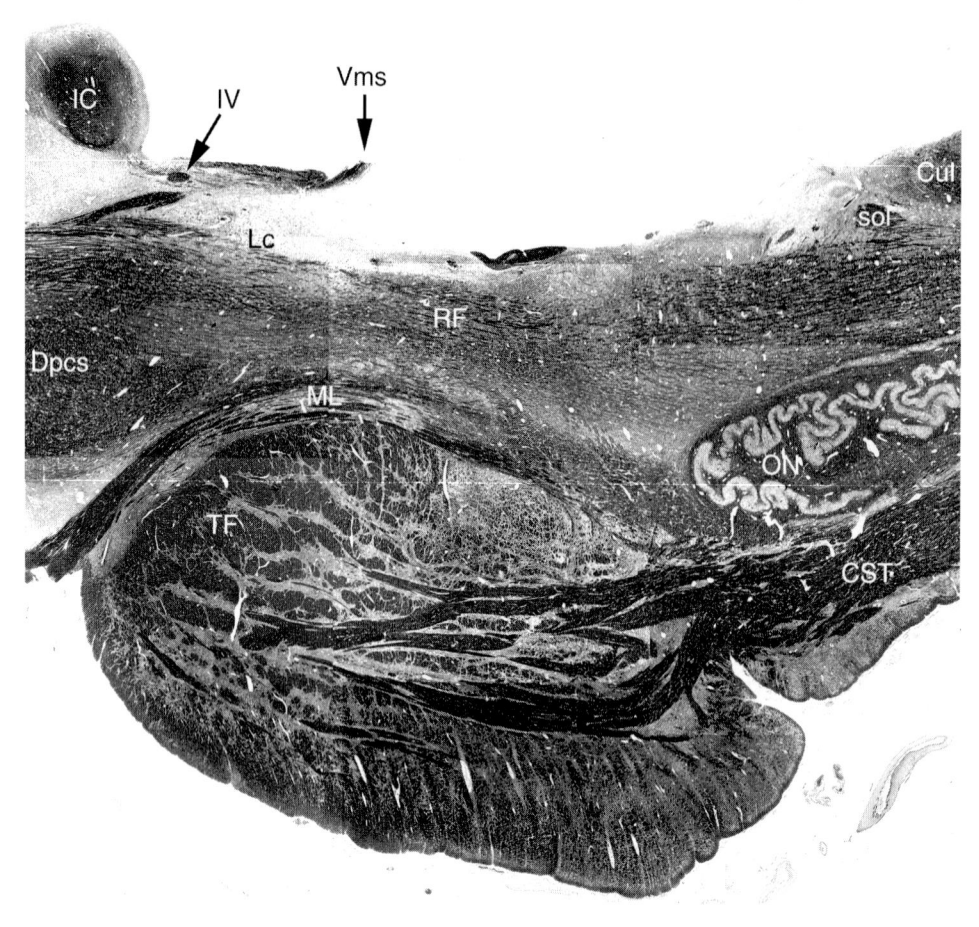

図3-3-21　橋縦断像
傍正中部を縦断したKB染色標本　略号　CST：皮質脊髄路，Cul：副楔状束核，Dpcs：上小脳脚交叉，IC：下丘，IV：滑車神経，LC：青斑核，ML：内側毛帯，ON：下オリーブ核，RF：網様体，sol：孤束，TF：横走線維，Vms：上髄帆．

脚交叉の外側にある脚橋被蓋核緻密部，上小脳脚の内外に接する内側および外側結合腕傍核，三叉神経脊髄路と三叉神経脊髄路核の内側にある中心延髄核が含まれる（**図3-3-39 E**）。

網様体は上行性網様体系あるいは上行性網様体賦活系（ascending reticular activating system）を形成して内側毛帯を介さない感覚情報を大脳に伝達する。これに関係する入力線維系には脊髄中間帯から前側索を通ってくるもの，三叉神経脊髄路核，孤束核，前庭および蝸牛神経核など感覚性脳神経核などがある。次いで網様体は視床の髄板内核に投射し，髄板内核の神経線維は大脳皮質に至る。網様体のその他の入力系として，錐体路の一部が網様体脊髄路の起始細胞に入る。大脳辺縁系からは内側前脳束（medial forebrain bundle），乳頭体被蓋路などが主に中脳の網様体に投射する。小脳では室頂核から延髄巨大細胞性網様核に投射がある。また，脚橋被蓋核緻密部は淡蒼球から投射線維を受けている。

一方，網様体脊髄路（reticulospinal tract）は主に尾側および吻側橋網様核から起こる橋脊髄路，主に巨大細胞性網様核に発する延髄脊髄路が知られている。これは脊髄側索前部を下行して脊髄中間部に終わり，介在ニューロンを介して前角神経細胞に影響を与えている。また，Bechterewの橋被蓋網様核は前索核とともに小脳に神経線維を送る。

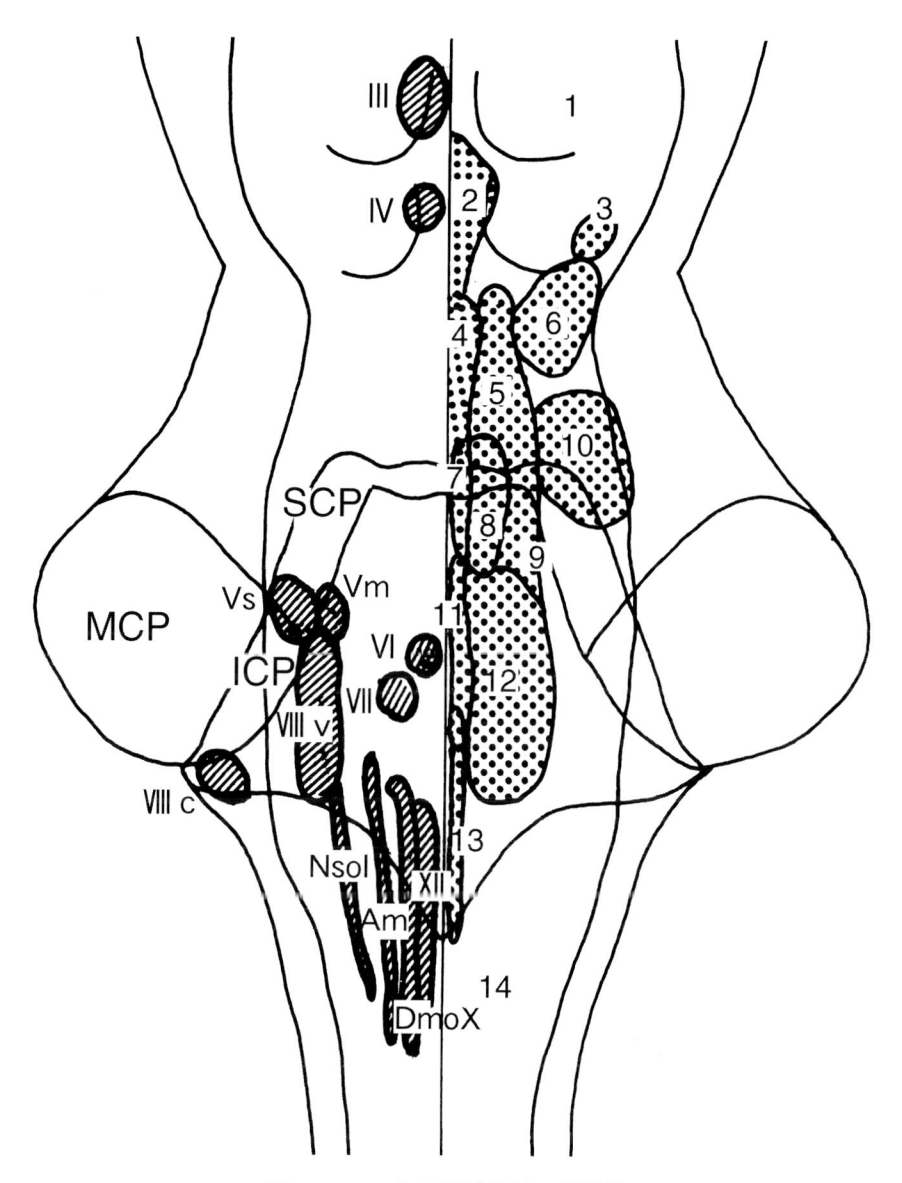

図 3-3-22　主な脳神経核と網様体

略号　1：楔状核，楔状下核，2：背側縫線核，3：脚橋被蓋核緻密部，4：上中心核，5：吻側橋網様核，6：外側結合腕傍核，7：橋縫線核，8：Bechterew の橋被蓋網様核，9：尾側橋網様核，10：内側結合腕傍核，11：大縫線核，12：巨大細胞性網様核，13：不確縫線核，14：中心延髄核，III：動眼神経核，IV：滑車神経核，Vm：三叉神経運動核，Vs：三叉神経主感覚核，VI：外転神経核，VII：顔面神経核，VIII：前庭神経核，XII：舌下神経核，Am：疑核，DmoX：迷走神経背側核，Nsol：孤束核，SCP：上小脳脚，MCP：中小脳脚，ICP：下小脳脚．

b）病理学
ⅰ）萎縮

脳幹被蓋はとくに変性疾患で萎縮することが多い。もちろん，被蓋には上小脳脚，内側毛帯，内側縦束，中心被蓋路など重要な神経路が通過しているため，それらの病変が被蓋に萎縮をもたらすことも否定できないが，**進行性核上性麻**

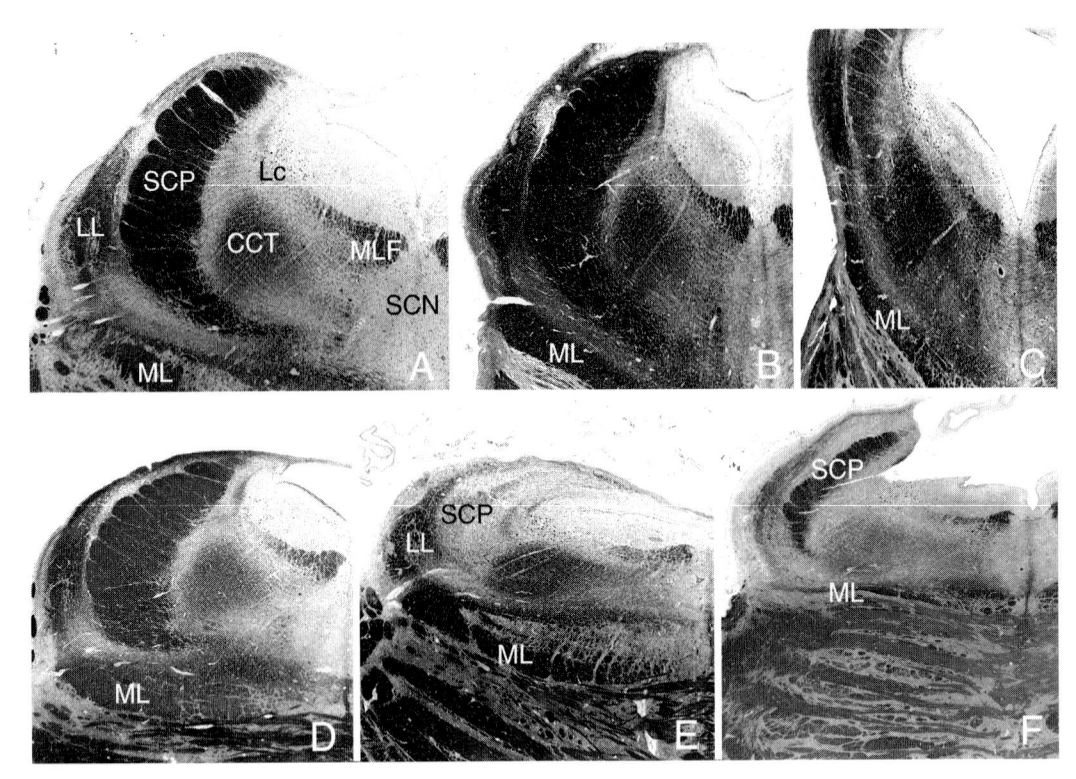

図3-3-23　橋被蓋
A：健常例，略号　CCT：中心被蓋路，Lc：青斑核，LL：外側毛帯，ML：内側毛帯，MLF：内側縦束，SCN：上中心核，SCP：上小脳脚，B：多系統萎縮症，C：Machado-Joseph病，D：皮質基底核変性症，E：進行性核上性麻痺，F：歯状核赤核淡蒼球ルイ体萎縮症（すべてKB染色）．

痺や**歯状核赤核淡蒼球ルイ体萎縮症**の被蓋を観察すると，その萎縮の原因がこのような神経路の萎縮のみならず網様体にあることは一目瞭然である（図3-3-23）．また，**遺伝性OPCA**や**多系統萎縮症**では底部の萎縮が強いために被蓋が保たれているようにみえるが，計測すると明らかに被蓋も萎縮している．その他にも筋萎縮性側索硬化症，Alzheimer病，Pick病，Creutzfeldt-Jakob病など，変性の中心が脳幹にはない疾患でも認められ，程度の差はあるにしても脳幹被蓋の萎縮は必ずしも特定の疾患にみられる特殊な変化とはいえない．なお，被蓋の萎縮は橋のみならず中脳，延髄にも及ぶが，橋被蓋がことさら取り上げられるのは構造上から中脳や延髄に比べて橋の被蓋と底部を明瞭に区別できるためであろう．

被蓋の萎縮には2，3の病理形態学的な特徴がある．その一つは髄鞘染色標本から分かるように萎縮した被蓋でも解剖学的な構造はよく維持されていることである（図3-3-23）．このことは虚血や炎症などによる破壊性変化ではなくて，緩慢な変性であることを物語っている．このような形態は広範な大脳白質病変による視床の二次変性に類似性を求めることができるが（図3-1-79〜81），この視点に立てば網様体への投射線維や通過線維が変性・消失したのかもしれない．しかし，これらの神経線維の起始部位が必ずしも疾患の変性部位と一致しないことや，網様体と直接的な連絡がない場合があり，経シナプス変性のような連鎖反応的な変性を想定しにくい．その意味では，網様体と連絡する幾つかのシステムが多系統変性的に障害されている可能性もあろう．一方，量的にみると，一つの網様体入力系だけの変性によってこれだけ

の萎縮を来たしたと考えるには無理があるようにみえる。反対に、網様体の神経細胞が一次的に変性・消失し、その結果、そこに投射していた神経線維が逆行性経シナプス変性を起こしたとも考えられる。

　第二の特徴は萎縮の程度に比べて線維性グリオーシスが軽いことである。最もグリオーシスが強い進行性核上性麻痺でも症例によっては非常に軽いこともあり、歯状核赤核淡蒼球ルイ体萎縮症、Alzheimer病などに至ってはほとんどグリオーシスがみられない。一般的にグリオーシスは二次変性の部位に強く発現する傾向があり、視床の二次変性では強いグリオーシスが観察されるが、一次変性では逆に軽い。

　器質化が乏しいことが既存の構造は失われていないことを意味するとすれば、元来被蓋が小さかったということも考えられ、発症年齢が小児期から老年期にまたがる歯状核赤核淡蒼球ルイ体萎縮症の一部では低形成の可能性があるかもしれない。しかし、多くの疾患では画像によって脳幹被蓋が進行性に萎縮していくことは事実であり、やはり一度完成したものが減少する萎縮と考えるのが妥当であろう。その意味で、この形態が老化に伴う萎縮としての生理的萎縮に通ずるところがある点は注目される（第1部第2章 老化の形態学参照）。一方、このような病理学的特徴は疾患がもつ特徴を反映していることも考えられるが、各疾患によって多少異なるにしても、おおよそすべての疾患に共通していることから、脳幹被蓋のもつ組織学的な特性についても考慮する必要があろう。

ii）神経細胞の変化

　網様核の境界は不明瞭で、神経細胞がまばらであるために、定性的にも脱落の有無を判定しにくい。しかし、そのなかで、神経細胞の脱落が明瞭に分かる神経核としてBechterewの橋被蓋網様核と縫線核である。

　Bechterewの橋被蓋網様核（nucleus reticularis tegmenti pontis）は橋被蓋の傍正中部で内側毛帯の内側に位置する神経核で、大脳新皮質のほとんど全域および小脳核から投射線維を受けるとともに、中小脳脚を通って小脳に投射している。**多系統萎縮症**では神経細胞の脱落と線維性グリオーシスが生じる（図3-3-24）。しかし、遺伝性OPCAではほとんど変化しない。

　縫線核（raphae nuclei）は中脳、橋、延髄の正中線を挟んで位置し、有髄線維が少ないため神経細胞を観察しやすい。とくに橋吻側の上中心核（superior central nucleus）と橋尾側から延髄にある大縫線核（nucleus raphes magnus）は必ずといってよいほど脳幹標本に現れる（図3-3-39）。これらの神経核では高度に脱落することはまれであるが、脳幹型Lewy小体やNFTが出現する。**Parkinson病**や**Alzheimer病**でよくみるが、健常老人脳でもみられる場所であるので注意が必要である。

　その他、中心灰白質の腹外側にある楔状核（nucleus cuneiformis）もParkinson病では脳幹型Lewy小体がしばしば観察される。また、Alzheimer病では上小脳脚交叉の外側にある脚橋被蓋核緻密部（nucleus tegmentalis pedunculopontinus, pars compacta）のNFTや神経細胞脱落が注目されたことがある。しかし、脳幹型Lewy小体、NFT、Bunina小体など封入体はその他の網様核でも比較的多く観察される。なお、上小脳脚に隣接した結合腕傍核（nucleus parabrachialis）が呼吸機能との関係でよく知られているが、形態学的には変化に乏しい神経核である。

2）青斑核

　網様体に属する青斑核（locus coeruleus）は神経メラニン色素顆粒をもつノルアドレナリン作動性ニューロンからなり、第四脳室底と上小脳脚がつくる角付近で上下に細長い神経核である（図3-3-20＆21）。最上端と下端では細胞の数が少ないため、評価に際してはそこを避けて2つのレベルを標本にする。

　青斑核は扁桃体、嗅球、対角帯核、海馬体、内嗅領皮質などの辺縁系、大脳新皮質、小脳皮質、小脳核など、広い領域に投射線維を送る。入力線維も前頭前野、扁桃体、視床下部、中脳中心灰白質、縫線核、小脳核などさまざまな場所から入る。しかし、いずれの場合も明瞭な神

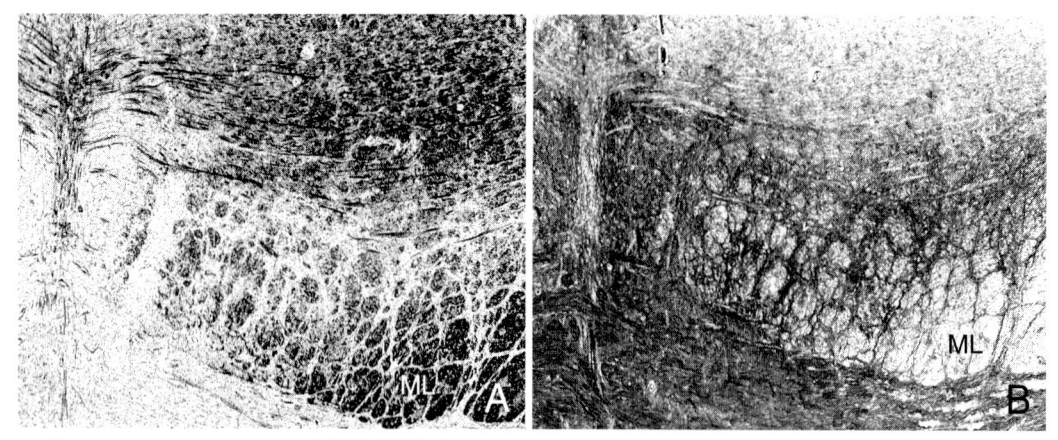

図 3-3-24　Bechterew の橋被蓋網様核
A：多系統萎縮症における神経細胞の脱落と有髄線維の減少，ML：内側毛帯（KB 染色），B：同部位の線維性グリオーシス（Holzer 染色）.

経路を形成しないので，顕微鏡でそのルートを確認することはできない．

青斑核は思春期前後から肉眼的にも黒くみえるようになる．しかし，高齢ほど黒みが薄れ，組織学的にもメラニン色素顆粒が胞体の周辺に集まるとともに細胞質が膨化した細胞が増加する（図 1-2-13 A，3-3-25 A）．この細胞は黒質でもみられるが，頻度からみると青斑核に多く，そのため高齢者では肉眼的な退色の程度ほどに神経細胞の数が減少しているわけではない．

NFT は健常老人脳では 60 歳代ですでに 50％程度の脳に観察され，100 歳代ではほぼ全例に出現している．Alzheimer 病では対照年代に比べて NFT が多く出現しているが，Alzheimer 型老年痴呆ではコントロールと差がないことの方が多い．健常老人脳の老人斑は非常にまれであるが，Alzheimer 病では変性した神経突起からなる原始斑が出現することがある．健常老人脳における脳幹型 Lewy 小体は NFT ほど頻度は高くないが，黒質よりははるかに高い頻度で発見できる（図 1-2-19）．細胞体内に存在するものが多いが，ときに神経突起にみられることもある．また，神経食現象や二核神経細胞がしばしばみられる場所でもある．

変性疾患では青斑核の神経細胞が黒質病変と連動して脱落することが多く，とくに Parkinson 病や**線条体黒質変性症**では高度に脱落する（図 3-3-20 B）．アストログリアの増殖を伴うが，線維性グリオーシスは線条体黒質変性症の方が強い傾向がある．高齢者では Parkinson 病の臨床診断はないが本症の病理像をもっていることがあり，そのような症例では青斑核の神経細胞脱落が黒質のそれに比べて強い．**遺伝性 OPCA，皮質基底核変性症，進行性核上性麻痺**などでも神経細胞が脱落するが，数の減少という点では Parkinson 病や線条体黒質変性症などに比べて軽く（図 3-3-25 B & E），進行性核上性麻痺ではむしろ NFT をもった神経細胞が目立つ（図 3-3-25 B）．また，線維性グリオーシスが強い．Gallyas 染色ではアストログリアの嗜銀性構造物が青斑核を含む橋被蓋に分布している．

無酸素脳症では脳幹にある左右対称性の神経核が両側性に壊死に陥ることがあり，青斑核はそのひとつである（図 1-1-20 B）．Wernicke 脳症でも青斑核が病変部位になることがある．

3）上小脳脚

上小脳脚（superior cerebellar peduncle）は小脳核の遠心線維が通過するとともに前脊髄小脳路が小脳に向かって入る場所である（図 3-3-23）．結合腕ともいう．小脳核の遠心線維は上小脳脚を形成した後に腹内側に移動し，下丘レベルの中脳の上小脳脚交叉（decussatio cerebellaris superior）で左右交叉する．

上小脳脚は主に歯状核の神経細胞が脱落する

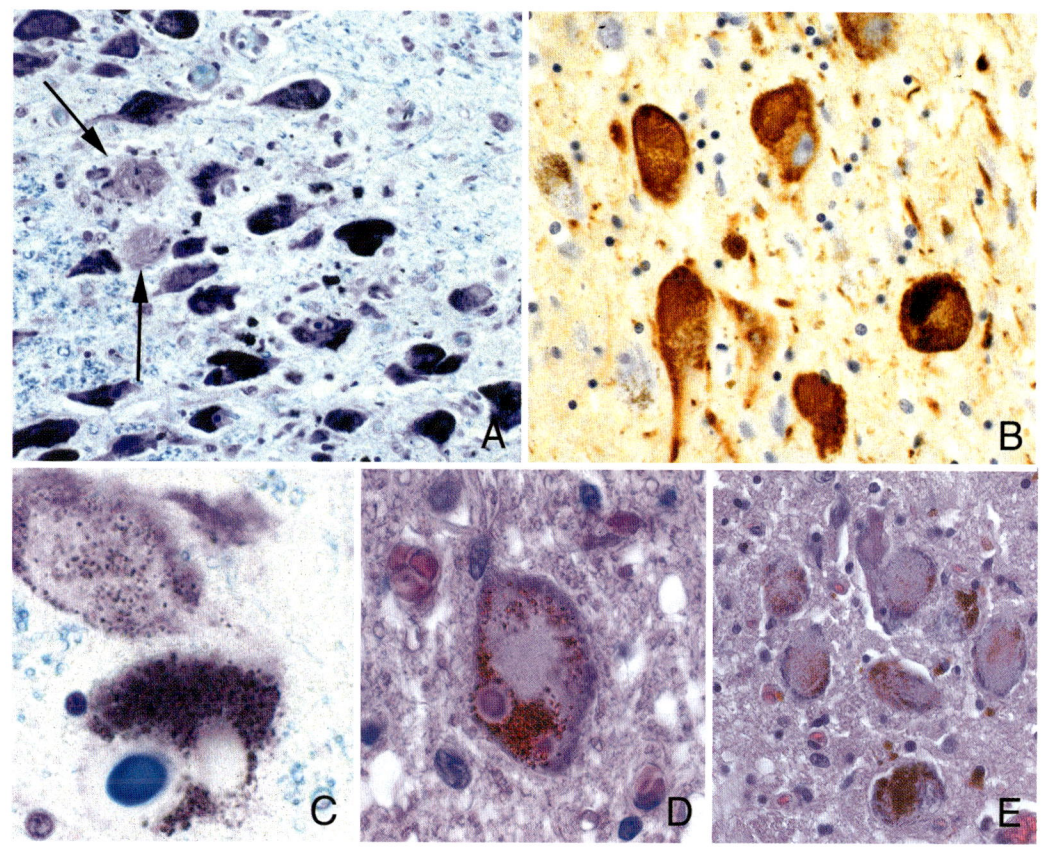

図3-3-25 青斑核
A：100歳健常例，矢印は細胞外にあるNFT（KB染色），B：進行性核上性麻痺（抗tau抗体による免疫染色），C：Parkinson病（KB染色），D：Parkinson病（HE染色），E：Machado-Joseph病（HE染色）．

と萎縮し，線維性グリオーシスが生じる。従って，Friedrich失調症，遺伝性OPCA，進行性核上性麻痺，歯状核赤核淡蒼球ルイ体萎縮症などでこの所見が認められる（図3-3-23）。一方，頭部外傷によって上小脳脚が引きちぎられたり，軸索腫大が散在することがある（びまん性軸索損傷）（図3-3-26）。

4）中心被蓋路

中心被蓋路（central tegmental tract）は上小脳脚の内側にある大きな神経路である（図3-3-23 A）。有髄線維の豊富な被蓋のなかに埋もれているために錐体路のような境界は明瞭でないが，髄鞘染色標本ではこの部分だけ濃染しているためにそれと分かる。赤核から下オリーブ核に投射する神経線維を含む。中心被蓋路が梗塞や出血によって切断されると，同側の下オリーブ核に肥大が生じることがある。歯状核赤核淡蒼球ルイ体萎縮症では，中心被蓋路の腹側に境界不鮮明な壊死巣が左右対称性に観察されることがある。また，点頭てんかんで中心被蓋路を含む領域に海綿状態が現れることがある。

2．尾側被蓋

ここは脳神経核が集中している場所で，観察するためには細かく水平断を作る必要がある（図3-3-22）。

1）三叉・顔面神経核

三叉神経核（trigeminal nucleus）は中脳から延髄にまたがる最大の脳神経核である。脊髄

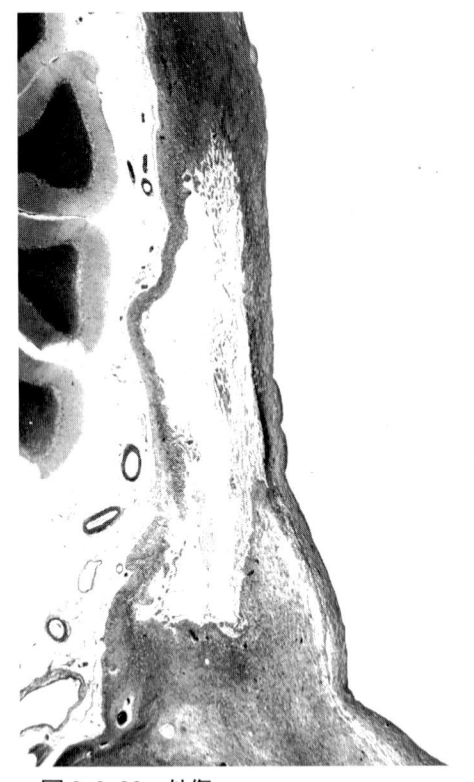

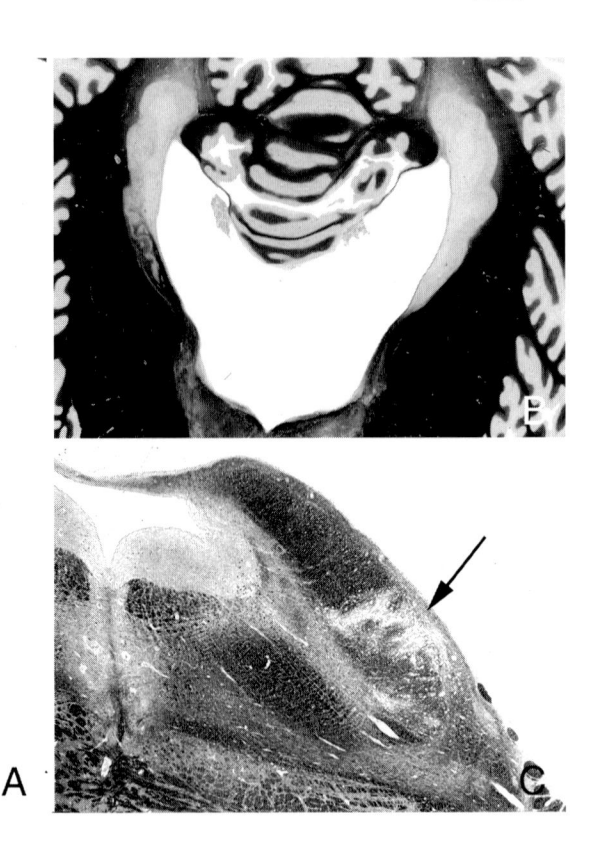

図 3-3-26 外傷
A：閉鎖性頭部外傷にみられた上小脳脚の離断（AZAN 染色），B：同症例の小脳歯状核（KB 染色），C：硬膜下血腫例にみられた上小脳脚の軸索腫大の集簇（矢印）（KB 染色）．

後根と同じように第一次感覚ニューロンは三叉神経節にあり，その中枢枝が主感覚核と脊髄路核に入る。延髄の後索核に対応する主感覚核（principal sensory nucleus）は中小脳脚の中央部よりやや尾側に位置し，その第二次ニューロンは内側毛帯に入る。三叉神経脊髄路核（spinal nucleus of the trigeminal nerve）と三叉神経脊髄路（spinal tract of the trigeminal nerve）は主感覚核の尾側に位置し，標本では主に延髄でみられる（図 3-3-39 E & F）。三叉神経脊髄路核は脊髄の背外束に相当し，その遠心路は脊髄視床路に入る。いずれの神経核に由来する神経線維も視床後内側腹側（VPM）核に終わる（図 3-1-76）。なお，青斑核のすぐ背側にみられる数個の丸い大型の神経細胞が三叉神経中脳路核（mesencephalic nucleus of the trigeminal nerve）で，しばしば青斑核と間違われるので注意が必要である。

帯状疱疹（herpes zoster）は三叉神経第一枝がとくに侵されやすい。三叉神経の中枢枝が選択的に障害されることはまれであるが，遺伝性 OPCA などでは延髄後索核から内側毛帯が変性することがあり，このなかに三叉神経第二次ニューロンが含まれている可能性がある。

一方，三叉神経運動核（motor nucleus of the trigeminal nerve）は主感覚核の内側にある。粗大な Nissl 小体をもつ大型の神経細胞からなる細胞集団はやや周囲に比べて有髄線維が少ない。

顔面神経核（facial nucleus）は橋尾側のレベルで，被蓋部の腹側，すなわち橋底部に比較的近い場所で，外転神経核の腹側，三叉神経脊髄路核と脊髄路の内側にある（図 3-3-39 A）。神経細胞は粗い Nissl 顆粒をもった大型の細胞で，運動神経細胞としての特徴をもっている。三叉神経核と同じように，顔面神経核は周囲に比べて有髄線維がやや少ない。その神経根は同じレベルの第四脳室底にある外転神経核を取り

巻くように走っている。

以上の脳神経核は**無酸素脳症**では左右対称性に壊死に陥ることがある。**筋萎縮性側索硬化症，遺伝性OPCA**などで神経細胞の脱落と線維性グリオーシスがみられるが（図3-3-27A＆B），舌下神経核に比べて脱落は軽度である。また，神経細胞の脱落は筋萎縮性側索硬化症に比べて遺伝性OPCAの方が強い傾向がある。筋萎縮性側索硬化症では残存した神経細胞の胞体にBunina小体やskein-like inclusionが出現することがある。

2）外転神経核

外転神経核（abducent nucleus）は顔面神経核がみえるレベルの第四脳室底にあり，水平断の髄鞘染色標本では多くの有髄線維束の間に運動神経細胞が散在している（図3-3-28＆39A）。遺伝性OPCAで動眼神経核，滑車神経核とともに障害されることがあるが，筋萎縮性側索硬化症ではまれである。

3）前庭神経核群

前庭神経核群（vestibular nuclei）は小脳を侵す変性疾患では多少とも病変がみられる。しかし，前庭神経核の病変は必ずしも小脳皮質病変と相関しない。それは前庭小脳（小葉，片葉）が他の小脳皮質，小脳核，脳幹の関係とは若干異なった神経回路になっているためと考えられ，むしろ前庭神経核は後述の舌下神経周囲核の病変と連動する。

橋に中小脳脚の一部を付けて標本にすると，第四脳室底と中小脳脚が作る角に紡錘状の大きな有髄線維束の断面がみえる。これが下小脳脚（inferior cerebellar peduncle）で，その内側に前庭神経核群が位置する。その内，下小脳脚に接する領域は大型神経細胞からなる外側核（lateral nucleus, Deiters核ともいう）で（図3-3-39A），豊富な有髄線維のなかに運動神経細胞のように粗大なNissl顆粒をもった神経細胞がみえる。その内側には内側核（medial nucleus）（図3-3-39B＆C），背側には上核（superior nucleus）がある。上核は有髄線維が豊富であるが，内側核は少ない（図3-3-29

A）。高齢者の内側核はしばしば明らかな神経細胞の脱落を伴わない線維性グリオーシスがみられる。また，健常例ではNFTを発見することは非常にまれであるが，**進行性核上性麻痺**では出現する。。一方，主に延髄でよくみえる下核（inferior nucleus）は他の亜核とは異なり，密集した有髄線維束の輪切りが多数みられる（図3-3-29C＆D）。これは第一次前庭神経線維の下行枝である。

第一次前庭神経線維は主に前庭神経核上核と下核に入るが，その他に小脳片葉，小葉，延髄の巨大細胞性網様核，外側楔状束核にも向かう。中枢神経系内における前庭神経核群への入力線維には小脳片葉，小葉，小脳室頂核，Cajal間質核，前位核，脊髄などがある。一方，出力線維は片葉，小葉皮質，下オリーブ核，内側縦束，脊髄，そして視床後外側腹側核などがある（図3-2-2）。内側縦束は動眼神経核，滑車神経核，外転神経核，Cajal間質核，内側縦束吻側間質核へ向かう。

前庭神経核群と内側縦束の病変は**多系統萎縮症**やMachado-Joseph病などの**遺伝性OPCA，進行性核上性麻痺**で観察される。病変は神経細胞の変性，脱落，有髄線維の消失，線維性グリオーシスからなるが，神経細胞の脱落に比べてグリオーシスが相対的に強い傾向がある。そのため，前庭神経核自体の病変もさることながら，前庭神経核に入力する神経線維系にも病変があると推定される。これらの疾患のなかでは，Machado-Joseph病の病変が高度で，次いで多系統萎縮症，進行性核上性麻痺の順である（図3-3-29B＆D）。しかし，皮質小脳萎縮症やParkinson病ではほとんど変化しない。

4）聴覚系

聴覚の第一次ニューロンは延髄上端にある蝸牛神経核（cochlear nuclei）に入る。蝸牛神経核は背側核と腹側核があり，前者は背側聴条（dorsal acoustic stria）を経由して外側毛帯（lateral lemniscus）に入り，下丘に至る。腹側核からでた神経線維は台形体（trapezoid body）という線維束を形成し，上オリーブ核（superior olivary nuclei, 図3-3-39A）と台

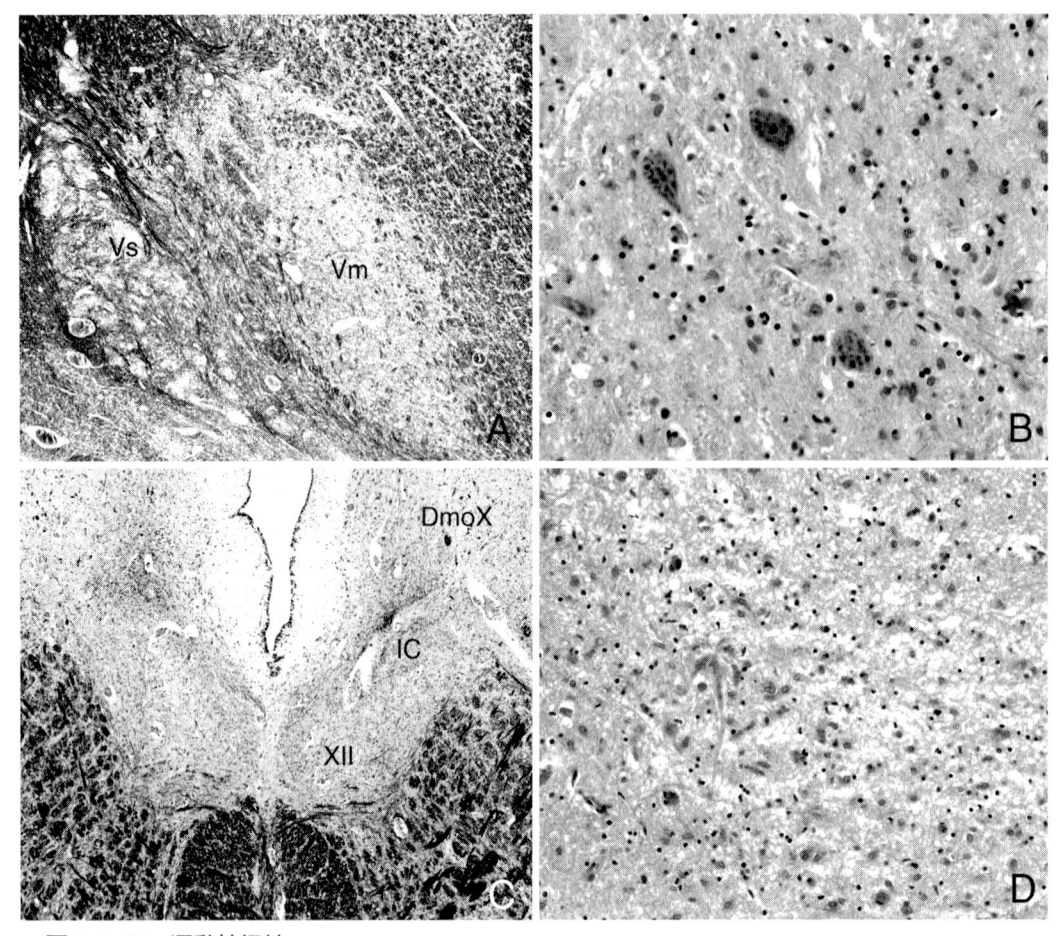

図 3-3-27　運動神経核
A：三叉神経運動核（Vm）と主感覚核（Vs），健常例（KB 染色），B：筋萎縮性側索硬化症の顔面神経核（HE 染色），C：筋萎縮性側索硬化症の舌下神経核（KB 染色），D：筋萎縮性側索硬化症の舌下神経核（HE 染色）．

形体核（nucleus of the trapezoid body）に終わる．次いでこれらの神経核は外側毛帯を通って下丘に入る．下丘は内側膝状体に投射し，内側膝状体は側頭葉の聴皮質（Heschl 回）に神経線維を送る．上オリーブ核と台形体核は顔面神経核のすぐ腹側にあり，髄鞘染色標本では有髄線維の少ない帯状の灰白質としてみえる．聴覚系が病変の中心になることはまれであるが，遺伝性脊髄小脳変性症のなかにこのシステムを巻き込むものがある．

3．底部

橋底部（pontine base）は大脳皮質から膨大な投射線維が入る場所で，ほとんどの皮質橋路（corticopontine tract）はその吻側に終止する（図 3-3-21）．大脳皮質と橋底部にはある程度の部位対応配列があり，量的に最も多い前頭橋路は同側の腹側の正中線よりに，皮質脊髄路はほぼ中央を通る．その他の頭頂・側頭・後頭橋路は被蓋部に近い背側の外側部に終わる．一方，橋核は横走線維（transverse fibres）を形成し反対側の中小脳脚を通って小脳顆粒細胞にシナプスする．分布領域は虫部小節を除く全皮質である（図 3-2-2）．

橋底部は左右，腹背方向に膨らみをもった構造で，外観から小脳に向かう中小脳脚線維の走行をうかがい知ることができる．正中部を脳底

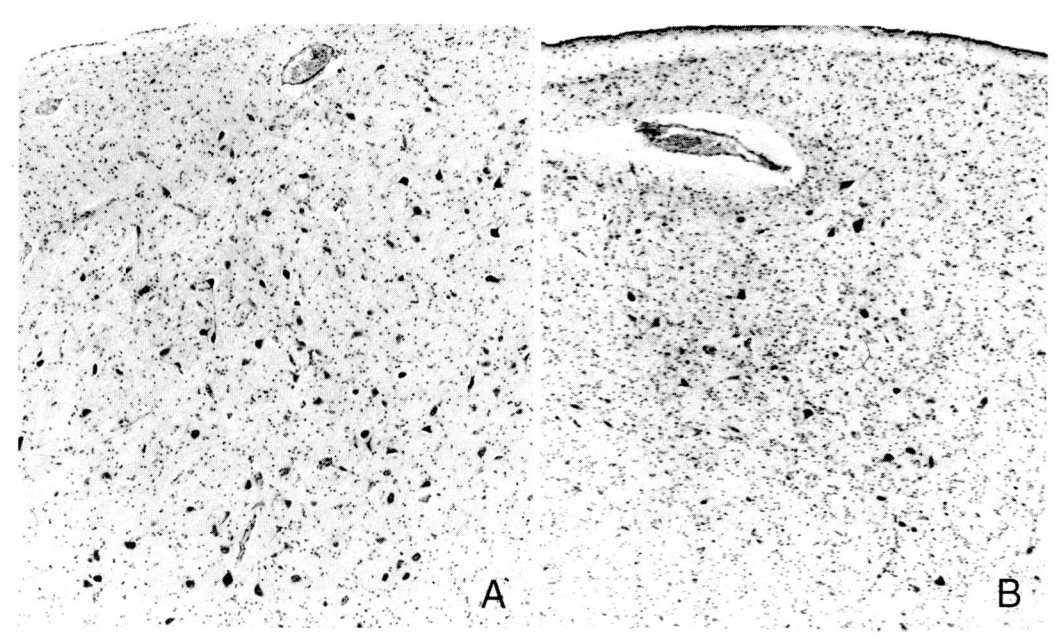

図 3-3-28 外転神経核
A：健常例，B：遺伝性 OPCA（いずれも Nissl 染色）．

動脈が走り，そこから分岐する穿通枝が背側方向に出ている．底部が腫大する場合は**出血**や**腫瘍**であるが，反対に萎縮する場合は梗塞，脱髄，変性などが多岐にわたる．底部の萎縮は左右方向に生じ，上下方向はほとんど変化しない．そのため，正中部が突出し，その両側は陥凹する（図 3-3-30 A）．

1）血管・循環障害

橋底部は被蓋部と異なり**虚血性変化**や**梗塞**の好発部位である．重篤な虚血では橋核神経細胞が断血性変化を示し，それに対する神経食現象をみることがある．単発の梗塞巣は穿通枝動脈の走行と同じように横走線維に対して直角に生じることが多い（図 3-3-31 B）．脳底部の半分を占めるほど大きな梗塞は組織学的には小さな梗塞が多発していることがあり（図 3-3-31 A），時期的にも異なる場合がある．高齢者の吻側橋底部には米粒大以下の小さな梗塞が多い．最もよくみられる場所は内側部の被蓋に近いところで，多くの場合，錐体路は逃れる．このような小さな梗塞は必ずしもその中心が標本上に現れるとは限らず，その周辺をみていることがある．灰白質と縦束だけでなくて横走線維も同時に変性しアストログリアの増殖がみられる場合にはその可能性が高い．また，高齢者では，傍正中部や腹側内側部にしばしば小動脈瘤がみられ，その周囲にはヘモジデリン顆粒を貪食したマクロファージ，軸索腫大，肥大したアストログリアなどが散在している（図 3-3-32）．このような小動脈瘤は被殻と橋底部に多く，次いで視床（図 3-1-78），小脳歯状核（図 3-2-28），大脳皮質（図 1-1-23）などである．

中大脳動脈領域の梗塞では内包前脚を切断されることが多いため，橋底部では腹側の正中線よりを通る前頭橋路に Waller 変性の所見が観察される．また，皮質橋路が二次的に変性すると順行性経シナプス変性と考えられる変化が橋核神経細胞に現れる（図 1-1-48 & 49, 3-3-37 A）．梗塞後，患側の橋核神経細胞が丸みを帯び，大きさも健側に比べてやや大きくなる．この変化はさらに時間経過とともに明瞭になり，半年から 2 年後くらいまで観察される．それ以後になると，患側と健側の違いはあまり目立たなくなってしまう．

2）炎症

Behçet 病はリンパ球，形質細胞などの静脈

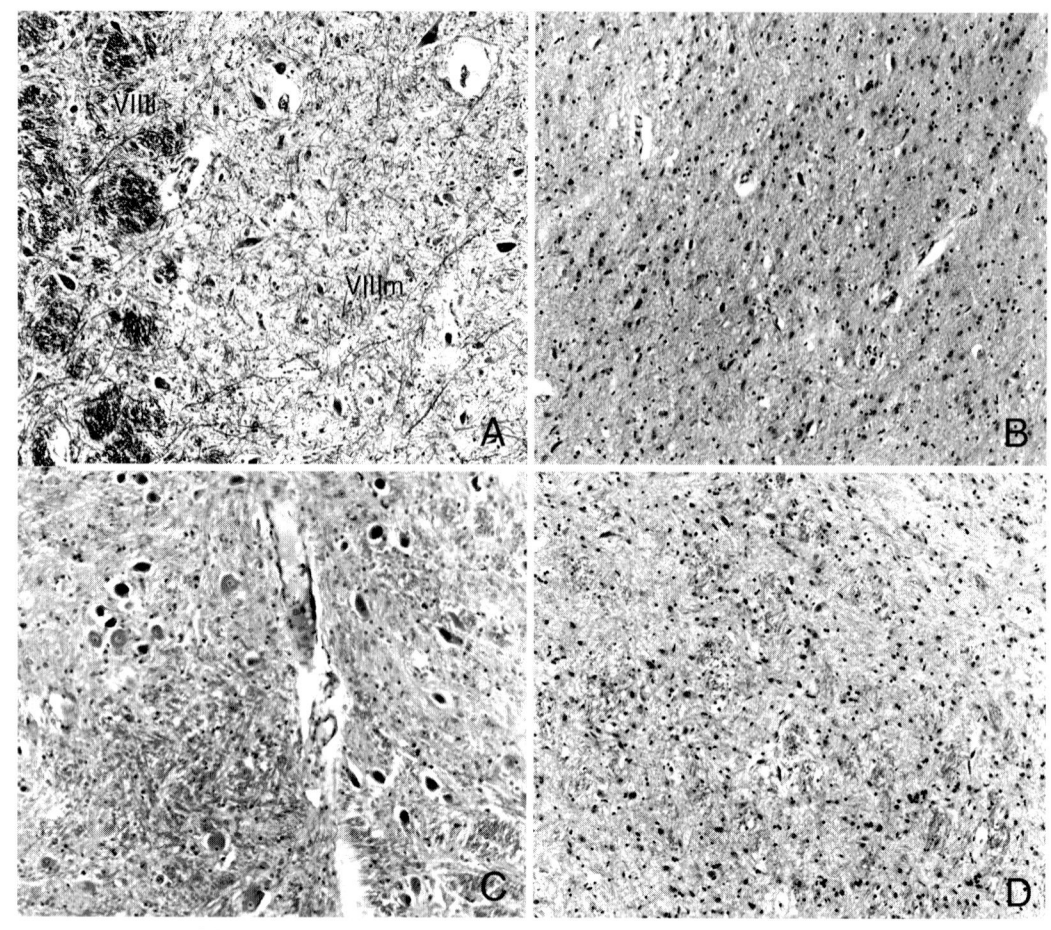

図 3-3-29 前庭神経核
A：内側核（VIIIi）と下核（VIIIm），健常例（KB染色），B：遺伝性 OPCA の内側核（HE染色），C：下核，健常例（HE染色），D：遺伝性 OPCA の下核（HE染色）．

周囲性浸潤を伴う小軟化巣の多発を特徴とする（図3-3-33）。病変はクモ膜下腔から脳実質内まで広範に広がるが，脳幹部が最も侵され易く，灰白質に比べて白質が障害され易い。また，灰白質でも神経細胞は萎縮性ながら残存していることが多く，脱髄的な性格をもっている。病変は慢性炎症であるが，ときに好中球の浸潤や微小膿瘍など，急性炎症像が加わることがある。血管壁のフィブリノイド変性やフィブリン血栓などもしばしば観察され，病変には虚血性変化も加味される。

3）脱髄

橋中心髄鞘崩壊症（central pontine myelinolysis）は髄鞘染色標本で橋底部の縦束と横走線維が交叉している領域が淡明化する。しかし，中小脳脚と連続する橋底部の周辺は病変から逃れていることが多い。病巣の形は正中線を挟んでだ円形またはバタフライ状に広がるが，左右不対称で地図状に分布することもある（図3-3-34 A）。壊死傾向が強い病巣は肉眼的にその部分が変色していることもあるが，多くの場合には肉眼的に識別することは難しく，ホルマリン固定液の浸透が悪いために固定ムラが病変のようにみえることがある。組織学的には，**多発性硬化症**の脱髄斑とは異なり（図1-1-34＆35, 3-3-35），炎症性細胞浸潤などを伴わない脱髄で（図3-3-34 B＆C），縦束や横走線維の変化に対して橋核神経細胞は相対的によく残っている。非常に軽い病変の場合には，

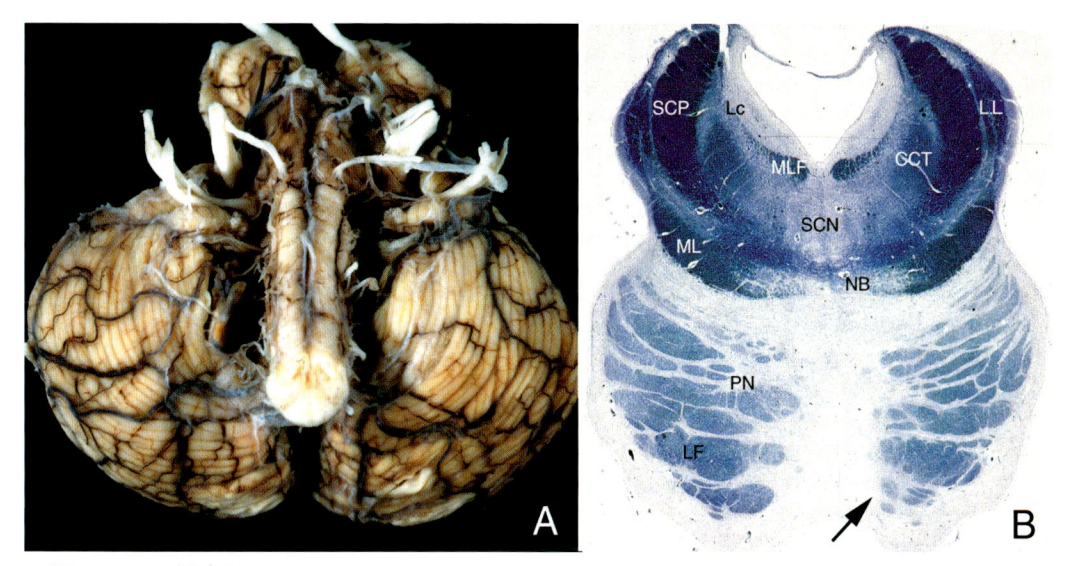

図 3-3-30　橋底部
A：多系統萎縮症，橋底部が延髄の大きさとほとんど変わらない，B：多系統萎縮症では横走線維の変性・消失に比べて縦束の変化は軽いが，前頭橋路の変性は強い（矢印），略号　CCT：中心被蓋路，Lc：青斑核，LL：外側毛帯，ML：内側毛帯，MLF：内側縦束，NB：Bechterewの橋被蓋網様核，PN：橋核，SCN：上中心核，SCP：上小脳脚，（KB染色）.

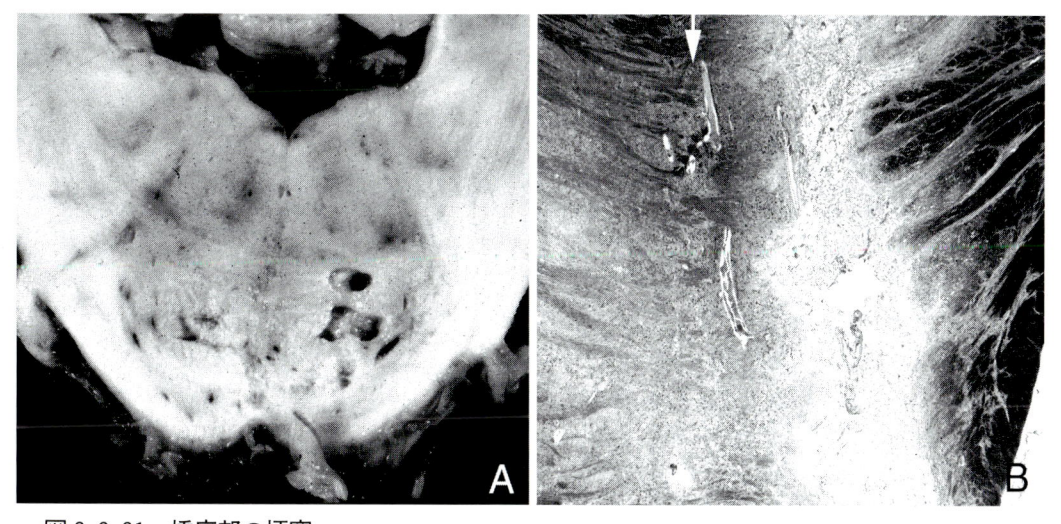

図 3-3-31　橋底部の梗塞
A：小さな空洞の多発，B：正中線（矢印）に沿って伸びる梗塞（KB染色）.

虚血性変化との区別が難しいが，軽い変化であるにも関わらず軸索の腫大像が認められるときには本症を疑うべきである．さらに進行した病巣では，無数の軸索腫大が横走線維と縦束に現れるが，梗塞巣と異なり基本的な組織構築は保たれている．本症は脱髄に分類されるが，ときに壊死傾向が強く空洞を形成していることもある．アストログリアの増殖もみられるが，初期ではGFAPの染色性が低下しているともいわれている．なお，同様の変化を脳梁あるいはその近傍にみることがある（橋外髄鞘崩壊症，図3-1-66）．

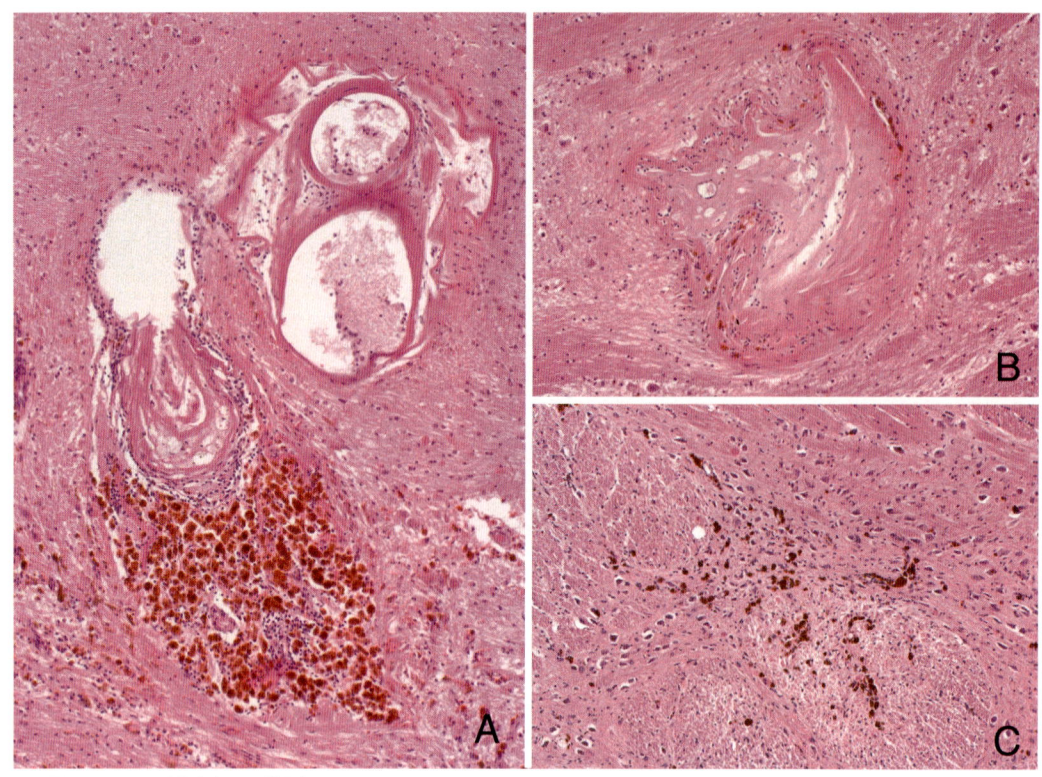

図 3-3-32　橋底部の動脈
A：ヘモジデリンを貪食したマクロファージが周辺にみられる小動脈瘤，B：線維化して完全に閉塞した動脈，C：近傍に動脈瘤の存在を疑わせるマクロファージの集簇（いずれもHE染色）．

　一方，比較的小さな円形ないしだ円形の海綿状病巣が橋底部に多発することがある（橋底部多巣性海綿状壊死）（図3-3-36）。病巣は縦束と横走線維の双方に分布し，融合傾向がある。神経細胞は比較的病変から逃れており，概してマクロファージの動員やアストログリアの増殖が軽い。この種の変化は**放射線全脳照射**や**癌性髄膜炎**などで遭遇することがある（図3-1-105）。

4）変性

　橋核神経細胞の中心染色質溶解様変化は梗塞による皮質橋路の二次変性に対する反応としてみられる（図3-3-37 A，1-1-48＆49）。その他に**ペラグラ脳症**，Creutzfeldt-Jakob病，多系統萎縮症などで観察される。**ペラグラ脳症**は同様の所見が脳幹運動神経核，小脳歯状核，脊髄前角，大脳では中心前回，視床等にみられる。老人では決してまれな疾患ではない。Creutzfeldt-Jakob病でも中心染色質溶解様変化が同じような分布を示すことがある。

　多系統萎縮症（図3-2-21 A）では横走線維が高度に消失している場合でも膨化した神経細胞が残存していることがある（図3-3-37 B）。そのため，橋核神経細胞はその軸索末端から変性が始まるとする考え方もある。また，嗜銀性をもつ封入体が細胞質にみられることもある（図3-3-38 A）。横走線維の変性は縦束に比べて強いが（図3-3-30 B），前頭橋路もかなり早期から変性する。しかし，完全に消失することはまれである。また，オリゴデンドログリアの細胞体にHE染色でやや好塩基性に染まる小さな封入体がみられる（図3-2-21 D，3-3-38 B）。このグリア細胞質内封入体は嗜銀性をもつため，Bodian染色，Bielschowsky染色，Gallyas染色などでより一層はっきりみえる。

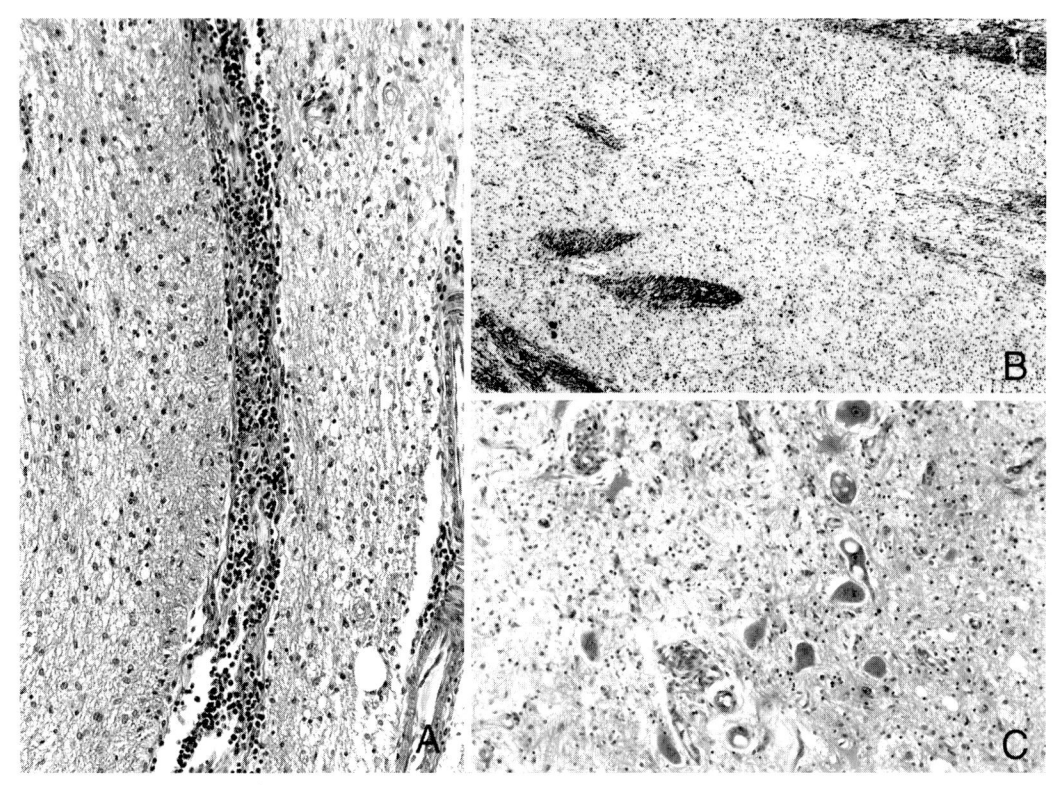

図 3-3-33 Behçet 病
A：静脈周囲に浸潤した炎症細胞，大脳脚間窩（HE 染色），B：著しい横走線維の変性・消失に対して神経細胞は多少残っている（KB 染色），C：三叉神経運動核（HE 染色）．

遺伝性 OPCA でも横走線維の変性・脱落はみられるが，その程度はさまざまである．細胞内封入体などは認められない．

進行性核上性麻痺や**皮質基底核変性症**では橋核神経細胞と横走線維の脱落は認められないが，前者では NFT とグリアの嗜銀性構造物，後者ではグリアの嗜銀性構造物が出現する（図 3-3-38 C & D）．

panencephalopathy 型 Creutzfeldt-Jakob 病では小脳皮質顆粒細胞の脱落（図 3-2-18 A）に加えて，橋横走線維の変性，下オリーブ核の神経細胞脱落と下小脳脚の変性を伴い，OPCA によく似た病変分布を示すことがある．Gerstmann-Sträussler-Scheinker 病では，橋核神経細胞の脱落以上に横走線維の変性が著しい場合があり，とくにさまざまな形をした軸索の腫大が目立つことがある（図 1-1-61 D）．

III. 延 髄

延髄（medulla oblongata）はレベルがわずかに違うだけで内部構造が変わるので，各神経核などの立体的な配列を理解する必要がある（図 3-3-39）．

延髄は椎骨動脈と脳底動脈から血管支配を受けており，その分枝に関連した梗塞にいくつかの症候群が知られている．**正中延髄症候群**（Dejerine 症候群）は前脊髄動脈に由来する正中延髄枝の領域に生じるもので，正中線に沿って腹側から錐体，内側毛帯，舌下神経核などが障害される（図 3-3-40 A）．下小脳脚，疑核を含む延髄外側部は後下小脳動脈，前下小脳動脈，椎骨動脈などから供給され（図 2-1-13），その領域の血管・循環障害を**外側延髄症候群**と総称される（図 3-3-40 B）．

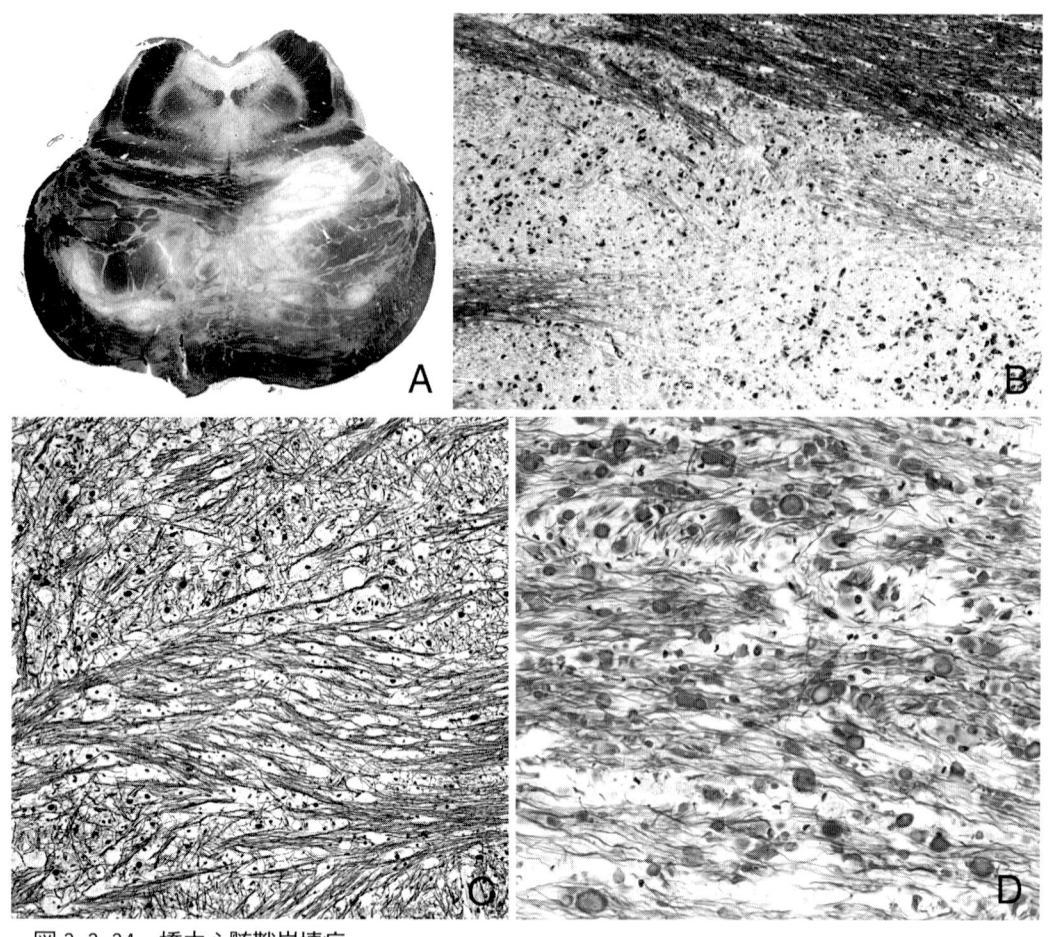

図3-3-34 橋中心髄鞘崩壊症
A：左右不対称で地図状に広がった病巣（KB染色），B：橋核神経細胞は比較的よく残る（KB染色），C：髄鞘は脱落しているが，軸索はよく残っている（Bodian染色），D：やや経過した症例では軸索腫大が出現（Bodian染色）．

1．吻側被蓋

1）舌下神経周囲核

舌下神経核を取り囲まく舌下神経前位核，介在核，Roller核の3つの神経核を舌下神経周囲核（perihypoglossal nuclei）と言う。そのうち，前位核（nucleus prepositus hypoglossi）は最も大きい神経核で，舌下神経核の吻側に位置する（図3-3-39 B）。正中線を挟んで膨らみをもつ神経核としてみえるために舌下神経核と間違いやすい。前位核の神経細胞は舌下神経核の神経細胞に比べて小さいが，数は多い。前位核の外側には有髄線維束が少ない前庭神経内側核が位置し，その外側に前庭神経下核がある。介在核は舌下神経核と迷走神経背側核に挟まれた有髄線維の多い領域である。Roller核は舌下神経核の腹側にある小さな神経核である。

前位核は重要な眼球運動核の前中枢で，前頭眼野，同側のCajal間質核，内側縦束吻側間質核などから入力を受けるとともに，すべての眼球運動核と前庭神経核，下オリーブ核などに投射している。前位核と前庭神経核は小脳病変，とくに小脳核と連動することが多く，**多系統萎縮症，遺伝性OPCA，進行性核上性麻痺**では肉眼的にも神経核が萎縮し，神経細胞の脱落と線維性グリオーシスが認められる（図3-3-41 B）。

Roller核（nucleus of Roller）は舌下神経核の腹側に接して位置する円形の小さな神経核である（図3-3-39 D）。周囲に比べて有髄線維が少ないが，神経細胞は比較的密に存在する。前庭神経核や前位核などの病変と連動して**遺伝性OPCA**では高度に脱落することがある（図3-3-41 C）。かつて，筋萎縮性側索硬化症において，舌下神経核の神経細胞は脱落してもRoller核は病変から逃れることが強調されていたが，両者はまったく異なるシステムに属する神経核である。介在核（nucleus intercalatus）は病的変化の乏しい部位である（図3-3-39 D, 41 D）。

2）舌下神経核

舌下神経核（hypoglossal nucleus）は前位核の下端から始まり，第1頸髄上端に至る上下に長い神経核である（図3-3-22, 39 D〜F）。延髄中部では正中線を挟んで第四脳室に向かって盛り上がっているが，延髄下端では中心管の腹側に位置している。内部はさまざまな方向に走る有髄線維が豊富で，そのなかに前位核より大型の運動神経細胞が分布している。しかし，数は前位核に比べて少ない。**筋萎縮性側索硬化症**ではBunina小体などを除けば（図1-1-58 B），神経細胞の変化は健常老人脳でも観察されるような変化，すなわち正常にみえる神経細胞，リポフスチン貯留を伴う色素性萎縮，細胞質内の好酸性封入体などが観察され（図1-1-58 D），とくに初期の段階では臨床診断がない限り病理学的には本症を疑えない場合さえある。しかし，健常例に比べて神経核内の有髄

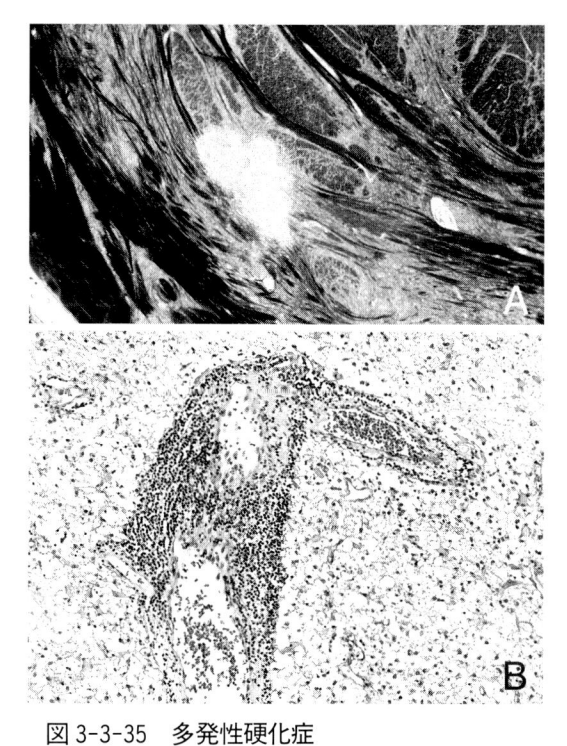

図3-3-35 多発性硬化症
A：脱髄斑（Woerke染色），B：脱髄斑内の静脈周囲性炎症細胞浸潤（KB染色）．

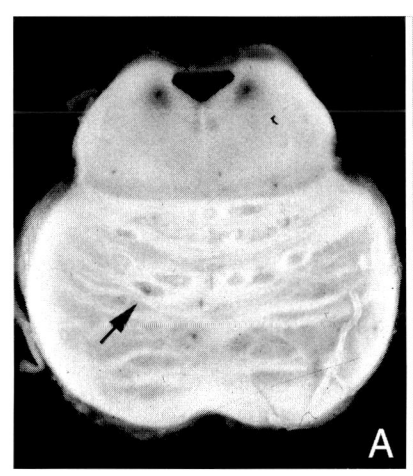

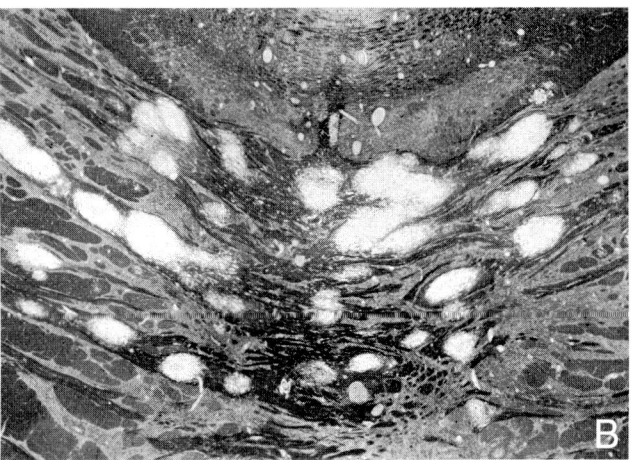

図3-3-36 海綿状病巣
A：肉眼的には白い円形の病巣としてみえる，B：比較的境界明瞭なだ円形の病巣が多発（KB染色）．

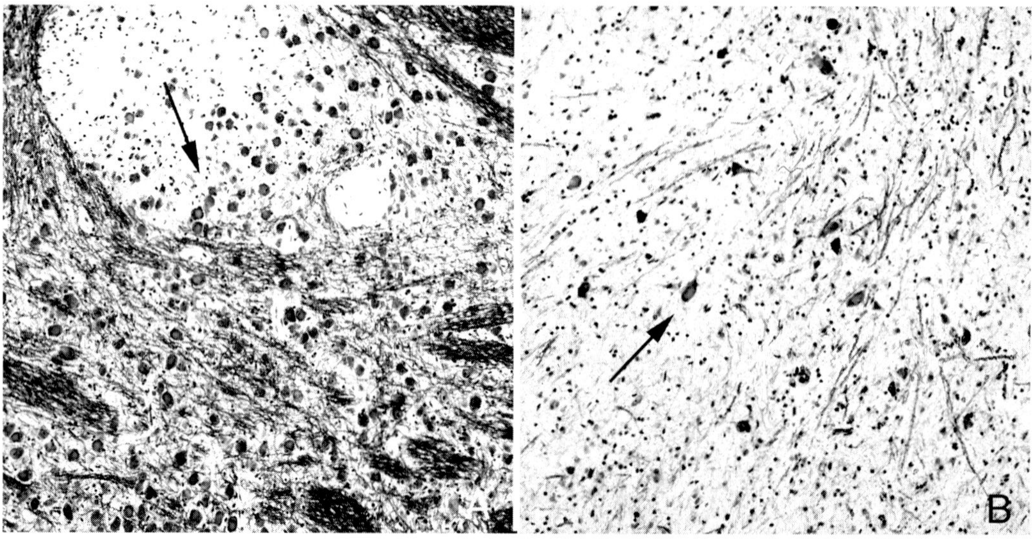

図 3-3-37　橋核神経細胞の膨化
A：皮質橋路の変性に伴う経シナプス変性（矢印），B：多系統萎縮症（矢印）（いずれも KB 染色）．

線維が減少し，アストログリアが増加している。さらに，進行すると神経細胞がかつてあった場所に集積したマクロファージ（図 3-1-18 B），線維性グリオーシスなど老化では観察されない変化が現れる（図 3-3-27 C & D）。なお，細胞質内に生じる好酸性の封入体は健常老人脳でもしばしば認められる。

3）迷走神経背側核・孤束・疑核

舌下神経核の外側には介在核を挟んで，副交感神経節前線維を送る迷走神経背側核（dorsal nucleus of the vagal nerves）がある（図 3-3-39 D～F，42 A）。この神経核はさらにその外側にある孤束核とともに有髄線維が非常に少ない灰白質である。しかし，他の神経核に比べて毛細血管が多く，ときに偶発的な出血をみることがある。紡錘型の小型細胞と大型の神経細胞からなるが，細胞密度はレベルによってかなり異なるため神経細胞脱落の評価には注意を要する。大型細胞は尾側に多い。

病変は神経細胞の膨化，封入体の出現，神経細胞の脱落，アストログリアの増殖などである。**Parkinson 病，多系統萎縮症，遺伝性 OPCA，筋萎縮性側索硬化症**などで観察されるが（図 3-3-42 B），その程度はそれぞれの疾患の中心的な変性とは相関しない。この神経核にみられる Lewy 小体は神経細胞体よりも神経突起内にあることが多い（図 1-1-51 C，3-3-42 D）。脳幹型 Lewy 小体は Parkinson 病の他に，青斑核ほどではないが健常老人脳でも観察される（図 3-3-42 C）。**進行性核上性麻痺**では神経細胞に NFT がみられるが，健常老人脳で発見することはほとんどない。

孤束（tractus solitarius）は有髄線維の大きな束で（図 3-3-39 C～E，43 A），迷走，舌咽，顔面（中間）神経からの内臓求心線維から構成されている。孤束核（nucleus solitarius）は孤束を取り囲むとともに，その背側にある第四脳室底を占める大きな神経核である。孤束を経由してきた味覚に関する神経線維は孤束核の吻側部に終わり，尾側部は主に迷走神経由来の内臓求心線維が終止する。出力線維は主に網様体腹外側浅在野の心臓血管系ニューロンに向かう。この領域はさらに胸髄側角に神経線維を送る。上小脳脚の内側にある内側結合腕核の延長部であるケリカー・布施（Kölliker-Fuse）核とともに，呼吸機能に重要な役割を果たしていると考えられている。

孤束の変化は有髄線維の減少による萎縮と線維性グリオーシスで，**遺伝性 OPCA や進行性**

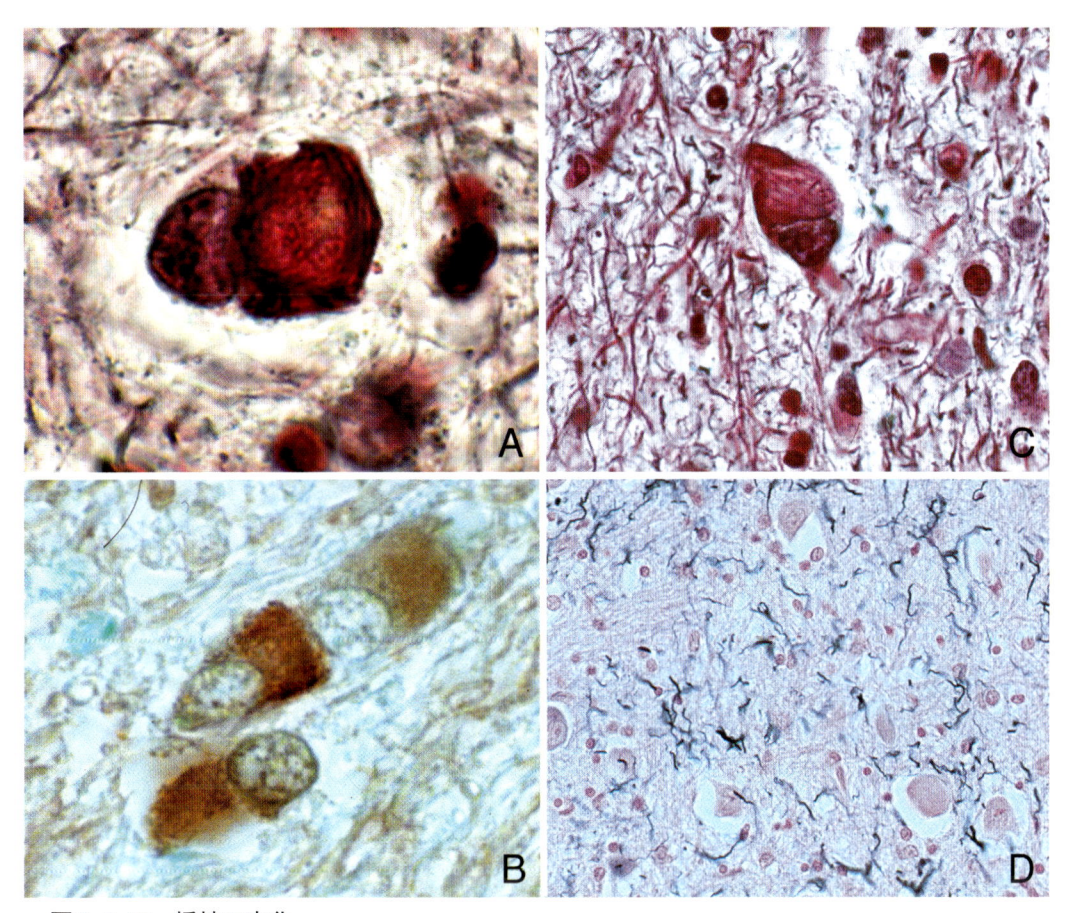

図 3-3-38　橋核の変化
A：神経細胞の細胞質内封入体，多系統萎縮症（Bodian 染色），B：グリア細胞質内封入体，多系統萎縮症（抗 tau 抗体による免疫染色），C：NFT，進行性核上性麻痺（Bodian 染色），D：グリアの嗜銀性構造物，皮質基底核変性症（Gallyas 染色）．

核上性麻痺ではとくに顕著である（図 3-3-43 B）．それに対して，Parkinson 病や多系統萎縮症では高度に萎縮している場合もあるが，概して程度は軽い．傍腫瘍性ニューロパチーのひとつの病変として迷走神経と孤束が著しい変性と萎縮を呈することがある（図 3-3-43 C）．

疑核（nucleus ambiguus）は三叉神経脊髄路と下オリーブ核のほぼ中間に位置し（図 3-3-22 & 39 D），人型の運動神経細胞からなる小さな細胞集団である．その遠心線維は背側に向かい迷走神経背側核の遠心線維に加わる．多系統萎縮症や筋萎縮性側索硬化症では疑核の神経細胞脱落が非常に強いことがある．

4）下オリーブ核

下オリーブ核（inferior olivary nucleus）は小脳歯状核に似て細く帯状で蛇行しながら全体としてはアルファベットのCの形をした大きな神経核で，ほぼ延髄全長にわたって存在する（図 3-3-39 B〜F）．これを主核（principal nucleus）といい，その背側と腹側にある短い帯状の灰白質を背側および腹側副オリーブ核（accessory olivary nucleus）という．下オリーブ核は小脳歯状核と発生学的に由来が同じために，両者の奇形がみられることがある（**歯状核下オリーブ核異形成**）．とくに Zellweger 症候群では神経核の蛇行が乏しく，神経細胞の位置異常を示す．これらの奇形は単独で出現することもあるが，他の部位にさまざまな奇形を

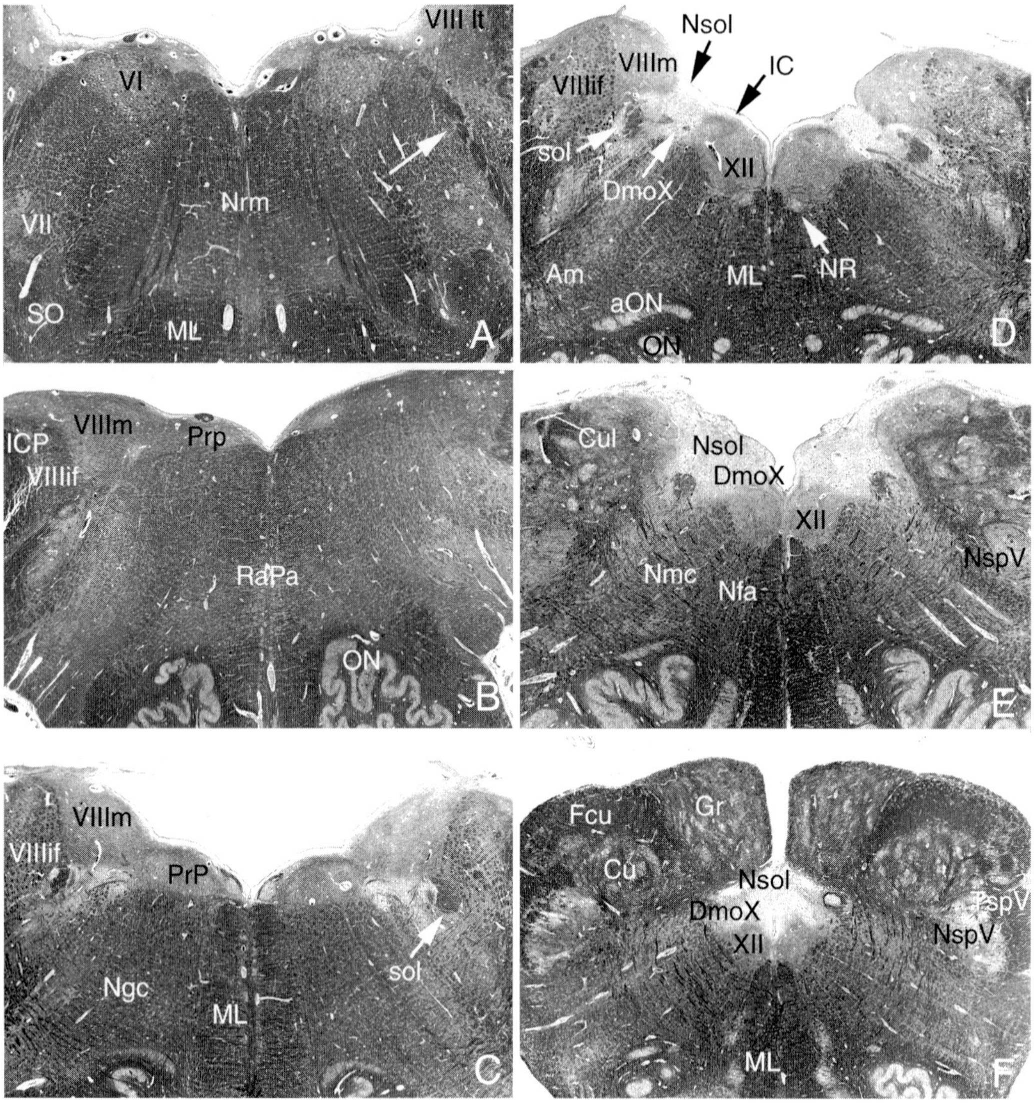

図 3-3-39 延髄
橋最下端（A）から延髄最下端（F）．図 A の白い矢印は顔面神経．略号　Am：疑核，aON：副オリーブ核，Cu：楔状束核，Cul：副楔状束核，DmoX：迷走神経背側核，Fcu：楔状束，Gr：薄束核，IC：介在核，ICP：下小脳脚，ML：内側毛帯，Nfa：前索核，Ngc：巨大細胞性網様核，Nmc：中心延髄核，NR：Roller 核，Nrm：大縫線核，Nsol：孤束核，NspV：三叉神経脊髄路核，ON：下オリーブ主核，Prp：前位核，RaPa：淡蒼縫線核，SO：上オリーブ核，sol：孤束，TspV：三叉神経脊髄路，VI：外転神経核，VII：顔面神経核，VIII l：前庭神経外側核，VIII m：前庭神経内側核，VIII i：前庭神経下核，XII：舌下神経核（KB 染色）．

持っている場合がある．

　主核の内側に開いている部分を門といい，小脳に向かう出力線維は交差して反対側の下小脳脚に向かう．下オリーブ核小脳路は登上線維とも呼ばれ，小脳皮質分子層で Purkinje 細胞にシナプスする．しかし，主核と副核ではその出力線維が終止する場所が異なる．すなわち，主核の投射線維は小脳半球のほぼ全体に分布するが，虫部とそれに接する半球の一部（中間部）は副核から投射を受ける（図 3-2-2）．なお，下オリーブ核と小脳皮質の間には部位対応配列がみられる．一方，下オリーブ核は Darksch-

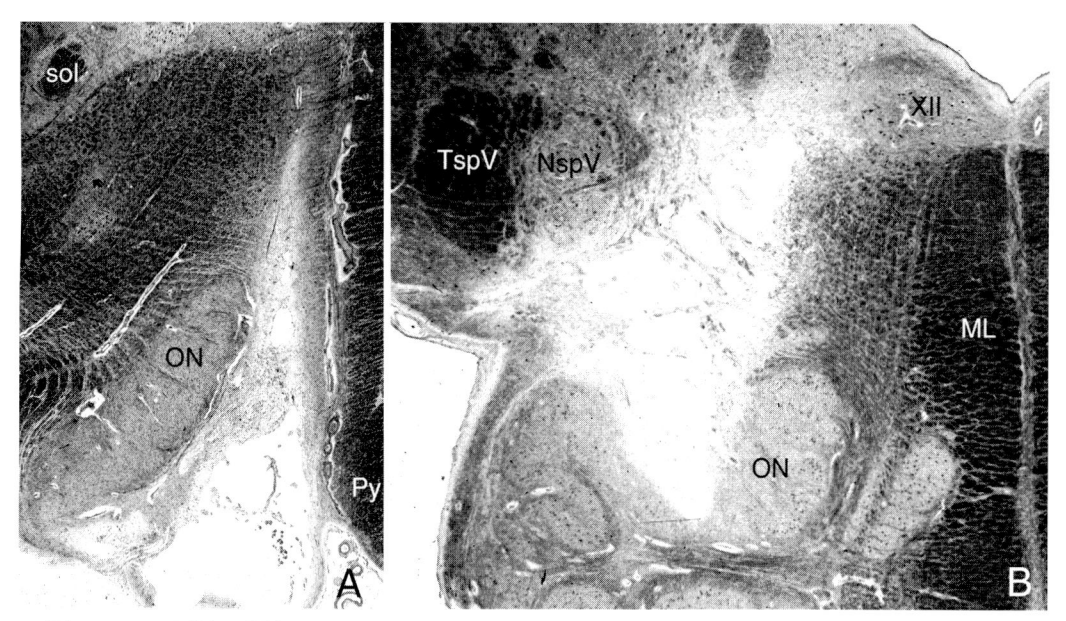

図3-3-40 延髄の梗塞
A：正中延髄症候群，B：外側延髄症候群（いずれもKB染色）．略号 ML：内側毛帯，ON：下オリーブ主核，Nsp V：三叉神経脊髄路核，Tsp V：三叉神経脊髄路，XII：舌下神経核．

ewitsch核，Cajal間質核，上丘など視覚に関連した神経核，中脳中心灰白質，赤核，それに大脳皮質などから入力を受ける．このうち，赤核由来の神経線維は中心被蓋路を介して入る．

　主核と副核で組織像に違いはない．神経核内は有髄線維が非常に少なく，中型の神経細胞がほぼ一定の間隔で分布している．加齢性変化であるリポフスチンが早期から蓄積するが，神経細胞数の減少に関しては定説がなく，不変という説と減少説がある．また，中脳中心灰白質や前庭神経核と同様に明らかな神経細胞の脱落を伴わない線維性グリオーシスが高齢者にみられる．健常老人脳でNFTをみることは極めてまれであり，一枚の染色標本でNFTが発見されれば，**進行性核上性麻痺**やAlzheimer**病**などを疑ってその他の領域を調べるべきである（図3-3-44 C）．ただし，リポフスチンは嗜銀性を持つため，NFTと見間違えることがある．老人斑や脳幹型Lewy小体も非常にまれである（図3-3-44 D）．

　下オリーブ核だけが虚血性変化を示すことはまれで，神経核の髄鞘の淡明化を伴う神経細胞の断血性変化が小脳歯状核，中脳黒質，橋底部などといっしょにみられることが多い．

　一方，中脳赤核，小脳，下オリーブ核を結ぶGuillain-Mollaretの三角の一部が**梗塞**や**出血**などで切断されると下オリーブ核が肥大する（図1-1-50）．小脳に病変がある場合には反対側の下オリーブ核に，赤核や中心被蓋路では同側に生じる．初期では下オリーブ核の神経細胞はリポフスチンが細胞質の周辺に押しやられ，細胞質が膨大している（図3-3-44 B）．さらに病変が進むと，膨大した細胞質に空胞が生じる（図1-1-47 D）．また，Bodian染色などの鍍銀染色標本をみると，樹状突起が異常に太くなったり，糸巻き状に突起が絡み合っている像がみられる（図1-1-50 D）．HE染色では好酸性の顆粒状構造物としてみえる．一方，アストログリアも増殖するが，その形態はむしろ星状細胞腫を疑わせるほど大きく奇妙である（図1-1-50 E）．このような段階になると下オリーブ核の帯の幅が見かけ上太くなるために，神経核全体が異常に大きく見える．陳旧化した病巣では，線維性グリオーシスが前景にたつ．肥大は一側の下オリーブ核全体に生じることもあるが，一側のある部分だけが限局性に肥大するこ

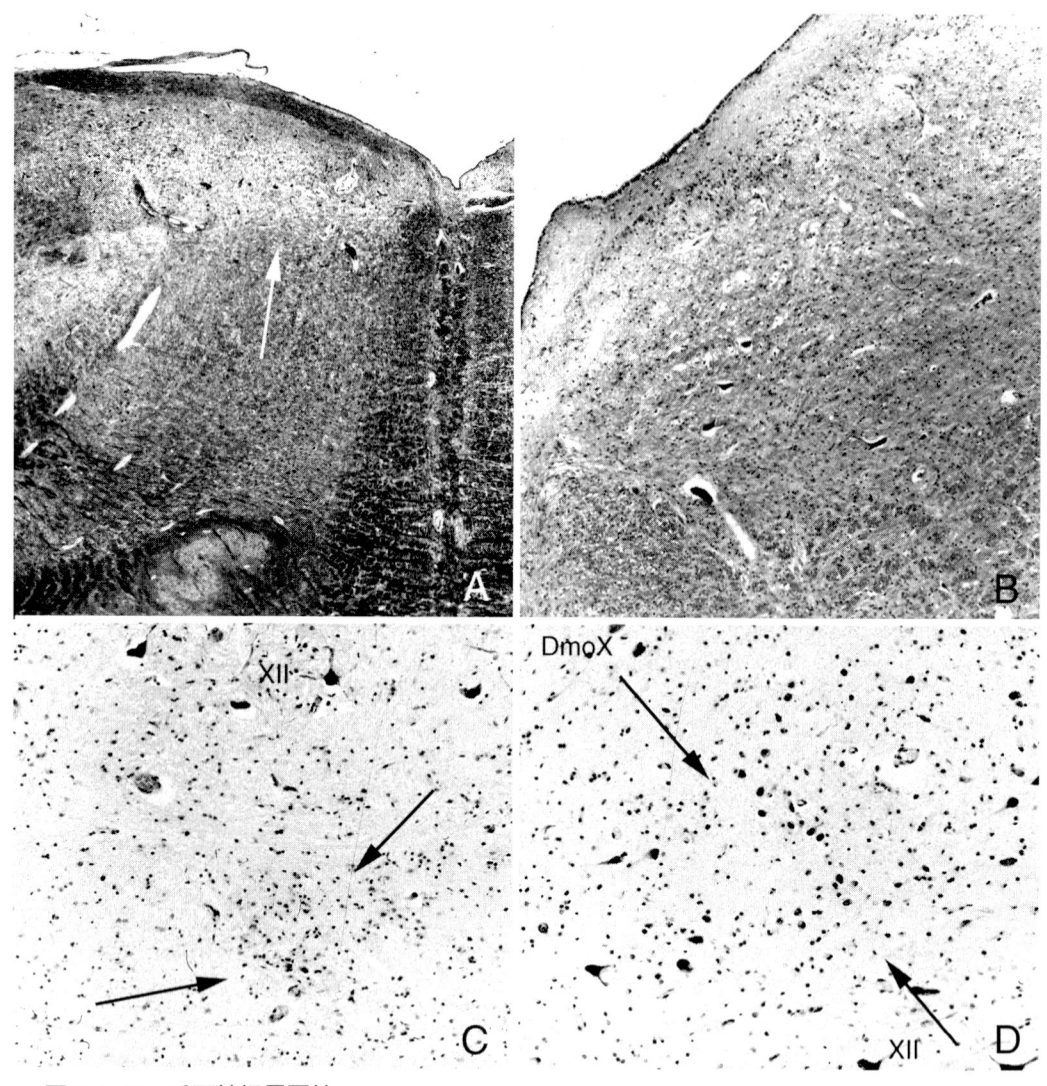

図3-3-41　舌下神経周囲核
A：Wernicke脳症，前位核（KB染色），B：Machado-Joseph病，前位核（HE染色），C：Machado-Joseph病，Roller核（Nissl染色），D：健常例の介在核（Nissl染色）．

とも多い（図1-1-50 B）。下オリーブ核肥大は梗塞例で最も多く遭遇するが，**スモン（SMON）**ではしばしばみられ，ときに**進行性核上性麻痺**，まれにCreutzfeldt-Jakob病やPick病などに合併することがある。

中毒・代謝性疾患では，慢性アルコール中毒に伴う**皮質小脳萎縮症**（図3-2-12）の下オリーブ核は背側部の内側で神経細胞の脱落が著しい。同様の変化は原因不明の皮質小脳萎縮症でも認められる。Wernicke脳症（図3-1-47 A）の病巣は乳頭体，第三脳室壁，中脳中心灰白質など髄液に接する領域にみられるが，まれに下オリーブ核が侵されることがある。

多系統萎縮症や**遺伝性OPCA**（図3-2-10）では，下オリーブ核の幅が狭くなり，周囲の白質や門が淡明化する（図3-3-44 A）。ときに，灰白質に接した白質内に軸索腫大が点在していることもある。神経細胞脱落はびまん性ではあるが，腹側部より背側部に強い傾向がみられ，ある程度小脳皮質病変と部位的対応が認められる。

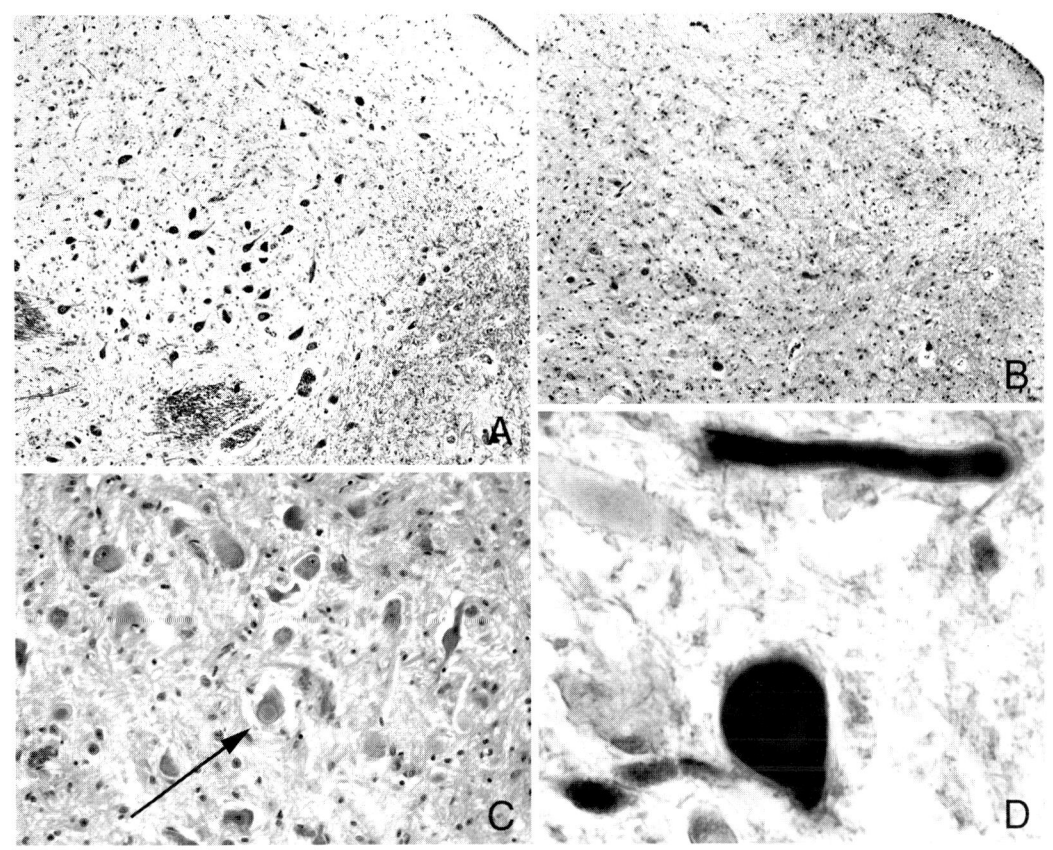

図 3-3-42　迷走神経背側核
A：健常例（KB 染色），B：Machado-Joseph 病（HE 染色），C：健常 100 歳，矢印は脳幹型 Lewy 小体（HE 染色），D：神経突起に生じた脳幹型 Lewy 小体，Parkinson 病（AZAN 染色）.

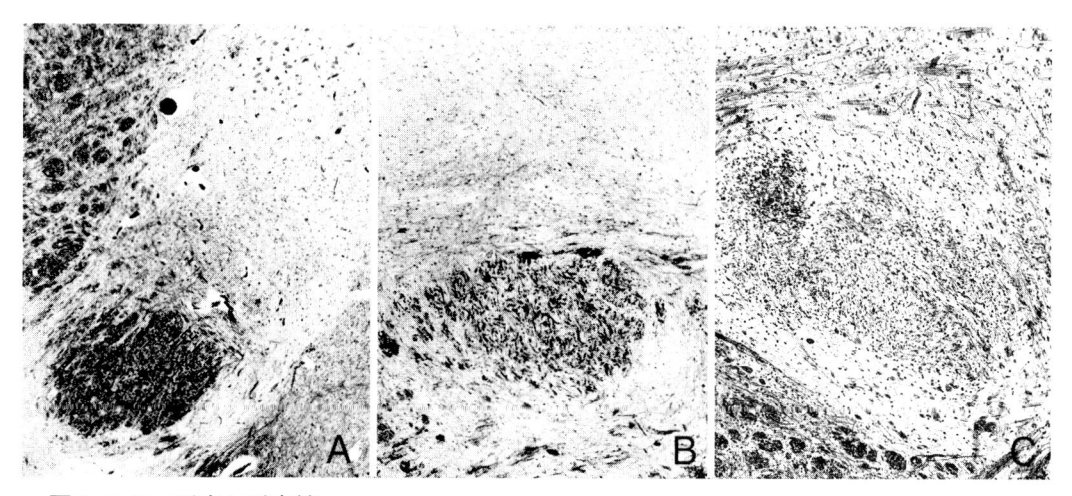

図 3-3-43　孤束と孤束核
A：健常例，B：遺伝性 OPCA，C：傍腫瘍性ニューロパチー（いずれも KB 染色）.

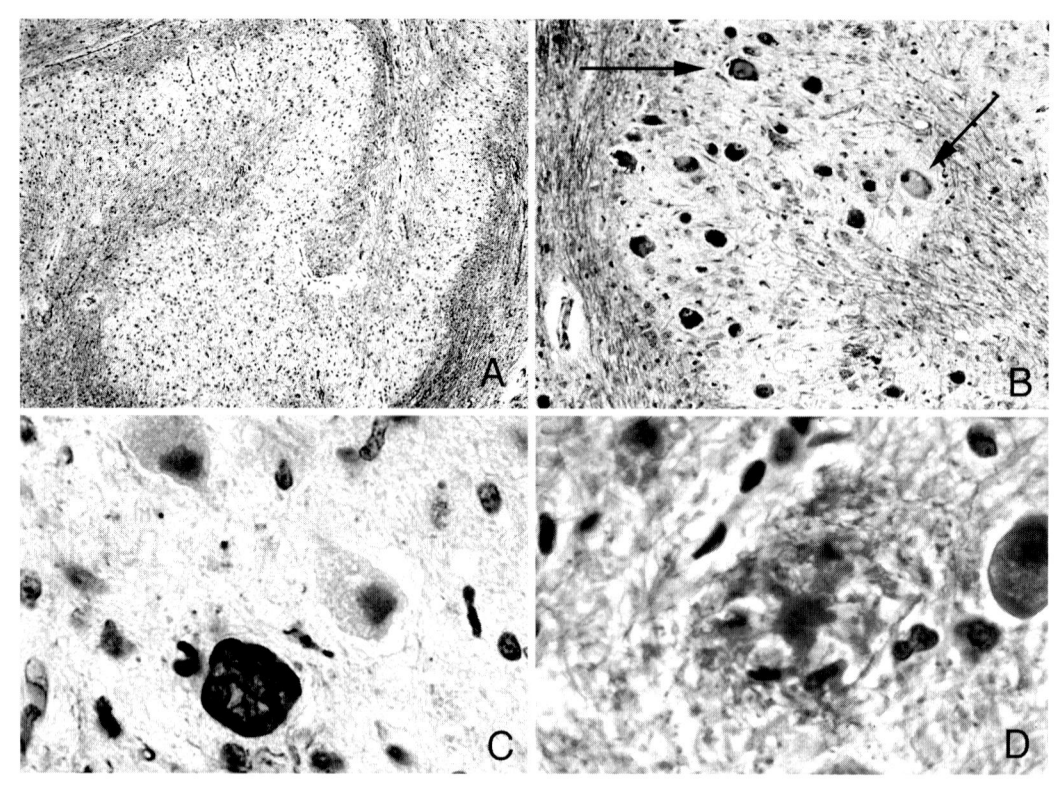

図3-3-44 下オリーブ核
A：多系統萎縮症（KB染色），B：オリーブ核肥大の初期にみられる神経細胞の膨化（KB染色），C：神経細胞内のNFT，進行性核上性麻痺（抗tau抗体による免疫染色），D：老人斑，88歳Alzheimer病（Methenamine-Bodian染色）．

2．尾側被蓋

1）副楔状束核

　第4脳室底は下方に向かって狭まり，延髄尾側では中心管となる。それに伴って，第4脳室底にあった舌下神経核などの神経核は中心管を囲む位置に移動する。前庭神経核群は延髄尾側では下核だけになるが，さらにその尾側になると副楔状束核（accessory cuneate nucleus，外側楔状束核 lateral cuneate nucleus ともいう）が現れる（図3-3-39 E）。この神経核は前庭神経下核よりもさらに有髄線維が豊富で，その間に集団をなした大型の神経細胞が点在している（図3-3-45 A）。それらは典型的な感覚神経細胞の形態を示し，丸みを帯びた細胞質に微細な Nissl 顆粒が分散し，ときに細胞質周辺に位置することもある。そのため，中心性染色質融解に似ている。副楔状束核は上肢からの固有感覚性入力を中継し，下小脳脚を経由して小脳に向かう（楔状束核小脳路）。**遺伝性 OPCA** では神経細胞の脱落と神経線維の萎縮，線維性グリオーシスがみられるが（図3-3-45 B），多系統萎縮症では病変から逃れる。また，孤束とともに**傍腫瘍性ニューロパチー**でこの神経核が侵されることがある（図3-3-45 C）。

2）後索核

　延髄の水平断面がほぼ円形になるレベルでは正中線を挟んで薄束核（gracile nucleus）が位置し，その外側に楔状束核（cuneate nucleus）がみえる（図3-3-39 F）。二つの神経核を合わせて後索核ともいう。下肢に由来する第一次感覚神経線維は脊髄の薄束を形成して薄束核に入り，頸神経根を通ってくる上肢の線維は楔状束を経由して楔状束核に入力する。薄

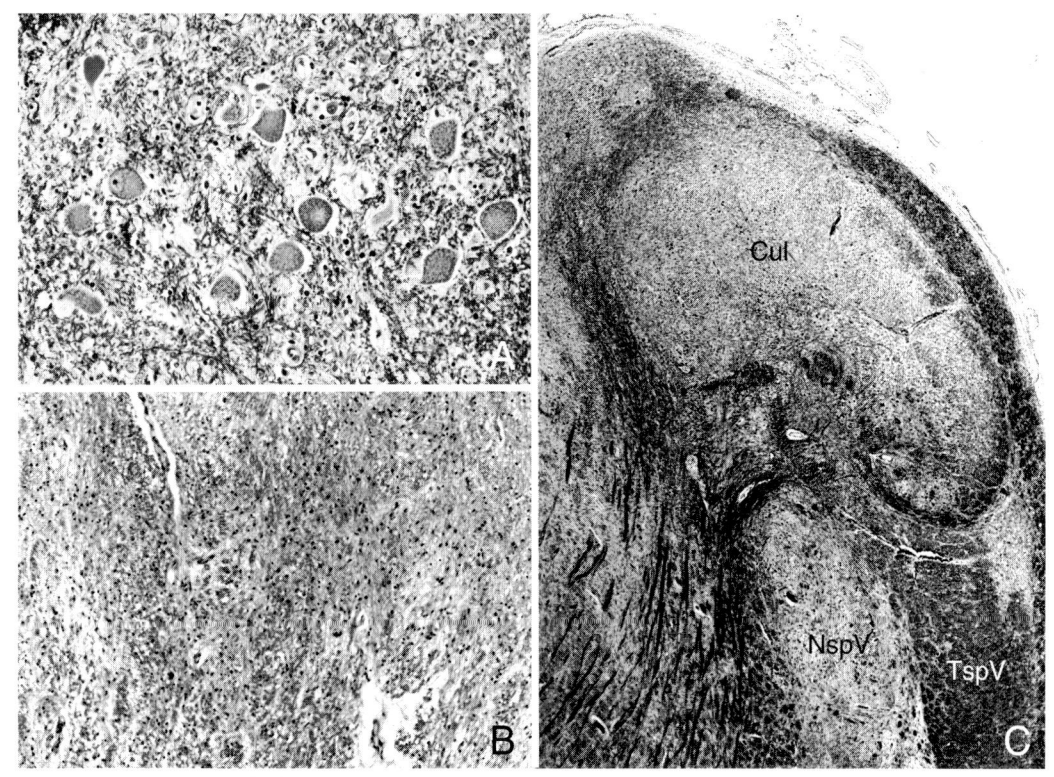

図3-3-45 副楔状束核
A：健常例（KB染色），B：遺伝性OPCA（HE染色），C：傍腫瘍性ニューロパチー，略号 CuI：副楔状束核，NspV：三叉神経脊髄路核，TspV：三叉神経脊髄路（KB染色）．

束核はその背側に後索の有髄線維が密集しているが，神経細胞も有髄線維のなかに埋没している．楔状束核では後索線維が背側に，神経細胞が腹側にほぼ分かれている．

薄束核にはHE染色でエオシンに染まる円形の類球体が点在している（図3-3-46 A）．内部構造は嗜銀性を示し，均質にみえるものや大小の空胞で占拠されているものなどがあり，さまざまな変性・消失の過程を示していると考えられる．また，高齢者ではあたかも神経食現象のように類球体にグリアが集まっている像を観察することがある．これは後索線維の軸索末端が膨らんだもので，**加齢**とともに増加する．しかし，楔状束核にはない．また，薄束核の第二次感覚ニューロンが終止する視床後外側腹側核（VPL）にも類球体は生じない（図1-2-20）．従って，成人以降で，薄束核にまったく類球体が発見できない場合はむしろ病的で，最も可能性の高いものは後索の変性によって有髄線維が消失している場合である．反対に，乳幼児期に類球体が出現することは異常である．**乳幼児神経軸索ジストロフィー**（infantile neuroaxonal dystrophy）では無数の類球体が出現し，そのために薄束核が肥大することがある．なお，本症ではその他に脊髄後角，橋被蓋などにも出現する．その他，**ビタミンE欠乏症**や**抗けいれん剤**の副作用などでも無数の類球体が出現し，薄束核が肥大する（図3-3-46 B＆C）．

後索核から起こる第二次感覚線維は内弓状線維を作って反対側の内側毛帯（lemniscus medialis）に入る（図3-3-21，23＆39）．内側毛帯は上行して視床後外側腹側核，後核，内側膝状体，不確帯などに終わる．**遺伝性OPCA**では脊髄後索の変性とともに内側毛帯が萎縮し線維性グリオーシスで置換されていることが多いが，多系統萎縮症ではみられない．

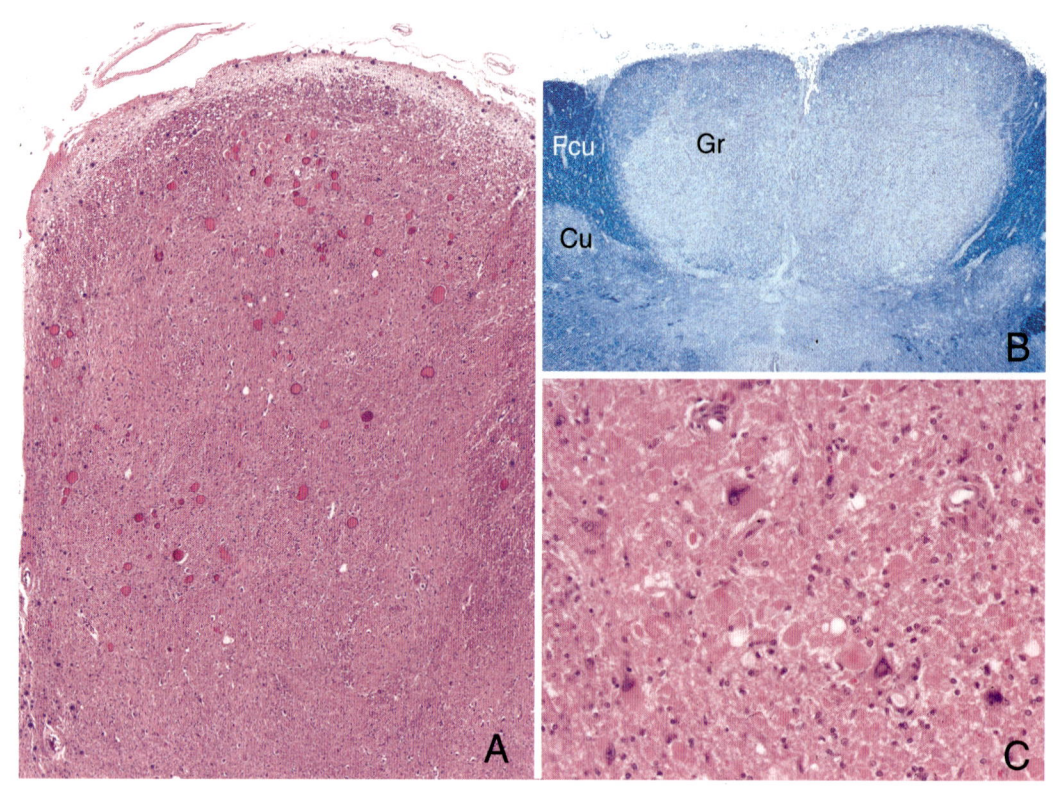

図3-3-46　後索核
A：類球体が多発した薄束核（HE染色），B：抗けいれん剤の副作用と考えられる薄束核の肥大，略号　Cu：楔状束核，Gr：薄束核 Fcu：楔状束（KB染色），C：薄束核肥大例にみられた大小さまざまな類球体が無数に出現した楔状束核（HE染色）．

3．錐体

　皮質脊髄路として延髄の錐体（pyramis）を形成する神経線維は大脳皮質から内包を通って大脳脚に下行する神経線維の5％程度である。その他はほとんど橋核に終止する。皮質脊髄路の大半は運動野（Brodmann第4野）と運動前野（第6野）から起こるが、体性感覚野（3野，1野，2野）や頭頂葉（5野，7野）から薄束核，楔状束核など脳幹の感覚神経核に入力する神経線維が加わる。神経線維の直径分布は9〜22μmが約3％，1〜4μmが約90％で，Betzの巨細胞に由来すると考えられる神経線維は非常に少ない。錐体の内側部は上肢，外側部は下肢を支配する神経線維が通り、ある程度，部位対応配列がある。錐体路は延髄尾部で左右交叉して，脊髄側索を下行する外側皮質脊髄路と交叉せずに前索を下行する前皮質脊髄路に別れるが、交叉の割合は個人差が非常に大きいと言われている。

　錐体はほぼ左右対称の構造であるが、胎生期に運動野や感覚野が障害されると、それと同側の錐体の低形成と反対側の過形成をみることがある。

　二次変性は一次病巣に近い場所ほど強烈であることは錐体においても同様である。その組織像は残存している神経線維の方向が一定していて乱れがなく、マクロファージは神経線維の間に挟まるように分布するとともに、血管周囲に集まっている。とくにマクロファージの動員が最も活発な時期では錐体が膨らんでいる（図1-1-60 A，3-3-47 C）。アストログリアは既存の神経線維の方向に沿って突起を伸ばしているため、錐体の断面では増殖が分かりにくく、それを証明するためには錐体を神経線維の方向に

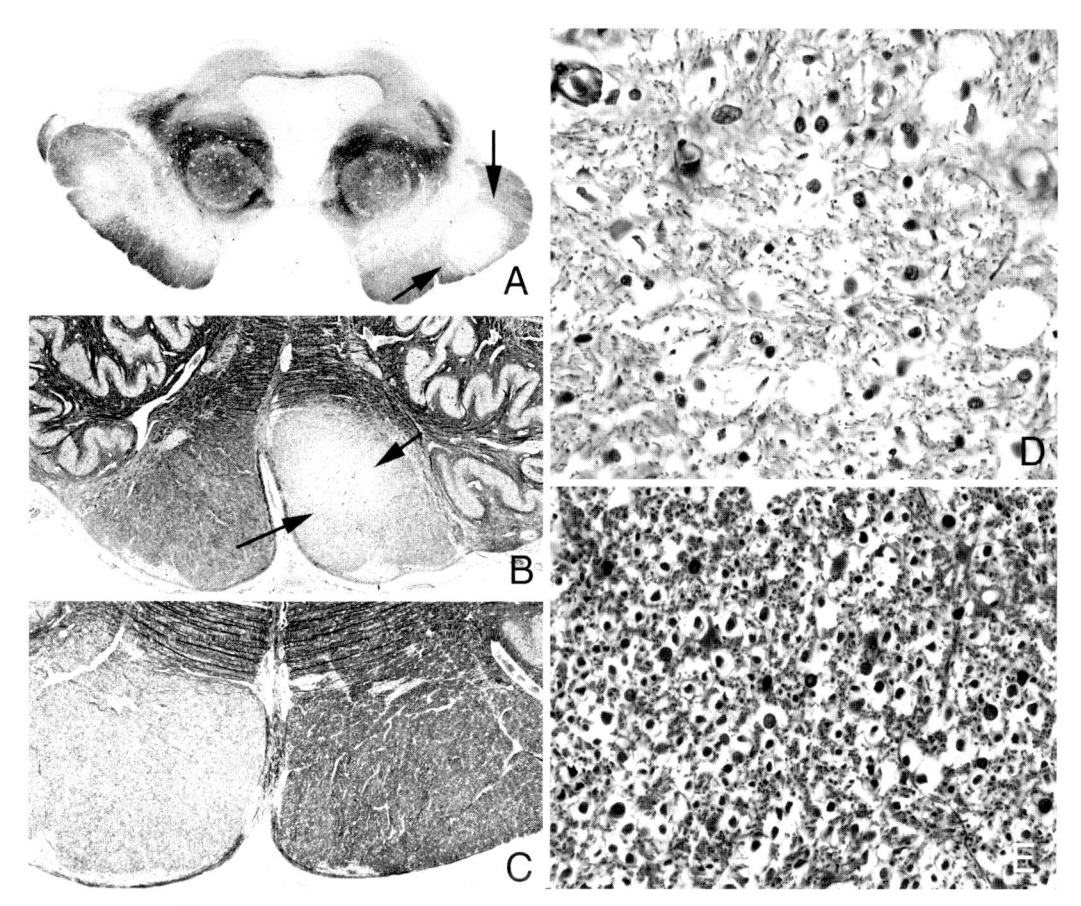

図 3-3-47 錐体
A：大脳脚に生じた一次性海綿状病巣（矢印），panecephalopathy 型 Creutzfeldt-Jakob 病（KB 染色），B：延髄錐体の中央部にある一次性海綿状病巣（矢印），好ズダン性白質ジストロフィー（KB 染色），C：Waller 変性，マクロファージの動員が極期にある錐体は健常側に比べて膨らんでいる（KB 染色），D：筋萎縮性側索硬化症（Bodian 染色），E：健常例（Bodian 染色）．

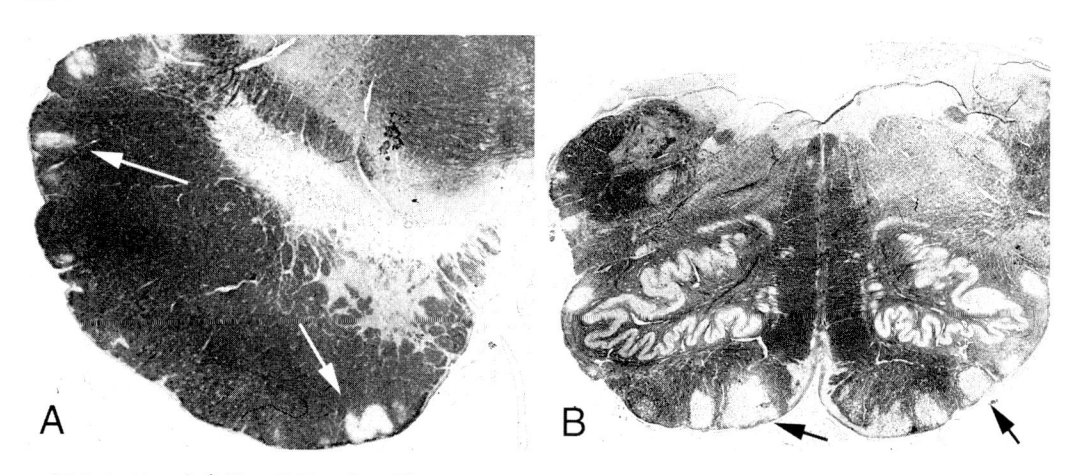

図 3-3-48 全身性エリテマトーデス
A：大脳脚の髄液に接する場所にできた海綿状病巣（矢印），B：延髄の表面にできた海綿状病巣（矢印）（いずれも KB 染色）．

切って標本を作るとよい。

　筋萎縮性側索硬化症の錐体は脊髄と同様に凍結切片による Sudan III 染色や Oil red O 染色をしてみるとよい。しかし，梗塞などの二次変性に比べて非常に軽く，組織内に数個のマクロファージが散在する程度のことも少なくない。変性が進行している場合では，太い神経線維の減少が認められる（図 3-3-47 D＆E）。このような選択性はあらゆる太さの神経線維が減少する二次変性とは異なり，原因不明の変性に多くみられる。

　Creutzfeldt-Jakob 病やズダン好性白質ジストロフィーなどで高度の海綿状態が限局性に観察されることがある（図 3-3-47 A＆B）。病巣は錐体中央部にみられることが多く，内部は大小さまざまな孔からなる。そのなかに軸索やマクロファージが埋まっていることもあるが，空のことも多い。一方，**全身性エリテマトーデス**では脊髄から中脳まで髄液に接する部位に限局性の海綿状態が分布することがある（図 3-3-48）。

第4章 脊髄

I. 外　観

　脊髄（spinal cord）は脳幹に続く細長い円柱構造である（図2-1-10, 3-4-1）。硬膜を切開すると透明なクモ膜に覆われた脊髄がみえる。ときに石灰が沈着した白い斑点状の構造がみえることがある。大きくても親指程度のものでクモ膜斑（arachnoidal plaques, fibrocalcific plaques）などと呼ばれ，病的意義はない（図2-1-9）。脊髄前面には縦溝の前正中裂（anterior median fissure）があり，前脊髄動脈はほぼこの溝に沿って走っている。前正中裂の両側には末梢運動神経である前根（anterior roots）が斜め下方に向かって延びている（図2-1-10 A）。Arnold-Chiari奇形などでは脊髄が押し下げられるために前根が水平さらには上方に向かっていることがある。脊髄根は白く光沢を帯びているが，**筋萎縮性側索硬化症**では前根が細く茶褐色を呈している。大脳と同様に脊髄は軟膜，クモ膜，硬膜に囲まれ，クモ膜下出血，硬膜外出血，硬膜下出血，硬膜外膿瘍，硬膜下膿瘍などがみられる。

　脊髄の全長は身長のおよそ四分の一に相当する。その太さは一様ではなくて，第5～8頸髄に相当する頸髄膨大部（cervical enlargement）と第2～4腰髄の腰髄膨大部（lumbar enlargement）という膨らみがあり，そこに出入する前後根も多い（図3-4-1）。加齢による長軸方向の短縮は認められないが，断面積は減少し，とくに膨大部で目立つ。

　頸髄膨大部付近はしばしば**頸椎症**による圧迫・変形がみられる場所である（図3-4-19）。親指と人指し指で硬膜の外側を滑らせていくと，変形を発見しやすい。反対に，**脊髄空洞症**（syringomyelia）では頸髄膨大部付近がより一層膨らんでいることがある。これは脊髄内部にできた空洞で，幾つもの髄節にまたがるが，頸髄が最も大きい（図3-4-5）。外傷，脊髄腫瘍，炎症などさまざまな原因で生じるが，原因不明の脊髄空洞症ではChiari I 型奇形に伴うものが多い（図3-2-5）。

　胸髄レベルは**髄膜腫**（meningioma）の好発部位である（図3-4-2）。

　脊髄側面には細いひも状の歯状靭帯（denticulate ligament）が髄膜に付着し（図3-4-1 C），脊髄末端は結合織性の終糸（film terminale）となって骨に固定されている（図3-4-3 D）。終糸は**上衣腫**（ependymoma）の好発部位で（図3-4-3），とくに粘液乳頭型上衣腫（myxopapillary ependymoma）が多い。

　脊髄後面には脊髄に入る感覚神経である後根（posterior roots）がある（図2-1-10 B）。後根が脊髄後角に入る部分は**転移性腫瘍**がしばしば発見される部位である（図3-4-13 B）。腰髄付近になると脊髄は多数の前根，後根で囲まれるようになり，仙髄から下は馬尾（cauda equina）と呼ばれる末梢神経と終糸のみになる（図2-1-10 C）。馬尾を顕微鏡でみると，神経線維の断面が比較的揃っており，しかも太い線維からなる神経束と細い断面から太いものまでバラツキのある神経束を区別することができる（図3-4-4）。前者は運動神経，後者は感覚神経である。後根や馬尾では**神経鞘腫**（schwannoma, neurinoma）が偶然発見されることがある（図3-4-6）。

　脊髄は1本の前脊髄動脈，一対の後脊髄動脈，それにこれらの動脈をつないで脊髄表面を走る冠状動脈によって養われている。大動脈から分岐する血管に由来する脊髄枝のうち，とくに発達した血管が脊髄根に沿って前根および後根動脈として脊髄表面に達する。これらの血管は上下に枝を出して，前正中裂に沿った1本の前脊髄動脈と後外側溝に沿った左右1対の後脊髄動脈を作る。前脊髄動脈を形成する主な前根動脈は第6～7頸髄，第9～第10胸髄，第2腰髄である。そのため，第4胸髄，第12胸髄～第1腰髄は最も血流の乏しい領域である。

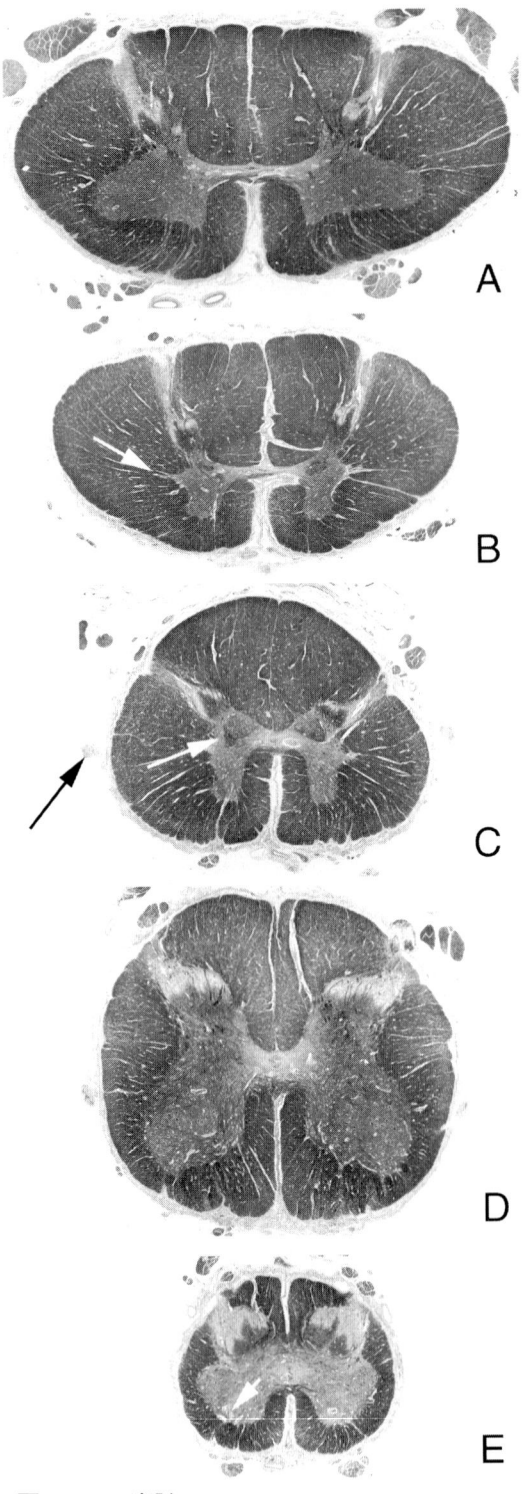

後角の先端部を除く灰白質を養う中心動脈は前脊髄動脈から直角に分岐して前正中裂のなかを通って灰白質に達する（図3-4-7）。後脊髄動脈は後角の先端部と後索を灌流している。冠状動脈からは脊髄内部に向かって枝を出し，後索と後角の先端部を除く脊髄辺縁を流れる。脊髄動脈は**巨細胞性動脈炎**や**結節性動脈炎**の舞台となるが，硬化性変化は脳底動脈などに比べて少ない。動静脈奇形は脊髄血管の奇形を代表する疾患で，部位により硬膜外と硬膜内が区別されている。**Foix-Alajouanine症候群（病）**は亜急性壊死性脊髄症（subacute necrotizing myelopathy, angiodysgenetic necrotizing myelopathy）とも呼ばれるが，炎症所見は認められず，広い意味では動静脈奇形のひとつと考えられる。

II. 灰白質

脊髄の断面はH字形をした灰白質とそれを取りまく白質からなる。しかし，頸髄，胸髄，腰髄，仙髄でそれぞれ断面の形が異なる（図3-4-1）。断面の形や大きさは支配する筋肉量や運動の精緻さにおおよそ比例し，手指を含む上肢を支配する頸髄の灰白質は最大である。頸髄はやや角張った楕円形で，前後に狭く左右に広い。胸髄は円形に近く，左右，前後の幅が接近し，灰白質の占める割合は脊髄のなかで最も小さい。腰髄は四角形に近い形で，再び灰白質が大きくなる。仙髄の断面は脊髄のなかで最も小さいが，灰白質の占める面積は大きい。

灰白質は腹側から背側に向かって前角，側角，後角に区分する（図3-4-8）。また，細胞構築から前角を9つの区域（Rexed I～IX）に分けられるが，樹状突起は隣接する区域にまで広がっており，細胞学的区分とは一致しないことが多い。

1. 前角

前角（anterior horn）は豊富な有髄線維のなかに大型と小型の前角細胞（anterior horn cells）が分布している（図3-4-9）。この細胞

図3-4-1　脊髄
A：頸髄膨大部，B：上部胸髄，白い矢印は側柱，C：下部胸髄，白い矢印はClarke柱，黒い矢印は歯状靱帯，D：腰髄膨大部，E：仙髄，白い矢印はOnufrowicz核（すべてKB染色）．

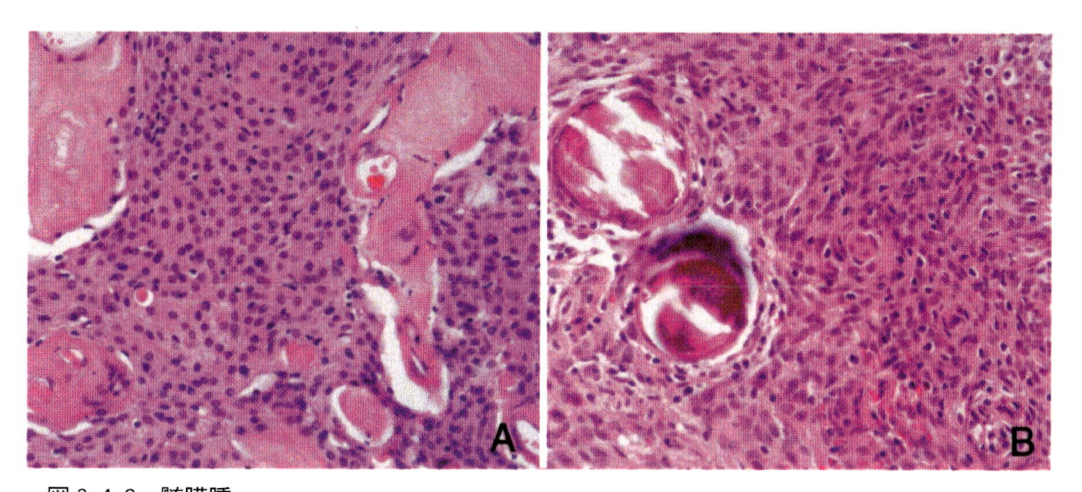

図 3-4-2　髄膜腫
A：meningothelial meningioma（HE 染色），B：砂腫体（psammoma body）（HE 染色）．

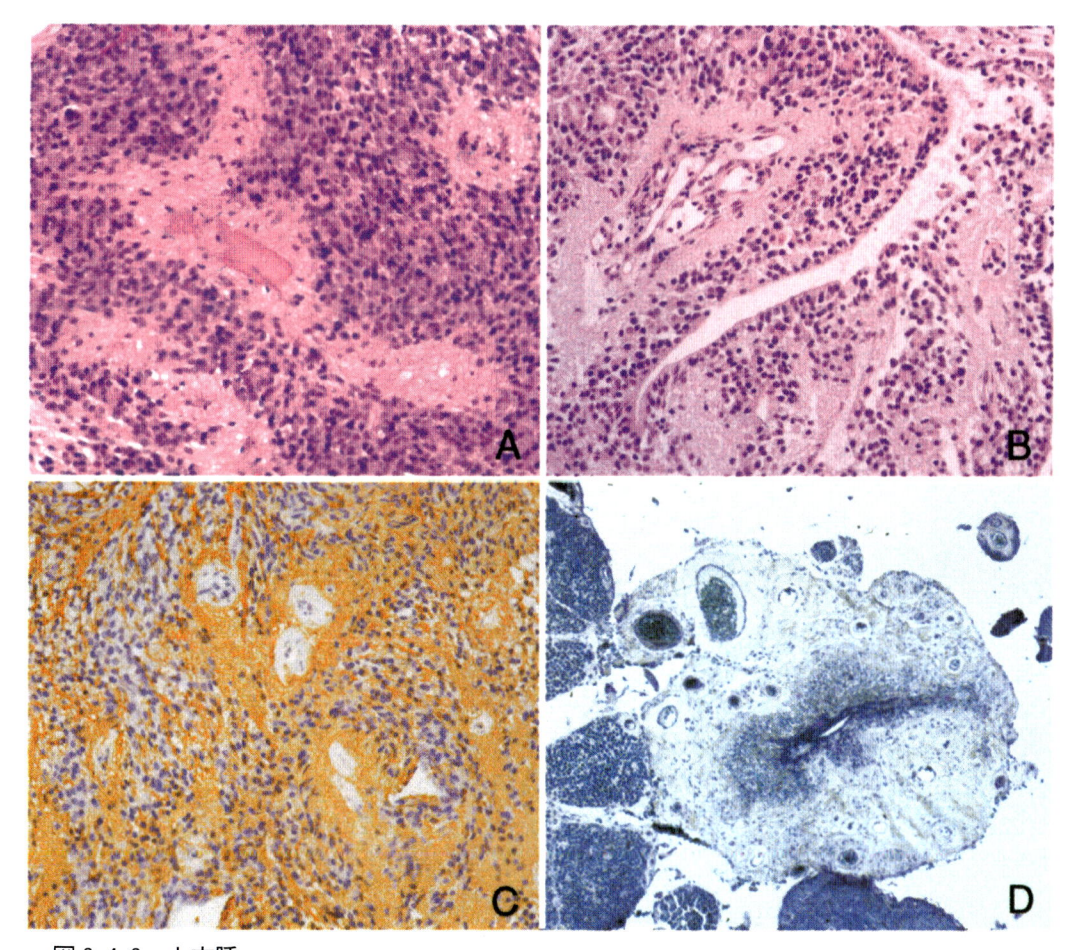

図 3-4-3　上衣腫
A：perivascular pseudorosettes（HE 染色），B：ependymal canal（HE 染色），C：S-100 蛋白による免疫染色像，D：正常の終糸，中心部の細胞集団は上衣細胞（KB 染色）．

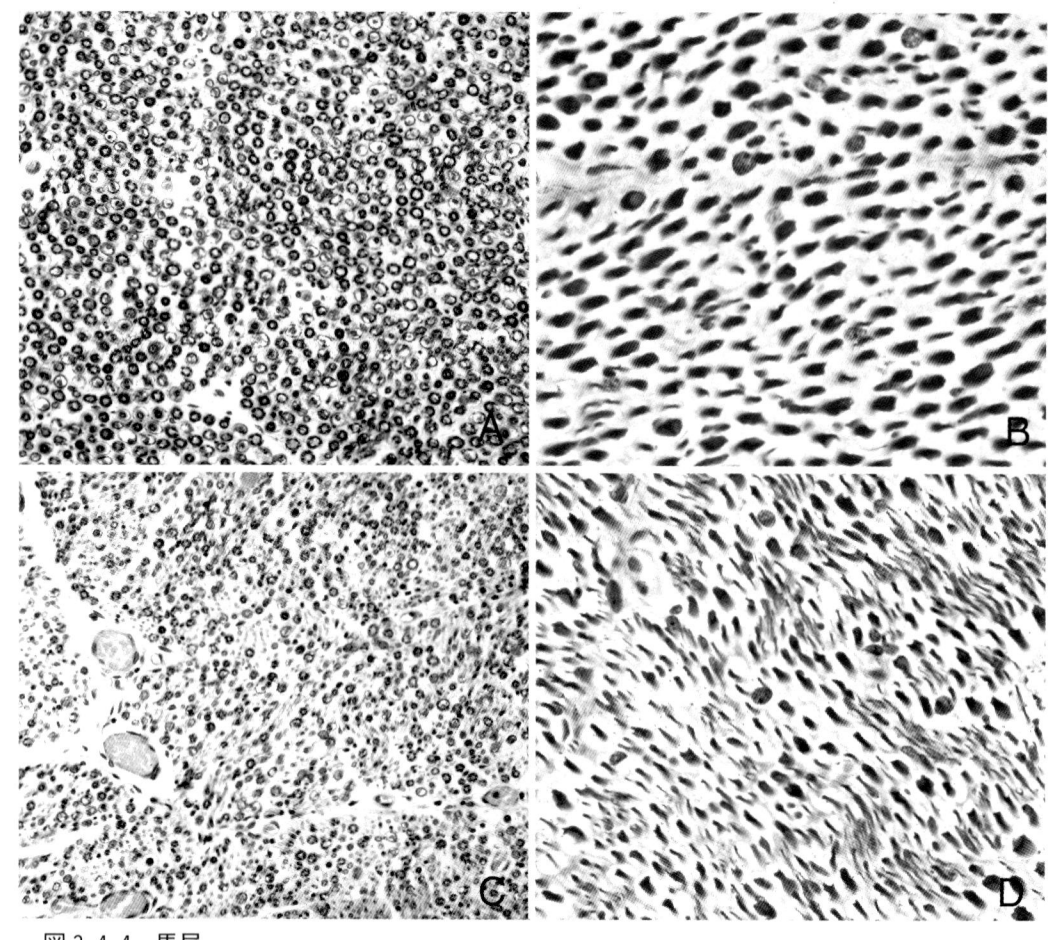

図 3-4-4　馬尾
A：前根のミエリン断面（KB染色），B：同部位の軸索断面（Bodian染色），C：後根のミエリン断面（KB染色），D：同部位の軸索断面（Bodian染色）．

は典型的な運動神経細胞の形態を示し，粗いNissl顆粒が細胞質にみえる．また，他の運動神経細胞と同じように加齢に伴ってリポフスチンが貯留する．

　前角細胞は前角内で均等に分散しているのではなくて，数個のグループを作っており，とくに頸髄と腰髄の膨大部では明瞭である．内側群は主に体幹骨格に付着する筋肉を支配し，面積的には外側群より小さい．外側群はさらにいくつかのグループに分かれ，遠位の筋肉ほど外側の細胞群によって支配されている．運動神経細胞群を取り囲む領域は前庭脊髄路，内側縦束，橋網様体脊髄路，視蓋脊髄路などを含む下行線維が終止する場所で前角の腹側部に位置する．しかし，その大きさや形は脊髄レベルによって異なり，頸膨大部では運動神経細胞内側群と重なり合う小さい領域であるが，胸髄では前角のほとんどの部分を占めている．なお，横隔膜神経は第3〜5頸髄前角の内外側核群に挟まれた領域から起こる．

　脊髄前角細胞は加齢に伴って数が減少し，形態学的には単純萎縮や色素性萎縮を呈する細胞が増加する．また，軸索腫大も高齢ほど増加し，とくに腰髄前角腹側部の白質に接する部分に多い（図3-4-9 B）．線維性グリオーシスは下オリーブ核や前庭神経核ほどではないが，高齢ほど目立つようになり，とくに腰髄で顕著である．生理的にみられるグリオーシスは前角を縁取りするように分布し，灰白質深部では軽いが，この傾向は病的状態でも認められる．なお，健常

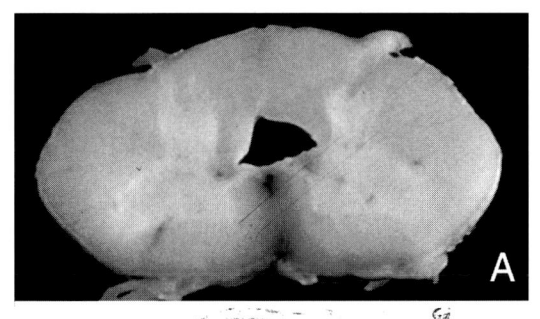

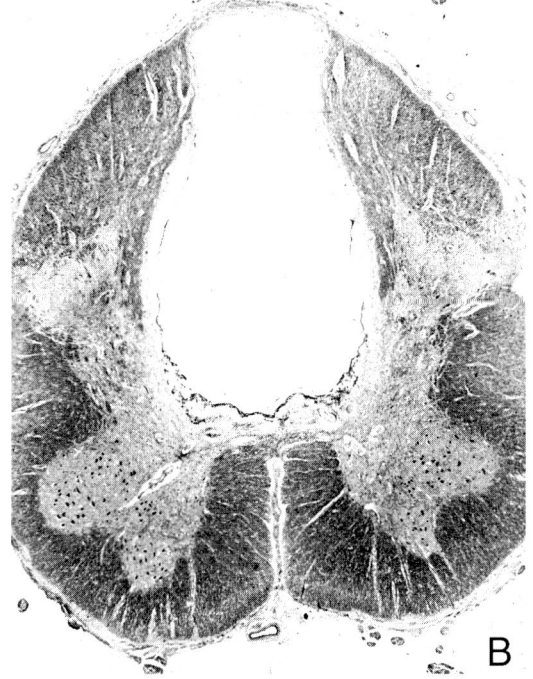

図 3-4-5 脊髄空洞症
A：剖検で偶然発見された空洞，B：癌脊髄転移によると考えられる二次性脊髄空洞症（KB染色）．

例で老人斑，Lewy 小体，NFT をみることは極めてまれである．

1）血管・循環障害

前脊髄動脈の**梗塞**では脊髄の腹側 2/3 の領域が壊死に陥る（図 3-4-10）．その原因として肋間動脈の血栓性閉塞が多く，前脊髄動脈の閉塞はまれである．その他，**巨細胞性動脈炎**や**結節性動脈炎**，血管内悪性リンパ腫（図 3-1-106 D）などが原因として挙げられる．一方，成人の**無酸素脳症**では脊髄まで巻き込まれることはあまりないが，非常に高度な場合には脳幹（図 3-3-7），さらには脊髄前角まで侵されることがある（図 3-4-11）．病変は灰白質に限定される．

2）炎症

急性脊髄前角炎（acute anterior poliomyelitis，ポリオ）の急性期は神経細胞の壊死，リンパ球を主体とし好中球を混じた炎症細胞浸潤が著明で，神経食現象やミクログリアからなるグリア結節などを伴う．しかし，Clarke 柱，側柱，Onufrowicz 核は病変から逃れるという．その後遺症の髄鞘染色標本では円形ないしだ円形をした淡明な領域がみられる．神経細胞はほとんど完全に消失して，線維性グリオーシスで置き換えられている（図 3-4-12）．アミロイド小体が多発していることがある．

3）変性

前角細胞の中心染色質溶解は**悪性腫瘍**が馬尾に転移した腰髄前角にみることが最も多い（図 3-4-13）．**ペラグラ脳症**や Creutzfeldt-Jakob 病でもこれに似た変化が生じる．Lewy 小体は Parkinson 病できわめてまれに出現し，NFT はグアム島の筋萎縮性側索硬化症や進行性核上性麻痺でみられる（図 3-4-14）．

筋萎縮性側索硬化症（amyotrophic lateral sclerosis）の前角は神経細胞に著しい変化が生じていない段階でも有髄線維が減少しているため，髄鞘染色標本では淡明化してみえる（図 3-4-15）．アストログリアの数も明らかに増加し，増殖の程度は神経細胞の減少より有髄線維の減少と比例しているようにみえる．神経細胞の変化としては単純萎縮や色素性萎縮が中心であるが（図 3-4-16 A），中心染色質溶解，神経食現象，軸索の腫大などは病初期あるいは経過が急な場合などでよく観察される（図 3-4-16 B〜D）．また，Bunina 小体，skein-like inclusions，好酸性封入体（図 1-1-58）なども認められるが，本症に特異的とされる Bunina 小体を発見できないこともある．組織学的所見で重要なことは，病巣内にある神経細胞がほぼ一様な変化を示す虚血性変化とは異なって，顕微鏡の一視野に含まれるような狭い領域のなかに健常にみえる神経細胞から高度な萎縮に陥った細胞に至るまでさまざまな段階の変性過程が

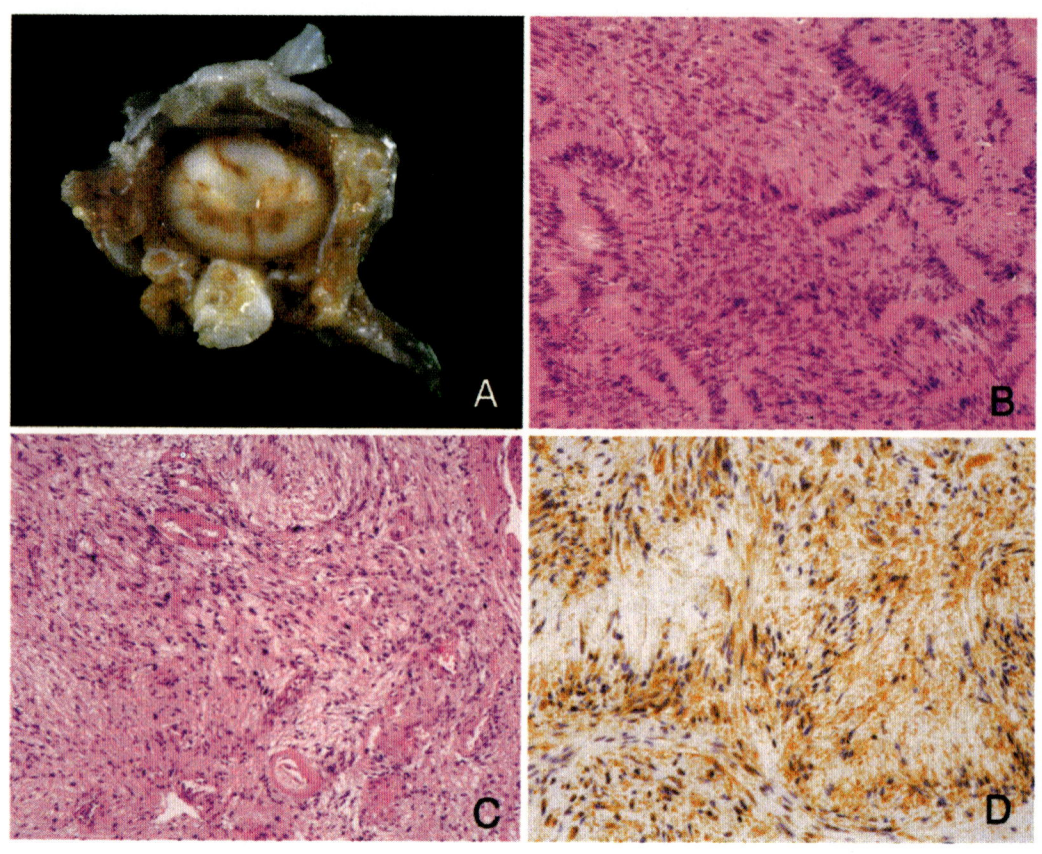

図 3-4-6　神経鞘腫
　A：腰髄の脊髄根にできた神経鞘腫，B：palisading pattern（HE 染色），C：細胞成分が乏しい Antoni B タイプの組織像，ここでは血管の硝子化が目立つ（HE 染色），D：S-100 蛋白による免疫染色像．

生じていることである（図 3-4-16 A）．
　ところで，神経細胞の変化が加齢に伴う変化と重なり合うことについては意外に注目されていない．とくに 90 歳代の超高齢者における筋萎縮性側索硬化症では臨床診断が伏せられていたり，特徴的な封入体がない場合では，同年代の健常対照例と区別がつかないことさえある．しかも，若年例から超高齢まで全体を通してみると，若年例ほど神経細胞の脱落やアストログリアの増殖が強く，反対に高齢ほど変化が健常例の形態に近づく．老化に伴う変化と病的状態としての変性が本質的に同一か否かということは Alzheimer 病を例にあげるまでもなく重大な問題であるが，高齢者の筋萎縮性側索硬化症はそれを考える上でも重要な疾患である．
　第 2 仙髄の前角腹側で白質に接して丸く有髄線維が少ない丸い領域が Onufrowicz 核（略して Onuf 核と呼ばれる）である（図 3-4-9 C）．この神経核は円柱状の構造で，第 2 仙髄でもレベルによっては前角の内部にみえる場合もある．筋萎縮性側索硬化症ではその他の運動神経細胞が脱落するなかにあって，この神経核だけはよく保たれることで有名である．脊髄性筋萎縮症でも保たれるが，多系統萎縮症では脱落する（図 3-4-17）．
　脊髄性筋萎縮症（spinal muscular atrophy）では前角細胞の脱落とともに，異常に燐酸化したニューロフィラメントの蓄積を伴う神経細胞の膨化がみられる．抗 ubiquitin 抗体による染色態度も筋萎縮性側索硬化症とは異なるという．また，脊髄軟膜直下には異所性神経細胞が認められることがある（図 3-4-18 A）．なお，前根近位部に多数のアストログリアの突起が入り込んでいる像（神経膠束，glial bundles）がみら

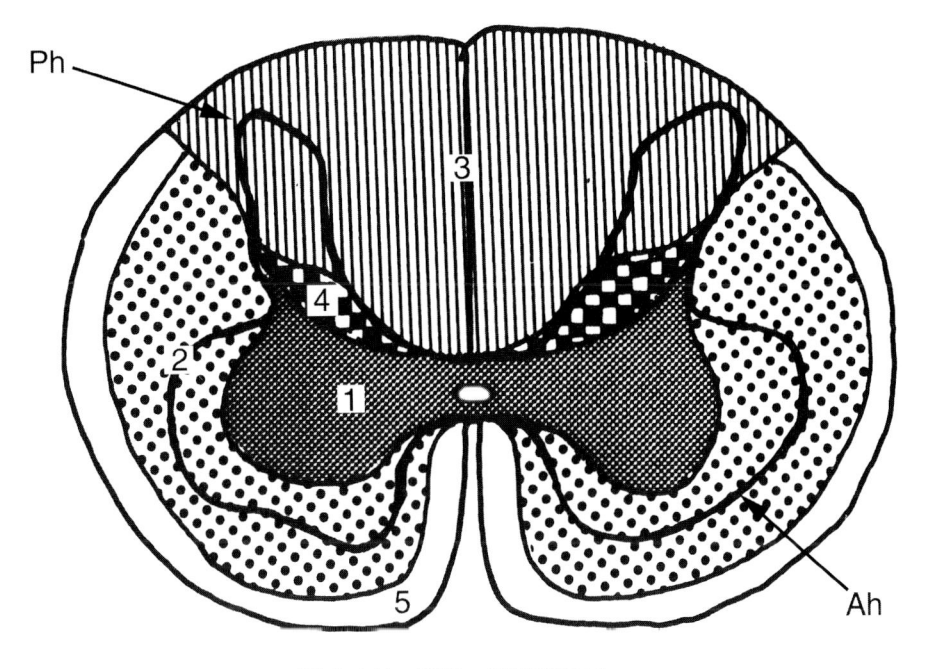

図 3-4-7 脊髄の動脈灌流域
1：中心動脈，2：中心動脈と冠状動脈の境界域，3：後脊髄動脈，4：中心動脈と後脊髄動脈の境界域，5：冠状動脈，Ph：後角，Ah：前角．(Gillilan LA : The arterial blood supply of the human spinal cord. J Comp Neurol 1958 ; 110 : 75-103 より)

れるが（図 3-4-18 B），この所見は筋萎縮性側索硬化症などでも観察される。

その他，OPCA でも，前角細胞が脱落することがあるが，筋萎縮性側索硬化症に比べて変性過程のバラエティに乏しい。

4）外傷

頸椎症（cervical spondylosis）は椎間板の変性によって骨，髄膜，その他の支持性結合組織が増殖した状態で，**頸椎症性脊髄症**（cervical spondylotic myelopathy）はこれによる頸髄の圧迫と循環障害である（図 3-4-19）。頸椎症性脊髄症の脊髄断面は全体として腹側方向に彎曲した形を呈し，前角は潰れて左右に引き延ばされたように細長い。神経細胞は脱落しているが，肉眼的な変形に比べて残っていることが多く，アストログリアの増殖も概して軽い。老人の頸髄膨大部にはしばしば圧痕が発見されるが，脊髄内部に病変を伴う場合は意外に少ない。

2．後角

後角（posterior horn）は脊髄の後半部にある角のような形をした灰白質で，4つの層からなる（図 3-4-8 & 9 D）。後角の最背側は Lissauer 帯によって脊髄表面と隔てられている。後根線維は後角の内側縁に沿って灰白質に入り，直ちに後索を上行する線維の他に，中間帯や後角の神経細胞にシナプスする線維などがある。次いでそれらの細胞は同側の前角細胞にシナプスしたり，同側の脊髄網様体路に入る線維や反対側の脊髄視床路に入る線維などを出す。

後角はしばしば**転移性腫瘍**が認められる場所である（図 3-4-13 C）。転移性腫瘍では肺癌が最も多く，東京都老人医療センターの連続 1,479 剖検例（60〜105 歳）によると，悪性腫瘍が確認された症例 575 例（全剖検例の 38.9%）のうち脊髄への転移は 10 例で，全腫瘍例の 1.7% である。その内訳は白血病や悪性リンパ腫の髄膜浸潤を除くと，肺癌 5 例，胃癌

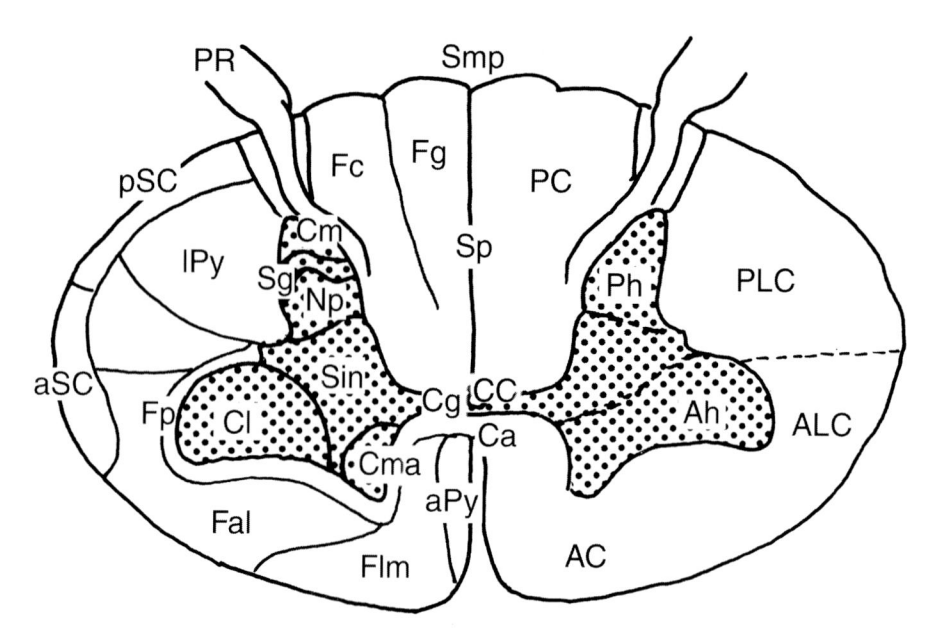

図 3-4-8 脊髄断面

略号　AC：前索，ALC：前側索，Ah：前角，aPy：前皮質脊髄路，aSC：前脊髄小脳路，Ca：白交連，CC：中心管，Cg：灰白交連，Cl：運動神経細胞外側群，Cm：辺縁細胞，Cma：運動神経細胞内側群，Fal：前外束（脊髄網様体路，脊髄視蓋路，脊髄視床路，脊髄オリーブ路，脊髄中脳中心灰白質路），Fc：楔状束，Fg：薄束，Flm：内側縦束（内側前庭脊髄路，外側前庭脊髄路，網様体脊髄路，視蓋脊髄路，間質脊髄路），Fp：固有束，lPy：外側皮質脊髄路，Np：後角固有核，PC：後索，Ph：後角，PLC：（後）側索，PR：後根，pSC：後脊髄小脳路，Sg：膠様質，Sin：中間質，Smp：後正中溝，Sp：後正中中隔．

3例，膵癌と大腸癌がそれぞれ1例で，全例に脳転移があった。

頸椎症性脊髄症では前角よりも後角や後索が強く破壊されることが多い（図3-4-19）。組織学的には後角の基本的な構造が失われているが，アストログリアの反応はそれに比して軽く，血管外膜に由来する結合組織の増殖が目立つ。圧迫，変形が後索に及ぶと，いわゆる切断神経腫（amputation neuroma）と呼ばれる末梢神経の異常な増殖巣をみることがある（図3-4-19 D）。

特殊な軟化として鉛筆状軟化（pencil-shaped softening）がある（図3-4-20 A）。これは数髄節にわたって上下に長い空洞ができるもので，その内部には壊死組織やマクロファージなどが観察される。悪性腫瘍の髄膜転移，外傷，脊髄腫瘍などでみられ，部位は後角頸や後索深部が多い。鉛筆状軟化にはさまざまな要因が考えられているが，これらの部位は丁度，動脈の分水嶺に当たっている点は注目される。

3. 側角

第1胸髄から第3腰髄に分布する側角（lateral horn，中間外側柱 intermediolateral column）は前角と後角の中間にある領域で（図3-4-9 E），交感神経の節前神経細胞がある。側角はレベルにより内臓の分布領域が異なる。心臓，肺へは第1～5胸髄から発し，これらに対応する副交感神経系は延髄の迷走神経背側運動核である。また，虹彩，顎下腺，耳下腺などへ行く線維は第1～3胸髄に由来し，第5胸髄以下は消化管，生殖器，膀胱を支配する。なお，交感神経幹は脊椎骨の背外側にある。仙髄には側角はないが，第2～4仙髄の後角と前角の境目にある Rexed 第VII層の外側部がそれに相当

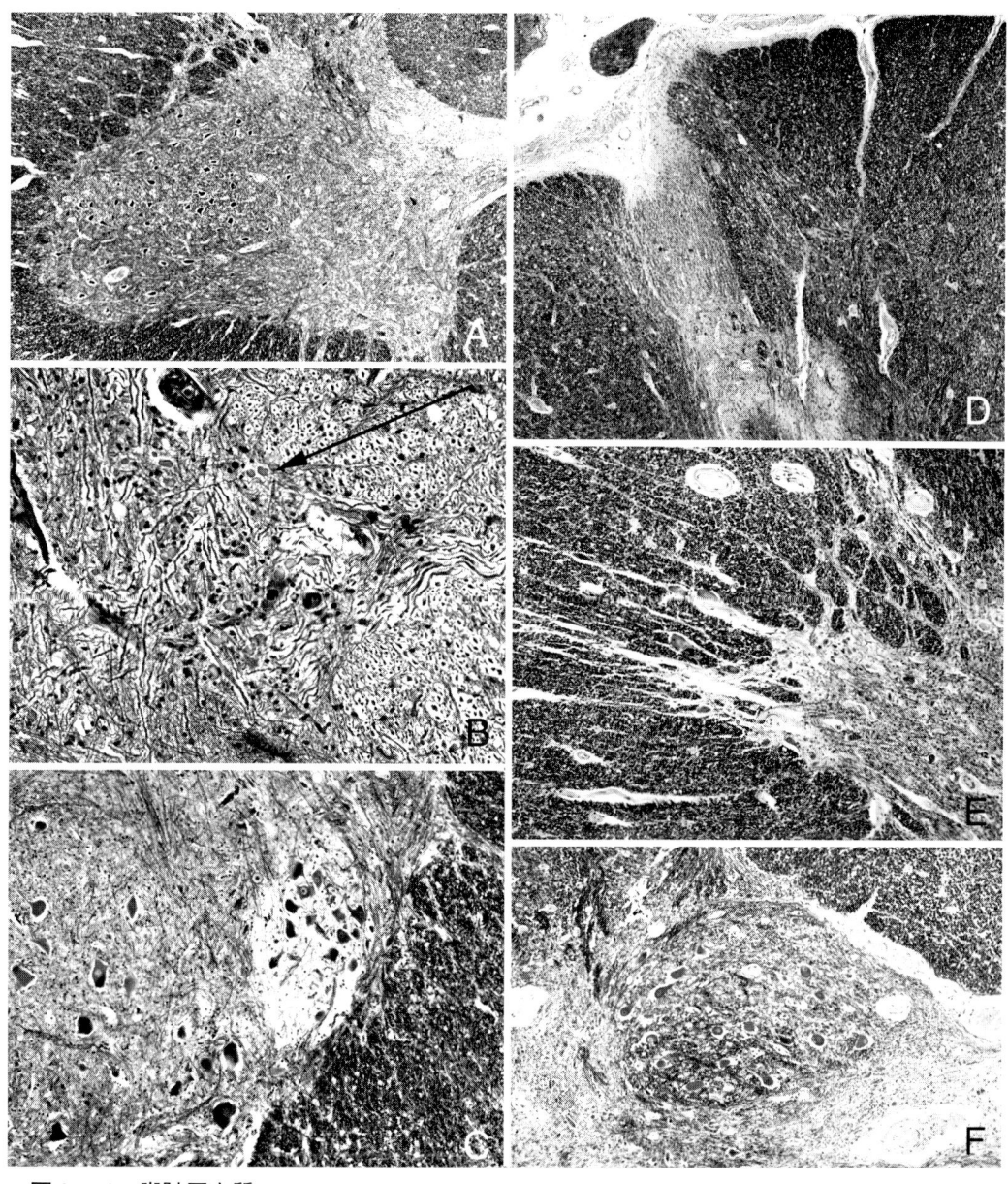

図3-4-9 脊髄灰白質
A：頸髄膨大部の前角（KB染色），B：高齢者の腰髄前角腹側部にみられる軸索腫大（矢印）（Bodian染色），C：第2仙髄のOnufrowicz核（KB染色），D：後角（KB染色），E：側柱（KB染色），F：Clarke柱（KB染色）．

する。

　側角は**多系統萎縮症**や**Parkinson病**における起立性低血圧の責任病巣として有名である。しかし，臨床症状と必ずしも相関せず，症状形成にとって必要条件ではあるとしても，それ以外にも要因を探す必要があろう。形態学的変化としては神経細胞の脱落と線維性グリオーシスである（図3-4-21）。神経細胞の脱落に関しては，側角の神経細胞が標本によって数にかなりのバラツキがみられるため，連続標本を作成して計測するべきである。神経細胞の膨化は変性疾患により頻度が高いように思われるが，健常例でもまれならずが観察される。また，Parkinson病では脳幹型Lewy小体が認められる

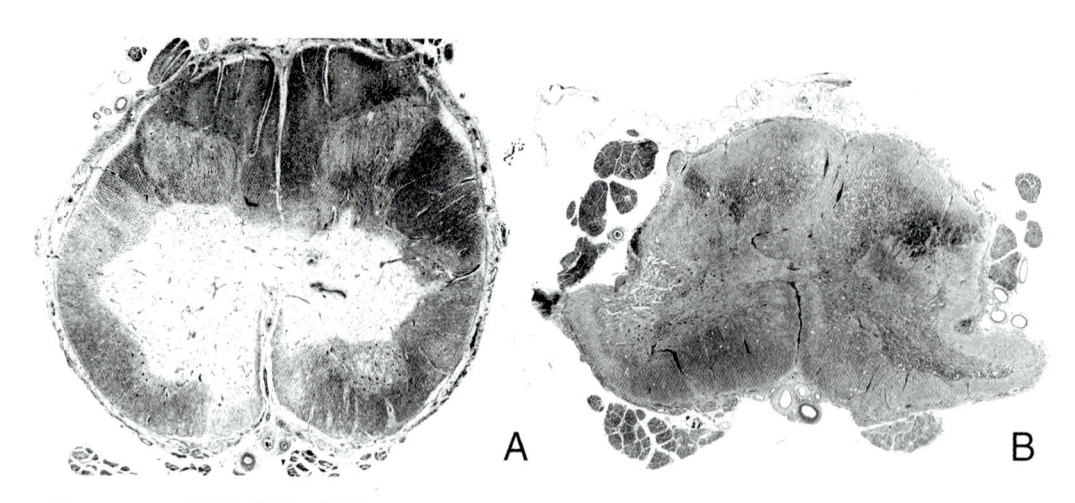

図 3-4-10 前脊髄動脈の梗塞
A：血管内悪性リンパ腫の塞栓によって生じた前脊髄動脈領域の梗塞（KB染色），B：血管内悪性リンパ腫細胞の浸潤によって生じた壊死性病巣，灰白質では比較的神経細胞が残っている（KB染色）．

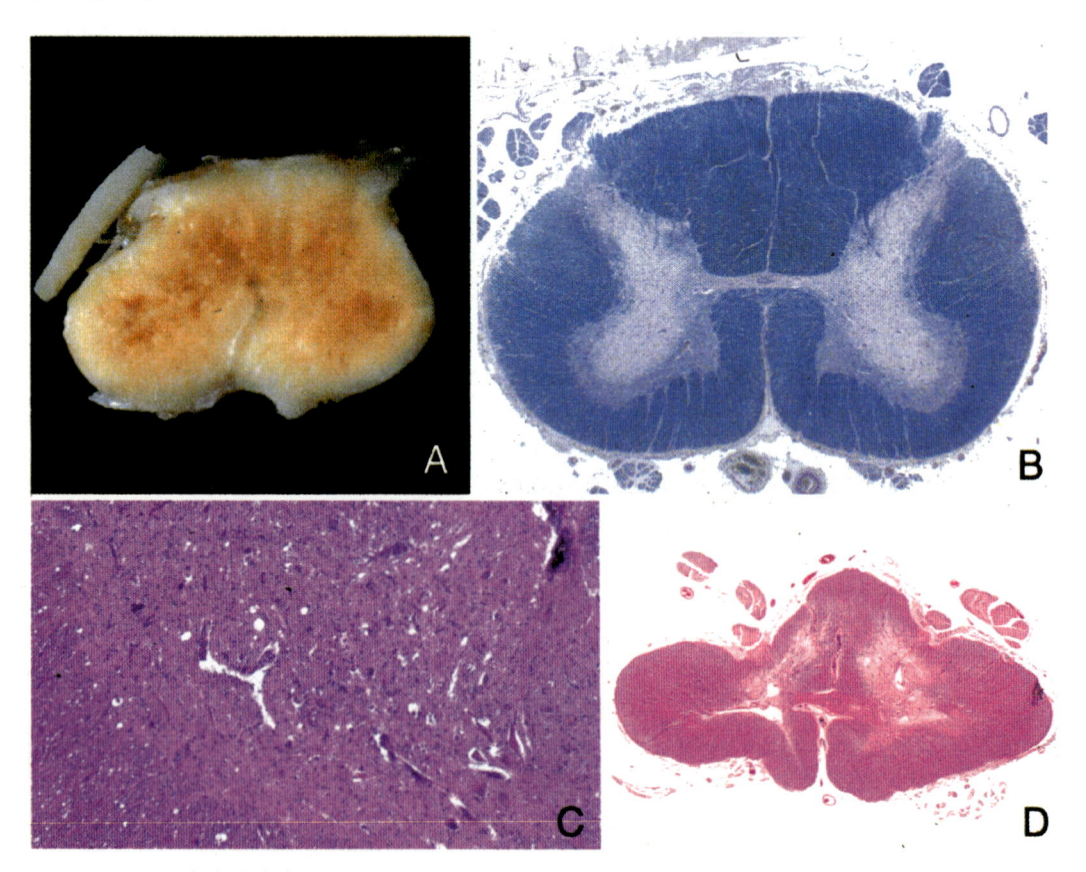

図 3-4-11 虚血性病変
A：灰白質が壊死に陥り，表面が不規則に陥凹している，B：灰白質に限局した壊死（KB染色），C：断血性変化を呈した前角の神経細胞（HE染色），D：器質化された病巣（HE染色）．

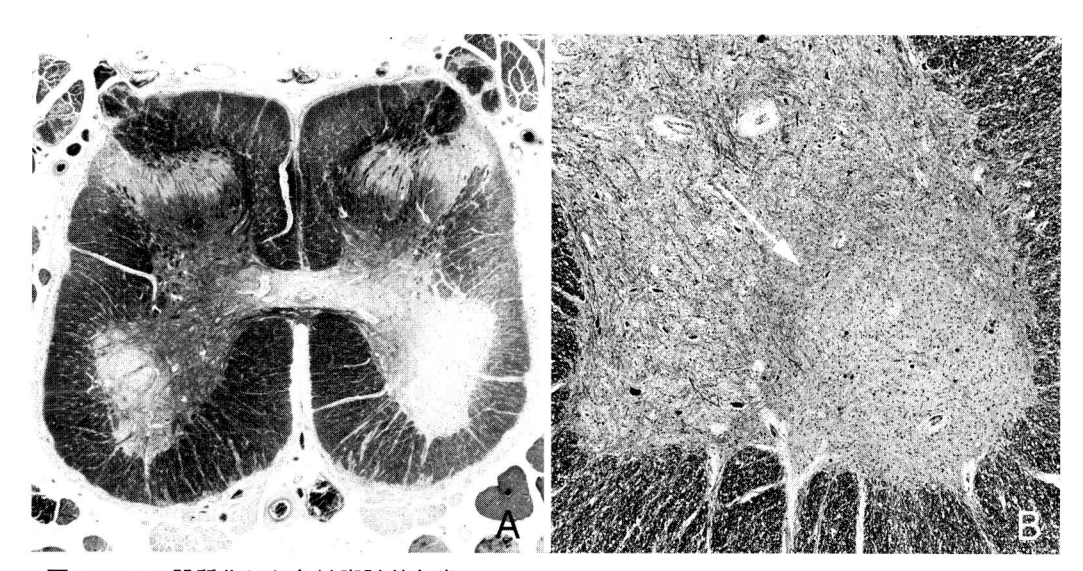

図 3-4-12　器質化した急性脊髄前角炎
A：左右の前角の外側部が円形に髄鞘が脱落している（KB 染色），B：同部位の強拡大，神経細胞がほとんど完全に脱落し，アミロイド小体が多発している（KB 染色）．

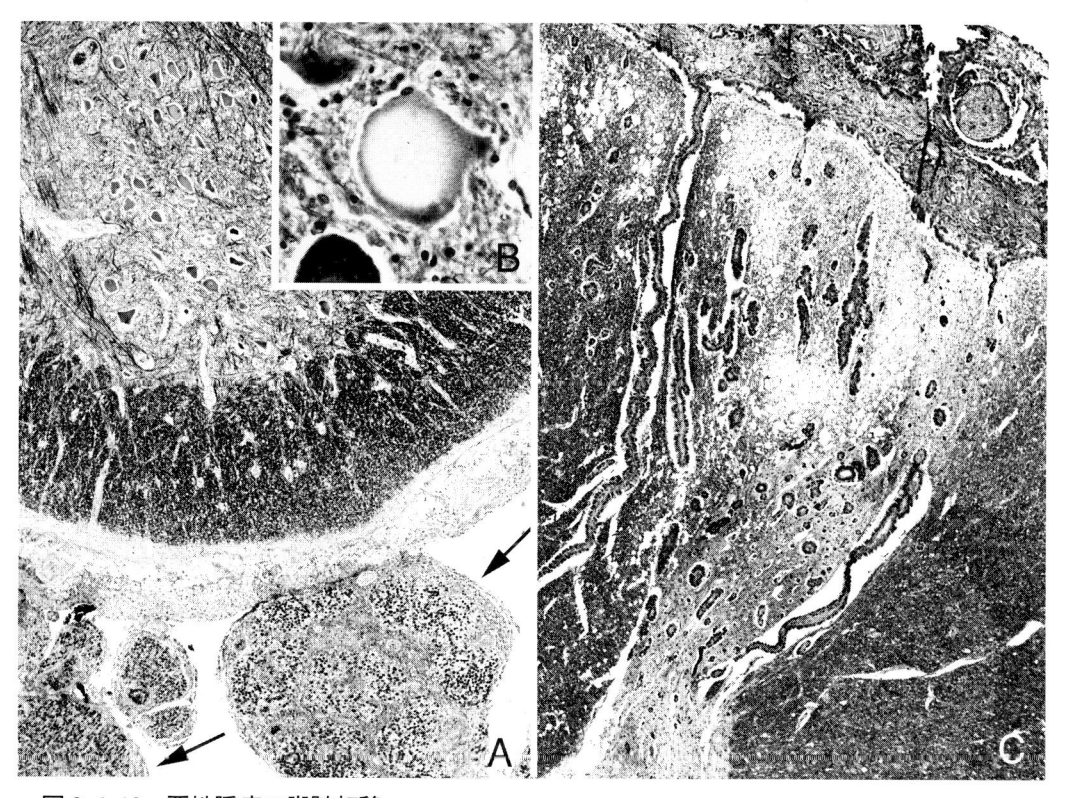

図 3-4-13　悪性腫瘍の脊髄転移
A：腰髄前根に転移した膵癌（矢印）と前角細胞の中心染色質溶解，B：中心染色質溶解を示す前角細胞，C：後角から実質に侵入した膵癌（すべて KB 染色）．

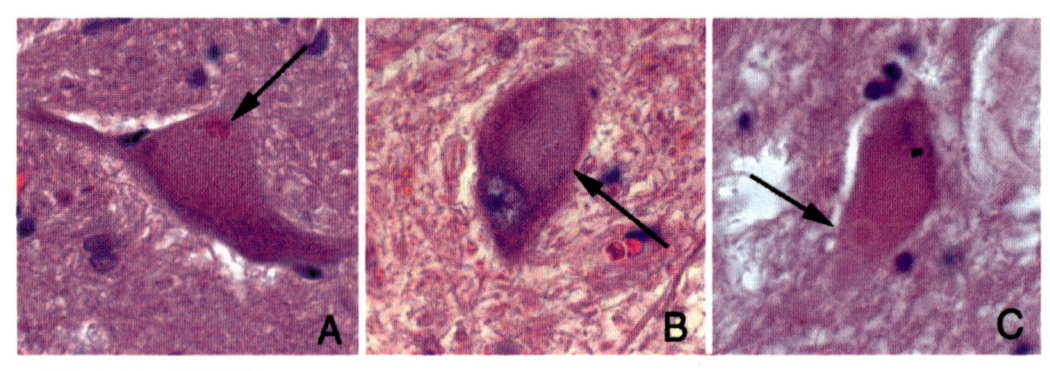

図 3-4-14　前角細胞
A：筋萎縮性側索硬化症の Bunina 小体，B：進行性核上性麻痺の NFT，C：Lewy 小体型痴呆の脳幹型 Lewy 小体（すべて HE 染色）．

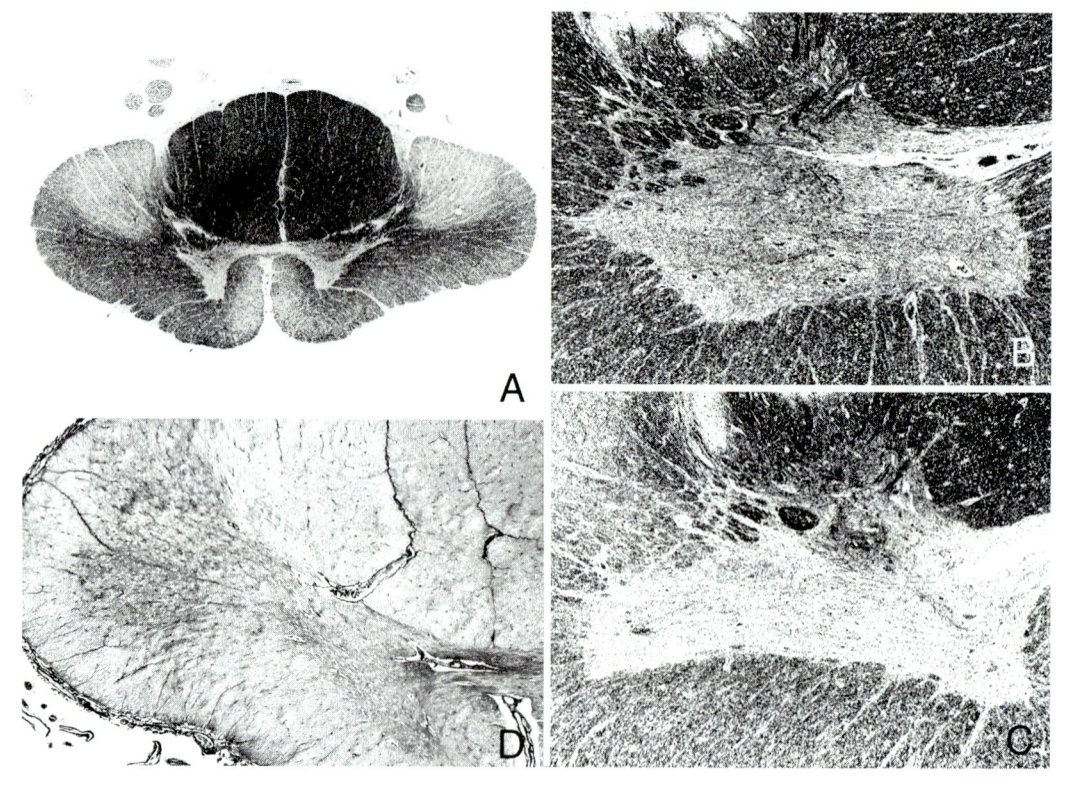

図 3-4-15　筋萎縮性側索硬化症（1）
A：両側側索および前索の索変性（KB 染色），B：前角の肉眼的な萎縮は軽度であるが，有髄線維の減少が目立つ（KB 染色），C：高度の神経細胞脱落と有髄線維の減少を伴う前角の萎縮（KB 染色），D：側索と前角に広がる線維性グリオーシス（Holzer 染色）．

ことがある．

4．Clarke 柱

Clarke 柱（Clarke's column，胸髄核 thoracic nucleus）は後角基部の内側にある楕円形の神経核で，第 8 頸髄から第 2 腰髄まで分布するが，とくに第 10〜12 胸髄で発達している（図 3-4-9 F）．副楔状束核と相同である．後脊髄小脳路（posterior spinocerebellar tract）

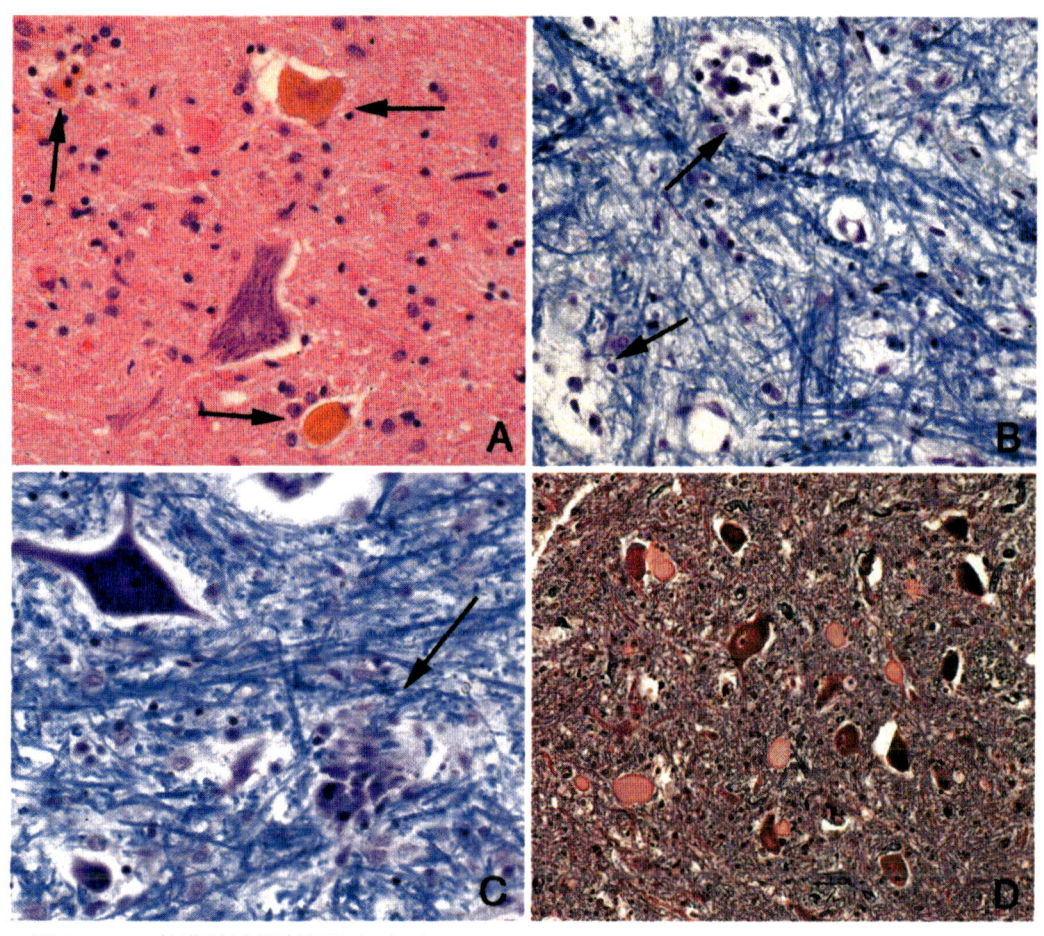

図 3-4-16 筋萎縮性側索硬化症（2）
A：Nissl 小体がまだ認められる神経細胞の隣に色素性萎縮を呈しまさに消失しつつある神経細胞（矢印）がみえる（HE 染色），B：脱落した神経細胞の跡（empty cell beds）（KB 染色），C：神経食現象（KB 染色），D：さまざまな大きさの軸索腫大（Bodian 染色）．

はこの神経核や付近の後角内の神経細胞から起こり，同側の後側索を上行する。Clarke 柱の神経細胞は形態学的には感覚神経細胞で，細かい Nissl 小体が分布しているため中心染色質溶解と見まちがえやすい。また，リポフスチン貯留も多く，類球体も出現する。**Friedreich 失調症**では，後索，前後脊髄小脳路の変性と Clarke 柱神経細胞の脱落がみられるが，**遺伝性 OPCA** や**家族性筋萎縮性側索硬化症**でも同様の変化をみることがある。

5．その他

前灰白交連（commissura grisea anterior）付近には小さな神経腫（neuroma）を偶然発見することがある（図 3-4-22）。とくに老人では多い。肉眼では識別できず，顕微鏡下でそれと分かる程度の大きさである。これは頸椎症にみられる切断神経腫と同種の迷入末梢神経で，周囲には破壊性変化はまったく認められない。最も多く発見する部位は中部胸髄で，前正中裂を走る血管や軟膜に付着するように認められることもある。

III．白　質

左右の後角と灰白交連に囲まれた白質を後索（posterior column）と呼び，感覚系の上行路

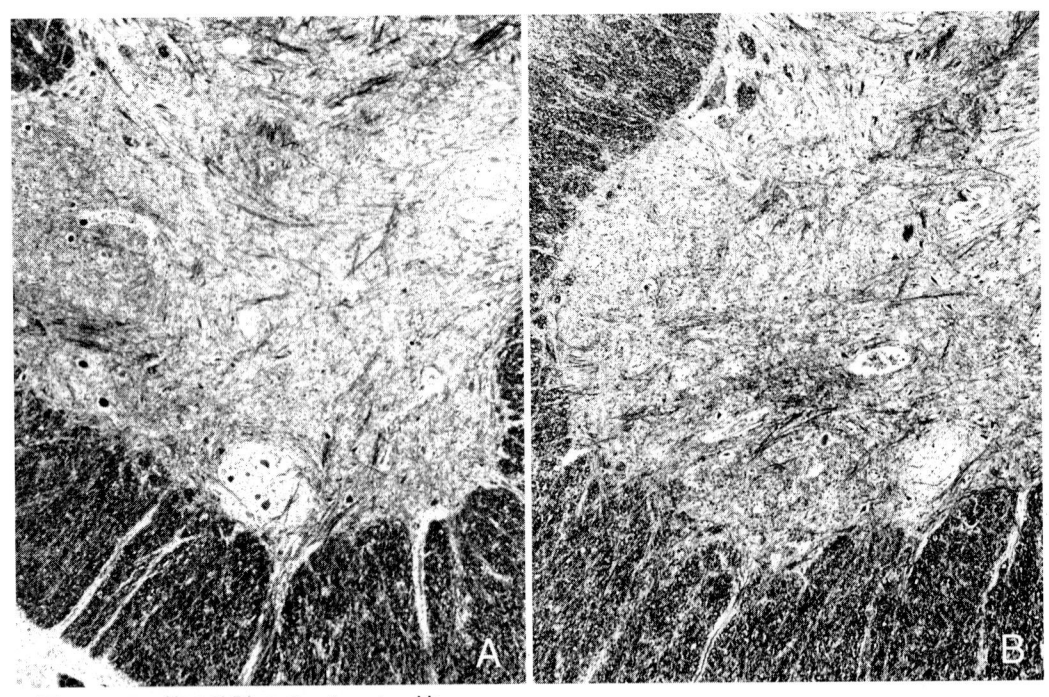

図 3-4-17　第 2 仙髄の Onufrowicz 核
A：筋萎縮性側索硬化症（KB 染色），B：多系統萎縮症（KB 染色）．

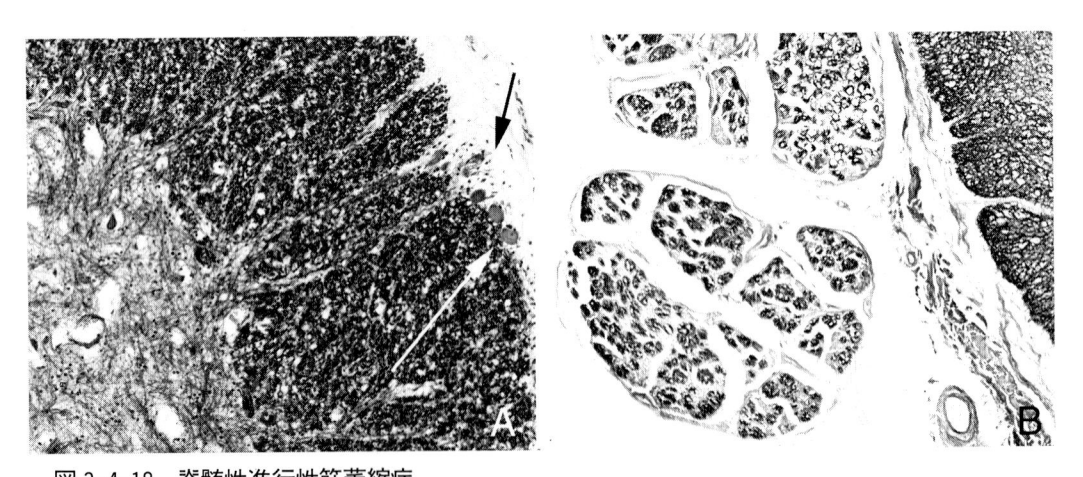

図 3-4-18　脊髄性進行性筋萎縮症
A：前角の empty cell beds と軟膜下にある異所性神経細胞（矢印）（KB 染色），B：前根内のグリア線維（Holzer 染色）．

が通る．正中部には線状の後正中中隔（septum medianum posterius）があり，後索を左右に分けている．上部胸髄から頸髄では，一側の後索はさらに後正中中隔に接した薄束と後角側の楔状束に区別される．これらの上行路線維は第一次感覚ニューロンで，その細胞体は脊髄の外にある後根神経節（posterior root ganglia）にある．薄束（gracile fasciculus, Goll 束）は下肢に由来する感覚上行路で，延髄下部にある薄束核に終わる．楔状束（cuneate fasciculus, Brudach 束）は上肢の感覚上行路で，楔状束核に至る（図 3-4-8）．

灰白質に接する狭い領域は上下の脊髄レベル間をつなぐ固有束（fasciculi proprii）である．また，灰白交連の腹側には両側の白質をつなぐ白交連（commissura alba）がある．側索

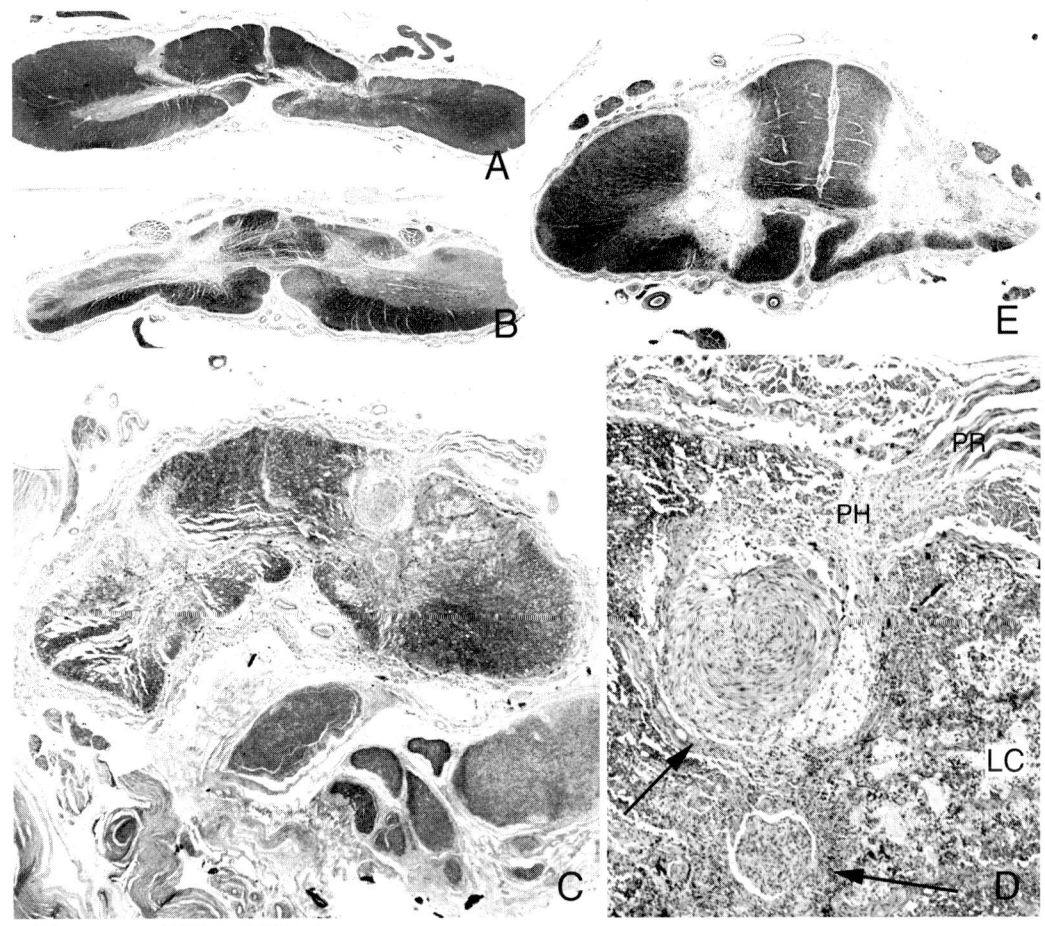

図 3-4-19　頸椎症性脊髄症
A：前後に著しい扁平化がみられるが，組織破壊は非常に軽い例，B：扁平化し後角，側索から前角にかけて病変がある例，C：脊髄実質が高度に破壊された例，D：後角（PH）付近に生じたいわゆる切断神経腫（矢印），PR：後根，LC：側索，E：一側の灰白質と反対側の灰白質・白質が壊死に陥った例（すべて KB 染色）．

（lateral column）は後角の外側にある白質，前索（fasciculus anterior）は前角を囲む白質であるが，その境は人為的である．側索の大部分は外側皮質脊髄路（lateral corticospinal tract）が通り，延髄錐体交叉部で交叉した神経線維からなる．この錐体路を取り囲むように後脊髄小脳路（posterior spinocerebellar tract），前脊髄小脳路（anterior spinocerebellar tract）が位置する．これら2つの神経路の外側は脊髄表面である．一方，前索のうち前正中裂に面する部分は非交叉性の前皮質脊髄路（anterior corticospinal tract）が通る．前索のうち腹内側の部分は内側前庭脊髄路，外側前庭脊髄路，網様体脊髄路，視蓋脊髄路，間質脊髄路などの下行線維が走っている．また，前索の腹外側は脊髄網様体路，脊髄視蓋路，脊髄視床路，脊髄中脳中心灰白質路，脊髄オリーブ路などの上行線維が通る．なお，前角の腹側にある白質には横断面に平行に走る前根線維がみえることがある．

高齢ほど脊髄表面にアミロイド小体が増加する．また，古い病巣に多いことは他の中枢神経系と同じである．後索は髄鞘染色標本でみると視覚的にも神経線維が少なくみえるが，加齢とともに減少することが形態計測学的に明らかにされている．高齢者の後索はしばしば淡明化し

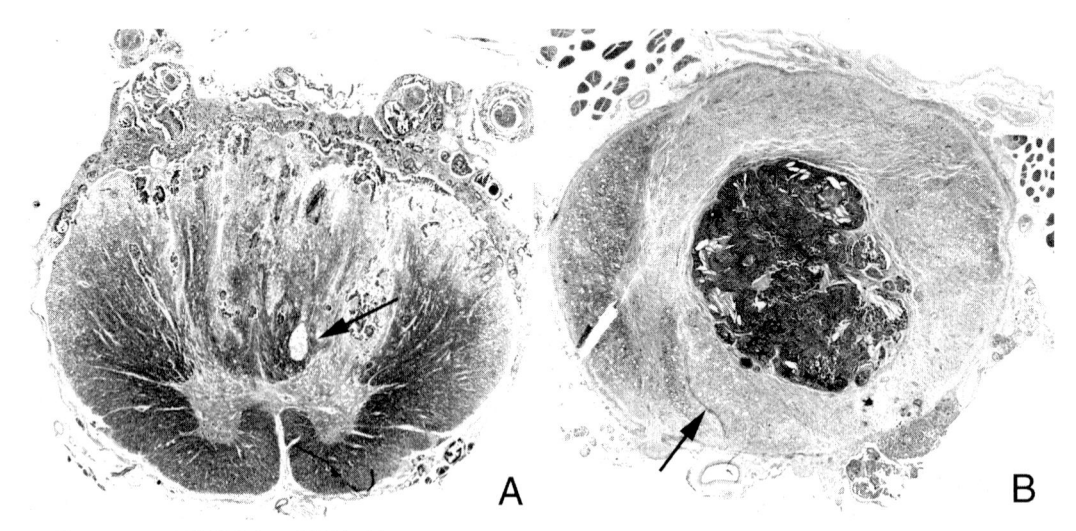

図 3-4-20　悪性腫瘍の脊髄転移
A：肺癌が後角を含む脊髄背面に転移し，脊髄内部に侵入している，矢印は鉛筆状軟化の先端部（KB 染色），B：脊髄実質内を占拠した膵癌（矢印は前正中裂）（KB 染色）．

ているが，そのような状態のなかには，髄鞘染色で染まらない部分がアミロイド小体や毛細血管や細静脈の肥厚した外膜であることもある．脊髄周辺部ではアストログリアによる線維性グリオーシスがみられる．

　脊髄周辺部の白質が帯状に白くみえることがある．組織学的には，浮腫状にミエリンと軸索の間が広がっている神経線維がみられ，このような神経線維は脊髄表面から深部に入るに従って少なくなる．原因として，脊椎管から脊髄を取り出すときに極端に曲げたり，取り出してからホルマリン固定液にすぐ入れなかった場合など，人工的な変化の可能性も考えられる．従って，脊髄の採取には細心の注意を払わねばならないが，取り出してから固定液が速やかに入るように硬膜を縦に切開するなどの工夫も必要である．さらに，病的状態との鑑別には，Bodian 染色などで軸索の存在を確認したり，凍結標本を Sudan III などで中性脂肪顆粒の有無をみる．

1．血管・循環障害

　脊髄はその周囲にある豊富な動脈吻合のため白質に梗塞をきたすことは極めてまれであるが（図 3-4-23），静脈性の循環障害は少なくない．その多くは細菌性髄膜炎に伴う血栓性静脈炎（図 3-4-24），腫瘍による圧迫，外傷などである．病変は海綿状，浮腫状で，脊髄表面に接している．

2．変性

1）索変性

　特定の解剖学的な神経路に変性が生じる索変性（column degeneration）には梗塞や外傷などによる二次変性（Waller 変性）と原因不明のニューロンの変性による一次変性がある．

a）二次変性

　脊髄白質は上下行路の神経線維が走っているため，白質が横断性に障害されると，その部位の上下に二次変性としての Waller 変性が生じる．例えば，第 8 胸髄を完全に横断する病巣があると，それより上のレベルでは後索に Waller 変性がみられ，それより下のレベルでは側索に Waller 変性が生じる（図 1-1-59）．ただし，このレベルの横断性病巣では，薄束は変性するが，上肢に由来する後根神経は病巣より上のレベルから後索に入るため楔状束は二次変性にはならない（図 3-4-25 A）．

　なお，二次的な索変性は必ずしも文字どおり

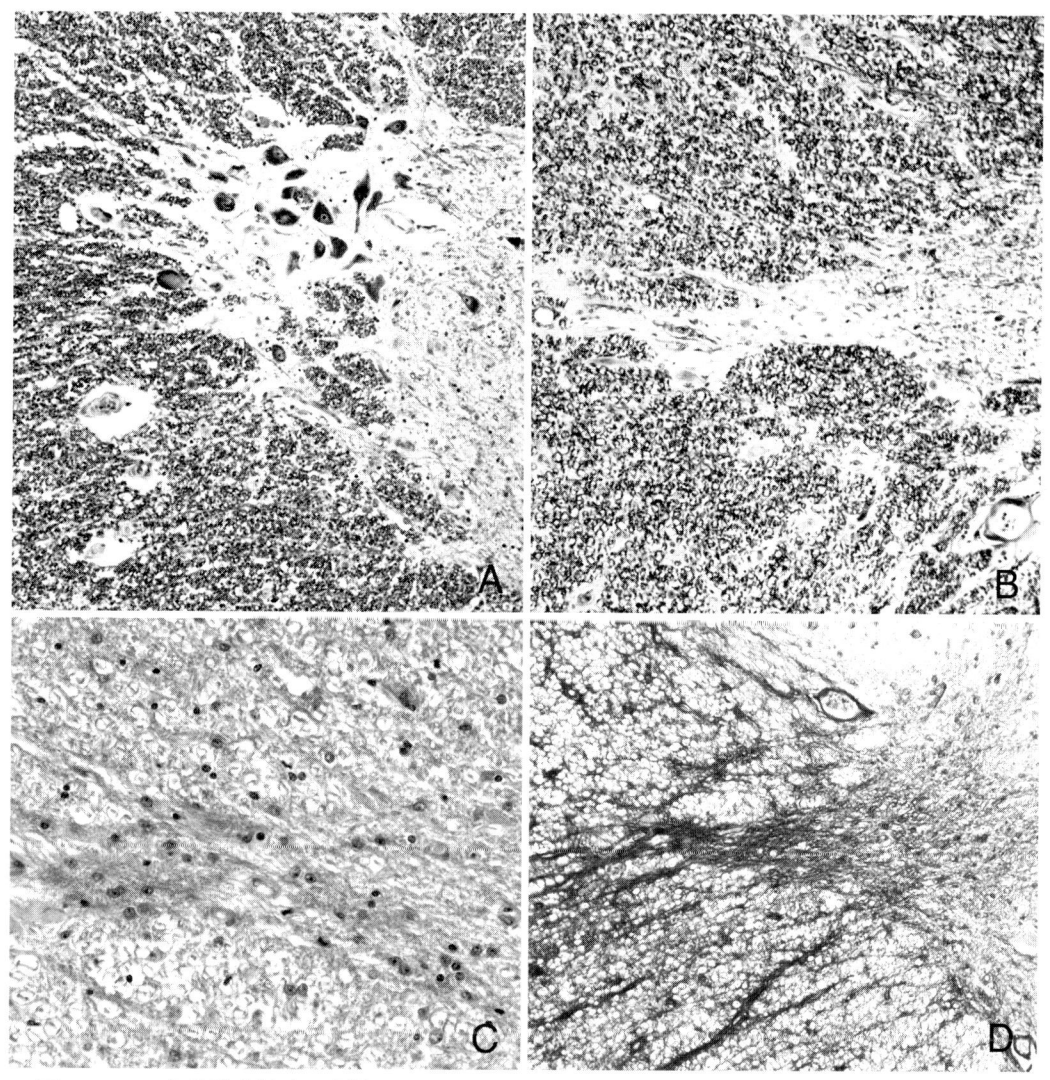

図3-4-21　多系統萎縮症の側柱
A：正常（KB染色），B：神経細胞の脱落（KB染色），C：アストログリアの増殖（HE染色），D：線維性グリオーシス（Holzer染色）．

脊髄を横断する病巣によってのみ生じるとは限らない．例えば，小さな限局した病巣が後索内で空間的に多発しているような場合では，個々の病巣による二次変性が加算されるため，上部頸髄では索全体が変性に陥ることがある．亜急性脊髄連合変性症（図3-4-27），多発性硬化症，全身性エリテマトーデス（図3-4-28），多血症（図3-4-29）などがその例である．また，小さな病巣がある脊髄分節内に多発しているような場合では横断性病巣として作用することがあり，臨床的にも横断症状として現れることがある．

二次変性は組織学的にはミエリンの脱落と軸索の消失で，崩壊産物はマクロファージによって清掃される．とくにそれが盛んな時期では，二次変性の部位が正常より大きく腫大している．アストログリアの増殖は二次変性の原因となった病巣では肥大型が多くみられるが，そこから遠ざかると少なくなる．それに対して，isomorphic gliosisは原発巣よりも二次変性部位に強い傾向がある．このように，二次変性では原発巣付近から遠ざかるにつれて変化が軽くなる近位優位型変性を示す．

後索を構成する神経線維は後根神経節細胞（図3-4-33）の中枢側線維からなるため、神経節細胞の脱落によって後索に変性が生じる。この場合では神経節細胞に近い脊髄節レベルに変性が強く、延髄後索核に近づくほど軽くなる近位優位型（proximal-dominant）を呈する。

b) 一次性索変性

二次変性が近位優位型変性を示すのに対して、一次性索変性は起始細胞が比較的保たれているにも関わらずその軸索末端ほど変性が強い遠位優位型（distal-dominant）をとることが多い。

筋萎縮性側索硬化症における外側皮質脊髄路の変性は脊髄から内包、さらには中心前回の皮質下白質に至るまで追跡できることもあるが、一般的には延髄錐体から胸髄レベルが最も高度である（図3-4-15 A）。側索変性の程度はさまざまで、前角病変と必ずしも比例せず、側索変性が前角病変を上回る場合や逆に前角病変が前景にある場合もある。しかし、若年例から90歳代の超高齢者までみると、高齢者例ほど側索変性が軽くなる傾向が窺える。組織学的には髄鞘染色標本ではほとんど異常は認められない側索から、盛んなマクロファージの動員がみられる場合、あるいはほとんど軸索が消失して線維性グリオーシスに置き換わった側索まである。しかし、髄鞘染色標本に異常のみられない側索でも、Sudan III染色、Oil red O染色、あるいはMarchi染色など脂肪を染め出す染色によって変性が証明される。神経線維の脱落は太い有

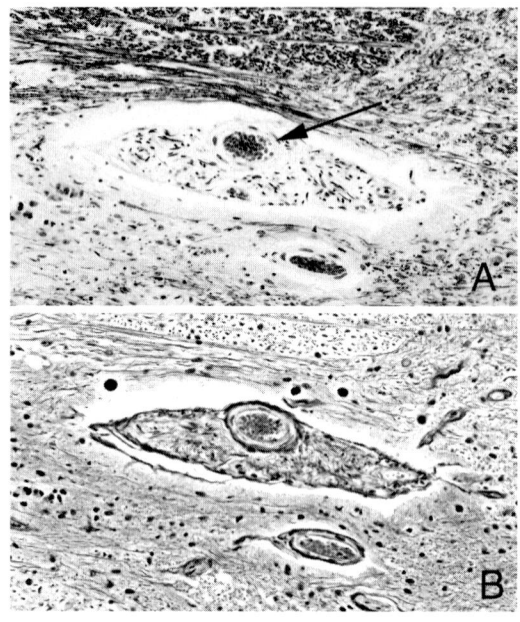

図3-4-22 迷入末梢神経
A：中部胸髄の灰白交連で血管（矢印）周囲にできた末梢神経（KB染色）、B：同部位のBodian染色．

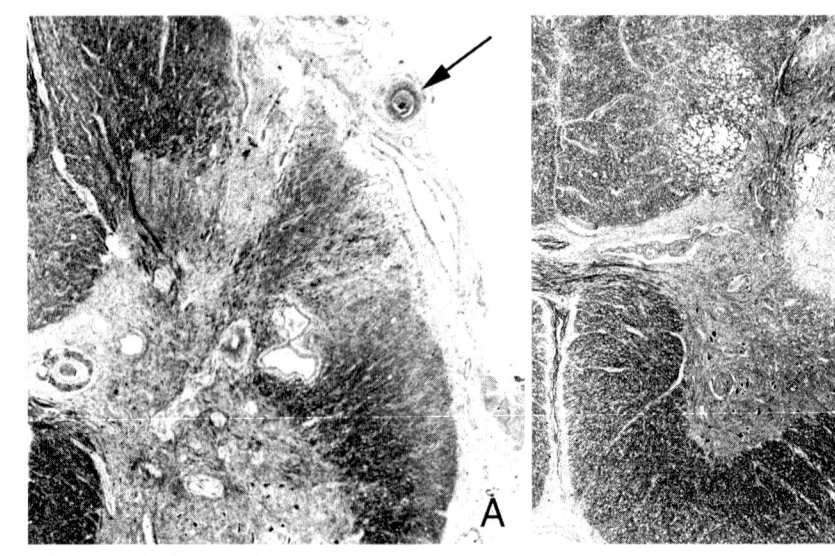

図3-4-23 脊髄梗塞
A：側索に生じた楔形の梗塞と軟膜動脈の狭窄（矢印）、B：前角と後角の移行部から白質にかけて生じた海綿状病巣（いずれもKB染色）．

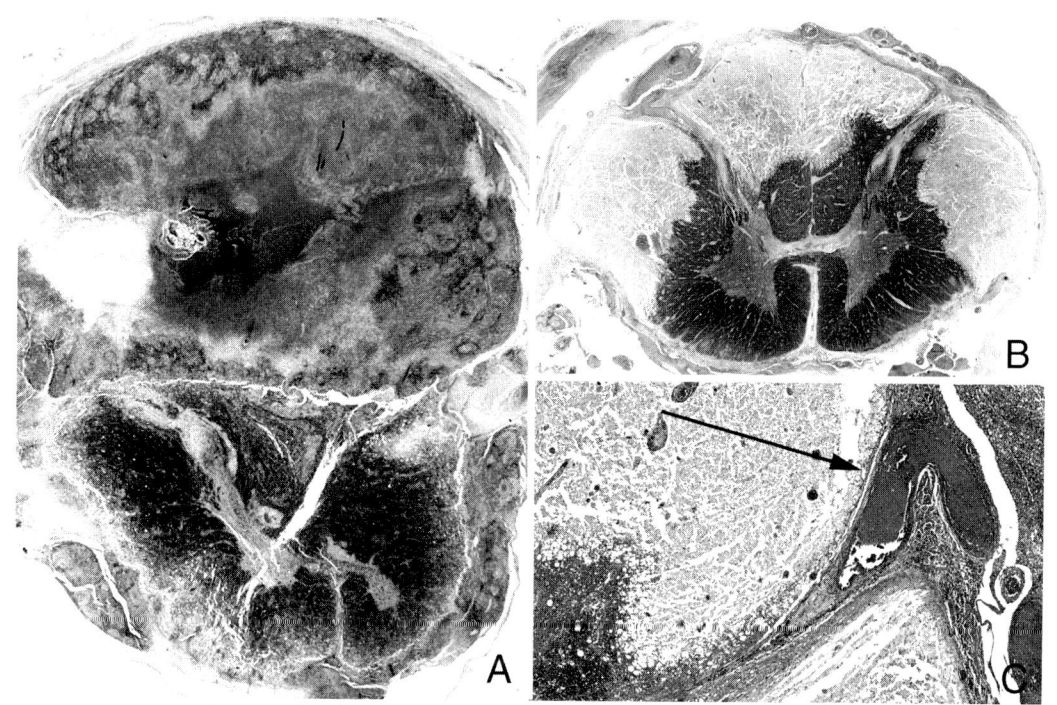

図 3-4-24 細菌性髄膜炎
A：硬膜下結核腫，(KB 染色)，B：化膿性髄膜炎，脊髄辺縁部が壊死に陥っている（KB 染色），C：化膿性脊髄炎クモ膜下腔の静脈に血栓がみえる（矢印）（HE 染色）．

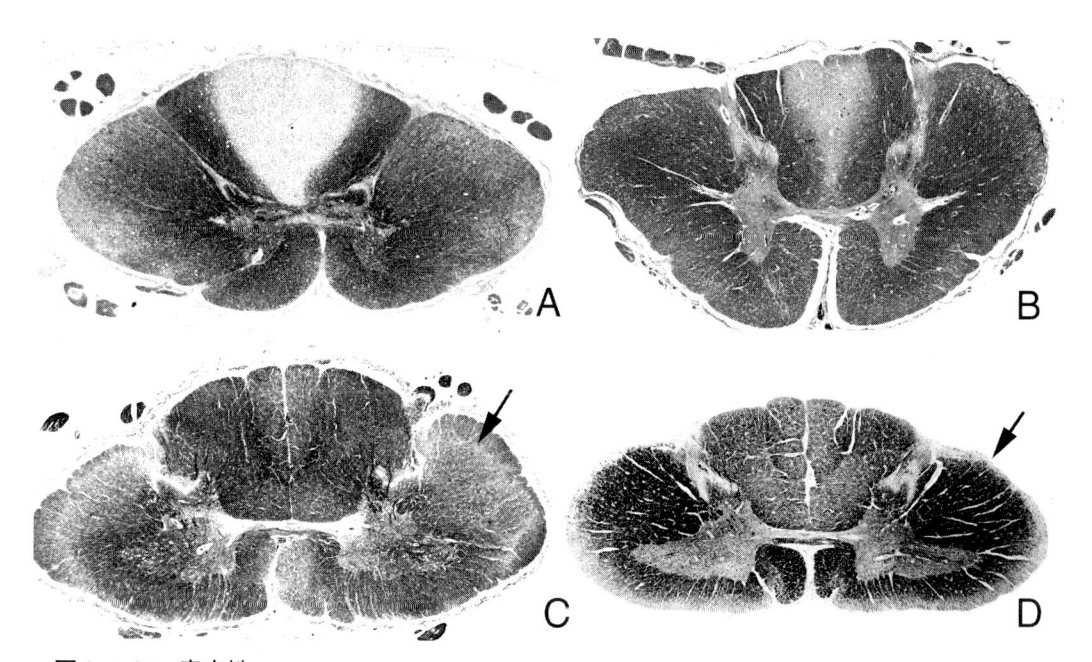

図 3-4-25 索変性
A：癌転移による後索の二次変性，マクロファージによる崩壊産物の清掃が盛んな時期では病巣全体が膨らんでいる，B：スモンにみられた遠位優位型変性，C：多系統萎縮症，側索（矢印）と前索が軽度変性している，D：遺伝性 OPCA，高度な前・後脊髄小脳路（矢印）の変性と軽度の後索変性（すべて KB 染色）．

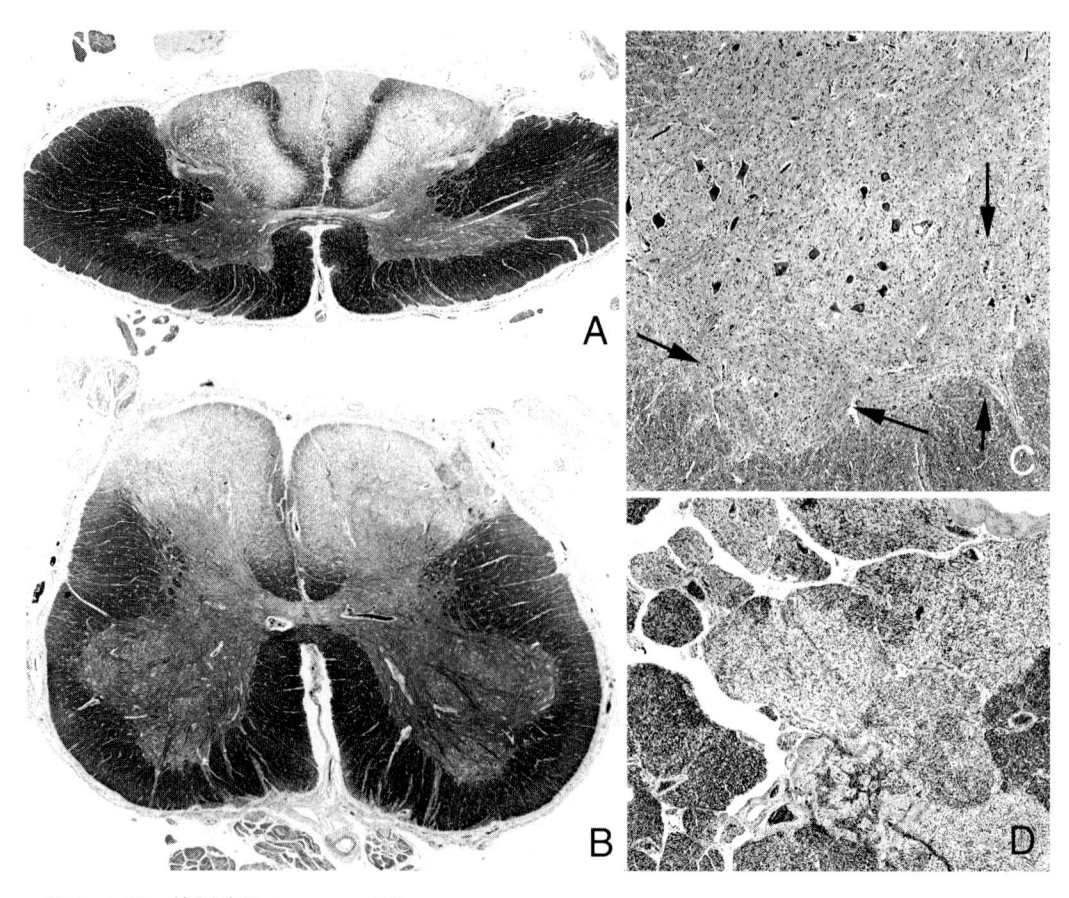

図 3-4-26 傍腫瘍性ニューロパチー
A：頸髄後索の変性，髄節によって末梢神経の障害の程度が異なるため，後索は完全に変性していない（KB染色），B：腰髄では後角に入る後根線維が高度に変性し，後索と後角のほぼ全体が淡明化している（KB染色），C：まだら状に脱落した前角細胞（矢印）（HE染色），D：馬尾，個々の末梢神経束で障害の程度の違いが明瞭（KB染色）．

髄線維から始まるが，高度になると小径線維も消失する．それに関連して，側索の変性を中心前回のBetz細胞の脱落と皮質脊髄路の変性を結び付けることもあるが，Betz細胞に由来する神経線維の割合いは非常に低く，それ以外の細胞が大きく関与していることは疑う余地もない．さらに，本症では前皮質脊髄路だけでなく，前索が変性・萎縮することがあり，変性が決して随意運動系に限局しているわけではないことを示唆している．とくに前索の髄鞘の淡明化と萎縮は程度の差はあるもののほとんどの症例で観察される．この部分には脊髄視床路の他に，脳幹の網様体，前庭神経核などとの連絡路があり，本症における延髄網様体の萎縮との関連において注目される変化である．その他，**多系統萎縮症**，遺伝性OPCA，Friedreich失調症，スモンでも側索に皮質脊髄路の変性がみられる（図3-4-25C）．

後索変性もこれらの疾患で観察されるが，スモン（SMON, subacute myelo-optic neuropathy）では腰髄レベルよりも頸髄レベルで変性が強い逆行性変性を呈する（図3-4-25B）．**Friedreich失調症，遺伝性OPCA，脊髄癆**（tabes dorsalis）などでも同様の傾向が窺える．しかし，これらの疾患では後根神経節細胞と後根線維の脱落を伴うことがあり，後索変性の一部は神経節細胞の脱落によるものも考えられる．家族性筋萎縮性側索硬化症では後索のいわゆる中間根帯が淡明化していることがある．

前・後脊髄小脳路はFriedreich失調症，遺伝

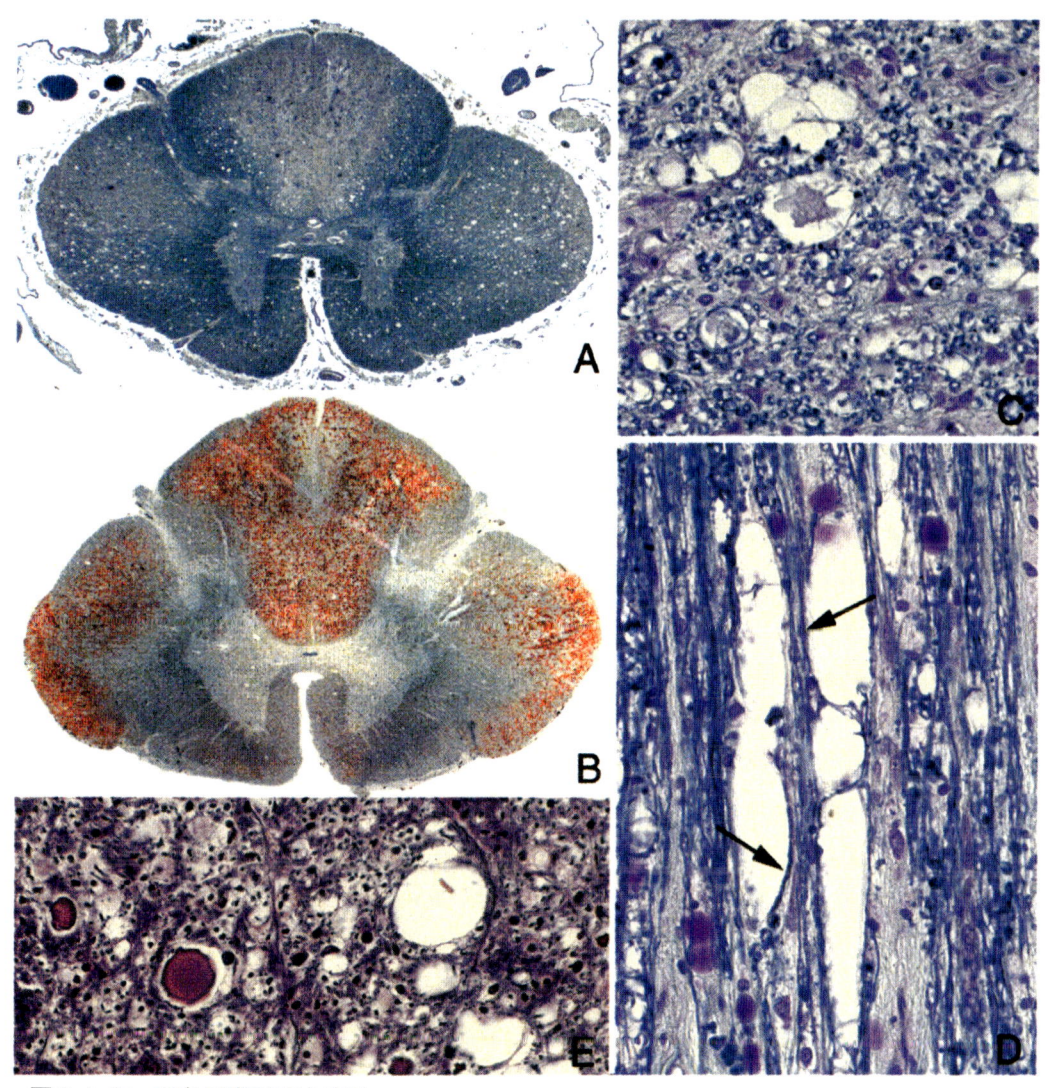

図 3-4-27　亜急性脊髄連合変性
A：後索，側索だけでなくほぼ全体に分布した海綿状病巣，二次変性が加わっている，胸髄（KB 染色），B：海綿状態にほぼ一致してマクロファージに取り込まれた中性脂肪顆粒（Sudan III染色），C：海綿状病巣の断面，拡大したミエリンと正常にみえるミエリンが混在，なかに腫大した軸索がみえる（KB 染色），D：海綿状病巣の縦断面，ある程度の長さにわたってミエリンが拡大している（矢印）（KB 染色），E：海綿状病巣の断面，腫大した軸索とともに正常と思われる軸索が混在（Bodian 染色）．

性OPCA，スモンなどで観察され，Clarke柱の神経細胞脱落を伴うことがある（図3-4-25 D）。

2）多発性海綿状病変

海綿状態から索変性に至る病態は中毒・代謝性疾患などで観察される。**ビタミン B$_{12}$欠乏症**（vitamin B$_{12}$ deficiency）にみられる脊髄病変は白質に生じる多発性の海綿状態で，主に側索や後索に多発するが，その分布は基本的に解剖学的神経路には一致しない。しかし，病巣が互いに融合することや，それらの病変による二次変性が遠位部に生じるために最終的には索変性の形態を示すようになる（亜急性脊髄連合変性症，subacute combined degeneration of spinal cord）。病巣はミエリンの膨化を疑わせる

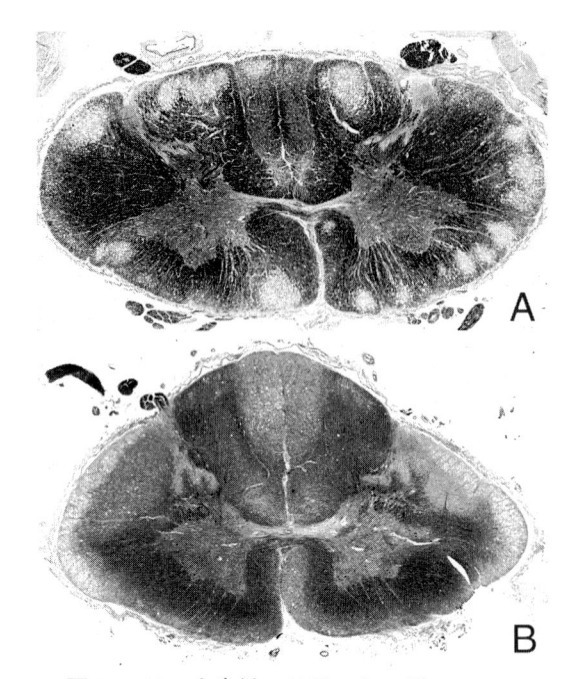

図 3-4-28 全身性エリテマトーデス
A：丸い海綿状病巣が脊髄周辺に多発（KB 染色），B：病巣が融合するとともに，側索，前索，後索に二次変性を来たした状態（KB 染色）．

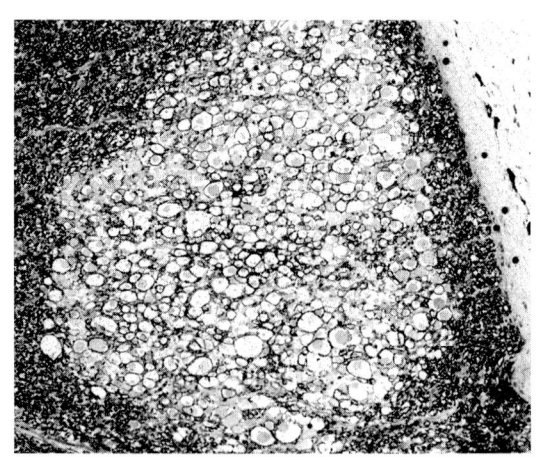

図 3-4-29 真性多血症
脊髄辺縁にできた海綿状病巣，内部に腫大した軸索がみえる（KB 染色）．

大小の孔からなり，小孔の多くは集簇性であるが孤立性の小孔も点在している。また，必ずしも脊髄辺縁に集中する傾向はない。小孔のなかには腫大した軸索もみられるが，正常と考えられるものも少なくない。しかし，融合した病巣，言い換えれば病変が進展している場合ほど軸索の消失が強く，マクロファージの動員も著しい（図 3-4-27）。

Creutzfeldt-Jakob 病 panencephalopathy 型や**白質ジストロフィー**では，内包，大脳脚，延髄錐体などに分布する海綿状病巣が脊髄側索や後索に生じることがある（図 3-1-93, 3-3-47）。病変は前述の亜急性脊髄連合変性症とよく似ているが，病巣は孤立性で，側索や後索の中央に位置することが多い。病巣の上下に Waller 変性が認められる。

一方，**全身性エリテマトーデス**（SLE）では，多発性の海綿状病巣が脊髄辺縁に観察されることがある（図 3-4-28）。病巣は大小の孔からなるが，亜急性脊髄連合変性症などに比べてマクロファージは乏しい。病巣は多発性で，高度になると互いに融合して脊髄辺縁を全周性に一定幅の淡明化巣となる。この病巣は脊髄に最も多く出現するが，さらに脳幹表面に分布することもある（図 3-3-48）。しかし，有髄線維がほとんどない大脳表面には認められない。動脈炎や静脈性灌流障害が想定されているが，確証はない。同様の海綿状病巣は **HIV 感染**に伴う空胞性脊髄症（vacuolar myelopathy）にも認められる。**多血症**（polycythemia）でも脊髄表面に接して観察されることがある（図 3-4-29）。

3．脱髄

多発性硬化症の脱髄斑は脊髄のレベルによって形や大きさが異なり，血管支配領域と一致しないばかりか解剖学的な神経路にも一致しない。病巣は白質のみならず灰白質にも及ぶが，神経細胞は比較的よく残っている。病巣内の軸索は相対的に残るが，障害も強く，病巣の遠位部では二次変性が生じる（図 1-1-32, 34 & 35）。なお，剖検で脊髄に偶然，無症候性脱髄斑が発見されることがある。

多発硬化症の特殊型としての **Devic 病**（視束脊髄炎，neuromyelitis optica）は脊髄と視神経を侵すが，非常に破壊性が強く，脱髄というよりは壊死傾向の強い病変である（図 3-4-30）。ときに空洞形成に至ることもあり著

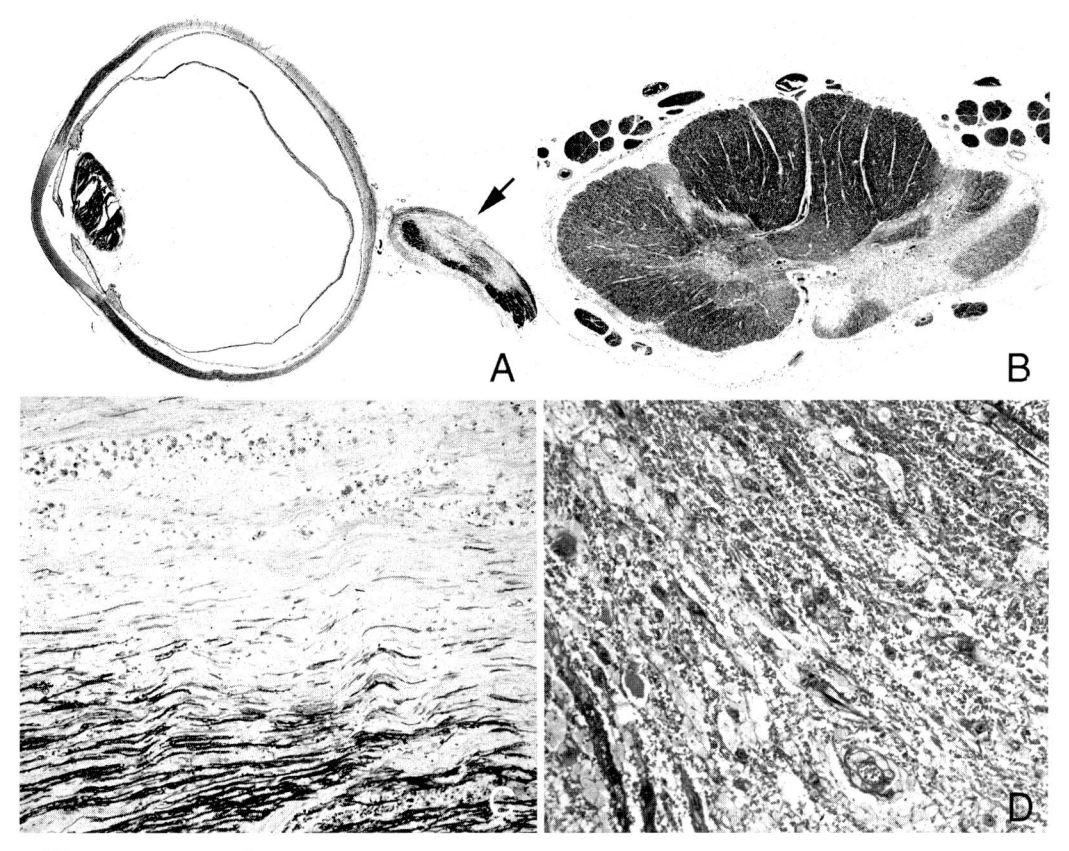

図 3-4-30　Devic 病
A：視神経にできた脱髄斑（矢印）（KB 染色），B：白質から灰白質にまたがる病巣（KB 染色），C：髄鞘の脱落とマクロファージの動員（縦断標本，KB 染色），D：非常に壊死傾向の強い病巣（AZAN 染色）．

しい脊髄の変形を伴う．アストログリアの増殖に加えて血管外膜に由来する結合組織細胞も目立つ．また，古い病巣では末梢神経由来の髄鞘の再生（remyelination）が観察される．

その他，静脈周囲性脳脊髄炎も脊髄でみられることがある．副腎白質ジストロフィーのひとつである副腎脊髄ニューロパチー（adrenomyeloneuropathy）では側索，薄束が好発部位である．

4．炎症

ヒトTリンパ球向性ウイルス脊髄症（HTLV-1 associated myelopathy, HAM）は血管周囲性リンパ球浸潤が髄膜と脊髄実質にみられ，この炎症に巻き込まれた実質組織が破壊されている．初期ではミエリンの破壊が強く，神経細胞は比較的病変から逃れる．病巣は次第に線維性グリオーシスで置き換わり，左右対称性に分布するようになる．胸髄下部が好発部位で，側索がとくに侵されやすい（図 3-4-31）．

5．その他

頸部などの悪性腫瘍に対する放射線照射後，数カ月から数年の間隔をおいて放射線脊髄症（radiation myelopathy）が発症する（図 3-4-32，3-1-101）．その組織像は人脳白質などと同様に血液脳関門の破綻を示唆する血液液体成分の漏出，血管壁のフィブリノイド変性，血管周囲組織の壊死などで，神経細胞は比較的残っていることが多い．また，アストログリアの反応も組織破壊に比べて弱い．

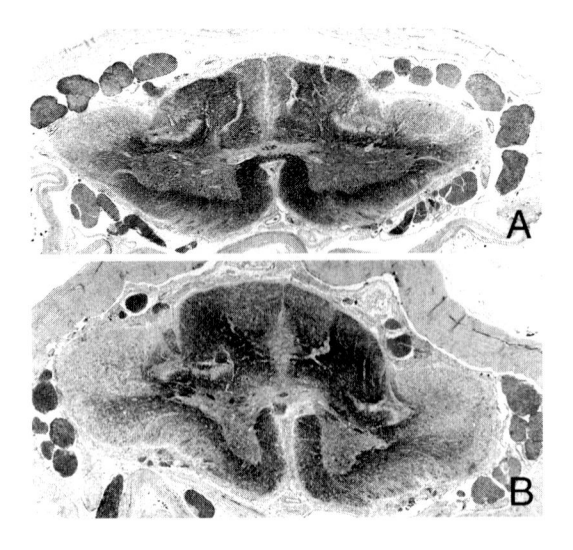

図 3-4-31　ヒト T リンパ球向性ウイルス脊髄症
すでに活発な病変は消退し，病巣の融合と二次変性によって索変性を呈している（KB 染色）．

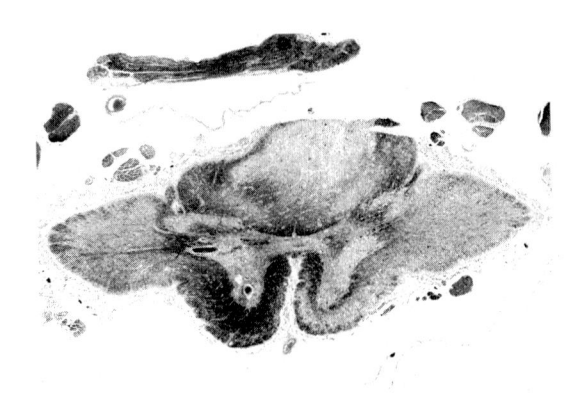

図 3-4-32　放射線脊髄症
白質が選択的に障害されるが，灰白質はよく残っている（KB 染色）．

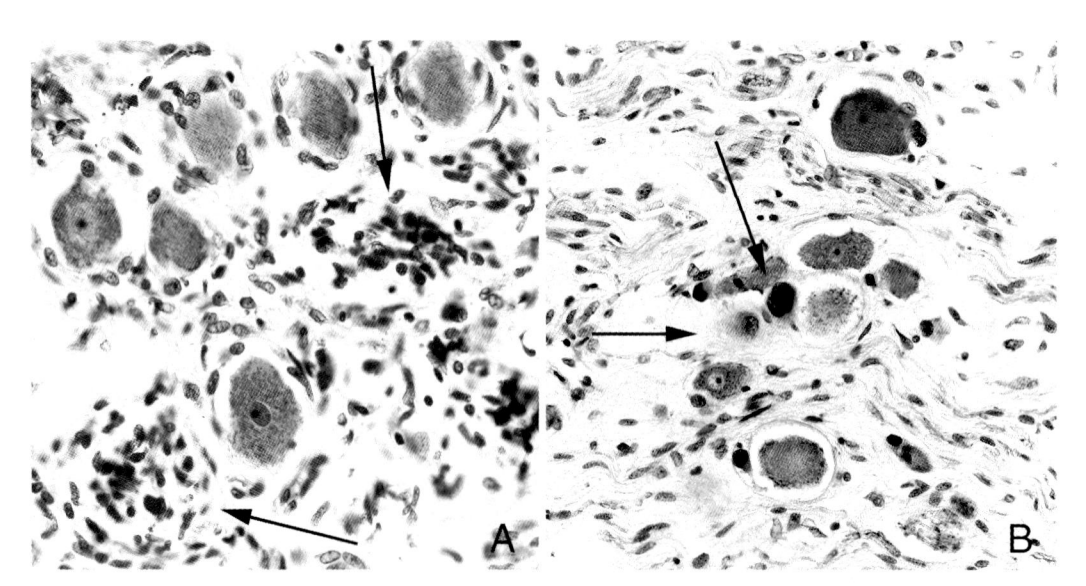

図 3-4-33　後根神経節
A：Nageotte 結節，傍腫瘍性ニューロパチー（KB 染色），B：毛細血管拡張運動失調症の後根神経節，矢印は異常な細胞を示す．（KB 染色）．

IV．後根神経節

　後根神経節（posterior root ganglia）にある神経節細胞（ganglion cells）は丸い核と大きな円形ないし類円形の細胞質からなり，小型で円形のサテライト細胞（satellite cells）に囲まれている．細胞質の Nissl 小体は細かい顆粒状で，感覚神経細胞としての特徴を示す．神経節細胞の突起は双極性で，一つは皮膚や血管壁など末梢に向かい，他方は中枢枝として後索に入る．加齢に伴ってリポフスチンが蓄積する

とともに，細胞数が減少する。

　神経節細胞が病的に脱落すると，サテライト細胞が増加して結節状に集簇するようになる。これをNageotte結節（nodules of Nageotte）と呼び，神経節細胞脱落の形態学的証拠としている（図3-4-33 A）。この結節は比較的急速に神経節細胞が脱落している時によく観察され，慢性変性疾患ではあまり目立たないことがある。なお，サテライト細胞の輪のなかに神経節細胞がみえない場合や小さな細胞質だけがみえることがあるが，これらは細胞に対して接線方向に薄切標本が切れた場合が考えられるので注意が必要である。

　毛細血管拡張運動失調症の後根神経節では，神経節細胞の脱落とともに，クロマチンに富み巨大で異常な形をした核をもった細胞が出現する（図3-4-33 B）。この細胞は肝臓，甲状腺，副腎，脾臓，下垂体などにも観察される。

和文索引

※ゴシック体の数字は図，表，グラフなどがあるページを示す

【あ】

アルノルド・キアリ奇形☞キアリ奇形
亜急性壊死性脊髄炎☞フォア・アラジュアニン症候群（病）
亜急性壊死性脳脊髄症☞リー脳症
亜急性海綿状脳症　132,135,137,139
亜急性硬化性全脳炎　28,32,50,59,206
亜急性脊髄連合変性症　32,311
悪性リンパ腫　218,300
アストログリア　37,59
　　アミロイド小体　59,60,80,223,305
　　アルツハイマーⅠ，Ⅱ型グリア　39,40,41,205,216
　　異型グリア　39
　　ウィルソン病　40
　　オパルスキー細胞　40,41
　　加齢　80,81
　　肝性脳症　39
　　機能不全　39
　　グリア嗜銀性構造物　59,61
　　グリア壁　31
　　グリコーゲン顆粒　40,41
　　クロイツフェルト・ヤコブ病　41
　　結節性硬化症　129,145
　　腫瘍　151,219
　　線維性グリオーシス　9,22,34,35,39,40,81,101,139,140
　　退行性変化　203,204,209,216
　　反応性増殖　9,12,37,38
　　ビンスワンガー病　41
　　浮腫　40,202,204
　　閉鎖性頭部外傷　40,143
　　ベルクマングリア　14,16
　　老人斑　56
　　ローゼンタール線維　60,82

アスペルギルス症　27
アテローム性動脈硬化症　5,18
アポリポ蛋白　97,98
アミロイド　19
アミロイド・アンギオパチー　19
　　アルツハイマー型痴呆　20,96
　　加齢　20
　　白質出血　7,20
　　皮質梗塞　96
アミロイド小体　59,60,80,223,305
アルコール性小脳変性症　228,230,284
アルツハイマーⅠ，Ⅱ型グリア　39,40,41,205,216
アルツハイマー型痴呆　86
　　アストログリア　92
　　アポリポ蛋白質　97,98
　　アミロイド・アンギオパチー　96,97
　　アルツハイマー型老年痴呆　62,86,100
　　アルツハイマー神経原線維変化　49,77,88～90
　　アルツハイマー病　62,87,100
　　アンモン角　63,71,78,93,152
　　海馬采　95
　　海馬支脚　92,94
　　海馬傍回　71,87
　　合併症　97
　　加齢　84,99,100
　　貫通路　87,94,153,154
　　原発性海馬変性　63,79,102～104
　　視床　90,197
　　視床下部　96,173
　　小脳皮質　90
　　青斑核　96
　　線維性グリオーシス　101
　　前交連　200,201
　　層状変性　90,91,99
　　側頭葉アンモン角路☞貫通路
　　側副溝　87,88,92
　　組織像　88

帯状束　95
大脳白質　88
大脳皮質　92,96,132,134
断面積比（海馬体/海馬傍回の）　72,94,156
中心灰白質　247
内嗅領皮質　91～93
乳頭体　95
ニューロピル　90,92,93
脳弓　95
脳重量　87
白板　95
パーキンソン病　97
パペッツの回路　95,161
ピック病　88,92,101
非定型的アルツハイマー型痴呆　100,101
100歳　63,64
病理学的分類　99,100
病理診断基準　97
扁桃体　88,95,96
マイネルト基底核　96,172
マクロ所見　86,88
網様体　266,267
老人斑　56,88,89
老人斑優位型　63,102
アルツハイマー型老年痴呆☞アルツハイマー型痴呆
アルツハイマー神経原線維変化　49
　　亜急性硬化性全脳炎　32
　　アルツハイマー型痴呆　88,90
　　アンモン角　78,79
　　エディンガー・ウェストファール核　250
　　加齢　63,74,77
　　橋核　281
　　筋強直性ジストロフィー　50,155
　　神経元セロイドリポフスチン症　50
　　ゲルストマン・シュトロイスラー・シャインカー病　50
　　健常老人脳　79

原発性海馬変性 102,103
黒質 256
ゴースト NFT 49,103
コケイン症候群 50
視床 200
視床下核 187
歯状核 244
進行性核上性麻痺 49,50,200
青斑核 74,269
脊髄前角 295,302
線条体 176
増加率 88,89
大脳皮質 88
ダウン症候群 49
内嗅領皮質 92,93
鉛中毒 50
ニーマン・ピック病 50
脳炎後パーキンソニズム 50
ハラーフォルデン・シュパッツ病 50
福山型筋ジストロフィー 50
分布 78,90
扁桃体 95
ボクサー脳 50
マイネルト基底核 171
迷走神経背側核 280
網様体 267
アルツハイマー病☞アルツハイマー型痴呆
アレキサンダー病 60,61,204,237
アンバランス 64
アンモン角 150
　アルツハイマー型痴呆 71,93
　アルツハイマー神経原線維変化 78
　海馬白板線維 152
　核黄疸 153
　加齢 71,78,155
　貫通路 151,153
　虚血性病変 13,93
　筋萎縮性側索硬化症 155
　筋強直性ジストロフィー 155
　クロイツフェルト・ヤコブ病 154
　原発性海馬変性 103
　固有海馬 148
　シェーファー側枝 152
　CA 3 151
　CA 2 13,79,93,102,103,151,155
　CA 4（終板） 79
　CA 1 13,48,79,93,103,151
　歯状回 149
　腫瘍 155
　上行層 150
　錐体細胞層 93,151,152
　層状病変 153
　側頭葉アンモン角路 151
　側頭葉てんかん 153
　ゾンマー開扇部 151
　多シナプス路 152
　断面積 71,156
　低血糖症 42,134,150,153
　白板 95,149,150,152
　パーキンソン病 155
　ピック病 154
　100歳 71
　分子層 151,152
　放射状層 151,152
　無酸素脳症 13,93,152,153
　網状層 93,151,152
　レビー小体型痴呆 155
　老人斑 58

【い】

異型グリア 39,41
萎縮 3
　アルツハイマー型痴呆 64,87
　加齢 4,63
　細胞反応 67
　色素性萎縮 41
　小脳・脳幹 68
　数的萎縮 3
　生理的萎縮 4,65
　脊髄 291
　大脳白質 69
　大脳皮質 69,70
　単純萎縮 3
　パターン 68
　100歳脳 63
　病的萎縮 4,65
　メカニズム 74
　葉性萎縮 88,131
異染性白質ジストロフィー 30,33,204
一次性索変性 308
一次性脱髄 29
　静脈周囲性脳脊髄炎 213
　多発性硬化症 29,30,31,213,274,279
　デビック病 32,312,313
　バロー型多発性硬化症 31,213
一酸化炭素中毒 32,184,216,254
遺伝性オリーブ橋小脳萎縮症
　外転神経核 271
　下オリーブ核 284
　カハール間質核 250
　顔面神経核 271
　橋核 276
　橋被蓋網様核 267
　黒質 255,259
　三叉神経運動核 271
　視床 197
　視床下核 188
　歯状核 243
　室頂核 244,245
　上丘 251
　上小脳脚 266,269
　小脳白質 236,237
　小脳皮質 220,227,229
　青斑核 268,269
　赤核 252
　脊髄 297,303,309
　舌下神経周囲核 278,279,284
　前庭神経核群 271,274
　淡蒼球 186
　動眼神経核 249
　内側毛帯 287
　副楔状束核 286,287

迷走神経背側核 280
異物型巨細胞 18,21,23,26
インフルエンザ桿菌 24

【う】

ウィリス輪 4,17
ウイルス感染症 27
 亜急性硬化性全脳炎 28,32
 カウドリーA型封入体 27
 感染後（ワクチン接種後）脳炎 22
 急性脊髄前角炎 22
 狂犬病 27
 巨細胞性封入体病（サイトメガロウイルス）27,28
 神経食現象 27
 進行性多巣性白質脳症 31,213
 脱髄 28
 単純ヘルペス脳炎 22,160
 日本脳炎 28,198
ウィルソン病 40,41
ウェルニッケ脳症
 下丘 248
 黒質 254
 視床 198
 視床下部 172
 中心灰白質 247
 乳頭体 163,166
ウォーカー・ワールブルグ症候群 144
運動神経細胞 37
運動ニューロン疾患 137

【え】

栄養障害
 アルコール性小脳変性症 228,230
 ウェルニッケ脳症 166,247,248,254
 ビタミンE欠乏症 55,287
 ビタミンB12欠乏症☞亜急性脊髄連合変性症
 マルキアファーヴァ・ビニャミ病 200
エディンガー・ウェストファール核 80,248〜250
遠位優位型変性 308
炎症 21
 異物型巨細胞 23,26
 器質化 22
 形質細胞 21,22,25,26
 血管周囲腔 23
 好酸球 21
 好中球 21,22
 滲出 21
 増殖 22
 組織球（単球）22
 多核白血球 21,22,25
 単球 22
 肉芽組織（腫）22
 マクロファージ（泡沫細胞）21,22
 ラングハンス型巨細胞 22,26
 リンパ球 21
円錐 114
延髄 277
 アルツハイマー病 283
 遺伝性オリーブ橋小脳萎縮症 278〜280,284〜287
 外側延髄症候群 277,283
 下オリーブ核 281
 加齢 287
 疑核 280
 筋萎縮性側索硬化症 279,289
 クロイツフェルト・ヤコブ病 289
 抗けいれん剤 287
 後索核 286
 孤束 280
 歯状核下オリーブ核異形成 281
 進行性核上性麻痺 278,280,283
 錐体 288
 ズダン好性白質ジストロフィー 289
 スモン 284
 正中延髄症候群 277,283
 舌下神経核 279
 舌下神経周囲核 278
 全身性エリテマトーデス 289,290
 多系統萎縮症 278,280,281,286
 乳児神経軸索ジストロフィー 287
 パーキンソン病 280,285
 皮質小脳萎縮症 284
 ビタミンE欠乏症 287
 ピック病 284
 副楔状束核 286
 迷走神経背側核 280,285
鉛筆状軟化 306

【お】

横隔膜神経 294
黄色ブドウ球菌 25
横走線維 59,263,272,275,277
横断性病巣（脊髄）307
オヌフロヴィッツ核 292,295,299,304
オパルスキー細胞 40,41
オリゴデンドログリア 58
 亜急性硬化性全脳炎 32,58
 橋中心髄鞘崩壊症 58,278
 グリア細胞質内封入体（GCI）58,235,236,276,281
 サテライトーシス 59
 進行性核上性麻痺 59,61
 進行性多巣性白質脳症 31,58
 多系統萎縮症 58,210,281
 皮質基底核変性症 59
 微小皮質形成不全 59,145
 浮腫 58,202
 乏突起膠腫 219
オリーブ橋小脳萎縮症☞多系統萎縮症，遺伝性オリーブ橋小脳萎縮症

【か】

外顆粒層 221
介在核（舌下神経周囲核）284

外傷☞頭部外傷
外傷性出血　6, 212
外髄板　190
外側延髄症候群　277, 283
外側型出血　6, 83, 178
外側嗅条　167
外側膝状体　44, 192, 193, 199
外側楔状束核☞副楔状束核
外側皮質脊髄路　298, 302, 305, 308
外側毛帯　266, 272, 275
外転神経核　72, 265, 271, 273, 282
灰白交連　298
海馬采　95, 149, 152
海馬支脚　160
　　アルツハイマー型痴呆　92, 94, 160, 162
　　橋・海馬支脚壊死　160
　　筋萎縮性側索硬化症　160, 162
　　クロイツフェルト・ヤコブ病　160
　　ピック病　160, 162
海馬体　148
海馬台☞海馬支脚
海馬白板線維　95, 152
海馬傍回　155
　　アルツハイマー型痴呆　71, 90～92, 156
　　アルツハイマー神経原線維変化　78, 92, 93, 156
　　海馬白板線維　95, 152
　　貫通路　156
　　血管・循環障害　158
　　挫傷　158
　　腫瘍　158
　　層状変性　90, 156
　　単純ヘルペス脳炎　158, 160
　　断面積比　71, 72, 103, 156
　　テント切痕ヘルニア　108, 158
　　内嗅領皮質　78, 91～93, 156, 157
　　皮質型レビー小体　47, 158
　　ピック病　157
　　プレアルファニューロン　156, 157

辺縁系脳炎　158
変性神経突起　156, 157
レビー小体型痴呆　157, 159
老人斑　76
外包　6
海綿状血管腫　212
海綿状態（大脳皮質）
　　亜急性海綿状脳症　132, 137
　　クロイツフェルト・ヤコブ病　135, 138
　　健常老人脳　131, 133
　　前頭・側頭葉型痴呆　131, 133
　　パーキンソン病　136, 159
　　皮質基底核変性症　135
　　ピック病　131, 134
　　浮腫　16, 131
海綿状態（白質）
　　亜急性脊髄連合変性症　311
　　かえでシロップ尿症　237
　　カナヴァン病　237
　　癌性髄膜症　217, 218, 276, 279
　　肝性脳症　32, 218
　　クロイツフェルト・ヤコブ病　217, 289, 312
　　抗癌剤　32, 215
　　梗塞　9, 11
　　全身性エリテマトーデス　33, 142, 262, 289, 290
　　多血症　33, 312
　　遅発性放射線壊死　214, 276
　　糖原病　205
　　白質ジストロフィー　208, 289
　　フェニールケトン尿症　205
　　浮腫　202
海綿状変性☞海綿状態
海綿静脈洞血栓症　17
カウドリーA型封入体　27, 52
かえでシロップ尿症　205, 237
下オリーブ核小脳路　220, 282
下オリーブ核　281
　　アルコール性小脳変性症　284
　　アルツハイマー型痴呆　283
　　アルツハイマー神経原線維変化

283
遺伝性オリーブ橋小脳萎縮症　284
ウェルニッケ脳症　284
虚血性変化　283
歯状核下オリーブ核異形成　281
進行性核上性麻痺　283, 286
線維性グリオーシス　81
多系統萎縮症　284
ツェルウェーガー症候群　281
肥大　42, 43, 45, 46, 286
ラフォラ小体　51
リポフスチン　42
老化　42, 72, 81
老人斑　286
下丘　16, 113, 251
蝸牛神経核　72, 271
核☞神経核
核黄疸　150, 185
カクタス　57, 222, 231～233
核内封入体　31, 32
核斑　56
かご細胞　225
過誤腫　159
下視床脚　171
下小脳脚　265
下垂体卒中　173
下赤核症候群　246
下前頭回　6, 48
家族性筋萎縮性側索硬化症　303, 310
家族性全域線条体壊死　180
家族性ミオクローヌスてんかん　51
下側頭回　48, 76, 92, 134, 148
片側バリズム　187, 188
滑車上核　249
滑車神経核　72, 248, 249, 265
滑脳症　144, 145
下頭頂小葉　128
カナヴァン病　237
化膿性髄膜炎　24, 108, 309
カハール間質核　248, 250
顆粒下層（大脳皮質）　137
顆粒型皮質　130

顆粒空胞変性　50,51
顆粒細胞型小脳低形成　231,233
顆粒細胞層（小脳）　230
顆粒上層（大脳皮質）　130
加齢☞老年性変化
感覚神経細胞　37
眼球運動核　248
カンジダ症　26,27
間質脊髄路　298
冠状動脈（脊髄）　291
癌性髄膜症　217,218,276,279
肝性脳症
　　アルツハイマーII型グリア　39,41
　　海綿状態（白質の）　32,136,218
　　大脳皮質　134,136
　　マリネスコ小体　254
感染後（ワクチン接種後）脳炎　22
感染症
　　ウイルス感染症　26
　　細菌感染症　24
　　真菌感染症　26
貫通路　87，93,151,153,154
顔面神経核　72,265,270,272,282
乾酪壊死　23
灌流域　8
　　小脳　233
　　脊髄　291,297
　　大脳　116
　　脳幹　117,246,262,277

【き】

キアリ奇形　222,224
疑核　265,280,282
器質化　9,22
偽石灰沈着☞石灰化
基底外側核群　96,166
機能円柱　73,127
偽膜　4,5
脚橋被蓋核緻密部　77,96,264,267
逆行性経シナプス変性　46
逆行性変性　53
脚ワナ　96,172

嗅球　169,267
究極像（老化）　63
球状核　221,245
弓状核　246
旧小脳　221
急性散在性脳脊髄炎　214
急性出血性白質脳炎　8,215
急性脊髄前角炎　22,28,295,301
95パーセンタイル値　76
橋外髄鞘崩壊症　182
橋・海馬支脚壊死　160
境界領域梗塞　8
橋核　272,276
狂犬病　27
凝固壊死　9
橋小脳萎縮症　220
胸髄　52,292
胸髄核☞クラーク柱
橋中心髄鞘崩壊症　59,274,278
橋底部　272
　　アルツハイマー神経原線維変化　50,281
　　横走線維　263,264,272
　　オリゴデンドログリア　59,281
　　癌性髄膜炎　276,279
　　橋核　276
　　橋中心髄鞘崩壊症　59,274,278
　　虚血性病変　273
　　グリア嗜銀性構造物　281
　　経シナプス変性　44,45,273,280
　　ゲルストマン・シュトロイスラー・シャインカー病　54,277
　　梗塞　273,275
　　嗜銀性構造物　59
　　小動脈瘤　273,276
　　神経細胞細胞質内封入体　281
　　神経食現象　273
　　進行性核上性麻痺　277,281
　　多系統萎縮症　275,276,280,281
　　多発性硬化症　273,279
　　中心染色質溶解　42
　　皮質基底核変性症　277,281
　　ベーチェット病　273,277

ペラグラ脳症　276
放射線障害　276,279
橋底部多巣性海綿状壊死　276,279
橋被蓋　263
　　アルツハイマー型痴呆　268
　　遺伝性オリーブ橋小脳萎縮症　266,268,271
　　ウェルニッケ脳症　268
　　外転神経核　271,273
　　顔面神経核　269,272
　　橋被蓋網様核（ベヒテレフ）　267,268
　　虚血性病変　17,268
　　筋萎縮性側索硬化症　271
　　三叉神経核　269,272
　　歯状核赤核淡蒼球ルイ体萎縮症　266
　　上小脳脚　266,268
　　進行性核上性麻痺　266,268,271
　　青斑核　263,264,266,267,269
　　線条体黒質変性症　268
　　前庭神経核群　271,274
　　帯状疱疹　270
　　多系統萎縮症　266,271
　　中心被蓋路　266,269
　　聴覚系　271
　　点頭てんかん　269
　　パーキンソン病　268
　　皮質基底核変性症　266
　　縫線核　267
　　網様体　51,263
橋被蓋網様核（ベヒテレフ）　263,265,267,268
橋縫線核　265
橋網様体脊髄路　264,305
極型皮質　128,130
虚血性病変　8,11
　　アンモン角　13，153
　　視床　15，194
　　小脳　14,16,226,228,231,240
　　脊髄　16,291,295,297,300,306,308
　　線条体　15,16,177

選択的易襲性　11
層状壊死　11, 14, 15
大脳皮質　11, 14, 15, 142
淡蒼球　15, 184
脳幹部　16, 17, 251, 254, 255, 263, 273, 275〜277, 283
扁桃体　15, 169
巨細胞性動脈炎　21, 292, 295
巨細胞性封入体病　27, 28, 52
巨大細胞性網様核　263, 265
魚雷像☞トルペード
ギラン・モラレの三角　45
起立性低血圧　299
筋萎縮性側索硬化症
　海馬支脚　160, 162
　家族性筋萎縮性側索硬化症　303, 310
　眼球運動核　249
　顔面神経核　269, 272
　疑核　281
　クラーク柱　303
　高齢者　85, 296
　黒質　259
　三叉神経核　271, 272
　色素性萎縮　303
　軸索腫大　303
　歯状回　151
　視床下核　188, 189
　神経食現象　141, 303
　錐体　289, 290
　スケイン様封入体　51
　舌下神経核　272, 279
　前角（脊髄）　295, 302, 303
　前根　291
　側索　302, 308
　大脳皮質　141
　チスタチンC　51
　中心前回　141
　内包　203
　ヒアリン小体　51
　ブニナ小体　51, 302
　迷走神経背側核　280
　ユビキチン　51

近位優位型変性　307
筋強直性ジストロフィー
　アルツハイマー神経原線維変化　79
　アンモン角　155
　細胞質内封入体　199
　視床　198
　中心灰白質　247
　乳頭体　79, 166
　マリネスコ小体　253, 254

【く】

空間占拠性病巣　4, 6, 25, 222, 249
空洞化　6, 9, 10, 12, 13
偶発的脳幹型レビー小体　80
空胞性脊髄症　312
空胞変性　41〜43
クフス病☞神経元セロイドリポフスチン症
クモ膜　108
クモ膜下腔　23
クモ膜下出血　4, 83, 107
クモ膜斑　114, 291
クラッベ病☞グロボイド細胞白質ジストロフィー
グラム陽性桿菌　26
クラーク柱　37, 55, 299, 302
グリア　58
グリア細胞質内封入体（GCI）　58, 235, 236, 276, 281
グリア嗜銀性構造物　59, 61
グリコーゲン顆粒　40, 41
クリッペル・フェール奇形　222
クリプトコッカス症　26, 27
グルモース変性　55, 56, 240, 244
クールー斑　224, 225
クロイツフェルト・ヤコブ病
　亜急性海綿状脳症　132, 137, 139
　アストログリア　41, 135, 140
　アンモン角　154
　外側膝状体　197, 199
　海綿状態（皮質の）　135, 137
　下オリーブ核肥大　46

橋底部　277
系統変性　277
抗プリオン抗体　139
黒質　260
視床　196, 198
失調型　232, 234
視放線　199
上丘　251
小脳皮質　224, 232, 234
錐体　289, 290
ステルン・ガルサン型　197
脊髄前角　295
線条体　181
全脳型　135, 138, 139, 232
側索　312
大脳脚　262, 289
大脳皮質　135
ハイデンハイン型　136
白質　205
皮質下白質海綿状壊死巣　138
膨化（神経細胞の）　43, 44
無酸素脳症　140
クロード症候群☞下赤核症候群
グロボイド細胞白質ジストロフィー　34, 207

【け】

形質細胞　21, 22
経シナプス変性　44, 221
頚髄膨大部　292
頚椎症　291
頚椎症性脊髄症　297, 298, 305
系統変性症　36
けいれん　12
血液脳関門　33, 216
結核　22, 25, 26, 309
血管炎　20
血管芽腫　237
血管周囲腔　10, 23
血管周囲性老人斑　57
血管新生　9, 12, 22
血管性痴呆　83, 209, 210
血管内悪性リンパ腫　218, 300

結合腕☞上小脳脚
結合腕傍核　264,265,280
結節性硬化症　129
結節性動脈炎　295
結節性ヘテロトピア　145,146
血栓　9,17,54,84,96,309
血栓性静脈炎　24
ケリカー・布施核　280
ゲルストマン・シュトロイスラー・
シャインカー病　50,54,224,225,
277
原始斑　56,57
原発性海馬変性　63,79,102〜104

【こ】

後角　297
硬膜下出血（血腫）　4,5,65,83,108
後角固有核　298
膠芽腫　239
後下小脳動脈　233,277
抗癌剤　26,32,41,215
交感神経　298
抗凝固剤　8
高血圧性白質出血　7,8
後交通動脈　110,194
後交連　192
後根　26,114
後根神経節　26,55,314
後索　26,309,310
後索核　286
　　遺伝性オリーブ橋小脳萎縮症
　　287
　　加齢　54,80,287
　　抗けいれん剤　287,288
　　先天性胆道閉鎖症　55
　　乳幼児神経軸索ジストロフィー
　　55
　　囊胞性線維症　55
　　肥大　287,288
　　ビタミンE欠乏症　55
　　類球体　54
交叉性小脳萎縮　226
好酸球　21

好酸球性肉芽腫　173
好酸性封入体☞ヒアリン小体
後視床脚　190
鉤状束（小脳）　244,245
後正中溝　298
後正中中隔　298,304
後脊髄小脳路　298,302,305,309,310
後脊髄動脈　291
梗塞
　　アストログリア　8,9,12
　　延髄　277,283
　　オリゴデンドログリア　11
　　器質化　9,12
　　橋　263,275
　　境界領域梗塞　8
　　空洞化　9
　　血管新生　9,12
　　軸索腫大　9,54
　　視床　195
　　小脳　226,228
　　初期変化　8,11
　　脊髄　295,300
　　線維性グリオーシス　9
　　線条体　10
　　塞栓　9
　　側副循環　8
　　大脳皮質　83,142
　　多核白血球　9
　　多発性梗塞　83
　　断血性変化　9,11
　　単発性梗塞　83
　　中脳　246
　　二次変性　9
　　被包　9,13
　　扁桃体　169
　　マクロ所見　10,109
　　マクロファージ　9
　　ラクネ　10,13,14
　　老年期の梗塞　83,84
　　ローゼンタール線維　12,60
後大脳動脈　5,8,110,194,246
好中球　21,22
後天性免疫不全症候群　206

厚脳回　144,145
抗プリオン抗体　136,139
抗プルキンエ細胞質抗体　229
鉤ヘルニア　108
膠様質　298
高齢者☞老年期，老年性変化
交連後海馬　149
交連線維　127,200
黒質　252
　　アルツハイマー型痴呆　97
　　アルツハイマー神経原線維変化
　　50,259
　　遺伝性オリーブ橋小脳萎縮症
　　259
　　加齢　71,73
　　筋萎縮性側索硬化症　259
　　クロイツフェルト・ヤコブ病
　　260
　　血管・循環障害　254
　　高齢者の黒質変性　80,258
　　左右差　260
　　軸索腫大　55,261
　　歯状核赤核淡蒼球ルイ体萎縮症
　　260,262
　　神経細胞の脱落　38,256,257
　　進行性核上性麻痺　258,259
　　線条体黒質変性症　259,260
　　二次変性　261
　　脳炎後パーキンソニズム　259
　　脳幹型レビー小体　47,48,79
　　パーキンソン病　73,246,255,
　　257
　　ハラーフォルデン・シュパッツ病
　　261
　　バランス　73,255
　　ハンチントン病　261,262
　　皮質基底核変性症　258,259
　　膨化（神経細胞）　255,256
　　泡沫状類球体　55,260,261
　　マリネスコ小体　253,254
　　無酸素脳症　17,251
　　メラニン色素神経細胞　253
　　ラフォラ小体　51

和文索引

リー脳症　254
　　レビー小体型痴呆　258,259
黒質視蓋線維　253
黒質線条体路　253
黒質網様体線維　253
古小脳　221
個人差　63
古線条体　174
孤束　280,282,285
孤束核　265,280,285
コケイン症候群　50,183,204
古典的レビー小体☞脳幹型レビー小体
ゴム腫　26
固有束　298
ゴルジ型細胞　231
ゴル束☞後束
根動脈　291

【さ】

細菌感染症　24〜26
細動脈硬化　19
サイトメガロウイルス　27
細胞構築　3
　　アンモン角　150
　　歯状回　149
　　小脳皮質　220
　　脊髄灰白質　294
　　大脳皮質　127,129,130
　　内嗅領皮質　156
細胞反応　67,204
柵状配列　296
索変性　306
砂腫体　293
サテライトーシス　59
サルコイドーシス　22,26
三叉神経運動核　265,270,272,277
三叉神経主感覚核　265,270,272,277
三叉神経脊髄路　282,287
三叉神経脊髄路核　270,282,287
三叉神経中脳路核　248

サンフィリポ病　141,230,233

【し】

シャルコー動脈　176
シェファー側枝　152
耳炎　24
視蓋脊髄路　294,298
ジェンナリ線条　128
色素性萎縮　41
軸索　38
軸索腫大　54
　　亜急性脊髄連合変性症　311
　　加齢　55,294
　　筋萎縮性側索硬化症　55,303
　　ゲルストマン・シュトロイスラー・シャインカー病　54
　　梗塞　9,54
　　黒質　255,261
　　脊髄前角　294
　　全身性エリテマトーデス　33,312
　　先天性胆道閉鎖症　54
　　多血症　33,312
　　淡蒼球　184
　　遅発性放射線障害　54,214
　　トルペード　54,221
　　那須-ハコーラ病　204,207
　　乳児神経軸索ジストロフィー　55
　　嚢胞性線維症　54
　　白質ジストロフィー　34,35
　　薄束核　54
　　ハラーフォルデン・シュパッツ病　55
　　ビタミンE欠乏症　55
　　びまん性軸索障害　54
　　閉鎖性頭部外傷　54
　　泡沫状類球体　19,55,184,261
　　類球体　54
軸索内アミロイド小体　59,60,80,81
死後変化　14,16,231
視索　148,171
視索上核　171,172

GM_2-ガングリオシドーシス　141,230,233
シーハン症候群　173
視床　190
　　亜核☞神経核
　　亜核分類　191
　　アルツハイマー神経原線維変化　79,200
　　アルツハイマー病　197
　　一次性視床変性　195,197
　　遺伝性オリーブ橋小脳萎縮症　197
　　ウェニッケ脳症　198
　　橋外髄鞘崩壊症　198
　　虚血性病変　15,194
　　筋強直性ジストロフィー　198,199
　　クロイツフェルト・ヤコブ病　196,198,199
　　細胞質内封入体　198,199
　　軸索内アミロイド小体　59,60,80,81
視床脚　190
視床症候群　195
視床皮質路　195
小動脈瘤　195
進行性核上性麻痺　197,200
ズダン好性白質ジストロフィー　196,198
ステルン・ガルサン型クロイツフェルト・ヤコブ病　197
線維連絡　193
致死性家族性不眠症　197
内側型出血　6,7,195
二次性視床変性　196
日本脳炎　198
ハンチントン病　197
皮質視床路　195
ピック病　197
閉鎖性頭部外傷　196,198
ペラグラ脳症　198
ラフォラ小体　51
老年性変化　197

歯状回　149
　　アルツハイマー型痴呆　150
　　核黄疸　150
　　顆粒層　149
　　血管・循環障害　150
　　重複顆粒層　150,151
　　神経節膠腫　151
　　多形細胞層　150
　　多系統萎縮症　150
　　低血糖症　150
　　てんかん　150
　　胚芽異形成性神経上皮腫瘍　150,160
　　ピック病　150,151
　　封入体　150,151
　　分子層　149
視床下核　186
　　アルツハイマー型痴呆　187
　　アルツハイマー神経原線維変化　79
　　遺伝性オリーブ橋小脳萎縮症　188
　　筋萎縮性側索硬化症　188,189
　　血管・循環障害　16
　　歯状核赤核淡蒼球ルイ体萎縮症　188
　　進行性核上性麻痺　188,189
　　淡蒼球破壊術　190
　　淡蒼球ルイ体黒質萎縮症　188,189
　　二次変性　188
　　片側バリズム　187,188
歯状核　238
　　アルツハイマー神経原線維変化　244
　　遺伝性オリーブ橋小脳萎縮症　40,243
　　虚血性病変　15,39
　　グルモース変性　55,56,240,244
　　クロイツフェルト・ヤコブ病　240
　　歯状核下オリーブ核異形成　238
　　歯状核赤核淡蒼球ルイ体萎縮症

241～243
　　出血　240
　　進行性核上性麻痺　241～244
　　線維性グリオーシス　39,40
　　線維連絡　221,222
　　多系統萎縮症　40,241～243
　　脱落（神経細胞の）　38,39,241,242
　　頭部外傷　244,270
　　皮質小脳萎縮症　241
　　フリードライヒ失調症　243
　　ペラグラ脳症　240
　　膨化（神経細胞）　42,55,240
　　傍腫瘍性小脳変性症　241
　　ミトコンドリア脳筋症　243
　　無酸素脳症　15,241,242
　　ラフォラ小体病　51,243
歯状核赤核淡蒼球ルイ体萎縮症
　　橋被蓋　266
　　黒質　260,262
　　視床下核　186
　　歯状核　55,242,243
　　上小脳脚　266
　　赤核　252
　　大脳白質　208
　　淡蒼球　185,186
歯状核門　40,240,243
視床下部　95,172
視床症候群☞ディジェリン・ルーシー症候群
歯状靱帯　291,292
視床前核　95,148,165,191,193,196
視床束　183
視床変性　195
シスタチン-C　51
視束脊髄炎☞デビック病
実質性神経梅毒　26
室頂核　244,245
失調型クロイツフェルト・ヤコブ病　232,234
疾病構造（老年期の）　82
室傍核　171,172

脂肪硝子変性（リポヒアリノーシス）　18,19
視放線　194,199
脂肪塞栓　8
シャウマン小体　26
シャドウプラーク　31
シャワー塞栓　8
周産期脳障害　175
終糸　291
縦束　264,275
重複顆粒層（歯状回の）　150,151
樹状突起　74,230
出血
　　アミロイド・アンギオパチー　7
　　外傷性出血　6,178,212
　　外側型出血　6,177
　　クモ膜下出血　4
　　血腫　4
　　高血圧性白質出血　7
　　硬膜下出血（血腫）　4,5
　　出血性白質脳炎　8,22,212
　　点状出血　4
　　動静脈奇形　6
　　動脈瘤　4
　　内側型出血　6,7,195
　　脳紫斑病　8,212
　　脳内出血　6
　　白質出血　7
　　葉性出血　7
　　老年期の出血　82
出血性白質脳炎　8,22,212
主乳頭体束　95,165
腫瘍
　　海綿状血管腫　212
　　血管芽腫　237
　　上衣腫　291,293
　　神経鞘腫　291,296
　　神経節膠腫　151
　　神経節細胞腫　155
　　髄芽腫　237,239
　　膵癌　301
　　髄膜腫　291,293

頭蓋咽頭腫 173
星状細胞腫 219
膠芽腫 219
転移性腫瘍 297
粘液乳頭型上衣腫 291
胚芽異形成性神経上皮腫瘍 160
肺癌 306
毛様細胞性星細胞腫 237, 239
順行性変性 44, 52
上衣下グリオーシス 81
上衣細胞 28
上衣腫 291, 293
小円形細胞浸潤 29, 30
上オリーブ核 282
松果体 192, 194
上丘 16, 251
症候群
　ウォーカー・ワルブルグ症候群 144
　外側延髄症候群 277, 283
　下赤核症候群 246
　クロード症候群☞下赤核症候群
　コケイン症候群 50
　シーハン症候群 172
　スタージ・ウエーバー症候群 150
　正中延髄症候群 277, 283
　赤核症候群 246
　ダウン症候群 235
　ツェルウェーガー症候群 281
　ディジェリン・ルーシー症候群 195
　播種性血管内凝固症候群 8, 84, 142
　ハンター症候群 230
　フォア・アラジュアニン症候群 292
　フォビル症候群 263
　ベネディクト症候群☞赤核症候群
　傍腫瘍性症候群 228, 231, 285, 286, 287, 310
　ミヤール・ギュブレル症候群 263
　ミラー・ディーカー症候群 144
　ルイス・バー症候群☞毛細血管拡張運動失調症
　レイモン・セスタン症候群 263
上行性網様体（賦活）系 264
上行層（アンモン角） 150
上後頭前頭束 201
硝子化☞硝子様変性
上視床脚 203
上矢状静脈洞血栓症 17
上縦束 201
上小脳脚 265, 266, 268, 270
上小脳脚交叉 252
上小脳動脈 19, 233, 246, 262
硝子様変性 19
上髄帆 248, 264
上前頭回 148
上側頭回 6, 71, 131, 148, 167
上中心核 263, 267
上頭頂小葉 128
小動脈瘤 6, 19
　橋底部 276
　高齢者 82, 84
　黒質 254
　視床 195
　歯状核 240
　線条体 19
　大脳皮質 19, 142
小脳 220
　疾病分類 220
　虫部 221, 223
　傍虫部半球 221
　交叉性小脳萎縮 226
　老年性変化 221
小脳核 238
小脳白質 235
　アレキサンダー病 237
　遺伝性オリーブ橋小脳萎縮症 236
　かえでシロップ尿症 237
　カナヴァン病 237
　グリア細胞質内封入体 235, 236
　血管芽腫 237
　進行性多巣性白質脳症 237, 239
　髄芽腫 237, 239
　多系統萎縮症 235〜237
　多発性硬化症 236
　ハンド・シューラー・クリスチャン病 237, 239
　副腎白質ジストロフィー 236, 238
　ペリセウス☞メルツバッハー病 237, 238
　毛様細胞性星細胞腫 237, 239
小脳皮質 223
　アルコール性小脳変性症 228, 230
　遺伝性オリーブ橋小脳萎縮症 227
　外顆粒層 221
　カクタス 222, 232, 233
　かご細胞 223, 227
　顆粒細胞 230
　顆粒細胞型小脳低形成 231, 233
　虚血性病変 11, 16, 226, 228
　クール一様斑 224, 225
　クロイツフェルト・ヤコブ病 224, 231, 234
　限局性病変 233
　梗塞 228, 233
　抗プルキンエ細胞質抗体 229
　サンフィリポ病 230, 233
　GM_2-ガングリオシドーシス 230, 233
　神経元セロイドリポフスチン症 225
　新芽形成 230
　線維性グリオーシス 228
　ダウン症候群 235
　多系統萎縮症 227, 229, 231
　脱落（神経細胞の） 225, 226
　トルペード 54, 223, 226
　ハンター症候群 230
　皮質形成不全 235
　皮質小脳萎縮症 14, 225〜227,

229,231
びまん性病変 223
福山型筋ジストロフィー 235
プルキンエ細胞 221,224,231
分子層 222,225
ヘテロトピア 235
傍腫瘍性小脳変性症 228,231
マクロファージ 226,228, 231,234
無酸素脳症 226
メンケス病 230,232
毛細血管拡張運動失調症 225, 227
有機水銀中毒 232,234
ラフォラ小体 51
リポフスチン 224
老人斑 90,224
小脳皮質形成不全 235
静脈血栓 309
静脈周囲性脱髄 28,29,213
静脈周囲性脳脊髄炎 29,313
静脈洞血栓症 17
真菌感染症 26
神経核
　エディンガー・ウェストファール核 80,248〜250
　オヌフロヴィッツ核 292, 295,299,304
　介在核（舌下神経周囲核） 279,284
　外髄板 190
　外側膝状体 45,192,193,194,199
　外側楔状束核☞副楔状束核
　外転神経核 72,265,271,273,282
　下オリーブ核 72,281,282,286
　下丘 113,251,265
　蝸牛神経核 72,271
　滑車上核 249
　滑車神経核 72,248,249,265
　カハール間質核 248,250
　顔面神経核 72,265,270,272,

282
　疑核 265,280,282
　脚橋被蓋核緻密部 77,96,264, 265,267
　嗅球 169,267
　弓状核 246
　球状核 221,245
　橋核 221,272,280,281
　橋被蓋網様核（ベヒテレフ） 263,265,268
　橋縫線核 263,265
　巨大細胞性網様核 263,265
　クラーク柱 292,299,302
　結合腕傍核 167,264,265,280
　ケリカー・布施核 280
　後角 297,301,305
　後角固有核 298
　後索核 282,286〜288
　黒質 71,252,253〜262
　孤束核 265,280,282,285
　三叉神経運動核 265,270,272, 277
　三叉神経主感覚核 265,270,272
　三叉神経脊髄路核 270,282,287
　三叉神経中脳路核 248
　視索上核 171,172
　視床外側腹側核 182,191〜193
　視床下核 186〜190
　歯状核 221,238〜244
　視床後外側核 192,194
　視床後外側腹側核 7,42,59,80, 81,193,194
　視床後内側腹側核 193,194
　視床正中中心核 79,183,192 〜194
　視床前核 95,148,165,171, 191〜193,196
　視床前腹側核 148,171,191 〜193,196
　視床束傍核 183
　視床枕 7,194,197
　視床内側核 7,15,182,191 〜196,198

視床背外側核 192,194
視床網様体核 79,190
室頂核 221,245
室傍核 171,172
上オリーブ核 271,282
上丘 113,251,265
上中心核 263,266,267
小脳核 221
髄板内核群 79,190
青斑核 71,74,167,266,267,269
赤核 251,252
舌下神経核 265,272,279,282
舌下神経周囲核 278,284
楔状下核 263,265
楔状核 263,265
楔状束核 286,288
前位核 278,282,284
前角 292〜297
前嗅核 171
前索核 282
前障 148,180,192
栓状核 221
前庭神経外側核 271,282
前庭神経下核 271,274,282
前庭神経核群 271
前庭神経上核 271,282
前庭神経内側核 81,271,274, 282
側角 298,299
側坐核 171,175
対角回核 167,171
対角帯核 171,267
台形体核 271
ダイテルス核☞前庭神経外側核
大縫線核 263,267
手綱核 192
ダルクシュヴィッツ核 249
淡蒼球 171,181〜186,191
淡蒼縫線核 263,265
中隔核 167,171
中心延髄核 264,265
動眼神経主核 248〜250,265
内髄板 190

和文索引

内側膝状体　167,192,193,272
内側縦束吻側間質核　248
乳頭体内側核　53,76,79,87,95,148,161〜163,165,166
薄束核　286,288
被殻　148,175〜181,192
尾状核　148,175〜181,192
尾側橋網様核　263,265
不確縫線核　263,265
副オリーブ核　281
副楔状束核　282,286
ペルリア核　249
扁桃体　148,166〜170,192
扁桃体基底外側核群　96,167
扁桃体皮質内側核群　96,167
縫線核群　167,263,265,267
マイネルト基底核　71,72,74,170,172
無名質　148,167
迷走神経背側核　47,79,265,280,282,285,298
レンズ核　174〜186
ローラー核　282,284
神経元セロイドリポフスチン症　43,44,141,225
神経節膠腫　74,151
神経細胞　37〜58
　アルツハイマー神経原線維変化☞当該項を見よ
　運動神経細胞　37
　核内封入体　27,52
　顆粒空胞変性　50,51
　加齢　71
　感覚神経細胞　37
　逆行性変性　53
　空胞変性　41,42
　グルモース変性　55,56,240,244,245
　経シナプス変性　44,280
　細胞質内封入体　47〜52
　色素性萎縮　41
　軸索腫大　53,54
　樹状突起　56,74,230,232,233

神経食現象　11,28,38,42,43,48,55,74,206,273
スケイン様封入体　51
脱落　37,38,225,241,242,255,257
断血性変化　9,11,41,42
単純萎縮　41
中心染色質溶解　37,42,43,301
二核神経細胞　74
脳幹型レビー小体　47,48,302
皮質型レビー小体　47
ピック（嗜銀）球　48,49,151
平野小体　51,52
ヒアリン（好酸性）小体　51,199
ブニナ小体　51,302
変性　34
膨化　42,43,56,141,255,256,268,269,276,280
ムコ多糖症　44
容積　72
ラフォラ小体　51
リピドーシス　44
リポフスチン　41,42
老人斑　56,57
神経鞘腫　291,296
神経食現象　11,28,38,42,43,48,55,74,206,273
神経突起内レビー小体　47,280,285
神経突起斑　56,57
神経有棘赤血球症☞有棘赤血球舞踏病
神経路
　外側嗅条　167
　外側毛帯　266
　下オリーブ核小脳路　220,282
　下視床脚　171
　下小脳脚　265
　間質脊髄路　298
　貫通路　87,151,153
　脚ワナ　96,171
　橋網様体脊髄路　264
　後交連　192

　後索　287,303,309
　鉤状束　245
　後脊髄小脳路　298,305,309,310
　黒質視蓋線維　253
　黒質線条体路　253
　黒質網様体線維　253
　孤束　280,282,285
　三叉神経脊髄路　270,282,287
　視蓋脊髄路　305
　視索　148,171
　視床束　183
　視放線　194,199
　縦束　264,275
　主乳頭体束　161,165
　上後頭前頭束　201
　上視床脚　203
　上縦束　201
　上小脳脚　113,252,266,268
　錐体　288,289
　楔状束　304
　赤核脊髄路　252
　脊髄オリーブ路　305
　脊髄視蓋路　270,305
　脊髄視床路　305
　脊髄小脳路　221
　脊髄中脳中心灰白質路　305
　脊髄網様体路　305
　楔状束核小脳路　286
　前交連　148,200,201
　前視床脚　203
　線条体黒質路　253
　前脊髄小脳路　305,309,310
　前庭脊髄路　305
　前頭橋路　202,203
　台形体　271
　帯状束　95
　大脳脚　148,246,255,289
　中小脳脚　265
　中心被蓋路　252,266,269,283
　内側縦束　248,249,250,266
　内側前脳束　264
　内側毛帯　262,264,266,282
　乳頭体視床路　95,165

乳頭体被蓋路　162
脳弓　95,148,161,163,165
脳弓脚　192
脳梁　148,171,201
薄束　304
皮質球路　202,203
皮質橋路　45,203,262,272,275
皮質脊髄路　262,288,305
分界条　167,168,171
扁桃体腹側出力路　167
網様体脊髄路　264,305
レンズ核束　183,192
レンズ核ワナ　172,183
進行性核上性麻痺
　アルツハイマー神経原線維変化　50
　エディンガー・ウェストファール核　250
　下オリーブ核　283
　下オリーブ核肥大　46
　眼球運動核　249,250
　球状核　245
　橋核　277,281
　橋被蓋　266
　グリア嗜銀性構造物　61
　グルモース変性　55,244,245
　黒質　256,259
　孤束　280,285
　視床　199,200
　視床下核　186
　歯状核　242,243
　歯状核門　243
　視床下部　173
　室頂核　245
　上丘　251
　上小脳脚　266
　赤核　252
　舌下神経周囲核　278
　前角細胞　302
　前庭神経核群　271
　大脳白質　208
　大脳皮質　142
　淡蒼球　79,186

膨化（神経細胞）　256
マイネルト基底核　172
迷走神経背側核　280
網様体　265
進行性多巣性白質脳症　28,31,58,239
進行性皮質下神経膠症　101,137
進行麻痺　26
滲出　21,26
浸潤　22
新小脳　221
真性多血症　312
新線条体　174
新芽形成　230,232

【す】

髄芽腫　239
髄鞘形成異常　29,33
髄鞘構築　3
髄鞘島　204
髄鞘の淡明化　28,29,39
髄鞘崩壊　29
錐体（延髄）　288,290
錐体細胞層（アンモン角の）　151,152
錐体前裂　223
錐体路　52,53
髄板内核群　190
水平裂　223
髄膜炎　24〜27,309
髄膜炎菌　24
髄膜血管梅毒　26
髄膜腫　108,173,293
頭蓋内容積　68
スクリーニング（老人斑の）　76
スケイン様封入体　51
スーパーノーマル100歳　65
スタージ・ウエーバー症候群　150
ズダン好性白質ジストロフィー　33
ステルン・ガルサン型クロイツフェルト・ヤコブ病　197
ストリオゾーム　176
スモン　46,309

【せ】

星状細胞腫　117
正染性白質ジストロフィー☞ズダン好性白質ジストロフィー
正中延髄症候群　277,283
青斑核　267
　アルツハイマー型痴呆　95,268
　アルツハイマー神経原線維変化　50,74,77,269
　遺伝性オリーブ橋小脳萎縮症　268,269
　ウェルニッケ脳症　268
　加齢　43,71,74,268
　嗜銀性構造物　268
　神経食現象　74
　進行性核上性麻痺　268,269
　線維連絡　268
　線条体黒質変性症　268
　二核神経細胞　268
　脳幹型レビー小体　47,269
　パーキンソン病　268,269
　皮質基底核変性症　268
　無酸素脳症　16,17,268
生理的萎縮　4,65
赤核　45,251
赤核症候群　246
脊髄　291
　アルノルド・キアリ奇形　291
　円錐　114
　冠状動脈　291
　灌流域　297
　胸髄核☞クラーク柱
　クモ膜斑　114,291
　クラーク柱　302
　後角　297
　後根　114
　後根神経節　304,314,315
　後索　304
　根動脈　291
　歯状靱帯　291,292
　終糸　293
　上衣腫　291,293

神経鞘腫　293,296
髄膜炎　306,309
髄膜腫　291,293
脊髄節　292
前根　114
側角　298
中間外側柱☞側角
ナジオット結節　314,315
馬尾　293
フォア・アラジュアニン症候群　292
毛細血管拡張運動失調症　314,315
脊髄オリーブ路　305
脊髄空洞症　291,295
脊髄視蓋路　305
脊髄視床路　305
脊髄小脳　221
脊髄小脳失調症　220
脊髄性筋萎縮症　296,304
脊髄節　292
脊髄前角　292
　アルツハイマー神経原線維変化　295,302
　異所性神経細胞　296,304
　加齢　71,294
　急性脊髄前角炎　295,301
　虚血性病変　16
　巨細胞性動脈炎　292,295
　筋萎縮性側索硬化症　291,295,302,303,308
　グリア細胞質内封入体（GCI）　59
　頸椎症　291
　頸椎症性脊髄症　297,298,305
　血管内悪性リンパ腫　295,300
　結節性動脈炎　292,295
　梗塞　295,300
　軸索腫大　294,299
　神経膠束　296,304
　スケイン様封入体　51,295
　脊髄性筋萎縮症　296,304
　線維性グリオーシス　294

前角細胞　37
中心染色質溶解　301
転移性腫瘍　291,295,297,301,306
脳幹型レビー小体　302
パーキンソン病　299
ブニナ小体　51,295,302
ペラグラ脳症　295
無酸素脳症　295,300
リポフスチン　42
脊髄中脳中心灰白質路　305
脊髄白質　303
　亜急性脊髄連合変性症　311
　遺伝性オリーブ橋小脳萎縮症　297,303,309,310
　鉛筆状軟化　298,306
　家族性筋萎縮性側索硬化症　303,310
　空胞性脊髄症　312
　クロイツフェルト・ヤコブ病　295,312
　索変性　306,309
　スモン　309,310
　脊髄空洞症　291,295
　脊髄癆　26,310
　切断神経腫　303,305
　全身性エリテマトーデス　312
　多系統萎縮症　299,304,307,309
　多血症　312
　多発性海綿状病変　311
　多発性硬化症　312
　デビック病　313
　白質梗塞　306,309
　白質ジストロフィー　312
　皮質脊髄路　302
　ビタミンB_{12}欠乏症　311
　ヒトTリンパ球向性ウイルス脊髄症　313,314
　フリードライヒ失調症　303,310
　放射線脊髄症　313,314
　迷入末梢神経　308
脊髄網様体路　305
脊髄癆　26,310

椎骨動脈　262,277
石灰化
　抗癌剤　216
　神経細胞　134
　神経節膠腫　159
　淡蒼球　184
　ファール病　183
　副甲状腺機能低下症　183
　副腎白質ジストロフィー　34
　乏突起膠腫　219
　ミトコンドリア脳筋症　243
舌下神経核　16,51,265,272,279,282
舌下神経周囲核　278,284
楔状束　304
楔状束核☞後索核
切断神経腫　303,305
前位核　278,282,284
線維芽細胞　9,18,25,26
線維性グリオーシス　39
　亜急性硬化性全脳炎　32
　遺伝性オリーブ橋小脳萎縮症　227,237
　下オリーブ核　81
　加齢　81
　器質化　22
　クロイツフェルト・ヤコブ病　140
　梗塞　9
　上衣下グリオーシス　81
　進行性皮質下神経膠症　137
　脊髄前角　294
　前庭神経核　81
　タイプ　9,38,39
　多系統萎縮症　227,237
　多発性硬化症　31
　中心灰白質　81
　軟膜下グリオーシス　81
　二次変性　9
　脳幹網様体　267
　白質ジストロフィー　33,35,39,206
　ピック病　133,139
　非定型的アルツハイマー型痴呆

100, 101
無酸素脳症　140
線維素様変性☞フィブリノイド壊死（変性）
前灰白交連　298, 303
前外束　298
前下小脳動脈　262, 277
前嗅核　171
前交通動脈　110
前交連　148, 169, 200, 201
前根　114, 291
前索　298
前視床脚　203
前障　148, 180, 192
線条体　175
　アルツハイマー型痴呆　176
　アルツハイマーⅡ型グリア　39
　ウィルソン病　180
　外傷　178
　外側型出血　6, 177
　家族性全域線条体壊死　180
　加齢　73, 76, 176
　橋外髄鞘崩壊症　180, 182
　虚血性病変　15, 16, 84, 178
　グリア細胞質内封入体（GCI）59
　クロイツフェルト・ヤコブ病　180, 181
　梗塞　9, 176
　周産期脳障害　175
　小動脈瘤　19, 178
　ストリオゾーム　175
　線維連絡　177
　線条体黒質変性症　15, 178, 180
　大理石斑紋状態　175
　ハンチントン病　175, 179, 181
　被殻　148
　尾状核　148
　ピック病　48, 175, 181
　泡沫状類球体　178
　無酸素脳症　15, 16
　有棘赤血球舞踏病　180, 181
　ラクネ　10, 13, 14

老人性舞踏病　178
線条体黒質変性症
　黒質　259, 260
　左右差　179, 260
　線条体　15, 178, 180
　淡蒼球　183
線条体黒質路　259
染色
　アザン染色　12, 60
　ウェルケ染色　30
　エラスティカ・ワンギーソン染色　18
　オイルレッドオー染色　33
　ガリヤス染色　58, 210
　クリューバー・バレラ染色　29, 34
　グロコット染色　27
　コッサ染色　123
　ゴモリ染色　123
　コンゴーレッド染色　20
　ズダンⅢ染色　311
　ズダン黒B染色　123
　チール・ネルセン染色　25
　パス染色　59
　ベストのカルミン染色　41
　ヘマトキシリン・エオシン染色　11
　ベルリン青染色　55
　ボディアン染色　28, 34, 55
　ホルツアー染色　32, 35
　マルキー法　163
　メセナミン・ボディアン染色　56, 57
　レソルシン・フクシン染色　123
全身性エリテマトーデス　33, 142, 262, 289, 290
仙髄　292
前脊髄動脈　277, 291
前脊髄小脳路　298, 309
前側索　298
前大脳動脈　8, 25, 110
選択的易襲性　11
前庭小脳　221

前庭神経外側核　37, 271, 282
前庭神経下核　81, 271, 274, 282
前庭神経核群　271
前庭神経上核　271
前庭神経内側核　81, 271, 274, 282
前庭脊髄路　298
先天性胆道閉塞症　54
前頭型皮質　129
前頭橋路　272, 275
前頭・側頭葉型痴呆　131
前頭葉眼窩面　143, 167, 191, 192
前脳基底部　96, 170
前皮質脊髄路　298
前脈絡膜動脈　149, 183, 187, 194, 246

【そ】

層状壊死　12, 15
巣状皮質形成不全　130, 145, 147
層状ヘテロトピア　145
層状変性　68, 90, 91
側角　298
側坐核　171, 175
側索　53, 302
塞栓　8, 9
側頭動脈炎　21
側副循環　8
側頭葉アンモン角路☞貫通路
側脳室　6, 10, 70, 87
側副溝　71, 87, 92
組織球　22
組織球症X☞ハンド・シューラー・クリスチャン病

【た】

対角回核　79, 96
台形体　271
台形体核　271
退行性変化（グリアの）　203, 209, 216
代謝性疾患
　アルコール性小脳変性症　228, 230, 284
　ウィルソン病　40, 41, 180

かえでシロップ尿症　205, 237
肝性脳症　38, 40, 134, 136, 218, 253
橋中心髄鞘崩壊症　58, 274, 278
サンフィリッポ病　141, 230, 233
GM_2-ガングリオシドーシス　141, 230, 233
神経元セロイドリポフスチン症　43, 44, 141, 225
ツェルウェーガー症候群　281
低血糖性昏睡　42, 134, 150
糖原病　205
ニーマン・ピック病　50
ハンター症候群　230
ファール病　183
フェニールケトン尿症　205
副甲状腺機能低下症　183, 184
マルキアファーヴァ・ビニャミ病　200
ミトコンドリア脳筋症　243
ムコ多糖症　44
メンケス病　134, 230, 232
毛細血管拡張運動失調症　225, 227, 314, 315
ラフォラ小体病　50, 51
リピドーシス　44
リー脳症　163, 248, 254
帯状回　87, 128, 129, 136, 148, 164, 191
帯状回ヘルニア　108
苔状線維　220
帯状束　95
帯状疱疹　270
大腸菌　25
ダイテルス核☞前庭神経外側核
大脳回　144
大脳脚　262, 289, 290
大脳小脳　221
大脳白質☞白質
大脳皮質　127
　　亜急性海綿状脳症　132, 137
　　厚さ　70
　　アミロイド・アンギオパチー　142
　　アルツハイマー型痴呆　90, 131, 134
　　アルツハイマー神経原線維変化　79
　　萎縮のメカニズム　74
　　萎縮パターン　68
　　ウォーカー・ワールブルグ症候群　144
　　運動ニューロン疾患　131
　　海綿状態　131, 133, 135, 137
　　滑脳症　144, 145
　　顆粒下層　128, 137
　　顆粒型皮質　130
　　顆粒上層　128, 130
　　肝性脳症　134, 136
　　機能円柱　73
　　極型皮質　130
　　虚血性病変　11
　　筋萎縮性側索硬化症　141
　　グリア細胞質内封入体（GCI）　59, 61, 142
　　グリア嗜銀性構造物　140, 142
　　けいれん　129
　　結節性硬化症　129
　　結節性多発動脈炎　142
　　結節性ヘテロトピア　145, 146
　　血栓　142, 143
　　梗塞　68, 83, 142
　　厚脳回　144, 145
　　抗プリオン抗体　139
　　交連線維　128
　　細胞柱　127
　　サンフィリポ病　141
　　ジェンナリ線条　128
　　GM_2-ガングリオシドーシス　141
　　小動脈瘤　142
　　神経元セロイドリポフスチン症　43, 141
　　進行性皮質下神経膠症　137
　　髄鞘構築　128
　　正常皮質　133
　　生理的萎縮　65, 68, 74
　　全身性エリテマトーデス　142
　　前頭型皮質　129
　　前頭・側頭葉型痴呆　131, 133
　　全脳型クロイツフェルト・ヤコブ病　135
　　層状壊死　11, 15
　　巣状皮質形成不全　130, 145, 147
　　層状病変　130
　　層状ヘテロトピア　145
　　層状変性　130
　　多小脳回　145, 146
　　多発性皮質梗塞　83
　　低血糖性昏睡　134
　　転移性腫瘍　143
　　点状出血　4, 142
　　頭頂型皮質　130
　　軟膜下グリオーシス　81, 129
　　ニューロピル　131, 133, 134
　　脳眼形成異常　144
　　脳挫傷　143, 144
　　ハイデンハイン型クロイツフェルト・ヤコブ病　136
　　播種性血管内凝固　142
　　瘢痕回　131
　　皮質基底核変性症　132, 142
　　皮質構築　65, 68, 72, 73, 127, 129
　　微小皮質形成不全　130, 145, 147
　　非層状病変　142
　　ピック病　43, 109, 131, 135
　　100歳　64
　　病的萎縮　65, 74
　　表面積　70
　　封入体　139
　　福山型筋ジストロフィー　144
　　分子層　129
　　ヘテロトピア　145, 146
　　膨化（神経細胞の）　138
　　マクロファージ　138, 141
　　ミラー・ディーカー症候群　144
　　無顆粒型皮質　129
　　無酸素脳症　11, 140
　　無脳回　144

有機水銀中毒　134, 136
遊走異常　128
葉性萎縮　131
4層型皮質　144, 145
レビー小体型痴呆　136, 158
連合線維　128
老年性変化　57
大脳辺縁系　148
　アルツハイマー型痴呆　150, 154
　〜156, 160, 162, 166, 168, 170
　〜172
　アンモン角　149, 150
　ウェルニッケ脳症　163, 166, 173
　海馬采　149, 150
　海馬支脚　160
　海馬体　148, 149
　海馬傍回　149, 155, 157
　核黄疸　150, 153
　貫通路　152〜154
　橋・海馬支脚壊死　160
　筋萎縮性側索硬化症　151, 155, 160, 162
　筋強直性ジストロフィー　155, 163, 166
　クロイツフェルト・ヤコブ病　160, 166
　原発性海馬変性　154
　梗塞　150, 158
　シーハン症候群　173
　歯状回　149
　視床下部　172
　視床前核　163
　神経節膠腫　151, 155, 158
　神経節細胞腫　155, 158
　進行性核上性麻痺　172
　スタージ・ウェーバー症候群　150
　前脳基底部　170, 171, 173
　帯状回　164
　多系統萎縮症　150
　断面積比　156
　単純ヘルペス脳炎　158, 160, 166

低血糖症　150, 153
てんかん　150, 153
乳頭体　161
脳挫傷　158, 168
胚芽異形成性神経上皮腫瘍　150, 155, 158, 160
パーキンソン病　155, 157, 170〜172
パペッツの回路　161
ハンド・シューラー・クリスチャン病　173, 174
ピック病　150, 154, 157, 160, 162, 166, 170, 172
分界条　167, 168
辺縁系脳炎　158, 166
扁桃体　166
マイネルト基底核　170, 173
無酸素脳症　152, 153, 168
無脳症　172
リー脳症　163
レビー小体型痴呆　155, 157, 159
大縫線核　263, 267
第四脳室　113
大理石斑紋状態　175
タウ　49
ダウン症候群　50
高安病　20
多系統萎縮症
　下オリーブ核　46, 284, 286
　疑核　281
　橋核　276, 280, 281
　グリア細胞質内内封入体　58, 281
　黒質　259, 260
　孤束　281
　歯状回　150
　小脳白質　235〜237
　小脳皮質　227, 229
　神経細胞内封入体　281
　青斑核　268
　舌下神経周囲核　278
　線条体　178〜180
　前庭神経核群　271

大脳白質　208, 210
淡蒼球　183
迷走神経背側核　280
多血症　33, 262, 312
多小脳回　145, 146
脱髄　28
　一次性脱髄　3, 29
　グリア壁　29, 31
　シャドープラーク　31
　小円形細胞浸潤　29, 30
　静脈周囲性脱髄　29
　髄鞘形成異常　29, 33
　髄鞘の淡明化　28, 29
　髄鞘崩壊　29
　脱髄斑　29, 30
　二次性脱髄　29
　白質ジストロフィー　29
　分類　29, 30
脱髄性疾患
　静脈周囲性脳脊髄炎　29, 213
　多発性硬化症　22, 29, 30, 31, 213
　デビック病　31
　バロー型多発性硬化症　31, 213
脱髄斑　29, 30
手綱核　192
多囊胞性脳症　203
多核白血球　9, 21, 22, 24
多発性海綿状病変
　癌性髄膜症　217, 218, 276, 279
　肝性脳症　32, 218
　クロイツフェルト・ヤコブ病　216, 217, 289, 312
　抗癌剤　32, 215
　全身性エリテマトーデス　33, 290
　多血症　33, 262, 312
　遅発性放射線障害　276, 279
　白質ジストロフィー　289
多発性硬化症　22, 29, 30, 31, 202, 212, 213
多発性脳梗塞　84, 210
多発性皮質梗塞　84
ダルクシェヴィッツ核　248

単球　22
断血性変化　9, 11, 37, 41, 42
単純萎縮　41
単純ヘルペス脳炎　28, 158, 160, 166
淡蒼球　181
　　アルツハイマー神経原線維変化　79
　　一酸化炭素中毒　15, 184
　　遺伝性オリーブ橋小脳萎縮症　185, 186
　　外節　182, 192
　　核黄疸　185
　　偽石灰沈着　183, 184
　　梗塞　15, 184
　　コケイン症候群　183
　　歯状核赤核淡蒼球ルイ体萎縮症　185
　　進行性核上性麻痺　79, 185
　　線維連絡　177
　　多系統萎縮症　183
　　淡蒼球ルイ体黒質萎縮症　188, 189
　　内節　182, 192
　　ハラーフォルデン・シュパッツ病　185
　　皮質基底核変性症　185
　　ファール病　183
　　副甲状腺機能低下症　184
　　泡沫状類球体　55
　　両側淡蒼球壊死　184
　　リー脳症　185
　　老年性変化　77, 184
淡蒼球破壊術　189
淡蒼球ルイ体黒質萎縮症　188, 189
淡蒼縫線核　263
単発性梗塞　83
弾性板　18

【ち】

致死性家族性不眠症　197
遅発性放射線壊死（障害）　32, 54, 214, 313, 314
痴呆性疾患

アルツハイマー型痴呆　86
アルツハイマー型老年痴呆　86
アルツハイマー病　87
筋萎縮性側索硬化症　131, 162
クロイツフェルト・ヤコブ病　138, 139
歯状核赤核淡蒼球ルイ体萎縮症　186, 242, 266
進行性核上性麻痺　186, 256, 266
進行性皮質下神経膠症　137
前頭・側頭葉型痴呆　131
多発梗塞性痴呆　209, 210
パーキンソン病　136, 158, 255
ピック病　109, 134, 139, 151
非定型的アルツハイマー型痴呆　100, 101
ビンスワンガー病　209, 210
レビー小体型痴呆　159
緻密帯☞黒質
中隔核　167, 171
中間外側柱☞クラーク柱
中間質　298
中小脳脚　59, 113, 265
中心延髄核　264, 265
中心灰白質　81, 246, 247
中心後回　72, 128, 135, 140, 148, 194
中心性テント切痕ヘルニア　162
中心前回　6, 42, 51, 72, 128, 129, 135, 140, 148
中心染色質溶解　37, 42, 43, 301
中心被蓋路　46, 266, 269
中前頭回　129, 148
中側頭回　67, 76, 148
中大脳動脈　8, 19, 25, 109, 110, 183
中毒性疾患
　　一酸化炭素中毒　184, 216, 254
　　抗癌剤　41, 215
　　抗けいれん剤　226, 287, 288
　　スモン　46, 309, 310
　　鉛中毒　50
　　有機水銀中毒　136, 232, 234
中脳　246
　　アルツハイマー病　247

一酸化炭素中毒　254
遺伝性オリーブ橋小脳萎縮症　249, 250, 251
ウェルニッケ脳症　247, 248
エディンガー・ウェストファール核　248〜250
下丘　248, 251
下赤核症候群　246
カハール間質核　248, 250
加齢　81, 247
眼球運動核　248, 249
筋萎縮性側索硬化症　249
筋強直性ジストロフィー　247, 253
クロイツフェルト・ヤコブ病　251
黒質　252
歯状核赤核淡蒼球ルイ体萎縮症　260
上丘　251
進行性核上性麻痺　249〜251, 255, 258
ズダン好性白質ジストロフィー　262
赤核　251, 252
赤核症候群　246
線条体黒質変性症　255, 256, 260
全身性エリテマトーデス　262
大脳脚　262
ダルクシェヴィッツ核　248
中心灰白質　246, 247
中脳水道　81, 246, 247
動眼神経根　249
動眼神経主核　249
頭部外傷　249
パーキンソン病　250, 255, 257
ハラーフォルデン・シュパッツ病　261
ハンチントン病　262
皮質基底核変性症　255, 258
100歳　246
副腎白質ジストロフィー　252
ペルリア核　249

無酸素脳症　17,249,251,254
　リー脳症　248
　レビー小体型痴呆　258,259
中脳水道　81,246,247
虫部（小脳）　223
聴覚系　271
鳥距溝皮質　72,76,79,128,130,136,194
直回　77

【つ】

椎骨動脈　262,277
ツェルウェーガー症候群　281

【て】

低形成　267
定形斑　56
低血糖性昏睡　42,134,150,153
テイ・サックス病☞GM$_2$-ガングリオンドーシス
低酸素性白質脳症　211
デジェリン・ルーシー症候群　195
鉄色素　261
デビック病　32,312,313
てんかん　59,145,147,150,153,169
伝導路☞神経路
点状出血　4,55,142
テント切痕ヘルニア　108,158,162

【と】

島回　48,128,129,136,140,148,191
頭蓋咽頭腫　173
動眼神経主核　16,81,248,249
糖原病　205
登上線維　220
動静脈奇形　6
頭頂型皮質　130
頭部外傷
　感染症　24
　軸索腫大　54
　歯状核　244,270
　視床下部　172
　上小脳脚　269,270

前交連　200,201
線条体　178
動眼神経根　249
脳挫傷　107,109,143,144,158
脳出血　4,6,212
脳梁　200,201
引き抜き損傷　249
びまん性軸索損傷　54,207
老年期　86
動脈
　後下小脳動脈　233,277
　後交通動脈　110,194
　後脊髄動脈　291
　後大脳動脈　5,8,110,194,246
　上小脳動脈　19,233,246,262
　前下小脳動脈　262,277
　前交通動脈　110
　前脊髄動脈　277,291
　前大脳動脈　8,25,110
　前脈絡叢動脈　149,183,187,194,246
　中大脳動脈　8,19,25,109,110,183
　椎骨動脈　262,277
　内頚動脈　5,8,149
　脳底動脈　5,19,107,110
　肋間動脈　295
動脈灌流域☞灌流域
動脈硬化　17
動脈瘤　4,5
　嚢状動脈瘤　4,5
　紡錘状動脈瘤　4,5
　小動脈瘤　6,19,82～84,240,276
トルペード　54,221,222

【な】

内嗅領皮質　156
　アルツハイマー神経原線維変化　78
　100歳　64,79
　アルツハイマー型痴呆　91～93,99
　移行部　78,91,92

ユビキチン陽性神経突起　156,157
　海綿状態　157,159
　貫通路　152～154
　梗塞　158
　細胞構築　64,157
　腫瘍　158
　層状変性　156
　側頭葉アンモン角路☞貫通路
　単純ヘルペス脳炎　158,160
　パーキンソン病　97,157
　ピック病　157
　辺縁系脳炎　158
　レビー小体型痴呆　159
内頚動脈　5,8,149
内髄板　190
内側型出血　6,7,83
内側後頭側頭回　48,76,79,87,92,128,134,148
内側膝状体　167,192,193,272
内側縦束　248～250,266,275
内側縦束吻側間質核　248
内側髄板　181
内側前脳束　264
内側毛帯　262,263,266,275,282,283
内包　55,59,202,203
ナジオット結節　314,315
那須-ハコーラ病　34,207
鉛中毒　50
軟膜　108
軟膜下腔　23
軟膜下グリオーシス　81

【に】

二核神経細胞　74
肉芽組織（腫）　20,22,25,26
二次性脱髄　32
　亜急性硬化性全脳炎　32
　一酸化炭素中毒　216
　ウェルニッケ脳症　166,248
　肝性脳症　32,38,136
　急性散在性脳脊髄炎　214
　急性出血性白質脳炎　8,215

橋外髄鞘崩壊症　182
橋中心髄鞘崩壊症　29,59,274,278
抗癌剤　32,202,215
梗塞　33
進行性多巣性白質脳症　31
全身性エリテマトーデス　33,262,289,290
多血症　33,262,312
遅発性放射線障害　32,214
ペリツェウス・メルツバッハー病　34,238
マルキアファーバ・ビニャミ病　200
ニーマン・ピック病　50
日本脳炎　28,198
乳頭体　161
　アルツハイマー型痴呆　87,95,163
　アルツハイマー神経原線維変化　79,163
　ウェルニッケ脳症　163,166
　外側核　161
　筋強直性ジストロフィー　79,163,166
　出血　163
　主乳頭体束　95,165
　内側核　161
　二次変性　53,163,165
　乳頭体視床路　95,161,165
　乳頭体被蓋路　162
　ヘルニア　162
　リー脳症　163
　老人斑　58,76,162
乳頭体視床路　95,161,165
乳頭体内側核☞乳頭体
乳頭体被蓋路　162
乳児神経軸索ジストロフィー　55
乳様突起炎　24
ニューロピル　9,39,57,92,93,131,134

【ね】

熱射病　8
粘液乳頭型上衣腫　291

【の】

脳炎後パーキンソニズム　50,259
脳回
　海馬傍回☞当該項をみよ
　下前頭回　6,48
　下側頭回　48,76,92,134,148
　下頭頂小葉　128
　歯状回☞当該項をみよ
　上前頭回　148
　上側頭回　6,71,131,148,167
　上頭頂小葉　128
　前頭葉眼窩面　143,167,191,192
　帯状回　87,128,129,136,148,164,191
　中心後回　72,128,135,140,148,194
　中心前回　6,42,51,72,128,129,135,140,148
　中前頭回　129,148
　中側頭回　67,76,148
　鳥距溝皮質　72,76,79,128,130,136,194
　直回　77
　島回　48,128,129,136,140,148,191
　内側後頭側頭回　48,76,79,87,92,128,134,148
脳幹　246
脳幹型レビー小体　47,48,49,256,269
脳眼形成異常　144
脳弓　87,163
脳弓脚　192
脳挫傷　107,109,143,144,158
脳室　70
脳室炎　24
脳室周囲白質軟化　211
脳紫斑病　8

脳重量　68,69,87
嚢状動脈瘤　4,5
脳静脈血栓症　17
脳底動脈　5,19 107,110
脳底部髄膜炎　25,26
脳内出血　6,7
脳膿瘍　22,25,143
脳浮腫　5,29,202,204
嚢胞性線維症　55
葉性萎縮　109,131
脳葉の容積比　71
脳容積　68
脳梁　54,200,201
脳梁弓　192

【は】

肺炎球菌　25
胚芽異形成性神経上皮腫瘍　150,160
背外束（リッサウエル帯）　297
敗血症　24,86
背側線条体　174
背側淡蒼球　174
背側聴条　271
背側被蓋核　77,96
背側縫線核　265
ハイデンハイン型クロイツフェルト・ヤコブ病　136
梅毒　22,26
白交連　304
白質　200
　亜急性硬化性全脳炎　28,32,50,59,206
　アルツハイマー型痴呆　209
　一酸化炭素中毒　216
　海綿状血管腫　212
　海綿状病巣　216
　癌性髄膜症　217,218
　肝性脳症　218
　感染症　206
　急性散在性脳脊髄炎　214
　急性出血性白質脳炎　212,215
　橋外髄鞘崩壊症　202
　グリア嗜銀性構造物　208,210

クロイツフェルト・ヤコブ病　216, 217
血管奇形　211
血管性痴呆　210
血管内悪性リンパ腫　218, 219
限局性病変　209
抗癌剤　202, 215
交連線維　127, 200
歯状核赤核淡蒼球ルイ体萎縮症　208
出血　7, 211, 212
腫瘍　219
小脳白質　235
静脈周囲性脳脊髄炎　213
進行性核上性麻痺　208
進行性多巣性白質脳症　213
前交連　148, 169, 200, 201
多系統萎縮症　208, 210
脱髄　212
多嚢胞性脳症　203
多発性硬化症　202, 212, 213
多発性脳梗塞　210
多発性白質梗塞　84
遅発性放射線障害　214
低酸素性白質脳症　211
内包　202, 203
脳室周囲白質軟化　211
脳紫斑病　8, 212
脳浮腫　202, 204
脳梁　54, 200, 201
白質希薄化　209
白質硬化　203
白質ジストロフィー　203
白板　95, 149, 150
バロー型多発性硬化症　213
皮質下白質海綿状病変　216
皮質基底核変性症　208, 210
ピック病　209
ヒト免疫不全症ウイルス脳炎　206
ヒト免疫不全症ウイルス白質脳症　206
びまん性軸索損傷　208

びまん性病変　202
ビンスワンガー病　41, 84, 209, 210, 211
浮腫性壊死　202, 204
閉鎖性頭部外傷　207
容積　70
リンパ腫　218
連合線維　127, 128, 200
白質希薄化　209
白質硬化　203
白質ジストロフィー
　アレキサンダー病　60, 61, 204, 237
　異染性白質ジストロフィー　30, 33, 204
　炎症細胞　34, 35, 204
　海綿状態　205, 262, 289, 290
　基本病変　204
　グロボイド細胞白質ジストロフィー　34, 207
　髄鞘形成異常　33
　髄鞘島　204, 238
　錐体　289, 290
　ズダン好性白質ジストロフィー　33, 203
　石灰沈着　34
　線維性グリオーシス　34, 206
　内包　208
　那須-ハコーラ病　34, 204, 207
　汎発性硬化症　33
　副腎白質ジストロフィー　34, 35, 205, 206, 238
　ペリツェウス・メルツバッハー病　34, 204, 238
白質出血　7
薄束　303, 309
薄束核☞後索核
播種性血管内凝固症候群　8, 84, 142
パーキンソン病　255
　海馬傍回　136, 159
　眼球運動核　250
　黒質　255〜259
　孤束　281

視床下部　173
上中心核　267
青斑核　268, 269
脊髄前角　302
対角回核　173
超高齢者　258
内嗅領皮質　136, 159
脳幹型レビー小体　47, 48
皮質型レビー小体　47, 48, 97
比率　73
扁桃体　171
マイネルト基底核　172
迷走神経背側核　280, 285
網様体　267
ハースト脳淡☞出血性白質脳炎
ハラーフォルデン・シュパッツ病　50, 55, 185, 261
馬尾　291, 294
パペッツの回路　161
　海馬支脚　160
　視床前核　163
　線維連絡　164
　帯状回　164
　乳頭体　161
　脳弓　163
バランス　64
バロー型多発性硬化症　31, 213
全脳型クロイツフェルト・ヤコブ病☞クロイツフェルト・ヤコブ病
瘢痕回　131
ハンター症候群　230
ハンチントン病
　黒質　261, 262
　視床　197
　線条体　175, 179, 181
ハンド・シューラー・クリスチャン病
　歯状核　238
　視床下部　173, 174
　小脳白質　238
汎発性硬化症　33
晩発性皮質小脳萎縮症☞皮質小脳萎縮症

【ひ】

ヒアリン小体　51,52
被蓋　246
被殻☞線条体
引き抜き損傷　249
皮質型レビー小体　47,80,97
皮質基底核変性症
　　橋核　277,281
　　橋被蓋　266
　　グリア嗜銀性構造物　140,277
　　黒質　258,259
　　青斑核　268
　　大脳白質　208
　　大脳皮質　132,135,140,142
　　淡蒼球　185
　　ピック球　48
皮質球路　202,203
皮質橋路　45,262,272,275
皮質形成異常　144,235
皮質構築　127
皮質小脳萎縮症　14,225〜227,229
皮質脊髄路　288,308
皮質内側核群　166
尾状核☞線条体
微小皮質形成不全　59,130,145,147
非層状病変（大脳皮質の）　142
尾側橋網様核　265
砒素中毒　8
ビタミンE欠乏症　55,287
ビタミンB_{12}欠乏症　311
ピック（嗜銀）球　48,49,151
ピック病
　　アンモン角　154
　　海馬支脚　162
　　視床　197
　　歯状回　151
　　前交連　200
　　線条体　175
　　側坐核　173
　　大脳白質　139,209
　　大脳皮質　73,100,109,131,132,134

内嗅領皮質　157
尾状核　180,181
ピック（嗜銀）球　48,49,151
ピック細胞　42,43
扁桃体　169
マイネルト基底核　172
マクロ所見　109
老年性変化　135
非定型的アルツハイマー型痴呆　100,101,137
ヒトTリンパ球向性ウイルス脊髄症　313,314
ヒト免疫不全症ウイルス脳炎　206
ヒト免疫不全症ウイルス白質脳症　206
被包　10,13,25
びまん性軸索障害☞閉鎖性頭部外傷
びまん性老人斑　57
100歳脳
　　アルツハイマー型痴呆　63,64
　　海馬体　71
　　究極像（老化）　63
　　黒質　246,261
　　スーパーノーマル　64
　　青斑核　74,269
　　中脳　261
　　内嗅領皮質　64
　　二核神経細胞　74
　　皮質細胞構築　67
　　バランス　64
　　迷走神経背側核　285
病的萎縮　4,65
平野小体　51,52
ビリルビン脳症　150
ビンスワンガー病　40,84,209〜211

【ふ】

ファール病　183
部位対応配列　152
フィブリノイド壊死（変性）　6,19,25
封入体　31,32,35,47
フェニールケトン尿症　205

フォア・アラジュアニン症候群（病）　292
フォビル症候群　263
不確帯　186
不確縫線核　263,265
副オリーブ核　281
副基底核　167
副交感神経　298
副甲状腺機能低下症　183,184
副腎脊髄ニューロパチー　313
副腎白質ジストロフィー　22,34,35,205,206,252
副楔状束核　37,286,287
腹側線条体　174
腹側淡蒼球　174
腹側扁桃体遠心路　96
副鼻腔炎　24
福山型筋ジストロフィー　50,144
浮腫　5,29,40,202
浮腫性壊死　41,203,209
ブニナ小体　51,302
フリードライヒ失調症　243,310
プルキンエ細胞　224
ブルダッハ束☞楔状束
ブレインカッティング　108,111,113
ブローカの対角帯　172
分界条　167,168
分子層
　　大脳皮質　129
　　アンモン角　149,152
　　歯状回　149,152
　　小脳皮質　223

【へ】

閉鎖性頭部外傷
　　アストログリア　41
　　軸索腫大　54
　　視床　196,198
　　前交連　200,201
　　脳梁　200,201
　　白質　207,209
　　小脳・脳幹　270
ヘシュル回☞上側頭回

ベッツ巨細胞　141
ヘテロトピア
　　小脳　235
　　脊髄　296,304
　　大脳　145,146
ベーシェット病　273,277
β-アミロイド　56
ベネディクト症候群☞赤核症候群
ヘモジデリン　6,7,10,19
ペラグラ脳症　43,276,295
ペリツェウス・メルツバッハー病
34,204,237,238
ベルクマングリア　14,16,225
ヘルニア
　　帯状回ヘルニア　108,109
　　中心性テント切痕ヘルニア　162
　　テント切痕ヘルニア　108,158
　　扁桃ヘルニア　109,222,224
ペルリア核　249
辺縁系☞大脳辺縁系
辺縁細胞　298
辺縁系脳炎　158,166
変性　3,34
　　遠位優位型変性　307
　　顆粒空胞変性　50,51
　　逆行性変性　53
　　近位優位型変性　307
　　空胞変性　41,42
　　グルモース変性　55,56,240,
242,244
　　経シナプス変性　44,45
　　系統変性　36
　　索変性　306
　　硝子（化）様変性　19
　　フィブリノイド変性（壊死）
6,19,25
　　ワーラー変性　52,53
変性症
　　アルツハイマー型痴呆　86
　　アルツハイマー型老年痴呆　86
　　アルツハイマー病　87
　　遺伝性オリーブ橋小脳萎縮症
227,266

筋萎縮性側索硬化症　279,295
筋強直性ジストロフィー　79,
199,247,253
クロイツフェルト・ヤコブ病
135,216,234
ゲルストマン・シュトロイス
ラー・シャインカー病　224,277
歯状核赤核淡蒼球ルイ体萎縮症
185,186,260,266
視床変性　195
進行性核上性麻痺　186,188,259,
266
脊髄性筋萎縮症　296
線条体黒質変性症　178,259
前頭・側頭葉型痴呆　131
多系統萎縮症　178,227,259
淡蒼球ルイ体黒質萎縮症　189
致死性家族性不眠症　197
乳児神経軸索ジストロフィー
55
パーキンソン病　158,255
ハーラーフォルデン・シュパッツ
病　50,54,185
ハンチントン病　179,261
皮質基底核変性症　132,140
皮質性小脳萎縮症　226
ピック病　109,131
非定型的アルツハイマー型痴呆
101
フリードライヒ失調症　243,310
レビー小体型痴呆　159,259
片側バリスム　187,188
扁桃（小脳）　222
扁桃体　166
　　アルツハイマー型痴呆　95,96,
170
　　アルツハイマー神経原線維変化
79,95
　　外側嗅条　168
　　基底外側核群　15,95,166,168
　　虚血性病変　15,95,168
　　梗塞　169
　　挫傷　168

　　腫瘍　168
　　線維連絡　169
　　側頭葉てんかん　168
　　単純ヘルペス脳炎　168
　　中心核　170
　　パーキンソン病　170
　　皮質内側核群　166
　　ピック病　49,169,170
　　非定型的アルツハイマー型痴呆
101
　　副基底核　95,96
　　分界条　168
　　辺縁系脳炎　168
　　扁桃体腹側出力路　96,169
　　レビー小体　48,171
　　老人斑　77,96
扁桃体腹側出力路　96
扁桃ヘルニア　222,223
扁平頭蓋底　222

【ほ】

膨化（神経細胞）
　　アルツハイマー型痴呆　44
　　遺伝性オリーブ橋小脳萎縮症
256
　　下オリーブ核肥大　45,286
　　加齢　268
　　グルモース変性　55,241
　　クロイツフェルト・ヤコブ病　43
　　経シナプス変性　44,280
　　サンフィリポ病　141
　　GM_2-ガングリオシドーシス
141
　　神経元セロイドリポフスチン症
43,141
　　進行性核上性麻痺　43,256
　　線条体黒質変性症　256
　　多系統萎縮症　280
　　中心性染色質溶解　42,43
　　パーキンソン病　44,256
　　皮質基底核変性症　44,141
　　ピック病　43
　　ペラグラ脳症　43

ムコ多糖症　44
　　　リピドーシス　44
放射状層（アンモン角の）　151,152
放射線脊髄症　313,314
傍腫瘍性症候群　228,286,310
傍腫瘍性小脳変性症　228,231
傍腫瘍性ニューロパチー　286,310
紡錘状動脈瘤　4,5
縫線核群　96,263,267
傍虫部半球（小脳）　221
乏突起膠腫　219
泡沫細胞☞マクロファージ
泡沫状類球体　19,55,176,261
ボクサー脳　50
ポリグルコサン小体　51

【ま】

マイネルト基底核　170
　　アルツハイマー型痴呆　96,169,
　　171
　　加齢　42,72,74,77,79
　　血管・循環障害　171
　　進行性核上性麻痺　172
　　ピック病　169,172
膜性脂質異栄養症☞那須―ハコーラ病
マクロ観察　107
マクロファージ　6,9,21,22
マシャド・ジョセフ病☞遺伝性オリーブ橋小脳萎縮症
マリネスコ小体　47,253,254
マルキアファーヴァ・ビニャミ病　200

【み】

ミクログリア　11,28,57
ミトコンドリア脳筋症　243
脈絡膜　28
ミヤール・ギュブレール症候群　263
ミラー・ディーカー症候群　144

【む】

無顆粒型皮質　129

　　ムコ多糖症　44
無酸素脳症　11
　　アンモン角　13
　　黒質　17,251
　　四丘体　251
　　視床　15
　　歯状核　16,241～243
　　青斑核　17
　　脊髄前角　300
　　線条体　16,178
　　大脳皮質　11,15,140
　　脳幹神経核　16,271
　　脳幹被蓋　16
　　プルキンエ細胞　16,226
　　扁桃体　15,168,169
無症候性脱髄斑　312
無脳回　144
無脳症　173
無名質　96,170

【め】

迷走神経背側核　47,79,265,282,
285,298
迷入末梢神経　308
メラニン色素　252,255,268
メラニン色素神経細胞　253
免疫抑制剤　25,26
メンケス病　134,230,232

【も】

毛細血管拡張運動失調症
　　後根神経節　314,315
　　小脳皮質　225,227
網状層（アンモン角の）☞アンモン角
網状帯（黒質）☞黒質
毛様細胞性星細胞腫　60,239
網様体　263～268
網様体脊髄路　264,305
燃え尽き斑　56,57
門脈大循環性脳症☞肝性脳症

【ゆ】

有機水銀中毒

小脳皮質　232,234
大脳皮質　134,136
有棘赤血球舞踏病　180,181
遊走異常　128
U線維　201
ユビキチン　47

【よ】

腰髄膨大部　55,291
葉性萎縮　88,131
葉性出血　7,20
容積比（脳葉）　71
4層型皮質　144,145

【ら】

ラクネ　10,13,14
ラフォラ小体　50,51
ラフォラ小体病　51
ラングハンス型巨細胞　21,23,26
ラングハンス細胞組織球症　173,
174,237,239

【り】

リッサウエル帯　297
リピドーシス　44
リポヒアリノーシス☞脂肪硝子変性
リポフスチン　42
　　色素性萎縮　41,42
　　下オリーブ核　283
　　加齢　42
　　視床下核　186
　　歯状核　240
　　神経元セロイドリポフスチン症　141,225
　　前角細胞　294
　　プルキンエ細胞　225
　　マイネルト基底核　42,171
梁下野　171
両側淡蒼球壊死　184
リー脳症　163,248,254
リンパ球　21
リンパ腫　218,300

【る】

類球体☞軸索腫大
類上皮細胞　23
ルイス・バー症候群☞毛細血管拡張運動失調症
ルイ体☞視床下核

【れ】

レッテレル・シヴェ病　173
レビー小体　79
　加齢　74,80
　脳幹型　47,79
　皮質型　47,80
　偶発的脳幹型レビー小体　79
　網様体　267
レーモン・セスタン症候群　263
連合線維　127,128,200
連鎖球菌　25
レンズ核　174
レンズ核束　183,192
レンズ核ワナ　172,183

【ろ】

老人性舞踏病　178
老化　62
老人斑　57
　アルツハイマー型痴呆　88
　核斑　56
　加齢　63,77
　95パーセンタイル値　76
　血管周囲性老人斑　57
　原始斑　56
　健常老人脳　67
　視床　197
　小脳皮質　90
　神経突起斑　56
　スクリーニング　76
　線条体　176
　増加率　89

乳頭体　95
びまん性斑　57
分布　76,77
燃え尽き斑　56
老人斑優位型痴呆　63,102
老人斑優位型痴呆　102
老年性変化　63
　アストログリア　80
　アミロイド小体　59,60
　アルツハイマー神経原線維変化　49,77
　アンモン角　79
　萎縮　3,63,65～68,70,74
　灰白質　69
　海綿状態　133
　下オリーブ核　72,81
　顆粒空胞変性　50,51
　究極像（老化）　63
　95パーセンタイル値　76
　グルモース変性　55,56
　黒質　73,246,253,261
　軸索内アミロイド小体　60,81
　視床　197
　視床下核　186
　樹状突起　74
　上衣下グリオーシス　81
　神経細胞数　71
　神経細胞容積　72
　神経食現象　74
　数量的特性　75,76
　スフェロイド（軸索腫大）　55
　青斑核　44,268
　脊髄前角　294,296
　線維性グリオーシス　81
　線条体　72
　前庭神経核群　81
　大脳皮質　68,70,74
　淡蒼球　183,184
　断面積比（海馬体／海馬傍回）　71

中心灰白質　81,247
統計学　75
トルペード　222
内嗅領皮質　93
軟膜下グリオーシス　81
二核神経細胞　74
脳重量　68
脳容積　68
白質　69
表面積（大脳皮質の）　70
平野小体　51,52
比率　73
プルキンエ細胞　221
扁桃体　95,96,170
膨化（神経細胞）　74
マリネスコ小体　253,254
リポフスチン　41,42
老人斑　56～58,76
ローゼンタール線維　82
老年期
　アルツハイマー型痴呆　85
　加齢に伴う脳の変化　63
　究極像　63
　虚血性病変　83
　疾病構造　82
　出血性病変　82,83
　腫瘍　85
　中毒・代謝性疾患　86
　頭部外傷　86
　パーキンソン病　84
　変性疾患　84
ロゼット形成　293
ローゼンタール線維　48,60,82
肋間動脈　295
ローラー核　278,282,284

【わ】

ワーラー変性　26,45,52,53,306

欧文索引

※ゴシック体の数字は図，表，グラフなどがあるページを示す

【A】

Abducent nucleus 72,265,271,273,282
Aberrant peripheral nerves 308
Abnormal glias 39,41
Accessory basal nucleus 167
Accessory cuneate nucleus 37,286,287
Accessory olivary nucleus 281
Acquired immnodeficiency syndrome 206
Acute anterior poliomyelitis 22,28,295,301
Acute disseminated encephalomyelitis 214
Acute haemorrhagic leukoencephalitis 8,215
Adrenoleukodystrophy 22,34,35,205,206,252
Adrenomyeloneuropathy 313
Ageing ☞ Senile changes
Agranular type cortex 129
Agyria 144
Alcoholic cerebellar degeneration 228,230,284
Alexander's disease 60,61,204,237
Alvear pathway 95,152
Alzheimer-type dementia 86
 ageing 84,99,100
 alveus 95
 Alzheimer's disease 62,87,100
 Alzheimer's neurofibrillary changes 49,77,88〜90
 Ammon's horn 63,71,78,93,152
 amygdala 88,95,96
 amyloid angiopathy 96,97
 anterior commissure 200,201
 apolipoprotein 97,98
 astroglia 92
 atypical Alzheimer-type dementia 100,101
 brain weight 87
 centenarian 63,64
 central gray 247
 cerebellar cortex 90
 cerebral cortex 92,96,132,134,141
 cerebral white matter 88
 cingulum 95
 circuit of Papez 95,161
 collateral sulcus 87,88,92
 complications 97
 entorhinal cortex 91〜93
 fibrillary gliosis 100
 fimbria 95
 fornix 95
 frontal lobe 87
 gross findings 86,88
 histology 88
 hypothalamus 96,173
 laminar degeneration 90,91,99
 locus coeruleus 96
 mamillary body 95
 neuropil 90,92,93
 nucleus basalis of Meynert 96,172
 parahippocampus 71,87
 Parkinson's disease 97
 pathological classification 99,100
 pathological diagnostic criteria 97
 perforant pathway 87,94,153,154
 Pick's disease 88,92,101
 plaque-dominant dementia 63,102
 primary hippocampal degeneration 63,79,102〜104
 ratio of cross-sectioned areas 72,94,156
 reticular formation 266,267
 senile dementia of Alzheimer-type 62,86,100
 senile plaque 56,88,89
 subiculum 92,94
 thalamus 90,197
Alzheimer type Ⅰ, Ⅱ glias 39〜41,205,216
Alzheimer's disease ☞ Alzheimer-type dementia
Alzheimer's neurofibrillary changes 49
 ageing 63,74,77
 Alzheimer-type dementia 88,90
 Ammon's horn 78,79
 amygdala 95
 boxer's brain 50
 cerebral cortex 88
 Cockayne's disease 50
 dentate nucleus 244
 distribution 78,90
 dorsal nucleus of the vagal nerves 280
 Down's syndrome 49
 Edinger-Westphal nucleus 250
 entorhinal cortex 92,93
 Fukuyama congenital muscular dystrophy 50
 Gerstmann-Sträussler-Scheinker disease 50
 ghost NFTs 49,103
 Hallervorden-Spatz disease 50
 healthy senile brain 79
 Kufs' disease 50
 lead poisoning 50

locus coeruleus 74,269
myotonic dystrophy 50,155
Niemann-Pick disease 50
nucleus basalis of Meynert 171
pontine nuclei 281
postencephalitic parkinsonism 50
primary hippocampal degeneration 102,103
progressive supranuclear palsy 49,50,200
ratio of increase 88,89
reticular formation 267
spinal anterior horn 295,302
striatum 176
subacute sclerosing panencephalitis 32
substantia nigra 256
subthalamus 187
thalamus 200
Ammon's horn 150
　ageing 71,78,155
　alvear pathway 152
　alveus 95,149,150,152
　Alzheimer-type dementia 71,93
　Alzheimer's neurofibrillary changes 78
　amyotrophic lateral sclerosis 155
　anoxic encephalopathy 13,93,152,153
　CA 1 13,48,79,93,103,151
　CA 2 13,79,93,102,103,151,155
　CA 3 151
　CA 4 (end plate) 79
　centenarian 71
　Creutzfeldt-Jakob disease 154
　cross-sectioned area 71,156
　dentate gyrus 149

hippocampus proper 148
hypoglycemia 42,134,150,153
ischaemic lesions 13,93
Kernicterus 153
laminar lesions 153
Lewy body-type dementia 155
myotonic dystrophy 155
Parkinson's disease 155
perforant pathway 151,153
Pick's disease 154
polysynaptic pathway 152
primary hippocampal degeneration 103
Schaffer's collaterals 152
senile plaques 58
Sommer's sector 151
stratum lacunosum 93,151,152
stratum moleculare 151,152
stratum oriens 150
stratum pyramidale 93,151,152
stratum radiatum 151,152
temporal epilepsy 153
tumors 155
Amputation neuroma 303,305
Amygdala 166
　accessory basal nucleus 95,96
　Alzheimer-type dementia 95,96,170
　Alzheimer's neurofibrillary changes 79,95
　atypical Alzheimer-type dementia 101
　basolateral nuclear group 15,95,166,168
　central nucleus 170
　contusion 168
　corticomedial nuclear group 166
　fibre connection 169
　herpes simplex encephalitis 168

　infarct 169
　ischaemic leisons 15,95,168
　lateral olfactory stria 168
　Lewy bodies 48,171
　limbic encephalitis 168
　Parkinson's disease 170
　Pick's disease 49,169,170
　senile plaques 77〜96
　stria terminalis 168
　temporal epilepsy 168
　tumors 168
　ventral amygdalofugal pathway 96,169
Amyloid 19
Amyloid angiopathy 19
　ageing 20
　Alzheimer-type dementia 20,96
　cortical infarcts 96
　white matter haemorrhage 7,20
Amyotrophic lateral sclerosis
　anterior horn 295,302,303
　anterior roots 291
　axonal swellings 303
　Bunina bodies 51,302
　cerebral cortex 141
　Clarke's column 303
　cystatin C 51
　dentate gyrus 151
　dorsal nucleus of vagal nerves 280
　facial nucleus 269,272
　familial amyotrophic lateral sclerosis 303,310
　hyaline inclusions 51
　hypoglossal nucleus 272,279
　internal capsule 203
　lateral column 302,308
　neuronophagia 141,303
　nucleus ambiguus 281
　ocular motor nuclei 249
　oldest age 85,296

pigmentary atrophy 303
precentral gyrus 141
pyramid 289,290
skein-like inclusions 51
subiculum 160,162
substantia nigra 259
subthalamus 188,189
trigeminal nucleus 271,272
ubiquitin 51
Anencepahly 173
Aneurysms 4,5
saccular aneurysm 4,5
fusiform aneurysm 4,55
microaneurysm 6,19,82〜84, 240,276
Angitis 20
Anoxic encephalopathy 11
Ammon's horn 13
amygdala 15,168,169
brainstem nuclei 16,271
brainstem tegmentum 16
cerebral cortex 11,15,140
colliculi 251
dentate nucleus 16,241,243
locus coeruleus 17
Purkinje cells 16,226
spinal anterior horn 300
striatum 16,178
substantia nigra 17,251
thalamus 15
Ansa lenticularis 172,183
Ansa peduncularis 96,172
Anterior cerebral artery 8,25,110
Anterior choroidal artery 149,183,187,194,246
Anterior commissure 148,169, 200,201
Anterior communicating artery 110
Anterior corticospinal tract 298
Anterior fascicle 298
Anterior inferior cerebellar artery 262,277

Anterior nucleus of thalamus 95, 148,165,171,191〜193,196
Anterior olfactory nucleus 171
Anterior roots 114,291
Anterior spinal artery 277,291
Anterior spinocerebellar tract 298,309
Anterior thalamic peduncle 203
Anterograde degeneration 44,52
Anterolateral fascicle 298
Anti-cancer drugs 26,32,41,215
Anti-coagulant 8
Anti-prion antibody 136,139
Anti-Purkinje cell antibody 229
Apolipoprotein 97,98
Aqueduct 81,246
Arachnoid membrane 108
Arachnoidal plaques 114,291
Archicerebellum 221
Arcuate nuclei 246
Arnold-Chiari malformation ☞ Chiari malformation
Arsenic poisoning 8
Arterial blood supplies 8
brainstem 117,246,262,277
cerebellum 233
cerebrum 116
spinal cord 291,297
Arteries
anterior cerebral artery 8, 25,110
anterior choroidal artery 149, 183,194,246
anterior communicating artery 110
anterior inferior cerebellar artery 262,277
anterior spinal artery 277,291
basilar artery 5,19,107,110
internal carotid artery 5,8, 149
middle cerebral artery 8,19, 25,109,110,183

posterior cerebral artery 5,8, 110,194,246
posterior communicating artery 110,194
posterior inferior cerebellar artery 262,277,333
posterior spinal artery 291
superior cerebellar artery 19,233,246,262
vertebral artery 262,277
Arteriolosclerosis 19
Arteriosclerosis 17
Arteriovenous malformation 6
Arteritis nodosa 295
Ascending reticular activating system 264
Aspergillosis 27
Association fibres 127,128,200
Astrocytoma 117
Astroglia 37,59
abnormal glias 39
ageing 80,81
Alzheimer type I, II glias 39, 40,41,205,216
Bergmann's glia 14,16
Binswanger's disease 41
corpora amylacea 59,60, 80,223,305
Creutzfeldt-Jakob disease 41
edema 40,202,204
fibrillary gliosis 9,22,34,35, 39,40,81,101,139,140
glial fibrillary tangles 59,61
glial walls 31
glycogen granules 40,41
hepatic encephalopathy 39
insufficiency 39
non-missile head injuries 40,143
Opalski cells 40,41
reactive proliferation 9,12, 37,38
regressive changes

203, 209, 215
　　　Rosenthal fibres　60, 82
　　　senile plaques　56
　　　tuberous sclerosis　129
　　　tumors　151, 219
　　　Wilson's disease　40
Asymptomatic demyelinating plaques　312
Ataxia telangiectasia
　　　cerebellar cortex　225, 227
　　　posterior root ganglia　314, 315
Ataxic form of Creutzfeldt-Jakob disease　232, 234
Atheromatous arteriosclerosis　5, 18
Atrophy　3
　　　ageing　4, 63
　　　Alzheimer-type dementia　64, 87
　　　cell reaction　67
　　　centenarian　63
　　　cerebellum/brainstem　68
　　　cerebral cortex　69, 70
　　　cerebral white matter　69
　　　lobar atrophy　88, 131
　　　mechanism　74
　　　numeral atrophy　3
　　　pathological atrophy　4, 65
　　　pattern　68
　　　physiological atrophy　4, 65
　　　pigmentary atrophy　41
　　　simple atrophy　3
　　　spinal cord　291
Atypical Alzheimer-type dementia　100, 101, 137
Auditory system　271
Avulsion injuries　249
Axonal swellings　54
　　　ageing　55, 294
　　　amyotrophic lateral sclerosis　55, 303
　　　anterior horn　294

congenital biliary atresia　54
cystic fibrosis　54
delayed radiation effects　54, 214
diffuse axonal injuries　54
foamy spheroids　19, 55, 184, 261
Gerstmann-Sträussler-Scheinker disease　54
globus pallidus　184
gracile nucleus　54
Hallervorden-Spatz disease　55
infantile neuroaxonal dystrophy　55
infarcts　9, 54
leukodystrophies　34, 35
Nasu-Hakola disease　204, 207
non-missle head injuries　54
polycythemia　33, 312
spheroids　54
subacute combined degeneration of spinal cord　311
substantia nigra　255, 261
systemic lupus erythematodes　33, 312
torpedos　53, 54, 221
vitamin E deficiency　55
Axons　38

【B】

Bacterial infections　24～26
Balance　64
Balo type of multiple sclerosis　31, 213
Basilar artery　5, 19, 107, 110
Basilar meningitis　25, 26
Basket cells　225
Basolateral nuclear group　49, 166
Behçet disease　273, 277
Benedikt syndrome　246
Bergmann's glia　14, 16, 225

β-Amyloid　56
Betz's giant cells　141
Bilateral pallidal necrosis　184
Bilirubin encephalopathy　150
Binswanger's disease　40, 84, 209～211
Binucleated neurons　74
Blood-brain barrier　33, 216
Borderzone infarct　8
Boxer's brain　50
Brachium conjunctivum ☞ Superior cerebellar peduncle
Brain abscess　22, 25, 143
Brain cutting　108, 111, 113
Brain edema　5, 29, 202, 204
Brain purpura　8
Brain volume　68
Brain weight　68, 69, 87
Brainstem　246
Brudach's fasciculus ☞ Cuneate fasciculus
Bunina bodies　51, 302
Burnt-out plaques　56, 57

【C】

Cactus　57, 222, 231～233
Calcarine cortex　72, 76, 79, 128, 130, 136, 194
Calcification
　　　adrenoleukodystrophy　34
　　　Fahr's disease　183
　　　ganglioglioma　159
　　　globus pallidus　184
　　　hypoparathyroidism　183
　　　mitochondrial encephalomyopathy　243
　　　nerve cells　134
　　　oligodendroglioma　219
Canavan's disease　237
Candidiasis　26, 27
Carbon monoxide poisoning　32, 184, 216, 254
Carcinomatous meningism　217,

218, 276, **279**
Caseous necrosis 23
Cauda equina 291, **294**
Caudal pontine reticular nucleus 265
Caudate nucleus ☞ Striatum
Cavernous haemangioma 212
Cavernous sinus thrombosis 17
Cavitation 6, 9, **10**, **12**, 13
Cell reactions 67, 204
Centenarian
    Alzheimer-type dementia 63, 64
    balance 64
    binucleated neurons **74**
    cortical cytoarchitecture 67
    dorsal nucleus of vagal nerve 285
    entorhinal cortex 64
    final state of senility 63
    hippocampal foramtion 71
    locus coeruleus 74, **269**
    midbrain **261**
    substantia nigra 246, **261**
    supernormal centenarian 64
Central chromatolysis 37, 42, **43**, 301
Central gray 81, 246, **247**
Central nucleus of medulla oblongata 264, **265**
Central pontine myelinolysis 59, 274, **278**
Central tegmental tract 46, **266**, 269
Central transtentorial hernia 162
Cerebellar cortex 223
    alcoholic cerebellar degeneration 228, **230**
    anoxic encephalopathy 226
    anti-Purkinje cell antibody 229
    ataxia telangiectasia 225, **227**
    basket cells 223, **227**

    cactus 222, **232**, 233
    cortical cerebellar atrophy 14, 225~227, 229, 231
    cortical dysplasia 235
    Creutzfeldt-Jakob disease 224, 231, **234**
    diffuse leisons 223
    Down's syndrome 235
    external granular layer **221**
    fibrillary gliosis 228
    Fukuyama congenital muscular dystrophy 235
    GM_2-gangliosidosis 230, **233**
    granule cell aplasia 231, **233**
    granule cells 230
    heterotopia 235
    Hunter's syndrome 230
    infarcts 228, 232
    ischaemic leisons 11, 16, 226, 228
    kuru-like plaques 224, **225**
    Lafora bodies 51
    lipofuscin 224
    localized lesions 232
    macrophages 226, 228, 231, **234**
    Menkes' disease 230, **232**
    molecular layer 222, **225**
    multiple system atrophy 227, **229**, 231
    neuronal ceroid lipofuscinosis 225
    neuronal loss 225, **226**
    organic mercury poisoning 232, **234**
    paraneoplastic cerebellar degeneration 228, **231**
    Purkinje cells 221, 224, **231**
    Sanfilipo disease 230, **233**
    senile plaques **90**, 224
    sprouting 230
    torpedos 54, 223, 226
Cerebellar cortical dysplasia 235

Cerebellar nuclei 238
Cerebellar white matter 235
    adrenoleukodystrophy 236, 238
    Alexander disease 237
    Canavan disease 237
    glial cytoplasmic inclusions 235, **236**
    haemangioblastoma 237
    Hand-Schuller-Christian disease 237, **239**
    hereditary olivopontocerebellar atrophy 236
    maple syrup urine disease 237
    medulloblastoma 237, **239**
    multiple sclerosis 236
    multiple system atrophy 235~237
    Pelizaeus-Merzbacher disease 237, **238**
    pilocytic astrocytoma 237, **239**
    progressive multifocal leukoencephalopathy 237, **239**
Cerebellum 220
    classification of diseases 220
    crossed cerebellar atrophy 226
    paravermian hemisphere 221
    senile changes 221
    vermis 221, **222**
Cerebral cortex 127
    agranular type cortex 129
    agyria 144
    Alzheimer-type dementia 90, **131**, 134
    Alzheimer's neurofibrillary changes 79
    amyloid angiopathy 142
    amyotrophic lateral sclerosis 141
    anoxic encephalopathy 11, 140

anti-prion antibody 139
association fibres 128
cell column 127
centenarian 64
cerebro-ocular dysplasia 144
commissural fibres 128
contusions 143, 144
convulsions 129
cortica architecture 65, 68, 72, 73, 127, 129
cortical microdysgenesis 130, 145, 147
corticobasal degeneration 132, 142
focal cortical dysplasia 130, 145, 147
four-layered cortex 144, 145
frontal type cortex 129
fronto-temporal dementia 131, 133
Fukuyama congenital muscular atrophy 144
functional column 73
glial cytoplasmic inclusions 59, 61, 142
glial fibrillary tangles 140, 142
GM$_2$-gangliosidosis 141
granular type cortex 130
Heidenhain type of Creutzfeldt-Jakob disease 136
hepatic encephalopathy 134, 136
heterotopias 145, 146
hypoglycemic coma 134
inclusions 139
infarct 68, 83, 142
infragranular layer 128, 137
intravascular coagulation 142
ischaemic leisons 11
laminar degeneration 130
laminar heterotopia 145
laminar lesions 130

laminar necrosis 11, 15
Lewy body-type dementia 136, 158
lissencephaly 144, 145
lobar atrophy 131
macrophages 138, 141
mechanism of atrophy 74
metastatic tumors 143
microaneurysms 142
migration disorders 128
Miller-Dieker syndrome 144
molecular layer 129
motor neuron disease 131
multiple cortical infarcts 83
myelinoarchitecture 128
neuronal ceroid lipofuscinosis 43, 141
neuronal inflation 139
neuropil 131, 133, 134
nodular heterotopia 145, 146
non-laminar leiosns 142
normal cortex 133
organic mercury poisoning 134, 136
pachygyria 144, 145
panencephalopathic type of Creutzfeldt-Jakob disease 135
parietal type cortex 130
pathological atrophy 65, 74
pattern of atrophy 68
petechiae 4, 142
phsiological atrophy 65, 68, 74
Pick disease 43, 109, 131, 132, 135
polar type cortex 130
polyarteritis nodosa 142
polymicrogyria 145, 146
progressive subcortical gliosis 137
Sanfilipo disease 141
senile changes 57
spongy state 131, 133, 135, 137

Stria Gennari 128
subacute spongiform encephalopathy 132, 137
subpial gliosis 81, 129
supragranular layer 128, 130
surface area 70
systemic lupus erythematodes 142
thickness 70
thrombi 142, 143
tuberous sclerosis 129
ulegyria 131
Walker-Warburg syndrome 144
Cerebral peduncle 262, 289, 290
Cerebral white matter gliosis 203
Cerebral white matter ☞ White matter
Cerebro-ocular dysplasia 144
Cerebrocerellum 221
Cervical enlargement 292
Cervical spondylosis 291
Cervical spondylotic myelopathy 297, 298, 305
Chiari malformation 222, 224
Chorea acanthocytosis 180, 181
Chroidal plexus 28
Cingulate gyrus 87, 128, 129, 136, 148, 164
Cingulate herniation 108
Cingulum 95
Circuit of Papez 161
    anterior thalamic nucleus 163
    cingulate gyrus 164
    fibre connection 164
    fornix 163
    mamillary body 161
    subiculum 160
Clarke's column 37, 55, 299, 302
Classical Lewy bodies ☞ Lewy bodies of brainstem type
Claude syndrome 246
Claustrum 148, 180, 192

Climbing fibres 220
Coagulation necrosis 9
Cochlear nucleus 72,271
Cockayne syndrome 50,183,204
Collateral circulation 8
Collateral sulcus 71,87,92
Column degeneration 306
Commissura grisea 298
Commissurral fibres 127,200
Compact part of nucleus tegmentalis pedunculopontinus 77,96,264,267
Congenital biliary atresia 54
Contusions 107,109,143,144,158
Conus medullaris 114
Convulsions 12
Core plaques 56
Coronary artery of spinal cord 291
Corpora amylacea 59,60,80,223,305
Corpus callosum 54,200,201
Cortical architecture 127
Cortical cerebellar atrophy 14,225〜227,229
Cortical dysplasia 58
Cortical Lewy bodies 47,80,97
Corticobasal degeneration
    cerebral cortex 132,135,140,142
    cerebral white matter 208
    glial fibrillary tangles 140,277
    globus pallidus 185
    locus coeruleus 268
    Pick bodies 48
    pontine nuclei 277,281
    pontine tegmentum 266
    substantia nigra 258,259
Corticobulbar tract 202,203
Corticomedial nuclear group 166
Corticopontine tract 45,262,272,275

Corticospinal tract 288,308
Cowdry A type inclusions 27,52
Craniopharyngioma 173
Creutzfeldt-Jakob disease
    Ammon's horn 154
    anoxic encephalopathy 140
    anterior horn 295
    anti-prion antibody 139
    astroglia 41,135,140
    ataxic form 232,234
    cerebellar cortex 224,232,234
    cerebral cortex 135
    cerebral peduncle 262,289
    Heidenhaim form 136
    lateral column 312
    lateral geniculate body 197,199
    neuronal inflation 43,44
    olivary hypertrophy 46
    optic radiation 199
    panencephalopathic type 135,138,139,232
    pontine base 277
    pyramid 289,290
    spongy state of cortex 135,137
    Stern-Garcin form 197
    striatum 181
    subacute spongiform encephalopathy 132,137,139
    subcortical spongy necrotic foci 138
    substantia nigra 260
    superior colliculus 251
    system degeneration 277
    thalamus 196,198
    white matter 205
Crossed cerebellar atrophy 226
Crus fornicis 192
Cryptococcosis 26,27
Cuneate fascicle 304
Cuneate nucleus ☞ Posterior column nuclei

Cystatin-C 51
Cystic fibrosis 55
Cytoarchitecture 3
    Ammon's horn 150
    cerebellar cortex 220
    cerebral cortex 127,129,130
    dentate gyrus 149
    entorhinal cortex 156
    spinal gray matter 294
Cytomegalic inclusion disease 27,28,52
Cytomegalovirus 27

【D】

Darkschewitch nucleus 248
Decussation of superior cerebellar peduncle 252
Degeneration 3,34
    column degeneration 306
    distal-dominant degeneration 307
    fbrinoid necrosis 6,19,25
    granulovacuolar degeneration 50,51
    grumose degeneration 55,56,240,242,244
    hyalinization 19
    proximal-dominant degeneration 307
    retrograde degeneration 53
    system degeneration 36
    trans-synaptic degeneration 44,45
    vacuolar degeneration 41,42
    wallerian degeneration 52,53
Degenerative diseases
    Alzheimer-type dementia 86
    Alzheimer's disease 87
    amyotrophic lateral sclerosis 279,295
    atypical Alzheimer-type dementia 100
    cortical cerebellar atrophy

corticobasal degeneration 132, 140
Creutzfeldt-Jakob disease 135, 216, 234
dentatorubropallidoluysian atrophy 185, 186, 260, 266
fatal familial insomnia 197
Friedreich's ataxia 310
fronto-temporal dementia 131
Gerstmann-Sträussler-Scheinker disease 224, 277
Hallervorden-Spatz disease 50, 54, 261
hereditary olivopontocerebellar atrophy 227, 266
Huntington's disease 261
infantile neuroaxonal dystrophy 54
Lewy body-type dementia 159, 259
multiple system atrophy 178, 227, 259
myotonic dystrophy 79, 199, 247, 253
pallidoluysionigral atrophy 189
Parkinson's disease 255
Pick's disease 131
progressive supranuclear palsy 186, 188, 259, 266
senile dementia of Alzheimer type 86
spinal muscular atrophy 296
striatonigral degeneration 178, 259
thalamic degeneration 195
Deiters nucleus ☞ Lateral vestibular nucleus
Dejerine-Roussy syndrome 195
Delayed radiation effects 32, 54, 214, 313, **314**
Dementia

Alzheimer-type dementia 86
Alzheimer's disease 87
amyotrophic lateral sclerosis 131, 162
atypical Alzheimer-type dementia 100, 101
Binswanger's disease 209, 210
Creutzfeldt-Jakob disease 138, 139
dentatorubropallidoluysian atrophy 186, 242, 266
fronto-temporal dementia 131
Lewy body-type dementia 159
multi-infarct dementia 209, 210
Parkinson's disease 136, 158, 255
Pick's disease 109, 134, 139, 151
progressive subcortical gliosis 137
progressive supranuclear palsy 186, 256, 266
senile dementia of Alzheimer type 86
Demyelinating diseases
Ballo type of multiple sclerosis 31, 213
Devic disease 31
multiple sclerosis 22, 29, 30, 31, 213
perivenous encephalomyelitis 29, 213
demyelinating plaques 29, 30
Demyelination 28
classification 29, 30
demyelinating plaques 29, 30
dysmyelination 29, 33
glial walls 29, 31
leukodystrophies 29
mononuclear cell infiltration 29, 30

myelinoclasis 29
pallor of myelin 28, 29
perivenous demyelination 29
primary demyelination 3, 29
secondary demyelination 29
shadow plaques 31
Dendrites 74, 230
Dentate gyrus 149
Alzheimer's disease 150
duplication of granule cell layer 150, 151
dysembryoplastic neuroepithelial tumor 150, 160
epilepsy 150
ganglioglioma 151
granule cell layer 149
hypoglycemia 150
inclusions 150, 151
Kernicterus 150
molecular layer 149
multiple system atrophy 150
Pick's disease 150, 151
polymorphic layer 150
vascular disturbances 150
Dentate hilus 40
Dentate nucleus 238
Alzheimer's neurofibrillary changes 244
anoxic encephalopathy 15, 241, 242
cortical cerebellar atrophy 241
Creutzfeldt-Jakob disease 240
dentato-olivary dysplasia 238
dentatorubropallidoluysian atrophy 241〜243
fibre connections 221, 222
fibrillary gliosis 39, 40
Friedreich's ataxia 243
grumose degeneration 55, 56, 240, 244

haemorrhage 240
head injuries 244,270
hereditary olivopontocerebellar atrophy 40,243
ischaemic lesions 15,39
Lafora body disease 51,243
mitochondrial encephalomyopathy 243
multiple system atrophy 40,241〜243
neuronal inflation 42,55,240
neuronal loss 38,39,241,242
paraneoplastic cerebellar degeneration 241
pellagra encephalopathy 240
progressive supranuclear palsy 241〜244
Dentatorubropallidoluysian atrophy
　cerebral white matter 208
　dentate nucleus 55,242,243
　globus pallidus 185,186
　pontine tegmentum 266
　red nucleus 252
　substantia nigra 260,262
　subthalamus 186
　superior cerebellar peduncle 266
Denticulate ligament 291,292
Devic disease 32,312,313
Diagonal band of Broca 172
Diffuse axonal injuries ☞ Non-missile head injuries
Diffuse sclerosis 33
Diffuse senile plaques 57
Distal-dominant degeneration 308
Dorsal auditory stria 271
Dorsal nucleus of the vagal nerves 47,79,265,282,298
Dorsal pallidum 174
Dorsal raphae nucleus 265
Dorsal striatum 174
Dorsal tegmental nucleus 77,96

Dorsolateral fasciculus 297
Down syndrome 49
Duplication of granule cell layer 150,151
Dysembryoplastic neuroepithelial tumor 150,160
Dysmyelination 29,33

【E】

Edema 5,29,40,202
Edematous necrosis 41,203,209
Edinger-Westphal nucleus 80,248〜250
Elastic laminae 18
Embolism 8,9
Encapsulation 10,13,25
Enteroccocus 25
Entorhinal cortex 156
　Alzheimer-type dementia 91,93,99
　Alzheimer's neurofibrillary changes 78
　centenarian 64,79
　cytoarchitecture 64,157
　degenerative neurites 156,157
　herpes simplex encephalitis 158,160
　infarct 158
　laminar degeneration 156
　Lewy body-type dementia 159
　limbic encephalitis 158
　Parkinson's disease 97,157
　perforant pathway 152〜154
　Pick's disease 157
　spongy state 157,159
　transentorhinal cortex 78,91,92
　tumors 158
Eosinophilic granuloma 173
Eosinophilic inclusion bodies ☞ Hyaline inclusion bodies
Eosinophilic leukocytes 21
Ependymal cells 28

Ependymoma 291,293
Epilepsy 59,145,147,150,153,169
External capsule 6
External granular layer 221
External medullary lamina 190
Extrapontine myelinolysis 182
Exudation 21,26

【F】

Facial nucleus 72,265,270,272,282
Fahr's disease 183
Familial amyotrophic lateral sclerosis 303,310
Familial holotopistic striatal necrosis 180
Familial myoclonus epilepsy 51
Fasciculi prorii 298
Fastigial nucleus 244,245
Fat emboli 8
Fatal familial insomnia 197
Ferrugination 134
Fibrillary gliosis 39
　ageing 81
　anoxic encephalopathy 140
　atypical Alzheimer-type dementia 100,101
　brainstem reticular formation 267
　central gray 81
　Creutzfeldt-Jakob disease 140
　hereditary olivopontocerebellar atrophy 227,237
　infarcts 9
　inferior olivary nucleus 81
　leukodystrophies 33,35,39,206
　multiple sclerosis 31
　multiple system atrophy 227,237
　organization 22

Pick's disease 133, 139
progressive subcortical gliosis 137
secondary degeneration 9
spinal anterior horn 294
subacute sclerosing panencephalitis 32
subependymal gliosis 81
subpial gliosis 81
type 9, 38, 39
vestibular nuclei 81
Fibrinoid necrosis 6, 19, 25
Fibroblasts 9, 18, 25, 26
Film terminale 291
Fimbria 95, 149, 152
Final stage of senility 63
Foamy cells ☞ Macrophages
Foamy spheroids 19, 55, 176, 261
Focal cortical dysplasia 130, 145, 147
Foix-Alajouanine syndrome (disease) 292
Foreign body giant cells 18, 21, 23, 26
Fornix 87, 163
Four-layered cortex 144, 145
Fourth ventricle 113
Foville's syndrome 263
Friedreich's ataxia 243, 310
Frontal type cortex 129
Fronto-temporal dementia 131
Frontopontine tract 272, 275
Fukuyama congenital muscular dystrophy 50, 144
Functional column 73, 127
Fungal infections 26
Fusiform aneurysm 4, 5

【G】

Ganglioglioma 74, 151
General paralysis 26
Gerstmann-Sträussler-Scheinker disease 50, 54, 224, 225, 277

Giant cell arteritis 20, 292, 295
Glia 58
Glial cytoplasmic inclusions 58, 235, 236, 276, 281
Glial fibrillary tangles 140
Gliding contusion 209
Glioblastoma 239
Glioneuronal hamartia 146
Globoid cell leukodystrophy 34, 207
Globose nucleus 221, 245
Globus pallidus 181
   Alzheimer's neurofibrillary changes 79
   bilateral pallidal necrosis 184
   calcification 183, 184
   carbon monoxide poisoning 15, 184
   Cockayne syndrome 183
   corticobasal degeneration 185
   dentatorubropallidoluysian atrophy 185
   external segment 181, 192
   Fahr's disease 183
   fibre connection 177
   foamy spheroids 55
   Hallervorden-Spatz disease 185
   hereditary olivopontocerebellar atrophy 185, 186
   hypoparathyroidism 184
   infarct 15, 184
   internal segment 181, 192
   Kernicterus 185
   Leigh encephalopathy 185
   multiple system atrophy 183
   pallidoluysionigral atrophy 188, 189
   progressive supranuclear palsy 79, 185
   senile changes 77, 184
Glycogen granules 39
Glycogen storage disease 205

GM 2-gangliosidosis 144, 231, 233
Golgi-type cells 231
Goll's fasciculus ☞ Posterior column
Gracile fascicle 303, 309
Gracile nucleus ☞ Posterior column nuclei
Granular type cortex 130
Granulation tissue (Granuloma) 20, 22, 25, 26
Granule cell layer 230
Granulovacuolar degeneration 50, 51
Grape-like cavitation 135
Grumose degeneration 55, 56, 240, 244
Guillain-Mollaret triangle 45
Gumma 26

【H】

Habenular nucleus 192
Haemangioblastoma 237
Haemophilus influenzae 24
Haemorrhages
   amyloid angiopathy 7
   aneurysms 4
   arteriovenous malformation 6
   brain purpura 8, 212
   lateral type of cerebral haemorrhage 6, 177
   haematoma 4
   haemorrhages of senile period 82
   haemorrhagic leukoencephalitis 8, 22, 212
   hypertensive white matter haemorrhage 7
   intracerebral haemorrhages 6
   lobar haemorrhage 7
   medial type of cerebral haemorrhage 6, 7, 195
   petechial haemorrhages 4

subarachnoid haemorrhage 4
subudural haemorrhage (haematoma) 4,5
traumatic haemorrhage 6,178 212
white matter haemorrhage 7
Haemorrhagic leukoencephalitis 8,22,212
Haemosiderin 6,7,10,19
Hallervorden-Spatz disease 50, 55,185,261
Hamartoma 159
Hand-Schüller-Christian disease
 cerebellar white matter 238
 dentate nucleus 238
 hypothalamus 173,174
Head injuries
 anterior commissure 200,201
 avulson injuries 249
 axonal swellings 54
 cerebral haemorrhage 4,6, 212
 contusions 107,109,143,144, 158
 corpus callosum 200,201
 dentate nucleus 244,270
 diffuse axonal injuries 54,207
 hypothalamus 172
 infections 24
 roots of oculomotor nerves 249
 senile period 86
 striatum 178
 superior cerebellar peduncle 269,270
Heidenhain type of Creutzfeldt-Jakob disease 136
Hemiballism 187,188
Hepatic encephalopathy
 Alzheimer type II glia 39,41
 cerebral cortex 134,136
 Marinesco bodies 254
 spongy state of white matter 32,136,218
Hereditary ataxia ☞ Hereditary olivopontocerebellar atrophy
Hereditary olivopontocerebellar atrophy
 abducent nucleus 271
 accessory cuneate nucleus 286,287
 interstitial nucleus of Cajal 250
 cerebellar cortex 220,227,229
 cerebellar white matter 236, 237
 dentate nucleus 243
 dorsal nucleus of the vagal nerves 280
 facial nucleus 271
 fastigial nucleus 244,245
 globus pallidus 186
 inferior olivary nucleus 284
 locus coeruleus 268,269
 medial lemniscus 287
 motor nucleus of the trigeminal nerves 271
 nucleus reticularis tegmenti pontis 267
 oculomotor nucleus 249
 perihypoglossal nuclei 278, 279,284
 pontine nuclei 276
 red nucleus 252
 spinal cord 297,303,309
 substantia nigra 255,259
 subthalamus 188
 superior cerebellar peduncle 266,269
 superior colliculus 251
 thalamus 197
 vestibular nuclei 271,274
Herniation
 trans-tentorial hernia 108, 158
 cingulate hernia 108,109
 central trans-tentorial hernia 162
 tonsilar hernia 109,222,224
Herpes simplex encephalitis 28, 158,160,166
Herpes zoster 270
Heschl's gyrus ☞ Superior temporal gyrus
Heterotopia
 cerebellum 235
 cerebrum 145,146
 spinal cord 296,304
Hippocampal formation 148
Hirano bodies 51,52
Histiocytes 22
Histiocytosis X ☞ Hand-Schüller-Christian disease
HIV encephalitis 206
HIV leukoencephalopathy 206
Horizontal fissure 223
HTLV-1 associated myelopathy (HAM) 313,314
Hunter's syndrome 230
Huntington's disease
 striatum 175,179,181
 substantia nigra 261,262
 thalamus 197
Hurst's encephalitis ☞ Haemorrhagic leukoencephalitis
Hyaline bodies 51,52
Hypertensive cerebral haemorrhage 7,8
Hypoglossal nucleus 16,51,265, 272,279,282
Hypoglycemic coma 42,134,150, 153
Hypoparathyroidism 183,184
Hypoplasia 267
Hypothalamus 95,172
Hypoxic leukoencephalopathy 211

【I】

Immonosuppressive drugs 25,26
Incidental Lewy bodies of brainstem 80
Inclusions 31,32,35,47
Individual variation 63
Infantile neuroaxonal dystrophy 55
Infarct
    amygdala 169
    astroglia 8,9,12
    axonal swellings 9,54
    borderzone infarct 8
    cavitation 9
    cerebellum 226, 228
    cerebral cortex 83,142
    collateral circulation 8
    early changes 8,11
    emboli 9
    encapsulation 9,13
    fibrillary gliosis 9
    infarcts in senile period 83,84
    ischaemic change 9,11
    lacunae 10,13,14
    macroscopic findings 10,109
    marcophages 9
    medulla oblongata 277,283
    midbrain 246
    multiple infarct 83
    neovascularization 9,12
    oligodendroglia 11
    organization 9,12
    polymorphonuclear leukocytes 9
    pons 263
    Rosenthal fibres 12,60
    secondary degeneration 9
    single infarct 83
    spinal cord 295,300
    striatum 10
    thalamus 195
Infections
    viral infections 26
    bacterial infections 24
    fungal infections 26
Inferior cerebellar peduncle 265
Inferior colliculus 16,113,251
Inferior frontal gyrus 6,48
Inferior olivary nucleus 281
    ageing 42,72,81
    alcoholic cerebellar degeneration 284
    Alzheimer-type dementia 283
    Alzheimer's neurofibrillary changes 283
    dentato-olivary dysplasia 281
    fbrillary gliosis 81
    hereditary olivopontocerebellar atrophy 284
    hypertrophy 42,43,45,43,286
    ischaemic changes 283
    Lafora bodies 51
    lipofuscin 42
    multiple system atrophy 284
    progressive supranuclear palsy 283,286
    senile plaques 286
    Wernicke's encephalopathy 284
    Zellweger's syndrome 281
Inferior temporal gyrus 43,76,92,134,148
Inferior thalamic peduncle 171
Inferior vestibular nucleus 81,271,274,282
Infiltration 22
Inflammation 21
    eosinophilic leukocytes 21
    exudation 21
    foreign body giant cells 23,26
    granular tissue (granuloma) 22
    histiocytes (monocytes) 22
    Langhans' giant cells 22,26
    lymphocytes 21
    macrophages (foamy cells) 21,22
    monocytes 22
    neutrophilic leukocytes 21,22
    organization 22
    perivascular space 23
    plasma cells 21,22,25,26
    polymorphonuclear leukocytes 21,22,25
    proliferation 22
Infragranular layer of cerebral cortex 137
Injuries ☞ Head injuryie
Insula 42,48
Intermediate zone 298
Intercalated nucleus 284
Intermediolateral column ☞ Clarke's column
Internal capsule 55,59,202,203
Internal carotid artery 5,8,149
Internal medullary lamina of thalamus 190
Interstitial nucleus of Cajal 248,250
Interstitiospinal tract 298
Intraaxonal corpora amylacea 59,60,80,81
Intracerebral haemorrhage 6,7
Intracranial volume 68
Intralaminar nuclei 190
Intranuclear inclusions 31,32
Intravascular coagulation 8,84,142
Intravascular malignant lymphomatosis 218,300
Iron pigments 261
Ischaemic changes 9,11,37,41,42
Ischaemic lesions 8,11
    Ammon's horn 13, 153
    amygdala 15. 168
    brainstem 15,17,251,254,255,263,273,275～277,283

cerebellum 14,16,226,228,
231,240
cerebral cortex 11,14,15,142
globus pallidus 15,184
laminar necrosis 11,14,15
selective vulnerability 11
spinal cord 16,291,295,297,
300,306,308
striatum 15,16,177
thalamus 15, 194

【J】

Japanese encephalitis 28,198

【K】

Kernicterus 150,185
Klippel-Feil malformation 222
Kölliker-Fuse ncleus 280
Krabbe's disease ☞ Globoid cell leukodystrophy
Kufs' disease ☞ Neuronal ceroid lipofscinosis
Kuru plaques 224,225

【L】

Lacunae 10,13,14
Lafora bodies 50,51
Lafora body disease 51
Laminar degeneration 68,90,91
Laminar heterotopia 145
Laminar necrosis 12,15
Langhans' cell histiocytosis 173,
174,237,239
Langhans' giant cells 21,23,26
Late cortical cerebellar atrophy ☞ Cortical cerebellar atrophy
Lateral column 53,302
Lateral corticspinal tract 298,
302,305,308
Lateral cuneate nucleus ☞ Accessory cuneate nucleus
Lateral geniculate body 44,192,
193,199

Lateral horn 298
Lateral lemniscus 266,272,275
Lateral type of intracerebral haemorrhage 6,83,178
Lateral ventricle 6,10,70,87
Lateral vestibular nucleus 37,
271,282
Lead poisoning 50
Leigh encephalopathy 163,248,
254
Lenticular fascicle 183,192
Lenticular nucleus 174
Letterer-Siwe disease 173
Leukoaraiosis 209
Leukodystrophies
　adrenoleukodystrophy 34,35,
　205,206,236
　Alexander's disease 60,61,
　204,237
　calcification 34
　diffuse sclerosis 33
　dysmyelination 33
　fibrillary gliosis 34,206
　fundamental changes 204
　globoid cell leukodystrophy
　34,207
　inflammatory cells 34,35,204
　internal capsule 208
　metachromatic leukodystrophy 30,33,204
　Nasu-Hakola disease 34,
　204,207
　Pelizaeus-Merzbacher disease
　34,204,238
　pyramid 289,290
　spongy state 205,262,289,290
　sudanophilic leukodystrophies
　33,203
Lewy bodies 79
　ageing 74,80
　brainstem type 47,79
　cortical type 47,80
　incidental Lewy bodies of

brainstem type 79
reticular formation 267
Lewy bodies of brainstem type
47,48,49,256,269
Limbic encephalitis 158,166
Limbic system 148
　Alzheimer-type dementia 150,
　154~156,160,162,166,168,170~172
　Ammon's horn 149,150
　amygdala 166
　amyotrophic lateral sclerosis
　151,155,160,162
　anencephaly 172
　anoxic encephalopathy 152,
　153,168
　anterior thalamic nucleus 163
　cingulate gyrus 164
　circuit of Papez 161
　contusions 158,168
　Creutzfeldt-Jakob disease
　160,166
　dentate gyrus 149
　dysembryoplastic neuroepithelial tumor 150,155,158,160
　epilepsy 150,153
　fimbria 149,150
　forebrain bundle 170,171,173
　gangliocytoma 155,158
　ganglioglioma 151,155,158
　Hand-Schüller-Christian disease 173,174
　herpes simplex encephalitis
　158,160,166
　hippocampus 148,149
　hypoglycemia 150,153
　hypothalamus 172
　infarcts 150,158
　Kernicterus 150,153
　Leigh encephalopathy 163
　Lewy body-type dementia
　155,157,159
　limbic encephalitis 158,166
　mamillary body 161

multiple system atrophy 150
myotonic dystrophy 155, 163, 166
nucleus basalis of Meynert 170, 173
parahippocampus 149, 155, 157
Parkinson's disease 155, 157, 170〜172
perforant pathway 152〜154
Pick's disease 150, 154, 157, 160, 162, 166, 170, 171
pontosubicular necrosis 160
primary hippocampal degeneration 154
progressive supranuclear palsy 172
ratio of cross-sectoned area 156
Sheehan syndrome 173
stria terminalis 168
Sturge-Weber syndrome 150
subiculum 160
Wernicke encephalopathy 163, 166, 173
Lipidosis 44
Lipofuscin 42
　ageing 42
　anterior horn cells 294
　dentate nucleus 240
　inferior olivary nucleus 283
　neuronal ceroid lipofuscinosis 141, 225
　nucleus basalis of Meynert 42, 171
　pigmentary atrophy 41, 42
　Purkinje cells 225
　subthalamus 186
Lipohyalinosis 18, 19
Lipophobic cells 225
Lissencephaly 144, 145
Lobar atrophy 88, 131
Lobar haemorrhage 7, 20

Locus coeruleus 267
　ageing 43, 71, 74, 268
　Alzheimer-type dementia 95, 268
　Alzheimer's neurofibrillary changes 50, 74, 77, 269
　anoxic encephalopathy 16, 17, 268
　binucleated neurons 268
　corticobasal degeneration 268
　fibre connection 268
　glial fibrillary tangles 268
　hereditary olivopontocerebellar atrophy 268, 269
　Lewy bodies of brainstem type 47, 269
　neuronophagia 74
　Parkinson's disease 268, 269
　progressive supranuclear palsy 268, 269
　striatonigral degeneration 268
　Wernicke encephalopathy 268
Longitudinal fasciculi 264, 275
Louis-Bar syndrome ☞ Ataxia telangiectasia
Lumbar enlargement 55
Luys body ☞ Subthalamus
Lymphocytes 21
Lymphoma 218, 300

【M】

Machado-Joseph disease ☞ Hereditary olivopontocerebellar atrophy
Macrogyria 144
Macrophages 6, 9, 21, 22
Malignant lymphoma 218, 300
Mamillary body 161
　Alzheimer-type dementia 87, 95, 163
　Alzheimer's neurofibrillary changes 79, 163

　haemorrhage 163
　herniation 162
　lateral nucleus 161
　Leigh encephalopathy 163
　mamillotegmental tract 162
　mamillothalamic tract 95, 161, 165
　medial nucleus 161
　myotonic dystrophy 79, 163, 166
　principal mamillary fasciculus 95, 165
　secondary degeneration 53, 163, 165
　senile plaques 57, 76, 162
　Wernicke encephalopathy 163, 166
Mamillotegmental tract 162
Mamillothalamic tract 95, 165
Maple syrup urine disease 237
Marchiafava-Bignami disease 200
Marginal cells 298
Marinesco bodies 47, 253, 254
Mastoiditis 24
Medial forebrain bundle 264
Medial geniculate body 167, 192, 193, 272
Medial lemniscus 262, 263, 266, 275, 282, 283
Medial longitudinal fasciculus 248〜250, 266, 275
Medial mamillary nucleus ☞ Mamillary body
Medial medullary lamina of lenticular nucleus 181
Medial occipitotemporal gyrus 48, 76, 79, 87, 92, 123, 134, 148
Medial type of cerebra haemorrhage 6, 7, 83
Medial vestibular nucleus 81, 271, 274, 282
Medulla oblongata 277

accessory cuneate nucleus 286
ageing 287
Alzheimer's disease 283
amyotrophic lateral sclerosis 279, 289
anti-convulsant 287
cortical cerebellar atrophy 284
Creutzfeldt-Jakob disease 289
dentato-olivary dysplasia 281
dorsal nucleus of vagal nerve 280, 285
hereditary olivopontocerebellar atrophy 278〜280, 284〜287
hypoglossal nucleus 279
infantile neuroaxonal dystrophy 287
inferior olivary nucleus 281
mutiple system atrophy 278, 280, 281, 286
nucleus ambiguus 280
Parkinson's disease 280, 285
perihypoglossal nuclei 278
Pick's disease 284
posterior column nuclei 286
progressive supranuclear palsy 278, 280, 283
pyramid 288
SMON 284
solitary tract 280
sudanophilic leukodystrophies 289
systemic lupus erythematodes 289, 290
vitamin E deficiency 287
Medulloblastoma 239
Melanin pigments 252, 255, 268
Membranous lipodystrophy ☞ Nasu-Hakola disease
Meningioma 108, 173, 293

Meningitis 24〜27, 309
Meningococcus 24
Menkes' disease 134, 230, 232
Mesencephalic nucleus of trigeminal nerves 248
Metabolic diseases
　alcoholic cerebellar degeneration 228, 230, 284
　ataxia telangiectasia 225, 227, 314, 315
　centra pontine myelinolysis 58, 274, 278
　Fahr's disease 183
　glycogen strage disease 205
　GM_2-gangliosidosis 141, 230, 233
　hepatic encephalopathy 38, 40, 134, 136, 218, 253
　Hunter's syndrome 230
　hypoglycemic coma 42, 134, 150
　hypoparathyroidism 182, 184
　Lafora body disease 50, 51
　Leigh's encephalopathy 163, 248, 254
　lipidosis 44
　maple syrupe urine disease 205, 237
　Marchiafava-Bignami disease 200
　Menkes disease 134, 230, 232
　mitochondrial encephalomopathy 243
　mucopolysaccharidosis 44
　neuronal ceroid lipofuscinosis 43, 44, 141, 225
　phenylketonuria 205
　Sanfilipo disease 141, 230, 233
　Wilson's disease 40, 41, 180
　Zellweger's syndrome 281
Metachromatic leukodystrophy 30, 33, 204
Microaneurysms 6, 9

cerebral cortex 19, 142
dentate nucleus 240
older age 82, 84
pontine base 276
striatum 19
substantia nigra 254
thalamus 195
Microdysgenesis 59, 130, 145, 147
Microglia 11, 28, 57
Midbrain 246
　adrenoleukodystrophy 252
　ageing 81, 247
　Alzheimer's disease 247
　amyotrophic lateral sclerosis 249
　anoxic encephalopathy 17, 249, 251, 254
　aqueduct 81, 246, 247
　carbon monoxide poisoning 254
　centenarian 246
　central gray 246, 247
　cerebral peduncle 262
　corticobasal degeneration 255, 258
　Creutzfeldt-Jakob disease 251
　Darkschewitch nucleus 248
　dentatorubropallidoluysian atrophy 260
　Edinger-Westphal nucleus 248〜250
　Hallervorden-Spatz disease 261
　head injuries 249
　hereditary olivoponticerebellar atrophy 249, 250, 251
　Huntington's disease 262
　inferior colliculus 248, 251
　interstitial nucleus of Cajal 248, 250
　Leigh encephalopathy 248
　Lewy body-type dementia

258, 259
myotonic dystrophy 247, 253
nucleus of Perlia 249
ocular motor nuclei 248, 249
Parkinson's disease 250, 255, 257
principal oculomotor nucleus 249
progressive supranuclear palsy 249〜251, 255, 258
red nucleus 251, 252
roots of oculomotor nerve 249
striatonigral degeneration 255, 256, 260
substantia nigra 252
sudanophilic leukodystrophies 262
superior colliculus 251
systemic lupus erythematodes 262
Wernicke's encephalopathy 247, 248
Middle cerebellar peduncle 59, 113, 265
Middle cerebral artery 8, 19, 25, 109, 110, 183
Middle frontal gyrus 124, 148
Middle temporal gyrus 67, 76, 148
Migration disorders 128
Millard-Gubler syndrome 263
Miller-Dieker syndrome 144
Mitochondrial encephalomyopathy 243
Molecular layer
　　cerebral cortex 129
　　Ammon's horn 149, 152
　　dentate gyrus 149, 152
　　cerebellar cortex 223
Monocytes 22
Mononuclear cell infiltration 29, 30
Mossy fibres 220
Motor nerve cells 37

Motor neuron disease 137
Mucopolysaccharidosis 44
Multicystic encephalopathy 203
Multifocal spongy necrosis of pontine base 276, 279
Multiple cortical infarcts 84
Multiple sclerosis 22, 29, 30, 31, 202, 212, 213
Multiple spongy foci
　　anti-cancer drugs 32, 215
　　carcinomatous meningism 217, 218, 276, 279
　　Creutzfeldt-Jakob disease 216, 217, 289, 312
　　delayed radiation effects 276, 279
　　hepatic encephalopathy 32, 218
　　leukodystrophies 289
　　polycythemia 33, 262, 312
　　systemic lupus erythematodes 33, 290
Multiple system atrophy
　　cerebellar cortex 227, 229
　　cerebellar white matter 235〜237
　　cerebral white matter 208, 210
　　dentate gyrus 150
　　dorsal nucleus of vagal nerve 280
　　glial cytoplasmic inclusions 58, 281
　　globus pallidus 183
　　inferior olivary nucleus 46, 284, 286
　　locus coeruleus 268
　　neuronal cytoplasmic inclusions 281
　　nucleus ambiguus 281
　　perihypoglossal nuclei 278
　　pontine nuclei 276, 280, 281
　　soliary tract 281

　　striatum 178〜180
　　substantia nigra 259, 260
　　vestibular nuclei 271
Mutiple infarcts 84, 210
Myelinoarchitecture 3
Myelinoclasis 29
Myotonic dystrophy
　　Alzheimer's neurofibrillary changes 79
　　Ammon's horn 155
　　central gray 247
　　mamillary body 79, 166
　　Marinesco bodies 253, 254
　　thalamic bodies 199
　　thalamus 197
Myxopapillary ependymoma 291

【N】

Nasu-Hakola disease 34, 207
Neocerebellum 221
Neostriatum 174
Neovascularization 9, 12, 22
Nerve cells 37〜58
　　ageing 71
　　axonal swellings 53, 54
　　binucleated neurons 74
　　Bunina bodies 51, 302
　　central chromatolysis 37, 42, 43, 301
　　cortical Lewy bodies 47
　　degeneration 34
　　dendrites 56, 74, 230, 232, 233
　　granulovacuolar degeneration 50, 51
　　grumose degeneration 55, 56, 240, 244, 245
　　Hirano bodies 51, 52
　　hyaline (eosinophilic) inclusions 51, 199
　　intracytoplasmic inclusions 46
　　intranuclear inclusions 27, 52
　　ischaemic change 9, 11, 41, 42

Lafora bodies 51
Lewy bodies of brainstem type 47,48,302
lipidosis 44
lipofuscin 41,42
motor nerve cells 37
mucopolysaccharidosis 44
neuronal inflation 42,43,56, 141,255,256,268,269,276,280
neuronal loss 37,38,225,241, 242,255,257
neuronophagia 11,28,38,42, 43,48,55,74,273
Pick's (argentophilic) bodies 48,49,151
pigmentary atrophy 41
retrograde degeneration 53
senile plaques 56,57
sensory nerve cells 37
simple atrophy 41
skein-like inclusion 51
transsynaptic degeneration 44,280
vacuolar degeneration 41,42
volume 72
Neurinoma 291,296
Neuritic Lewy bodies 47,280,285
Neuritic plaques 56,57
Neuro-acanthocytosis ☞ Chorea acanthocytosis
Neuronal ceroid lipofuscinosis 43,44,141,225
Neuronal inflation
　ageing 268
　Alzheimer-type dementia 44
　central chromatolysis 42,43
　corticobasal degeneration 44,141
　Creutzfeldt-Jakob disease 43
　GM_2-gangliosidosis 141
　grumose degeneration 55,241
　hereditary olivopontocerebellar atrophy 256

lipidosis 44
mucopolysaccharidosis 44
multiple system atrophy 280
neuronal ceroid lipofuscinosis 43,141
olivary hypertrophy 45,286
Parkinson's disease 44,256
pellagra encephalopathy 43
Pick's disease 43
progressive supranuclear palsy 43,256
Sanfilipo disease 141
striatonigral degeneration 256
trans-synaptic degeneration 44,280
Neuronophagia 11,28,38,42,43, 48,55,74,273
Neuropil 9,39,57,92,93,131,134
Neuropil threads 93,135
Neutrophilic leukocytes 21,22
Niemann-Pick disease 50
Nigroreticular fibres 253
Nigrostriatal tract 253
Nigrotectal fibres 253
95 th percentile 76
Nodular heterotopia 145,146
Nodule of Nageotte 314,315
Non-laminar lesions of cerebral cortex 142
Non-missile head injuries
　astrocytes 41
　axonal swellings 54
　thalamus 196,198
　anterior commissure 200,201
　corpus callosum 200,201
　white matter 207,209
　cerebellum/brainstem 270
Nuclei parabrachiales 264,265, 280
Nucleus
　abducent nucleus 72,265,271, 273,282

accessory cuneate nucleus 282,286
accessory olivary nucleus 281
amygdala 148,166～170,192
anterior funicular nucleus 282
anterior horn 292
anterior olfactory nucleus 171
arcuate nucleus 246
basolateral nuclear group of amygdala 96,167
caudal pontine reticular nucleus 263,265
caudate nucleus 148,175,192
central nucleus of medulla oblongata 264,265
cerebellar nuclei 221
Clarke's column 292,299,302
claustrum 148,180,192
cochlear nucleus 72,271
corticomedial nuclear group of amygdala 96,167
cuneate nucleus 286,288
cuneiform nucleus 263,265
Darkschewitsch nucleus 249
dentate nucleus 221,238～244
dorsal nucleus of the vagal nerves 47,79,265,280,282, 285,298
Edinger-Westphal nucleus 80,248～250
emboliforn nucleus 221
facial nucleus 72,265,270, 272,282
fastigial nucleus 221,245
gigantocellular nucleus 263, 265
globose nucleus 221,245
globus pallidus 171,181～186, 191
gracile nucleus 286,288
habenular nuclei 192
hypoglossal nucleus 265,272, 279,282

inferior colliculus 113,251,
265
inferior olivary nucleus 72,
281,282,286
inferior vestibular nucleus
271,274,282
intercalated nucleus 279,284
internal medullary lamina of
thalamus 190
interstitial nucleus of Cajal
248,250
intralaminar nucleus 79,190
Kölliker-Fuse nucleus 280
lateral geniculate body 45,
192,193,194,199
lateral horn 298,299
lateral septal nucleus 167
lateral vestibular nucleus 271,
282
lenticular nucleus 174〜186
locus coeruleus 71,74,167,
266,267,269
medial geniculate body 167,
192,193,194,272
medial mamillary nucleus 53,
76,79,87,95,148,161〜163,165,166
medial vestibular nucleus 81,
271,274,282
mesencepahlic nucleus of the
trigeminal nerves 248
motor nucleus of the trigeminal nerves 265,270,272,277
nucleus accumbens 171,175
nucleus ambiguus 265,280,
282
nucleus anterior of thalamus
95,148,165,171,191,193,196
nucleus basalis of Meynert
71,72,74,170,172
nucleus centromedianus of
thalamus 79,183,192〜194
nucleus of diagonal band 171,
267

nucleus lateralis dorsalis of
thalamus 192,194
nucleus lateralis posterior of
thalamus 192,194
nucleus medialis of thalamus
7,15,182,191〜193,198
nucleus of diagonal gyrus
167,171
nucleus of Perlia 249
nucleus of Roller 282,284
nucleus of trapezoid body 271
nucleus parafascicularis of
thalamus 183
nucleus prepositus 278,282,
284
nucleus proprius of posterior
horn 298
nucleus raphae pallidus 263,
265
nucleus raphaes obscurus
263,265
nucleus reticularis of thalamus
79,190
nucleus ventralis anterior of
thalamus 148,171,191〜193,
196
nucleus ventralis lateralis of
thalamus 182,191〜193
nucleus ventralis posterolateralis of thalamus 7,42,59,80,
81,193,194
nucleus ventralis posteromedialis of thalamus 193,194
olfactory bulb 267
Onufrowicz nculeus 292,295,
299,304
parabrachial nuclei 167,264,
265,280
paraventricular nucleus 171,
172
pedunculopontine tegmental
nucleus 77,96,264,265,267
perihypoglossal nuclei 278,

284
pontine nuclei 221,272,280,
281
pontine raphae nucleus 263,
265
pontine tegmental reticular
nucleus (Bechterew) 263,265
268
posterior column nuclei 282,
286
posterior horn 297,301,305
principal oculomotor nucleus
248〜250,265
principal sensory nucleus of
trigeminal nerve 265,270,272
pulvinar 7,193,194,197
putamen 148,175,181,192
raphae magnus nucleus 263,
267
raphae nuclei 167,263,265,
267
red nucleus 251,252
rostral interstitial nucleus of
MLF 248
solitary nucleus 265,280,282,
285
spinal nucleus of trigeminal
nerve 270,282,287
subcuneiform nucleus 263,265
substantia innominata 148,
167
substantia nigra 71,252,253
subthalamus 186〜190
superior central nucleus 263,
266,267
superior colliculus 113,251,
265
superior olivary nucleus 271,
282
superior vestibular nucleus
271,282
supraoptic nucleus 171,172
supratrochlear nucleus 249

trochlear nucleus 72, 248, 249, 265
vestibular nuclei 271
Nutritional diseases
　Alcoholic cerebellar degeneration 228, 230
　Marchiafava-Bignami disease 200
　Vitamin B$_{12}$ deficiency ☞ Subacute combined degeneration of spinal cord
　Vitamin E deficiency 54, 287
　Wernicke encephalopathy 166, 247, 248, 254

【O】

Ocular motor nuclei 248
Oligodendroglias 58
　central pontine myelinolysis 58, 278
　corticobasal degeneration 59
　edema 58, 202
　glial cytoplasmic inclusions 58, 235, 236, 276, 281
　microdysgenesis 59, 145
　multiple system atrophy 58, 210, 281
　oligodendroglioma 219
　progressive multifocal leukoencephalopathy 31, 58
　progressive supranuclear palsy 59, 61
　satellitosis 59
　subacute sclerosing panencephalitis 32, 58
Oligodendroglioma 219
Olivocerebellar tract 220, 282
Olivopontocerebellar atrophy ☞ Multiple system atrophy, Hereditary olivopontocerebellar atrophy
Onufrowicz nucleus 292, 295, 299, 304
Opalski cells 40, 41

Optic myelitis ☞ Devic disease
Optic radiation 194, 199
Optic tract 148, 171
Organic mercury poisoning
　cerebellar cortex 232, 234
　cerebral cortex 134, 136
Organization 9, 22
Orthostatic hypotension 299
Otitis 24

【P】

Pachygyria 144, 145
Paleocerebellum 221
Paleostriatum 174
Palisading pattern 296
Pallidoluysionigral atrophy 188, 189
Pallidotomy 189
Pallor of myelin 28, 29, 39
Panencephalopathic type of Creutzfeldt-Jakob disease ☞ Creutzfeldt-Jakob disease
Parahippocampus 155
　alvear pathway 95, 152
　Alzheimer-type dementia 71, 90〜92, 156
　Alzheimer's neurofibrillary changes 78, 92, 93, 156
　contusions 158
　cortical Lewy bodies 47, 158
　degenerated neurites 156, 157
　entorhinal cortex 78, 91〜93, 156, 157
　herpes simplex encephalitis 158, 160
　laminar degeneration 90, 156
　Lewy body-type dementia 157, 159
　limbic encephalitis 158
　perforant pathway 156
　Pick's disease 157
　pre-alpha neurons 156
　ratio of cross-sectioned area 71, 72, 103, 156
　senile plaques 76
　transtentorial hernia 157, 158
　tumors 158
　vascular disturbances 158
Paraneoplastic cerebellar degeneration 228, 231
Paraneoplastic neuropathy 286, 310
Paraneoplastic syndrome 228, 286, 310
Parasympathetic nerves 298
Paraventricular nucleus 171, 172
Paravermian cerebellar hemisphere 221
Parietal type cortex 130
Parkinson's disease 255
　amygdala 171
　cortical Lewy bodies 47, 48, 97
　dorsal nucleus of vagal nerve 280, 285
　entorhinal cortex 136, 159
　hypothalamus 173
　Lewy bodies of brainstem type 47, 48
　locus coeruleus 268, 269
　nucleus basalis of Meynert 172
　nucleus of diagonal gyrus 173
　ocular motor nuclei 250
　oldest aged 258
　parahippocampus 136
　ratio 73
　reticular formation 267
　solitary tract 281
　spinal anterior horn 302
　substantia nigra 255〜259
　superior central nucleus 267
Pathological atrophy 4, 65
Pelizaeus-Merzbacher disease 34, 204, 237, 238
Pellagra encephalopathy 43,

276,295
Pencil-shaped softening 306
Perforant pathway 87,93,151,153,154
Perihypoglossal nuclei 278,284
Perinatal brain damages 175
Peripheral chromatolysis 43
Perivascular senile plaques 57
Perivascular space 10,23
Perivenous demyelination 28,29,213
Perivenous encephalomyelitis 29,313
Periventricular leukomalacia 211
Petechiae 4,54,142
Phenylketonuria 205
phrenic nerves 294
Physiological atrophy 4,65
Pia matter 108
Pick bodies 48,49,151
Pick's disease
    Ammon's horn 154
    amygdala 169
    anterior commissure 200
    caudate nucleus 180,181
    cerebral cortex 73,100,109,131,132,134
    cerebral white matter 139,209
    dentate gyrus 151
    entorhinal cortex 157
    nucleus accumbens 173
    nucleus basalis of Meynert 172
    Pick bodies 48,49,151
    Pick cells 42,43
    senile changes 135
    striatum 175
    subiculum 162
    thalamus 197
Pigmentary atrophy 41
Pigmented neurons 253
Pilocytic astrocytoma 60,239
Pineal gland 192,194
Pituitary apoplexy 173
Plaque-dominant dementia 102
Plasma cells 21,22
Platybasia 222
Pneumoccocus 25
Polar type cortex 128,130
Polycythemia 33,262,312
Polycythemia vera 312
Polyglucosan bodies 51
Polymicrogyria 145,146
Polynuclear leukocytes 9,21,22,24
Pontine base 272
    Alzheimer's neurofibrillary changes 50,281
    Behcet disease 273,277
    carcinomatous meningism 276,279
    central chromatolysis 42
    central pontine myelinolysis 59,274,278
    corticobasal degeneration 277,281
    delayed radiation effects 276,279
    Gerstmann-Sträussler-Scheinker disease 54,277
    glial cytoplasmic inclusions 59
    glial fibrillary tangles 281
    infarcts 273,275
    ischaemic lesions 273
    microaneurysm 273,276
    multiple sclerosis 273,279
    multiple system atrophy 275,276,280,281
    neuronal cytoplasmic inclusions 281
    neuronophagia 273
    oligodendroglia 59,281
    pellagra encephalopathy 276
    pontine nuclei 276
    progressive supranuclear palsy 277,281
    transsynaptic degeneration 44,45,273,280
    transverse fibres 263,264,272
Pontine nuclei 276
Pontine tegmentum 263
    abducent nucleus 271,273
    Alzheimer-type dementia 268
    amyotrophic lateral sclerosis 271
    auditory system 271
    central tegmental tract 266,269
    corticobasal degeneration 266
    dentatorubropallidoluysian atrophy 266
    facial nucleus 269,272
    hereditary olivopontocerebellar atrophy 266,268,271
    herpes zoster 270
    infantile spasm 269
    ischaemic leisons 17,268
    locus coeruleus 263,264,266,267,269
    multiple system atrophy 266,271
    nucleus reticularis tegmenti pontis (Bechterew) 267,268
    Parkinson's disease 268
    progressive supranuclear palsy 266,268,271
    raphae nuclei 267
    reticular formation 51,263
    striatonigral degeneration 268
    superior cerebellar peduncle 266,268
    trigeminal nuclei 269,272
    vestibular nuclei 271,274
    Wernicke encephalopathy 268
Pontocerebellar atrophy 220

Pontosubicular necrosis 160
Portal-systemic encephalopathy ☞ Hepatic encephalopathy
Post-infectious (post-vaccinal) encephalitis 22
Postcentral gyrus 72, 128, 135, 140, 148, 194
Postencephalitic parkinsonism 49, 259
Posterior cerebral artery 5, 8, 110, 194, 246
Posterior column 26, 309, 310
Posterior column nuclei 286
 ageing 54, 80, 287
 anti-convulsant 287, 288
 congenital biliary atresia 54
 cystic fibrosis 55
 herditary olivopontocerebellar atrophy 287
 hypertrophy 287, 288
 infantile neuroaxonal dystrophy 55
 spheroids 54
 vitamin E deficiency 55
Posterior commissure 192
Posterior horn 297
Posterior median septum 298, 304
Posterior median sulcus 298
Posterior root ganglia 26, 55, 314
Posterior roots 26, 114
Posterior spinal artery 291
Posterior spinocerebellar tract 298, 302, 305, 309, 310
Posterior thalamic peduncle 190
Postmortem changes 14, 16, 231
Precentral gyrus 6, 42, 51, 72, 128, 129, 135, 140, 148
Prepositus nucleus 278, 282, 284
Primary angitis of the central nervous system 21
Primary column degeneration 308
Primary demyelination 29
 Balo's disease 31, 213
 Devic's disease 32, 312, 313
 multiple sclerosis 29, 30, 31, 213, 274, 279
 perivenous encephalomyelitis 213
Primary hippocampal degeneration 63, 79, 102~104
Primitive plaques 56, 57
Principal mamillary fasciculus 95, 165
Principal oculomotor nucleus 16, 81, 248, 249
Principal sensory nucleus of the trigeminal nerves 265, 270, 272, 277
Progressive multifocal leukoencephalopathy 28, 31, 58, 239
Progressive subcortical gliosis 101, 137
Progressive supranuclear palsy
 Alzheimer's neurofibrillary changes 50
 anterior horn cells 302
 cerebral cortex 142
 cerebral white matter 208
 dentate hilus 243
 dentate nucleus 242, 243
 dorsal nucleus of the vagal nerves 280
 Edinger-Westphal nucleus 250
 fastigial nucleus 245
 glial fibrillary tangles 61
 globose nucleus 245
 globus pallidus 79, 186
 grumose degeneration 55, 244, 245
 hypothalamus 172
 inferior olivary nucleus 283
 neuronal inflation 256
 nucleus basalis of Meynert 172
 ocular motor nuclei 249, 250
 olivary hypertrophy 46
 perihypoglossal nuclei 278
 pontine nuclei 277, 281
 pontine tegmentum 266
 red nucleus 252
 reticular formation 265
 solitary tract 280, 285
 substantia nigra 256, 259
 subthalamus 186
 superior cerebellar peduncle 266
 superior colliculus 251
 thalamus 199, 200
 vestibular nuclei 271
Proximal-dominant degeneration 307
Psamma bodies 293
Pseudomembrane 4, 5
Purkinje cells 224
Purulent meningitis 24, 108, 309
Putamen ☞ Striatum
Pyramid 288, 290
Pyramidal tract 52, 53

【R】

Rabies 27
Radiation myelopathy 313, 314
Radicular artery 291
Raphae magnus nucleus 263, 267
Raphae nuclei 96, 263, 267
Ratio of volume 71
Raymond-Cestan syndrome 263
Rectal gyrus 77
Red nucleus 45, 251
Reticular formation 263~268
Reticulospinal tract 264
Rcticulospinal tract 264, 305
Retrograde degeneration 53
Retrograde transsynaptic degeneration 46
Rosenthal fibres 48, 60, 82
Rosette formation 293
Rostral interstitial nucleus of MLF

248

【S】

Saccular aneurysm 4,5
Sacral cord 292
Sanfilippo disease 141,230,233
Sarcoidosis 22,26
Satellitosis 59
Schaffer's collaterals 152
Schaumann bodies 26
Screening of senile plaques 76
Secondary demyelination 32
    acute disseminated encepahlomyelitis 214
    acute haemorrhagic leukoencepahlitis 8,215
    anti-cancer drugs 32,202,215
    carbon monoxide poisosning 216
    central pontine myelinolysis 29,59,274,276
    delayed radiation effects 32, 214
    extrapontine myelinolysis 182
    hepatic encephalopathy 32, 38,136
    infarcts 33
    Marchiafava-Bignami disease 200
    Pelizaeus-Merzbacher disease 34,238
    polycythemia 33,262,312
    progressive multifocal leukoencephalopathy 31
    subacute sclerosing panencephalitis 32
    systemic lupus erythematodes 33,262,289,290
    Wernicke encephalopathy 166,248
Selective vulnerability 11
Senile changes 63
    95 percentile 76
    Alzheimer's neurofibrillary changes 49,77
    Ammon's horn 79
    amygdala 95,96,170
    atrocytes 80
    atrophy 3,63,65〜68,70,74
    binucleated neurons 74
    brain volume 68
    brain weight 68
    central gray 81,247
    cerebral cortex 68,70,74
    corpora amylacea 59,60
    dendrites 74
    entorhinal cortex 93
    fibrillary gliosis 81
    final state of senility 63
    globus pallidus 183,184
    granulovacuolar degeneration 50,51
    gray matter 69
    grumose degeneration 55,56
    Hirano bodies 51,52
    inferior olivary nucleus 72,81
    intra-axonal corpora amylacea 60,81
    lipofuscin 41,42
    locus coeruleus 44,268
    Marinesco bodies 253,254
    neuronal inflation 74
    neuronophagia 74
    number of neurons 71
    Purkinje cells 221
    raito 73
    ratio of cross-sectioned area 71
    Rosenthal fibres 82
    senile plaques 56〜58,76
    spheroids (axonal swellings) 55
    spinal anterior horn 294,296
    spongy state 133
    statistics 75
    striatum 72
    subependymal gliosis 81
    subpial gliosis 81
    substantia nigra 73,246,253, 261
    subthalamus 186
    surface area of cerebral cortex 70
    thalamus 197
    torpedos 222
    vestibular nuclei 81
    volume of neurons 72
    white matter 69
Senile chorea 178
Senile dementia of Alzheimer type ☞ Alzheimer-type dementia
Senile period
    Alzheimer-type dementia 85
    degenerative diseases 84
    final stage 63
    haemorrhagic leisons 82,83
    head injuries 86
    ischaemic lesions 83
    morphological changes of brain 63
    Parkinson's disease 84
    structure of diseases 82
    toxic-metabolic diseases 86
    tumors 85
Senile plaques 57
    95 percnetile 76
    ageing 63,77
    Alzheimer-type dementia 88
    burnt-out plaques 56
    cerebellar cortex 90
    core plaques 56
    diffuse plaques 57
    distribution 76,77
    mamillary body 95
    neuritic plaques 56
    normal old brain 67
    perivascular plaques 57
    plaque-dominant dementia

  63, 102
  primitive plaques　56
  ratio of increase　89
  screening　76
  striatum　176
  thalamus　197
Senility　62
Sensory nerve cells　37
Sepsis　24, 86
Septal nuclei　167, 171
Shadow plaques　31
Sheehan syndrome　173
Shower embolism　8
Simple atrophy　41
Single infarct　83
Sinus thrombosis　17
Skein-like inclusions　51
SMON　46, 309
Solitary nucleus　265, 280, 285
Solitary tract　280, 282, 285
Somal sprouting　230, 232
Somatotopical distribution　152
Space-occupying lesions　4, 6, 25, 222, 249
Spheroids ☞ Axonal swellings
Spinal anterior horn　292
  acute anterior poliomyelitis 295, 301
  ageing　71, 294
  Alzheimer's neurofibrillary changes　295, 302
  amyotrophic lateral sclerosis 291, 295, 302, 303, 308
  anoxic encephalopathy　295, 300
  anterior horn cells　37
  atcritis nodosa　292, 295
  axonal swellings　294, 299
  Bunina bodies　51, 295, 302
  central chromatolysis　301
  cervical spondylosis　291
  cervical spondylotic myelopathy　297, 298, 305

fibrillary gliosis　294
giant cell arteritis　292, 295
glial bundles　296, 304
glial cytoplasmic inclusions 59
infarct　295, 300
intravascular malignant lymphmatosis　295, 300
ischaemic lesions　16
Lewy bodies of brainstem type 302
lipofuscin　42
metastatic tumors　291, 295, 297, 301, 306
neuronal heterotopia　296, 304
Parkinson's disease　299
pellagra encephalopathy　295
skein-like inclusions　51, 295
spinal muscular atrophy　296, 304
Spinal cord　291
  anterior roots　114
  arachnoidal plaques　114, 291
  Arnold-Chiari malformation 291
  ataxia telangiectasia　314, 315
  blood supply　297
  cauda equina　293
  Clarke's column　302
  conus medullaris　114
  coronary artery of spinal cord 291
  denticulate ligament　291, 292
  ependymoma　291, 293
  film terminale　293
  Foix-Alajouanine syndrome (disease)　292
  lateral horn　298
  meningioma　291, 293
  meningitis　306, 309
  neurinoma　293, 296
  nodules of Nageotte　314, 315
  posterior column　304

  posterior horn　297
  posterior root ganglia　304, 314, 315
  posterior roots　114
  radicular artery　291
  spinal segments　292
Spinal muscular atrophy　296, 304
Spinal nucleus of the trigeminal nerves　270, 282, 287
Spinal segments　292
Spinal tract of trigeminal nerves 282, 287
Spinal white matter　303
  aberrant nerves　308
  amputation neuroma　303, 305
  column degeneration　306, 309
  corticospinal tract　302
  Creutzfeldt-Jakob disease 295, 312
  Devic disease　313
  familial amyotrophic lateral sclerosis　303, 310
  Friedreich's ataxia　303, 310
  hereditary olivopontocerebellar atrophy　297, 303, 309, 310
  HTLV-1 associated myelopathy (HAM)　313, 314
  leukodystrophies　312
  multiple sclerosis　312
  multiple spongy foci　311
  multiple system atrophy 299, 304, 307, 309
  pencil-shaped softening 298, 306
  polycythemia　312
  radiation myelopathy　313, 314
  SMON　309, 310
  subacute combined degeneration of the spinal cord　311
  syringomyelia　291, 295
  systemic lupus erythematodes 312

tabes dorsalis 26, 310
vacuolar myelopathy 312
vitamin B_{12} deficiency 311
white matter infact 306, 309
Spino-olivary tract 305
Spinoanular tract 305
Spinocerebellar ataxia 220
Spinocerebellum 221
Spinoreticular tract 305
Spinotectal tract 305
Spinothalamic tract 305
Spongy degeneration ☞ Spongy state
Spongy state (cerebral cortex)
   corticobasal degeneration 135
   Creutzfeldt-Jakob disease 135, 138
   edema 16, 131
   fronto-temporal dementia 131, 133
   healthy senile brain 131, 133
   Parkinson's disease 136, 159
   Pick's disease 131, 134
   subacute spongiform encephalopathy 132, 137
Spongy state (white matter)
   anti-cancer drugs 32, 215
   Canavan's disease 237
   carcinomatous meningism 217, 218, 276, 279
   Creutzfeldt-Jakob disease 217, 289, 312
   delayed radiation necrosis 214, 276
   edema 202
   glycogen storage disease 205
   hepatic encephalopathy 32, 218
   infarcts 9, 11
   leukodystrophies 208, 289
   maple syrup urine disease 237
   phenylketonuria 205
   polycythemia 33, 312

subacute combined degeneration of the spinal cord 311
systemic lupus erythematodes 33, 142, 262, 289, 290
Sprouting 230, 232
Stains
   AZAN stain 12, 60
   Berlin blue stain 55
   Best's carmine stain 41
   Bodian stain 28, 34, 55
   congo red stain 20
   elastica van Gieson stain 18
   Gallyas stain 58, 210
   Gomori stain 123
   Grocott stain 27
   haematoxylin-eosin stain 11
   Holzer stain 32, 35
   Kluver-Barrera stain 29, 34
   Kossa stain 123
   Marchi method 163
   methenamine-Bodian stain 56, 57
   oil red O stain 33
   PAS stain 59
   resorcin-fuchsin stain
   sudan black B stain 123
   sudan III stain 311
   Woercke stain 30
   Ziehl-Neelsen stain 25
Status marmoratus 175
Stern-Garcin type of Creutzfeldt-Jakob disease 197
Stratum oriens 150
Stratum pyramidale 151, 152
Stratum radiatum 151, 152
Streptoccocus 25
Stria Gennari 128
Stria olfactoria lateralis 167
Stria terminalis 167, 168
Striatonigral degeneration
   Globus pallidus 183
   laterality 179, 260
   striatum 15, 178, 180

substantia nigra 259, 260
Striatum 175
   ageing 73, 76, 176
   Alzheimer-type dementia 176
   Alzheimer type II glia 39
   anoxic encephalopathy 15, 16
   caudate nucleus 148
   chorea acanthocytosis 180, 181
   Creutzfeldt-Jakob disease 180, 181
   extrapontine myelinolysis 180, 182
   familial holotopistic striatal necrosis 180
   fibre connections 177
   foamy spheroids 178
   glial cytoplasmic inclusions 59
   head injuries 178
   Huntington's disease 175, 179, 181
   infarcts 9, 176
   ischaemic lesons 15, 16, 84, 178
   lacunae 10, 13, 14
   lateral type of cerebral haemorrhage 6, 177
   microaneurysms 19, 178
   perinatal brain damages 175
   Pick's disease 48, 175, 181
   putamen 148
   senile chorea 178
   status marmoratus 175
   striatonigral degeneration 15, 178, 180
   striosome 175
   Wilson's disease 180
Strionigral tract 259
Striosome 176
Sturge-Weber syndrome 150
Subacute combined degeneration of spinal cord 32, 311

Subacute necrotizing enecephalo-myelopathy ☞ Leigh's encephalopathy
Subacute necrotizing myelitis ☞ Foix-Alajouanine syndrome (disease)
Subacute sclerosing panencephalitis 27,28,32,49,58
Subacute spongiform encephalopathy 132,135,137,139
Subarachnoid haemorrhage 4,83,107
Subarachnoid space 23
Subcallosal area 171
Subdural haemorrhage (haematoma) 4,5,65,83,108
Subependymal gliosis 81
Subiculum 160
    Alzheimer-type dementia 92,94,160,162
    amyotrophic lateral sclerosis 160,162
    Creutzfeldt-Jakob disease 160
    Pick's disease 160,162
    pontosubicular necrosis 160
Subpial gliosis 81
Subpial space 23
Substantia immominata 96,170
Substantia gelatinosa 298
Substantia nigra 252
    ageing 71,73
    Alzheimer-type dementia 97
    Alzheimer's neurofibrillary changes 50,259
    amyotrophic lateral sclerosis 259
    anoxic encephalopathy 17,251
    axonal swellings 55
    balance 73,255
    corticobasal degeneration 258,259
    Creutzfeldt-Jakob disease 260
    dentatorubropallidoluysian atrophy 260,262
    foamy spheroids 55,260,261
    Hallervorden-Spatz disease 261
    hereditary olivopontocerebellar atrophy 259
    Huntington's disease 261,262
    Lafora bodies 51
    laterality 260
    Leigh's encephalopathy 254
    Lewy bodies of brainstem type 47,48,79
    Lewy body-type dementia 258,259
    Marinesco bodies 253,254
    neuronal inflation 255,256
    neuronal loss 38,256,257
    nigral degeneration of oldest age 80,258
    Parkinson's disease 73,246,255,257
    pigmented neurons 253
    postencephalic parkinsonism 259
    progressive supranuclear palsy 258,259
    secondary degeneration 261
    striatonigral degeneration 259,260
    vascular disturbances 254
Subthalamus 186
    Alzheimer-type dementia 187
    Alzheimer's neurofibrillary changes 79
    amyotrophic lateral sclerosis 188,189
    dentatorubropallidoluysian atrophy 188
    hemibalism 187,188
    pallidoluysionigral atrophy 188,189
    pallidotomy 190
    progressive supranuclear palsy 188,189
    secondary degeneration 188
    vascular disturbances 16
Sudanophilic leukodystrophies 33
Superior central nucleus 263,267
Superior cerebellar artery 19,233,246,262
Superior cerebellar peduncle 265,266,268,270
Superior colliculus 16,251
Superior frontal gyrus 148
Superior longitudinal fasciculus 201
Superior medullary velum 248,264
Superior occipitofrontal fasciculus 201
Superior olivary nucleus 282
Superior sagittal sinus thrombosis 17
Superior temporal gyrus 6,71,131,148,167
Superior thalamic peduncle 203
Superior vestibular nucleus 271,282
Supernormal centenarians 65
Supragranular layer of cerebral cortex 130
Supraoptic nucleus 171,172
Supratrochlear nucleus 249
Sympathetic nerves 298
Syndromes
    Cockayne's syndrome 50
    Dejerine-Roussy syndrome 195
    Down's syndrome 235
    Foix-Alajouanine syndrome 292
    Foville's syndrome 263
    Hunter's syndrome 230

Intravascular coagulation 8, 84, 142
Louis-Bar syndrome 225
Millard-Gubler syndrome 263
Miller-Dieker syndrome 144
Paraneoplastic syndrome 228, 286, 310
Raymond-Cestan syndrome 263
Sheehan syndrome 172
Sturge-Weber syndrome 150
Walker-Warburg syndrome 144
Zellweger's syndrome 281
Syphilis 22, 26
Syringomyelia 291, 295
System degeneration 36
Systemic lupus erythematodes 33, 142, 262, 289, 290

[T]

Tabes dorsalis 26, 310
Takayasu disease 20
Tau 49
Tay-Sachs disease ☞ GM$_2$-gangliosidosis 4
Tectospinal tract 294, 298
Tegmentum 246
Temporal arteritis 21
Temporo-ammonic tract ☞ Perforant pathway
Thalamic degeneration 195
Thalamic fasciculus 183
Thalamic syndrome ☞ Dejerine-Roussy syndrome
Thalamus 190
    Alzheimer's disease 197
    Alzheimer's neurofibrillary changes 79, 200
    cerebral haemorrhage of medial type 6, 7, 195
    classification of subnuclei 191
    corticothalamic tract 195
    Creutzfeldt-Jakob disease 196, 198, 199
    extrapontine myelinolysis 198
    fatal familial insomnia 197
    fibre connections 193
    hereditary olivopontocerebellar atrophy 197
    Huntington's disease 197
    intraaxonal corpora amylacea 59, 60, 80, 81
    ischaemic leisons 15, 194
    Japanese encephalitis 198
    Lafora bodies 51
    microaneurysms 195
    myotonic dystrophy 198, 199
    Non-missle head injuries 196, 198
    pellagra encephalopathy 198
    Pick's disease 197
    primary thalamic degeneration 195, 197
    progressive supranuclear palsy 197, 200
    secondary thalamic degeneration 196
    senile changes 197
    Stern-Garcin type of Creutzfeldt-Jakob disease 197
    subnuclei ☞ Nucleus
    sudanophilic leukodystrophies 196, 198
    thalamic bodies 198, 199
    thalamic peduncles 190
    thalamic syndrome 195
    thalamocortical tract 195
    Wernicke encephalopathy 197
Thoracic cord 52, 292
Thoracic nucleus ☞ Clarke's column
Thrombi 9, 17, 54, 84, 96, 309
Thrombotic phlebitis 24
Tonsil 222
Tonsilar herniation 222, 223
Torpedos 54, 221, 222
Toxic diseases
    anti-cancer drugs 41, 215
    anti-convulsants 226, 287, 288
    carbon monoxide poisoning 184, 216, 254
    lead poisoning 50
    organic mercury poisoning 136, 232, 234
    SMON 46, 309, 310
Tract of Lissauer 297
Tract
    ansa lenticularis 172, 183
    ansa peduncularis 96
    anterior commissure 148, 200, 201
    anterior spinocerebellar tract 305, 309, 310
    anterior thalamic peduncle 203
    central tegmental tract 252, 266, 269, 283
    cerebral peduncle 148, 246, 255, 289
    cingulum 95
    corpus callosum 148, 171, 201
    corticobulbar tract 202, 203
    corticopontine tract 45, 203, 262, 272, 275
    corticospinal tract 262, 288, 305
    crus of fornix 192
    cuneate fasciculus 304
    cuneocerebellar tract 286
    fornix 95, 148, 161, 163, 165
    frontopontine tract 202, 203
    gracile fascicle 304
    inferior cerebellar peduncle 265
    inferior thalamic peduncle 171

interstitiospinal tract 298
lateral lemniscus 266
lateral olfactory stria 167
lenticular fascicle 183,192
longitudinal fascicle 264,275
mamillotegmental tract 161
mamillothalamic tract 95
medial forebrain bundle 264
medial lemniscus 262,264,266,282
medial longitudinal fasciculus 248,249,250,266
middle cerebellar peduncle 265
nigroreticular fibres 253
nigrostriatal tract 253
nigrotectal fibres 253
olivocerebellar tract 220,282
optic radiation 194,199
optic tract 148,171
perforant pathway 87,151,153
pontine reticulospinal tract 264,305
posterior column 287,303,309
posterior commissure 192
posterior spinocerebellar tract 298,305,309,310
principal mamillary fasciculus 161,165
pyramid 288,289
reticulospinal tract 264
rubrospinal tract 252
solitary tract 280,282,285
spinal tract of trigeminal nerves 270,282,281,287
spino-olivary tract 305
spinoanular tract 305
spinocerebellar tract 221
spinoreticular tract 305
spinotectal tract 270,305
spinothalamic tract 305
stria terminalis 167,168,171

strionigral tract 253
superior cerebellar peduncle 113,252,266,268
superior longitudinal fascicle 201
superior occipitofrontal fascicle 201
superior thalamic peduncle 203
tectospinal tract 305
thalamic fascicle 183
trapezoid body 271
uncinate fasciculus 245
ventral amygdalofugal pathway 167
vestibulospinal tract 305
Trans-synaptic degeneration 44,221
Transtentorial hernia 108,158,162
Transverse fibres 59,263,272,275,277
Transvese spinal lesion 307
Trapezoid body 271
Traumatic haemorrhage 6,212
Trigeminal motor nucleus 265,270,272,277
Trochlear nucleus 72,248,249,265
Tuberculosis 22,25,26,309
Tuberous sclerosis 129
Tumors
 astrocytoma 219
 cavernous haemangioma 212
 craniopharygioma 173
 dysembryoplastic neuroepithelial tumor 160
 ependymoma 291,293
 gangliocytoma 155
 ganglioglioma 151
 glioblastoma 219
 haemangioblastoma 237
 lung cancer 306
 medulloblastoma 237,239

 meningioma 291,293
 metastatic tumors 297
 myxopapillary ependymoma 291
 neurinoma 291,296
 pancreas cancer 301
 pilocytic astrocytoma 237,239
Typical plaques 56

【U】

U-fibres 201
Ubiquitin 47
Ulegyria 131
unbalance 64
Uncal herniation 108
Uncinate fasciculus (cerebellum) 244,245

【V】

Vacuolar degeneration 41～43
Vacuolar myelopathy 312
Vascular dementia 83,209,210
Venous thrombus 309
Ventral amygdalofugal pathway 96
Ventral pallidum 174
Ventral striatum 174
Ventricle 70
Ventriculitis 24
Vermis 223
Vertebral artery 262,277
Vestibular nuclei 271
Vestibulocerebellum 221
Vestibulospinal tract 298
Viral infections 27
 acute anterior poliomyelitis 22
 Cowdry type A inclusion body 27
 cytomegalic inclusion disease 27,28
 demyelination 28

herpes simplex encephalitis 22, **160**
Japanese encephalitis 28, 198
neuronophagia 27
postinfectious (postvaccinal) encephalitis 22
progressive multifocal leukoencephalopathy 31, 213
rabies 27
subacute sclerosing panencephalitis 28, 32
Vitamin B_{12} deficiency 311
Vitamin E deficiency 55, 287

【W】

Walker-Warburg syndrome 144
Wallerian degeneration 26, 45, 52, 53, 306
Wernicke's encephalopathy 163, 166, 172, 198, 247, 248, 254
White commissure 304
White matter 200
　acute disseminated encephalomyelitis 214
　acute haemorrhagic leukocencephalitis 212, 215
　alveus 95, **149**, 150
　Alzheimer-type dementia 209
　anterior commissure **148**, 169, 200, **201**
　anti-cancer drugs 202, 215
　association fibres 127, 128, 200
　Balo type of multiple sclerosis 213
　Binswanger's disease 41, 84, 209, 210, 211
　brain edema 202, **204**
　brain purpura 8, 212
　carbon monoxide poisoning 216
　carcinomatous meningism 217, 218
　cavernous haemangioma 212
　cerebellar white matter 235
　cerebral white matter gliosis 203
　commissural fibres 127, 200
　corpus callosum 54, 200, **201**
　corticobasal degeneration 208, **210**
　Creutzfeldt-Jakob disease 216, **217**
　delayed radiation effects 214
　demyelination 212
　dentatorubropallidoluysian atrophy 208
　diffuse axonal injuries 208
　diffuse leisons 202
　edematous necrosis 202, **204**
　extrapontine myelinolysis 202
　glial fibrillary tangles 208, **210**
　haemorrhages 7, 211, 212
　hepatic encephalopathy 218
　HIV leukoencephalopathy 206
　human immunodeficiency virus (HIV) encephalitis 206
　hypoxic leukoencephalopathy 211
　infections 206
　internal capsule 202, **203**
　intravascular malignant lymphomatosis 218, 219
　leukoaraiosis 209
　leukodystrophies 203
　localized lesions 209
　lymphoma 218
　multicystic encephalopathy 203
　multiple infarcts **210**
　multiple sclerosis 202, 212, **213**
　multiple system atrophy 208, **210**
　multiple white matter infarcts 84
　non-missile head injuries 207
　perivenous encephalomyelitis 213
　periventricular leukomalacia 211
　Pick's disease 209
　progressive multifocal leukoencephalopathy **213**
　progressive supranuclear palsy 208
　spongy lesions 216
　subacute sclerosing panencephalitis 28, 32, 50, 58, 206
　subcortical spongy foci 216
　tumors 219
　vascular dementia **210**
　vascular malformation 211
　volume 70
White matter haemorrhage 7
Willis' ring 4, 17
Wilson's disease 40, 41

【Z】

Zellweger's syndrome 281
Zone incerta 186

Ⓒ 2003　　　　　　　　　　第1版発行　2003年10月20日

神経病理形態学
ミクロの世界へのガイドブック

定価はカバーに表示してあります

|検印省略|

著　者　水　谷　俊　雄

発行所　株式会社　新興医学出版社
発行者　服　部　秀　夫

〒113-0033 東京都文京区本郷 6-26-8
電　話　03 (3816) 2853
FAX　03 (3816) 2895

印刷　株式会社 春恒社　　ISBN 4-88002-620-4　　郵便振替　00120-8-191625

- 本書の複製権・翻訳権・譲渡権・公衆送信権（送信可能化権を含む）は株式会社新興医学出版社が所有します。
- JCLS ＜㈱日本著作出版権管理システム委託出版物＞
  本書の無断複写は著作権法上での例外を除き禁じられています。複写される場合は，その都度事前に㈱日本著作出版権管理システム（電話03-3817-5670, FAX 03-3815-8199）の許諾を得て下さい。